全国高等医药院校教材

供临床医学及相关专业用

U0304138

临床基本技能 实践教程

主 编　刘　健　戚　璐

副主编　李伟人　沈　锋　尹朝晖　廖景峰

人民卫生出版社

·北　京·

图书在版编目（CIP）数据

临床基本技能实践教程 / 刘健，戚璐主编 . —北京：人民卫生出版社，2020.11（2024.2重印）

ISBN 978-7-117-30754-3

Ⅰ.①临… Ⅱ.①刘…②戚… Ⅲ.①临床医学 —教材 Ⅳ.①R4

中国版本图书馆 CIP 数据核字（2020）第 200821 号

| 人卫智网 | www.ipmph.com | 医学教育、学术、考试、健康，购书智慧智能综合服务平台 |
| 人卫官网 | www.pmph.com | 人卫官方资讯发布平台 |

临床基本技能实践教程
Linchuang Jiben Jineng Shijian Jiaocheng

主　　编：刘　健 戚　璐

出版发行：人民卫生出版社（中继线 010-59780011）

地　　址：北京市朝阳区潘家园南里 19 号

邮　　编：100021

E - mail：pmph @ pmph.com

购书热线：010-59787592　010-59787584　010-65264830

印　　刷：人卫印务（北京）有限公司

经　　销：新华书店

开　　本：850×1168　1/16　印张：36

字　　数：1140 千字

版　　次：2020 年 11 月第 1 版

印　　次：2024 年 2 月第 5 次印刷

标准书号：ISBN 978-7-117-30754-3

定　　价：118.00 元

打击盗版举报电话：010-59787491　E-mail：WQ @ pmph.com

质量问题联系电话：010-59787234　E-mail：zhiliang @ pmph.com

编　者（以姓氏拼音为序）

陈　科（贵州医科大学临床医学院）　　　　任婷婷（贵州医科大学附属医院）

陈　琨（贵州医科大学附属医院）　　　　　沈　锋（贵州医科大学附属医院）

陈　莹（贵州医科大学附属医院）　　　　　石林艳（贵州医科大学附属医院）

陈　治（贵州医科大学附属医院）　　　　　司胜勇（贵州医科大学临床医学院）

陈我婵（贵州医科大学附属医院）　　　　　宋　锴（贵州医科大学附属医院）

程树强（贵州医科大学附属医院）　　　　　宋瑞娟（贵州医科大学附属医院）

程义局（贵州医科大学附属医院）　　　　　孙　慧（贵州医科大学儿科学院）

杜小军（贵州医科大学附属医院）　　　　　孙饶奚（贵州医科大学附属医院）

房东海（贵州医科大学附属医院）　　　　　孙卫红（贵州医科大学附属医院）

付江泉（贵州医科大学附属医院）　　　　　唐　艳（贵州医科大学附属医院）

谷俊莹（贵州医科大学医学检验学院）　　　腾　丽（贵州医科大学附属医院）

黄河清（贵州医科大学附属医院）　　　　　王　鉴（贵州医科大学附属医院）

黄吉娥（贵州医科大学医学检验学院）　　　王　睿（贵州医科大学附属医院）

江　滟（贵州医科大学医学检验学院）　　　王东红（遵义医科大学附属医院）

金玉筑（贵州医科大学附属医院）　　　　　王锐霞（贵州医科大学附属医院）

李　伟（贵州医科大学附属医院）　　　　　王铁牛（贵州医科大学附属医院）

李琦哲（贵州医科大学附属医院）　　　　　韦卫琴（贵州医科大学附属医院）

李伟人（贵州医科大学附属医院）　　　　　吴　芳（上海市第六人民医院）

梁继红（贵州医科大学附属医院）　　　　　吴英夏（贵州医科大学附属医院）

廖景峰（贵州医科大学临床医学院）　　　　肖家荣（贵州医科大学附属医院）

刘　健（贵州医科大学临床医学院）　　　　杨　芳（贵州医科大学医学检验学院）

刘　颖（贵州医科大学临床医学院）　　　　叶惠平（贵州医科大学临床医学院）

刘咏梅（贵州医科大学医学检验学院）　　　尹朝晖（贵州医科大学第二附属医院）

陆婉秋（贵州医科大学儿科学院）　　　　　游淳德（贵州医科大学附属医院）

罗　妍（贵州医科大学临床医学院）　　　　于洪婕（贵州医科大学附属医院）

苗　菁（贵州医科大学临床医学院）　　　　虞晓红（贵阳市第二人民医院）

莫　非（贵州医科大学医学检验学院）　　　曾晓玲（贵州医科大学附属医院）

穆　茂（贵州医科大学附属医院）　　　　　张元华（贵州医科大学附属医院）

聂　蕾（贵州医科大学附属医院）　　　　　赵　茜（贵州医科大学附属医院）

宁　旭（贵州医科大学附属医院）　　　　　朱明娟（贵州省人民医院）

戚　璐（贵州医科大学附属医院）　　　　　朱清碧（贵州医科大学附属医院）

乔竹风（贵州医科大学临床医学院）　　　　訾　聃（贵州医科大学临床医学院）

学术秘书　罗　妍（贵州医科大学临床医学院）

3

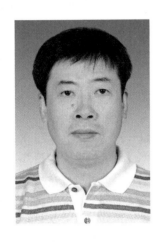

刘健,医学博士,二级教授、主任医师,博士生导师,贵州省管专家,贵州医科大学副校长。担任中华医学会神经外科学分会常务委员、贵州省医学会神经外科学分会主任委员、贵州省神经外科医疗质控中心主任;担任《中华神经外科杂志》《立体定向和功能性神经外科杂志》《中国微侵袭神经外科杂志》和《中国脑血管病杂志》编委,担任《癫痫与神经电生理学杂志》主编。

长期从事中枢神经系统肿瘤、脑血管病的临床研究及教学工作,在颅内深部肿瘤、动脉瘤的显微外科手术治疗、脑胶质瘤的分子生物学特性研究、脑血管病的基础和临床研究等方面有较高造诣。近5年主持教育部创新团队项目1项,科技部国家重点研发计划子课题1项,贵州省重大专项等省部级科研项目10项。获贵州省科学技术进步奖二等奖2项、三等奖3项,贵州省教育教学成果奖一等奖1项。在国内外学术核心期刊发表论文46篇,主编、参编专著2部。培养博士研究生及硕士研究生39名。

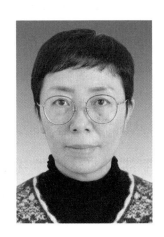

戚璐,内科学副教授、副主任医师,现任贵州医科大学临床医学院副院长。中国模拟医学学术委员会委员。从事医疗及临床教学工作27年、高校临床教学管理工作11年,积极探索高等医学院校临床医学教育教学改革及教材建设。

近10年主持并参与"临床基本技能课程体系整体优化的研究与实践""标准化病人在医学生临床技能训练中的应用""创新临床实践教学中心人才培养模式"等多项教改项目研究。获贵州省高等教育教学成果奖一等奖1项。参编教材1部。发表临床及教学相关论文10余篇。

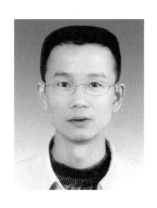

李伟人,教授、主任医师,硕士生导师,贵州医科大学附属医院烧伤整形外科主任。中国医师协会烧伤科医师分会委员、中国研究型医院学会创面防治与损伤组织修复专业委员会常委、贵州省医学会烧伤整形外科学分会副主任委员。从事教学工作27年。

近10年,在国内外学术期刊发表论文20余篇,承担省厅级课题5项。在皮肤软组织肿瘤整复治疗、创面修复、烧伤治疗与瘢痕防治等方面有一定造诣。

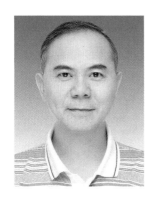

沈锋,教授,博士生导师。贵州医科大学临床医学院重症医学教研室主任,贵州医科大学附属医院重症医学科副主任。贵州省重症医学分会第四届主任委员,第二、第三届中华医学会重症医学分会青年委员会委员,第四届中国病理生理学会危重病医学专业委员会委员,第一、第二届贵州省中西医结合学会重症专业委员会副主任委员,中国卫生信息与健康大数据学会重症医学分会委员,中国研究型医院学会危重医学专业委员会委员、休克与脓毒症专业委员会委员、肠外肠内营养学专业委员会委员。法国巴黎南方大学访问学者。

主持省厅级科研课题10余项,以第一作者及通信作者发表医学论文40余篇,其中SCI收录3篇。获贵州省科技优秀论文三等奖1项,培养硕士研究生22名、博士研究生1名。从事重症医学临床、教学及科研工作27年。

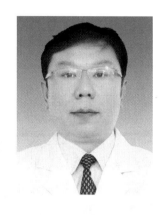

尹朝晖,医学博士,主任医师,硕士生导师。现任贵州医科大学第二附属医院副院长、GCP 机构负责人,贵州省医学会肠外肠内营养分会常委,贵州省医学会毕业后医学教育分会委员。

从事医疗、教学、科研工作 20 余年,坚持临床一线的教学、查房、诊治与手术,注重医学生临床医学教育的教学方法的研究与实践,并多次获得教学奖励,主要研究领域为结直肠肿瘤和肛门疾病的基础与临床,主持参与国家自然科学基金,省市级科研、教学基金 10 余项,发表临床及教学论文 20 余篇,培养硕士研究生多人。

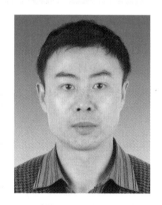

廖景峰,副教授、副主任医师。贵州医科大学临床医学院诊断学、内科学教学组组长。

从事教学工作 33 年,发明了能提高学生学习兴趣、增强自学能力的"平行课堂教学法"。获得国家专利 7 项,参加第四届中国创新创业大赛获得地区赛三等奖,并入围国家赛。

序

医学教育是一门实践性很强的职业教育,临床实践教学是保障医学教育质量的重要环节。强化实践能力培养,加强临床技能培训是医疗卫生人才培养的关键和基础,是保证临床医疗质量的根本,是健康中国建设的生命线。所以,加快培养具有高尚职业素质和精湛临床操作技能的优秀医疗卫生人才尤为重要。医学教育涉及医疗和教育两个与民生最为关切的领域,一肩担两义,情系千万家。近年来,我国医学教育取得的进展有目共睹。但是,随着医药卫生体制改革的进一步深化、健康中国建设的加快推进,卫生与健康事业对人才的迫切需求更为凸显,人才短板制约卫生与健康事业的瓶颈问题更为突出。

临床技能教学资源是医院的患者。传统临床教学沿袭师带徒模式,学生在医院接受床旁教学,用真实的患者示教,训练学生临床操作技能。近年来,随着我国高校招生规模的扩大,医学生人数增加,而教师数量、教学条件等教学资源相对不足,同时执业医师法、医疗事故管理条例等的颁布与实施,患者自我保护意识和医院的自我防范意识增强以及现代医学道德伦理的内在要求,使得传统以患者为主要学习操练对象的临床技能实践教学面临着前所未有的挑战。为了避免不必要的医患纠纷,不少医院不愿贸然让见习或实习医生在患者身上进行操作,这使得医学生在临床诊疗操作中动手机会明显减少,使得临床技能教学进一步陷入"理论多、实践少"的尴尬局面。另外,在偏远落后地区医学院校本科生的临床基本技能教学长期被忽视。如何深化临床基本技能的教学改革,加强医学生临床基本技能的培养,一直是困扰这些医学院校的问题。

本教材以医学生"实践能力"和"岗位胜任力"的培养为核心,以加强临床基本技能教学为宗旨,以提高医学人才培养质量为目的,结合西部医学院校人才培养目标与教学安排,针对医学生临床基本技能教学缺乏完整性与系统性、教学内容滞后、教材不完善、实践师资队伍不健全的实际状况,就如何整合临床基本技能课程体系、更新课程内容、完善教材等方面进行了积极的探索与实践。

2017 年国务院办公厅 63 号文《关于深化医教协同进一步推进医学教育改革与发展的意见》指出"规范临床实习管理,提升医学生解决临床实际问题的能力"。本书内容严谨、科学、准确,实用性强,在规范医学生临床技能操作的同时,强调了提升医学生解决临床实际问题的能力,是落实国家关于医教协同、推进医学教育改革与发展的意见的具体措施,意义很大,值得推广,为全面提高医学卫生人才的培养质量做出更大贡献。

中国医科大学国际医学教育研究院终身教授

孙宝志

2020 年 6 月

医学是一门实践性很强的学科,临床技能教学是医学教育的重要组成部分,是理论联系实际的实践性教学环节,在医学生培养过程中起着举足轻重的作用。如何深化临床基本技能的教学改革,加强医学生临床基本技能的培养,一直是医学教育改革的重要内容。

近年来,全国高等医学院校临床技能中心的建设如雨后春笋,各种先进的临床教学模型、智能模拟系统和多媒体辅助教学系统的应用,丰富了临床技能教学内容,大大改善了临床实践教学条件,为临床实践教学改革和发展提供了可行的硬件基础。但是,随之而来的问题也是显而易见的:如何将分散在临床各个教研室的实践教学内容及相互脱节的教学过程有机地整合起来,充分发挥临床技能中心的实践教学作用?我们通过教材的建设,创新临床基本技能课程体系,旨在进一步推动临床实践教学质量的提高;同时,随着全国高等医学院校大学生临床技能竞赛的开展,国家对培养医学生扎实的临床基本操作技能和缜密的临床思维能力提出了更高的要求,极大地助推了我们教材建设的步伐。贵州医科大学附属医院作者团队编写的《临床基本技能实践教程》因势而生。

"临床基本技能实践教程"定位为一门承前启后的桥梁课程及临床技能培训整合课程。编者们首先从国内外先进临床实践教育模式及课程内容中吸取宝贵经验,制订了课程的教学目标。按照《中国本科医学教育标准——临床医学专业(2016版)》的要求,根据《2019临床执业医师资格考试实践技能指导用书》的大纲和各专科的细则,参照教育部《中国医学生临床技能操作指南》和近几届《全国高等医学院校大学生临床技能竞赛考点范围》,确定教材内容,符合国家对执业医师实践技能的要求,更强调医学生必须掌握的临床基本技能。

教材内容涵盖诊断学、基础外科学、系统外科学、临床检验医学、妇产科学、儿科学、感染病学、重症医学、急救医学、临床护理等临床学科,是一门跨学科、多层次、综合的技能实践教材。教材共八篇,第一至三篇为诊断学基础实践技能,包括症状学、问诊、体格检查和心电图判读,重点阐述临床常见症状的发生机制、临床表现及伴随症状的临床意义,问诊的基本方法及特殊情况的问诊技巧,系统而全面的体格检查,临床常见异常心电图的判读要点。第四篇为隔离防护技术,从洗手、穿脱隔离衣的方法到医护防护用品的正确使用,重点阐述了医护人员如何做到有效的职业防护。第五篇实验诊断部分包括基础的三大常规,生化等临床基本检验技术,同时重点关注了骨髓细胞、血栓止血、输血及临床微生物、免疫学等检查的新技术和新进展。第六篇系统阐述了各专科基本临床诊疗技术和基本临床护理技术,在规范操作流程的同时,注重相关基础知识的衔接和临床思维能力的训练。第七、八篇聚焦常见急诊内、外科问题,详细介绍现场初级急救、急危重症和创伤的评估及处理等基本急救技能,规范指导救护者在现场对伤病者实施及时、科学、有效的紧急救护。部分章节结束附相关操作评分表,方便教学过程的评估考核。部分章节有视频及PPT,在书中以二维码形式呈现,方便读者使用。

教材内容注重理论与实践结合,注重临床技能训练与临床思维训练结合;系统翔实,覆盖面广;图片资料丰富,以学生为中心,全面实用,有助于医学本科生、研究生及住培医师的临床思维能力及临床技能操作水平的提高。

本书编者团队来自贵州医科大学附属医院、贵州医科大学第二附属医院、遵义医科大学附属医院、贵州省人民医院、贵阳市第二人民医院的长期从事临床教学管理,长期在临床教学第一线上课、带教的老师,有的直接承担了全国高等医学院校大学生临床技能竞赛的组织及命题工作,有的直接指导学生参加技能大赛,对培养医学生临床技能积累了丰富的经验。但是由于编者水平有限,难免有遗漏和错误之处,恳请读者和同仁不吝赐教,帮助我们予以改正,希望这个教材在今后教学中经过不断探索、不断总结,得到修订,日臻完善。

刘　健　戚　璐

2020 年 6 月

| 目　录

第一篇

常见症状及问诊

症状（symptom）是指患者主观感到不适或痛苦的异常感觉（如腹痛、头晕）或可见的客观病态改变（如皮肤红斑、头部肿块等）。症状表现有多种形式，有些只有患者自己才能感觉到，如疼痛、眩晕等；有些不仅患者自己能主观感觉到，而且医生通过检查也能发现，如发热、黄疸、呼吸困难等；也有患者主观无异常感觉，是通过客观检查才发现的，如颈部增大、腹部包块等；还有些生命现象发生了质量变化，如肥胖、消瘦等。凡此种种，广义上均可视为症状，即广义的症状。广义的症状也包括了一些体征（sign）——体征是指医师客观检查到的患者身体方面的异常改变。

本篇在诊断学上属于症状学（symptomatology）范畴，症状学主要是研究各种症状的病因、发生机制、临床表现特点、其在各种疾病诊断中的价值等。症状是医师向患者进行疾病调查的第一步，是问诊的主要内容，症状不但是诊断、鉴别诊断的重要线索和主要依据，也是后续选择检查方法和技术手段的重要依据，同时也是反映病情的重要指标之一。学习并掌握症状学，是医学生临床阶段学习的首要任务。

疾病的症状很多，同一疾病可有不同的症状，不同疾病也可有某些相同的症状，因此，在诊断疾病时，必须结合临床所有资料，进行综合分析，切忌单凭某一个或几个症状而作出诊断。

由于本教材并非单纯的诊断学教材，故本篇仅对临床上较为常见的部分症状加以阐述。

第一节　问诊的基本知识及技巧

【问诊的目的】

问诊(inquiry)的目的是收集与患者疾病相关的所有信息,包括诱因、症状、体征和曾经接受的诊治,以及既往所患疾病等,以便针对患者做出最恰当的诊治决策。问诊主要通过交谈,鼓励患者表达对自身最为重要的不适感受,医师以"倾听"为主,辅以察"言"观"色"。随着医学技术的发展,新的诊断技术虽然不断涌现,但是问诊仍是高精尖的辅助检查手段不能替代的,依然是医生需要掌握的最重要的基本临床技能之一。

【问诊的重要性】

1. 问诊是医患接触的第一步,可以建立患者对医生的信任,帮助患者消除对疾病的误解或恐惧,树立对疾病诊治的信心,增加患者诊疗的依从性,也是建立和谐医疗关系的重要步骤。

2. 问诊是诊断疾病的重要手段,部分疾病没有明确的辅助检查"金指标"支持诊断,如"放射性疾病""酒精成瘾""药物过敏"等,必须依靠问诊明确诊断。

3. 问诊可以为进一步诊断提供思路,初步诊断不能解释患者的症状,需进一步考虑其他的可能诊断时,则需要围绕疾病特点补充询问相关病史,最终成为明确诊断的依据。

4. 患者复诊过程中,亦可通过问诊了解患者诊断、治疗、康复的情况,从而制订患者长期的诊疗方案。

5. 反复理论与实践相结合,是提高医师诊疗水平的重要手段。

【问诊注意的问题】

在双方的交流中会涉及很多方面的问题,在问诊中必须注意以下对医德的相关要求:

1. 严肃认真,一丝不苟是体现医德的基本和主要的内容。

2. 尊重隐私、保守秘密,问诊是非常严肃的医疗行为。

3. 对任何患者应一视同仁,不能因为患者的经济状况、社会地位、文化程度、家庭背景、性别、年龄、种族等不同而采用不同的态度和言行。

4. 不能随便附和,更不能在不明真相的情况下随意作评价,不能指责诋毁其他医生。

5. 利用与患者交流的机会对患者及其家属进行有关疾病的教育和健康指导,教育患者重诊疗也重预防。健康的维护是医师的职责,对患者进行健康教育是医生对社会对大众的义务和责任,也是问诊的医德要求之一。

6. 针对反复就诊,或已经在其他医院多次就诊的患者,问诊不能从既往诊治疾病进行,而应从发病开始详细问诊,避免已经错诊的疾病继续错诊、误诊或漏诊。

7. 问诊结束,撰写病历时一定要依据真实情况书写,不能杜撰。

8. 网络发达,科技进步,医学亦在飞速发展,应与时俱进,长期坚持不懈地学习,不能用一成不变的方法处理医患关系,针对不同的患者问诊的方法亦不能相同。

【问诊的基本方法与技巧】

医生通过问诊获取患者的信息及资料,问诊的技巧与获取病史资料的数量和质量密切相关,问诊涉及一般交流技能、资料收集、医患关系、医学知识、仪表礼节,以及提供咨询和教育患者等多个方面。不同的临床情景,应根据情况采用相应的方法和技巧进行询问。

1. 问诊前的准备,由于患者对医疗环境的生疏和对疾病的恐惧等,就诊前常有紧张情绪,医师应主动创造一种宽松和谐的问诊环境以解除患者的不安心情。医师应注意着装整洁。如果患者已经做了相关检查资料,可在问诊前进一步了解,以便为问诊提供相关线索。

2. 问诊开始,保护患者隐私,尽量不在其他陌生人面前问诊。有家属陪同时,多征求患者意见,如果患者要求家属在场,医师应当同意。一般从礼节性的交谈开始,先进行自我介绍,讲明自己在诊治工作中担任的角色。使用恰当的言语或肢体语言表示自己愿意竭尽全力帮助患者确诊疾病,消除痛苦。这样的举措有助于建立良好的医患关系,迅速拉近医患之间的距离,使病史采集能顺利地进行。

3. 尽量让患者充分陈述和强调重要的情况和不适感,陈述离题太远时,需要根据陈述的主要线索巧妙地把话题转回,不可生硬地打断患者的叙述,不可用医师自己主观的臆断取代患者的亲身感受。只有患者病情变化的实际过程和亲身感受才能为诊断提供依据。

4. 追溯主要症状开始的时间,以及直至目前的演变过程。当多个症状同时出现,必须确定先后顺序。收集资料时,不必严格地按照症状出现先后提问,但所获得的资料应足以按时间顺序写出主诉和现病史。例如:一名 60 岁男性患者,多尿、多饮、多食、消瘦 2 年,加重伴恶心、呕吐 1 周就诊。2 年前,患者无明显诱因出现多尿、多饮、多食,体重 1 月内下降 10kg,确诊为糖尿病,使用格列美脲治疗。1 年前,未规律服药,症状时轻时重。1 周前,多尿、多饮、多食加重,伴恶心呕吐。这样收集的资料能准确反映疾病发生时间以及发展情况。

5. 在问诊的项目转换之间使用过渡语言,向患者说明将要讨论的新话题及其理由,使患者不会困惑改变的话题并清楚为什么要询问这些情况。过渡到系统回顾时,说明除已经谈到的内容外,尚需了解全身各个系统情况,然后开始系统回顾,如过渡到月经史之前,可说明有些疾病与月经相关,需要了解这些情况,不让患者有突兀的感觉。

6. 根据具体情况采用不同类型的提问。一般性提问,常用于问诊开始,让患者像讲故事一样叙述病情,通过这种方式可获得大量资料。这种提问可以在现病史、过去史、个人史开始时使用。如:"你今天来就诊,有哪里不舒服?"在获得一些信息后,再着重追问和信息相关的重点问题。提问可分为直接提问法和直接选择性提问法。直接提问法常用于收集特定的相关细节。如"甲状腺结节切除时,您多少岁或是哪一年?""您何时开始胸痛的呢?"这样获得的信息更有针对性。直接选择提问法,要求患者回答"是"或"不是",或者对提供的选择作出回答,如"您曾有过严重的腹痛吗?""腹痛时有没有恶心、呕吐?"为了系统、有效地获得准确的资料,询问者应遵从从一般提问到直接提问的原则。不正确的提问方式可能得到错误的信息或遗漏重要资料。应避免这样的一些提问方式:①诱导性或暗示性提问:在措辞上暗示了期望的答案,使患者易于默认或附和医师的问题,如:"你的疼痛放射至背部,对吗?""用这种药物后病情好多了,对吧?"②责难性提问:这种提问常使患者产生防范心理,如:"天冷了,不知道要多加衣服吗?""你连这样的医学常识都没有吗?"如医师确实要求患者回答为什么,则应先说明提出该问题的原因,否则在患者看来是一种责难。③连续性提问:连续、快速提出一系列问题,患者还没有听清或回答问题,就立即进入下一个问题,可能造成患者对要回答的问题混淆。

7. 提问时注意系统性和目的性。杂乱无章的重复提问会让患者感到医师心不在焉,降低患者及其家属对医师的信心和期望,例如:在收集现病史时已获悉患者的一个姐姐也有类似的症状,如果再问患者有无兄弟姐妹,则表明询问者未注意倾听。有时为了核实资料,同样的问题需多问几次,但应说明,例如:"您已告诉我,您痰中带血,这是很重要的资料,请再给我详细讲一下,您咳嗽及咳痰的情况。"有时用反问及解释等技巧,可避免不必要的重复提问。

8. 询问病史的每一部分在结束时进行归纳可以达到:①唤起医师自己的记忆和理顺思路,以免忘记要问的问题,如有遗漏,可以随时补充询问。②让患者知道医师如何理解他的病史。③提供机会核实患者所述病情,尤其是患者此次就诊的症状和持续时间,既往诊断的疾病需要反复核实,不能凭自己的主观臆断。如患者此次高血压急诊入院,需查高血压的原因,如患者陈述 6 个月前体检发现血压升高,当时考虑"白大衣高血压",但患者长期监测血压均为正常,则不能诊断患高血压 6 个月。④要重视对现病史进行小结:小结可以在系统回顾病史时,只总结阳性发现,对于其他病史,只需简短概括,如家族史,特别是阴性或不复杂的阳性家族史。⑤与疾病诊断可能相关或患者回答模棱两可的叙述,应反复核实,避免在病历书写时出现错误。

9. 避免使用医学术语。在选择问诊的用语和判断患者的叙述时要注意:不同文化背景的患者对医学词汇的理解有较大的差异。与患者交谈,必须用常人易懂的词语代替难懂的医学术语。不能因为患者表述了一两个医学术语,就以为他有较高的医学知识水平。例如:有的患者曾因咳嗽而听说并使用"支气管炎",但实际上患者很可能并不清楚"支气管炎"的真正含义。由于患者一般不愿承认自己没听懂医师的提问,所以对患者使用医学术语就可能引起误解。有时询问者应对难懂的术语作适当的解释后再使用,如:"你是否有过呕血",可换句话问:有没有呕吐咖啡色样物质的情况?如:"有无黄疸",可问患者是否出现过皮肤或眼睛巩膜等处发黄的情况,防止患者出现理解错误而收集到错误的信息。

10. 为了收集到尽可能准确的病史,有时医师要核实患者提供的信息。如患者用了诊断术语,医师应通过询问当时的症状和检查等,来核实资料是否可靠。例如:

患者:"10 年前我患胃溃疡。"

医师:"当时做过胃镜检查吗?"

患者:"做过"

医师:"当时胃镜检查是什么疾病?"

患者:"胃溃疡"

医师:"治疗没?"

患者:"治疗了"

医师:"吃了什么药?知道药名吗?"

通过这样的一问一答,医师一方面判断患者患胃溃疡是否真实可信,另一方面也收集了较准确的病史。又如:患者说:"我对磺胺过敏",则应追问"你怎么知道你过敏的?"或"过敏反应是什么表现?"……经常需要核实的资料还有呕血或咯血的量,体重变化情况,大便和小便量,特殊药物如糖皮质激素、抗结核药物和治疗精神疾病药物以及降糖药物的使用情况,饮酒史,吸烟史以及过敏史,输血史等,了解有无输血史时,可进一步了解患者的血型。

11. 注意仪表,礼节和友善的举止、表情和语气,有助于与患者发展和谐的医患关系,使患者感到温暖亲切,获得患者的信任,甚至能使患者敞开心扉,将可能与疾病相关但被隐藏的事实说清。要注意自己的表情,在患者伤心或痛苦讲述时,应注意保持严肃,适当时候可面露笑容或会意点头。问诊时做记录要尽量简单、快速,应该与患者有必要的视线接触。交谈时采取前倾姿势以表示自己在认真倾听。另外,当患者谈及他的性生活或性取向等敏感问题时,询问者可用两手交叉等姿势,用表示能够接受和理解对方的身体语言回应。注意随时保持友好的举止,包括语音、语调、面部表情和言语,以及一些鼓励患者继续谈话的短语,如"我明白了""继续讲""请说得更详细些",不要流露出惊讶、厌烦或是嘲讽等表情。

12. 恰当地运用一些赞扬与鼓励的语言,可使患者与医师良好合作,患者受到鼓励便会更积极地提供信息,如:"可以理解""那你一定很不容易"。一些通俗的话语,如"您已经戒烟了?很有毅力"或"您能坚持一周测一次血糖!"。但对有精神障碍的患者,不可随便用赞扬或鼓励的语言。

13. 问患者的经济情况,关心患者有无来自家庭或工作单位的压力,就医方面有无经济和精神上的支持。医师根据不同情况作恰当的解释可使患者增加对医院的信任。有时应鼓励患者设法寻找经济和精神上的支持和帮助,如利用互联网,让患者找到类似疾病的患者群体,以获得帮助。针对经济困难的患者,可以介绍能够提供帮助的个人或团体。

14. 医师应明白患者的期望,了解患者就诊的确切目的和要求。有时患者被询问病情时一直处于被动,实际上他可能还有其他目的:如询问某些医学问题、因自身长期用药需要通过交流与医师建立长期关系等,在某些情况下,询问、教育患者是治疗成功的关键。医师应判断患者最感兴趣的、想要知道的、每次问诊可理解多少,为他提供适当的信息或指导,以获得患者的信任。

15. 当患者出现答非所问或依从性较差时,是因为患者没有理解医师的提问,可巧妙地用各种方法评估者的理解能力。询问者可要求患者重复所讲的内容,或提出一种假设的情况,看患者能否作出适当的反应。如患者没有完全理解或理解有误,应及时纠正。

16. 问诊过程中,患者如有疑问,提出与疾病相关的问题时,应恰当、得体地回答,切勿不予理睬或简单回答。如患者询问一些专业的问题,医师无法回答或没有听清楚时,不能随便应付,甚至错答,如果医师仅知道部分答案,可供患者参考,对不懂的问题,可搞清楚后再回答,必要时可推荐患者向他人咨询。

17. 问诊结束时,要真诚感谢患者的合作,告知患者或暗示医患合作的重要性,下一步对患者的要求、诊治情况、下次就诊时间或随访计划等进行规划。只有理论结合实践,才能较好地掌握问诊的方法与技巧,不可采取机械的、一成不变的问诊模式和方法,要根据患者的具体情况随机应变。

【重点问诊的方法】重点病史采集(focused history taking)是指针对就诊的最主要或"单个"问题即现病史进行问诊,并收集除现病史外的其他病史中与该问题密切相关的资料。

采集重点病史,需要医师在学习并深入掌握全面问诊的内容和方法的基础上,同时具备丰富的专业知识,具有病史资料分类和提出诊断假设的能力。在门诊和急诊进行病史采集或到其他科室会诊时,就需要使用重点病史采集的方法。

重点的病史采集与全面的病史采集不同,基于患者表现的问题及其紧急程度,医师应选择那些对解决该问题所必需的内容进行问诊,所以病史采集是以一种较为简洁的形式和经思考调整后的顺序进行的。问诊仍需要获得主要症状的资料包括:全面的时间演变和症状发生、发展情况,即发生、发展、性质、强度、频率、加重和缓解因素、相关伴随的症状及鉴别的阴性症状等。一般患者的主要症状或主诉提示了重点问诊的内容。因此,医师注意力必须高度集中,随着问诊的进行,利用所学的专业知识,脑海里逐渐形成诊断假设,快速判断该患者可能是哪一个系统的疾病,从而考虑下一步在过去史、个人史、家族史中选择相关内容进行有针对性的问诊,忽略那些对解决本次就诊问题无关的病史。一旦明确现病史的主要问题,指向了某器官系统,或了解了主要症状,则利用所学过的症状学及疾病知识,经临床诊断思维,形成诊断假设,进一步重点对该系统的内容进行全面问诊,通过直接提问方式收集有关本系统中与疑似异常有关的更进一步的资料,对阳性的症状就应如上述的基本方法进行问诊。

作为鉴别诊断的阴性症状也应该记录下来。阴性症状是指缺少能提示该器官系统受累的症状或其他病史资料。例如一个水肿患者的病史,首先明确是全身性水肿还是局部性水肿。如果是全身性水肿,则心血管疾病、肾源性疾病、肝源性疾病、内分泌因素以及药物因素等都可能是其主要的原因,因此与之相关的其他症状就应包括在问诊之中,阳性症状应分类并按恰当的发生时间顺序记录,阴性症状也应加以分类并按时间顺序作为阳性症状的伴随描述进行记录。这对明确诊断及进一步的鉴别诊断有意义。

采集过去史资料是为了进一步解释目前问题或证实诊断假设,如针对可能的受累器官系统询问是否患过相关的疾病或做过相关手术,患者过去是否有过类似的症状。如果是应该询问当时的病情怎么样,被诊断什么疾病(结果不能作为现在的诊断,仅作为参考资料),治疗结果如何等,不必再行全面系统的问诊,除非询问者认为这样对确诊当前疾病有利。但一般情况下,药物(包括处方和非处方药)和过敏史是每个患者都必须询问的内容。对育龄期女性,应询问有无妊娠的可能性。

是否询问家族史或询问家族史中的哪些内容,取决于医师的思路。个人史的情况也相同,如一个疑诊肺癌的患者,应询问有无吸烟史,肯定或否定的答复均可提供有用的资料。当然,每个患者都应询问个人史资料,包括年龄、职业、生活状况、近来的精神状态和体力情况。系统回顾所收集的资料会对先前提出的诊断假设进行支持或修改。

必须强调的是,建立假设诊断不是要在问诊中先入为主,从实际过程来看,问诊本身就是医师的主观分析在客观的资料收集过程中不断修正的过程,假设、检验假设和修正假设都需要询问者高度的脑力活动,绝不仅仅是问话和收集资料的简单行为。这一过程是对医师的挑战,也会给医师带来满足感。医师的认知能力和整合资料的能力将决定他的病史采集。

完成重点病史采集后,医师可根据问诊情况,针对性选择体格检查内容和项目,体格检查结果将支持、修正或否定病史中建立的诊断假设。

【特殊情况的问诊技巧】

(一)缄默与忧伤

有时患者缄默不语,不主动叙述病史,并不意味患者没有求医动机和内心体验,可能是由于疾病使患者对治疗丧失信心或感到绝望所致。因此,一方面医师应注意观察患者的表情和躯体姿势,为可能的诊断提供线索;另一方面要以尊重的态度,适时向患者表明医师理解其痛苦并要通过言语和恰当的躯体语言给患者以信任感,鼓励其客观地叙述病史。有时医师提的问题触及了患者隐私或问题未切中要害或采用了批评性的提问方式等都可能使患者保持沉默；有时因医师用过快的语速提问，也会使患者感到被动，医师应及时察觉这些情况，给予避免。如患者因生病而伤心或哭泣，情绪低落，医师应予以安抚，表示理解并适当等待、减慢提问的速度，使患者镇定后继续叙述病史。

（二）愤怒与敌意

患病和缺乏安全感的人可能表现出愤怒和不满，而且患者很难具体说出他们为什么愤怒，因此将愤怒指向医师。如果患者认为医务人员举止粗鲁、态度生硬或发生了语言冲撞，更可能使患者愤怒或怀有敌意。无论遇到哪种情况，医师不可以发怒，应表示理解，以不卑不亢的态度来应对，努力寻找患者愤怒的原因并予以解释，要避免使患者迁怒他人或医院其他部门。医师提问应该缓慢而清晰，内容主要限于现病史，对可能较敏感的问题，询问要谨慎或分次进行，以免触怒患者。

（三）焦虑与抑郁

鼓励焦虑的患者讲出内心的感受，注意患者的语言和动作所表现出来的各种异常的信息，确定问题后，给予必要的安慰，但应注意分寸，避免使用如"不用担心，一切都会好起来的"这一类话语，以免患者产生过高的期望值。抑郁是最常见的临床问题之一，易于忽略，应加以重视。如询问患者平常的情绪如何，对未来、对生活的看法，如疑似抑郁症，应按要求采集病史并做相关检查。

（四）多话与唠叨

有的患者如果不被医师打断，会不停地叙述，引出一系列与病史不相关的话题，由于时间的限制，常使病史采集不顺利。医师在采集病史时可以使用以下技巧：一是提问应限定在主要问题上；二是根据初步判断，在患者提供不相关的内容时，巧妙地打断；三是让患者稍稍休息，同时仔细观察患者有无思维奔逸等情况，如果存在，应按精神科要求采集病史并做检查；四是分次进行问诊，告诉患者问诊的内容及时间限制等，但要有礼貌、诚恳表述，切勿表现不恰当，从而失去患者的信任。

（五）多种症状并存

有的患者多种症状并存，也可能是焦虑所致，似乎医师问及的所有症状都有，医师应在患者描述大量的症状中抓住关键、把握实质；另外，在注意排除器质性疾病的同时，考虑精神因素，必要时可建议其作精神科相关检查。但初学者在判断功能性问题时应特别谨慎。

（六）说谎和对医师不信任

有时候患者有意说谎，但有时是因为患者对所患疾病的看法和他的医学知识会影响他对病史的表述，并非故意，如患者的父亲发生猝死，他可能将各种心肺相关疾病都视为致命性疾病，为引起医师重视，病情叙述会很重。有的患者求医心切可能夸大症状，或害怕面对可能的疾病而淡化，甚至隐瞒某些病史。医师应判断和理解这些情况，给予恰当的解释，避免记录不可靠的资料。对某些症状和诊断，患者常感到恐惧，惧怕各种有创性检查、惧怕疾病的后果或许多难以预料的情况。恐惧会改变人的行为，部分患者对过去信任的环境也会变得不信任。如果医师根据观察、询问了解有说谎可能或不信任时，应待患者情绪稳定后再询问病史资料。若有人有意说谎，医师应进行综合判断，予以鉴别。

（七）文化程度低和语言障碍

文化程度低一般不妨碍患者提供病史，但患者医学知识贫乏可能使问诊及后续医患沟通等受到影响。问诊时，语言尽量通俗易懂，适当减慢提问的速度，注意必要的重复及核实。患者通常对症状耐受力较强，不易主动陈述；患者出于对医师的尊重及对环境的生疏，通常表现得过分顺从。有时对问题回答"是"，但实际上可能并不理解，也不一定是同意或肯定，医师对此应特别注意。语言交流不通畅时，最好找翻译，并提醒其如实翻译，切勿带有任何倾向性，更不应只是解释或总结。有时通过身体语言，如手势，即使存在不熟练的言语交流，也可以做到抓住主要问题，因此，对于文化程度低和语言障碍的患者，与其进行反复核实很重要。

（八）重危患者和晚期患者

对于重危患者的病史采集，需要做到高度浓缩，并进行快速的体格检查。由于情况紧急，二者可同时进行。病情危重者反应变慢，甚至迟钝，医师不应催促，应给予理解。经初步处理后，待病情稳定后，再详细询问病史。重症晚期患者可能因治疗无望有孤独、执拗、沮丧、抑郁等情绪，应特别关心，对诊断、预后等回答应恰当且中肯,避免对患者心理造成伤害,注意不要与其他医师对患者的回答发生矛盾。患者如表示出不清楚、不理解,应妥善交代或作出适当许诺,待有机会时,再详细说明。亲切的语言,真诚的关心,对患者都是极大的安慰和鼓励,而有利于获取准确而全面的信息。

(九)残疾患者

残疾患者在提供病史上较其他人更为困难,除了需要更多的同情、关心和有耐心之外,需要花更多时间收集病史,不能有任何歧视性的行为。可使用以下技巧:对听力受损者或聋哑人,在相互理解有困难时,可用简单明了的手势或其他身体语言;谈话清楚、大声、态度和蔼、友善,必要时可请患者亲属、朋友解释或代述,要注意观察患者表情。如果没有亲戚朋友帮忙时,可书面提问,进行书面交流。对盲人,应给予更多安慰,先向患者进行自我介绍及现场情况,搀扶患者就座,尽量保证舒适,这有利于减轻患者的恐惧,获得信任。告诉患者其他现场人员和室内的情况,仔细聆听病史叙述并及时作出语言反应,更能使患者放心与配合。

(十)老年人

年龄一般不妨碍病史采集,但受体力、视力、听力减退的影响,部分老年患者有反应缓慢或思维障碍,可能对问诊有一定的影响。可使用以下技巧:先用简单清楚、通俗易懂的一般性问题提问,减慢问诊进度,使患者有足够的时间思索、回忆,必要时进行适当的重复;注意患者的反应,判断其是否听懂,有无理解障碍、精神失常等,必要时可向家属和朋友收集病史,发现重要线索要仔细询问过去史及用药史,个人史中重点询问个人嗜好、生活习惯改变,注意精神状态、言行、家庭关系等。

(十一)儿童

小儿多不能自述病史或叙述不准确,须由家长或相关人员代述。所提供的病史材料是否可靠,与代述病史人员观察小儿的能力、与小儿密切接触的程度有关,对此应在病历上记录说明。问病史时应注意方式、方法,体谅家长因子女患病而心情焦急。因家长最了解情况,可早期发现小儿病情的变化,所以要认真对待家长所提供的每个症状。5~6岁以上的小儿,可让患儿进行补充叙述,但应注意其记忆及表达的准确性。有些患儿由于惧怕输液、抽血、打针等而不肯实说病情,在与他们交谈时,要进行观察并分析,这有助于判断叙述的可靠性。

(十二)精神疾病患者

自知力属于自我意识的范畴,是人们对自我心理、生理状态的认识能力,医学上自知力是表示患者对自身疾病的认识能力。对有自知力的精神疾病患者,问诊对象是患者本人;对缺乏自知力的患者,则从患者的家属或相关人员中获得病史。由于不是本人的患病经历和感受,且家属对病情的了解程度不同,家属可能会提供大量琐碎而又杂乱的资料,医师应结合医学知识进行综合分析,归纳整理后记录并说明。对缺乏自知力的患者,在交谈、询问中,要观察并思考其需要进行精神疾病相关检查的内容。

【问诊内容】

全面系统的问诊内容包括:一般项目、现病史、既往史、个人史、月经史、婚姻史、生育史、家族史等。

(一)一般项目

一般项目(general data)需了解患者的姓名、性别、年龄、民族、籍贯、家庭住址、工作单位或职业、婚姻情况、入院日期、记录日期、病史陈述者、是否可靠。年龄要求具体,不要写"儿童"或"成年";职业要写出具体工种;住址要写现在的详细住址,精确到门牌号。

(二)主诉

主诉(chief complaint)是患者就诊的最主要的症状、体征和从发病到就诊的时间,主诉是现病史的归纳总结。主诉可初步反映病情的轻重与缓急,并提供对可能疾患的诊断线索。主诉是医生全面、系统地搜集病史资料后,经过自己的归纳和提炼而形成,所以,最终记录在病历上的主诉可能与患者最初描述不完全一致。

(三)现病史

现病史(history of present illness)即患者的主要临床表现,即导致患者本次就诊的主要症状或体征,必须问诊的内容包括:诱因、起病时间、主要的症状描述(症状的性质、严重程度、发作频率、发作时的伴随症状、变化情况、缓解方式)、诊疗经过及效果、此次就诊的主要原因,如症状明显或加重,需要按照时间顺序,从最初的症状开始进行描述。

医生需询问临床表现出现的时间到就诊时的时间,即"病程"。病程是患者本次就诊主要症状或体征,从首次出现到就诊时的时间,有时需精确到小时,甚至分钟,如"持续头痛 1h""双下肢抽搐 5min"。用开放性问题提问患者的病因或诱因,如对急性胃肠炎的患者,不洁食物是可能的诱因,而"受凉"则可能是上呼吸道感染的诱因。

临床表现大多为症状,如头痛、胸闷、心悸等,但也可以是体征,如双下肢按压后凹陷、呼吸困难等。医生需询问患者主要症状或体征的特点、严重程度、发作频率及发作时的伴随情况。伴随症状常常是鉴别诊断的依据或提示出现了并发症,伴随的阳性症状或体征、阴性症状或体征在疾病的鉴别诊断中同样重要。要询问临床表现的变化情况,如糖尿病患者此次发作性恶心、呕吐,甚至昏迷,应考虑糖尿病酮症酸中毒的可能。

询问患者主要症状或体征的缓解方式,如此次就诊前已在其他医疗机构诊治或自行治疗,应询问之前做过与本次主要症状有关的主要检查、院外诊断和治疗方法,最好能准确问出具体的药物及用法,治疗后的效果如何,但不可以用既往的诊断代替此次诊断。

此次就诊的主要原因,也是患者急切需要解决的问题,是在原有症状的基础上加重,还是出现了新的症状,症状的描述方法应与前述相同,不能因为之前有描述就一笔带过或简化描述。

最后记录患者的一般情况,注意询问患者发病以来的精神状态、食欲、大小便、睡眠情况和体重变化等。

总之,现病史是记述患者患病后的全过程,问诊时应按照其起病情况与患病的时间、主要症状的特点、病因与诱因、病情的发展与演变、伴随症状、诊疗经过、病程中一般情况变化等内容采集现病史。

(四) 既往史

既往史(history of past illness)是既往的健康状况,也可理解为除了此次就诊所患疾病以外的疾病。患过哪些主要疾病,特别是与现病史有密切关系的疾病,要详细询问。例如对脑血管意外或慢性冠状动脉粥样硬化性心脏病的患者,应询问是否患高血压病、糖尿病及血脂异常,常规询问慢性疾病及传染病史,如患有疾病,需简单询问诊治医院和用药控制情况。既往病史记录顺序一般按年代的先后顺序排列。应注意的是,询问患者所患疾病时,不能直接询问如:是否罹患甲亢、消化性溃疡等,而是需询问各系统疾病的常见临床表现,如:是否曾有心悸手抖,要根据症状来推断疾病名称。现病史不要与既往史相混淆,如既往曾患过急性胃肠炎,已治愈,此次再患急性胃肠炎,两次无因果关系,则前次写入既往史,后者写入现病史;如果多次发生胰腺炎,此次仍以急性胰腺炎就诊,则应把历次复发的病史均列为现病史。

既往史还应询问患者的预防接种史,外伤手术史、输血史及血型、过敏史,如有药物过敏需了解具体的过敏反应等,不能有遗漏。

(五) 系统回顾

系统回顾(review of systems)亦属于既往史范畴,由一系列直接提问组成,用作最后一次搜集病史资料,以避免问诊过程中患者可能遗漏的症状。可以帮助医师在短时间内简要地了解患者除现在所患疾病以外的其他目前尚存或已痊愈的疾病,以及这些症状与本次疾病之间是否存在着因果关系。根据问诊结果进行分析后分别记录在现病史或既往史中。

1. **头颅、五官** 询问有无视力障碍、视力下降、耳聋、耳鸣、眩晕、鼻出血、牙痛、牙龈出血及声音嘶哑等。

2. **呼吸系统** 询问有无咳嗽及咳嗽的性质、程度、频率、与气候变化及体位改变的关系,有无咳痰及痰的颜色、黏稠度和气味。有无咯血及咯血的性状、颜色和量。有无呼吸困难及呼吸困难的性质、程度和出现的时间。有无胸闷、胸痛及胸痛的部位、性质以及与呼吸、咳嗽、体位的关系,有无怕冷、发热、盗汗等。

3. **循环系统** 询问有无心悸及心悸发生的时间与诱因。有无心前区疼痛及疼痛性质、程度以及出现和持续的时间,有无放射、放射的部位,引起疼痛发作的诱因和缓解方法,有无头痛、头晕、晕厥、呼吸困难、咳嗽、咳痰、咯血、尿量情况、水肿、腹胀、右上腹痛等。如有上述症状,需进一步询问,如呼吸困难出现的诱因和程度,发作时与体力活动和体位的关系;水肿出现的部位和时间等。还需询问有无风湿热、心脏疾病、高血压、动脉硬化等病史。女性患者应询问妊娠、分娩时有无高血压和心功能不全的情况。

4. 消化系统 有无腹痛、腹泻、食欲改变、嗳气、反酸、腹胀、口腔疾病,以及出现的缓急程度、持续时间及进展情况。问清上述症状与食物种类、性质的关系,有无精神因素的影响;呕吐的诱因、次数;呕吐物的内容、量、颜色及气味;呕血的量及颜色;腹痛的部位、程度、性质和持续时间,有无规律性,是否向其他部位放射,与饮食、气候及精神因素的关系,按压时疼痛减轻或加重;排便次数,粪便颜色、性状、量和气味。排便时有无腹痛和里急后重,有无发热与皮肤巩膜黄染。体力、体重的改变。

5. 泌尿生殖系统 有无尿痛、尿急、尿频和排尿困难;尿量和夜尿量多少,尿的颜色(如"洗肉水样"或"酱油色")、清浊度,有无尿潴留及尿失禁等。有无腹痛,疼痛的部位,有无放射痛。有无咽炎、高血压、水肿、出血等。

6. 造血系统 皮肤黏膜有无苍白、黄染、出血点、瘀斑、血肿及淋巴结、肝大、脾大、骨骼痛等。有无乏力、头晕、眼花、耳鸣、烦躁、记忆力减退、心悸、舌痛、吞咽困难、恶心。营养、消化和吸收情况。

7. 内分泌及代谢系统 有无怕热、多汗、乏力、畏寒、头痛、视力障碍、心悸、食欲异常、烦渴、多尿、水肿等;有无肌肉震颤及痉挛。性格、智力、体格、性器官的发育,骨骼、甲状腺、体重、皮肤、毛发的改变。有无产后大出血。

8. 肌肉与骨骼系统 有无肢体肌肉麻木、疼痛、痉挛、萎缩、瘫痪等。有无关节肿痛、运动障碍、外伤、骨折、关节脱位、先天畸形等。

9. 神经系统 有无头痛、失眠、嗜睡、记忆力减退、意识障碍、昏厥、痉挛、瘫痪、视力障碍、感觉及运动异常、性格改变、感觉与定向障碍。如疑有精神状态改变,还应了解情绪状态、思维过程、智能、能力、自知力等。

10. 精神状态 有无情绪改变、焦虑、抑郁、幻觉、妄想、定向力障碍等,必要时还可了解其思维过程、智力、自知力等。

(六) 个人史

个人史(personal history)是指与疾病有关的个人经历。具体包含以下内容。

1. 社会经历 包括出生地、居住地区和居留时间(尤其是疫源地和地方病流行区)、受教育程度、经济生活和业余爱好等。不同传染病有不同的潜伏期,应根据疑似疾病,询问过去某段时间是否去过疫源地。

2. 职业及工作条件 包括工种、劳动环境、对工业毒物的接触情况及时间。

3. 习惯与嗜好 了解起居与卫生习惯、饮食是否规律、摄入的食物质量如何。对有烟酒嗜好者,询问时间与摄入量,对有无其他异嗜物和麻醉药品、毒品行为等要主动了解。

4. 冶游史 有无冶游史,是否患过淋病性尿道炎、尖锐湿疣、下疳等。

(七) 月经史

月经史(menstrual history)要询问月经初潮的年龄、月经周期、经期天数、月经量是否增多及减少,月经颜色、经期反应,有无痛经和白带异常、恶臭,末次月经日期、闭经日期、绝经年龄。

(八) 婚姻史

婚姻史(marital history)要了解婚姻的情况,即夫妻关系状况,未婚、已婚或离异、性生活情况、夫妻关系状况、配偶健康状况。要对离异、丧偶者询问婚姻持续时间,对丧偶者需写明死因。

(九) 生育史

生育史(childbearing history)要询问妊娠与生育次数,流产的次数,包括人工或自然流产,有无死产、难产、手术产、围产期感染、产后大出血等情况。询问有无影响生育的疾病和服用影响生育的药物等。男性患者应询问是否患过影响生育的疾病,育有子女者需询问子女健康状况。

(十) 家族史

家族史(family history)包括询问双亲与兄弟姐妹及子女的健康与疾病情况,特别应询问是否有与患者患有同样疾病的家族成员,有无与遗传有关的疾病,如血友病、白化病、遗传性球形红细胞增多症、遗传性出血性毛细血管扩张症、家族性甲状腺功能减退症、糖尿病、精神病等。对已死亡的直系亲属要问明死因与年龄。某些遗传性疾病还涉及父母双方亲属，也应了解。若在几个成员或几代人中皆有同样疾病发生，可绘出家系图显示详细情况。

（王 睿 戚 璐）

第二节 发 热

发热（fever）是机体在致热源（pyrogen）作用下或其他各种原因引起体温调节中枢的功能障碍，使体温升高超过正常范围。

正常体温因不同测量方法而异，一般使用腋测法，正常范围为 36~37℃，口测法为 36.3~37.2℃，肛测法为 36.5~37.7℃。正常体温在不同个体之间略有差异，表现为：① 24h 内下午体温较早晨稍高，剧烈运动、劳动或进餐后体温略升高，但一般波动小于 1℃；②妇女月经前及妊娠期体温略高于正常，可能与卵巢分泌有关；③老年人体温相对低于青壮年，与老年人代谢率偏低有关；④体温受外界温度影响，在高温环境下体温可稍升高，在低温环境下体温可稍降低。

【发生机制】正常人的体温受下丘脑体温调节中枢调节，并通过神经及体液因素使机体产热和散热处于动态平衡，由于各种原因导致产热增加或散热减少，则出现发热。

（一）致热源性发热

可导致发热的物质，根据作用途径不同，分为外源性致热源和内源性致热源。

1. **外源性致热源** 外源性致热源（exogenous pyrogen）多为大分子物质，因不能通过血脑屏障，故不能直接作用于体温调节中枢，而是通过激活血液中的中性粒细胞、嗜酸性粒细胞和单核巨噬细胞系统，使其产生并释放内源性致热源，通过下述机制引起发热，包括：①各种微生物病原体及产物，如细菌、病毒、真菌及细菌毒素等；②抗原抗体复合物；③无菌性坏死组织及炎性渗出物；④某些类固醇物质如肾上腺皮质激素的代谢产物原胆烷醇酮；⑤多糖体成分及多核苷酸、淋巴细胞激活因子等。

2. **内源性致热源** 外源性致热源激活血液中的中性粒细胞、嗜酸性粒细胞及单核吞噬细胞系统，产生内源性致热源（endogenous pyrogen），又称白细胞致热源，如肿瘤坏死因子、白介素、和干扰素等。内源性致热源可以通过血脑屏障直接作用于体温调节中枢，使体温调定点（温度阈值）上升，白介素 -1 可作用于血管内皮细胞，使细胞膜释放花生四烯酸的代谢产物，促进强有力的制热物质前列腺素 E_2 合成，从而使体温调节中枢对体温重新调节并发出冲动。机体一方面通过垂体内分泌因素使代谢增加或通过运动神经使骨骼肌收缩，产热增加；另一方面通过交感神经使皮肤血管及竖毛肌收缩，使排汗减少或停止，散热减少。

对不同病因所致发热的解释有：①炎症、肿瘤、变态反应、药物热等，多由外源性致热源转为内源性致热源过程而导致发热。②肾、肺、胰腺、肝、结肠等各种实体恶性肿瘤，常因代谢旺盛的肿瘤细胞或其坏死细胞所产生的肿瘤坏死因子，作为内源性致热源而引起发热。且当肿瘤并发局部感染，或由于免疫功能低下，并发全身性感染时也可因感染原因引致发热。③某些血液病如白血病、淋巴瘤、恶性组织细胞病、多发性骨髓瘤和某些良性肿瘤如心房黏液瘤，嗜铬细胞瘤等，可能为同样具有肿瘤的生物活性、变应性或其他机制参与导致发热。④迟发的药物反应，其发热机制多与变态反应有关。变态反应易累及结缔组织，各种结缔组织病多可查出特异性或非特异性自身抗体或免疫复合物。免疫复合物沉积在组织中，激活补体释放出炎症介质，作为内源性致热源而引致发热。⑤各种组织细胞损伤、炎症、坏死，心肌、肺、肠及脾梗死，无菌性胸膜炎、腹膜炎及红细胞溶解破坏所致的溶血等可通过释放致热源，该致热源作为外源性致热源而引起发热。

（二）非致热源性发热常见于以下几种情况

1. **体温调节中枢直接受损** 如颅脑外伤、炎症、出血等。

2. 引起产热过多的疾病　如甲状腺功能亢进症、癫痫持续状态等。

3. 引起散热减少的疾病　如心力衰竭、广泛性皮肤病变等。

【病因与分类】临床上把发热病因分为感染性与非感染性两大类,以感染性多见,占 90% 以上。

（一）感染性发热

感染性发热(infective fever)指各种病原体引起的发热,不论是急性、慢性或亚急性,局部或全身性感染,均可出现发热。常见为病毒、细菌、支原体、立克次体、真菌、螺旋体及寄生虫感染。感染性发热多为致热源性发热。

（二）非感染性发热

非感染性发热(noninfective fever)的发病机制包括了致热源性和非致热源性发热,常见病因如下:

1. 血液系统疾病　如淋巴瘤、白血病、恶性组织细胞病等。

2. 结缔组织疾病　如系统性红斑狼疮、硬皮病、皮肌炎、类风湿性关节炎和结节性多动脉炎等。

3. 变态反应性疾病　如风湿热、血清病、药物热、溶血反应等。

4. 内分泌代谢疾病　如甲状腺功能亢进症、痛风、甲状腺炎等。

5. 血栓及栓塞疾病　如心肌梗死、脾梗死、肺梗死和肢体坏死等,通常称为吸收热。

6. 颅内疾病　如脑出血、脑挫伤、脑震荡等,为中枢性发热;癫痫持续状态可引起发热,为产热过多所致。

7. 皮肤病变　皮肤广泛病变致皮肤散热减少,见于广泛性皮炎、鱼鳞病等。慢性心力衰竭使皮肤散热减少也可引起发热。

8. 恶性肿瘤　各种恶性肿瘤均有可能出现发热。

9. 物理及化学性损害　如大手术后、中暑、内出血、骨折、大面积烧伤及重度安眠药中毒等。

10. 自主神经功能紊乱　自主神经功能紊乱致正常体温调节功能受损,机体产热大于散热,表现为低热,常伴有自主神经功能紊乱表现。

常见的功能性发热有:

(1)原发性低热:由于自主神经功能紊乱所致的体温调节障碍或体质异常,低热可持续数月甚至数年之久,热型较规则,体温波动范围较小,多在 0.5℃ 以内。

(2)感染治愈后低热:由于病毒、细菌、原虫等感染致发热后,低热不退,而原有感染已治愈。此系体温调节功能仍未恢复正常所致,但必须与因机体抵抗力降低导致潜在的病灶(如结核)活动或其他新感染所致的发热相区别。

(3)夏季低热:低热仅发生于夏季,秋季天气凉爽后自行退热,每年如此反复出现,连续数年后可自愈。多见于幼儿,因体温调节中枢功能不完善,夏季身体虚弱,且多发于营养不良或脑发育不全者。

(4)生理性低热:如精神紧张、剧烈运动后均可出现低热。月经前及妊娠初期也可有低热现象。

【临床表现】

（一）发热的分度

以口腔测量温度为标准,可将发热分为:低热:37.3~38℃;中等度热:38.1~39℃;高热:39.1~41℃;超高热:41℃以上。

（二）发热的临床过程及特点

发热的临床过程一般分为三个阶段:

1. 体温上升期　感疲乏无力、肌肉酸痛、皮肤苍白、畏寒或寒战等。皮肤苍白是因体温调节中枢发出的冲动经交感神经引起皮肤血管收缩,血流减少,甚至伴有皮肤温度下降。由于皮肤散热减少,刺激皮肤的冷觉感受器并传至中枢引起畏寒。中枢发出的冲动再经运动神经传至运动终板,引起骨骼肌不随意的周期性收缩,发生寒战及竖毛肌收缩,使产热增加。产热大于散热,故该期表现为体温上升。体温上升有以下两种方式:

(1)骤升型:体温在数小时内达 39~40℃ 或以上,常伴有寒战。见于疟疾、大叶性肺炎、败血症、流行性感冒、急性肾盂肾炎、输液、输血或某些药物反应等。

(2)缓升型:体温逐渐上升在数日内达高峰,多不伴寒战。如伤寒、结核病、布氏菌病等所致的发热。

2. 高热期 体温上升达高峰之后保持一段时间,持续时间的长短因病因不同而异。如疟疾可持续数小时,大叶性肺炎、流行性感冒可持续数天,伤寒则可持续数周。在此期中,体温已达到或高于上移的体温调定点水平,体温调节中枢不再发出寒战冲动,故寒战消失,皮肤血管转为舒张,使皮肤发红并有灼热感;呼吸加快变深,开始出汗并逐渐增多。该期产热与散热保持相对平衡状态。

3. 体温下降期 病因逐渐消除,即致热源的作用逐渐减弱或消失,体温中枢的体温调定点逐渐降至正常水平,产热逐渐减少,散热大于产热,体温降至正常水平。此期表现为出汗多,皮肤潮湿。

体温下降与体温上升相对应,有以下两种方式:

(1)骤降(crisis):指体温于数小时内迅速下降至正常,甚至可略低于正常,常伴有大汗淋漓。常见于疟疾、急性肾盂肾炎、大叶性肺炎及输液反应等。

(2)渐降(lysis):指体温在数天内逐渐降至正常,如伤寒、风湿热等。

(三)热型及临床意义

将发热患者在不同时间测得的体温数值分别记录在体温单上,最后将各体温数值点连接起来形成体温曲线,不同形态的曲线称为热型(fever type)。不同的病因所致发热的热型常不相同。临床上常见的热型有以下几种:

1. 稽留热 稽留热(continued fever)是指体温恒定地维持在39~40℃以上,持续数天或数周,24h内体温波动不超过1℃。常见于大叶性肺炎、斑疹伤寒及伤寒高热期(图1-1)。

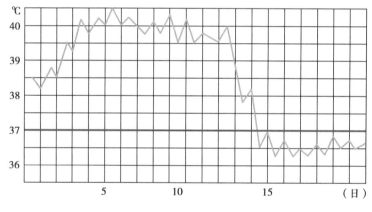

图 1-1 稽留热

2. 弛张热 弛张热(remittent fever)又称败血症热型。体温常在39℃以上,波动幅度较大,24h内波动范围超过2℃,但都高于正常水平。常见于败血症、风湿热、重症肺结核及化脓性炎症等(图1-2)。

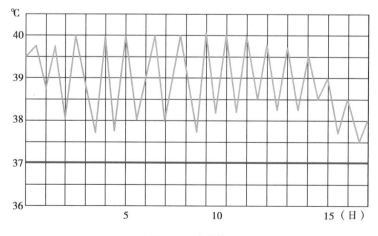

图 1-2 弛张热

3. **间歇热**　间歇热(intermittent fever)是指体温骤升达高峰后持续数小时,又迅速降至正常水平,无热期可持续 1d 至数天,高热期与无热期反复交替出现。常见于疟疾、急性肾盂肾炎等(图 1-3)。

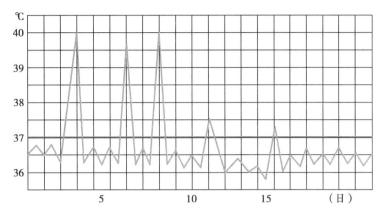

图 1-3　间歇热

4. **波状热**　波状热(undulant fever)是指体温逐渐上升达 39℃或以上,数天后又逐渐下降到正常水平,常见于布氏菌病(图 1-4)。

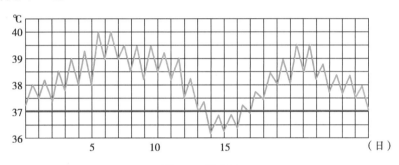

图 1-4　波状热

5. **回归热**　回归热(recurrent fever)是指体温急剧上升至 39℃或以上,持续数天后又骤然下降至正常水平,高热期与无热期各持续若干天后规律性交替。常见于回归热、霍奇金病等(图 1-5)。

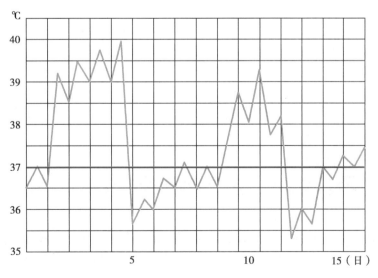

图 1-5　回归热

6. **不规则热**　不规则热(irregular fever)是指发热的体温曲线无规律,可见于临床上大量疾病,如结核病、风湿热、支气管肺炎、渗出性胸膜炎等(图 1-6)。

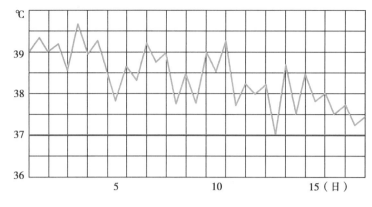

图 1-6　不规则热

不同的发热性疾病具有不同的热型,根据热型的特征有助于病因的诊断和鉴别诊断。但必须注意:①由于抗生素的广泛应用,及时控制了感染,或因解热药或糖皮质激素等退热药物的使用,热型会发生改变;②不能完全通过热型诊断疾病,热型仅是参考指标之一。热型也与个体反应的强弱有关,如老年人患休克型肺炎时,可仅有低热或无发热。

【伴随症状】

1. **发热伴寒战**　大叶性肺炎、败血症、急性胆囊炎、急性肾盂肾炎、疟疾、螺旋体病、药物热、急性溶血或输血反应等。

2. **发热伴结膜充血**　麻疹、流行性出血热、斑疹伤寒、钩端螺旋体病等。

3. **发热伴单纯疱疹**　多出现于急性发热性疾病,见于大叶性肺炎、流行性脑脊髓膜炎、间日疟、流行性感冒等。

4. **发热伴淋巴结肿大**　多出现于传染性单核细胞增多症、淋巴结结核、局灶性化脓性感染、丝虫病、白血病、淋巴瘤、转移癌等。

5. **发热伴肝脾肿大**　多出现于传染性单核细胞增多症、病毒性肝炎、肝及胆道感染、布氏菌病、疟疾、结缔组织病、白血病、淋巴瘤、黑热病、急性血吸虫病等。

6. **发热伴皮肤黏膜出血**　重症感染及某些急性传染病,如流行性出血热、病毒性肝炎、斑疹伤寒、败血症等。也可见于血液病,如急性白血病、再生障碍性贫血、恶性组织细胞病等。

7. **发热伴关节肿痛**　败血症、猩红热、布氏菌病、风湿热、结缔组织病、痛风等。

8. **发热伴皮疹**　麻疹、猩红热、风疹、斑疹伤寒、风湿热、结缔组织病、药物热等。

9. **昏迷**　先发热后昏迷者见于流行性乙型脑炎、斑疹伤寒、流行性脑脊髓膜炎、中毒性菌痢、中毒等;先昏迷后发热者见于脑出血、巴比妥类药物中毒等。

（王　睿）

第三节　咳嗽与咳痰

咳嗽(cough)、咳痰(expectoration)是临床最常见的症状之一,尤其多见于呼吸系统疾病。

咳嗽是呼吸道受直接或间接的因素刺激后,以膈肌驱动为主,其他呼吸肌和咽肌参与的,以肺内气体瞬时冲出口腔为特征的一组动作。

依靠支气管黏膜上皮细胞的纤毛运动、支气管壁肌肉的收缩、咳嗽时的气流冲动,将呼吸道内的病态分泌物从口腔排出的动作称为咳痰,往往与咳嗽相伴随。正常人一般无痰。

咳嗽和咳痰是人体的反射性防御机制。目的是清除进入呼吸道的刺激物(如粉尘、花粉或有害气体)

或呼吸系统因病产生的异常分泌物,以保护人体免受进一步的伤害。其本质是对人体有益的,但事物都有两面性,咳嗽也不例外,也有对人体不利的一面,频繁咳嗽影响休息,不利于健康的恢复,咳嗽可以引起喉痛、声音嘶哑和胸腹部疼痛,剧烈的咳嗽可导致呼吸道出血,甚至有可能诱发自发性气胸、心绞痛、脑出血等,咳嗽还可造成呼吸道内感染扩散等。

【发生机制】当人的呼吸道或呼吸道外相关区域,如耳、胸膜等感受区受到刺激后,会出现咳嗽。尤其以喉部杓状间隙和气管分叉部黏膜最敏感。刺激信号一般由迷走神经上传到延髓咳嗽中枢,咳嗽中枢产生保护性动作信号(冲动),并将信号下传向相关的运动神经——膈神经、喉下神经和脊髓神经,分别引起膈肌、咽肌和其他呼吸肌的运动来完成咳嗽动作。具体表现可分为四个步骤:先是短而深的吸气,接着声门关闭,继而膈肌和肋间肌收缩使肺内压增高,最后声门突然开放,膈肌快速收缩,将肺内高压空气喷射而出,通过狭窄的声门裂隙产生咳嗽动作和发出声音。迷走神经广泛分布于耳、咽、喉、支气管、胸膜、肺及内脏各处,所以心、食管、胃等受刺激也可反射地引起咳嗽。

呼吸道黏膜上皮细胞间隙中有杯状细胞分泌黏液,黏膜下有黏液腺分泌黏液和浆液。黏液腺的分泌受迷走神经支配。正常支气管黏膜腺体和杯状细胞只分泌少量黏液,以保持呼吸道黏膜的湿润,所以正常人一般无痰。当呼吸道受到刺激或发生炎症时,黏液分泌增多,同时出现黏膜充血、水肿,毛细血管壁通透性增加,浆液渗出。此时含红细胞、白细胞、巨噬细胞、纤维蛋白等的渗出物与黏液、吸入的刺激物、肺组织坏死物等混合,形成痰液(sputum),随咳嗽动作排出。

另外,在肺淤血和肺水肿时,肺泡和小支气管内有不同程度的浆液漏出,也可引起咳痰。

【病因】引起咳嗽和咳痰的病因较多,主要为呼吸系统的支气管、肺、胸膜疾病。除此以外,心血管疾病、神经因素及某些药物及生理因素等也可引起咳嗽和 / 或咳痰。

1. **呼吸道疾病** 上至鼻腔下到细支气管的整个呼吸道黏膜受到刺激时,均可引起咳嗽;分布于肺的 C 纤维末梢受刺激也可引起咳嗽。常见的刺激因素有:理化因素刺激物,如冷热空气、有害气体(氯、溴、氨、甲醛等)、空气中飘浮的微粒(PM2.5、PM10);吸入的异物,如误吸入食物等;呼吸系统自身的疾病,如感染、过敏、出血、肿瘤等。在这些刺激因素中,呼吸系统自身疾病是引起咳嗽和 / 或咳痰的主要因素(图 1-7 为正常对照),常见的有:咽喉炎、喉结核、喉癌等可引起干咳;气管支气管炎(图 1-8)、支气管扩张、支气管哮喘、支气管结核(图 1-9)、肺部肿瘤(图 1-10、图 1-11)、肺部感染(细菌、结核菌、真菌、病毒、支原体或寄生虫感染)可引起咳嗽和 / 或咳痰。其中,呼吸道感染是引起咳嗽、咳痰最常见的原因。

2. **胸膜疾病或其他因素的胸膜刺激** 如各种原因所致的胸膜炎、胸膜间皮瘤、自发性或外伤性气胸、胸膜转移癌、胸腔穿刺、血胸等均可引起咳嗽。这些因素所致的咳嗽,一般不伴咳痰。

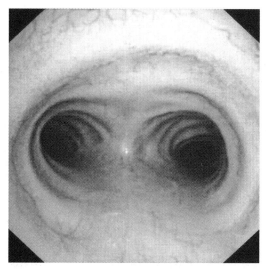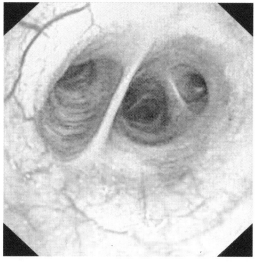

图 1-7 正常隆突(左)和右中间支气管(右)

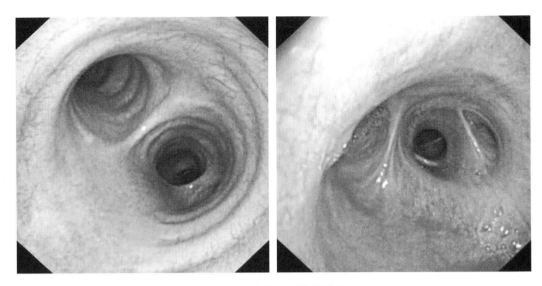

图 1-8 支气管黏膜急性炎症

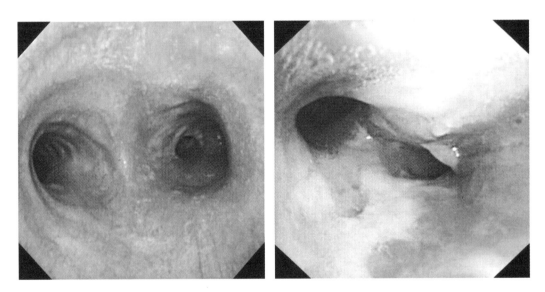

图 1-9 支气管内膜结核

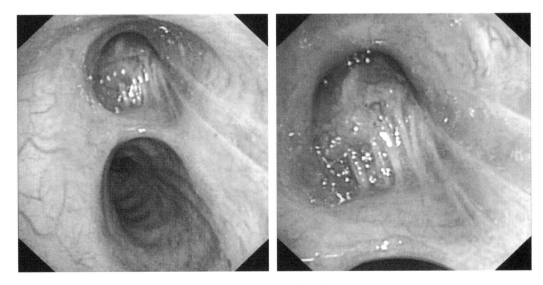

图 1-10 支气管肺癌

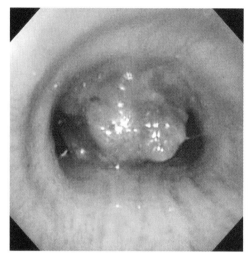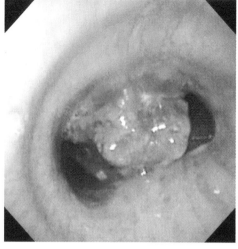

图 1-11　隆突肿瘤

3. 心血管疾病　风湿性心脏病二尖瓣狭窄或其他原因所致的左心衰竭引起肺淤血或肺水肿,或因右心及体循环静脉栓子脱落,或其他栓子如羊水、气栓、瘤栓引起肺栓塞时,因肺泡和支气管内有浆液性或血性渗出物,刺激肺泡壁及支气管黏膜而导致咳嗽。这类病因引起的咳嗽,往往伴随有不同程度的呼吸困难。

4. 中枢神经因素　正常人可以在没有刺激因素的条件下自主发起咳嗽,也可以在有咳嗽冲动时抑制咳嗽;脑炎、脑膜炎时也可出现咳嗽;如皮肤受到冷刺激、鼻黏膜及咽喉部黏膜受刺激时,刺激信号通过外周神经或相应的脑神经传到中枢,再从大脑皮质发出冲动传至延髓咳嗽中枢后,可反射性引起咳嗽。

5. 其他因素所致慢性咳嗽　如服用血管紧张素转化酶抑制剂后咳嗽、胃食管反流病所致咳嗽和习惯性及心理性咳嗽等。

【临床表现】因咳嗽的病因、疾病不同时期的病理变化不同,其临床表现也各不相同。反过来,依据咳嗽和咳痰的特点,可以初步判断引起咳嗽及咳痰的原因。

1. 咳嗽的性质　咳嗽无痰或痰量极少,称为干性咳嗽(通常称为干咳)。干咳或刺激性咳嗽常见于急性或慢性咽喉炎、喉癌或喉结核、急性支气管炎初期、支气管异物、支气管肿瘤、胸膜炎症或肿瘤、间质性肺炎、原发性肺动脉高压以及二尖瓣狭窄等。咳嗽伴有咳痰称为湿性咳嗽,常见于慢性支气管炎、支气管扩张、肺炎、肺脓肿、慢性阻塞性肺疾病(chronic obstructive pulmonary disease,COPD)、空洞型肺结核、肺囊肿合并感染、支气管胸膜瘘等。

2. 咳嗽的时间与规律

(1)突然出现的发作性咳嗽:常见于吸入刺激性气体、寒冷的空气或异物。

(2)急性起病的发作性咳嗽:常见于急性咽喉炎与气管支气管炎、百日咳、支气管内膜结核、气管或支气管分叉部受压迫刺激(如淋巴结结核、肿瘤或主动脉瘤)等;以咳嗽为主要症状的支气管哮喘(咳嗽变异性哮喘)。

(3)长期慢性咳嗽:多见于呼吸系统慢性疾病,如 COPD、纤维素性支气管炎、支气管扩张症、肺囊肿合并感染、肺脓肿、肺结核、特发性肺纤维化和各种肺尘埃沉着症等。

(4)夜间咳嗽:常见于左心衰竭和肺结核患者,引起夜间咳嗽的原因可能与夜间平卧时肺淤血加重及迷走神经兴奋性增高有关。COPD、上气道咳嗽综合征(upper airway cough syndrome,UACS)、支气管扩张症和肺脓肿等咳嗽往往于清晨或夜间变动体位时加剧,并伴咳痰。除夜间咳嗽外,餐后咳嗽或平卧、弯腰时咳嗽,与季节无关,常见于胃食管反流病,也可见于咳嗽变异性哮喘。

3. 咳嗽的音色　指咳嗽声音的特点。

(1)咳嗽声音嘶哑:多见于喉炎、喉结核、喉癌和喉返神经麻痹(常为肿瘤压迫所致)等。

(2)鸡鸣样咳嗽:表现为连续阵发性剧咳伴有高调吸气回声,多见于百日咳、会厌、喉部疾患或气管受压。

(3)金属音调样咳嗽:常见于因纵隔肿瘤、主动脉瘤或支气管癌、淋巴瘤、结节病直接压迫气管所致。

(4)咳嗽声音低微或无力:见于严重肺气肿、声带麻痹及极度衰弱者,甚至可能出现无声咳嗽,即患者有咳嗽的动作,但几乎听不见咳嗽的声音。

4. 痰的性质和痰量　痰的性质可分为黏液性、浆液性、黏液脓性、脓性、血性等。

(1)黏液性或黏液脓性:急性呼吸道炎症时痰量较少,多呈黏液性或黏液脓性,例如急性支气管炎、大叶性肺炎的初期,也可见于支气管哮喘、慢性支气管炎、肺结核等。

(2)黏液泡沫样:多见于 COPD,当痰量增多,且转为脓性时,常提示病情急性加重。

(3)浆液性痰:见于肺水肿,严重者出现粉红色泡沫样痰。

(4)脓性痰:见于下呼吸道的化脓性细菌性感染。排痰与体位有关且脓痰量较多者,常见于支气管扩张、肺脓肿和支气管胸膜瘘。静置后可出现分层现象(分三层或四层):上层为泡沫,中层为浆液或浆液脓性,下层为坏死组织碎屑。脓痰量多且恶臭提示有厌氧菌感染,常见于急性肺脓肿。黄绿色或翠绿色脓痰,提示铜绿假单胞菌感染;铁锈色痰为肺炎球菌肺炎的特征。

(5)血性痰:是由于呼吸道黏膜病变,小血管或毛细血管破裂,少量血液渗入支气管或肺泡所致。上述各种痰液均可带血,常见于肺结核、支气管肺癌。

(6)痰白黏稠、牵拉成丝难以咳出:提示有真菌感染。

(7)大量稀薄浆液性痰中含粉皮样物质:提示棘球蚴病(包虫病)。

(8)每天咳数百至上千毫升浆液泡沫样痰:应考虑弥漫性肺泡细胞癌。

(9)反复剧烈咳嗽后,咳出淡红色或乳白色有弹性、质韧的树枝状物:提示为纤维素性支气管炎。

【伴随症状】

1. 咳嗽伴发热　多见于呼吸道感染、肺结核、胸膜炎等。

2. 咳嗽伴胸痛　常见于肺炎、胸膜炎、支气管肺癌、肺栓塞和自发性气胸等。

3. 咳嗽伴呼吸困难　见于喉部炎症、肿瘤、水肿、支气管哮喘、重度 COPD、重症肺炎、肺结核、大量胸腔积液、气胸、肺淤血、肺水肿及气管或支气管异物。这些疾病所致的咳嗽是否伴有呼吸困难,取决于病变部位、肺部病变的范围和基础疾病所致的肺功能损害程度。例如,健康的年轻患者一侧支气管小异物,不会出现呼吸困难,但双侧主支气管较大异物或气管较大异物,就可能出现呼吸困难。

4. 咳嗽伴咯血　常见于肺结核、支气管扩张、肺脓肿、支气管肺癌、二尖瓣狭窄、支气管结石、肺含铁血黄素沉着症、肺出血 - 肾炎综合征(Goodpasture syndrome)等。

5. 咳嗽伴大量脓痰　常见于支气管扩张、肺脓肿、肺囊肿合并感染和支气管胸膜瘘。

6. 咳嗽伴有哮鸣音　多见于支气管哮喘、慢性阻塞性肺疾病、心源性哮喘、弥漫性泛细支气管炎,这几种疾病所致的哮鸣音多在呼气时更为明显;气管与支气管异物、支气管肺癌引起气管不完全阻塞时,多为吸气性喘鸣音、局限性分布,严重时可出现吸气和呼气双相喘鸣音。

7. 咳嗽伴有杵状指(趾)　常见于支气管扩张、慢性肺脓肿、支气管肺癌和脓胸等(图 1-12)。

8. 上腹部(剑突下)烧灼感、反酸、饭后咳嗽明显　提示为胃食管反流性咳嗽。

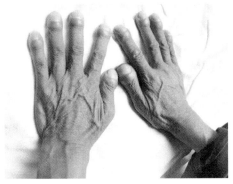
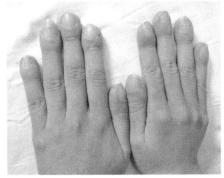

图 1-12　杵状指

(廖景峰)

第四节 咯 血

喉、喉部以下呼吸道及肺的任何部位出血,血液随咳嗽从口腔排出称为咯血(hemoptysis)。

依据病变部位出血量的多少不同,咯血的表现形式也不同,少量咯血有时仅表现为痰中带血(图1-13),大咯血时血液从口鼻涌出,严重者常可阻塞呼吸道,造成窒息死亡。

口吐鲜血并非呼吸系统疾病所独有,一旦出现经口腔排出血液,需要医师仔细鉴别究竟是口腔、鼻腔、上消化道的出血还是来自喉及喉部以下呼吸道的咯血。鉴别时应先检查口腔与鼻咽部,观察局部有无出血灶,鼻出血多自前鼻孔流出,用窥鼻镜常可发现出血灶;鼻腔后部出血,尤其是出血量较多,易与咯血相混淆。此时由于血液经后鼻孔沿软腭与咽后壁下流,患者自己往往有液体流下的感觉,咽部也有异物感,如果没有合并基础性呼吸系统疾病,此类患者基本没有咳嗽的症状,最准确的鉴别方法是做鼻咽镜检查,通过鼻咽镜能清晰地看见后鼻腔的出血灶。

其次,咯血还需要与呕血进行鉴别。呕血(hematemesis)是指上消化道出血经口腔排出,出血部位多见于食管、胃及十二指肠。对于咯血与呕血可根据病史、体征及其他检查方法进行鉴别(表1-1)。

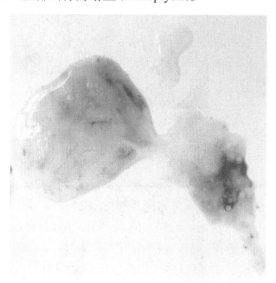

图 1-13 少量咯血——痰中带血

表 1-1 咯血与呕血的鉴别

鉴别点	咯血	呕血
病因	肺结核、支气管扩张症、肺癌、肺炎、肺血管病,肺脓肿、心脏病等	消化性溃疡、肝硬化、急性胃黏膜病变、胃癌、胆道病变等
出血前症状	喉部痒感、胸闷、咳嗽、咳痰等	上腹部不适、恶心、呕吐等
出血方式	咯出	呕出
出血的颜色	鲜红	暗红色、棕色(咖啡色),有时为鲜红色
血中混合物	痰液、泡沫	食物残渣、胃液
酸碱反应	碱性	酸性
黑便	通常无(吞下较多血液时可有)	有,可为柏油样,呕血停止后仍可持续数天
出血后痰的性状	常有持续数天的血痰	一般无痰

【病因与发生机制】咯血的原因涉及临床许多学科,主要见于呼吸系统和心血管系统疾病。也可见于血液系统疾病或急性传染病等,但仍有30%的患者咯血原因不明。在我国,咯血的主要病因为肺结核,支气管扩张和肺癌。

1. 支气管疾病 常见的有支气管扩张(图1-14)、支气管肺癌、支气管结核和COPD等;少见的有支气管结石、良性支气管瘤、支气管黏膜非特异性溃疡等。其发生机制主要是炎症、肿瘤、结石致支气管黏膜毛细血管通透性增加,或黏膜下血管破裂所致。

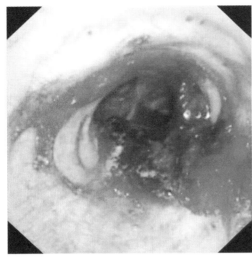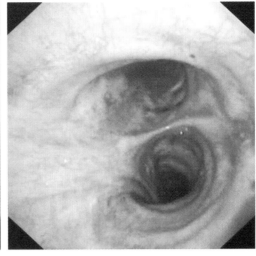

图 1-14　支气管扩张咯血患者支气管镜下积血清除前后比对

2. 肺部疾病　常见的有肺结核、肺炎、肺脓肿等；较少见于肺淤血、肺栓塞、肺寄生虫病、肺真菌病、肺泡炎、肺转移瘤、肺含铁血黄素沉着症和肺出血 - 肾炎综合征等。肺炎所致的咯血，常见于肺炎球菌肺炎、金黄色葡萄球菌肺炎、肺炎杆菌肺炎和军团菌肺炎，支原体肺炎有时也可出现痰中带血。

在我国引起咯血的众多病因中，首要原因仍为肺结核。发生咯血的肺结核多为浸润型、空洞型和干酪样肺炎，急性血行播散型肺结核较少出现咯血。肺结核造成咯血的机制和表现多种多样：痰中带血丝或小血块，为结核病变使病灶中的毛细血管通透性增高，血液渗出；中等量咯血，为病变累及小血管使管壁破溃；大量咯血，常因空洞壁肺动脉分支形成的小动脉瘤破裂，或继发的结核性支气管扩张形成的动静脉瘘破裂，严重者，甚至发生窒息，危及生命。

3. 心血管疾病　常见于风湿性心脏病二尖瓣狭窄所致的急性左心衰竭、先天性心脏病所致肺动脉高压或原发性肺动脉高压，另有肺栓塞、肺血管炎、肺动静脉瘘等。心血管疾病引起咯血可表现为小量咯血或痰中带血、大量咯血、粉红色泡沫样血痰和黏稠暗红色血痰等多种形式。其出血机制为肺淤血造成肺泡壁、支气管内膜毛细血管破裂，支气管黏膜下层内的支气管静脉曲张破裂。

4. 其他　较常见的有血液病（如白血病、血小板减少性紫癜、血友病、再生障碍性贫血等），某些急性传染病（如流行性出血热、肺出血型钩端螺旋体病等），风湿性疾病（如结节性多动脉炎、系统性红斑狼疮、Wegner 肉芽肿、白塞病等），气管、支气管子宫内膜异位症的内膜周期性剥落等。

【临床表现】

1. 发病年龄　青壮年咯血常见于肺结核、支气管扩张、二尖瓣狭窄等；40 岁以上有长期吸烟史者，应高度警惕支气管肺癌的可能性；中老年有慢性基础疾病如糖尿病、肺结核、脑血管病伴延髓性麻痹等，若出现砖红色胶冻样血痰时须考虑有肺炎克雷伯菌肺炎的可能；有呛咳史的患者，应注意吸入性肺炎；儿童慢性咳嗽伴少量咯血和低色素贫血，须注意特发性含铁血黄素沉着症的可能。

2. 咯血量　咯血量大小的标准尚无明确的界定，但一般认为每日咯血量在 100ml 以内为少量，100~500ml 为中等量，每日咯血量在 500ml 以上或一次咯血量在 100ml 以上为大量。

少量咯血除原发病的表现外，多无症状；中等量以上咯血，咯血前患者可有胸闷、喉痒、咳嗽等先兆症状；大咯血时常表现为短时间内咯血不止，咯出整口鲜血（图 1-15），常伴呛咳、脉搏增快、出冷汗、呼吸急促、面色苍白、紧张不安或

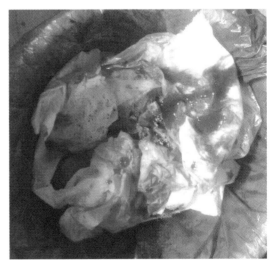

图 1-15　整口鲜血

恐惧感,甚至出现血压下降、少尿、四肢厥冷等休克表现。

大量咯血主要见于空洞型肺结核、支气管扩张和慢性肺脓肿。支气管肺癌较少出现大咯血,主要表现为痰中带血,呈持续或间断性。慢性支气管炎和支原体肺炎也可出现痰中带血或血性痰,但常伴有较严重的咳嗽。需要指出的是:咯血量的多少与疾病的严重程度不完全一致,一个不大的肺结核空洞,也可以出现致命性大咯血。

3. 血液的颜色和性状

(1)咯出的血呈鲜红色:见于肺结核、支气管扩张症、肺脓肿、出血性疾病、支气管内膜结核等。

(2)铁锈色血痰:见于肺炎球菌性肺炎,也可见于肺吸虫病。

(3)砖红色胶冻样痰:见于肺炎克雷伯菌肺炎。

(4)二尖瓣狭窄肺淤血所致咯血多为暗红色。

(5)浆液性粉红色泡沫样血痰:见于左心衰竭肺水肿、重症肺炎、急性呼吸窘迫综合征。

(6)肺栓塞引起的咯血为黏稠的暗红色。

【伴随症状】

1. 咯血伴发热 多见于肺结核、肺炎、肺脓肿、流行性出血热、肺出血型钩端螺旋体病、支气管肺癌等。

2. 咯血伴胸痛 多见于肺炎球菌肺炎、肺结核、肺栓塞(梗死)、支气管肺癌等。

3. 咯血伴呛咳 多见于支气管肺癌、支原体肺炎等。

4. 咯血伴脓痰 多见于支气管扩张、肺脓肿、肺结核空洞继发细菌感染、肺囊肿并发感染等。支气管扩张症表现为仅有反复咯血而无脓痰者,称为干性支气管扩张症。

5. 咯血伴皮肤黏膜出血 可见于血液病、肺出血型钩端螺旋体病、流行性出血热、风湿性疾病等。

6. 咯血伴杵状指(趾) 多见于支气管扩张症、肺脓肿、支气管肺癌等。

7. 咯血伴黄疸 见于钩端螺旋体病、肺炎球菌肺炎、肺栓塞等。

(廖景峰)

第五节 呼 吸 困 难

呼吸困难(dyspnea)是指患者主观上感觉呼吸时空气不够、呼吸费力,客观上表现为呼吸运动增强的一种症状(和体征)。伴有呼吸频率、深度,甚至节律的异常。严重时,患者可出现张口呼吸、呼吸辅助肌参与呼吸(鼻翼扇动)、端坐呼吸,甚至发绀。

【病因及发生机制】引起呼吸困难的原因很多,主要为呼吸系统和心血管系统疾病。在已确诊的病例中,哮喘、慢性阻塞性肺疾病、充血性心力衰竭、肺水肿是主要原因。

1. 呼吸系统疾病(引起肺源性呼吸困难) 常见于下列疾病:

(1)气道阻塞:喉、气管、支气管的炎症、水肿、肿瘤(图 1-16)或异物所致的狭窄或阻塞,如急性会厌炎、急性喉炎、喉癌、白喉、甲状腺肿大或纵隔肿瘤压迫气管等导致大气道阻塞的疾病;支气管哮喘、慢性阻塞性肺疾病等引起广泛小气道阻塞的疾病。

(2)肺部疾病:如肺炎、肺脓肿、肺结核、肺不张、肺淤血、肺水肿、弥漫性肺间质疾病、细支气管肺泡癌、传染性非典型肺炎、急性呼吸窘迫综合征(acute respiratory distress syndrome,ARDS)、肺孢子菌肺炎(pneumocystis carinii pneumonia,PCP)等。

(3)胸壁、胸廓与胸膜疾病:如胸壁或胸膜炎症、胸廓外伤、严重胸廓畸形、大量胸腔积液、气胸、广泛胸膜粘连等。

(4)神经 - 肌肉疾病与药物不良反应:如脊髓灰质炎和运动神经元疾病累及颈髓、急性多发性神经根神经炎和重症肌无力累及呼吸肌,药物(肌松剂、氨基糖苷类抗生素、克林霉素)导致呼吸肌麻痹等。

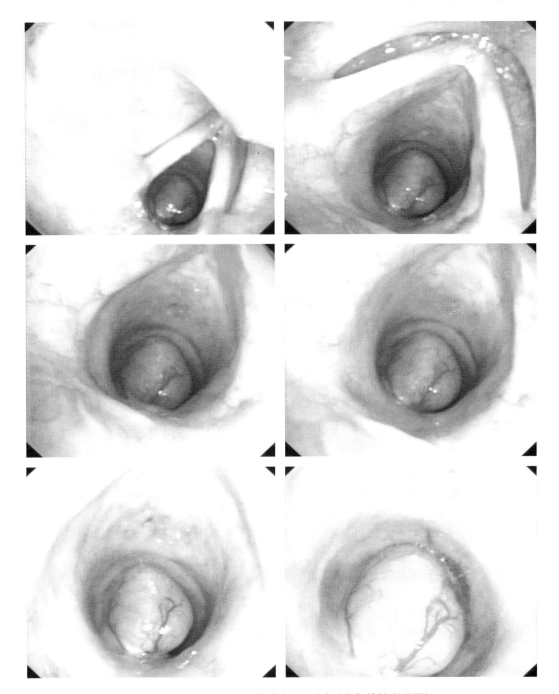

图 1-16　气管上口被良性肿瘤堵塞大部（支气管镜渐进图）

　　(5)膈运动障碍或受限：如膈肌麻痹、严重肠胀气、大量腹腔积液、腹腔巨大肿瘤、胃扩张和妊娠末期。

　　肺源性呼吸困难的发生机制：①气道阻塞、胸廓与膈运动障碍、呼吸肌肌力减弱与活动受限，导致肺通气量降低、肺泡氧分压（PaO_2）降低等；②肺实质疾病造成肺通气/血流（V/Q）比例失调；③肺水肿、肺间质疾病导致肺泡的氧弥散障碍，动脉血氧分压（PaO_2）降低，从而引起呼吸困难。

　　2. 循环系统疾病（引起心源性呼吸困难）　常见于各种原因所致的心力衰竭、心脏压塞、缩窄性心包炎、原发性肺动脉高压和肺栓塞等。左心衰竭常见于高血压性心脏病、冠心病、风湿性心脏病、心肌炎、心肌病、治疗过程中的输血、输液过多、过快等。肺栓塞病因中，以肺血栓栓塞、羊水栓塞、脂肪栓塞最常见。

　　左心衰竭造成呼吸困难的主要机制是：由于心肌收缩力减退或心室负荷（收缩期、舒张期）加重，导致左心排血量减少，继而出现左室舒张末期压升高（二尖瓣狭窄没有这一过程），相继引起左房压、肺静脉压和毛细血管压升高，其后果是：①肺淤血，出现间质性肺水肿、血管壁增厚，气体弥散功能障碍；②肺泡张力增高,刺激肺牵张感受器,通过迷走神经兴奋呼吸中枢,呼吸加快;③肺泡弹性降低,导致肺泡通气量减少;④肺循环压力升高,对呼吸中枢有反射性刺激作用,使呼吸运动增强。对于输血、输液过多、过快所致者,尚有因血容量过多致肺血管静水压增高的因素参与。

右心衰竭严重时也可出现呼吸困难,但程度较左心衰竭时轻,其基本的病理变化为体循环淤血。患者出现呼吸困难表现的主要机制为:①右心房与上腔静脉压升高,刺激压力感受器,反射性兴奋呼吸中枢,使呼吸加快;②血氧含量减少,以及伴随产生的乳酸、丙酮酸等酸性代谢产物增多,刺激呼吸中枢,使呼吸加快;③淤血性肝大、腹腔积液或胸腔积液,使呼吸运动受限,肺受压而使气体交换面积减少,引起血氧下降。临床上主要见于慢性肺源性心脏病、某些先天性心脏病或由左心衰竭发展而来。

另外,也可见于各种原因所致的急性或慢性心包积液。其发生呼吸困难的主要机制是大量心包积液致心脏压塞或心包纤维性增厚、钙化、缩窄,使心脏舒张受限,引起体循环静脉淤血所致。

3. 中毒(引起中毒性呼吸困难)　系各种中毒所致,毒素可来源于患病的机体,也可来源于体外。①毒素来源于机体自身的疾病:见于各种原因引起的酸中毒,如急、慢性肾功能衰竭,糖尿病酮症酸中毒,肾小管酸中毒等;②毒素来源于体外:见于药物和其他化学物质中毒,如吗啡类药物中毒、有机磷杀虫药中毒和一氧化碳、亚硝酸盐类、苯胺类、氰化物(包括含氰化物较多如苦杏仁、木薯)中毒等。

中毒原因不同,其所致的呼吸困难的发生机制也有不同,大致可分为:①呼吸中枢受刺激兴奋性增高:酸中毒是通过血中的酸性代谢产物间接刺激主动脉体和颈动脉窦的化学感受器,或直接作用于呼吸中枢,增加呼吸运动。与此同时,机体也通过增加肺泡通气量,排出二氧化碳来代偿酸中毒。②各种外源性毒素中毒所致呼吸困难对呼吸中枢的影响有所不同:一氧化碳中毒时,吸入的一氧化碳与血红蛋白结合,形成碳氧血红蛋白;亚硝酸盐、苯胺类使血红蛋白转变为高铁血红蛋白。这两种改变导致血红蛋白失去正常的氧合功能;而氰化物则抑制细胞色素氧化酶活性,细胞呼吸受抑制(内窒息),造成组织缺氧而出现呼吸困难。上述几种呼吸困难表现均不伴有低氧血症,但因呼吸运动增强造成的肺泡通气过度,会引起二氧化碳大量排出,致动脉血二氧化碳分压($PaCO_2$)降低。而吗啡、镇静安眠药类中毒时,呼吸中枢受到直接抑制,导致呼吸减弱、变慢,肺泡通气减少,严重时不仅会引起低氧血症,还会有二氧化碳潴留,须要注意的是,这类患者即使有严重的低氧血症,也不一定会出现典型的呼吸困难表现。

4. 神经精神性疾病(引起神经精神性呼吸困难)　主要表现为:①器质性颅脑疾病,如颅脑外伤、脑血管病、脑炎、脑膜炎、脑脓肿及脑肿瘤等。其主要机制为因呼吸中枢兴奋性受颅内压增高和供血减少的影响而降低。②精神或心理疾病,如癔症、焦虑症、抑郁症等。其主要机制是由于受到精神或心理因素影响导致呼吸频率明显增快,过度通气出现呼吸性碱中毒,甚至抽搐、意识障碍。这种患者看起来有呼吸困难的表现,但没有低氧血症。

5. 血液病(引起血液性呼吸困难)　见于重度贫血、高铁血红蛋白血症、硫化血红蛋白血症等。重度贫血患者因红细胞携氧减少,血氧含量降低,组织氧供不足导致呼吸增快。大出血所致的急性贫血,其呼吸加快还与缺血和血压下降刺激呼吸中枢有关。

【临床表现】根据发生机制及临床表现特点,将呼吸困难分为以下五种类型:

1. 肺源性呼吸困难　主要由呼吸系统疾病引起的通气、换气功能障碍导致缺氧和/或二氧化碳潴留引起。临床上常分为以下三种类型:

(1)吸气性呼吸困难:主要表现为吸气费力,严重者显著费力,且在吸气时可见"三凹征"(three depression sign),表现为胸骨上窝、锁骨上窝和肋间隙明显凹陷(图1-17),此时亦可伴有干咳及高调吸气性喉鸣。三凹征出现的机制是:由于大气道的严重狭窄,只有很少的气体能通过呼吸道进入肺内,肺膨胀不全,但由于缺氧的刺激,造成呼吸肌极度用力,胸廓扩张度增大,但肺没有足量的气体充盈,不能相应的随之扩张,胸腔负压与外界气压差明显增加,导致软组织较薄的胸骨上窝、锁骨上窝和肋间隙被大气压压向胸腔,

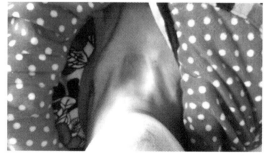

图1-17　吸气时的"三凹征"
(因肋间隙没有暴露,仅见两凹)

出现凹陷。常见的病理变化是喉部、气管、大支气管的狭窄与阻塞。常见的疾病有：气管或主支气管内膜结核、肿瘤，手术或气管切开术后的瘢痕狭窄等。

如吸气性呼吸困难突然出现，应考虑异物吸入阻塞大气道（儿童尤为多见）、喉痉挛、喉头水肿等；如突然发生且伴发热，则应考虑为喉炎、白喉等；如患者年龄较大，吸气性呼吸困难逐渐出现，且进行性加重，则应考虑喉与气管、纵隔恶性肿瘤。

（2）呼气性呼吸困难：主要特点表现为呼气费力、呼气时间明显延长而缓慢，常伴有以呼气相为主的干啰音。其病理基础主要是由于肺泡弹性减弱和 / 或小支气管狭窄（痉挛或炎症）所致。常见的疾病有：慢性支气管炎、慢性阻塞性肺疾病、支气管哮喘、弥漫性泛细支气管炎等。

（3）混合性呼吸困难：主要特点表现为患者在吸气期和呼气期均感到呼吸费力、呼吸频率增快、幅度变浅，听诊常可闻及呼吸音减弱或消失，也可能闻及支气管呼吸音、支气管肺泡呼吸音。主要是由于肺或胸膜腔病变使肺呼吸面积减少导致通气和换气功能障碍所致。常见于重症肺炎、重症肺结核、大面积肺栓塞（梗死）、弥漫性肺间质疾病、大量胸腔积液、气胸、广泛性胸膜增厚等。

2. 心源性呼吸困难　主要是由于左心和 / 或右心衰竭引起，尤其是左心衰竭时呼吸困难更为严重。左心衰竭引起的呼吸困难特点为：

（1）有引起左心衰竭的基础疾病，如风湿性心瓣膜病、高血压性心脏病、冠状动脉粥样硬化性心脏病等。

（2）呼吸困难的表现形式呈混合性，其程度与体力活动和体位有关，具体表现为活动时呼吸困难出现或加重，休息时减轻或消失；平卧位时呼吸困难明显，坐位或立位时减轻，病情较严重的患者往往被迫采取半坐位或端坐体位（端坐呼吸，orthopnea）。这是因为活动时需要的全身血液供应量和组织耗氧量均增加，患病使心脏负荷加重，难以保持正常的功能状态；坐位时回心血量减少，肺淤血程度减轻；同时，坐位时膈肌降低，胸腔容积增大，肺的活动度也随之增大，肺活量可增加 10%~30%。

（3）两肺底部或全肺出现湿啰音。

（4）应用强心剂、利尿剂和 / 或血管扩张剂改善左心功能后，呼吸困难症状随之好转。

急性左心衰竭时，常出现阵发性呼吸困难，多在夜间熟睡中发生，表现为夜间睡眠中突感胸闷气急，被迫坐起，惊恐不安。轻者坐起后数分钟至数十分钟后症状逐渐减轻、消失，称为夜间阵发性呼吸困难；严重者出现端坐呼吸、皮肤黏膜发绀、大汗，甚至咳出大量浆液性血痰，或咳浆液性粉红色泡沫痰，听诊两肺有较多湿性啰音，部分患者可闻哮鸣音，心率加快，可有奔马律。此种呼吸困难称为心源性哮喘（cardiac asthma）。多见于高血压性心脏病、冠心病、风湿性心脏病、心肌炎、心肌病等。其发生机制是：①睡眠时迷走神经兴奋性增高，导致冠状动脉和细支气管平滑肌收缩，前者收缩的结果是心肌供血减少，心功能降低，心排血量减少；后者收缩的结果是肺泡通气量减少，两者叠加作用的共同结果是机体缺氧。②平卧位时静脉回心血量增多，致使原有肺淤血加重。③夜间呼吸中枢敏感性降低，对肺淤血所引起的轻度缺氧反应迟钝，只有当淤血达到比较严重的程度，机体出现明显缺氧时，才能"唤醒"呼吸中枢做出应答反应。

特殊体位能缓解呼吸困难，左心衰竭的患者会采取坐位，右心衰竭患者常取半坐位，缓解的机制见前述。心包疾病的患者喜欢取前倾坐位，这样可以减轻增大了的心脏对左肺的压迫，增加通气面积。

3. 中毒性呼吸困难　代谢性酸中毒的主要表现为：①有引起代谢性酸中毒基础疾病的临床表现，如尿毒症、糖尿病酮症等；②出现深长而规则的呼吸，称为酸中毒大呼吸（Kussmaul respiration in acidosis），可伴有鼾音；③酸中毒的病因不同，呼出气可有不同的气味，例如，呼出气有尿（氨）味，见于尿毒症，呼出气有烂苹果味，见于糖尿病酮症酸中毒。

某些药物如吗啡类、巴比妥类等中枢抑制药物和有机磷杀虫药中毒时，可抑制呼吸中枢引起呼吸困难。其主要特点为：①有药物或化学物质中毒史；②呼吸缓慢、变浅，可伴有呼吸节律异常的改变，如潮式呼吸（Cheyne-Stokes respiration）或间停呼吸（Biot's breathing）。

亚硝酸盐、苯胺类或氰化物中毒者，一般呼吸深快，严重时因脑水肿致呼吸中枢受抑制，呼吸变浅表、缓慢，与镇静安眠或麻醉药中毒所致者相似，也可出现呼吸节律异常。

4. 神经精神性呼吸困难　神经性呼吸困难的主要特点是呼吸慢而深，并常伴有呼吸节律的改变，如双吸气（抽泣样呼吸）、呼吸遏制（吸气突然停止）等。临床上常见于重症颅脑疾患，如脑出血、脑炎、脑膜炎、脑脓肿、脑外伤及脑肿瘤等。

精神性呼吸困难主要表现为突然发生呼吸困难,呼吸频率快而浅,可达 60~100 次 /min,并常因过度通气而出现口周、肢体麻木或手足搐搦等呼吸性碱中毒表现,严重时也可出现意识障碍。临床上常见于焦虑症、癔症患者。神经症患者常有胸部压抑感、气短,但仔细观察并无呼吸困难客观表现,偶尔在一次深长吸气之后伴叹息样呼气,叹息之后自觉呼吸困难缓解。

5. **血源性呼吸困难**　表现为呼吸浅快、心率快。多由重度贫血、高铁血红蛋白血症、硫化血红蛋白血症等病理变化造成红细胞携氧量减少,血氧含量降低所致。

【伴随症状】

1. **发作性呼吸困难伴肺弥漫性哮鸣音**　多见于支气管哮喘、心源性哮喘;骤然发生的严重呼吸困难见于急性喉头水肿、气管异物、大面积肺栓塞、自发性气胸等。

2. **呼吸困难伴发热**　多见于肺炎、肺脓肿、肺结核、胸膜炎、急性心包炎等。

3. **呼吸困难伴一侧胸痛**　见于大叶性肺炎、急性渗出性胸膜炎、肺栓塞、自发性气胸、急性心肌梗死、支气管肺癌等。

4. **呼吸困难伴咳嗽、咳痰**　见于多种呼吸系统疾病,例如慢性阻塞性肺疾病、肺部感染、支气管扩张并发感染、肺脓肿等;

5. **呼吸困难伴大量浆液性泡沫样痰**　见于急性左心衰竭、有机磷杀虫剂中毒、细支气管肺泡癌,伴粉红色泡沫痰见于急性左心衰竭。

6. **呼吸困难伴意识障碍**　见于肺性脑病、脑出血、脑膜炎、糖尿病酮症酸中毒、尿毒症、急性中毒、重症肺炎等。

(廖景峰)

第六节　恶心、呕吐

恶心(nausea)、干呕(retching)、呕吐(vomiting)是临床常见症状,可以单独或相继发生。恶心是一种难受的、想将胃内容物经口吐出的、紧迫不适的主观感觉,可伴有皮肤苍白、出汗、流涎、血压降低及心动过缓等迷走神经兴奋的症状。呕吐是通过胃的强烈收缩迫使胃和/或部分小肠的内容物经食管、口腔排出体外的现象。呕吐有一定的防御、保护作用,但剧烈呕吐可引起电解质紊乱、脱水、食管 - 贲门黏膜撕裂(Mallory-weiss tear)等并发症。恶心常为呕吐的前奏,但也可仅有恶心而无呕吐,即干呕,或仅有呕吐而无恶心。

【病因】

(一)反射性呕吐

1. **咽部受到刺激**　如剧烈咳嗽、咽部炎症、吸烟、鼻窦炎等。

2. **胃、十二指肠疾病**　如急慢性胃炎、消化性溃疡、功能性消化不良、急性胃扩张或幽门梗阻、胃轻瘫、十二指肠壅积症等。

3. **肠道疾病**　如肠梗阻、急性出血坏死性肠炎、急性阑尾炎、缺血性肠病、腹型过敏性紫癜等。

4. **肝、胆、胰疾病**　如病毒性肝炎、肝硬化、胆囊炎、胆石症、胆道蛔虫症、胰腺炎或肝胆胰肿瘤等。

5. **腹膜及肠系膜疾病**　如急性腹膜炎、急性肠系膜缺血。

6. **其他系统疾病**　如泌尿系统结石、尿路感染、急性盆腔炎、异位妊娠破裂等。大叶性肺炎、急性心肌梗死、心力衰竭、心肌炎、颈椎疾病、鼻窦炎、青光眼、屈光不正等也可出现恶心、呕吐。

(二)中枢性呕吐

1. **神经系统疾病**

(1)颅内感染:如各种脑炎、脑膜炎。

（2）脑血管疾病：如脑出血、脑梗死、高血压脑病及偏头痛等。

（3）颅脑损伤：如脑挫裂伤或颅内血肿。

（4）癫痫，特别是持续状态。

（5）神经脱髓鞘疾病。

2. 全身性疾病 如尿毒症、糖尿病酮症酸中毒、甲状腺功能亢进症、甲状旁腺功能亢进症、肾上腺皮质功能减退症、低钠血症及妊娠均可引起呕吐。

3. 药物 如非甾体抗炎药、口服降糖药、抗痛风药、某些抗生素、化疗药、洋地黄、吗啡、麻醉剂等。

4. 中毒 如乙醇、重金属、一氧化碳、有机磷农药、鼠药等中毒均可引起呕吐。

5. 精神性呕吐 焦虑、抑郁、癔症、神经性厌食、剧烈疼痛、情绪创伤（心因性呕吐）等。

（三）前庭障碍性呕吐

呕吐伴有耳鸣、听力下降、眩晕等症状，需考虑前庭障碍性呕吐。常见疾病有迷路炎，是化脓性中耳炎的常见并发症；梅尼埃病：为突发性的眩晕伴恶心、呕吐；晕动病：一般在乘飞机、轮船和汽车时发生。

【发生机制】呕吐是一个复杂的反射动作，分恶心、干呕与呕吐三个过程。恶心时胃张力和蠕动减弱，十二指肠张力增加，可伴或不伴有十二指肠液反流；干呕：继恶心后声门关闭、短暂呼吸暂停、胃上部放松而胃窦部和腹壁肌肉收缩，腹压增加，食管和咽部开放，但没有胃内容物呕出；呕吐时胃窦部和腹壁肌肉持续收缩，腹压增加，迫使胃和／或小肠内容物经食管、口腔排出体外。呕吐与反食不同，反食是指无恶心与呕吐的协调动作而胃和／或小肠内容物经食管、口腔溢出体外，不需费力。呕吐是机体通过呕吐中枢（vomiting center）协调产生的复杂动作，恶心和干呕则是可不涉及呕吐中枢的复杂反射。

呕吐中枢位于延髓，由神经反射中枢和化学感受器触发带（chemoreceptor trigger zone，CTZ）两个功能不同的机构组成。神经反射中枢位于延髓外侧网状结构的背部，接受来自：①消化系统、咽部、心脏、泌尿系统等内脏神经末梢的传入冲动；②从大脑皮质、脑干、迷路系统和小脑传出的信号；③位于延髓第四脑室底面的化学感受器触发带在血脑屏障外侧感受到的循环中的各种外来的化学物质或药物（如吗啡、洋地黄、吐根碱等）及内生代谢产物（如感染、酮症酸中毒、尿毒症等）的刺激，并由此发出神经冲动，传至呕吐中枢引起呕吐。

【临床表现】

1. 呕吐的时间 育龄妇女晨起呕吐见于早期妊娠，也可持续至生育后。晨起呕吐亦可见于尿毒症、慢性酒精中毒或功能性消化不良；鼻窦炎患者因起床后脓液经鼻后孔流出，刺激咽部，亦可致晨起恶心、干呕。晚上或夜间呕吐见于幽门梗阻。

2. 呕吐与进食的关系 进食过程中或餐后即刻呕吐，可能为幽门管溃疡或精神性呕吐；餐后 1h 以上呕吐称延迟性呕吐，提示胃张力下降或胃排空延迟；餐后较久或数餐后呕吐，见于幽门梗阻，呕吐物多为宿食；餐后近期呕吐，伴腹痛、腹泻、共餐者发病或有不洁饮食史，多为食物中毒或急性胃肠炎。轻者，症状自限；重者，可出现循环衰竭、电解质紊乱。

3. 呕吐的特点 进食后立刻呕吐，恶心很轻或缺如，吐后又可进食，长期反复发作而营养状态不受影响，多为精神性呕吐。颅内高压性疾病所致呕吐为喷射性，恶心很轻或缺如，同时伴头痛、视神经盘水肿、意识模糊等颅内高压的其他表现。

4. 呕吐物的性质 呕吐量大，呕吐物带发酵、腐败气味，提示胃潴留；带粪臭味提示低位肠梗阻，除恶心、呕吐外，常伴腹痛、腹胀、肛门停止排气、排便；不含胆汁说明梗阻平面多在十二指肠乳头以上，含多量胆汁则提示在十二指肠乳头以下；含有大量酸性液体者多为胃泌素瘤或十二指肠溃疡，无酸味者可能为贲门狭窄或贲门失弛缓症所致。上消化道出血时，呕吐物常呈咖啡色；如出血量大，未与胃酸充分混合即呕出，则为鲜血或暗红色。

【伴随症状】

1. 伴腹痛、腹泻者 多见于急性胃肠炎或细菌性食物中毒、霍乱和各种原因的急性中毒。

2. 伴右上腹痛及发热、寒战或黄疸 考虑胆囊炎或胆石症。

3. 伴头痛，呈喷射性呕吐 常见于颅内高压性疾病或青光眼。

4. **伴头痛、眩晕、耳鸣、听力下降及眼球震颤者** 见于内耳前庭疾病。

5. **伴腰痛、血尿、下腹痛、尿频、尿急、尿痛** 见于泌尿系统结石或尿路感染。

6. **伴胸痛、心悸、上腹痛及高血压、心绞痛病史** 见于急性心肌梗死。

7. **应用某些药物,如抗生素与化疗药物等** 呕吐可能与药物副作用有关。

8. **晨起呕吐** 易受环境和心理暗示影响的多为精神性呕吐;年轻女性晨起呕吐应注意妊娠。

（陈 治）

第七节 呕 血

呕血(hematemesis)是上消化道出血的特征性表现,血液经口呕出,常伴有黑便,严重时可有急性周围循环衰竭的表现。上消化道出血是指十二指肠悬韧带(Treitz ligament)以上的消化道出血,包括食管、胃、十二指肠、肝、胆、胰、胃空肠吻合术后吻合口附近疾病引起的出血。

近来有专家利用新的检查技术,不再以 Treitz 韧带为标志区分上、下消化道,改为上、中、下消化道。十二指肠乳头以上,胃镜可观察的范围为上消化道(upper gastrointestinal);从十二指肠乳头至回肠末端,胶囊内镜、小肠镜可观察的范围为中消化道(mid-gastrointestinal);结肠至直肠,结肠镜可观察的范围为下消化道(lower gastrointestinal)。

【病因】

（一）常见疾病

1. **消化性溃疡** 常见胃、十二指肠溃疡。

2. **急性糜烂出血性胃炎** 常因饮酒、服用非甾体抗炎药(如布洛芬、阿司匹林、吲哚美辛等)和应激(大面积烧伤、颅脑手术、脑血管疾病和严重外伤等)引起。

3. **食管胃底静脉曲张破裂出血** 常见肝硬化门脉高压所致。

4. **胃癌** 肿瘤血管破裂所致。

（二）少见疾病

1. **食管** 食管炎、食管憩室炎、食管异物、食管 - 贲门黏膜撕裂(Mallory-weiss tear)综合征、食管损伤(器械检查、强酸、强碱等)、食管裂孔疝等。食管异物戳穿主动脉可造成大量呕血,并危及生命。

2. **胃及十二指肠** 胃泌素瘤(Zollinger-Ellison 综合征)、血管异常如恒径动脉破裂(Dieulafoy's disease)可引起致命性大呕血。其他少见疾病有间质瘤、平滑肌瘤、平滑肌肉瘤、淋巴瘤、息肉、胃黏膜脱垂、急性胃扩张、胃扭转、憩室炎、结核、克罗恩病等。

3. **胆道** 从胆道进入十二指肠的血液可来自:①胆囊结石、胆管结石、胆道蛔虫症、胆囊癌、胆管癌、壶腹癌及胆道术后损伤;②肝癌、肝脓肿或肝血管瘤破入胆道。大量血液进入十二指肠,造成呕血、便血或黑便。

4. **胰腺** 急慢性胰腺炎合并囊肿或脓肿、胰腺癌破裂出血经胰管进入上消化道。

5. **血液系统疾病** 血小板减少性紫癜、过敏性紫癜、白血病、血友病、霍奇金淋巴瘤、遗传性毛细血管扩张症、弥散性血管内凝血及其他凝血机制障碍(如应用抗凝药过量)等。

6. **其他** 腹主动脉瘤破裂进入十二指肠、胸主动脉瘤破裂进入食管、尿毒症、流行性出血热、钩端螺旋体病、登革热、急性肝衰竭、败血症、呼吸功能衰竭、系统性红斑狼疮、皮肌炎、结节性多动脉炎等累及上消化道。

【临床表现】

1. **呕血与黑便** 呕血前常有上腹不适和恶心,随后呕吐血性胃内容物。其颜色因出血量的多少、胃内停留时间的长短以及出血的部位而不同。出血量多、在胃内停留时间短,颜色鲜红或暗红,混有血凝块;

出血量较少或在胃内停留时间长,血红蛋白与胃酸结合形成酸化正铁血红蛋白,呕吐物呈咖啡渣样或棕褐色。呕血的同时部分血液可经肠道排出体外,表现为便血(hematochezia)和黑便(melena)。

2. **失血性周围循环衰竭** 出血量小于循环血容量 10% 时,患者除口渴外,一般无明显临床表现;出血量达循环血容量 10%~20% 时,可有头晕、乏力等症状,多无血压、脉搏等变化;出血量达循环血容量 20% 以上时,则有出冷汗、四肢冰凉、心悸、脉搏增快等急性失血症状;若出血量达循环血容量 30% 以上,则有意识不清、面色苍白、心率加快、脉搏细弱、血压下降、呼吸急促等急性周围循环衰竭的表现。

3. **贫血** 出血早期因周围血管收缩和红细胞重新分布等生理调节,血红蛋白浓度、红细胞计数和红细胞比容可无明显变化,出血 3~4h 以后由于组织液渗入血管内及扩容输液等,血液被稀释,出现贫血,血红蛋白浓度、红细胞计数和红细胞比容逐渐降低。急性出血患者为正细胞正色素性贫血,慢性出血患者为小细胞低色素性贫血。

4. **发热** 消化道大量出血后,部分患者在 24h 内出现发热,体温多数在 38.5℃ 以下,持续 3~5d 后降至正常。其确切原因不明,可能与周围循环衰竭导致体温调节中枢的功能障碍、血液分解产物的吸收等因素有关。

5. **氮质血症** 上消化道出血后,大量血液进入肠道,其蛋白质消化产物被肠道吸收,血中尿素氮暂时升高,称为肠源性氮质血症。一般出血后数小时血中尿素氮开始升高,约 24~48h 达高峰,一般不超过 14.3mmol/L,出血停止 3~4d 后降至正常。同时可出现循环血容量降低引起的肾前性肾功能不全和大量失血导致肾小管上皮细胞损伤引起的肾性肾功能不全。

【伴随症状】

1. **伴上腹痛** 中青年人,反复发作的慢性上腹痛,具有一定的周期性与节律性,多为消化性溃疡;中老年人,慢性上腹痛,疼痛无明显规律性并伴有食欲缺乏、消瘦者,应警惕胃癌。

2. **伴肝脾肿大** 脾大、蜘蛛痣、肝掌、腹壁静脉曲张或有腹水,提示肝硬化;出现肝区疼痛、肝大、质地坚硬、表面凹凸不平或有结节,多为肝癌。

3. **伴黄疸** 伴黄疸、发热及全身皮肤黏膜出血见于某些感染性疾病,如败血症、钩端螺旋体病等;伴黄疸、寒战、发热、右上腹绞痛可能由胆系疾病所引起。

4. **伴皮肤黏膜出血** 常与血液系统疾病及凝血功能障碍性疾病有关。

5. **伴头晕、黑矇、口渴、出汗** 提示血容量不足。上述症状于出血早期可随体位变动(如由卧位变坐位、立位时)而发生。伴肠鸣、黑便者,提示有活动性出血。

6. **其他** 近期服用非甾体抗炎药物、大量饮酒、大面积烧伤、颅脑手术、脑血管疾病和严重外伤伴呕血者,应考虑急性糜烂出血性胃炎。在剧烈呕吐后继而呕血,应注意食管贲门黏膜撕裂伤。

(陈 治)

第八节 便 血

便血(hematochezia)是消化道出血的常见症状,血液由肛门排出,颜色鲜红或暗红称为便血,黑色称为黑便。少量出血不造成大便颜色改变,需行大便隐血试验才能确定者,称为隐血(occult blood)。大便颜色的不同与消化道出血部位和出血量有关。

【病因】引起便血的原因很多,病因不同,表现方式亦不同。下消化道出血,鲜红色或暗红色血液随肠道蠕动从肛门排出,因此便血多提示下消化道出血;但上消化道大出血时(>1 000ml/24h),除呕血外,也可短时间内从肛门排出,表现为便血。上、中消化道出血,量不多时,血红蛋白与肠道内硫化物结合形成硫化亚铁,大便呈黑色,因附有黏液而发亮,类似柏油,又称柏油便(tarry stool)。常见的有下列疾病:

（一）中消化道疾病

急性出血坏死性肠炎、钩虫病、肠伤寒、克罗恩病、小肠肿瘤、小肠血管瘤、空肠憩室炎或溃疡、Meckel憩室或溃疡等。

（二）下消化道疾病

1. 结肠疾病 急性细菌性痢疾、阿米巴痢疾、血吸虫病、溃疡性结肠炎、克罗恩病、结肠憩室炎、结肠癌、结肠息肉、缺血性结肠炎、肠套叠等。

2. 直肠肛管疾病 直肠肛管损伤、非特异性直肠炎、放射性直肠炎、直肠息肉、直肠癌、痔、肛裂、肛瘘等。

3. 血管病变 如血管瘤、毛细血管扩张症、血管畸形、血管退行性变、缺血性肠炎、静脉曲张等。

（三）上消化道疾病

见本章第七节呕血，视出血量与速度的不同，可表现为便血或黑便。

（四）全身性疾病

白血病、血小板减少性紫癜、血友病、弥散性血管内凝血、肝脏疾病、尿毒症、流行性出血热、败血症等。

【临床表现】便血多为下消化道出血，可表现为急性大出血、慢性少量出血及间歇性出血。消化道出血每日不超过5ml，无肉眼可见大便颜色改变，称为隐血便，隐血试验可确定；每日出血量>50ml，可出现黑便，带血腥味。若出血量多、速度快则呈鲜红色；若出血量少、速度慢，血液在肠道内停留时间较长，则为暗红色或黑色。可全为血液或混有大便，可仅手纸上少量鲜血或大便表面少量血液，或排便后肛门滴血。便血颜色因出血部位不同、出血量的多少以及血液在肠腔内停留时间的长短而异。

【伴随症状】引起便血的疾病很多，为进一步明确诊断必须结合其他症状全面综合考虑。

1. 伴腹痛 慢性、周期性、节律性上腹痛，出血后腹痛减轻，见于消化性溃疡；上腹绞痛伴黄疸，考虑胆道出血，出血活动期，黄疸明显升高；腹痛时解血便或黏液脓血便，便后腹痛减轻，伴发热，见于细菌性痢疾；暗红色果酱样大便见于阿米巴痢疾；洗肉水样大便带特殊的腥臭味见于急性出血坏死性肠炎；腹痛伴便血还可见于溃疡性结肠炎、肠套叠、肠系膜血栓形成或栓塞等。

2. 伴里急后重（tenesmus） 感觉排便不尽，排便频繁，但每次排便量少，且排便后未感轻松，即肛门坠胀感。提示为肛门、直肠疾病，见于菌痢、直肠炎及直肠癌。

3. 伴发热 常见于传染性疾病，如菌痢、伤寒、败血症、流行性出血热、钩端螺旋体病或部分恶性肿瘤，如肠道淋巴瘤、白血病等。

4. 伴全身出血倾向 伴皮肤黏膜出血者，可见于急性传染性疾病及血液系统疾病，如重症肝炎、流行性出血热、白血病、过敏性紫癜、血友病等。

5. 伴皮肤改变 有蜘蛛痣及肝掌者，便血可能与肝硬化门脉高压有关；皮肤黏膜有毛细血管扩张，提示可能由遗传性毛细血管扩张症所致。

6. 伴腹部肿块 应考虑肠道淋巴瘤、结肠癌、肠套叠及克罗恩病等。

（陈 治）

第九节 黄 疸

黄疸（jaundice）既是症状也是体征，是指血清中胆红素浓度增高（>34.2μmol/L），使皮肤、黏膜和巩膜以及其他体液和组织发黄，亦可有陶土色大便、皮肤瘙痒和腹痛等原发病表现，多见于肝胆胰疾病。正常血清总胆红素（total bilirubin, TB）为3.4~17.1μmol/L，胆红素超过正常，在17.1~34.2μmol/L，临床不易察觉，称为隐性黄疸；超过34.2μmol/L，临床可见黄疸，称为显性黄疸。

【胆红素的代谢】(图 1-18)

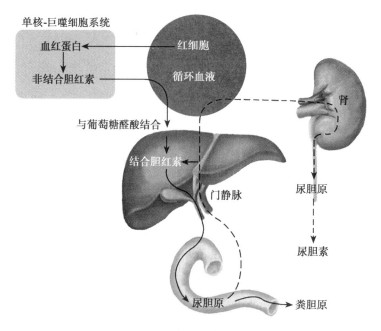

图 1-18　正常胆红素代谢过程

1. **形成**　机体胆红素 80%~85% 源于衰老的红细胞,在脾脏、肝脏或骨髓中经单核巨噬细胞破坏,降解为血红蛋白,另外 15%~20% 的胆红素不来自衰老的红细胞,而来源于骨髓幼稚红细胞的血红蛋白和肝内含有亚铁血红素的蛋白质(如过氧化氢酶、过氧化物酶及细胞色素氧化酶与肌红蛋白等)。

2. **运输和排泄**　上述形成的胆红素称为游离胆红素,因未与葡萄糖醛酸结合,未被肝细胞所摄取,称非结合胆红素(unconjugated bilirubin,UCB),又叫间接胆红素。非结合胆红素与血清白蛋白结合而输送,不溶于水,不能从肾小球滤出,故尿中不出现非结合胆红素。非结合胆红素通过血液循环运输至肝脏后,与白蛋白分离被肝细胞所摄取,在肝细胞内和 Y、Z 两种载体蛋白结合,并被运送至肝细胞光面内质网的微粒体部分,经葡萄糖醛酸转移酶的催化作用与葡萄糖醛酸结合,形成结合胆红素(conjugated bilirubin,CB),又叫直接胆红素,变为水溶性,可通过肾小球滤过从尿中排出。

3. **胆红素的肠肝循环**　结合胆红素从肝细胞经胆管进入肠道后,在回肠末端及结肠经细菌脱氢作用还原为尿胆原。尿胆原大部分从大便排出,称为粪胆原。小部分(10%~20%)经回肠末端或结肠重吸收,通过门静脉回流到肝内,其中大部分再次转变为结合胆红素,又随胆汁排入肠道,这一过程称为"胆红素的肠肝循环"。从肠道重吸收回肝的小部分尿胆原进入体循环,由肾排出体外,每日不超过 6.8μmol。

正常情况下,胆红素进入与离开血液循环保持动态的平衡,故血中胆红素的浓度保持相对恒定。总胆红素(TB)3.4~17.1μmol/L,其中结合胆红素(CB)0~6.8μmol/L,非结合胆红素(UCB)1.7~10.2μmol/L。

【分类】

(一) 按病因学分类

1. **溶血性黄疸**

2. **肝细胞性黄疸**

3. **胆汁淤积性黄疸**(以前称阻塞性黄疸或梗阻性黄疸)

4. **先天性非溶血性黄疸**

临床上以前三类常见,特别是肝细胞性黄疸和胆汁淤积性黄疸,这种分类方法临床上最常用。

(二) 按胆红素性质分类

根据胆红素代谢过程中主要环节的障碍,可分为:

1. **以非结合胆红素升高为主的黄疸**　血清总胆红素增高,其中非结合胆红素占 80%~85% 以上。由肝前性因素引起,主要见于:①生成过多,如溶血性黄疸、旁路性高胆红素血症等;②摄取障碍,如 Gilbert 综合征、某些药物引起的黄疸;③胆红素结合障碍,如 Gilbert 综合征、Crigler-Najjar 综合征、新生儿生理性黄疸等。

2. 以结合胆红素升高为主的黄疸　结合胆红素占总胆红素的 30% 以上,由胆红素在肝内运输、排泄障碍或同时有胆红素摄取、结合和排泄障碍导致,主要见于:①肝外胆管阻塞,如胆结石、胰头癌等;②肝内胆管阻塞,如华支睾吸虫病、肝内胆管结石等;③肝内胆汁淤积,如病毒性肝炎、药物性肝炎、Dubin-Johnson 综合征等。

这种分类方法以胆红素性质为依据,大致指出了胆红素代谢障碍的环节和可能的病因,有助于诊断和治疗。但不少黄疸的发生机制涉及多种因素,可能有胆红素的运输、摄取、结合和排泄障碍分别或同时存在,需要结合临床,仔细分析。

【病因、发病机制和临床表现】

(一) 溶血性黄疸

1. 病因和发病机制　大量红细胞破坏,形成大量的非结合胆红素,超过肝细胞的摄取、结合和排泄能力。另一方面,由于溶血造成的贫血、缺氧和红细胞破坏产物的毒性作用,削弱了肝细胞对胆红素的代谢功能,使非结合胆红素在血中滞留,超过正常水平而出现黄疸。凡能引起溶血的疾病都可产生溶血性黄疸。常见病因有:①先天性溶血性贫血,如地中海贫血、遗传性球形红细胞增多症;②后天性获得性溶血性贫血,如自身免疫性溶血性贫血、新生儿溶血、不同血型输血后的溶血以及蚕豆病、伯氨喹、蛇毒、毒蕈、阵发性睡眠性血红蛋白尿等引起的溶血。

2. 临床表现

(1)有与溶血相关的病史:如输血、进食蚕豆、服用特殊药物、中毒、感染及溶血家族史。

(2)症状和体征:急性溶血时起病急,溶血反应剧烈,如发热、寒战、呕吐、腰痛、全身不适等,并有不同程度的贫血和血红蛋白尿(尿呈酱油色或茶色),严重者可有急性肾功能衰竭;慢性溶血多为先天性,症状轻微,除贫血外尚有肝脾肿大。一般黄疸为轻度,呈浅柠檬色,不伴皮肤瘙痒,其他症状主要为原发病的表现。

3. 实验室检查

(1)血清总胆红素升高,以非结合胆红素为主,结合胆红素基本正常。

(2)由于血中非结合胆红素增加,故结合胆红素形成也代偿性增加,从胆道排至肠道也增加,致尿胆原增加,粪胆原随之增加,粪色加深。肠内的尿胆原增加,重吸收至肝内者也增加。由于缺氧及毒素作用,肝脏处理增多尿胆原的能力下降,致血中尿胆原增加,并从肾排出,故尿中尿胆原增加,但无胆红素。急性溶血性黄疸尿中有血红蛋白排出,隐血试验阳性。

(3)有骨髓增生活跃表现,如外周血网织红细胞增多,出现有核红细胞,骨髓红细胞系增生活跃。

(4)其他检查:自身免疫性溶血时 Coombs 试验阳性,遗传性球形红细胞增多时红细胞脆性增加,地中海贫血时红细胞脆性降低。

(二) 肝细胞性黄疸

1. 病因和发病机制　由于肝细胞广泛损伤致肝细胞对胆红素的摄取、结合和排泄功能降低,以致血中的非结合胆红素增加,而未受损的肝细胞仍能将部分非结合胆红素转变为结合胆红素。部分结合胆红素仍经毛细胆管从胆道排泄,另一部分则由于毛细胆管和胆小管因肝细胞肿胀压迫、炎性细胞浸润或胆栓的阻塞使胆汁排泄受阻而反流进入血循环中,致血中结合胆红素亦增加而出现黄疸。各种使肝细胞严重损害的疾病均可导致肝细胞性黄疸,如病毒性肝炎、肝硬化、中毒性肝炎、钩端螺旋体病、败血症等。

2. 临床表现

(1)肝病本身表现:急性肝炎者,有厌油、乏力、食欲缺乏、发热、肝区疼痛等表现;慢性肝病者,有蜘蛛痣、肝掌、腹水、脾大等表现;严重者有肝性脑病、出血倾向等表现。

(2)皮肤、黏膜为浅黄色至金黄色,可伴有轻度皮肤瘙痒。

3. 实验室检查

(1)血清结合胆红素与非结合胆红素均升高,以结合胆红素升高为主。

(2)尿中胆红素阳性,尿胆原可因肝功能障碍而增加。疾病严重时,因肝内胆汁淤积致尿胆原减少或缺如,粪便中尿胆原含量可正常、减少或缺如。

(3)肝功能试验:转氨酶升高,凝血酶原时间延长,白蛋白降低,严重者出现胆固醇、胆固醇酯、胆碱酯酶下降,伴肝内胆汁淤积时碱性磷酸酶升高。

(4)免疫学检查:肝炎病毒标记物阳性支持病毒性肝炎的诊断,抗线粒体抗体阳性支持原发性胆汁性肝硬化的诊断,甲胎蛋白升高有助于诊断原发性肝癌。

(5)肝活检对弥漫性肝病的诊断有重要价值。

(6)影像学检查:上腹部 B 超、上腹部 CT 等。

(三)胆汁淤积性黄疸

1. 病因和发病机制 胆汁淤积性黄疸可分为肝外性和肝内性。

(1)肝外性胆汁淤积性黄疸:以前称阻塞性黄疸或梗阻性黄疸,多由胆总管结石、狭窄、炎性水肿、肿瘤及蛔虫阻塞等所引起。由于胆道阻塞,阻塞上方胆管内压力升高,胆管扩张,最后导致小胆管与毛细胆管破裂,胆汁中的胆红素反流入血。

(2)肝内性胆汁淤积性黄疸:又分为肝内阻塞性胆汁淤积和肝内胆汁淤积,前者见于肝内泥沙样结石、癌栓、华支睾吸虫病;后者见于病毒性肝炎、药物性胆汁淤积(如氯丙嗪、甲睾酮和口服避孕药等)、原发性胆汁性肝硬化、妊娠期复发性黄疸等。肝内胆汁淤积性黄疸有些并非由机械因素引起,而是由于胆汁分泌功能障碍,毛细胆管的通透性增加,胆汁浓缩而流量减少,导致胆道内胆盐沉淀和胆栓形成。

2. 临床表现

(1)肝外梗阻,常见的胆结石、胆管炎常有右上腹痛、发热、呕吐等症状,黄疸来去迅速。胰头癌及壶腹周围癌常无特异性临床表现,一般无腹痛,但可有食欲缺乏、消瘦、乏力等症状,黄疸进行性加重。

(2)皮肤呈暗黄、黄绿或绿褐色,伴明显皮肤瘙痒,尿色深,粪便颜色变浅或呈白陶土色。

3. 实验室检查

(1)血清总胆红素升高,以结合胆红素为主。

(2)尿胆红素阳性,因胆红素的肠肝循环被阻断,故尿胆原及粪胆原减少或缺如。

(3)肝功能试验:碱性磷酸酶、γ- 谷氨酰转肽酶明显升高,血清总胆固醇可升高。长时间梗阻可使血清转氨酶升高,白蛋白降低,凝血酶原时间延长。

(4)其他检查:癌胚抗原、甲胎蛋白有助于诊断肿瘤;上腹部 B 超、上腹部 CT、磁共振胰胆管成像、内镜逆行胰胆管造影等影像学检查有助于胆汁淤积性黄疸的诊断。

(四)先天性非溶血性黄疸

先天性非溶血性黄疸由先天性酶缺陷致肝细胞对胆红素的摄取、结合和排泄障碍,临床上少见,小儿和青年发病,有家族史,大部分患者健康状况良好。

1. 以非结合胆红素升高为主

(1)Gilbert 综合征:肝细胞摄取非结合胆红素功能障碍及微粒体内葡萄糖醛酸转移酶不足,致血中非结合胆红素增多而出现黄疸。临床表现为:①患者发育正常,一般状况良好;②一般无症状或有消化不良、肝区不适、食欲乏力等症状,可因饥饿、发热、感染、手术或妊娠而诱发或加重;③肝、脾不肿大;④血清胆红素升高,以非结合胆红素升高为主;⑤肝功能试验正常;⑥无溶血表现;⑦肝活检正常;⑧胆囊正常显影;⑨无需特殊处理,预后良好。

(2)Crigler-Najjar 综合征:葡萄糖醛酸转移酶减少或缺乏,非结合胆红素不能形成结合胆红素,导致血中非结合胆红素增多而出现黄疸。临床表现为:①感染、禁食、代谢紊乱等可诱发或加重;②血中非结合胆红素明显升高时,可产生核黄疸(nuclear jaundice);③粪便和尿液颜色正常;④肝脾不肿大;⑤肝功能试验正常;⑥多见于新生儿,预后极差;少部分可在随后 20~30 年中反复发生,但预后较佳。

2. 以结合胆红素升高为主

(1)Dubin-Johnson 综合征:肝细胞对结合胆红素及某些阴离子(如靛青绿、X 线造影剂)向毛细胆管排泄发生障碍,致血清结合胆红素增多而发生的黄疸。临床表现为:①一般无症状或有轻微症状;②感染、手术、劳累等可使黄疸稍加重;③脾不肿大,肝可肿大;④血清胆红素升高,以结合胆红素升高为主;⑤尿胆红素阳性,尿胆原也增加;⑥胆汁排泄正常;⑦胆囊常不显影;⑧肝活检见肝细胞内有弥漫性棕褐色色素颗粒沉着,性质和来源不明,但肯定不是胆汁、铁质和脂褐素,最可能的是黑色素或肾上腺代谢物多聚体;⑨无需特殊处理,预后良好。

(2)Rotor综合征:肝细胞对摄取非结合胆红素和排泄结合胆红素存在先天性缺陷,致血中胆红素增多而出现黄疸。临床表现为:①血清胆红素升高,以结合胆红素升高为主;②胆囊造影大多正常,少数不显影;③肝活检正常,无色素沉着,与Dubin-Johnson综合征鉴别。

综上所述,黄疸可根据血生化及尿常规检查做出初步分类,再根据临床表现及辅助检查确定病因和性质。三种黄疸实验室检查的区别见表1-2。

表1-2 三种黄疸实验室检查鉴别

项目	溶血性	肝细胞性	胆汁淤积性
TB	增加	增加	增加
CB	轻度增加	中度增加	明显增加
CB/STB	<20%	20%~50%	>50%
尿胆红素	阴性	阳性	强阳性
尿胆原	明显增加	正常或轻度增加	减少或缺如
ALT、AST	正常	明显升高	正常或升高
ALP	正常	正常或升高	明显升高
GGT	正常	升高	明显升高
PT	正常	延长	延长
胆固醇	正常	降低	升高
血浆蛋白	正常	白蛋白降低、球蛋白升高	正常或降低

诊断黄疸首先应与假性黄疸鉴别。假性黄疸见于过量进食含胡萝卜素的食物或服用新霉素、呋喃类药物引起皮肤发黄而巩膜正常。部分老年人球结膜有微黄色脂肪蓄积,巩膜黄染不均匀,皮肤不黄染。假性黄疸血清胆红素正常。溶血性黄疸一般黄疸程度较轻,急性溶血时,起病急骤,发热、寒战、呕吐、腰痛、全身不适;慢性溶血者除黄疸外,尚有肝、脾肿大,贫血,且黄疸呈波动性,临床症状较轻。肝细胞性与胆汁淤积性黄疸鉴别常有一定困难,肝细胞性黄疸多有肝病本身的表现,如恶心、呕吐、厌油、食欲缺乏等消化道症状。胆管阻塞时,常有右上腹痛、发热、呕吐等胆石症、胆管炎表现,一般在黄疸出现之前即有明显皮肤瘙痒;粪便呈浅灰色或陶土色。部分患者临床表现不明显,此时胆红素升高的类型与血清酶学改变的分析最为关键。应特别注意直接胆红素与总胆红素的比值,胆汁淤积性黄疸比值多在50%以上,甚至高达80%以上。肝细胞性黄疸则偏低,但二者多有重叠。血清酶学检查项目繁多,ALT、AST反映肝细胞损害的严重程度,ALP、GGT反映胆管阻塞,但二者亦有重叠或缺乏明确界线。因此,需要在此基础上选择适当的影像学检查、其他血清学试验,甚至肝穿刺活组织检查等,协助明确黄疸类型。

【辅助检查】

1. **上腹部超声** 判断肝脏大小、形态、有无占位;胆囊大小、胆道系统有无结石和扩张;脾有无肿大;胰腺有无肿块等。

2. **上腹部CT** 显示肝、胆、胰等病变,特别有助于发现肝外梗阻。

3. **内镜逆行胰胆管造影**(endoscopic retrograde cholangiopancreatography,ERCP) 通过内镜下向胆、胰管中注入造影剂,可直接观察胆道系统及胰管梗阻部位,并可行括约肌切开取石、放置内支架等治疗措施。但为有创性检查,有可能引起急性胰腺炎、消化道出血。

4. **磁共振胰胆管成像**(magnetic resonance cholangiopancreatography,MRCP) 利用水成像原理

的一种非介入性胰胆管成像技术,显示胆管、胰管,对中段、下段胆管结石较上腹部 B 超或 CT 价值更大。是一种无创性胆管显像技术,操作简单、安全、无创,不使用造影剂,不需要进行术前准备,特别适用于上腹部 B 超或 CT 有阳性发现又不能明确诊断的患者。

5. **X 线腹部平片及胆道造影**　发现胆道结石、胰腺钙化。X 线胆道造影可发现胆管结石、肿瘤、狭窄等异常,并可判断胆囊收缩功能及胆管有无扩张。

6. **经皮肝穿刺胆管造影**(percutaneous transhepatic cholangiography,PTC)　能清楚地显示整个胆道系统,可区分肝外性胆汁淤积性黄疸与肝内胆汁淤积性黄疸,并对胆管阻塞的部位、程度及范围有所了解,还可做胆管引流。

7. **放射性核素检查**　应用 ^{198} 金或 ^{99} 锝肝扫描可了解肝有无占位性病变,用 ^{131} 碘玫瑰红扫描对鉴别肝外性胆汁淤积性黄疸与肝细胞性黄疸有一定的帮助。

8. **肝穿刺活检**　常用于持续性黄疸而怀疑肝内胆汁淤积性黄疸或因其他弥漫性肝病,如慢性肝炎、早期肝硬化病变所致,有时也用于肝内占位性病变的诊断。但肝穿刺活检有一定风险,可发生胆汁性腹膜炎、出血等并发症,对操作者要求较高。

9. **腹腔镜检查**　腹腔镜检查极少用,主要用于疑难黄疸病例的诊断。可直接观察肝脏大小、形态,是否有结节,并行活组织检查。

【伴随症状】

1. **伴发热**　见于肝胆系统炎症、钩端螺旋体病、败血症、大叶性肺炎等。病毒性肝炎或急性溶血常先发热后出现黄疸。

2. **伴右上腹疼痛**　见于胆道结石、肝脓肿或胆道蛔虫;右上腹剧痛、寒战、高热和黄疸为查科三联征(Charcot triad),提示急性化脓性胆管炎。持续性右上腹钝痛或胀痛可见于病毒性肝炎、肝脓肿、原发性肝癌。

3. **伴皮肤瘙痒、尿液和粪便颜色改变**　黄疸伴皮肤瘙痒、尿色深黄、大便颜色变浅提示有胆道梗阻、胆汁淤积。

4. **伴肝大**　若肝轻度至中度肿大,质地软或韧,表面光滑,见于病毒性肝炎、急性胆道感染或胆道阻塞。肝明显肿大,质地坚硬,表面凹凸不平有结节者见于原发性或继发性肝癌。肝大不明显,质地较硬,边缘不整,表面有小结节者见于肝硬化。

5. **伴胆囊肿大**　提示胆总管梗阻,常见于胰头癌、壶腹癌、胆总管癌、胆总管结石等,若为无痛性胆囊肿大则要考虑胰头或壶腹部肿瘤。

6. **伴脾大**　见于病毒性肝炎、钩端螺旋体病、败血症、疟疾、肝硬化、淋巴瘤及各种原因引起的溶血性贫血。

7. **伴腹水**　见于重症肝炎、肝硬化失代偿期、肝癌等。

(陈　治)

第十节　消　瘦

消瘦(emaciation)指各种原因造成体重低于正常低值的一种状态。体重低于标准体重的 10% 即可诊断为消瘦。消瘦见于各种疾病,几乎所有疾病的晚期都有消瘦。但消瘦并不都是病理性的,有些人虽然体重轻,但体重长期稳定并无进行性下降,皮下脂肪较少但皮肤光泽、弹性正常,其饮食习惯和食量无改变,生活正常,非刻意减肥,也无慢性疾病,这是一种体质性消瘦,常有家族史,家族成员中的体形较少有肥胖。所以临床上多以患者自身的体重前后对比进行诊断,若 6~12 个月体重下降超过原来体重的 5%,为体重下降(involuntary body weight loss,unintentional body weight loss)。

【病因、发病机制和临床表现】

各种原因使机体摄入糖类、蛋白质和脂肪减少或机体对营养物质消耗增加,形成负氮平衡而引起消瘦。消化系统疾病包括:消化道溃疡、肿瘤、结核、炎性病变和肝脏、胰腺病变,或是全身性疾病如自身免疫性疾病、糖尿病、尿毒症等出现消化系统症状,都可能因食欲缺乏、消化不良、吸收障碍、腹泻、进食困难、慢性消耗等出现营养不良、消瘦、贫血,尤其是疾病晚期或病情迁延不愈时。

(一)口咽部及食管疾病

自身免疫性疾病或核黄素缺乏导致的反复口腔溃疡、舌炎,咽喉部肿瘤,食管炎反复发作、黏膜糜烂、溃疡、瘢痕形成和食管狭窄,食管癌等,长期吞咽困难、摄食不足,造成营养不良、负氮平衡、消瘦、恶病质。

(二)胃及肠道疾病

慢性胃炎、胃和十二指肠溃疡、幽门梗阻、胃泌素瘤、胃癌、肠结核、结核性腹膜炎及肠梗阻、炎症性肠病、结肠癌、慢性腹泻等,可有厌食、呕吐、腹泻、发热等症状,也导致营养不良、低蛋白血症、水和电解质紊乱、贫血、慢性消耗,体重下降明显。

(三)肝脏、胆道和胰腺疾病

慢性病毒性肝炎、肝癌、肝硬化、胆囊炎、胆结石、胰腺癌和慢性胰腺炎等,也有食欲缺乏、消化不良、腹痛、腹胀、腹泻,体重下降等临床表现。

(四)内分泌和代谢性疾病

1. **糖尿病**　糖尿病患者大多有消瘦,糖尿病起病隐袭,病初多肥胖,直到消瘦后就诊,才诊断为糖尿病。除消瘦外,可有多饮、多食、多尿症状。糖尿病是常见病、多发病,对消瘦者,都需要排除糖尿病。

2. **甲状腺功能亢进症**　全身组织氧耗增加,代谢亢进,产热增多,蛋白质、脂肪和碳水化合物分解均加速,肠道蠕动加快,可有吸收不良、大便次数增多或腹泻。大部分患者有体重下降,同时伴性情急躁、怕热、多汗、多食善饥、心悸、乏力等。

3. **腺垂体功能减退症**　因一种或多种激素减少,大部分患者食欲缺乏、消化不良,同时有毛发脱落、性功能减退、皮肤色素减退等表现;严重者伴呕吐、腹泻,从而体重下降。

4. **嗜铬细胞瘤**　持续或间断地释放大量儿茶酚胺,尤其肾上腺素分泌过多,代谢亢进,氧耗增加,产热增加,脂肪分解加速,饮食不足以补偿消耗的能量和营养。除消瘦外,伴血压阵发性或持续性升高。

5. **肾上腺皮质功能减退症**　最常见病因是肾上腺结核和自身免疫性肾上腺炎。因肾上腺皮质激素分泌不足,食欲缺乏、消化不良、体重减轻,可伴有皮肤黏膜色素沉着、低血压、低血糖、乏力等症状。

(五)慢性消耗性疾病

1. **感染性、传染性疾病**　如结核、病毒性肝炎、艾滋病等。

2. **肿瘤**　包括血液系统肿瘤。除了原发病的表现外,消瘦是主要临床表现。不明原因消瘦的患者,临床上在排除甲状腺功能亢进症和糖尿病后,首先要排除的是肿瘤这种消耗性疾病。

(六)自身免疫性疾病

系统性红斑狼疮、干燥综合征、类风湿性关节炎、白塞综合征(Behcet syndrome)、结节性动脉炎等自身免疫性疾病,患者也可因食欲缺乏,出现体重下降。

(七)药物性消瘦

长期服用影响肠道吸收的泻药,减少脂肪吸收的减肥药,促进代谢增加的甲状腺素制剂,胃肠道副作用较大的药物均可引起体重下降。

(八)神经、精神疾病

神经性厌食多见于年轻女性,虽严重消瘦但精神状态好,腺垂体功能无减退,生长激素水平不低。个别患者即使很瘦仍拒绝进食,以致食欲丧失,因严重恶病质而死亡。抑郁症患者情绪低落、自卑、无自信心,因厌食或拒食而消瘦。

【伴随症状】

1. **伴上腹部不适、疼痛**　见于胃、十二指肠炎症,溃疡,肿瘤及肝、胆、胰疾病。

2. **伴下腹部不适、疼痛、腹泻** 见于慢性肠炎、慢性菌痢、肠结核和肿瘤等。

3. **伴呕血** 见于消化性溃疡、胃癌等。

4. **伴吞咽困难** 见于口、咽和食管疾病。

5. **伴黄疸** 见于肝、胆、胰疾病。

6. **伴咳嗽、咯血** 见于肺结核、肺癌。

7. **伴发热** 见于慢性感染、结核、血液系统疾病。

8. **伴多饮、多食、多尿** 见于糖尿病。

9. **伴怕热、多汗、多食善饥、性情急躁、心悸、手抖** 见于甲状腺功能亢进症。

10. **伴皮肤黏膜色素沉着、低血压、低血糖** 见于肾上腺皮质功能减退症。

11. **伴情绪低落、自卑、食欲缺乏** 见于抑郁症。

12. **伴便血** 见于炎症性肠病、肝硬化、胃癌等。

（陈 治）

第十一节 腹 泻

正常人排便次数为每周 3 次至每日 3 次,大便含水量为 60%~80%,每日大便量一般小于 200g。腹泻 (diarrhea)指排便次数增多(>3 次/d),大便稀薄(含水量超过 85%),带有黏液、脓血或未消化的食物,每日大便量超过 200g。小儿 24h 大便量超过 10g/kg 即为腹泻。腹泻是一种常见的症状,常伴有排便急迫感及腹部不适,严重者出现大便失禁。大便失禁指肛门括约肌失去控制大便和气体排出的能力,是排便功能紊乱的一种。腹泻按病程分为急性腹泻与慢性腹泻。急性腹泻病程在 2 周以内(也有以 4 周为界),慢性腹泻病程超过 2 个月。

【病因】

（一）急性腹泻

急性腹泻起病急,病程较短。大部分由感染导致,小部分由食物中毒、消化吸收不良、变态反应、急性肠道缺血、药物引起。

1. 肠道疾病

(1)由病毒、细菌、真菌、寄生虫等各种病原体感染所引起的肠炎和急性出血坏死性肠炎,最为常见。

(2)克罗恩病或溃疡性结肠炎急性发作。

(3)急性缺血性肠病。

2. 急性中毒

(1)食用发酵马铃薯、毒蕈、桐油、牡蛎、河豚、鱼胆等生物毒剂引起的腹泻。

(2)服用含砷、磷、铅、汞、四氯化碳等化学毒物引起的腹泻。

3. 全身性感染 如脓毒血症、伤寒或副伤寒、钩端螺旋体病、疟疾、肺炎等。

4. 泻药和药物 抗生素、胆碱能药物、洋地黄类药物、秋水仙碱、氟尿嘧啶、乳果糖等药物。

5. 其他 如变态反应性肠炎、甲状腺功能亢进症、肾上腺皮质功能减退危象、过敏性紫癜等引起的腹泻。

（二）慢性腹泻

1. 消化系统疾病

(1)胃部疾病:慢性萎缩性胃炎、胃癌因胃酸缺乏引起腹泻,胃大部切除术后因内容物过快进入空肠导致腹泻。

(2)肠道疾病:①肠道感染:虽然肠道感染呈急性腹泻,但部分感染可出现慢性腹泻。如肠结核、慢性细菌性痢疾、慢性阿米巴痢疾、血吸虫病、钩虫病、绦虫病、巨细胞病毒感染等。②肠道非感染性疾病：炎症性肠病、缺血性结肠炎、肠道淋巴管扩张症、肠黏膜淤血等。③肠道肿瘤：肠淋巴瘤、结肠息肉、结肠癌、肠道恶性组织细胞病。

（3）胰腺疾病：慢性胰腺炎、胰腺癌、胰腺切除术后胰酶缺乏或先天性胰酶缺乏等。

（4）肝胆疾病：肝硬化、慢性胆囊炎、胆石症、胆囊切除术后。

2. 内分泌及代谢障碍疾病　神经、内分泌系统调节功能紊乱可出现慢性腹泻，如甲状腺功能亢进症、慢性肾上腺皮质功能减退症、甲状旁腺功能减退症、胃泌素瘤、血管活性肠肽瘤及糖尿病。

3. 免疫缺陷病　艾滋病、选择性 IgA 缺乏症等。

4. 药物和滥用泻剂　如抗生素、甲状腺素，洋地黄类、抗肿瘤等药物；泻剂如乳果糖、番泻叶等。

5. 其他系统疾病　系统性红斑狼疮、系统性硬化症、多发性动脉炎、尿毒症、放射性肠炎等。

6. 神经功能紊乱　如肠易激综合征。

【发病机制】胃肠道正常的生理功能(分泌、消化、吸收、运动等)发生障碍时,肠道对水、电解质分泌、吸收的动态平衡被破坏,即发生腹泻。按病理生理变化将腹泻分为分泌性、渗出性、渗透性、动力性、吸收不良性五种。多数腹泻并非由一种机制引起,而是在多种机制和因素共同作用下发生的。

（一）分泌性腹泻

分泌性腹泻是肠黏膜上皮细胞电解质分泌增加或吸收抑制使胃肠黏膜分泌过多液体导致的腹泻。

1. 感染和各种细菌肠毒素引起的食物中毒,如阿米巴痢疾、细菌性痢疾、霍乱等。

2. 肠道非感染性疾病,如溃疡性结肠炎、克罗恩病、放射性肠炎及肠道肿瘤溃烂等均可使炎症性渗出物增多而致腹泻。

3. 某些胃肠道神经内分泌肿瘤,如胃泌素瘤、血管活性肠肽瘤所致的腹泻。

4. 广泛回肠病变、回肠切除时,胆酸重吸收障碍,胆酸进入结肠,刺激结肠分泌增加引起分泌性腹泻。

（二）渗出性腹泻

又称炎症性腹泻,肠黏膜炎症渗出大量黏液、脓血而致腹泻。渗出性腹泻分为感染性和非感染性两类,前者的病原体有细菌、病毒、真菌、寄生虫等,后者如炎症性肠病、放射性肠炎、缺血性肠炎等。

（三）渗透性腹泻

肠腔内存在大量高渗食物或药物,阻碍肠内水和电解质的吸收,大量液体进入肠腔引起。病因包括：

1. 糖吸收不良　乳糖酶缺乏、乳糖不能水解积聚在肠腔引起肠腔内渗透压增高而致腹泻。

2. 服用不能吸收的溶质　服用乳果糖、聚乙二醇、甘露醇、硫酸镁等。

（四）动力性腹泻

由于肠蠕动过快,肠内容物过快地通过肠腔,因为与肠黏膜接触时间过短,使水、电解质未被充分吸收所致的腹泻。如肠炎、甲状腺功能亢进症、糖尿病、服用促肠动力药物等。

（五）吸收不良性腹泻

由于肠黏膜的吸收面积减小或吸收障碍所引起,如吸收不良综合征、小肠大部分切除、乳糜泻等。

【临床表现】

1. 起病及病程　急性腹泻起病急,病程短,多为感染或食物中毒所致。慢性腹泻起病缓慢,病程较长,多见于慢性感染、非特异性炎症、吸收不良、消化功能障碍、肠道肿瘤或神经功能紊乱等。

2. 腹泻次数及大便性状　急性感染性腹泻常有不洁饮食史,进食后 24h 内发病,排便次数多,每日可达 10 余次,伴发热。若为细菌感染,常有脓血便或黏液血便；若为病毒感染,为稀水便或蛋花汤样便；阿米巴痢疾为暗红色果酱样大便；霍乱为米泔水样大便。慢性腹泻,排便次数增多不等,可为稀便或带黏液、脓血,见于慢性感染、炎症性肠病及肠道肿瘤等。大便中带黏液而无病理成分者常见于肠易激综合征。

3. 腹泻与腹痛的关系　急性腹泻尤其是感染性腹泻常有腹痛。小肠疾病疼痛常在脐周,便后腹痛缓解不明显；结肠疾病疼痛多在下腹,便后疼痛常可缓解。

【伴随症状】

1. 伴发热　常见于感染引起的腹泻,如急性细菌性痢疾、伤寒或副伤寒、肠结核、肠道淋巴瘤、克罗恩病、溃疡性结肠炎急性发作期、败血症等。

2. **伴里急后重** 常见于结肠、直肠病变,如急性细菌性痢疾、直肠炎、直肠肿瘤等。

3. **伴明显消瘦和 / 或营养不良** 多见于小肠病变,如乳糜泻、肠结核、吸收不良综合征及胃肠道恶性肿瘤。

4. **伴皮疹或皮下出血** 见于败血症、伤寒或副伤寒、麻疹、过敏性紫癜、糙皮病等。

5. **伴腹部包块** 见于胃肠道恶性肿瘤、肠结核、克罗恩病及血吸虫病。

6. **伴重度失水** 常见于分泌性腹泻,如霍乱、细菌性食物中毒。

7. **伴关节痛或关节肿胀** 见于克罗恩病、溃疡性结肠炎、系统性红斑狼疮、肠结核等。

(陈 治)

第十二节 便 秘

便秘(constipation)是指大便次数减少,每周少于 3 次,伴排便困难或费力、排便不畅、大便干结、肛门堵塞感、需用手辅助排便等。便秘是临床上常见的症状,多长期持续存在,症状扰人,影响生活质量,病因多样,以肠道疾病最为常见。按病程或起病方式分为急性便秘和慢性便秘,一般认为便秘时间超过 12 周为慢性便秘。

【病因】便秘的病因很多,可分为功能性便秘和器质性便秘两大类。

(一) 功能性便秘

1. 食物中纤维素、水分摄入不足或进食量少,对结肠运动的刺激减少。

2. 因工作紧张、生活节奏过快、工作性质和时间变化、生活习惯变化(假期或旅游)、精神压力大等干扰了正常的排便习惯。

3. 结肠运动功能紊乱,见于肠易激综合征,是由结肠及乙状结肠痉挛引起,表现为便秘、腹痛,排便后腹痛减轻或消失,部分患者可表现为便秘与腹泻交替。

4. 腹肌及盆底肌张力不足,排便推动力不足,难以将粪便排出体外。

5. 结肠冗长。

6. 老年体弱,活动过少,肠痉挛致排便困难。

7. 滥用泻药,形成药物依赖,造成便秘。

(二) 器质性便秘

1. 肠梗阻、结肠良性或恶性肿瘤、克罗恩病、先天性巨结肠症、肠扭转、肠套叠等。

2. 腹腔或盆腔内肿瘤的压迫,如子宫肌瘤。

3. 直肠与肛门病变引起肛门括约肌痉挛、排便疼痛;拒绝排便,如痔疮、肛裂、肛周脓肿和溃疡、直肠炎等。

4. 局部病变导致排便无力,如大量腹水、膈肌麻痹、系统性硬化症、肌营养不良等。

5. 全身性疾病使肠肌松弛、排便无力,如糖尿病、甲状腺功能减退症、硬皮病、淀粉样变性。血卟啉病及铅中毒引起肠肌痉挛,亦可导致便秘。

6. 药物副作用,如服用吗啡类药、抗胆碱能药、钙离子拮抗剂、抗帕金森药物、抗抑郁药以及含钙、铝的抗酸药物等使肠肌松弛的药物引起便秘。

【发病机制】

消化道消化、吸收食物后,剩余的食糜残渣从小肠输送至结肠,大部分的水和电解质在结肠吸收,余下的形成粪团,最后输送至乙状结肠及直肠,通过一系列的排便活动将粪便排出体外。从形成粪团到产生便意和排便动作的各个环节,均可因神经系统活动异常、肠平滑肌病变及肛门括约肌功能异常或病变而引起便秘。排便过程的生理活动包括:①粪团在直肠内膨胀所致的机械性刺激,引起便意及排便反射和随后一系列肌肉活动;②直肠平滑肌的推动性收缩;③肛门内、外括约肌的松弛;④腹肌与膈肌收缩使腹压增高,最后将粪便排出体外。若上述任何一个环节存在缺陷即可导致便秘。

便秘发生机制中,常见的因素有:①摄入食物过少,特别是纤维素和水分摄入不足,对结肠运动的刺激减少;②各种原因引起的肠道肌肉张力减低和蠕动减慢;③肠蠕动受阻碍致肠内容物滞留而不能下排,如肠梗阻;④排便过程的神经及肌肉活动障碍,如排便反射减弱或消失、肛门括约肌运动不协调、腹肌及膈肌收缩力减弱等。

【临床表现】急性便秘可有原发疾病的临床表现,如肠梗阻患者,多同时伴腹痛、腹胀、恶心、呕吐症状;慢性便秘多无特殊表现,部分患者诉腹胀、下腹不适、口苦、食欲缺乏或有头晕、头痛、疲乏等神经紊乱症状,一般不重。排出的粪便有时坚硬如羊粪,排便困难、排便不畅、排便费力,需用手辅助排便。严重排便困难者可因痔疮或肛裂而有大便带血或便后滴血,患者亦因此而紧张、焦虑。慢性便秘多发生于中老年人,尤其是经产妇,可能与肠肌、腹肌与盆底肌的肌张力降低有关。

【伴随症状】

1. **伴呕吐、腹胀、腹痛** 可能为各种原因引起的肠梗阻。

2. **伴腹部包块** 注意结肠肿瘤,勿将左下腹(乙状结肠)痉挛或其内粪块误认为肿瘤,腹腔内肿瘤压迫结肠,肠结核及克罗恩病。

3. **便秘与腹泻交替合并脐周或中、下腹痛** 注意肠结核、溃疡性结肠炎、肠易激综合征。

4. **伴生活环境改变、精神紧张** 多为功能性便秘。

(陈 治)

第十三节 少尿、无尿、多尿

尿液是血液经过肾小球滤过、肾小管和集合管的排泌及重吸收所形成的终末代谢产物。尿量(urine volume)是指24h内排出体外的尿液总量。尿量的多少主要取决于肾小球滤过率、肾小管重吸收、稀释与浓缩功能。尿量变化与周围环境(气候、温度、湿度等)、食物种类、年龄、精神因素、活动量等有关,另外,由于人的个体差异和饮食习惯不同,正常人一天的尿量差异较大,正常成人24h尿量约为1 000~2 000ml,平均1 500ml。生理性饮水少,出汗多等,在尚未出现脱水的临床症状和体征之前可首先出现尿量的减少。饮水过多时,尿量排出增多,饮水少且出汗多时尿量减少。

尿量异常包括少尿、无尿、多尿。如24h尿量少于400ml或每小时尿量少于17ml称为少尿(oliguria);如24h尿量少于100ml或12h内完全无尿称为无尿(anuresis);如24h尿量大于2 500ml,称为多尿(polyuria)。正常成人夜间排尿0~1次,尿量为300~400ml,相当于全日总尿量的1/4~1/3;12h夜尿量(20 :00—8 :00)小于750ml,若夜间尿量和次数明显增加,12h夜尿量(20 :00—8 :00)大于全天尿量的1/2,即大于750ml,则称为夜尿增多。

【病因及发病机制】

(一)少尿或无尿

按病因分,少尿或无尿分为肾前性、肾性及肾后性。

1. **肾前性**

(1)有效循环血量相对或绝对不足:临床多见于休克、低血压、大出血、大面积烧伤、严重创伤、感染、严重腹泻、呕吐、大量脱水与电解质紊乱、重症肝病、肝硬化(肝肾综合征)、重症低蛋白血症、肾病综合征等疾患,大量水渗入组织间隙和浆膜腔,引起肾血流灌注不足,肾小球滤过率减少,以致尿量减少,甚至无尿。

(2)心脏搏出量不足、排血功能下降：各种原因所致的心功能不全，严重心力衰竭，严重心律失常，心肺复苏后，肺动脉高压、肺栓塞等肺循环异常，心排血量下降可使有效肾血流量不足，均可引起肾血流灌注不足，肾小球滤过率减少，以致尿量减少甚至无尿。

(3)肾血管病变：肾动脉狭窄、肾动脉栓塞或血栓形成；肾静脉血栓或受压；高血压危象，血栓性微血管病如溶血尿毒症综合征(hemolytic-uremic syndrome，HUS)、血栓性血小板减少性紫癜(thrombotic thrombocytopenic purpura，TTP)、硬皮病肾危象、HELLP综合征、妊娠高血压综合征等引起的肾动脉持续痉挛；严重肾盂肾炎并发肾乳头坏死，均可导致肾缺血，肾血流灌注不足，肾小球滤过率减少，以致尿量减少甚至无尿。

(4)其他：有些药物如环孢菌素、非类固醇类抗炎药、血管紧张素转换酶抑制剂和血管紧张素Ⅱ受体拮抗剂等药物，特别是在肾血流不足的时候使用，也可引起肾小球滤过率急剧下降，通过前列腺素和肾素-血管紧张素调节肾内生理变化，使肾小球滤过率下降导致急性肾损害，导致肾缺血，出现尿量减少甚至无尿。

2. 肾性　常为肾实质病所致。

(1)肾小球病变：如急进性肾炎、急性肾小球疾患、重症狼疮性肾炎、重症急性肾小球肾炎。肾小球疾患引起的少尿或者无尿，尿检有红细胞、蛋白尿、各种管型，同时伴有明显的水肿和高血压。

(2)肾小管病变：急性肾小管坏死往往是蛇毒、蜂毒、鱼胆、铅、汞、锰等生物毒、重金属及化学毒物等所致；急性间质性肾炎包括药物性和感染性间质性肾炎，常有发热、皮疹、关节痛、血嗜酸性粒细胞增加等药物过敏及感染的全身表现。

(3)慢性肾脏病：对于各种原因所致慢性肾衰患者，随着病情进展残余肾功能逐渐减少，少尿和无尿则是终末期的表现。

3. 肾后性　原因包括输尿管、膀胱、尿道的尿路梗阻，如结石、血凝块、坏死组织、药物结晶(如磺胺类药等)、肿瘤，邻近脏器病变导致尿路受压，输尿管手术后、结核或溃疡愈合后瘢痕挛缩所致狭窄，肾严重下垂或游走肾所致肾扭转，膀胱尿潴留，如前列腺肥大、神经元膀胱，引起少尿或者无尿。

(二)多尿

1. 暂时性、生理性多尿　常见于短时间大量饮水、饮料、含水分多的食物，如西瓜；寒冷刺激、饮酒、饮茶、咖啡、输液、使用利尿剂后以及服用某些药物如咖啡因、精神紧张、失眠等，可导致短时间多尿。

2. 持续性、病理性多尿　分为肾源性和非肾源性两类。

(1)肾源性多尿产生于各种原发性和继发性肾小管一过性损害等疾病所致的肾小管功能不全，慢性间质性肾炎，急性肾衰多尿期，慢性肾炎，肾性尿崩症，妊娠期尿崩症(胎盘产生加压素酶，分解了血中的抗利尿激素)，心功能不全所致心肾综合征，高血压所致肾损害，神经性多尿。慢性肾盂肾炎患者的夜尿多常为肾功能减退的一个信号。

(2)非肾源性多尿：多见于内分泌代谢障碍。

1)中枢性尿崩症：下丘脑、垂体病变使抗利尿激素(anti-diuretic hormone，ADH)分泌减少或缺乏，使肾远曲小管重吸收水分下降，排出低比重尿，尿量每天可达5 000ml以上。

2)糖尿病：患者血糖升高、尿糖阳性可导致溶质性利尿，尿量增多，尿比重高。

3)原发性甲状旁腺功能亢进症：进当甲状旁腺分泌过多甲状旁腺素(parathyroid gland，PTH)，骨钙溶解入血，引起血钙增高时，因肾小管对磷的回吸收减少，使尿磷增加、血磷降低，使血钙对PTH释放的反馈调节丧失，致血钙持续增高，由于血钙过高，致大量钙由尿排出，患者常诉多尿、口渴。

4)原发性醛固酮增多症：是由肾上腺皮质分泌过多的醛固酮而引起的高血压和低血钾综合征。由于大量醛固酮致潴钠、排钾，钠潴留导致血容量增多，夜尿增多。

5)神经性烦渴、癔症性多尿：精神性多饮患者常自觉烦渴而大量饮水引起多尿，常伴尿频。

【临床表现】

1. 肾前性少尿　一般有引起肾脏灌注不良的疾病或诱因，除了少数由心力衰竭引起的肾前性肾功能衰竭患者之外，其他少尿、无尿患者通常有口渴、直立性头晕等症状，并有体液丢失史，体重骤然减轻常反映脱水的程度,一般不会完全无尿。在及时纠正原发病后,肾功能可迅速恢复。

2. 肾性少尿　大部分患者具有肾脏病的病史和体征。可以有肾小球源性血尿、蛋白尿、管型尿,临床上可以表现为肉眼或镜下血尿、泡沫尿、水肿、高血压等。

肾后性少尿典型表现为完全无尿,可反复发作,有尿者可有非肾小球源性血尿、白细胞尿,但很少会出现蛋白尿。

3. 少尿、无尿　患者体格检查可见皮肤弹性差、静脉塌陷、黏膜及腋窝干燥,最重要的体征是直立性或体位性血压下降及脉搏细速。

4. 多尿　患者要注意有无烦渴、多饮,注意全天饮水量多少,是否服用利尿剂等。

【化验检查】

1. 尿　使用量筒等容器可直接测量尿量,留置导尿可准确测定每小时尿量,同时还可排除下尿路梗阻。少尿或无尿时测定尿量减少,尿比重升高(>1.025)、尿渗透压升高[>600mOsm/(kg·H$_2$O)]。多尿可分为两大类:高渗性多尿,尿比重在 1.020 以上,可由于葡萄糖排泄过多、尿素排泄过多、尿钠排泄过多引起;低渗性多尿,尿比重低于 1.005,见于各种原因引起的慢性间质性肾炎、低钾性肾病、高钙性肾病、高尿酸血症、干燥综合征、多囊肾、尿崩症、烦渴多饮等。血常规可帮助判断有无感染所致尿量改变。

2. 尿、血化学分析　正常血尿素氮与肌酐之比值为 10∶1,肾前性肾衰竭患者的比值升高,常大于 10∶1。甘露醇和其他利尿剂可扰乱肾小管对尿素、钠和肌酐的排泌和重吸收,因此这类药物将影响测定结果的评价。

3. 心静脉压　中心静脉压降低常表示血容量不足,可由失血或脱水引起。但如果肾前性肾衰竭的主要原因是严重的心力衰竭,则心排血量降低而中心静脉压升高。

4. 液体负荷试验　液体负荷试验对肾前性肾衰竭有诊断和治疗价值。如经谨慎补液后尿量增多,可认为是肾前性肾衰竭。试验开始快速静脉输入生理盐水 300~500ml,1~3h 后测定尿量,如每小时尿量超过 50ml,说明治疗有效,并继续静脉输入生理盐水以扩充血容量和纠正脱水。如尿量不增加,则需根据患者的体液状况和体格检查结合血、尿相关检查结果,以确定患者是否合并血容量不足。

5. 腹部影像学检查(X 线、B 超、CT 检查)　可帮助判断病因。

6. 内分泌检查　内分泌相关疾病可查血糖、尿糖、抗利尿激素等。

【伴随症状及临床意义】

(一)少尿、无尿伴随症状及临床意义

1. 伴心悸、气促、胸闷、不能平卧、夜间阵发性呼吸困难多见于心功能不全。

2. 伴泡沫尿、水肿,查尿蛋白定量为大量蛋白尿,合并低蛋白血症、高脂血症见于肾病综合征。

3. 伴乏力、食欲缺乏、腹水、腹胀和皮肤巩膜黄染见于肝肾综合征。

4. 伴血尿、蛋白尿、水肿、高血压见于急性肾炎、急进性肾炎及狼疮性肾炎。

5. 伴发热、腰痛、尿频、尿急、尿痛见于急性肾盂肾炎、肾结核。

6. 伴排尿困难、尿线变细见于前列腺肥大。

7. 伴肾绞痛见于肾动脉血栓形成或栓塞、肾结石。

(二)多尿伴随症状及临床意义

1. 伴烦渴、多饮、多食和消瘦,排高比重尿见于糖尿病。

2. 伴烦渴、多饮,排低比重尿见于尿崩症。

3. 伴夜尿、高血压、低血钾和周期性麻痹见于原发性醛固酮增多症。

4. 少尿数天后出现多尿可见于急性肾小管坏死所致急性肾衰竭恢复期。

5. 伴神经症状多见于精神性多饮。

(梁继红)

第十四节 血 尿

正常人尿液中无红细胞或偶见个别红细胞。尿液中红细胞异常增多可出现血尿(hematuria)。血尿是指离心沉淀尿中每高倍镜视野大于 3 个红细胞,或 >5 个 /μl 红细胞,或 12h 尿沉渣计数 RBC>50 万或 1h 尿红细胞计数 >10 万。按尿液外观是否红色,分为镜下血尿及肉眼血尿,镜下血尿指仅显微镜下发现红细胞增多;肉眼血尿指红细胞增多使尿液外观呈淡红色、洗肉水样、鲜红色、深红色或暗红色,甚至含有血凝块,通常每升尿液中有 1ml 血液时即肉眼可见。

【病因与临床表现】

（一）泌尿系统疾病

1. **炎症** 肾小球疾病如急、慢性肾小球肾炎、IgA 肾病、狼疮性肾炎等,临床特点是水肿、高血压、蛋白尿、血尿、管型尿;各种间质性肾炎如急、慢性肾盂肾炎,急、慢性间质性肾炎,泌尿系统感染如急性膀胱炎,尿道炎,泌尿系统结核(为终末血尿,伴顽固的膀胱刺激症状),肾脏血管破裂或毛细血管壁通透性增高所引起。

2. **结石** 肾盂、输尿管、膀胱、尿道等任何部位结石,当结石移动时,损伤尿路上皮容易引起血尿,亦容易继发感染,常有肾绞痛。大块结石可引起尿路梗阻,甚至引起肾功能损害。

3. **肿瘤** 泌尿系统任何部位的恶性肿瘤或邻近器官的恶性肿瘤侵及泌尿道时均可引起血尿,如膀胱癌(其特点为全程无痛性、间歇性肉眼可见血尿)、肾癌(多见于 40 岁以上的患者,为全程无痛性肉眼血尿),当血块通过输尿管时,可发生疼痛。

4. **外伤** 是指车祸、暴力或外伤等伤及泌尿系统(肾脏、输尿管、膀胱或尿道)。

5. **先天畸形** 薄基底膜肾病往往有家族史,持续镜下血尿,轻度蛋白尿,但肾功能可长期正常,肾脏病理表现弥漫性肾小球基底膜变薄;遗传性肾炎(又称 Alport 综合征)往往有眼和耳的损害,进行性肾功能损害,高频性神经性耳聋,眼先天性白内障,眼球震颤,斜视等,早期可仅有镜下血尿,肾功能正常。多囊肾、肾囊肿,先天性畸形如严重肾下垂(站立位或运动时出现轻度血尿,卧位后可消失),血管异常如胡桃夹现象(正常情况下,右肾静脉径直注入下腔静脉,而左肾静脉须穿过腹主动脉与肠系膜上动脉所形成的夹角注入下腔静脉。正常时此角 45°~60°,若血管先天畸形、先天性此角过小引起走行于腹主动脉和肠系膜上动脉之间的左肾静脉受挤压,被肠系膜脂肪、肿大淋巴结、腹膜充填均可引起胡桃夹现象,可引起顽固性镜下血尿。诊断主要靠 CT、B 超、肾静脉造影检查,治疗须手术矫正),另外,重复肾,马蹄肾,肾动、静脉瘘等也可致血尿。

6. 尿路憩室、息肉等。

（二）全身性疾病

1. **出血性疾病** 血小板减少性紫癜、过敏性紫癜、白血病、恶性组织细胞病、再生障碍性贫血、血友病等。

2. **结缔组织病** 系统性红斑狼疮、皮肌炎、结节性多动脉炎、硬皮病等。

3. **感染性疾患** 如败血症、急性感染性心内膜炎、钩端螺旋体病、流行性出血热、丝虫病、猩红热、前列腺炎、精囊炎、急性输卵管炎等。

4. **心血管疾病** 充血性心力衰竭、肾动脉硬化症、肾栓塞、肾静脉血栓形成。

5. **内分泌代谢疾病** 糖尿病肾病、甲状旁腺功能亢进症、痛风肾病。

6. **物理、化学因素所致疾病** 如食物过敏、放射线照射、药物(如磺胺类、酚、汞、铅、砷中毒,庆大霉素、卡那霉素、四氯化碳中毒,大量输注甘露醇、甘油果糖等)。

7. **运动性血尿** 指健康人在剧烈运动后骤然出现的一过性血尿,与运动强度过大,运动量增加过快,身体机能情况下降关系密切。经临床检查,化验检查及特殊检查找不到其他异常的变化及原因。运动性血尿多数表现为镜下血尿,少数呈肉眼血尿,一般运动后不伴随其他异常症状和体征,仅感疲劳、乏力。运动中止后,血尿迅速消失,一般不超过3d,预后良好,对身体健康无影响。出现运动性血尿,可作为不适应运动负荷或身体功能情况下降的信号,多见于运动员及军人高强度训练后。

(三)尿路邻近器官疾病

子宫、阴道或直肠的炎症或肿瘤侵及尿路所致血尿。这种血尿大多是炎症波及泌尿系统,引起泌尿系统毛细血管通透性增高的结果。见于急、慢性前列腺炎,精囊炎,急性盆腔炎或脓肿,急性阑尾炎等。

【诊断】

(一)尿的颜色

血尿的主要表现是尿颜色的改变,但尿如果为红色并不能同血尿等同起来,出现红色尿,需要鉴别是真性血尿还是假性血尿。需排除痔出血或尿道口附近疾患产生出血混到尿液中所致,女性需排除是否月经期;镜下血尿尿颜色正常,肉眼血尿根据出血量多少而呈不同颜色。尿呈淡红色洗肉水样,提示每升尿含血量超过1ml。出血严重时尿可呈鲜红色血液状。肾脏出血时,尿与血混合均匀,尿呈暗红色;膀胱或前列腺出血尿色多鲜红,有时有血凝块。

(二)假性血尿

有些药物可以引起红色尿,如酚红、氨基比林、苯妥英钠、大黄、利福平等;某些毒物(酚、一氧化碳、氯仿、蛇毒),药物(磺胺、奎宁),挤压伤、烧伤等;做尿液化验检查,看有无尿红细胞增多,才能确定是否血尿。尿液颜色呈棕红色或葡萄酒色,不混浊,镜检无红细胞见于卟啉尿。

(三)真性血尿

新鲜尿液的红细胞形态和泌尿系统的疾病有关,新鲜尿液的红细胞形态可对鉴别肾小球源性血尿和非肾小球源性血尿有重要价值。红细胞外形、大小正常,形态一致,类似外周血的红细胞形态为均一性红细胞,而变形红细胞可大小不一,形态各异,如大红细胞、小红细胞、棘形红细胞、皱缩红细胞、桑葚形、梭形、折叠形、多边形、三角形、环形、靶形、芽孢形等。尿液的红细胞形态又与尿液的酸碱度、渗透量也有密切的关系,尿渗透压过低或尿液的酸性过度均可以使尿的红细胞发生溶解,但是尿液潜血试验必为阳性结果。

根据红细胞形态异常的多少分为:①肾小球源性血尿:多形性红细胞>80%,见于肾小球疾病,如急慢性肾炎、急进性肾小球肾炎、紫癜性肾炎、狼疮性肾炎、肾病综合征及多囊肾的囊肿破裂。肾源性血尿时,多伴尿蛋白增多明显,还常伴有管型,如颗粒管型、红细胞管型、肾小管上皮细胞管型等。②非肾小球源性血尿:多形性红细胞<50%,见于泌尿系统结石、肿瘤、结核、炎症及多囊肾等。见于暂时性镜下血尿,如正常人,特别是青少年在剧烈运动、急行军、冷水浴、久站或超重;女性患者,还应注意是否有月经血污染尿液,其他各种原因引起的出血性疾病、某些免疫性疾病及泌尿系统。附近器官的疾病,非肾性血尿的特点为尿红细胞增多,而蛋白质不增多或增多不明显。③混合性血尿:介于上述两种之间。

【鉴别诊断】

血尿应与血红蛋白尿(hemoglobinuria)相鉴别:正常尿中无血红蛋白,血红蛋白尿在镜下见不到红细胞或少许红细胞,当发生血管内溶血时,大量红细胞破坏溶血,释放出血红蛋白,经肾小球滤过,当超过肾小管的重吸收能力,即形成血红蛋白尿。尿的颜色不呈红色而呈浓茶色或酱油色,不混浊、无沉淀,隐血试验阳性,镜检无红细胞。临床见于溶血性疾病,如阵发性睡眠性血红蛋白尿症(PNH)、蚕豆病、血型不合的输血反应。

【实验室检查】

根据患者的症状、体征及体格检查,出现血尿需要明确出现在尿程的哪一段,是否全程血尿,有无血块,是否伴有全身或泌尿系统症状,有无腰腹部新近外伤和泌尿道器械检查史,过去是否有高血压和肾炎史,家中有无耳聋和肾炎史,结合X线、超声及CT检查,甚至肾脏的活组织穿刺检查可以明确血尿原因。

(一)尿常规检查

最常用也是最重要的检查。

（二）尿三杯试验

为了明确病因,确定血尿发生的部位十分重要,将全程尿分段观察颜色或检测尿中红细胞多少,尿三杯试验可以了解血尿的来源。用三个清洁玻璃杯将患者同一时间排出的尿液分别留取起始段、中段和终末段尿观察,如起始段血尿提示病变在尿道;第三杯血尿为终末血尿,病变多在膀胱或后尿道;第一杯、第二杯、第三杯均呈血尿即全程血尿,提示病变在肾脏或在膀胱以上的泌尿道,如输尿管;来自肾脏的血尿一般不出现血凝块,而出现血凝块往往提示来自膀胱的肉眼血尿。尿三杯试验对出血部位的判断有参考价值,但是若出血量很大或出血量较少时,有时判断不可靠。

（三）肾功能检查

进行血尿素、肌酐测定。

（四）红细胞位相显微镜检查

尿液红细胞形态,是用相差显微镜检查尿沉渣,是目前鉴别肾小球性或非肾小球性血尿的最常用的一项简单无创伤的检查。但许多因素可以影响检查结果,如肾小球性血尿为明显的肉眼血尿或患者在服用利尿剂时,红细胞可以表现为正常或均一的形态,而非肾小球性血尿在尿液尿渗透压降低时,可以出现畸形或多形性的红细胞。非肾小球性血尿标本中一般不会出现病理管型,一旦出现,尤其是出现红细胞管型,则高度提示血尿来源于肾小球。

（五）24h 微量总尿蛋白定量

新鲜尿标本即使发生溶血,尿蛋白量也不会很大,而肾小球源性血尿者如伴有较严重的蛋白尿几乎都是肾小球性血尿的象征。肉眼血尿患者尿蛋白定量 >1g/24h 或镜下血尿患者的蛋白量 >500mg/24h,常提示肾小球血尿。

（六）其他检查

1. 尿沉渣中管型,特别是红细胞管型,表示出血来自肾实质,高度提示为肾小球肾炎。颗粒管型和红细胞管型同时出现对诊断肾炎有一定特异性。

2. 尿中含有免疫球蛋白的颗粒管型。

3. 血浆蛋白电泳,凝血溶血机制的检查,骨髓的检查等对血液疾病引起的血尿的诊断是必要的,伴有全身出血倾向的血尿应查 DIC,出血热抗体等。

4. B超 对诊断肾脏的大小、轮廓、肾积水、输尿管扩张、结石、肿瘤、胡桃夹现象、多囊肾有帮助,出现胡桃夹现象时,腹主动脉左方的左肾静脉直径比腹主动脉前方的左肾静脉宽 1 倍以上。

5. CT 和 MRI 检查 主要用于肿瘤、结石、结核的诊断。

6. 膀胱镜的检查 对诊断膀胱结核、肿瘤、结石、溃疡有帮助。因肾功能受损,不能行静脉肾盂造影时,可在膀胱镜检查的同时行逆行造影,以便确定梗阻的部位和原因。

7. 肾穿刺活检检查 对肾实质性疾患确定病因、性质和判断预后十分必要。

8. 核素肾动态显像检查 对肾小球的滤过率、滤过功能和肾梗死的诊断有帮助。

【伴随症状及临床意义】

（一）症状性血尿

血尿的同时患者伴有全身或局部症状,以泌尿系统症状为主可以帮助判断病变部位。新生儿血尿少见,主要见于肾静脉栓塞。儿童血尿以肾小球肾炎最常见,肾母细胞瘤、先天性畸形也可发生血尿。中年患者则以尿路感染,结石和膀胱肿瘤常见。40~60 岁的患者中,男性以膀胱肿瘤,肾和输尿管肿瘤多见。超过 60 岁的男性患者以前列腺肥大、前列腺癌、尿路感染多见。女性则以尿路感染、结石常见,肾或膀胱肿瘤多见。

1. 伴尿频、尿急、尿痛等症状,提示病变位于膀胱或后尿道,见于膀胱炎和尿道炎,同时伴有腰痛、高热、畏寒,常为肾盂肾炎。

2. 伴有肾区钝痛或绞痛提示病变在肾脏,提示肾或输尿管结石、结核排出的干酪性物质、血凝块等所致的尿路梗阻。

3. 伴尿流中断见于膀胱和尿道结石。

4. 伴尿流细和排尿困难见于前列腺炎、前列腺癌。

5. 伴有水肿,高血压,蛋白尿见于急、慢性肾小球肾炎,急进型高血压,先天性多囊肾,肾动脉栓塞,结节性多动脉炎等。血尿伴有明显的蛋白尿,尤其是以白蛋白为主的肾小球性蛋白尿提示尿中红细胞也来源于肾小球:新鲜尿标本即使发生溶血,尿蛋白量也不会很大,因而肉眼血尿的蛋白尿大于 1.0g/24h 或镜下血尿的蛋白量大于 500mg/24h,提示肾小球性血尿。

6. 伴腹部肿块:单侧上腹部肿块多为肾肿瘤、肾结核、巨大肾积水、肾损伤出血、肾囊肿、肾下垂等;双侧上腹部肿块常为先天性多囊肾。下腹部肿块应考虑尿潴留或膀胱、盆脏肿瘤。触及移动性肾脏见于肾下垂或游走肾。

7. 伴有皮肤黏膜及其他部位出血,见于血液病和某些感染如败血症、感染性心内膜炎、流行性出血热、钩端螺旋体病等感染性疾病。

8. 合并乳糜尿称为乳糜血尿,见于丝虫病、慢性肾盂肾炎。

9. 伴水肿、高血压、发热、出血倾向等全身症状,多表明血尿原因为肾实质疾患或血液疾患,如肾小球肾炎、局灶性肾炎、IgA 肾病、白血病、血友病、血小板减少性紫癜等。

（二）无症状性血尿

部分患者血尿既无泌尿道症状也无全身症状,为泌尿系统肿瘤的特点,常呈间歇性,可自行消失。见于某些疾病的早期,如肾结核、肾癌或膀胱癌早期。少数情况下,肾结核、肾结石、前列腺增生、多囊肾也可引起。

（梁继红）

第十五节 水 肿

水肿(edema)是指人体组织间隙有过多的液体积聚使组织肿胀,通常指皮肤及皮下组织液体潴留。体腔内体液增多所致胸腔积液、腹腔积液、心包积液等浆膜腔积液则称积液,通常所说的水肿不包括内脏器官局部水肿,如肺水肿、脑水肿等。

水肿是疾病引起的症状,当机体摄入水分过多或排出减少,使体液中水增多、血容量增多、体重增加以及组织器官水肿,称为水肿或水中毒。一般是水增加致体液超过体重的 10% 以上时,可出现水肿。水肿后由于血浆渗透压出现不同的变化,又可分为高渗性、等渗性和低渗性水肿。

【水肿分类】

（一）根据水肿部位按压后是否凹陷

分为凹陷性水肿和非凹陷性水肿,凹陷性水肿(pitting edema)指当皮下组织间隙中有过多体液积聚时,皮肤苍白、肿胀、皱纹变浅,局部弹性差,用手指按压局部(如内踝、胫前区或额、颞部位)皮肤出现凹陷在手指松开后,这种凹陷需数秒致 1min 方能平复。这是由于凹陷性水肿时,因按压局部压力增高,使皮下组织间隙中较多的游离水移向压力较低处,故出现凹陷,手指松开后,游离水回复到原处,凹陷平复。

（二）根据分布范围

水肿可表现为全身性及局部性。全身性水肿是液体常常弥漫性分布于全身,往往同时有浆膜腔积液,如胸腔积液、腹腔积液、盆腔积液和心包腔积液。液体积聚在局部组织间隙时称为局部性水肿。

1. **全身性水肿** 常见于右心衰竭、心包疾病、各种类型肾炎和肾病、肝硬化失代偿期、慢性消耗性疾病长期营养缺乏、黏液性水肿、维生素 B_1 缺乏症、药物性水肿等。

2. **局部性水肿** 常见于局部炎症、肢体静脉血栓形成及血栓性静脉炎或下腔静脉阻塞综合征、丝虫病所致象皮肿等。

（三）根据病变部位

水肿分为心源性水肿、肾源性水肿、肝源性水肿、营养不良性水肿、黏液性水肿、特发性水肿、药源性水肿、血管性水肿、老年性水肿、妊娠性水肿、变态反应性水肿、功能性水肿、炎症性水肿、淋巴回流障碍性水肿、静脉回流障碍性水肿、神经源性水肿等。

（四）根据水肿的程度

根据水肿的程度可分为轻、中、重度水肿。

1. 轻度水肿　往往仅见于眼睑、眶下软组织,胫骨前、踝关节附近的皮下组织,指压后可见组织轻度凹陷,放手后很快平复,体重可增加 5% 左右,有时早期水肿,仅有体重迅速增加而无水肿出现。

2. 中度水肿　全身疏松组织均有可见性水肿,指压后可出现明显的或较深的组织凹陷,平复缓慢。

3. 重度水肿　全身组织严重水肿,身体低垂部皮肤有紧张感、发亮,甚至可以有液体渗出,有时可伴有胸腔、腹腔、心包腔、鞘膜腔积液。

【水肿的原因及发病机制】

人体为了维持正常的体液平衡,血管内液体不断地从毛细血管小动脉端滤出至组织间隙内成为组织液,另一方面,组织液又不断地从毛细血管小静脉端回吸收入血管,二者保持动态平衡,因此组织间隙无过多液体积聚。保持这种平衡的主要因素有:毛细血管内静水压、血浆胶体渗透压、组织间隙机械压力(组织压)、组织液的胶体渗透压。维持体液平衡的因素发生障碍,可产生水肿。

（一）毛细血管血流动力学改变

1. 血浆胶体渗透压降低,特别是白蛋白水平降低,可引起血浆胶体渗透压下降,水分容易移向组织间隙,见于营养不良、蛋白质吸收不良或伴有大量蛋白尿的肾脏疾患等,如慢性肾小球炎、肾病综合征,当血浆白蛋白量降到 30g/L 或总蛋白量降到 60g/L 以下时,可出现全身性水肿及多发性浆膜腔积液。

2. 毛细血管内流体静压升高,见于各种原因引起的静脉阻塞或静脉回流障碍,局部静脉回流受阻引起相应部位的组织水肿或积水,如心力衰竭所致腔静脉回流障碍引起全身性水肿,肝硬化失代偿期引起胃肠壁水肿和腹水等。

3. 毛细血管壁通透性增高血管活性物质(组胺、激肽)、缺氧、细菌毒素等可增加毛细血管壁的通透性而引起水肿。血管神经性水肿和变态反应引起的水肿属此机制。此类水肿通常发生于血管壁受损的局部。炎性病灶的水肿主要由于毛细血管壁的通透性增高,如急性肾小球肾炎等;毛细血管滤过压升高,使液体容易由血管内进入组织间隙,如右心衰竭等。

4. 组织液胶体渗透压升高:组织液是血浆经毛细血管壁滤过而形成的,组织液胶体渗透压升高促使液体从毛细血管内向血管外滤出进入组织间隙而导致水肿。

5. 组织间隙机械压力降低。

（二）水钠潴留

1. 肾小球滤过率降低　肾小球滤过率主要取决于有效滤过压、滤过膜的通透性和滤过面积。水钠潴留、有效血容量减少,导致继发性醛固酮增多,加重了水钠潴留。

2. 肾素 - 血管紧张素 - 醛固酮系统　激活肾素 - 血管紧张素 - 醛固酮系统(renin-angiotensin-aldosteronesystem,RAA)对心力衰竭、肝硬化、肾病综合征的水肿形成起辅助作用。有效循环血量下降,如心力衰竭时心搏出量减少,肾血流灌注不足,缺血刺激肾近球感受器,使肾素分泌增多,肾素使血管紧张素原变为有活性的血管紧张素 I,再经肺组织中血管紧张素转换酶的作用将血管紧张素 I 变为血管紧张素 II。血管紧张素 II 是强烈缩血管物质,作用于肾上腺皮质球状带细胞,使之分泌醛固酮,从而促进肾远曲小管的钠重吸收,导致钠潴留,引起血液晶体渗透压增高,后者刺激血管壁渗透压感受器,使垂体后叶分泌抗利尿激素,从而加强肾远曲小管的水重吸收。水的潴留促进了心源性水肿的形成。血管紧张素 II 增多使肾小球出球小动脉收缩比入球小动脉收缩更为明显,肾小球毛细血管血压升高,导致肾血浆流量减少,比肾小球滤过率下降更显著,即肾小球滤过率相对增高,滤过分数增加。肾小球滤出增多,其流体静压下降,而胶体渗透压升高(血液黏稠),使近曲小管重吸收钠水增多。肝硬化时的水肿和腹水:由于肝细胞对醛固酮的灭活作用减退,同时,在腹水形成之后,由于循环血量减少,又引起醛固酮分泌增多。肾病综合征因尿蛋白大量流失,血浆白蛋白减少,发生水肿,体液自血管内向血管外溢出,循环血量下降,激发肾素-血管紧张素-醛固酮系统的活性。

3. 静脉、淋巴回流障碍　当淋巴循环障碍致含蛋白的淋巴液在组织间隙中积聚时,可引起水肿,称为淋巴水肿。最常见的原因是淋巴管阻塞、淋巴回流不畅,见于乳腺癌、丝虫病。

【临床表现】

（一）全身性水肿

1. 心源性水肿　是由于各种原因引起心脏功能障碍发生心力衰竭时引发的机体水肿。心源性水肿形成是先从身体的下垂部位踝部开始出现可凹陷性水肿,逐渐发展为全身性水肿,表现为尿量减少,体重增加。伴有右心衰竭和静脉压升高的其他症状和体征,如心悸、气促、心脏扩大、心脏杂音、颈静脉怒张、肝大,甚至胸水、腹水等。见于风湿性心瓣膜病、高血压、梅毒等各种病因及瓣膜、心肌等各种病变引起的充血性心力衰竭、缩窄性心包炎等。

2. 肾源性水肿　分为以蛋白尿导致低蛋白血症为主的肾病性水肿和以肾小球滤过率明显下降为主的肾炎性水肿两类。肾病性水肿表现为大量蛋白尿、低血浆白蛋白血症、血脂代谢异常及重度水肿。肾炎性水肿表现为血尿、蛋白尿、管型尿,甚至出现尿量减少、贫血、肾功能衰竭等。见于急、慢性肾小球肾炎,肾病综合征,各种原因所致肾衰竭期、肾动脉硬化症、肾小管病变等。

（1）肾病性水肿:肾病性水肿的特点是,①水肿多从下肢或低垂部位开始。首先易发生在组织疏松的部位,如眼睑、眶下软组织或颜面部、足踝部,卧位的腰骶部,以晨起为明显,严重时可以涉及下肢及全身;②肾病性水肿的性质是软而易移动的凹陷性水肿,用手指按压局部皮肤可出现凹陷;③由于长期、大量蛋白尿造成低蛋白血症所致的血浆胶体渗透压下降,液体从血管内渗入组织间隙,产生水肿;④继发于有效循环血量减少的钠、水潴留在肾病性水肿发展中起重要的作用,部分患者因有效血容量减少,刺激肾素-血管紧张素-醛固酮系统活性增加和抗利尿激素分泌增加,可进一步加重水钠潴留,加重水肿。

（2）肾炎性水肿:因组织间隙蛋白含量高,水肿多从眼睑、颜面部开始。主要因为肾小球滤过率明显下降的同时,肾小管的重吸收无相应减少,有的反而增加,因而发生严重的球-管失衡,肾小球滤过分数（肾小球滤过率/肾血浆流量）下降,导致钠水潴留所致。肾炎性水肿时,血容量常为扩张,伴肾素-血管紧张素-醛固酮系统活性抑制、抗利尿激素分泌减少,因高血压、毛细血管通透性增加等因素而使水肿持续和加重。由于肾小球血管内皮细胞和间质细胞发生肿胀和增生,炎性细胞渗出和纤维蛋白的堆积和充塞囊腔,使后者变得狭窄,以致通过肾小球的血流大为减少,肾小球的有效滤过面积又明显下降,其结果是肾小球钠、水滤过显著下降,但此时肾小管仍以正常速度重吸收钠和水,故产生高渗性少尿甚至无尿。大量钠水滞积于体内,引起血浆容量和血管外细胞外液量的明显增多,组织间液增多而不能被淋巴回流所代偿,于是出现全身水肿。肾小球毛细血管壁因炎症而通透性增高,故可出现蛋白尿,但低蛋白血症不明显,主要见于急性肾小球肾炎。

慢性肾小球肾炎也可伴有水肿,其发生机制与下述因素有关:①正常肾单位明显减少使滤过总面积明显下降;②持续的肾性高血压加重左心负担,严重时导致心力衰竭;③长期蛋白尿所致的低蛋白血症,但水肿不及急性肾小球肾炎明显,因残存肾单位能在一定程度上代偿。

3. 肝源性水肿　是由于肝脏合成血浆蛋白的能力降低而导致,临床上主要伴肝功能减退和门脉高压,表现为可凹性踝部水肿逐渐向上蔓延至全身,最后形成顽固性腹水。常伴有黄疸、肝大、脾大、蜘蛛痣、肝掌、腹壁静脉曲张、胃底静脉曲张等体征,见于肝硬化,肝癌,急、慢性肝炎、血吸虫病、长期大量饮酒所致酒精性肝病、肝衰竭等。

4. 内分泌性水肿　指内分泌系统疾病导致的内分泌激素过多或过少而干扰水、盐代谢或体液平衡而引起的水肿。

（1）甲状腺功能亢进性水肿:简称甲亢性水肿,多为下肢及踝部水肿,偶尔出现眼部及手指的水肿。多伴多汗、心悸、手抖、烦躁、消瘦、基础代谢率显著增高等高代谢症状,查甲状腺激素升高及甲状腺肿大有助于明确诊断。

（2）甲状腺功能减退性水肿:表现为肢体的非凹陷性水肿,常伴畏寒、乏力、声嘶、便秘、心率缓慢、表情淡漠等代谢率降低的表现,查甲状腺功能低下有助于明确诊断。

(3)库欣综合征所致水肿:是肾上腺糖皮质激素分泌过多引起的水肿,多见于肾上腺皮质增生或腺瘤患者。水肿多数为下肢性,少数呈现全身性。伴有向心性肥胖、满月脸、水牛背、高血压、皮肤紫纹等。

(4)原发性醛固酮增多性水肿:是由于肾上腺腺瘤或增生促使醛固酮原发性增多所致水钠潴留,导致下肢或全身性水肿,常伴低血钾所致乏力、周期性麻痹、高血压、夜尿,低肾素高醛固酮血症、低钾血症和(CT 或磁共振)定位检查见肾上腺增生等。

(5)其他:如垂体前叶功能减退性水肿、月经前水肿等。

5. 营养不良性水肿 包括:①原发性食物摄入不足等原因所致负氮平衡,常伴消瘦、体重下降。②继发性营养不良性水肿见于多种病理情况,如继发性摄食不足(神经性厌食、严重疾病时的食欲缺乏、胃肠疾患、妊娠呕吐、口腔疾患等);消化吸收障碍(消化液不足、肠道蠕动亢进等);排泄或丢失过多(大面积烧伤和渗出、急性或慢性失血等)以及蛋白质合成功能受损、严重弥漫性肝疾患等。

6. 妊娠因素所致水肿 多见于妊娠后半期、妊娠期高血压疾病等,主要由于孕妇内分泌发生改变,致使体内组织水、钠潴留;另外,妊娠子宫压迫盆腔及下肢的静脉,阻碍血液回流,使静脉压增高,故水肿经常发生在下肢。

7. 特发性因素所致水肿 该型水肿为一种原因未明或原因尚未确定的(原因可能一种以上)综合征,多见于妇女,往往与月经的周期性有关。

8. 结缔组织病所致水肿 以疏松结缔组织黏液样水肿及纤维蛋白样变性为病理基础的一组疾病,常见于系统性红斑狼疮、硬皮病及皮肌炎等。

(二)局部性水肿

1. 淋巴性水肿 原发性淋巴性水肿,如先天性淋巴性水肿、继发性淋巴性水肿,如肿瘤、感染、胸腹部创伤、外科手术、丝虫病的象皮肿、流行性腮腺炎所致胸前水肿等。

2. 静脉阻塞性水肿 肿瘤压迫或肿瘤转移、局部炎症、深静脉血栓形成、血栓性静脉炎、下肢静脉曲张等慢性静脉功能不全、上腔静脉阻塞综合征、下腔静脉阻塞综合征以及其他静脉阻塞。

3. 炎症性水肿 为最常见的局部皮肤水肿。见于皮肤感染如丹毒、疖肿、蜂窝织炎等所致的局部水肿等。

4. 变态反应性水肿 荨麻疹、血清病以及食物、药物等的所致过敏反应、接触性皮炎等。

5. 血管神经性水肿 属变态反应或神经源性,可因昆虫伤,如蜂蜇伤;机械刺激;温热环境或感情激动而诱发,部分病例与遗传有关。

【实验室检查】

根据引起水肿的原因不同,需要进行的实验室检查也不尽相同。

1. 血浆总蛋白与白蛋白的测定 如血浆总蛋白低于 60g/L 或白蛋白低于 30g/L,表示血浆胶体渗透压降低。其中白蛋白的降低尤为重要,当降低至 25g/L 以下易产生腹水。血浆总蛋白与白蛋白降低常见于肝硬化、肾病综合征及营养不良。

2. 尿检查与肾功能试验 注意尿内是否有蛋白、红细胞及管型等,如无蛋白尿很可能水肿不是由肾脏疾病引起的。尿中红细胞与管型增多,伴有肾功能明显减退者常提示水肿为肾脏疾病所致;心力衰竭患者常有轻度或中度蛋白尿,但尿检查和肾功能的改变在程度上一般都比较轻或呈一过性;持久性重度蛋白尿往往为肾病综合征的特征。

3. 血红细胞计数和血红蛋白含量测定 如血红细胞计数和血红蛋白含量明显减少,且尿检有蛋白、红细胞、管型者需考虑肾性贫血,应考虑此水肿可能与慢性肾脏疾病有关。

【临床意义】

1. 水肿如果伴有心悸、气促、心脏扩大、心脏杂音、颈静脉怒张、肝大,需考虑风湿性心瓣膜病,高血压病、梅毒等各种病因及瓣膜、心肌等各种病变引起的充血性心力衰竭、缩窄性心包炎等所致的心源性水肿。

2. 水肿伴泡沫尿、血尿等常见于急、慢性肾小球肾炎,肾病综合征,肾衰竭期等肾源性水肿。

3. 水肿伴有黄疸、肝大、脾大、蜘蛛痣、肝掌、腹壁静脉曲张需考虑肝硬化,肝坏死,肝癌,急、慢性肝炎所致肝源性水肿等。

4. 水肿伴食欲缺乏、食少、剧烈呕吐、腹泻、消瘦、体重减轻、大面积烧伤、严重创伤、失血等需考虑营养不良性水肿。

5. 水肿伴突眼、多伴多汗、心悸、手抖、烦躁、消瘦等需考虑内分泌性水肿。

6. 下肢双侧对称性水肿者多见于心、肝、肾疾病或低蛋白血症,也可为大量腹水、巨大卵巢囊肿及妊娠子宫等压迫静脉所致;单侧下肢水肿者,应除外静脉血栓、淋巴回流受阻、静脉曲张或感染等。

7. 水肿伴呼吸困难与发绀者常提示由于心脏病、上腔静脉阻塞综合征等所致。

8. 水肿与月经周期有明显关系者,多于经前期出现经前期紧张综合征。

(梁继红)

第十六节　尿频、尿急、尿痛

　　膀胱刺激征也称尿道刺激征(urinary irritation symptoms),包括尿频(frequent micturition)、尿急(urgent urination)、尿痛(dysuria),为膀胱颈和膀胱三角区受刺激所致,主要原因为尿路感染,是泌尿系统感染性疾病的主要症状。尿频指单位时间内排尿次数增多,正常成年人白天平均排尿 4~6 次,夜间 0~2 次,一般认为白天排尿次数应该 ≤ 7 次。如果每日排尿次数 >8 次即为尿频。尿急是指一有尿意即迫不及待需要排尿,难以控制,常常表现为刚排完尿又有尿意。尿痛是指排尿时感觉耻骨上膀胱区、会阴部和尿道内疼痛或烧灼感。有的还伴有尿不尽感,感觉膀胱饱胀,尿意急迫,小便后饱胀仍不能解除,仍感觉有尿意。

【病因与临床表现】

(一)尿频

1. 生理性尿频　见于饮水过多、精神紧张、气候改变,多属于正常现象,特别是冬季多尿,表现为排尿次数增多,每次尿量不少,但不伴尿急、尿痛及尿不尽等症状。

2. 病理性尿频

(1)多尿性尿频:全日总尿量增多,排尿次数增多而每次尿量正常,临床见于糖尿病,患者可表现为尿频伴尿量增多,同时有烦渴、多饮、消瘦,血糖升高、尿糖阳性。尿崩症患者可表现为尿糖阴性而尿比重低,每日尿量超过 3 000ml 以上,也多见于精神性多尿、急性肾功能衰竭多尿期。

(2)炎症性尿频:在炎症刺激下,排尿次数增多而每次尿量减少,全日总尿量减少,或仅有尿意并无尿液排出,多伴有尿急、尿痛,见于膀胱、尿道受刺激,尿液镜检可见白细胞、脓细胞等炎性细胞,如膀胱炎、尿道炎、前列腺炎和尿道旁腺炎等。

(3)精神神经性尿频:排尿次数增多而每次尿量减少,不伴有尿急、尿痛,精神紧张时严重,白昼多见,在睡眠后则无尿频现象,镜检尿液无白细胞、脓细胞等炎性细胞,见于中枢及周围神经病变,如癔症、神经源性膀胱。

(4)膀胱容量减少性尿频:排尿次数增多而每次尿量减少,表现为持续性尿频,药物难以缓解,如膀胱占位性病变:膀胱肿瘤、较大的膀胱结石,妊娠期增大的子宫压迫,妇科肿瘤如卵巢囊肿、子宫肌瘤等压迫膀胱,膀胱结核引起膀胱纤维性缩窄。

(5)尿道口周围病变:尿道口息肉(即尿道外阜),处女膜伞和尿道旁腺囊肿等刺激尿道口引起尿频。

(二)尿急

　　尿急是指一种突发、强烈且很难被延迟的排尿欲望,常与尿频同时出现。常见原因包括:

1. 炎症　多伴有尿频、尿痛,排出的尿液浑浊,尿检显微镜下可见到脓细胞或大量白细胞,严重时伴

49

有全身感染中毒症状,伴发热、畏寒、寒颤,如肾盂肾炎、膀胱炎、尿道炎、急性前列腺炎等,特别是膀胱三角区及后尿道炎症;常伴有排尿困难、尿不尽、尿流中断及尿线变细。

2. 梗阻　如输尿管下段结石、膀胱结石、尿道结石或异物均可刺激黏膜出现尿频。

3. 肿瘤　前列腺癌、膀胱癌等。

4. 神经源性　神经病变等引起的膀胱敏感性增加,或者是单纯膀胱过度活动症。少数与精神因素有关。尿路感染时尿急常伴尿频、尿痛。

（三）尿痛

尿痛是指排尿时出现的疼痛感,尿痛常是泌尿系统感染的首发症状,多由膀胱、尿道或前列腺的炎症引起,急性期表现更明显。患者常表现为排尿时烧灼痛或刺痛。疼痛的部位男性多位于尿道远端,女性多表现为全程尿道疼痛,一般不在膀胱区。如果尿痛出现在排尿的初始阶段往往提示病变位于尿道。如果疼痛出现在排尿终末,则提示病变原发于膀胱。

1. 感染性炎症所致尿痛见于尿道炎、前列腺炎、膀胱结核;前列腺炎除有尿痛外,耻骨上区(膀胱区)、腰骶部或阴茎头也觉疼痛。

2. 非感染性炎症可因为理化因素(环磷酰胺、射线等)、肿瘤(如晚期膀胱、前列腺癌等)和异物对膀胱黏膜的刺激(如膀胱结石等),多有尿流中断。

【实验室检查】

1. 尿常规、血常规　可帮助判断有无感染,尿常规可见白细胞和脓细胞增多;血常规可有白细胞、中性粒细胞分类增多。

2. 尿培养　可以帮助明确感染菌,尿培养可有细菌生长,常见病菌多为大肠埃希氏菌、铜绿假单胞菌、葡萄球菌和粪链球菌。

3. 影像学检查(X线、B超、CT检查)　可帮助判断有无尿路结石、结核及邻近脏器病变等。

【伴随症状及临床意义】

1. 尿路感染　指所有致病微生物引起的尿道炎症,包括细菌、病毒、真菌、支原体、衣原体、寄生虫等。常表现为尿频、尿急、尿痛。膀胱刺激征存在,但不剧烈而伴有双侧腰痛见于肾盂肾炎;伴有会阴部,腹股沟和睾丸胀痛,见于急性前列腺炎。尿路感染常有白细胞尿,尿中可以找到致病微生物(培养、显微镜检查)。尿培养可有细菌生长或伴有腰痛、发热等。

2. 急性肾小球肾炎　急性肾小球肾炎初期可有轻微尿路刺激症状,尿中红细胞、白细胞增多,多伴有水肿及高血压。尿常规检查以红细胞及管型为主,细菌培养为阴性。

3. 肾结核　膀胱刺激症状是肾结核的最重要、最主要,也是最早出现的症状,多伴有血尿,一般与尿频、尿急、尿痛等症状同时出现,早期症状明显,可伴有午后低热、乏力、盗汗。做结核菌素试验可阳性,尿液可检查到结核菌,肾盂造影时可见肾盂、肾盏出现破坏性病变。肾结核晚期因膀胱壁纤维化,容量缩小,膀胱刺激症状更明显。

4. 尿路结石　膀胱结石、输尿管结石,特别是输尿管膀胱壁段结石,易合并感染出现尿路刺激征,血尿常较突出,尿频、尿急、尿痛伴有尿流突然中断,见于膀胱结石堵住出口或后尿道结石嵌顿。膀胱镜检查、超声检查及腹部X线摄片检查可确诊本病。

5. 膀胱肿瘤及膀胱附近肿瘤　压迫可出现尿频、尿急伴无痛性血尿。

6. 尿道综合征　与精神因素有关,多见于女性。尿频、尿急很明显,或伴有尿痛、排尿困难。症状似膀胱炎,但尿液和膀胱镜检查无异常,中段尿培养大多阴性,排除器质性疾病所致尿路刺激征。

7. 容量减少性尿频　尿频次数明显增多,但每次量很少,检查一般无尿急、尿痛,根据其病因特征鉴别,必要时可作膀胱镜或尿道镜检查。

8. 神经性尿频　可有尿频、尿急,但无尿痛,尿常规检查正常。

9. 老年男性尿频　伴有尿线细,进行性排尿困难见于前列腺增生。

（梁继红）

第十七节 心 悸

心悸(palpitation)是一种自觉心脏跳动的不适感或心慌感。心悸发作时,心率可快、可慢,也可有心律失常,心率和心律正常者亦可出现心悸。对心悸患者,在关注心率和心律的同时,一定要详细询问相关病史、心悸发作时的伴随症状,这样才可能了解心悸的严重性,并发现心悸的病因。

【病因】

(一) 心脏搏动增强

心脏搏动增强引起的心悸,可为生理性心脏搏动增强或病理性心脏搏动增强。

1. 生理性心脏搏动增强 出现在健康人剧烈运动后或精神过度紧张时;饮酒、喝浓茶或咖啡后;应用某些药物,如肾上腺素、咖啡因、麻黄碱、阿托品、氨茶碱、甲状腺素片等;妊娠。

2. 病理性心脏搏动增强

(1)心室肥大:如高血压性心脏病、二尖瓣关闭不全、主动脉瓣关闭不全等可引起左心室肥大,心脏收缩力增强。动脉导管未闭、室间隔缺损时回心流量增多,增加心脏的负荷,导致心室肥大,也可引起心悸,如脚气性心脏病,因维生素 B_1 的缺乏,周围小动脉扩张,使阻力降低,回心血流增多,增加心脏负担,也可出现心悸。

(2)其他疾病:如①甲状腺功能亢进症:由于基础代谢率与交感神经兴奋性增高,导致心率加快、心脏搏动增强;②贫血:贫血时血液携氧量减少,器官与组织缺氧,机体通过增加心率,提高心排出量来保证氧的供应,心率加快而导致心悸;③发热:此时基础代谢率增高,心率加快、心排血量增加,引起心悸;④低血糖症、嗜铬细胞瘤:肾上腺素释放增多,心率加快、搏动增强,出现心悸。

(二) 心律失常

1. 心动过速 各种原因引起的窦性心动过速、阵发性室上性或室性心动过速等,均可出现心悸。

2. 心动过缓 二、三度房室传导阻滞,窦性心动过缓或病态窦房结综合征,由于心率缓慢,舒张期延长,心室充盈度增加,心搏强而有力,从而引起心悸。

3. 其他心律失常 期前收缩、房扑或房颤等,由于心跳不规则或出现一段间歇,使患者感到心悸,甚至有停跳感。

(三) 心力衰竭

各种原因引起的心衰均可出现心悸。

(四) 自主神经功能紊乱

如心脏神经症、更年期综合征等,心脏本身并无器质性病变,由自主神经功能紊乱引起,临床表现除心悸外,常有心率加快、疲乏、失眠、头晕、头痛、耳鸣、记忆力减退等神经衰弱表现,且在焦虑、情绪激动等情况下更易发生。

(五) 其他

大量胸腔积液、高原病、胆心综合征等,也可出现心悸。

【伴随症状和临床意义】

1. 伴心前区疼痛 见于冠状动脉粥样硬化性心脏病、心肌炎、心肌病、心包炎,亦可见于心脏神经症等。

2. 伴发热 见于急性传染病、风湿热、心肌炎、心包炎、感染性心内膜炎、流感、药物热等。

3. 伴晕厥或抽搐 见于窦性停搏、阵发性室性心动过速、病态窦房结综合征、高度房室传导阻滞等。

4. 伴贫血 见于急性失血,常有虚汗、脉搏微弱、血压下降或休克。慢性贫血时,心悸多在劳累后明显。

5. **伴呼吸困难** 见于急性心肌梗死、心肌炎、心包炎、心力衰竭、重症贫血等。

6. **伴消瘦及出汗** 见于甲状腺功能亢进症。

7. **伴发绀** 见于先天性心脏病、右心功能不全和休克。

（赵 茜）

第十八节 皮肤、黏膜出血

皮肤黏膜出血（mucocutaneous hemorrhage）是由机体止血或凝血功能障碍所引起，主要以全身性或局限性皮肤黏膜自发性出血或损伤后难以止血为其临床特征。

【病因与发病机制】

皮肤黏膜出血的基本病因有三个：血管壁功能异常、血小板数量或功能异常、凝血功能障碍。

（一）血管壁功能异常

正常在血管破损时，局部小血管反射性收缩，使血流减慢，以利于初期止血，继而，在血小板释放的血管收缩素等血清素作用下，毛细血管较持久收缩，发挥止血作用。当毛细血管壁存在先天性缺陷或受损时则不能正常地收缩以发挥止血作用，从而导致皮肤黏膜出血。常见于：血管性假性血友病、遗传性出血性毛细血管扩张症、单纯性紫癜、过敏性紫癜、老年性紫癜及机械性紫癜、严重感染、化学物质或药物中毒及代谢障碍，维生素 C 或维生素 B_3（烟酸）缺乏、尿毒症等。

（二）血小板异常

血小板在止血过程中起着重要作用，血小板相互黏附在血管损伤处暴露的内皮下组织，并被内皮下胶原和局部产生的凝血酶等物质激活，聚集为白色血栓阻塞伤口。血小板膜磷脂在磷脂酶的作用下释放花生四烯酸，并转化为血栓烷（TXA_2），进一步促进血小板的聚集，并强烈收缩血管，促进局部止血。当血小板数量或功能异常时，均可致皮肤黏膜出血。

1. **血小板减少**

（1）血小板生成减少：见于再生障碍性贫血、药物性抑制、白血病、感染等。

（2）血小板破坏过多：见于特发性血小板减少性紫癜、药物免疫性血小板减少性紫癜等。

（3）血小板消耗过多：见于血栓性血小板减少性紫癜、弥散性血管内凝血（DIC）等。

2. **血小板增多** 血小板虽然增多，但由于活动性凝血活酶生成迟缓或伴有血小板功能异常，所以仍可引起出血现象。

（1）原发性：见于原发性血小板增多症。

（2）继发性：继发于慢性粒细胞白血病、感染、创伤、脾切除后等。

3. **血小板功能异常**

（1）遗传性：见于血小板病（thrombocytopathy，主要为血小板第 3 因子异常）、血小板无力症（thrombasthenia，主要为聚集功能异常）等。

（2）继发性：继发于药物、肝病、异常球蛋白血症、尿毒症等。

（三）凝血功能障碍

凝血过程有许多凝血因子参与，任何一个凝血因子缺乏或功能不足均可引起凝血障碍，从而导致皮肤黏膜出血。

1. **遗传性凝血功能障碍** 见于血友病、凝血酶原缺乏症、凝血因子缺乏症、低纤维蛋白原血症等。

2. **继发性凝血功能障碍** 见于重症肝病、维生素 K 缺乏、尿毒症等。

3. **循环血液中抗凝物质增多或纤溶亢进** 见于异常蛋白血症类肝素抗凝物质增多、原发纤溶或弥散性血管内凝血所致的继发纤溶、抗凝药物治疗过度等。

【临床表现】

皮肤黏膜出血表现为血液淤积于皮肤或黏膜下,形成红色或暗红色色斑,压之不褪色,视出血面积大小可分为瘀点(也称出血点,直径不超过 2mm)、紫癜(直径 3~5mm)、瘀斑(直径大于 5mm)。

血小板减少出血时可同时有瘀点、紫癜和瘀斑、鼻出血、齿龈出血、月经过多、血尿及黑便等,严重者可致脑出血。血小板病者血小板计数正常,出血轻微,以皮下、鼻出血及月经过多为主,但手术时可出现出血不止。

血管壁功能异常引起的出血特点为皮肤的瘀点、瘀斑,如过敏性紫癜表现为四肢出现对称、高出皮肤的(荨麻疹或丘疹样)紫癜,可伴有瘙痒、关节痛、腹痛,累及肾脏时可有血尿。老年性紫癜常为手、足的伸侧瘀斑;单纯性紫癜为四肢慢性偶发瘀斑,常见于女性患者月经期。

凝血功能障碍引起的出血常表现为内脏、肌肉出血或软组织血肿,伴关节腔出血,且常有家族史或肝病史。

【伴随症状】

1. 四肢对称性紫癜伴关节痛及腹痛、血尿者,见于过敏性紫癜。

2. 紫癜伴有广泛出血者,如鼻出血、牙龈出血、血尿、黑便等,见于血小板减少性紫癜、弥散性血管内凝血等。

3. 紫癜伴有黄疸者,见于肝病。

4. 皮肤黏膜出血伴贫血和/或发热,常见于白血病、再生障碍性贫血等。

5. 出血伴牙龈肿胀、皮肤毛囊过度角化,应除外维生素 C 缺乏症。

6. 自幼有轻伤后出血不止,且有关节肿痛或畸形者,见于血友病。

7. 伴颅压升高和中枢神经系统症状,要考虑合并颅内出血。

8. 伴关节炎或多系统损伤要警惕弥漫性结缔组织病。

(赵 茜 戚 璐)

第十九节 眩 晕

眩晕(vertigo)是一种主观感觉障碍,患者感觉自身或周围环境物体旋转或摇动,常伴有客观的平衡障碍,一般无意识障碍。临床上将眩晕分为:①前庭系统性眩晕:也称真性眩晕,由前庭神经系统功能障碍引起,表现为有旋转、摇晃、倾倒、起伏、移动感等;②非前庭系统性眩晕:也称一般性眩晕,大多由全身性疾病引起,表现为头晕、头胀、头重脚轻、走路不稳及失去平衡等感觉。

【病因与发生机制】

人体通过视觉、本体觉和前庭器官将躯体位置的信息经感觉神经传入中枢神经系统,整合后得出位置的判断,并通过运动神经传出,调整位置并维持平衡。其中任何传入环节发生功能异常,都会出现判断错误而产生眩晕。眩晕的发生有多种因素,根据病因,眩晕可分为周围性眩晕、中枢性眩晕和其他原因的眩晕。

(一) 周围性眩晕

周围性眩晕,又称耳性眩晕,是指内耳前庭至前庭神经颅外段之间的病变所引起的眩晕。

1. **梅尼埃(Meniere)病** 由于内耳的淋巴代谢紊乱、淋巴分泌过多或吸收障碍,引起内耳膜迷路积水所致,也有人认为是变态反应、B 族维生素缺乏等所致。

2. **迷路炎** 常由于中耳病变(如炎症性肉芽组织等)直接破坏迷路的骨壁所引起,少数是炎症经血行或淋巴扩散所致。

3. **前庭神经元炎** 前庭神经元发生炎性病变所致。

4. **位置性眩晕**　因头部所处某一位置所致。可见于迷路和中枢病变。

5. **药物中毒**　由于对药物敏感,内耳前庭或耳蜗受损所致。

6. **晕动病**　由于乘坐车、船或飞机时,内耳迷路受机械性刺激,前庭功能发生紊乱所致。

(二) 中枢性眩晕

中枢性眩晕,又称脑性眩晕,多为脑干前庭神经核或核团间的联系受损所致,即前庭神经颅内段、前庭神经核及其纤维联系、小脑、大脑等的病变所引起的眩晕。

1. **颅内血管性疾病**　见于椎 - 基底动脉供血不足、脑动脉粥样硬化、高血压脑病、小脑或脑干出血、延髓外侧综合征等。

2. **颅内占位性病变**　见于小脑肿瘤、听神经瘤和其他部位肿瘤。

3. **颅内感染性疾病**　见于颅后凹蛛网膜炎、小脑脓肿等。

4. **颅内脱髓鞘疾病及变性疾病**　见于延髓空洞症和多发性硬化。

5. 癫痫。

6. **其他**　如脑震荡、脑寄生虫病等。

(三) 全身疾病性眩晕

1. **心血管疾病**　见于高血压、低血压、心律失常(如房室传导阻滞)、病态窦房结综合征、心脏瓣膜病、心肌缺血、颈动脉窦综合征等。

2. **血液病**　见于各种原因的贫血、出血等。

3. **中毒性疾病**　见于尿毒症、急性发热性感染、重症肝炎、糖尿病等。

(四) 眼源性眩晕

1. **眼病**　见于先天性视力减退、屈光不正、视网膜色素变性、眼肌麻痹、青光眼等。

2. **屏幕性眩晕**　看电影、电视、电脑时间过长和 / 或距屏幕距离过近。

(五) 神经精神性眩晕

见于神经症、抑郁症、更年期综合征等。

【临床表现】

(一) 周围性眩晕

1. **梅尼埃病**　以发作性眩晕伴耳鸣、听力下降及眼球震颤为主要特点,严重时可伴有恶心、呕吐、面色苍白、出汗、血压下降、耳胀满感,神志清晰,发作多短暂,每次持续20min至数小时,2 周以内即缓解。具有易复发的特点。

2. **迷路炎**　大多有化脓性中耳炎或中耳手术史,症状同梅尼埃病,检查发现鼓膜穿孔,有助于诊断。

3. **内耳药物中毒**　常由于链霉素、庆大霉素及同类药物中毒性损害所致。多表现为渐进性眩晕伴耳鸣、听力减退,持续时间长,常先有口周及四肢发麻等。水杨酸制剂、奎宁、某些镇静安眠药(如哌替啶、氯丙嗪等)也可引起眩晕。

4. **前庭神经元炎**　多在发热或上呼吸道感染后突然出现眩晕,伴恶心、呕吐,一般无耳鸣及听力减退。一侧或双侧前庭功能减退,常存快相偏离患侧的眼震,持续时间可长达 6 周,痊愈后很少复发。

5. **位置性眩晕**　患者头部运动处在某一特定位置时出现眩晕和眼球震颤,重复该头位时可再度出现眩晕,多数无耳鸣、听力减退及其他神经系统障碍。

6. **晕动病**　见于晕船、晕车、晕机等,常伴恶心、呕吐、出汗、面色苍白等。

(二) 中枢性眩晕

1. **颅内血管性疾病**　多有眩晕、耳鸣、头痛等,小脑或脑干出血常以眩晕、头痛、呕吐起病,重者很快昏迷。高血压脑病可出现恶心、呕吐,严重者可抽搐或昏迷。

2. **颅内占位性病变**　听神经瘤、小脑肿瘤除有眩晕外,常伴进行性耳鸣和听力下降,还可出现复视、构音不清、头痛等。其他肿瘤因位置不同表现也各不相同。

3. **颅内感染性疾病**　除神经系统的临床表现外,还有感染症状。

4. 颅内脱髓鞘疾病及变性疾病　多发性硬化是脱髓鞘疾病,以中枢神经系统多发病变为特点,常以肢体感觉异常、无力及疼痛为首发症状,可有眩晕、视力障碍等。延髓空洞症是进行性变性疾病,可出现吞咽困难、发音障碍、软腭瘫痪等表现,部分患者伴有眩晕。

5. 癫痫　有些患者出现眩晕性发作,多见于颞叶和前庭的癫痫。

(三)全身疾病性眩晕

1. 心血管疾病　出现血压、心率、心律变化的同时,伴有眩晕,还有其相应的心血管系统临床表现。

2. 血液病　除眩晕外,还有贫血、出血、发热等其他表现。

3. 中毒性疾病　除眩晕外,尚有其他中毒特征性临床表现。

(四)眼源性眩晕

眼源性眩晕表现为屈光不正、眼肌麻痹、视力减退并伴眩晕。

(五)神经精神性眩晕

可出现眩晕、头昏、头痛、失眠多梦、情绪低落、思维缓慢、自卑、无自信心等临床表现。

【伴随症状】

1. 伴耳鸣、听力下降者见于前庭器官疾病、肿瘤、药物中毒等。

2. 伴恶心、呕吐者见于梅尼埃病、晕动病等。

3. 伴共济失调者见于小脑、脑干病变等。

4. 伴眼球震颤,复视者见于脑干病变、梅尼埃病等。

(赵　茜)

第二十节　抽搐与惊厥

抽搐(tie)是指全身或局部成群骨骼肌非自主的抽动或强烈收缩,常可引起关节运动和强直。当肌群收缩表现为强直性和阵挛性时,称为惊厥(convulsion)。惊厥表现的抽搐一般为全身性、对称性、伴或不伴意识丧失。抽搐和惊厥都属于不随意运动。

【病因】抽搐与惊厥的病因可分为特发性与症状性。特发性常由于先天性脑部不稳定状态所致。症状性病因有脑部疾病、全身性疾病和神经症。

(一)脑部疾病

1. 感染　如脑炎、脑膜炎、脑脓肿、脑寄生虫病、脊髓灰质炎等。

2. 外伤　如产伤、颅脑外伤是癫痫的常见病因。

3. 肿瘤　各种原发性肿瘤、脑转移瘤。常见的脑部肿瘤有胶质瘤、脑膜瘤等。

4. 血管疾病　如脑出血、蛛网膜下腔出血、脑栓塞、脑血栓形成、脑缺氧、高血压脑病等。

5. 寄生虫病　如脑型疟疾、脑血吸虫病、脑棘球蚴病、脑囊虫病等。

6. 其他　①先天性脑发育障碍;②原因未明的大脑变性,如结节性硬化、弥漫性硬化、核黄疸等。

(二)全身性疾病

1. 感染　如急性胃肠炎、中毒型菌痢、链球菌败血症、百日咳、破伤风、中耳炎、狂犬病等。小儿高热惊厥主要由急性感染所致。

2. 中毒　①内源性:如肝性脑病、尿毒症等;②外源性:如酒精、苯、铅、砷、汞、樟脑、白果、阿托品、有机磷等中毒。

3. 心血管疾病　高血压脑病或阿 - 斯综合征等。

4. 代谢障碍　如低血糖、低钙及低镁、高渗状态、尿毒症、子痫、维生素 B_6 缺乏等。其中低血钙可表现为典型的手足搐搦症。

5. 风湿病 如系统性红斑狼疮、脑血管炎等。

6. 其他 如突然撤停安眠药、抗癫痫药,还可见于溺水、窒息、触电等。

(三)神经症

如癔症性抽搐和惊厥。

此外,还有一重要类型,即小儿惊厥(部分为特发性,部分为脑损害引起),高热惊厥多见于小儿。

【发生机制】

抽搐与惊厥发生机制尚未完全清楚,可能是运动神经元异常放电所致。这种病理性放电主要是由于神经元膜电位的不稳定引起,可由营养、代谢、脑皮质肿物或瘢痕等激发,与遗传、免疫、内分泌、微量元素、精神因素等有关。根据引起肌肉异常收缩的兴奋信号的来源不同,基本分为两种情况:①大脑功能障碍:如癫痫大发作等;②非大脑功能障碍:如破伤风、低钙抽搐、士的宁中毒等。

【临床表现】

由于病因不同,抽搐和惊厥的临床表现也不同,通常可分为全身性和局限性两种:

(一)全身性抽搐

以全身骨骼肌痉挛为主要表现,多伴有意识丧失。

1. 癫痫大发作 俗称"羊角风""抽风",典型症状表现为一开始的强直期及随后的阵挛期。发作时表现为患者突然意识模糊或丧失,全身强直、两眼上翻、牙关紧闭、呼吸暂停,继而四肢发生阵挛性抽搐、呼吸不规则、泡沫状唾液、大小便失禁、发绀,发作约半分钟可自行停止,也可反复发作或呈持续状态。发作时可有瞳孔散大,对光反射消失或迟钝、病理反射阳性等。发作停止后不久意识恢复。如为肌阵挛性,一般只有意识障碍。破伤风引起的发作为持续性强直性痉挛,伴肌肉剧烈疼痛。

2. 癔症性发作 发作前常有一定的诱因,如生气、情绪激动或各种刺激,发作样式不固定,常带有感情色彩,还伴其他多种多样神经精神方面的症状,时间较长,无舌咬伤和大小便失禁。

3. 低钙抽搐 发作时手足呈鸡爪样,重者可表现癫痫全面性发作。婴幼儿有时仅见面部抽搐,常伴缺钙的其他症状,如鸡胸、肋膈沟。

(二)局限性抽搐

以机体某一局部连续性肌肉收缩为主要表现,大多见于口角、眼睑、手足等。手足搐搦症则表现为间歇性双侧强直性肌痉挛,以手部最为典型,呈"助产士手"表现。

【伴随症状】

1. 伴发热者多见于小儿的急性感染,也可见于胃肠功能紊乱、重度失水等。但须注意,惊厥也可引起发热。

2. 伴血压增高者见于高血压病、子痫、肾炎、铅中毒等。

3. 伴脑膜刺激征者见于脑膜炎、脑膜脑炎、蛛网膜下腔出血等。

4. 伴瞳孔扩大与舌咬伤者见于癫痫大发作。癔症性惊厥无此表现。

5. 伴剧烈头痛者见于高血压、急性感染、脑外伤、蛛网膜下腔出血、颅内占位性病变等。

6. 伴意识丧失者见于癫痫大发作、重度颅脑疾病等。

(赵 茜)

第二十一节 意识障碍

意识障碍(disturbance of consciousness)是指人对周围环境及自身状态的识别和觉察能力出现障碍。大多由于高级神经中枢功能活动(意识、感觉和运动)受损所引起,可表现为嗜睡、意识模糊、昏睡和谵妄,严重者昏迷。意识障碍可以是意识水平(觉醒或警醒)异常,也可以是内容(认知功能)异常。

【病因】

各种感染、中毒和机械压迫等引起神经细胞或轴索损害,均可产生不同程度的意识障碍。

（一）重症急性感染

败血症、肺炎、伤寒、斑疹伤寒、中毒型菌痢、恙虫病和颅脑感染（脑炎、脑膜脑炎）等。

（二）颅脑非感染性疾病

1. 脑血管疾病　脑缺血、脑出血、脑梗死、脑血栓形成、蛛网膜下腔出血、高血压脑病等。

2. 颅脑占位性疾病　脑肿瘤、脑脓肿等。

3. 颅脑损伤　脑震荡、脑挫裂伤、颅骨骨折、外伤性颅内血肿等。

4. 癫痫。

（三）内分泌与代谢障碍

甲状腺危象、甲状腺功能减退症、糖尿病、低血糖、尿毒症、肝性脑病、肺性脑病等。

（四）心血管疾病

重度休克、恶性心律失常引起阿 - 斯综合征等。

（五）水、电解质平衡紊乱

如低钠血症、高氯性酸中毒、低氯性碱中毒等。

（六）外源性中毒

氰化物、一氧化碳、吗啡、安眠药、有机磷杀虫药等中毒及毒蛇咬伤。

（七）物理性及缺氧性损害

中暑、日射病、高山病等。

【发生机制】

由于脑缺血、缺氧、葡萄糖供给不足、酶代谢异常等因素引起脑细胞代谢紊乱,导致大脑网状结构功能损害和脑活动功能减退,从而产生意识障碍。

意识由两个部分组成:包括意识内容及其"开关"系统。意识内容即大脑皮层功能活动,包括记忆、定向力、思维和情感,还有通过视、听、语言和复杂运动等与外界保持联系的能力。意识状态的正常与否取决于大脑半球功能的完整性,急性广泛性大脑半球损害或半球向下移位造成对丘脑或中脑的压迫时,则可发生不同程度的意识障碍。意识"开关"系统包括经典的感觉传导通路（特异性上行投射系统）及脑干网状结构（非特异性上行投射系统）。意识"开关"系统可激活大脑皮质并使之维持一定的兴奋性,使机体处于觉醒状态,从而在此基础上产生意识内容。"开关"系统不同部位与不同程度的损害,均可发生不同程度的意识障碍。

【临床表现】

（一）嗜睡

嗜睡（somnolence）是最轻的意识障碍。患者陷入持续的睡眠状态,可被唤醒,并能正确回答和作出反应,但当刺激去除后,很快会再次入睡。

（二）意识模糊

意识模糊（confusion）是指意识水平轻度下降,较嗜睡深的一种意识障碍。患者能保持简单的精神活动,但对时间、地点、人物存在定向能力障碍,是以意识内容改变为主的意识障碍。

（三）昏睡

昏睡（stupor）是接近人事不省的意识状态,患者处于熟睡状态,不易唤醒。在强烈刺激下（如压迫眶上神经,摇动患者身体）可被唤醒,但很快又再入睡。醒时答话含糊或答非所问。

（四）谵妄

谵妄（delirium）是一种以兴奋性增高为主的高级神经中枢急性失调状态,也是以意识内容改变为主的意识障碍。临床上表现为定向力丧失、感觉错乱（出现幻觉、错觉）、躁动不安、言语杂乱。谵妄可发生于急性感染的发热期间,也可见于某些药物中毒（如颠茄类药物中毒、急性酒精中毒）、代谢障碍（如肝性脑病）或中枢神经疾病等。由于病因不同,有些患者可以康复,有些患者可进一步发展为昏迷状态。

（五）昏迷

昏迷（coma）是严重的意识障碍,表现为意识持续的中断或完全丧失。按其程度可分为以下三个阶段:

1. **轻度昏迷** 意识大部分丧失,无自主运动,对声、光刺激无反应,对疼痛刺激可出现痛苦的表情或肢体退缩等防御反应。瞳孔对光反射、角膜反射、眼球运动、吞咽反射等可存在,生命体征无明显异常。

2. **中度昏迷** 对周围事物及各种刺激均无反应,自发动作很少,对于剧烈刺激可出现防御反射。角膜反射减弱,瞳孔对光反射迟钝,眼球无转动。生命体征轻度异常,直肠、膀胱功能出现一定程度障碍。

3. **深度昏迷** 全身肌肉松弛,对各种刺激无反应。深、浅反射均消失。生命体征明显异常,肌张力低下,大小便失禁或出现去皮质强直状态。

【伴随症状】

1. **伴发热** 先发热后出现意识障碍,见于重症感染性疾病;先出现意识障碍后发热,见于脑出血、蛛网膜下腔出血、巴比妥类药物中毒等。

2. **伴呼吸缓慢** 是呼吸中枢受抑制的表现,见于吗啡、巴比妥类、有机磷杀虫药等中毒及毒蛇咬伤等。

3. **伴瞳孔散大** 见于酒精、氰化物、颠茄类等中毒以及癫痫、低血糖状态等。

4. **伴瞳孔缩小** 见于吗啡类、有机磷杀虫药、巴比妥类等中毒。

5. **伴心动过缓** 见于房室传导阻滞、颅内高压症以及吗啡类、毒蕈等中毒。

6. **伴高血压** 见于肾炎、高血压脑病、脑血管意外等。

7. **伴低血压** 见于各种原因的休克。

8. **伴皮肤黏膜改变** 出血点、瘀斑和紫癜等见于严重感染和出血性疾病;口唇呈樱红色示一氧化碳中毒。

9. **伴脑膜刺激征** 见于脑膜炎、脑炎、蛛网膜下腔出血等。

10. **伴瘫痪** 见于脑出血、脑梗死等。

（赵 茜）

第二十二节 头 痛

头痛（headache）是指头颅内外各种性质的疼痛,可见于多种疾病,大多无特异性。全身感染性发热往往可伴头痛,精神紧张、疲劳也可有头痛,但反复发作或持续性的头痛,可能是某些器质性疾病的信号,应认真检查,明确诊断,及时治疗。

【病因】

头痛的病因包括颅脑病变、颅外病变、全身性疾病及神经症。

（一）颅脑病变

1. **感染** 脑膜炎、脑膜脑炎、脑炎、脑寄生虫病、脑脓肿、中毒性脑病等。

2. **血管病变** 蛛网膜下腔出血、脑血栓形成、脑出血、高血压脑病、脑血管畸形、脑供血不足、颅内静脉窦血栓形成、血栓闭塞性脑脉管炎等。

3. **占位性病变** 脑肿瘤、颅内转移瘤、颅内囊虫病或棘球蚴病、颅内白血病浸润等。

4. **颅脑外伤** 脑震荡、脑挫伤、颅内血肿、硬膜下血肿、脑外伤后遗症等。

5. **其他** 偏头痛、丛集性头痛、腰椎麻醉后及腰椎穿刺后头痛、头痛型癫痫等。

（二）颅外病变

1. **颅骨疾病** 颅底凹入症、颅骨肿瘤等。

2. **颈部疾病** 颈椎病及其他颈部疾病。

3. **神经痛**　三叉神经、舌咽神经及枕神经痛等。

4. **其他**　眼、耳、鼻和齿等疾病所致的头痛。

（三）全身性疾病

1. **急性感染**　流感、伤寒、肺炎等发热性疾病。

2. **心血管病**　高血压病、心力衰竭等。

3. **中毒**　铅、酒精、有机磷、一氧化碳、药物（如颠茄、水杨酸类）等中毒。

4. **其他**　尿毒症、贫血、系统性红斑狼疮、肺性脑病、月经期或绝经期头痛、中暑等。

（四）精神心理因素

如抑郁、焦虑等精神障碍。

【发生机制】

1. **血管因素**　各种原因引起的颅内外血管的收缩、扩张以及血管受牵引或伸展均可导致头痛。

2. **脑膜受刺激或牵拉**　颅内炎症或出血刺激脑膜，或因同时发生脑水肿而牵拉脑膜引起。

3. **神经因素**　有痛觉的脑神经（第5、第9及第10对脑神经）和颈神经被刺激、挤压或牵拉可引起头痛。

4. **肌肉因素**　头和颈部肌肉的收缩也可引起头痛。

5. **牵涉性因素**　眼、耳、鼻、鼻窦及牙齿等部位的疼痛，可扩散或反射到头部而引起疼痛。

6. **神经功能因素**　神经功能紊乱可引起头痛，见于神经症和精神疾病。

【临床表现】

头痛的表现，根据病因不同而有其不同的特点。

（一）发病情况

急性起病伴发热者常为感染性疾病所致。急剧持续的头痛，并有不同程度的意识障碍而无发热者，提示颅内血管性疾病（如蛛网膜下腔出血）。慢性进行性头痛并有颅压增高的症状（如呕吐、视神经盘水肿）应注意颅内占位性病变。长期反复发作的头痛或搏动性头痛，多为血管性头痛（如偏头痛）或神经症。青壮年慢性头痛，常因焦急、情绪紧张而发生，但无颅压增高，多为肌收缩性头痛（也称紧张性头痛）。

（二）头痛部位

了解头痛部位是单侧、双侧、局部或弥散、前额或枕部、颅内或颅外对病因的诊断有重要价值。如颅内病变的头痛常为深在性且较弥散，颅内深部病变的头痛部位不一定与病变部位一致，但疼痛多向病灶同侧放射。偏头痛及丛集性头痛多在一侧。高血压引起的头痛多在额部或整个头部。全身性或颅内感染性疾病的头痛，多为整个头部痛。蛛网膜下腔出血或脑脊髓膜炎除头痛外还有颈痛。眼源性头痛为浅表性且局限于眼眶、前额或颞部，鼻源性或牙源性也多为浅表性疼痛。

（三）头痛的程度与性质

头痛的程度一般分为轻、中、重，但与病情的轻重并无关系。三叉神经痛、偏头痛及脑膜刺激的疼痛最为剧烈。脑肿瘤的痛多为轻度、中度。有时神经功能性头痛也较剧烈。高血压性、血管性及发热性疾病的头痛，往往有搏动性。神经痛多呈电击样痛或刺痛，肌肉收缩性头痛多为重压感、紧箍感。

（四）头痛出现的时间与持续时间

鼻窦炎的头痛也常发生于清晨或上午，颅内占位性病变的头痛往往清晨加剧，丛集性头痛常在晚上发生，女性偏头痛常与月经期有关。脑肿瘤的头痛多呈持续性痛并有长短不等的缓解期。

（五）加重、减轻头痛的因素

咳嗽、打喷嚏、俯身、摇头可使颅内高压性头痛、颅内感染性头痛、脑肿瘤性头痛、血管性头痛加重。丛集性头痛在直立时可减轻。颈肌急性炎症所致的头痛可因颈部活动而加重，慢性或职业性的颈肌痉挛所致的头痛可因活动、按摩颈肌而逐渐缓解。偏头痛在应用麦角胺后可缓解。

【伴随症状】

1. 伴剧烈呕吐者提示颅内压增高，头痛在呕吐后减轻者见于偏头痛。

2. 伴发热者常见于感染性疾病，包括颅内感染或全身性感染。

3. 伴眩晕者见于椎基底动脉供血不足、小脑肿瘤等。

4. 慢性头痛突然加剧并有意识障碍者提示可能发生脑疝。

5. 慢性进行性头痛出现精神症状者应注意颅内肿瘤。

6. 伴癫痫发作者可见于脑血管畸形、脑内寄生虫病或脑肿瘤等。

7. 伴脑膜刺激征者提示有脑膜炎或蛛网膜下腔出血。

8. 伴视力障碍者可见于青光眼、脑肿瘤。

9. 伴重压、紧箍感可能为肌收缩性头痛。

10. 头痛表现为一连串密集发作且有数月甚至数年的缓解期者可能为丛集性头痛。

11. 伴神经功能紊乱症状者可能是神经功能性头痛。

（赵　茜）

第二十三节　胸　痛

胸痛（chest pain）是临床常见的症状，主要由胸部疾病所致，少数由其他疾病引起。胸痛的程度因个体痛阈的差异而不同，与病情轻重程度不完全一致。

【病因与发生机制】

1. **胸壁疾病**　急性皮炎、带状疱疹、皮下蜂窝织炎、肋骨骨折、肋间神经炎、多发性骨髓瘤、急性白血病等。

2. **心血管疾病**　冠状动脉粥样硬化性心脏病（心绞痛、心肌梗死）、急性心包炎、心肌病、二尖瓣或主动脉瓣病变、胸主动脉瘤（夹层动脉瘤）、肺动脉高压、肺栓塞（梗死）。

3. **呼吸系统疾病**　胸膜炎、胸膜肿瘤、自发性气胸、支气管肺癌、支气管炎等。

4. **纵隔疾病**　纵隔气肿、纵隔炎、纵隔肿瘤等。

5. **其他**　痛风、食管裂孔疝、食管炎、食管癌、肝脓肿、肝癌、脾梗死、膈下脓肿、神经症等。各种物理、化学因素及刺激因子均可刺激胸部的感觉神经纤维，包括①肋间神经感觉纤维；②支配主动脉的交感神经纤维；③支配气管与支气管的迷走神经纤维；④膈神经的感觉纤维。产生痛觉冲动，并传至大脑皮质的痛觉中枢引起胸痛。另外，非胸部内脏疾病也引起胸痛，这是因为病变内脏与分布体表的传入神经进入脊髓同一节段并在后角发生联系，故来自内脏的痛觉冲动可直接激发脊髓体表感觉神经元，引起相应体表区域的痛感，称放射痛（radiating pain）或牵涉痛。如心绞痛时，除出现心前区、胸骨后疼痛外也可放射至左肩、左臂内侧或左颈、左面颊部。

【临床表现】

（一）发病年龄

青壮年胸痛多考虑结核性胸膜炎、自发性气胸、大叶性肺炎、风湿性心瓣膜病、心肌炎，40岁以上则须注意心绞痛、心肌梗死和支气管肺癌。

（二）胸痛部位

大部分疾病引起的胸痛常出现在一定的部位，例如：胸壁疾病所致的胸痛常固定在病变部位，局部有压痛，若为胸壁皮肤的炎症病变，局部可有红、肿、热、痛；带状疱疹所致胸痛，可见沿一侧肋间神经分布的成簇水疱伴剧痛，且疱疹不超过体表中线；肋软骨炎引起的胸痛，常在第1~2肋软骨处可见单个或多个隆起，局部有压痛，但无红肿；胸膜炎引起的疼痛多在胸侧部；肺尖部肺癌引起的疼痛以肩部、腋下为主，向上肢内侧放射；心绞痛及心肌梗死的疼痛多在胸骨后方和心前区或剑突下，可向左肩和左臂内侧放射，甚至达无名指与小指，也可放射于左颈或面部，误认为牙痛；夹层动脉瘤引起的疼痛多位于胸背部，向下放射至下腹、腰部、双侧腹股沟和下肢；食管及纵隔病变引起的胸痛多在胸骨后；肝胆疾病及膈下脓肿引起的胸痛多在右下胸部，侵犯膈肌中心部时，疼痛放射至右肩部。

（三）胸痛程度与性质

胸痛的程度可呈轻微、隐痛、剧烈。胸痛的性质多样化，如带状疱疹呈刀割样或灼热样剧痛；食管炎多为烧灼痛；肋间神经痛为阵发性灼痛或刺痛；气胸在发病初期呈撕裂样疼痛；胸膜炎常为隐痛、钝痛和刺痛；心绞痛呈绞榨样痛并压迫窒息感，心肌梗死疼痛更为剧烈并伴恐惧、濒死感；夹层动脉瘤为突发的胸背部撕裂样剧痛；肺梗死也可突然发生胸部剧痛或绞痛，常伴呼吸困难、发绀。

（四）疼痛持续时间

平滑肌痉挛或血管狭窄缺血所致的疼痛呈阵发性，炎症、肿瘤、栓塞或梗死所致的疼痛呈持续性。例如心绞痛疼痛时间短暂（持续 1~5min），而心肌梗死疼痛持续时间长（数小时或更长），且不易缓解。

（五）影响疼痛因素

主要为疼痛发生的诱因、加重与缓解的因素。如心绞痛发作可在劳累后或精神紧张时诱发，休息后或舌下含服硝酸甘油或硝酸异山梨酯后 1~2min 内缓解，但对心肌梗死所致的疼痛则无效。食管疾病多在进食时发作或加重，服用抑酸剂和促动力药物可减轻或消失。胸膜炎及心包炎的胸痛可因咳嗽或深呼吸而加重。综合上述胸痛的临床表现，不同疾病有各自的胸痛特点，见表 1-3。

表 1-3　不同疾病的胸痛特点

疾病	年龄	疼痛部位	疼痛性质	影响疼痛的因素
自发性气胸	青壮年	患侧胸部	呈撕裂样疼痛	因咳嗽或呼吸而加剧
结核性胸膜炎、心包炎	青壮年	患侧胸部、腋下	呈隐痛、钝痛、刺痛	因咳嗽或呼吸而加剧
心绞痛	40 岁以上	胸骨后或心前区	呈绞榨样痛、窒息感	时间短暂，休息或含服硝酸酯类药后缓解
心肌梗死	40 岁以上	胸骨后或心前区	呈绞榨样痛、濒死感	持续时间长，休息或含服硝酸酯类药后不缓解
肋间神经痛	不定	沿肋间神经呈带状分布	刀割样、触电样灼痛	服用止痛药可短暂缓解
支气管肺癌	40 岁以上	胸膜或胸壁	持续、固定、剧烈	因咳嗽或呼吸而加剧
食管疾病	不定	食管或胸骨后	呈隐痛	进食时发作或加剧，服用抑酸剂和促动力药可减轻或消失

【伴随症状】

1. **伴有咳嗽、咳痰和 / 或发热**　常见于气管、支气管和肺部疾病，特别是感染性疾病。
2. **伴呼吸困难**　提示病变累及范围较大，如大叶性肺炎、渗出性胸膜炎、自发性气胸、肺栓塞等。
3. **伴咯血**　主要见于肺结核、支气管扩张症、肺栓塞、支气管肺癌。
4. **伴面色苍白、大汗、血压下降或休克**　多见于夹层动脉瘤、心肌梗死、主动脉窦瘤破裂和大面积肺栓塞。
5. **伴吞咽困难**　提示食管疾病，如反流性食管炎、食管癌等。

（赵　茜）

第二十四节　腹　痛

腹痛（abdominal pain）是临床常见的症状，多数由腹部脏器疾病所引起，但腹腔外疾病及全身性疾病也可引起。病变的性质可是功能性，也可是器质性，病变严重程度、神经和心理因素都会影响到腹痛的性质和程度。由于腹痛的病因较多,病理机制复杂,因此,必须认真询问病史,进行全面的体格检查和必要的辅助检查,结合病理生理改变进行综合分析。临床上一般将腹痛按起病缓急、病程长短分为急性腹痛和慢性腹痛。

【病因】

（一）急性腹痛

1. 腹腔器官急性炎症 急性胃肠炎、急性胰腺炎、急性胆囊炎、急性阑尾炎、急性出血坏死性肠炎等。

2. 空腔脏器阻塞或扩张 肠梗阻、肠套叠、泌尿系统结石、胆道结石、胆道蛔虫症等。

3. 脏器扭转或破裂 肠扭转、绞窄性肠梗阻、肠系膜或大网膜扭转、卵巢囊肿蒂扭转、胃肠穿孔、肝破裂、脾破裂、异位妊娠破裂等。

4. 腹膜炎症 主要由胃肠穿孔引起,少部分为自发性腹膜炎。

5. 腹腔内血管阻塞 缺血性肠病、腹主动脉瘤及门静脉血栓形成等。

6. 腹壁疾病 腹壁挫伤、脓肿及腹壁皮肤带状疱疹。

7. 胸腔疾病所致的腹部牵涉性痛 大叶性肺炎、肺梗死、胸膜炎、心绞痛、心肌梗死、急性心包炎、食管裂孔疝、胸椎结核和肿瘤。

8. 全身性疾病所致腹痛 腹型过敏性紫癜、糖尿病酮症酸中毒、尿毒症、铅中毒等。

（二）慢性腹痛

1. 腹腔脏器慢性炎症 反流性食管炎、慢性胃炎、十二指肠炎、慢性胆囊炎、慢性胰腺炎、结核性腹膜炎、溃疡性结肠炎、Crohn 病等。

2. 消化道运动障碍 肠易激综合征、功能性消化不良及胆道运动功能障碍等。

3. 胃、十二指肠溃疡

4. 腹腔脏器扭转或梗阻 慢性胃扭转、肠扭转、慢性肠梗阻、十二指肠壅滞症。

5. 脏器包膜的牵张 实质性脏器由于病变发生肿胀,导致包膜张力增加而出现的腹痛,如肝淤血、肝脓肿、肝癌等。

6. 中毒与代谢障碍 铅中毒、尿毒症等。

7. 肿瘤压迫及浸润 以恶性肿瘤居多,肿瘤不断长大、压迫和侵犯感觉神经所致。

【发生机制】

腹痛的机制可分为三种:内脏性腹痛、躯体性腹痛和牵涉痛。

（一）内脏性腹痛

分布于空腔脏器黏膜、黏膜肌层以及内脏腹膜、肠系膜的感觉传入神经感受到的刺激,即内脏痛。该刺激(痛觉信号)由交感神经传入脊髓。内脏觉神经末梢分布较稀疏、感觉传入神经相对纤细,无髓鞘,神经冲动的传播较慢。其特点为:①疼痛部位不明确,接近腹中线;②疼痛感觉模糊,多为痉挛不适、灼痛、钝痛;③常伴出汗、恶心、呕吐等其他自主神经兴奋的症状。

（二）躯体性腹痛

分布于壁腹膜、膈肌等感觉传入神经感受到的刺激,即躯体痛。该刺激经体神经传至脊神经根,反应到相应脊髓节段支配的皮肤。躯体感觉神经末梢分布较致密、感觉传入神经相对较粗,有髓鞘,神经冲动的传播快,其特点为:①定位准确;②疼痛剧烈而持续、发生急骤;③可有局部腹肌强直;④腹痛可因咳嗽、体位变化而加剧。

（三）牵涉痛

指内脏性疼痛牵涉到躯体体表位置,即内脏痛觉信号传至相应脊髓节段,引起该节段支配的体表部位出现疼痛。其特点为:①定位准确;②疼痛程度剧烈;③可有压痛、肌紧张、感觉过敏。对牵涉痛的理解有利于判断疾病的部位、性质,如心绞痛不限于心前区,还可牵涉到左臂尺侧,胆囊炎时,疼痛还可牵涉肩胛下角等。熟悉神经分布与腹部脏器的关系(表1-4)有助于对疾病的定位诊断。

临床上很多疾病的腹痛涉及多种机制,以急性阑尾炎为例,其早期疼痛在脐周或上腹部,常伴恶心、呕吐,此为内脏性疼痛。随着疾病的发展,持续强烈的炎症刺激影响相应脊髓节段的躯体传入纤维,出现牵涉痛,疼痛转移至右下腹麦氏(McBurney)点,定位明确。当炎症进一步发展波及腹膜壁层,出现躯体性疼痛,程度剧烈而持续,伴压痛、反跳痛及肌紧张。

表1-4 神经分布与内脏的关系

内脏	传入神经	相应的脊髓节段	体表感应部位
胃	内脏大神经	$T_{6\sim10}$	上腹部
小肠	内脏大神经	$T_{7\sim10}$	脐部
升结肠	腰交感神经链与主动脉前神经丛	T_{12},L_1	下腹部与耻骨上区
乙状结肠与直肠	骨盆神经及其神经丛	$S_{1\sim4}$	会阴部与肛门区
肝与胆囊	内脏大神经	$T_{7\sim10}$	右上腹及右肩胛
肾与输尿管	内脏最下神经及肾神经丛	$T_{12},L_{1,2}$	腰部与腹股沟部
膀胱底	上腹下神经丛	$T_{11,12},L_1$	耻骨上区及下背部
膀胱颈	骨盆神经及其神经丛	$S_{2\sim4}$	会阴部及阴茎
子宫底	上腹下神经丛	$T_{11,12},L_1$	耻骨上区及下背部
子宫颈	骨盆神经及其神经丛	$S_{2\sim4}$	会阴部

【临床表现】

(一)腹痛部位

一般腹痛部位多为病变所在部位,例如胃、十二指肠和胰腺病变疼痛多在中上腹;肝脓肿、肝癌、胆囊炎、胆石症等疼痛多在右上腹;小肠疾病疼痛多在脐部或脐周;急性阑尾炎疼痛在右下腹麦氏点;结肠疾病疼痛多在下腹或左下腹;膀胱炎、盆腔炎及异位妊娠破裂疼痛在下腹部;弥漫性或部位不确定的疼痛见于急性弥漫性腹膜炎、机械性肠梗阻、急性出血坏死性肠炎、腹型过敏性紫癜、血卟啉病等。

(二)诱发因素

胆囊炎或胆石症发作前常进食了油腻食物,急性胰腺炎发作前常有酗酒和/或暴饮暴食史,部分机械性肠梗阻大多与腹部手术有关,腹部受暴力作用引起的剧烈腹痛并伴休克者,可能是肝、脾破裂所致。

(三)腹痛性质和程度

腹痛性质表述受文化程度、语言习惯的影响,腹痛程度也受心理、精神因素影响,较难准确地评估,与病变严重程度不一定一致。中上腹持续性隐痛多为慢性胃炎或胃、十二指肠溃疡;突发的中上腹剧烈刀割样或烧灼样疼痛,多为胃、十二指肠溃疡穿孔;上腹部持续性钝痛或刀割样疼痛,阵发性加剧多为急性胰腺炎;持续性、广泛性剧痛伴腹壁肌紧张或板样强直,提示急性弥漫性腹膜炎。其中隐痛或钝痛多为内脏性疼痛,由胃肠张力改变或轻度炎症引起,胀痛可能为实质脏器包膜受牵张所致。胆石症或泌尿系统结石常为阵发性绞痛,疼痛剧烈,患者辗转不安;阵发性剑突下钻顶样疼痛是胆道蛔虫症的典型表现;绞痛多为空腔脏器痉挛、扩张或梗阻所引起。临床以肠绞痛、胆绞痛、肾绞痛最为常见,三者鉴别要点如表1-5。

表1-5 肠绞痛、胆绞痛、肾绞痛鉴别表

疼痛类别	疼痛的部位	其他特点
肠绞痛	多位于脐周、下腹部	常伴恶心、呕吐、腹泻、便秘,肠鸣音增强等
胆绞痛	位于右上腹,放射至右背与右肩胛	常有黄疸、发热、肝大和/或墨菲征阳性
肾绞痛	位于腰部并向下放射至腹股沟、外生殖及大腿内侧	常有尿频、尿急,小便化验有蛋白质、红细胞等

(四)发作时间

周期性、节律性上腹痛见于胃、十二指肠溃疡;餐后疼痛可能是胆胰疾病、胃部肿瘤或消化不良所致;子宫内膜异位症的腹痛与月经来潮相关;卵泡破裂者腹痛发生在月经间期。

（五）与体位的关系

某些体位可使腹痛加重或减轻。如反流性食管炎患者烧灼痛在躯体前屈时明显,直立位时减轻;胃黏膜脱垂者左侧卧位疼痛可减轻;十二指肠壅滞症患者膝胸位或俯卧位可使腹痛、呕吐等症状缓解;胰腺癌患者仰卧位时疼痛明显,前倾位或俯卧位时减轻。

【伴随症状】

1. **伴发热、寒战** 提示有炎症存在,见于急性胆道感染、胆囊炎、肝脓肿,也可见于腹腔外感染性疾病。

2. **伴黄疸** 可能与肝、胆、胰疾病相关,也见于急性溶血性贫血。

3. **伴休克有贫血者** 可能是腹腔脏器破裂(如肝、脾或异位妊娠破裂);无贫血者则可能是胃肠穿孔、绞窄性肠梗阻、肠扭转、急性出血坏死性胰腺炎等。腹痛与休克也可见于腹腔外疾病如心肌梗死、大叶性肺炎。

4. **伴呕吐、反酸** 提示食管、胃肠道病变,呕吐量大提示胃、肠梗阻;伴反酸、嗳气则提示胃、十二指肠溃疡、胃炎。

5. **伴腹泻** 提示消化吸收功能障碍、肠道溃疡、炎症、肿瘤。

6. **伴血尿** 可能为泌尿系统结石。

（赵 茜）

第二十五节 腰 背 痛

腰背痛(lumbodorsal pain)是常见的临床症状。许多疾病可以出现腰背痛,其中局部病变占大多数,可能与腰背部长期负重,其解剖结构易于损伤有关。邻近器官病变引起腰背痛也极为常见。

【分类和发病机制】

按病因腰背痛可分为5大类:包括外伤性腰背痛、炎症性腰背痛、退行性变引发腰背痛、先天性疾病引发腰背痛及肿瘤性疾病引发腰背痛。

（一）外伤性腰背痛

腰背部由脊柱、肋骨、软组织构成,脊髓从脊柱的椎管内通过,这些相关组织的解剖结构遭到损伤就会出现腰背痛。

1. **急性损伤** 因各种直接或间接暴力、肌肉拉力所致的腰椎脱位、骨折或腰肌软组织损伤。

2. **慢性损伤** 工作时的不良体位、长期劳动姿势、搬运重物等引起的慢性累积性损伤。

（二）炎症性腰背痛

1. **感染性炎症** 见于结核分枝杆菌、化脓性细菌或伤寒杆菌对腰部及软组织的侵犯形成感染性炎症。

2. **无菌性炎症** 寒冷、潮湿、类风湿关节炎引起的变态反应和重手法推拿可引起骨及软组织炎症。

（三）退行性变引发腰背痛

一般认为从20~25岁脊柱开始发生退行性变。包括纤维环及髓核组织的退行性变。如过度活动、经常处于负重状态,髓核则易于脱出,前后纵韧带、小关节会随椎体松动移位,引起韧带骨膜下出血,微血肿机化,骨化形成骨刺。髓核突出和骨刺可压迫或刺激神经而引起疼痛。

（四）先天性疾病引发腰背痛

常发生于腰骶部,是引起下腰痛的常见病因。常见的有隐性脊柱裂、腰椎骶化、骶椎腰化和椎体畸形等。此类疾病在年轻时常无症状,但这些先天性骨性薄弱环节,为累积性损伤时出现腰背痛提供了基础。

（五）肿瘤性疾病引发腰背痛

原发性或转移性肿瘤对胸、腰椎骨结构及软组织的破坏。

按引起腰背痛的原发病部位可分为四大类：

1. **脊椎疾病** 如脊椎骨折、椎间盘突出、脊柱肿瘤、先天脊椎畸形、增生性或感染性脊柱炎等。

2. **脊柱旁软组织疾病** 如腰肌劳损、风湿性多肌炎、腰肌纤维组织炎。

3. **脊神经根病变** 如脊髓压迫症、急性脊髓炎、颈椎炎。

4. **内脏疾病** 一般认为某些内脏与分布体表的传入神经进入脊髓同一节段并在后角发生联系，来自内脏的痛觉冲动直接激发脊髓体表感觉神经元，引起相应体表区域的痛觉，即放射痛和牵涉痛。呼吸系统疾病，如肺、胸膜病变引起上背部疼痛；泌尿系统疾病如肾输尿管结石，炎症及盆腔、直肠、前列腺、子宫附件炎症均可引起放射性腰背部疼痛。

【临床表现及特点】

（一）脊椎病变

1. **脊椎骨折** 有明确的外伤史，大多由高空坠下，足或臀部先着地，骨折处有压痛和叩痛，脊椎可能有后凸或侧凸畸形，伴活动障碍。

2. **椎间盘突出** 以青壮年多见，$L_4 \sim S_1$ 易发，常有搬运重物或扭伤史，可突发或缓慢起病。主要表现为腰痛和 / 或坐骨神经痛。有时在咳嗽、打喷嚏时疼痛加重，卧床休息时缓解。可有下肢麻木、冰冷感或间歇跛行。

3. **增生性脊柱炎** 又称退行性脊柱炎，多见于 50 岁以上人群，晨起时感腰痛、酸胀、僵直，活动腰部后可好转，但过多活动后，腰痛又加重。疼痛以傍晚最明显。平卧可减轻，疼痛不剧烈，敲击腰部有舒适感，腰椎无明显压痛。

4. **结核性脊椎炎** 是感染性脊椎炎中最常见的疾病，最易累及腰椎，其次为胸椎，常以背部疼痛为首发症状，疼痛局限于病变部位，呈隐痛、钝痛，夜间明显，活动后加重，伴有低热、盗汗、乏力、消瘦。晚期可有脊柱畸形、冷脓肿、脊髓压迫症状。

5. **化脓性脊柱炎** 不多见，常因败血症、外伤、腰椎手术、腰穿感染等所致。患者感剧烈的腰背痛，有明显压痛、叩痛，伴高热等全身中毒症状。

6. **脊椎肿瘤** 以转移性恶性肿瘤多见，如甲状腺癌、乳腺癌、前列腺癌等转移或多发性骨髓瘤累及脊柱。其表现为剧烈而持续的顽固性腰背痛，休息和服用药物均难缓解，并有放射性神经根痛。

（二）脊柱旁组织病变

1. **腰肌劳损** 常因腰扭伤治疗不彻底或累积性损伤所致，患者腰骶酸痛，休息时缓解，劳累后加重。弯腰工作时疼痛明显，伸腰或叩击腰部时可缓解。

2. **腰肌纤维组织炎** 常因寒冷、潮湿、慢性劳损致腰部筋膜及肌肉组织水肿、纤维变性。表现为腰背部弥漫性疼痛，以腰椎两旁肌肉及髂嵴上方明显，晨起加重，活动数分钟后好转，但活动过多疼痛又可加重，轻叩腰部疼痛可缓解。

（三）脊神经根病变

1. **脊髓压迫症** 见于椎管内原发或转移性肿瘤、硬膜外脓肿或椎间盘突出等。主要表现为神经根激惹，患者感颈背痛或腰痛，疼痛沿一根或多根脊神经后根分布区放射，程度剧烈，呈烧灼样或绞榨样痛，脊柱活动、咳嗽、打喷嚏时可加剧。可有定位性疼痛，并出现感觉障碍。

2. **蛛网膜下腔出血** 出血后刺激脊膜和脊神经后根时，可引起剧烈的腰背痛。

3. **骶神经根炎** 主要为下背部、腰骶部疼痛，疼痛向臀部及下肢放射，伴有僵直感，腰骶部有明显压痛，严重时出现节段性感觉障碍、下肢无力、肌萎缩及腱反射减退。

（四）内脏疾病引起的腰背痛

1. **泌尿系统疾病** 泌尿系统结石、结核、肿瘤、肾炎、肾盂肾炎等多种疾病都可引起腰背痛。肾结石多为绞痛、叩痛剧烈；肾肿瘤引起的腰痛多为钝痛或胀痛，有时呈绞痛；肾炎呈深部胀痛，位于腰肋三角区，并有轻微叩痛；肾盂肾炎腰痛较鲜明，叩痛较明显；肾脓肿多为单侧腰痛，常伴有局部肌紧张和压痛。

2. **盆腔器官疾病** 前列腺炎和前列腺癌常引起下腰骶部疼痛,伴有尿频、尿急、尿不尽感、排尿困难;慢性附件炎、宫颈炎和盆腔炎可引起腰骶部疼痛,伴有下腹坠胀感和盆腔压痛。

3. **消化系统疾病** 胃、十二指肠溃疡,后壁慢性穿孔时可累及脊柱周围组织,引起腰背肌肉痉挛、疼痛;急性胰腺炎常有左侧腰背部放射痛;部分胰腺癌可出现腰背痛,取坐位前倾时疼痛缓解,仰卧位时加重;溃疡性结肠炎和克罗恩病常伴下腰痛。

4. **呼吸系统疾病** 胸膜炎、肺结核和肺癌等可引起后胸部和侧胸肩胛部疼痛。胸膜病变时常在深呼吸时加重,而脊柱本身无病变,运动不受限,亦无压痛。

【伴随症状】

1. **伴脊柱畸形** 外伤后畸形为脊柱骨折错位所致;自幼则有畸形多为先天性脊柱疾病所致;缓慢起病者常见于脊柱结核和强直性脊柱炎。

2. **伴有活动受限** 见于腰背部软组织急性扭挫伤、脊柱外伤、强直性脊柱炎等。

3. **伴发热** 长期低热者见于脊柱结核、类风湿关节炎;高热者见于化脓性脊柱炎和椎旁脓肿、肾盂肾炎。

4. **伴尿频、尿急、尿不尽感** 见于尿路感染、前列腺炎或前列腺肥大;腰背剧痛伴血尿见于泌尿系结石。

5. **伴嗳气、反酸和上腹胀痛** 见于胃、十二指肠溃疡;腰痛伴腹泻或便秘见于溃疡性结肠炎或克罗恩病。

6. **下腰痛伴月经、白带异常** 见于宫颈炎、盆腔炎、卵巢及附件炎症或肿瘤。

7. **伴腹泻或便秘** 见于消化性结肠炎或克罗恩病。

（赵 茜）

第二十六节 关 节 痛

关节痛(arthralgia)是关节疾病最常见的症状。关节根据其活动性分为不动关节、微动关节、活动关节。肢体的运动功能主要靠活动关节维持,是大多关节痛的好发部位。根据不同病因及病程,关节痛可分为急性关节痛和慢性关节痛。急性关节痛以关节及周围组织的炎性反应为主,慢性关节痛以关节囊肥厚及骨质增生为主。

【病因及发生机制】

引起关节疼痛的病因复杂,关节痛可以是单纯的关节病变,也可以是全身疾病的局部表现。

(一)外伤

1. **急性损伤** 因外力碰撞关节或使关节过度伸展扭曲,骨质、肌肉、韧带等结构损伤,造成关节脱位或骨折,血管破裂,组织液渗出,关节肿胀疼痛。

2. **慢性损伤** 持续的慢性机械损伤,或急性损伤后关节面破损留下粗糙瘢痕,使关节润滑作用消失,长期摩擦关节面,产生慢性损伤。关节活动过度,可造成关节软骨的累积性损伤。关节扭伤处理不当或骨折不良愈合、畸形愈合所致负重不平衡,造成关节慢性损伤。关节长期负重,使关节软骨及关节面破坏。

(二)感染细菌直接侵入关节内

常见的病原菌有葡萄球菌、肺炎链球菌、结核分枝杆菌和梅毒螺旋体等。外伤后细菌侵入关节;关节穿刺时消毒不严或将关节外细菌带入关节内;关节附近骨髓炎、软组织炎症蔓延至关节内;败血症时细菌经血到达关节内。

(三)变态反应和自身免疫

1. **变态反应性关节炎** 因病原微生物及其产物、药物、异种血清与血液中的抗体形成免疫复合物,流经关节沉积在关节腔,引起组织损伤和关节病变。如类风湿关节炎、细菌性痢疾、过敏性紫癜和结核菌感染所致的反应性关节炎。

2. 自身免疫性关节炎 外来抗原或理化因素使宿主组织成分改变,形成自身抗原刺激机体产生自身抗体,引起器官和非器官特异性自身免疫病。关节病变是全身性损害之一,表现为滑膜充血、水肿,软骨进行性破坏,导致关节畸形,如类风湿关节炎,系统性红斑狼疮引起的关节病变。

(四) 退行性关节病

又称增生性关节炎或肥大性关节炎。病理变化为关节软骨退化变薄,碎裂坏死,软骨下组织硬化,骨小梁稀疏囊性变,骨关节边缘骨赘形成,滑膜充血水肿。分原发性、继发性。原发性无明显病因,多见于肥胖老年女性,有家族史,常有多关节受累。继发性骨关节病变多有创伤、感染或先天性畸形等基础病变,与吸烟、肥胖和重体力劳动也有关。

(五) 代谢性骨病

阳光照射不足、维生素 D 缺乏和磷摄入不足、消化不良等可致维生素 D 代谢障碍,引起骨软化性骨关节病;老年性、失用性骨质疏松等所致的骨质疏松性关节病;嘌呤代谢障碍所致的痛风;糖尿病性骨病;脂质代谢障碍所致的高脂血症性关节病;皮质醇增多症性骨病均可出现关节疼痛。

(六) 骨关节肿瘤

良性肿瘤如骨巨细胞瘤、骨软骨瘤和骨纤维异常增殖症。恶性骨肿瘤如骨肉瘤、骨纤维肉瘤、软骨肉瘤和转移性骨肿瘤。

【临床表现】

(一) 外伤性关节痛

急性者常在外伤后即出现受损关节疼痛、肿胀和功能障碍。慢性者有明确的外伤史,反复出现关节痛,常于过度活动、负重及气候寒冷等刺激时诱发,药物及理疗有效。

(二) 化脓性关节炎

起病急,全身中毒症状明显,畏寒、寒战、高热,体温高达 39℃ 以上。病变关节红肿热痛。若为肩、髋关节则因位置较深红肿不明显。病变关节持续疼痛,严重功能障碍,各个方向的被动活动均可引起剧烈疼痛。

(三) 结核性关节炎

儿童和青壮年多见,负重大、活动多、肌肉不发达的关节易于罹患。脊柱最常见,其次为髋、膝关节。早期症状和体征不明显,活动期常有低热、盗汗及食欲缺乏,病变关节肿痛,疼痛程度较化脓性关节炎轻,活动后疼痛加剧,晚期有关节畸形和功能障碍。若关节旁有窦道形成,常可见有干酪样物质流出。

(四) 风湿性关节炎

常为链球菌感染后出现,起病急,以膝、踝、肩和髋关节多见。病变关节出现红肿热痛、呈游走性,肿胀时间短,常在 1~6 周内自然消肿,无关节僵直,无畸形。

(五) 类风湿关节炎

多由一个关节起病,常以手中指指间关节为首发疼痛,继而出现其他指间关节和腕关节的肿痛。也可累及踝、膝、髋关节,常为对称性。病变关节活动受限、晨僵,可伴全身发热,晚期关节附近肌肉萎缩,关节软骨增生而出现畸形。

(六) 退行性关节炎

早期表现为步行、久站和气候变化时病变关节疼痛,休息可缓解。若受累关节为掌指和指间关节,患者感关节疼痛、手指僵硬、肿胀、活动不便。若受累关节为膝关节,常伴关节腔积液,局部皮温升高,关节边缘压痛。晚期病变关节疼痛加剧,并向他处放射,关节有摩擦感,活动时有响声。关节周围肌肉挛缩呈屈曲畸形,常有跛行。

(七) 痛风关节炎

常在劳累、饮酒、高嘌呤饮食后出现关节剧痛,起病急,局部皮肤红肿灼热。病变呈自限性,有时在 1~2 周内自行消退,但常复发。以第 1 跖趾、拇指关节多见,手、腕、肘、膝、踝关节也可受累。晚期可出现关节畸形,经久不愈的皮肤破溃,常有白色乳酪状分泌物流出。

【伴随症状】

1. 伴高热、畏寒、局部红肿灼热见于化脓性关节炎。

2. 伴低热、盗汗、消瘦、乏力、食欲缺乏见于结核性关节炎。

3. 全身小关节对称性疼痛,伴有晨僵和关节畸形、皮下结节、肺纤维化见于类风湿关节炎。

4. 关节疼痛呈游走性,伴心肌炎、舞蹈病见于风湿热。

5. 伴局部红肿灼热、血尿酸升高见于痛风。

6. 伴有皮肤红斑、光过敏、低热、多发浆膜腔积液和多器官损害见于系统性红斑狼疮。

7. 伴有皮肤紫癜、腹痛、腹泻见于关节受累型过敏性紫癜。

（赵　茜）

附表 1-1 SP 问诊评分表

项目	项目分	内容及评分标准		满分	扣分
介绍	5	医师介绍自己的姓名、身份、目的、有礼貌,正确称呼患者		5	
问诊内容	80	1. 一般项目:姓名、年龄、工作单位及职业、文化程度、联系方式、住址、籍贯、婚否(每项 1 分)		8	
		2. 主诉		8	
		3. 现病史	A. 起病时间:	2	
			B. 病因与诱因:	3	
			C. 主要症状的特点:	10	
			D. 病情的发展与转归:	3	
			E. 伴随症状(包括鉴别的阴性症状):	10	
			F. 诊治经过(诊治医院名称、药物、疗效):	7	
			G. 病程中的一般情况(精神、饮食、睡眠、大小便情况及体重变化):	5	
		4. 既往史:		5	
		5. 个人史:		6	
		6. 婚育史:		女性:3 男性:6	
		7. 月经史:		女性:3 男性:0	
		8. 家族史:		3	
		9. 与患者沟通初步诊断、下一步需要的检查和初步处理意见		4	
问诊技巧	15	1. 问诊组织合理,提问有条理性,重要信息核实,有恰当小结		3	
		2. 注意问诊技巧:无诱导性提问、诘难性提问、连续性提问(有 1 处缺陷则扣 1 分,扣至零分为止),中间有适当停顿,及时回应患者		3	
		3. 不用难懂的医学名词或术语提问,如果使用术语,要立即向患者解释		2	
		4. 询问者注意聆听,不轻易打断患者讲话		2	
		5. 谦虚礼貌、尊重患者,对患者有友好的眼神,有体谅及鼓励的语言		2	
		6. 问诊结束时,感谢患者的配合		3	
总分	100			100	

第二篇

体格检查

体格检查(physical examination)是指医师运用自己的感官和借助一些简单的工具,如听诊器、血压计、叩诊锤、体温计、压舌板等,按特定的步骤和方法,作用于患者或受检者身体上相应的部位,获取与疾病有关的信息或人体正常状况的信息,从而客观地了解和评估人体状况的一系列最基本的检查方法。医师通过体格检查所获得的客观印象或征象称为体征(sign),如果获得的客观印象是异常的,通常称为阳性体征;如果获得的客观印象是正常的,通常称为阴性体征。医师根据全面体格检查的结果,提出对患者健康状况和疾病状态的临床判断称为检体诊断(physical diagnosis)。许多疾病只需通过体格检查并结合病史,不需要其他仪器设备,就可以做出临床诊断,例如,患者有反复发作的呼气性呼吸困难,肺部听诊有弥漫性哮鸣音时,可诊断为支气管哮喘;在心尖区触及舒张期震颤并闻及舒张期隆隆样杂音,可判断为二尖瓣狭窄;触及骨擦感及听到骨擦音,可诊断为相应部位的骨折。

体格检查是一项重要的临床基本功。体征在一定程度上反映疾病的病理变化,对病情轻重的判断有较大的意义,是疾病诊断和鉴别诊断重要的客观证据,同时也是后续准确选择实验室检查和特殊检查项目,以协助诊断的主要依据。体格检查的最大特点在于其客观性,用实证取代印象,用事实取代臆断,这些客观存在的体征,应能在一段时间内、同样条件下被同行检出,体征因而成为诊断疾病的重要依据。

体格检查的内容、顺序和方法,是现代医学经过多年的发展,反复实践,不断锤炼总结的经验和规律,有其深厚的科学背景和应用价值,是临床诊断方法的重要组成部分。在当前的社会环境下,医学生难以获得充分、真实的临床体验机会,要想学好体格检查,除了勤学苦练以外,还要与生理、病理知识融会贯通,与影像资料,如 B 超、X 线、CT 等对比分析,充分利用现代先进的医疗设备和发达的网络信息资料,加深对体格检查各方面的认识和理解,在理解的基础上记忆会事半功倍,做到既知其然,更知其所以然。

体格检查的过程也是医患沟通、建立相互信任的过程。和蔼可亲的态度、温柔正确的手法、幽默诙谐的互动,有助于建立良好的医患关系,有助于获得患者的信任,得到患者充分的配合,从而获取真实、准确的病情资料。

第一章

全身状况、皮肤、淋巴结、头颈部检查

一般检查是体格检查的第一步，是对患者全身状态的全面性观察，包括视诊、触诊、叩诊、听诊及嗅诊。一般检查包含的内容：性别、年龄、体温、呼吸、脉搏、血压、发育与体型、营养、意识状态、面容与表情、体位、姿势、步态、皮肤、淋巴结检查。

【全身状况检查】

(一)性别

根据性征不难判断。性别(sexual)一般一眼得知，正常人的性征不难辨别。性征的正常发育与雌激素、雄激素有关。男性仅与雄激素有关，出现睾丸、阴茎的发育；女性的乳房、女阴、子宫及卵巢的发育受雌激素影响，体毛的多少、大阴唇与阴蒂的发育受雄激素的影响。男性与女性在生殖器的发育，体毛的分布、多少，皮脂腺分泌，声音高低以及细胞染色体核型分析上均有显著差异，男性阴毛、腋毛多，阴毛呈菱形分布，声音低沉而洪亮，皮脂腺分泌多。

疾病的发生与性别有一定关系：肾上腺皮质肿瘤或长期使用肾上腺皮质激素可导致女性男性化发育，如痤疮、多毛；肝硬化患者男性可出现乳房女性化发育；甲状腺疾病、系统性红斑狼疮女性多见；甲型血友病、胃癌、食管癌男性多见。

(二)年龄

随着年龄(age)的增长，机体从出生开始逐步经历从婴儿、儿童、青少年、青年、中年、老年的生长发育、成熟、衰老等一系列过程，不同年龄阶段表现在皮肤弹性，光泽度，肌肉状态，毛发颜色和分布，面、颈部皮肤皱纹，牙齿状态各不相同。在一些特殊情况下，如果患者存在意识障碍、隐瞒年龄，死亡等情况，又无知情人在场时，则需要通过外部特征判断年龄；另外，不同的年龄与疾病发生率有关，佝偻病、麻疹、百日咳多发生在儿童；风湿热、结核多发生在青少年；动脉粥样硬化和肿瘤多发生在老年人。

(三)生命体征

生命体征(vital sign)主要是表明生命活动存在的质量，包括体温、脉搏、呼吸、血压，是体格检查中的必查项目。

1.体温

(1)体温(temperature,T)的测量方法：

1)口测法：将体温计放置在患者舌下，闭嘴约5min后取出读取数值，正常范围为36.3~37.2℃。

2)腋测法：测量腋窝温度，因测量简单、方便、卫生、不易引起交叉感染，是目前最常使用的测温方法，其测量方法是将体温计夹于腋窝，10min后取出读取数值，正常范围为36.0~37.0℃，比口腔温度约低0.2~0.4℃。

3)肛测法：测量直肠温度，测量方法是将体温计消毒后涂上润滑油，然后插入肛门，插入深度约体温计的一半，测量5min后取出读取数值，正常值36.5~37.7℃，比口腔温度约高0.2℃~0.5℃。

(2)体温测量注意事项：

1）测量前需将体温表水银柱甩至 36.0℃以下。

2）口测法测量前 5min 勿食过冷、过热食物及饮料,如使用体温计中含有水银,则该方法不适用于小儿、昏迷者,以免水银柱破裂致重金属误服。

3）腋测法测量前勿用冷、热毛巾擦拭腋部,有汗要用干毛巾擦干,测量时腋窝附近勿置热水袋或冰袋,部分明显消瘦的患者、病情危重或神志不清的患者要注意测量时需将腋窝夹紧,以免测量结果低于实际体温。

4）肛测法插入肛门内达体温计一半,多用于小儿、昏迷者。

(3) 正常人 24h 体温波动不超过 1℃;生理状态下,早晨稍低,下午稍高;进餐后、劳动或剧烈运动后,体温略有升高;突然进入高温环境或情绪激动等因素也可使体温略有升高;妇女在排卵期和妊娠期体温稍高于正常;不同的年龄阶段也存在轻微的体温差异,如小儿因代谢率高,体温较成年人偏高;老年人由于代谢率低,其体温比青壮年稍低。

2. 脉搏　一般测量脉搏(pulse,P)是扪诊浅表动脉,多测量桡动脉,也可检查颞动脉、颈动脉、肱动脉、股动脉、足背动脉。主要检查每分钟脉搏次数及节律。正常成人安静、休息情况下,脉搏次数 60~100 次 /min,脉搏与心率一致,节律整齐。

3. 呼吸(respire,R)　正常成人静息状态下呼吸次数 12~20 次 /min,呼吸节律基本上均匀整齐。呼吸与脉搏之比为 1:4。呼吸次数超过 20 次 /min 称呼吸过速,呼吸次数低于 12 次 /min 称呼吸过缓。

4. 血压(blood pressure,BP)　血压是血液在血管内流动时,流动的血液对血管壁的侧压力,一般指体循环动脉血压。心脏收缩时,动脉血压所达到的最高数值为收缩压;心脏舒张时,动脉血压下降到的最低数值为舒张压。

(1) 血压的测量方法:

1）直接测压法:即有创测量,穿刺动脉后将导管送至主动脉后测压。此法测压不受外周动脉收缩的影响,精确、实时,但为有创方式,操作复杂,故多用于危重、疑难病例。

2）间接测量法:即用血压计袖带测压法,该法操作简便,方便易行,但易受周围动脉收缩等因素的影响。常用的血压计有水银柱式、电子和弹簧式血压计,这些血压计须经国际标准(BHS、AAMI、ESH)检验合格。

(2) 血压测量的注意事项:被检查者半小时内应禁用咖啡、禁烟、排空膀胱,测量时周围环境保持安静,测量之前患者应安静休息至少 5min。

(3) 诊室血压测量步骤:

1）测量坐位上臂血压,上臂应置于心脏水平。

2）推荐使用经过验证的上臂式医用电子血压计,水银柱血压计将逐步被淘汰。

3）使用标准规格袖带(气囊长 22~26cm、宽 12cm),肥胖者或臂围大者(>32cm)应使用大规格气囊袖带。

4）首诊时测量两上臂血压,以血压读数较高的一侧作为测量的上臂。

5）测量血压时,应至少测量 2 次,间隔 1~2min,若差别 ≤ 5mmHg,则取 2 次测量的平均值;若差别 >5mmHg,应再次测量,取 3 次测量的平均值。

6）老年人、糖尿病患者及出现体位性低血压情况者,应该加测站立位血压,站立位血压是在卧位改为站立位后 1min 和 3min 时测量。

7）在测量血压的同时,应测脉搏。

(4) 水银柱血压计操作流程:可取坐位或仰卧位,裸露上肢,并伸直外展,肘部与心脏保持同一水平。打开血压计,将袖带绑于上臂,注意选择合适的袖带,袖带至少应包裹 80% 上臂,使其下缘在肘窝横纹上约 2~3cm,气袖中央对准肱动脉,检查者在肘内侧触及肱动脉搏动后,将听诊器体件置于搏动上方。向袖带内缓慢充气,边充气,边听诊,待肱动脉搏动消失后,再升高 30mmHg,然后缓慢放气,按 2~6mmHg/s 的速度放气,双眼平视水银柱,随水银柱缓慢下降。根据 Korotkoff 5 期法,听到的第一声响亮拍击声(第 1 期)为收缩压;然后拍击声减弱并伴有柔和的吹风样杂音为第 2 期;当压力下降、动脉血量增加后,拍击声增强、杂音消失为第 3 期;之后音调突然变得沉闷为第 4 期;最终声音消失为第 5 期,即舒张压。某些严重贫血、妊娠妇女、甲状腺功能亢进等,可出现 Korotkoff 音不消失,可将第 4 期读数作为舒张压,也可以同时记录两个数值作为舒张压,如血压 150/(70~50)mmHg。血压应至少测量 2 次,两次间隔 l~2min,若两次血压读数收缩压或舒张压相差 5mmHg 以内,取 2 次测量的平均值作为血压值,若读数相差 5mmHg 以上,应测量第三次血压,取三次血压平均值作为最终读数。收缩压与舒张压的差值为脉压,平均动脉压为舒张压加上脉压的 1/3。

(5)动态血压监测:动态血压监测(ambulatory blood pressure monitoring,ABPM)是高血压诊治及评估降压疗效的一项重要手段。动态血压监测仪应符合国际标准(BHS、AAMI 和 / 或 ESH)。动态血压监测常规设定 24h 记录血压。一般测压间隔时间可为 15min、20min 或 30min。正常情况下,白昼血压值较夜间高 10%~15%。国内动态血压的高血压诊断标准为:24h 平均血压值 ≥ 130/80mmHg;白昼平均值 ≥ 135/85mmHg;夜间平均值 ≥ 120/70mmHg。

(6)各种血压测量方法评价:

1)诊室血压是我国目前诊断高血压,进行血压水平分级以及观察降压疗效的常用方法。

2)有条件者应进行诊室外血压测量,用于诊断白大衣高血压及隐蔽性高血压,评估降压治疗的疗效,辅助难治性高血压的诊治。

3)动态血压监测可评估 24h 血压昼夜节律、体位性低血压、餐后低血压等。

4)家庭血压监测可辅助调整治疗方案。基于互联网的远程实时血压监测是血压管理的新模式。

5)精神高度焦虑的患者,不建议频繁自测血压。

(7)高血压的诊断性评估包括以下三个方面:

1)确立高血压诊断,确定血压水平分级。

2)判断高血压的原因,区分原发性高血压还是继发性高血压。

3)寻找其他心脑血管危险因素、靶器官损害以及相关临床情况,从而做出高血压病因的鉴别诊断和评估患者的心血管疾病风险程度,指导诊断与治疗。

(8)血压标准:参照中国高血压防治指南(2018 年)的标准,如表 2-1-1。

表 2-1-1 血压水平分类和定义

类别	收缩压 /mmHg	舒张压 /mmHg
正常血压	<120[*]	<80
正常高值	120~139[**]	80~89
高血压:		
1 级高血压(轻度)	140~159[**]	90~99
2 级高血压(中度)	160~179[**]	100~109
3 级高血压(重度)	≥ 180[**]	≥ 110
单纯收缩期高血压	≥ 140[*]	<90

注:1. 血压分类需要同时满足收缩压和舒张压。

2. 当收缩压和舒张压分属不同级别时,以较高的分级为准。

[*] 和。

[**] 和 / 或。

(9)血压变化的临床意义:

1)高血压按标准测量法:至少 3 次非同日血压值收缩压 ≥ 140mmHg 和 / 或舒张压 ≥ 90mmHg,即可诊断高血压,如果仅有收缩压 ≥ 140mmHg,舒张压正常,称为单纯收缩期高血压。引起血压升高的原因有很多,可分为原发性高血压和继发性高血压,其中绝大多数是原发性高血压。

2)低血压:血压低于 90/60mmHg 时称低血压。患者平卧 5min 以上,站立时伴头晕或晕厥,站立 5min 时的收缩压比站立 1min 时的收缩压下降 20mmHg 以上,可诊断为直立性低血压。低血压病因有很多,有生理性低血压和病理性低血压,生理性低血压主要与个人体质相关,无需特殊处理,病理性低血压可见于某些严重病症,如急性心肌梗死、休克等。

3)脉压改变:脉压是收缩压和舒张压的差值,正常脉压的大小是 30~60mmHg,动脉硬化、甲状腺功能亢进等时脉压明显增大。心包积液、严重心力衰竭时脉压减小。

4)双上肢血压:正常情况下,双上肢血压可相差 5~10mmHg,若超过此范围则属异常,多见于主动脉夹层、大动脉炎等疾病。

5)上下肢血压:正常情况下,上下肢血压不同,下肢血压可比上肢高 20~40mmHg,如上肢血压比下肢高时,可能为大动脉炎胸腹主动脉型、主动脉缩窄等。

(四) 发育与体型

1. 发育 (development)　发育是以年龄、智力、体格成长状态(身高、体重及第二性征)来判断。分为正常、不正常。机体的发育受种族遗传、内分泌、营养代谢、生活方式及体育锻炼等多种因素的影响。

成人发育正常指标包括:头长为身高的 1/8~1/7 ;胸围为身高的一半;两上肢展开的长度为身高;坐高等于下肢长度。

2. 体型 (habitus)　体型是身体各部位发育的外观表现,包括骨骼、肌肉的成长和脂肪分布,成年人的体型分为以下三种:

1)无力型(瘦长型):表现为体高肌瘦、颈细长、肩窄下垂、胸廓扁平,腹上角小于 90°。

2)超力型(矮胖型):表现为身体矮胖、颈粗短、肩宽平,腹上角大于 90°。

3)正力型(均称型、匀称型):表现为身体各个部分结构匀称适中,腹上角 90° 左右,见于多数成年人。

病态异常体型常见的有:垂体前叶功能亢进表现为巨人症,垂体功能减退表现为垂体性侏儒症,甲状腺功能减低表现为呆小症。

(五) 营养状态

营养状态(state of nutrition)与食物的摄入、消化、吸收和代谢密切相关,其好坏可作为鉴定健康和疾病程度的标准之一,通常采用良好、肥胖和消瘦进行描述。营养状态一般通过皮肤、毛发、皮下脂肪、肌肉发育情况来判断。最简便的评价方法是测皮下脂肪厚度。最适宜的检查部位是前臂屈侧、上臂背侧下 1/3 部位;分为营养良好、不良、中等。

1. 营养良好　表现为指甲、毛发润泽,皮肤光泽,弹性良好,黏膜红润,皮下脂肪丰满而有弹性,肌肉结实,肋间隙及锁骨上窝深浅适中,肩胛部和股部肌肉丰满。

2. 营养不良　表现为指甲粗糙无光泽、毛发稀疏,皮肤黏膜干燥,弹性降低,皮下脂肪菲薄,肌肉松弛无力,肋间隙、锁骨上窝凹陷,肩胛骨和髂骨嶙峋突出。营养不良是由于摄食不足或(和)消耗增多引起。一般轻微或短期的疾病不易导致营养状态的异常,故营养不良多见于长期或严重的疾病。当体重减轻低于正常(标准体重)的 10% 时称为消瘦(emaciation),极度消瘦者称为恶病质(cachexia)。

营养不良见于:①食管、胃肠道疾病,神经系统及肝、肾等内脏疾病引起的严重恶心、呕吐等所致的摄食障碍;②胃、肠、胰腺、肝脏及胆道疾病引起消化液或酶的合成和分泌减少,影响消化和吸收致消化障碍;③慢性消耗性疾病和严重神经精神因素的影响,如长期活动性肺结核、恶性肿瘤、代谢性疾病、内分泌疾病,出现糖、脂肪和蛋白质的消耗过多。总的来说就是摄入不足、吸收障碍或消耗增多。

3. 营养中等　介于营养良好、营养不良两者之间。

国际上通用的体重指数(body mass index,BMI)是目前常用的衡量人体胖瘦程度以及是否健康的一个标准。体重指数又称身体质量指数,简称体质指数,是用体重公斤数除以身高米数平方得出的数字,即体重指数 = 体重(kg)/ 身高 $^2(m)^2$。世界体重组织拟定的世界标准是 BMI 在 18.5~24.9 属正常范围,理想体重指数为 22,体重指数大于 24 为超重,肥胖为 ≥ 30,我国的标准为男性大于 28,女性大于 25,即为肥胖症。

肥胖的最常见原因为热量摄入过多,超过消耗量,常与遗传、生活方式、内分泌、运动和精神因素有关。按病因可将肥胖分为外源性和内源性两种。腰围是衡量腹部肥胖的一个重要指标,它反映了腹部脂肪蓄积的程度,而腹部脂肪的蓄积与一系列代谢异常有关。成人男性腰围 ≥ 90cm,女性腰围 ≥ 85cm 为腰部肥胖,称为腹型肥胖。

(六) 意识状态

意识状态(consciousness)是大脑高级神经中枢功能活动的综合表现,即对外界环境的知觉状态。正常人意识清晰,反应敏锐,思维活动正常。而疾病情况下可以出现意识障碍,按程度分为嗜睡、意识模糊、昏睡、昏迷、谵妄。

(七) 面容与表情

健康人的面容与表情(facial features and expression)表现为表情自然,神态安怡,双目有神。疾病情况下可出现特殊面容,常见的有以下几种:

1. **急性病容** 患者表现为面颊潮红,兴奋不安,呼吸急促,鼻翼扇动,痛苦呻吟,口唇疱疹等。见于急性感染性疾病,如肺炎球菌肺炎、疟疾、流行性脑脊髓膜炎等。

2. **慢性病容** 患者表现为面容憔悴,面色苍白或灰暗,精神萎靡,目光暗淡,表情忧郁,瘦弱无力。见于慢性消耗性疾病,如恶性肿瘤、肝硬化、严重肺结核。

3. **病危面容** 患者表现为面容枯槁,面色灰白或发绀,表情淡漠、眼眶凹陷;目光无神;皮肤湿冷,甚至大汗淋漓。见于严重脱水、出血、休克等患者。

4. **二尖瓣面容** 患者表现为面容晦暗,口唇发绀,两面颊呈淤血性的紫红色,见于风湿性心瓣膜病二尖瓣狭窄。

5. **甲状腺功能亢进面容** 患者表现为面容惊愕,眼裂增宽,眼球凸出,目光闪烁,表情兴奋,烦躁易激动,易发怒,见于甲状腺功能亢进症。

6. **黏液性水肿面容** 患者表现为颜面水肿,面色苍黄,目光呆滞,表情淡漠,反应迟钝,眉毛、头发稀疏脱落,舌色淡、肥大,见于甲状腺功能减退症。

7. **满月面容** 患者面容表现为圆如满月,皮肤发红,常伴痤疮和胡须生长。见于肾上腺皮质增生等所致的库欣综合征和长期应用糖皮质激素的患者。

8. **肢端肥大症面容** 患者表现为头颅增大,面部变长,眉弓及两侧颧部隆起,耳鼻增大,唇舌肥厚,下颌增大向前突出,见于肢端肥大症。

9. **伤寒面容** 患者表现为表情淡漠,反应迟钝,呈无欲状态,见于伤寒、脑炎、脑脊髓膜炎等。

10. **苦笑面容** 患者表现为牙关紧闭,面肌痉挛,呈苦笑状态,见于破伤风。

11. **面具面容** 患者表现为面部呆板,无表情,似戴面具样,见于帕金森病、脑炎。

(八) 体位

体位(position)指患者休息状态下身体所处的位置。

1. **自主体位(active position)** 是指患者身体活动自如,不受限制,休息的状态下可以自主变换身体的位置,见于正常人、疾病早期或病情较轻的患者。

2. **被动体位(passive position)** 是指休息的状态下患者不能自己调整或变换肢体的位置。常见于极度衰弱或意识丧失的患者。

3. **强迫体位(compulsive position)** 是指休息的状态下患者为了减轻疾病的痛苦,被迫采取某种体位。

(1)强迫仰卧位:仰卧位,双腿蜷曲,能减轻腹肌紧张度,减轻疼痛,见于某些因腹部疾患如腹膜炎、胰腺炎等造成的疼痛。

(2)强迫俯卧位:俯卧位可以减轻腰背部肌肉的紧张程度,常见于身体背部及疾患,如脊柱炎、脊柱结核、脊柱外伤等。

(3)强迫侧卧位:见于患一侧胸膜炎和一侧大量胸腔积液的患者,侧卧位能减轻痛苦,并可使健侧的呼吸肌及肺部代偿性地呼吸以减轻呼吸困难。

(4)强迫坐位:又称端坐呼吸(orthopnea),端坐位膈肌位置下移易于呼吸,有助于胸廓及辅助呼吸肌运动,使肺通气量增加;且由于双下肢下垂后位置低于心脏,使血液回流心脏减少,减轻心脏负担,多见于严重左心衰患者或肺功能不全的患者。

(5)角弓反张位:患者由于颈及脊背肌肉强直,头向后仰、背过伸、胸腹前凸,躯干呈弓形,见于破伤风、脑炎及小儿脑膜炎等。

（九）语调与语态

语调（tone）指言语过程中的音调，语态（voice）指言语过程中的节奏。神经及咽喉部病变可导致语调改变，如喉炎、喉返神经麻痹表现为声嘶；脑血管意外表现为音调变浊、发音困难；语态异常指言语过程中的节奏紊乱，如帕金森病、舞蹈症、手足徐动症可表现为语言节奏紊乱，出现言语不畅、快慢不均。

（十）姿势

姿势（posture）指举止状态。健康人躯干端正，肢体动作灵活适度。健康状态对姿势有一定影响。如颈椎病时刻出现颈椎活动受限；端坐呼吸见于充血性心衰。

（十一）步态

步态（gait）指走动时的姿态，疾病情况下可出现特殊步态。

1. **蹒跚步态**　患者走路时靠躯干两侧摇摆，使对侧骨盆抬高，来带动下肢提足前进，所以每走一步，躯干要向对侧摆动一下，看上去像鸭子行走，所以又称"鸭行步"。常见于小儿先天性髋关节双侧脱位、进行性肌营养不良、严重的 O 形腿以及臀上神经损害。

2. **醉酒步态**　患者行走时步态蹒跚、摇晃和前后倾斜，似欲失去平衡而跌倒，东倒西歪，不能通过视觉纠正，见于小脑疾患、酒精中毒；

3. **间歇性跛行**　患者开始走路时步态正常，但行走一段距离（严重者不到百米）就因下肢疼痛而被迫停步，需蹲下或休息片刻，待症状缓解后再重新起步。呈走走—歇歇—停停状态，因此称为间歇性跛行。常见于腰椎管狭窄症、坐骨神经受累以及血栓闭塞性脉管炎局部供血不足、下肢动脉硬化。

4. **慌张步态**　患者行走时躯干弯曲向前，髋、膝和踝部弯曲，起步慢、止步难和转身困难，小步态碎步而行，呈前冲状，易跌倒。上肢协同摆动消失，见于晚期帕金森病。

5. **跨阈步态**　患者由于胫骨前肌、腓肠肌无力导致垂足，行走时患肢抬高，如跨门槛样。见于腓总神经麻痹、腓骨肌萎缩症和进行性脊肌萎缩症等。

6. **剪刀式步态**　是痉挛性麻痹的一种表现，患者肌张力增加，腱反射亢进，表现为髋关节屈曲、内收、内旋，足下垂及内翻，行走时双膝互相摩擦，甚至两腿完全交叉，呈典型的"剪刀式"步态，见于脑瘫、截瘫。

【皮肤检查】

皮肤是人体最大的器官，总重量占体重的 5%~15%，总面积为 1.5~2m²，厚度因人或因部位而异，为 0.5~4mm。皮肤覆盖全身，皮肤具有两个方面的屏障作用：一方面防止体内水分、电解质和其他物质的丢失；另一方面阻止外界有害物质的侵入，它使体内各种组织和器官免受物理性、机械性、化学性和病原微生物性的侵袭，保持着人体内环境的稳定，同时皮肤也参与人体的代谢过程。皮肤本身的疾病较多，疾病的情况下也可出现多种皮肤病变及反应。皮肤的病变及反应可以是全身性的，也可以是局部性的，一般通过视诊和触诊检查。

（一）颜色

皮肤有几种颜色（color），如白、黄、红、棕、黑色等，主要因人种、年龄及部位不同而异。肤色与种族、毛细血管分布、血液充盈度、色素量的多少、皮下脂肪厚薄有关。贫血、休克可出现皮肤苍白；发热性疾病、饮酒、中毒（阿托品、CO）可出现皮肤发红；缺氧可出现发绀；黄疸可出现皮肤黄染；慢性肾上腺皮质功能减退、肝硬化、肝癌晚期可出现色素沉着，妊娠期可出现妊娠斑，老年人可出现老年斑；白癜风可出现局限性皮肤色素脱失、白化症可出现局限性皮肤色素脱失。

（二）湿度

皮肤湿度（moisture）与汗腺分泌有关。年纪增长、皮脂分泌不足、气温下降可造成皮肤干燥，寒冷、干燥、疾病情况下汗腺分泌会受到影响，如风湿病、结核病、甲亢可出现出汗多，皮肤湿润；维生素 A 缺乏、硬皮病、尿毒症、脱水可出现出汗少而皮肤干燥。

（三）弹性

皮肤弹性（elasticity）与年龄、营养状态、皮下脂肪及组织间隙含液量有关。儿童及青少年皮肤富有弹性，中年以后皮肤逐渐松弛，弹性减弱，老年人皮肤萎缩，皮下脂肪减少，皮肤弹性减退明显。最适宜的检查部位是上臂内侧肘上 3~4cm 处。长期消耗性疾病、严重脱水可导致皮肤弹性减退。

(四) 皮疹

皮疹 (skin eruption) 是全身性疾病的表现,种类和形态各异,常见于传染病、皮肤病、药物和其他物质所致的过敏反应。皮肤出现皮疹需记录出现及消失时间、发展顺序、部位、形状大小、颜色,压之是否褪色、平坦或隆起,有无瘙痒、脱屑、融合、渗出,是向心性生长还是离心性生长。临床常见皮疹有:

1. **丘疹 (papules)** 局限性高出于皮面伴局部颜色改变,见于药疹、麻疹、猩红热、湿疹。

2. **斑疹 (maculae)** 不隆起于皮面的局部皮肤发红,见于斑疹伤寒、丹毒。

3. **斑丘疹 (maculopapule)** 稍高出于皮面,在丘疹周围有皮肤发红的底盘,见于风疹、药疹。

4. **荨麻疹 (urticaria)** 隆起皮面苍白或红色的局限性水肿,大小不等、形态各异,见于药物过敏、食物过敏。

5. **玫瑰疹 (roseola)** 直径 2~3cm 的鲜红色圆形斑疹,系病灶周围血管扩张所致,按压可褪色,多见于胸腹部,见于伤寒、副伤寒。

(五) 皮下出血

皮下出血 (subcutaneous hemorrhage) 是人体内毛细血管破裂造成的出血,根据出血直径大小分为:

1. **瘀点 (petechia)** 皮下出血直径 <2mm。

2. **紫癜 (purpura)** 皮下出血直径 3~5mm。

3. **瘀斑 (ecchymosis)** 皮下出血直径 >5mm。

4. **血肿** 片状出血伴有皮肤显著隆起。

对于较小的皮下出血需要与皮疹鉴别,皮下出血按压时不褪色;皮疹按压时褪色,放手后又复现。出现皮下出血要注意是否有牙龈出血、鼻出血、月经过多和发热、贫血等情况,临床主要见于造血系统疾病、重症感染、血管相关性疾病,以及毒物或药物中毒。

(六) 脱屑

皮肤脱屑 (desquamation) 常见于正常皮肤表层不断角化和更新。数量少的脱屑一般不宜察觉,病理情况下可出现皮肤大量脱屑。银白色鳞状脱屑见于银屑病,米糠样脱屑见于麻疹,片状脱屑见于猩红热。

(七) 蜘蛛痣与肝掌

1. **蜘蛛痣 (spider angioma)** 蜘蛛痣是皮肤皮下小动脉末端分支性扩张形成的血管痣,形态似蜘蛛。产生的部位多在上腔静脉分布区,如面、颈、手背、上臂、前臂、前胸、肩部,大小约针头至数厘米大。蜘蛛痣的特点是用针尖压迫蜘蛛痣的中心,辐射状小血管网消退,去除压力后血管网再现。蜘蛛痣产生的原因与肝内雌激素灭活减弱有关。临床多见于急、慢性肝炎,肝硬化,健康妇女妊娠期也可见。

2. **肝掌 (liver palma)** 肝掌产生的机制及临床意义同蜘蛛痣,在手掌大、小鱼际处出现发红,加压后褪色。

(八) 水肿

水肿 (edema) 是皮下组织的细胞内及组织间隙液体积聚过多。根据水肿程度的轻重,水肿分度如下:

1. **轻度水肿** 见于眼睑眶下软组织、胫前、踝部、卧位腰骶部,指压后组织轻度下陷,平复较快。

2. **中度水肿** 全身疏松组织均可见水肿,指压后出现明显或较深下陷,平复缓慢。

3. **重度水肿** 全身组织严重水肿,甚至水肿部位皮肤紧绷发亮,有液体渗出,可有胸腔、腹腔、心包腔等浆膜腔积液。

(九) 皮下结节

皮下结节 (subcutaneous nodules) 通过视诊发现,为一种皮肤上较硬的,圆形或椭圆形的无痛性小结。直径为 0.2~10cm 大小,常位于受摩擦较多部分,如手肘部伸侧、跟腱、头皮、坐骨结节或关节周围,耳和鼻梁少见。皮下结节很少引起症状,偶尔可破裂或并发感染。典型的皮下结节生长缓慢,可持续存在或在病变缓解时消失。皮肤如有皮下结节需注意大小、硬度、活动度、有无压痛。皮下结节见于类风湿活动、风湿小结、痛风结节、Osler 小结、游走性寄生虫结节。

(十) 瘢痕

瘢痕 (scar) 为皮肤外伤或病变愈合后结缔组织增生形成的斑块。瘢痕是各种创伤后所引起的正常皮肤组织的外观形态和组织病理学改变,它是人体创伤修复过程中的一种正常的、必然的生理反应,也是创伤愈合过程的必然结果。瘢痕生长超过一定的限度会发生各种并发症,诸如外形的破坏及功能活动障碍等,尤其是烧伤、烫伤、严重外伤后遗留的瘢痕,给患者带来巨大的肉体和精神痛苦。

（十一）毛发

毛发(hair)为皮肤上角化附属结构表皮分化的特殊变型器官,机体脏器的病变可能影响毛发的生长、颜色、多少、质量。毛发包括:头发、眉毛、睫毛、阴毛等,检查时要注意有无脱落。病理性毛发脱落见于脂溢性皮炎脱发、斑秃、接触放射线、化疗等。

【淋巴结检查】

淋巴结分布于全身,是人体重要的免疫器官,是一种圆形或者椭圆形结构,大多集中于颈部、肠系膜、腋及腹股沟等处,与淋巴管连接起来。正常人浅表淋巴结很小,直径多在 0.5cm 以内,表面光滑、柔软,与周围组织无粘连,亦无压痛。一般体检仅能检查表浅淋巴结。健康人的表浅淋巴结一般单个存在,散在分布,直径 0.2~0.5cm,质软,表面光滑,无粘连,不易触及,无压痛。

（一）表浅淋巴结分布

一般触诊表浅淋巴结按顺序以免遗漏,体检顺序如下:

1. **耳前淋巴结** 位于耳屏前方。

2. **耳后淋巴结** 位于耳后乳突表面、胸锁乳突肌止点处,亦称为乳突淋巴结。

3. **枕淋巴结** 位于枕部皮下,斜方肌起点与胸锁乳突肌止点之间。

4. **颌下淋巴结** 位于颌下腺附近,在下颌角与颏部中间部位。

5. **颏下淋巴结** 位于颏下三角内,下颌舌骨肌表面,两侧下颌骨前端中点后方。

6. **颈前淋巴结** 位于胸锁乳突肌表面及下颌角处。

7. **颈后淋巴结** 位于斜方肌前缘。

8. **锁骨上淋巴结** 位于锁骨与胸锁乳突肌所形成的夹角处。

9. **腋窝淋巴结** 是上肢最大的淋巴结组群,可分为 5 群:①腋尖淋巴结群,位于腋窝顶部;②外侧淋巴结群,位于腋窝外侧壁;③胸肌淋巴结群,位于胸大肌下缘深部;④中央淋巴结群,位于腋窝内侧壁近肋骨及前锯肌处;⑤肩胛下淋巴结群,位于腋窝后皱襞深部。

10. **滑车上淋巴结** 位于上臂内侧,内上髁上方 3~4cm 处,肱二头肌与肱三头肌之间的肌间沟内。

11. **腹股沟淋巴结** 位于腹股沟韧带下方股三角内,分为上下两群:上群,位于腹股沟韧带下方,与韧带平行排列,又称腹股沟韧带横组或水平组;下群:位于大隐静脉上端,沿静脉走向排列,又称腹股沟淋巴结纵组或垂直组。

12. **腘窝淋巴结** 位于下肢小隐静脉和腘静脉的汇合处。

（二）表浅淋巴结的检查方法

检查表浅淋巴结的方法是视诊和触诊,检查时要注意局部情况,也要注意全身状态。

1. 淋巴结触诊方法:示、中、环三指指腹滑动触诊。检查者左手触被检查者右侧,右手触左侧,由浅入深。

2. 表浅淋巴结触诊时应让被检查部位局部皮肤松弛,如检查颌下、颏下淋巴结时应让患者头稍低下;检查头颈部淋巴结时可站在患者背后进行触诊;检查腋窝时使被检查者前臂稍向外展,检查者以右手检查左侧,以左手检查右侧,由浅入深触诊;检查左侧滑车上淋巴结时,检查者以左手托患者的左上臂,用右手指由浅入深地进行触诊,检查右侧时,检查者以右手托被检查者的右上臂,用左手指由浅入深地进行触诊。

3. 触诊淋巴结肿大时,应注意淋巴结大小、部位、数目、硬度、活动度、有无压痛,局部有无粘连,表面皮肤有无红肿、瘢痕、瘘管、溃疡。

4. 淋巴结肿大需注意有无引流部位病变,如耳后淋巴结引流头皮范围,颈深上群淋巴结引流鼻咽部,颈深下群淋巴结引流咽、喉、气管、甲状腺,颌下淋巴结引流口底、颊黏膜、牙龈,颏下淋巴结引流颏下三角区内组织、唇、舌,左锁骨上淋巴结引流食管、胃,右锁骨上淋巴结引流气管、胸膜、肺,腋窝淋巴结引流躯干上部、乳腺、胸壁,腹股沟淋巴结引流下肢、会阴部。

（三）淋巴结肿大临床意义

1. 局限性淋巴结肿大

（1）非特异性淋巴结炎：一般炎症所致的淋巴结肿大质软，表面光滑，无粘连，有触痛。一般考虑引流区域的炎症，如颌下淋巴结肿大常由口腔内炎症所致，颈部淋巴结肿大常由化脓性扁桃体炎、牙龈炎等急、慢性炎症所致；腋窝淋巴结肿大常由上肢的炎症引起；腹股沟淋巴结肿大常由下肢的炎症引起。

（2）淋巴结结核：肿大淋巴结多位于颈部血管周围，往往多发性，质硬，大小不等，可粘连，可以破溃形成瘘管，愈合后形成瘢痕。

（3）恶性肿瘤淋巴结转移：肿大淋巴结质硬，表面光滑或突起，粘连，不易推动，一般无压痛。要注意邻近脏器的病变，也可以是肿瘤的远处转移，如鼻咽癌易转移到颈部淋巴结，左锁骨上窝淋巴结肿大多为腹腔脏器癌肿（如胃癌、肝癌、结肠癌等）转移，右锁骨上窝淋巴结肿大多为胸腔脏器癌肿（如肺癌、食管癌等）转移，乳腺癌常引起腋窝淋巴结肿大。

2. 全身性淋巴结肿大

（1）感染性疾病：细菌、病毒、真菌、蠕虫、衣原体、立克次体等引起急性或慢性感染，如急性蜂窝织炎、上呼吸道感染、传染性单核细胞增多症、恙虫病、丝虫病、性病、梅毒、艾滋病等。

（2）肿瘤：如恶性淋巴瘤、急慢性白血病、多发性骨髓瘤、原发性巨球蛋白血症，以及胃癌、肝癌、乳腺癌、鼻咽癌等所致肿瘤转移。

（3）反应性增生：坏死性增生性淋巴病、血清病及血清病样反应、变应性亚败血症。

（4）风湿免疫疾病：如系统性红斑狼疮、干燥综合征、结节病等。

【头部及其器官检查】

（一）头发

检查头发（hair）要注意头发的颜色、疏密度，检查有无脱发。脱发可由伤寒、甲状腺功能减退症、斑秃、皮炎、发癣等疾病引起，也可由理化因素引起。

（二）头皮

检查头皮（scalp）要注意头皮的颜色，需要分开头发，检查有无头屑、头癣、炎症、外伤、瘢痕。

（三）头颅

检查头颅（skull）要注意头颅的大小、形态、运动情况、头围。需要触诊头颅的每一个部位，注意外形，有无压痛。头颅大小随着出生后的生长发育逐渐长大，新生儿的头颅大小约为 34cm，成人头颅多 ≥53cm。常见的头颅畸形有：

1. 小颅（microcephalia） 见于小头畸形，小儿囟门多在 12~18 个月闭合，如过早闭合可形成小头畸形，同时伴有智力发育异常。

2. 巨颅（large skull） 见于脑积水，由于颅内压过高，压迫眼球，出现双目下视，巩膜外露，呈落日眼。

3. 方颅（squared skull） 见于佝偻病、先天性梅毒，表现为前额左右突出，头顶平坦呈方形。

4. 尖颅（oxycephaly） 又称塔颅（tower skull），见于先天性尖颅并指（趾）畸形，即 Apert 综合征，是由于矢状缝与冠状缝过早闭合所致，表现为头顶部突起。

5. 长颅（delichocephalia） 见于 Manfan 综合征及肢端肥大症，表现为颅顶至下颌部的长度明显增大。

6. 变形颅（deforming skull） 见于畸形性骨炎（Paget 病），表现为颅骨变形，同时伴有长骨的骨质增厚与变形，发生于中年人。

头部运动受限见于颈椎病；不随意地颤动见于帕金森病；点头运动见于 de Musset 征，如主动脉瓣关闭不全。

（四）头部器官（head organs）

1. 眼（eye）

（1）眉（eyebrow）：两侧对称，内、中侧较浓密，外侧较稀疏。检查是要注意有无眉毛脱落，见于梅毒、黏液性水肿、麻风（主要是外 1/3 脱落）。

(2) 眼睑 (eyelids)：眼睑皮下淤血见于外伤、出血性疾病；眼睑青肿见于颅底骨折；睑内翻见于沙眼；眼睑水肿见于各种原因所致水肿；双侧眼睑下垂见于重症肌无力，单侧见于动眼神经麻痹；双侧眼睑闭合不良见于甲亢，单侧见于面神经麻痹。

(3) 结膜 (conjunctiva)：分为：睑结膜、球结膜、穹窿部结膜。结膜充血发红见于结膜炎、角膜炎；睑结膜颗粒、滤泡、瘢痕见于沙眼；球结膜下出血见于高血压、动脉硬化、外伤、亚急性感染性心内膜炎；结膜苍白见于贫血；结膜黄染见于各种原因所致黄疸。

(4) 眼球 (eyeball)：检查内容包括眼球的外形、运动、压力。

眼球的外形：①双侧眼球突出见于甲亢，甲亢有如下眼征：Stellwag 征：瞬目 (即眨眼) 减少；Graefe 征：眼球下转时上眼睑不能相应下垂；Mobius 征：集合运动减弱；Joffroy 征：上视时额纹消失。单侧眼球突出见于局部炎症、肿瘤。②双侧眼球下陷见于脱水、消耗性疾病；单侧眼球下陷见于 Horner 综合征、眼球萎缩。

眼球运动：受动眼、滑车、外展 3 对脑神经支配。眼球运动是检查 6 条眼外肌的运动功能。检查时将患者一只眼睛遮盖，让患者另一只眼注视医生手里的物体，眼球随目标物体移动，一般按左→左上→左下，右→右上→右下 6 个方向的顺序进行转动。正常眼球运动有一定的幅度，各个方向都能达到一定的位置，当某一方向的眼球运动不能达到正常位置时称运动受限，提示该对配偶肌功能障碍，或将要达到正常位置时出现双侧眼球发生一系列有规律的快速往返运动，称眼球震颤，说明肌肉力量不足；而眼球运动超过正常位置，则说明肌肉力量亢进。

眼球运动障碍见于动眼、滑车、外展神经麻痹；眼球震颤检查方法是嘱被检查者眼球随医生手指所示方向 (水平或垂直) 运动数次，观察是否出现震颤；眼球震颤见于内耳、小脑病变 (水平震颤)。

眼的反射检查包括集合反射和调节反射，集合反射检查是嘱被检查者注视 1m 以外的目标，通常是检查者的示指尖，然后将目标逐渐移近被检查者鼻根部 (距鼻根部 5~10cm)，此时观察被检者双眼内聚，瞳孔缩小称为集合反射。调节反射是嘱患者注视 1m 以外的目标，然后迅速将手指移近距眼球约 20cm 处，此时正常人瞳孔逐渐缩小。集合反射和调节反射均消失见于动眼神经功能损害。

眼球压力检查：正常人的眼压在早晨最高，而在晚上或深夜时降至最低，检查可以用指测法，是令患者双眼自然向下看，检查者以两示指尖由睑板上缘上方轻触眼球，其余各指置于患者的前额做支持，两示指尖交替轻压，根据传达到指尖的波动感，估计眼球压力的高低。更准确的是眼压计测量法。眼球压力增高见于青光眼、颅内压增高、白内障、近视眼等。

(5) 巩膜 (sclera)：是眼球壁最外面的一层，瓷白色，不透明，由致密的胶原和弹力纤维构成。中老年人内眦部可出现黄色斑块，为脂肪沉着，呈不均匀分布。巩膜黄染见于黄疸。

(6) 角膜 (cornea)：角膜检查主要是检查角膜透明度，有无云翳、白斑、溃疡、软化、新生血管、色素沉着。角膜老年环是指老年人在角膜周围出现灰白色混浊 (类脂质沉着)；角膜色素环见于肝豆状核变性，是指角膜外缘清晰、内缘模糊，呈黄色、棕褐色的色素沉着；角膜周围新生血管见于沙眼。角膜反射的检查方法是请患者向一侧注视，检查者用柔软的捻成细束的棉絮毛轻触其对侧角膜的外下方，由外向内，不让患者看见。反射作用为引起双侧眼轮匝肌收缩，出现双侧瞬目动作。同侧称直接角膜反射，对侧称间接角膜反射。

(7) 虹膜 (iris)：虹膜呈圆盘形，中央有瞳孔，纹理呈放射状排列。虹膜纹理模糊或消失见于炎症、水肿。

(8) 瞳孔 (pupil)：瞳孔检查包括大小、形状、两侧是否等大、对光及调节反射是否灵敏。调节瞳孔大小有两组肌肉、两种神经，瞳孔括约肌控制瞳孔缩小，由动眼神经副交感纤维支配；瞳孔开大肌控制瞳孔扩大，由交感神经支配。瞳孔直径 3~4mm，圆形，正常情况下双侧等大、等圆。双侧瞳孔缩小见于有机磷中毒、吗啡中毒、脑干病变；双侧瞳孔散大见于阿托品、青光眼、临终状态；双侧瞳孔不等大见于颅内占位性病变、脑出血。对光反射是检查瞳孔功能活动的测验，分直接对光反射和间接对光反射。瞳孔对光反射的反射弧：感受器在视网膜，传入纤维在视神经中，中枢在中脑，效应器是瞳孔括约肌。检查直接对光反射：通常用手电筒直接照射瞳孔并观察其动态反应。正常人当眼受到光线刺激后瞳孔立即缩小，移开光源后瞳孔迅速复原。间接对光反射是指光线照射一眼时,另一眼瞳孔立即缩小,移开光线瞳孔扩大。检查间接对光反射时,应以一手挡住光线以免对检查眼受照射而形成直接对光反射,光线照射一眼时观察对侧瞳孔缩小。对光反射迟钝、消失见于昏迷、脑炎、脑膜炎、脑血管病。

(9)眼的功能检查:包括视力(视敏度)、视野、色觉、眼底检查。

1)视力(视敏度,visual acuity):视力检查包括远视力和近视力。远距离视力表:在距视力表 5m 处,能看清"1.0"行视标者为正常视力。达不到的,通过凹透镜可矫正者为近视,凸透镜可矫正者为远视。近距离视力表:在距视力表 33cm 处,能看清"1.0"行视标者为正常视力,老视指近距离阅读困难(随年龄增长,晶状体弹性降低)。

2)视野(field of vision):视野是指人的头部和眼球固定不动的情况下,眼睛观看正前方物体时所能看得见的空间范围,常用角度来表示。视野的大小和形状与视网膜上感觉细胞的分布状况有关,可以用视野计来测定视野的范围。

3)色觉:色觉是视觉功能的一个基本而重要的组成部分,是人类视网膜锥细胞的特殊感觉功能。正常人视觉器官能辨识波长 380~760μm 的可见光,由紫、蓝、青、绿、黄、橙、红 7 色组成。测试色觉可发现色盲或色弱。

4)眼底检查:眼底需借助检眼镜才能看到。许多全身性疾病可引起眼底改变。如:高血压、尿毒症、糖尿病。

2. 耳(ear)

(1)外耳:

耳郭(auricle):外形、大小、位置、对称性,有无畸形、结节,耳郭有无牵扯痛,有无耳前瘘管。耳郭结节见于痛风;耳屏压痛、耳郭牵扯痛见于外耳道疖肿。

外耳道(external auditory canal):有无溢脓、分泌物。外耳道溢脓见于中耳炎。

(2)乳突(mastoid):有无压痛,乳突压痛、局部皮肤红肿见于乳突炎。

(3)鼓膜:有无内陷、外突、颜色改变、穿孔。

(4)听力(auditory acuity):听力检查是通过观察声刺激所引起的反应,以了解听觉功能状态和诊断听觉系统疾病的检查。目的是了解听力损失的程度、性质及病变的部位。听力减退见于耵聍、异物、听神经损害。

3. 鼻(nose)

(1)外形:有无颜色、外形改变。蝶形红斑见于系统性红斑狼疮;鼻端肥厚发红见于酒渣鼻;蛙鼻见于鼻息肉;鞍鼻见于鼻骨骨折;鼻翼扇动见于呼吸困难。

(2)鼻中隔:有无明显偏移、穿孔。

(3)鼻出血:见于高血压、出血性疾病、外伤、鼻腔感染、肿瘤等。

(4)鼻腔黏膜:鼻甲有无肥大、萎缩、充血,鼻前庭有无分泌物。

(5)鼻窦(nasal sinus):鼻腔周围含气的骨质空腔,共 4 对,皆有窦口与鼻腔相通,分别为上颌窦、额窦、筛窦和蝶窦;上颌窦位于鼻腔两旁、眼眶上源的上颌骨内;额窦在眉根部额骨内;筛窦位于鼻腔上部的两侧,与眼内眦交界的部位,由筛管内许多含气小腔组成;蝶窦在鼻腔后方的蝶骨内,位置深,不能通过体表检查查到。它们均以小的开口与鼻腔相通。引流不畅易发生炎症。鼻窦压痛见于鼻窦炎。

4. 口(mouth)

(1)唇:健康人口唇红润、光泽;口唇苍白见于贫血;口唇发绀见于心肺功能不全;口唇疱疹见于大叶性肺炎、流感;口角糜烂见于维生素 B_2 缺乏。

(2)口腔黏膜:健康人光滑、呈粉红色;色素沉着(蓝黑色)见于肾上腺皮质功能减退;出血点见于出血性疾病、维生素 C 缺乏;麻疹黏膜斑位于第二磨牙颊黏膜处呈针尖样小白点,周围有红晕;鹅口疮表现为口腔黏膜簇状白色,拭去易出血,见于白色念珠菌感染。

(3)牙齿:检查有无龋齿、残根、缺齿、义齿。成人牙齿标识如表 2-1-2。

表 2-1-2　成人牙齿标识

上
右 <u>87654321　12345678</u> 左
　 87654321　12345678
下

1——中切牙	5——第二前磨牙
2——侧切牙	6——第一磨牙
3——尖牙	7——第二磨牙
4——第一前磨牙	8——第三磨牙

（4）牙龈：正常呈粉红色，质韧，与牙颈部紧密相连，压迫无出血、溢脓。牙龈肿胀见于牙周炎；牙龈出血见于牙石、牙龈炎、出血性疾病；牙龈灰蓝色线样沉着称铅线，见于铅中毒。

（5）舌（tongue）：

1）舌苔：白色，薄苔。

2）舌质：淡红，柔软。

3）舌体：舌体肿大分为暂时性肿大和长期肿大。暂时性肿大见于舌炎、口腔炎、血管神经性水肿；长期肿大见于克汀病、黏液性水肿、唐氏综合征；地图舌表现为舌面不规则隆起，见于核黄素缺乏；草莓舌表现为乳头肿胀发红，见于猩红热；镜面舌表现为舌体萎缩、变小、光滑，见于缺铁性贫血。

4）舌体运动：伸舌偏向一侧见于舌下神经麻痹；伸舌震颤见于甲亢。

（6）咽部及扁桃体：咽部分为鼻咽部、口咽部、喉咽部。

1）鼻咽部：腺样体在儿童期淋巴组织丰富，青春期前后萎缩；腺样体过度肥大见于鼻塞、张口呼吸、语音单调。

2）口咽部：分为腭弓（舌腭弓、咽腭弓）、扁桃体窝。急性咽炎表现为咽部黏膜红肿，黏液腺分泌增加；慢性咽炎表现为咽部充血，表面粗糙，淋巴滤泡增生。

扁桃体肿大分度（分三度）：

Ⅰ度：不超过咽腭弓

Ⅱ度：超过咽腭弓，未达咽后壁中线

Ⅲ度：达到或超过咽后壁中线

3）喉咽部：部位深，需行喉镜检查。

（7）口腔气味：健康人无特殊气味；臭味见于牙周炎、牙龈炎；血腥味见于牙龈出血；烂苹果味见于糖尿病酮症酸中毒；尿味（氨味）见于尿毒症；蒜味见于有机磷中毒。

（8）腮腺（parotid gland）：位于耳屏下颌角颧弓所构成的三角形区内，相当于上颌第二磨牙对面的颊黏膜上。腮腺炎以耳垂为中心的隆起，边缘不明显，腮腺开口有脓性分泌物；腮腺肿瘤表现为腮腺肿大，边缘清楚，质地坚硬。

【颈部检查】

颈部检查最好取坐位，充分暴露检查部位皮肤，颈部检查内容包括：颈部外形与运动、血管、甲状腺、气管。

（一）颈部外形与运动

为方便描述颈部病变的部位，可将颈部分区为颈前三角和颈后三角。颈前三角：胸锁乳突肌内缘，下颌骨下缘与前正中线之间的区域。颈后三角：胸锁乳突肌后缘，锁骨上缘，斜方肌前缘之间的区域。

正常人颈部直立，两侧对称，运动自如。检查颈部皮肤情况，有无包块、皮肤感染、溃疡、瘘管等；从侧面观察颈椎曲度，有无侧弯；颈部增粗，触诊有握雪感见于皮下气肿。检查颈部各方向活动度，包括屈曲、后伸、旋转、侧弯运动，正常时屈伸运动颈部前屈、后伸均为 35°~45°、旋转 60°~80°、侧弯 45°。

颈部活动受限见于颈椎病、颈肌扭伤；头不能抬起见于重症肌无力、进行性肌萎缩、严重消耗性疾病；头部向一侧偏斜称斜颈，见于颈肌扭伤、先天性斜颈；颈肌抵抗、强直见于脑膜炎、蛛网膜下腔出血。

（二）颈部血管

1. 颈静脉 正常人去枕平卧时可充盈,坐位或半坐位(上身与水平面呈 45° 角)时不显露。坐位或半坐位时充盈超过正常水平(锁骨上缘至下颌角距离的下 2/3)称颈静脉怒张,见于右心衰竭、缩窄性心包炎、心包积液、上腔静脉阻塞综合征;平卧颈静脉不充盈(主要看右侧)见于低血容量状态;颈静脉收缩期搏动见于三尖瓣关闭不全;肝 - 颈静脉回流征阳性指肝淤血时,卧位屈膝按压右上腹肝区,使颈静脉充盈明显,见于右心功能不全。

2. 颈动脉 正常人安静时不明显,运动时微弱搏动。安静时明显颈动脉搏动见于主动脉瓣关闭不全(伴点头运动)、甲亢、严重贫血、严重高血压;颈动脉搏动消失见于动脉硬化、大动脉炎(局部血管杂音)。

（三）甲状腺（thyroid）

1. 位置 甲状腺位于甲状软骨下方和两侧,正常 15~25g,表面光滑,柔软,不易触及,外观不突出,随吞咽动作而上移。

2. 检查

(1)视诊:看甲状腺的大小和对称性。正常人视诊甲状腺无肿大。

(2)触诊:

1)甲状腺峡部:检查者站于受检者前面用拇指或站于受检者的后面,用示指从胸骨上切迹向上触摸,可感到气管前软组织,判断有无增厚,请受检者吞咽,可感到此软组织在手指下滑动,判断有无肿大或肿块。

2)甲状腺侧叶:

a. 前面触诊:一手拇指施压于一侧甲状软骨,将气管推向对侧,另一手示、中指在对侧胸锁乳突肌后缘向前推挤甲状腺侧叶,拇指在胸锁乳突肌前缘触诊,配合吞咽动作,重复检查,可触及被推挤的甲状腺。用同样方法检查另一侧甲状腺。

b. 后面触诊:类似前面触诊。一手示、中指施压于一侧甲状软骨,将气管推向对侧,另一手拇指在对侧胸锁乳突肌后缘向前推挤甲状腺,示中指在其前缘触诊甲状腺。配合吞咽动作,重复检查。用同样方法检查另一侧甲状腺。

(3)听诊:当触诊到甲状腺肿大时,用钟型听诊器直接放在肿大的甲状腺上听诊有无血管杂音。

3. 甲状腺肿大分度 甲状腺肿大分三度,Ⅰ度:不能看到但能触及;Ⅱ度:能看到肿大又能触及,但在胸锁乳突肌外缘以内;Ⅲ度:能看到肿大又能触及,超过胸锁乳突肌外缘。

4. 甲状腺肿大的临床意义 甲状腺肿大分为生理性肿大和病理性肿大。生理性肿大多见于女性青春期、妊娠期、哺乳期;病理性肿大多见于单纯甲状腺肿、甲亢、甲状腺囊肿或肿瘤。

（四）气管

气管正常位于颈前正中部,居中。气管向健侧移位见于胸腔积液、气胸、纵隔气肿;气管向患侧移位见于单侧肺纤维化、单侧肺不张、肺胸膜增厚、粘连。

（梁继红）

第二章

胸部检查

　　胸部(chest)是指颈部以下和腹部以上的区域,由胸骨、肋骨和脊柱共同组成的骨性支架,并与皮肤、肌肉和胸膜共同构成胸廓。胸廓和横膈围成胸腔,胸腔分为两侧部和中间部,侧部容纳左右胸膜腔和肺脏,中间部由纵隔占据,内容心包、心脏、出入心脏的大血管、气管、食管、胸导管、胸腺以及神经、淋巴管和淋巴结等。胸部检查除采用常规的一般物理检查外,目前已广泛应用于临床的检查方法有 X 线检查、肺功能检查、软性支气管镜检查、胸腔镜检查、血气分析、病原学、细胞学和组织学检查,以及其他有关的生化检查等。这些检查虽能提供深入细致的早期病变和图像,甚至可以做出病因学和病理学的决定性诊断,然而,基本的胸部物理检查方法所能发现的触觉改变,叩诊音的变化以及听诊所闻及的各种异常呼吸音和啰音等,却不能从上述检查中反映出来,因此,这些检查方法至今仍未能完全取代一般的物理检查。胸部基本的物理检查在临床上沿用已久,设备条件要求不高,使用方便,并能收集到许多具有重要价值的资料和征象,对胸部疾病的诊断具有十分重要的意义。当然,一个正确的诊断除了基本的物理检查外,还必须强调结合病史和其他辅助检查进行综合判断予以实现。

　　传统的胸部物理检查包括视诊、触诊、叩诊和听诊四个部分。检查应在合适的温度和光线充足的环境中进行。尽可能暴露全部胸廓,患者视病情或检查需要采取坐位或卧位,全面系统地按视、触、叩、听的顺序进行检查。一般先检查前胸部及两侧胸部,然后再检查背部。这样既可克服只注意叩诊和听诊,而忽略视诊和触诊,也可避免重要体征的遗漏。

第一节　胸部的体表标志

　　胸廓内含有心、肺等重要脏器,胸部检查的目的就是判断这些脏器的生理、病理状态。胸廓内各脏器的位置可通过体表检查并参照体表标志予以确定。体表标志包括胸廓上的骨骼标志(图 2-2-1、图 2-2-2)、自然陷窝和一些人为划线及分区(图 2-2-3、图 2-2-4)。为准确标记正常胸廓内部脏器的轮廓和位置,以及异常体征的部位和范围,熟识胸廓上的体表标志具有十分重要的意义。借此可明确地反映和记录脏器各部分的异常变化在体表上的投影。

【骨骼标志】

　　1. 胸骨柄(manubrium sterni)　位于胸骨的上部,略呈六角形的骨块。其上部两侧与左右锁骨的胸骨端相连接,下缘与胸骨体相连。胸骨柄也常被用于胸骨穿刺的部位。

　　2. 胸骨上切迹(suprasternal notch)　位于胸骨柄的上端。正常情况下气管位于此切迹的正中。

　　3. 胸骨角(sternal angle)　又称 Louis 角。位于胸骨上切迹下约 5cm 处,是胸骨柄与胸骨体相接位置处的横行隆起。其两侧分别与左右第2肋软骨连接,为计数肋骨和肋间隙顺序的主要标志。胸骨角还标志支气管分叉、心房上缘和上下纵隔交界,平对主动脉弓的起端和止端,食管与此平面以下与左主支气管交叉形成食管第二狭窄,即相当于第4或第5胸椎的水平。

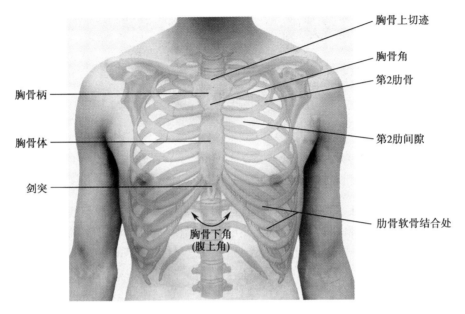

胸骨上切迹
胸骨角
第2肋骨
第2肋间隙
肋骨软骨结合处
胸骨柄
胸骨体
剑突
胸骨下角
(腹上角)

图 2-2-1　胸廓的骨骼结构——正面观

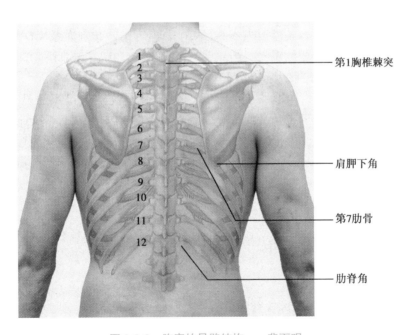

第1胸椎棘突
肩胛下角
第7肋骨
肋脊角

图 2-2-2　胸廓的骨骼结构——背面观

4. **腹上角**(upper abdominal angle)　位于上腹部中区,胸骨剑突以下,为左右肋弓(由两侧的第7~10肋软骨相互连结而成)在胸骨下端会合处所形成的下口开放的三角区,又称胸骨下角(infrasternal angle),相当于横膈的穹窿部。正常 70°~110°,角度的大小与体型相关,瘦长者角度较小,矮胖者较大;另外呼吸运动亦可影响角度的大小,深吸气时可稍增宽。其后为肝脏左叶、胃及胰腺的所在区域。

5. **剑突**(xiphoid process)　位于胸骨体的下端,呈三角形,其底部与胸骨体相连。幼年时为软骨,老年后才完全骨化。正常人剑突的长短存在很大的差异。

6. **肋骨**(rib)　共有12对,左右对称。于背部与相应的胸椎相连,由后上方向前下方倾斜,是整个胸腔的构架,是脊椎动物用来保护肺、心脏、肝脏等器官的骨骼。第1~7肋骨在前胸部与各自的肋软骨连结,第8~10肋骨与1个融合的软骨连结后,再与胸骨相连,第11~12肋骨前端呈游离状,不与胸骨相连,称浮肋(free ribs)。

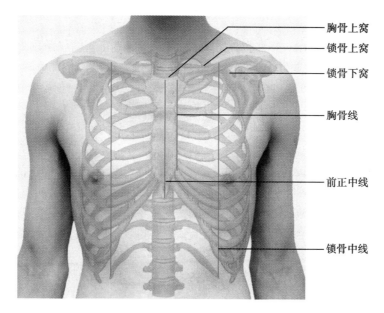

图 2-2-3　胸部体表标线及分区——前面观

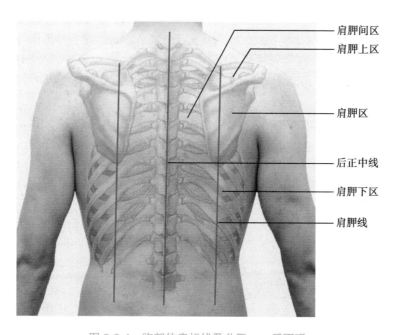

图 2-2-4　胸部体表标线及分区——后面观

7. 肋间隙(intercostal space)　为两个肋骨之间的空隙,用以标记病变的水平位置。其命名的规律为,第1肋骨下侧的间隙为第1肋间隙,第2肋骨下侧的间隙为第2肋间隙,其余以此类推。正常情况下,除第1对肋骨前部因与锁骨相重叠,常不易触到外,其余肋骨均可在胸壁上触及。

8. 肩胛骨(scapula)　位于胸廓的后面,介于第2~8肋骨之间。其后面有一横行的骨嵴,称肩胛冈。肩胛冈的外侧扁平,称肩峰。肩胛冈及肩峰端均容易触及。肩胛骨的最下端称肩胛下角(infrascapular angle)。当被检查者直立位、两上肢自然下垂时,肩胛下角平齐第7或第8肋骨,或相当于第8胸椎的水平。此可作为后胸部计数肋骨的标志及定位肩胛线。

9. **脊柱棘突**(spinous precess) 是后正中线的标志。第 7 颈椎生理上是棘突最长的,所以在表皮摸起来最高,其下即为胸椎的起点,常以此处作为识别和计数胸椎的标志。

10. **肋脊角**(costalspinal angle) 为第 12 肋骨与脊柱所构成的夹角。肋脊角前为肾脏和输尿管上端所在的区域。肋脊角叩击痛考虑可能有肾炎、肾结石或肾结核等。

【垂直线标志】

1. **前正中线**(anterior midline) 亦称胸骨中线,为胸骨正前方正中的一条垂直线,其上端位于胸骨柄上缘的中点,向下通过剑突中央的垂直线。

2. **左、右锁骨中线**(midclavicular line) 为通过锁骨的肩峰端与胸骨端两者中点的垂直线,即通过锁骨中点向下的垂直线。

3. **左、右胸骨线**(sternal line) 为沿胸骨边缘与前正中线平行的垂直线。

4. **左、右胸骨旁线**(parasternal line) 为通过胸骨线和锁骨中线连线中点的垂线。

5. **左、右腋前线**(anterior axillary line) 为通过腋窝前皱襞,沿前侧胸壁向下的垂直线。

6. **左、右腋后线**(posterior axillary line) 为通过腋窝后皱襞,沿后侧胸壁向下的垂直线。

7. **左、右腋中线**(midaxillary line) 为自腋窝顶端于腋前线和腋后线连线中点向下的垂直线。

8. **左、右肩胛线**(scapular line) 为双臂自然下垂贴于胸侧壁时通过肩胛下角与后正中线平行的垂直线。

9. **后正中线**(posterior midline) 即脊柱中线,为沿脊柱正中或椎骨棘突下行的垂直线。

【自然陷窝和解剖区域】

1. **左、右腋窝**(axillary fossa) 为上肢内侧与胸壁相连的凹陷部。

2. **胸骨上窝**(suprasternal fossa) 为胸骨柄上方的凹陷部,正常时气管位于其后。

3. **左、右锁骨上窝**(supraclavicular fossa) 为锁骨上方的凹陷部,相当于两肺上叶肺尖的上部。

4. **左、右锁骨下窝**(infraclavicular fossa) 为锁骨下方的凹陷部,其下界为第 3 肋骨下缘。相当于两肺上叶肺尖的下部,该窝深面有腋血管和臂丛通过。

5. **左、右肩胛上区**(suprascapular region) 为肩胛冈以上的区域,外上界为斜方肌的上缘。相当于两肺上叶肺尖的下部。

6. **左、右肩胛下区**(infrascapular region) 为两肩胛下角的连线与第 12 胸椎水平线之间的区域。后正中线将其分为左、右两部。

7. **左、右肩胛间区**(interscapular region) 为两肩胛骨内缘之间(在肩胛下角水平以上)的区域。后正中线将其分为左、右两部。

(程义局)

第二节　胸壁、胸廓检查

【胸壁检查】

检查胸壁(chest wall)时,除应注意营养状态、皮肤、淋巴结和骨骼肌发育的情况外,还应着重检查以下各项:

1. **静脉** 生理情况下胸壁无明显静脉可见。当上腔静脉或下腔静脉血流受阻后建立起侧支循环时,可见胸壁静脉充盈或曲张。上腔静脉阻塞时,静脉血流方向为自上而下;下腔静脉阻塞时,血流方向为自下而上。

2. **皮下气肿** 肺、气管或胸膜受损或发生病变后气体逸出存积于皮下组织称皮下气肿(subcutaneous emphysema)。以手按压存在皮下气肿部位的皮肤,引起气体在皮下组织内移动,可出现捻发感或握雪感。

用听诊器按压皮下气肿部位时,可听到类似捻发音。胸部皮下气肿多由于肺、气管或胸膜受损后,气体自病变部位逸出,积存于皮下所致。亦偶见于局部产气杆菌感染而发生。严重者气体可由胸壁皮下向头颈部、腋部、腹部,甚至腿部或其他部位的皮下蔓延,外观可表现为臃肿。

3. **胸壁压痛** 生理情况下胸壁无压痛。肋间神经炎、肋软骨炎、胸壁软组织炎、肋骨骨折、肿瘤肋骨转移、肋骨结核的患者,胸壁受累的局部可有压痛。骨髓异常增生者,常有胸骨压痛和叩击痛,见于白血病患者。

4. **肋间隙** 必须注意肋间隙有无凹陷或膨隆。吸气时肋间隙凹陷提示呼吸道阻塞或气道严重痉挛,导致气体不能顺利通畅的进入肺内。肋间隙膨隆见于大量胸腔积液、张力性气胸或严重慢性阻塞性肺疾病患者用力呼气时,胸腔内压显著增加。此外,胸壁肿瘤、主动脉瘤或婴儿和儿童时期心脏明显增大者,其相应局部的肋间隙亦常膨出。

【胸廓检查】

正常胸廓(thorax)的大小和外形,个体间具有一些差异。一般来说两侧大致对称,呈椭圆形。双肩基本在同一水平上。锁骨稍突出,锁骨上、下稍凹陷。但惯用右手的人右侧胸大肌常较左侧发达,惯用左手者则相反。成年人胸廓的前后径较左右径短,两者的比例约为1:1.5。小儿和老年人胸廓的前后径略小于左右径或几乎相等,故呈圆柱形。常见的胸廓外形改变如下:

1. **扁平胸(flat chest)** 为胸廓呈扁平状,其前后径不及左右径的一半。扁平胸的临床表现为胸廓扁平,肋骨的倾斜度增加,肋下缘较低,腹上角呈锐角。颈部细长,锁骨突出,锁骨上、下窝凹陷。常见于瘦长体型者,也可见于慢性消耗性疾病等。

2. **桶状胸(barrel chest)** 胸廓呈圆桶形,前后径增大,或与左右径大致相等,甚或超过左右径,肋弓的前部上抬,肋骨呈水平位,肋骨的斜度变小,其与脊柱的夹角常大于45°,肋间隙增宽饱满,胸骨下角增大呈钝角。且呼吸时改变不明显。见于严重慢性阻塞性肺疾病患者,亦可发生于老年或矮胖体型者,又称"气肿胸",叩诊胸廓回响增加,心浊音界缩小或消失,肝浊音界下降。呼吸音和语音均减弱,呼气延长,有时两肺底可闻及干、湿啰音,心音低远。

3. **佝偻病胸(rachitic chest)** 为佝偻病所致的胸廓改变,多见于儿童。骨骺端因骨样组织堆积而膨大,沿肋骨方向于肋骨与软骨交界处可扪及圆形隆起,从上至下如串珠样突起,以第7~10肋骨最明显,称佝偻病串珠(rachitic rosary)。下胸部前面的肋骨常外翻,沿膈附着的部位其胸壁向内凹陷形成的沟状带,称为肋膈沟(Harrison groove)。胸廓的前后径略长于左右径,其上下距离较短,胸骨下端常前突,胸廓前侧壁肋骨凹陷,称为鸡胸(pigeon chest,图2-2-5)。

4. **漏斗胸(pectus excavatum,PE)** 是指胸骨向背侧凹陷畸形,形成漏斗状的先天性疾病(图2-2-6)。绝大多数漏斗胸的胸骨从第2或第3肋软骨水平开始,向背侧到剑突上形成船样或漏斗样畸形,常为家族性的疾病。漏斗胸可使心脏受压移位,肺因胸廓畸形而运动受限,影响患者心肺功能。其症状在3岁以后逐趋明显,应尽早积极治疗。男性较女性多见,有报道男女之比为4:1,有家族史者漏斗胸的发生率是2.5%,而无家族史者漏斗胸的发病率仅1.0%。漏斗胸属渐进式病变,在出生时可能就已存在,但往往在几个月甚至几年后才愈来愈明显而被家长发现。漏斗胸的外形特征为前胸凹陷,肩膀前伸,略带驼背以及上腹突出。

5. **胸廓一侧变形** 一侧胸廓塌陷,可因脓胸或胸膜炎、广泛胸膜增厚粘连及收缩、肺不张、肺纤维化、慢性纤维性肺结核、慢性肺化脓等疾患而引起。胸廓一侧膨隆多见于大量胸腔积液、气胸或一侧严重代偿性肺气肿。

6. **胸廓局部隆起** 见于心脏明显肿大、大量心包积液、主动脉瘤及胸内或胸壁肿瘤等。此外,还见于肋软骨炎和肋骨骨折等,前者于肋软骨突起处常有压痛,后者于前后挤压胸廓时,局部常出现剧痛,还可于骨折断端处查到骨摩擦音。

7. **脊柱畸形引起的胸廓改变** 严重者因脊柱前凸、后凸或侧凸,导致胸廓两侧不对称,肋间隙增宽或变窄。胸腔内器官与表面标志的关系发生改变。严重脊柱畸形所致的胸廓外形改变可引起呼吸、循环功能障碍,常见于脊柱结核等。

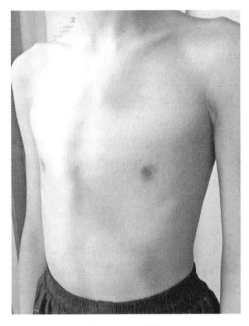

图 2-2-5 鸡胸

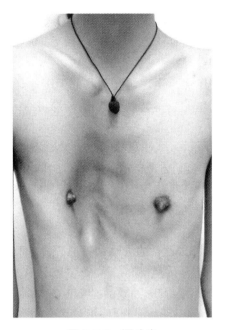

图 2-2-6 漏斗胸

【乳房检查】

正常儿童及男性乳房（breast）一般不明显，正常女性乳房在青春期逐渐增大，发育的乳房是女性的第二性征之一。女性乳房是两个半球形的性征器官，位于前胸第 2 或第 3 至第 6 肋骨水平、胸骨旁线和腋中线之间的浅筋膜浅、深层之间；在乳房的外上方，腺体向腋窝呈角状伸延，形成一尾部；乳头在乳房前方中央突起，呈圆柱形，周围的色素沉着区称为乳晕。每一乳房有呈轮辐状排列的腺叶 15~20 个，每一腺叶又分为若干小叶，小叶由许多腺泡所组成；叶间、小叶间和腺泡间有结缔组织间隔。腺叶间还有许多与皮肤垂直的纤维束，上连皮肤与浅筋膜浅层，下连浅筋膜深层，称为库珀（Cooper）韧带。各小叶内的腺管逐渐汇集成腺叶内乳管，每一腺叶有一汇总的大乳管，各大乳管像轮辐汇向轮轴集中那样向乳晕集中，最后开口于乳头。

（一）视诊

1. **对称性（symmetry）** 正常女性坐位时两侧乳房基本对称，但亦有轻度不对称者，此系两侧乳房发育程度不完全相同导致。有无局限性隆起，如果存在提示有病变；有无局限性凹陷，即酒窝征，如果出现则提示癌肿或脂肪坏死累及 Cooper 韧带；有无浅静脉扩张，如果是单侧的，多为恶性肿瘤的征象，若为双侧则多因妊娠、哺乳或颈根部静脉受压引起。一侧乳房明显增大见于先天畸形、囊肿形成、炎症或肿瘤等。一侧乳房明显缩小则多因发育不全。

2. **皮肤改变** 乳房皮肤发红提示局部炎症或乳腺癌累及浅表淋巴管引起的癌性淋巴管炎，前者常伴局部肿、热、痛，后者局部皮肤呈深红色、不伴疼痛、发展快、面积多超过一个象限，可予鉴别。此外，还应注意乳房皮肤有无溃疡、色素沉着和瘢痕等。

当乳房发生肿瘤时，可以侵犯乳房的皮肤、腺体、淋巴管和血管，造成乳房皮肤异常。有些皮肤改变可以出现在临床触诊发生明显异常之前，可作为诊断肿瘤的重要体征之一。不同的乳房皮肤异常可提示肿瘤的不同病期。乳房悬韧带维持乳房外观并保持一定的弹性和张力，又称 Cooper 韧带。若乳腺肿瘤侵犯了 Cooper 韧带，可使该韧带缩短和失去弹性，相应部位的皮肤被牵拉向胸壁，形成酒窝样的皮肤凹陷，称为"酒窝征"。"酒窝征"是乳腺癌早期的临床表现之一。"橘皮样变"是指乳房皮肤呈现橘皮状，乳房皮下淋巴管网丰富，若肿瘤靠近皮肤，可侵及或阻塞皮下淋巴管，或由于肿瘤位于乳房中央区，导致乳房浅层淋巴回流障碍，造成乳房局部皮肤水肿。由于皮肤与皮下组织在毛囊和皮脂腺处的连接紧密，皮肤水肿呈现出点状凹陷，即"橘皮样变"，是乳腺癌晚期的临床体征。"卫星结节"是由于癌细胞沿淋巴管、腺管或纤维组织浸润到皮内并生长，在主癌灶周围皮肤形成散在的质硬结节，可几个或十几个,直径数毫米至数厘米不等,色红或暗红,是乳腺癌晚期的临床表现。复发性乳腺癌因淋巴回流受阻,淋巴管内癌栓逆行扩散所引发的皮肤广泛结节,常出现在术区瘢痕周围,也可表现为多数小结节成片分布,伴皮肤红肿,临床上称为"铠甲样变"。晚期乳腺癌侵犯皮肤,使之破溃,形成溃疡,伴不同程度的出血、渗血,多并发细菌感染,产生异样气味。炎性乳腺癌乳房皮肤红、肿、热、痛,酷似急性炎症改变,但体温正常,白细胞计数不高,经病理诊断为乳腺癌,多数患者在诊断时就发现腋窝或锁骨上淋巴结转移。乳房皮肤静脉曲张,发生在肿瘤生长较快、体积较大的患者,这种征象乳腺癌少见,多见于乳腺巨大纤维腺瘤、叶状肿瘤及纤维肉瘤等。乳房皮肤回缩(skin retraction)可由于外伤或炎症,使局部脂肪坏死,成纤维细胞增生,造成受累区域乳房表层和深层之间悬韧带纤维缩短。然而,如无确切的外伤病史,皮肤回缩常提示恶性肿瘤的存在,特别是未触及局部肿块、无皮肤固定和溃疡等晚期乳腺癌表现的患者,轻度的皮肤回缩,常为早期乳腺癌的征象,乳房悬韧带拉紧的上肢动作,如双手上举超过头部,或相互推压双手掌面或双手推压两侧髋部等,均有助于查看乳房皮肤或乳头回缩的征象。

孕妇及哺乳期妇女乳房明显增大,向前突出或下垂,乳晕(areola)扩大,色素加深,腋下丰满,乳房皮肤可见浅表静脉扩张。有时乳房组织可扩展至腋窝顶部,此系乳房组织肥大,以供哺乳之故。怀孕期间乳房除了上述改变之外,也会伴随一些其他情况出现。比如乳房突然增大可能会导致生长纹的出现,特别是体型较胖、孕期体重增长过快者,乳头变干、乳头皮肤开裂、乳晕外周部分的"蒙氏结节"等变化。

3. 乳头 必须注意乳头(nipple)的位置、大小、两侧是否对称,有无乳头内陷(inverted nipple)。乳头回缩,如系自幼发生,为发育异常;如为近期发生则可能为病理性改变,如乳腺癌或炎性病变。乳头出现分泌物提示乳腺导管有病变,分泌物可呈浆液性,黄色、绿色或血性。出血最常见于导管内乳头状瘤所引起,但亦见于乳腺癌及乳管炎的患者。

(1)女性乳头:呈圆柱状,直径一般为0.8~1.5cm,高出乳晕平面1.5~2cm。正常乳头两侧对称,表面粉红色或棕色。乳头周围表面凹凸不平,女性乳头有6~9个输送乳汁的乳腺开口和数量不等的皮脂腺开口,皮脂腺开口一般不会超过20个。乳头由乳头顶、乳头颈和乳头底组成。乳头颈受年龄和生育、哺乳的生理影响,一般少女乳头颈部短小,上小下大,有点像锥柱体;生育哺乳后的乳头颈部变大、变长,便于哺乳。同时,妊娠后受体内雌激素和孕激素增加的影响,乳头颜色也渐渐加深。

(2)男性乳头:男性乳头位于第4肋骨间隙,男性乳晕是圆形、有色素的皮肤,直径15~35mm,有时为纵椭圆形。乳晕部有少量毛发和腺体,腺体有汗腺、皮脂腺和乳腺。乳头可粗略地将其看作是筒状的或圆锥状的。它的形状变化很大。正常形态时,乳头高于乳晕平面0.5~1cm。正常情形下的男性乳头形状如半球,乳晕、乳头均有色,当受到刺激时,乳头平滑肌反射性的收缩会使乳晕缩小,乳头立起。乳头比较短小,颜色大部分黑色居多,且有毛。

4. 腋窝和锁骨上窝 完整的乳房视诊还应包括乳房淋巴引流最重要的区域。必须详细观察腋窝和锁骨上窝有无包块、红肿、溃疡、瘘管和瘢痕等。乳腺癌淋巴转移症状的发生率很高,最多为腋下,其次为锁骨下及锁骨上淋巴结。双侧乳房存在交通淋巴管,也可发生双侧乳腺的转移、播散。乳腺癌淋巴转移症状中,最常见的表现是局部淋巴结肿大、变硬、融合成团和固定等。乳腺癌的淋巴转移主要有以下几种形式:

(1)外侧转移途径:向腋窝淋巴结转移,这条途径引流乳房50%~75%的淋巴液,是乳腺癌淋巴转移的主要途径。

(2)内侧转移途径:向胸骨旁淋巴结转移,即向胸廓内动脉或乳房内动脉周围淋巴结转移,这一途径占乳腺淋巴引流的25%~50%,也是乳腺癌转移的重要途径之一。

(3)下行转移途径:乳腺淋巴液向下经腹直肌鞘深面,通过肝圆韧带达肝门、膈下。

(4)对侧转移途径:胸壁皮肤有广泛的微细淋巴管形成的淋巴网,一侧乳腺癌可以沿皮肤表浅淋巴网转移至对侧乳腺和对侧腋窝。

(二)触诊

乳房的上界是第2或第3肋骨,下界是第6或第7肋骨,内界起自胸骨缘,外界止于腋前线。触诊乳房时,以乳头为中心作一垂直线和水平线,可将乳房分为 4 个象限,便于记录病变部位(图 2-2-7)。

检查方法:上半身完全裸露,检查者手指并拢,以指腹部接触乳房,并选择轻、中、重不同力度进行触诊,切记不可用手捏抓乳房,一般左手检查右乳房,右手检查左乳房,进行腋下淋巴结检查也以手放平进行触诊,不可提抓腋下组织或腋下皮肤。

具体检查步骤如下:

1. 正确的乳房检查在触摸时手掌要平伸,四指并拢,用最敏感的示指、中指、无名指的末端指腹按顺时针顺序轻扪乳房的外上、外下、内下、内上区域,最后是乳房中间的乳头及乳晕区。检查时不可用手指抓捏乳腺组织,否则会把抓捏到的乳腺组织误认为肿块。

2. 从坐位开始,任何乳头内翻、皮肤凹陷、结构形状异样都是乳房深处癌症的线索。如果患者通过双手在头上拍

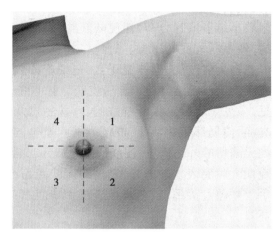

图 2-2-7　乳房病变定位与划区

掌来收缩胸肌,就会出现上述迹象,妇女处于坐位时便于检查锁骨上、下和腋下淋巴结。最后还需在坐位进行触诊,要用并拢的手指触摸乳头下的区域。

3. 取仰卧位,作更广泛区域的触诊。同侧乳房对应部位的背部垫一枕头,同侧的手举过头部使乳房均匀地平摊在胸壁上,使手指易触到深部。应用示指、中指、无名指的掌面而不是指尖进行触诊,触诊的方式应取转圆圈的方式从乳头向外横向转动,检查伸到腋下的乳腺尤其重要。

4. 如有包块存在应注意下列特征:①部位(location):一般包块的定位方法是以乳头为中心,按时钟钟点的方位和轴向予以描述(图 2-2-7)。此外,还应做出包块与乳头间距离的记录,使包块的定位确切无误。②大小(size):必须描写其长度、宽度和厚度,以便为与后续包块增大或缩小时进行比较。③外形(contour):包块的外形是否规则,边缘是否清楚或与周围组织粘连固定。大多数良性肿瘤表面多光滑规整,而恶性肿瘤则凹凸不平,边缘多固定。然而,必须注意炎性病变亦可出现不规则的外形。④硬度(consistency):一般可描写为柔软质韧、中等硬度或坚硬等。良性肿瘤多呈中等硬度,表面光滑,形态较规则。坚硬伴表面不规则者多提示恶性病变。仅极少见的情况下,坚硬区域可由炎性病变所引起。⑤压痛(tenderness):一般炎性病变常表现为中度至重度压痛,而大多数恶性病变压痛则不明显。⑥活动度(mobility):检查者应确定病变是否可自由移动,如仅能向某一方向移动或固定不动,则应明确包块系固定于皮肤、乳腺周围组织抑或固定于深部结构。大多数良性病变的包块其活动度较大,炎性病变则较固定,而早期恶性包块虽可活动,但当病程发展至晚期,其他结构被癌肿侵犯时,其固定度则明显增加。

(三)乳腺包块的常见病因

1. 良性乳腺肿瘤如乳腺纤维腺瘤、乳管内乳头状瘤等。

2. 恶性乳腺肿瘤如乳腺癌、乳腺肉瘤等。

3. 乳腺炎症如急性乳腺炎、乳腺脓肿、乳腺结核等。

4. 乳腺增生如乳腺囊性增生病等。

5. 男子一侧或两侧乳房女性化。

(四)乳腺包块的体征特点

1. 移动度大的肿块见于乳腺囊肿、乳腺囊性增生病、乳腺纤维腺瘤等。移动度小的见于乳腺结核、乳腺炎、乳腺癌等。

2. 表面光滑的肿块见于乳腺囊肿、乳腺纤维腺瘤,表面不光滑见于乳腺癌。

3. 质地不硬的肿块见于乳腺囊肿、乳腺囊性增生病;质地硬的肿块见于乳腺癌、乳腺炎、乳腺纤维腺瘤等。

4. 边界不清楚的肿块见于乳腺癌、乳腺炎、乳腺结核等;边界清的肿块见于乳腺纤维腺瘤等。

5. 有波动感的肿块见于乳腺脓肿、乳腺囊肿等。

6. 有局部压痛伴局部发热充血的肿块见于急性乳腺炎；有压痛但局部无发热和充血的肿块见于乳腺结核。

7. 皮肤水肿，毛囊处点状凹陷（橘皮征）见于乳腺癌。

8. 乳房皮肤局限性凹陷（酒窝征）见于乳腺癌、乳腺结核、乳腺炎症、瘢痕粘连等。

9. 乳头脓性溢液见于急性乳腺炎，血性溢液见于乳腺癌、乳管内乳头状瘤等。

10. 乳头抬高或偏斜见于乳腺癌、乳腺结核、乳腺慢性炎症。

11. 乳腺瘘管或窦道可见于乳腺炎、乳腺结核、乳腺癌等。

12. 乳头内陷见于乳腺癌。

（五）乳腺包块的鉴别诊断

1. 相关病史　20~40 岁女性，月经期前疼痛加重，月经来潮后疼痛减轻或消失，可能为乳腺囊性增生症；20~40 岁女性，有活动性结核者，可能为乳腺结核；产后 3~4 周哺乳期妇女易患急性乳腺炎；母亲或姐妹有乳腺癌史者患乳腺癌危险性明显增高。

2. 伴随症状、体征　伴高热者一般见于急性乳腺炎，也可见于血行播散型结核病并发乳腺结核；伴低热、盗汗、食欲缺乏、乏力、消瘦见于乳腺结核；伴腋窝淋巴结肿大可见于乳腺癌、乳腺炎等；有肝、脾大等肝硬化体征的男性乳房结节或包块可能是乳腺增生。

（程义局）

第三节　肺和胸膜检查

肺（lung）和胸膜（pleural）的检查是胸部检查的重点之一，初学者应在自己身上或学友间互相检查，掌握正常表现，然后通过检查患者，发现异常体征，并掌握体征的临床意义。

检查的环境要温暖，受检者一般取仰卧位或坐位，充分暴露胸部。仰卧位时，光线应从上方直接照射在患者的胸部，其他部位如背部、侧胸部亦要求上方光线直接照射。肺和胸膜的检查一般包括视诊、触诊、叩诊和听诊四个部分。

【视诊】

（一）呼吸运动

呼吸运动（breathing movement）是正常人吸气时肋间肌和膈肌收缩，胸廓扩张，胸腔内负压增高，肺泡内呈负压，空气循压力差由外环境进入肺内，也是为肺与外界进行气体交换提供原动力的过程。当气道阻力增加时，辅助吸气肌也参与吸气过程。正常人静息呼气时，呼气肌并不收缩，因吸气肌松弛，靠肺脏弹性回缩，使肺泡内压增高，肺泡气呼出，胸廓缩小。当呼气阻力增加或呼吸加深、加快时，呼气肌参与呼气过程。

1. 胸式呼吸和腹式呼吸　胸式呼吸（thoracic respiration）是通过外肋间肌的收缩，提起肋骨，扩展胸腔，吸入空气进入肺，当内肋间肌收缩时，可牵引肋骨后降，胸腔缩小，空气从肺内呼出。呼吸作用就是通过胸腔有节奏地扩张和缩小的过程完成气体交换。腹式呼吸（diaphragmatic respiration）是让横膈膜上下移动。由于吸气时横膈膜会下降，把脏器挤到下方，因此腹部会膨胀，而非胸部膨胀。因此，呼气时横膈膜将会比平常上升，因而可以进行深度呼吸，呼出较多易停滞在肺底部的二氧化碳。正常成年男性和儿童的呼吸以横膈运动为主，因此吸气时上腹部隆起较明显，以腹式呼吸为主。女性的呼吸则以肋间肌的运动为主，故呼吸时胸廓扩张较明显，以胸式呼吸为主。生理状态下，一般人两种呼吸共存，程度不同而已。

胸式呼吸减弱而腹式呼吸增强，可见于广泛肺炎、肺水肿、重症肺结核、大量胸水和气胸、肋间神经痛和肋骨骨折等。腹式呼吸减弱而胸式呼吸增强，可见于腹膜炎、大量腹水、肝脾极度肿大、腹腔内巨大肿瘤及妊娠晚期。

2. 胸腹矛盾呼吸 正常人吸气时胸廓扩张伴有腹壁膨隆。胸腹矛盾呼吸(paradoxic breathing)时,吸气相胸廓扩张而腹壁反而塌陷,见于膈肌麻痹或疲劳时,吸气相胸腔负压增加,膈肌收缩无力,反而被负压吸引上升,故使腹壁下陷。

3. 呼吸困难 成人呼吸频率为12~20次/min,与心脏搏动次数的比例为1:4。当患者主观感觉缺氧,呼吸费力,客观用力呼吸时,呼吸肌和辅助呼吸肌均参与呼吸运动,使通气增加,呼吸频率、深度与节律都发生改变。呼吸困难(dyspnea)是呼吸功能不全的一个重要症状,是患者主观上有缺氧或呼吸费力的感觉;而客观上表现为呼吸频率、深度、和节律的改变。表现为呼吸费力、劳累,如张口耸肩、端坐呼吸、两手撑床、满头大汗或胸锁乳突肌等辅助呼吸肌收缩。吸气时胸骨上窝、锁骨上窝与各肋间隙明显凹陷,称为"三凹征"(three depression sign),提示喉、气管或大支气管狭窄与阻塞。根据呼吸困难主要出现在吸气相还是呼气相,判定是吸气性呼吸困难、呼气性呼吸困难或混合性呼吸困难。

(二)呼吸频率

测量呼吸频率(respiratory frequency)一般要求测1min,至少30s,观察时间过短会使误差变大。检查呼吸频率时,不要让患者发现正在测量他的呼吸次数,以免受检者的呼吸频率发生改变。新生儿呼吸约44次/min,随着年龄增长而逐渐减慢,正常成人静息状态下,呼吸为12次/min,呼吸与脉搏之比为1:4。

1. 呼吸过速 是临床上常见的呼吸系统症状,往往因呼吸系统疾病或控制、影响呼吸的器官或组织病变导致呼吸功能不全的早期症状,病情进一步加重出现呼吸窘迫或呼吸困难,甚至呼吸衰竭而危及生命。成人呼吸频率超过20次/min称呼吸过速(tachypnea)。一般体温每升高1℃,呼吸大约增加4次/min。婴儿因呼吸系统解剖和生理的特点,一旦因疾病影响呼吸,更易发生气促和呼吸窘迫。虽然呼吸过速、呼吸窘迫的病因各异,但初始的积极治疗均是开放气道、改善通气和供氧。

引起呼吸过速的原因多样,可以是呼吸系统本身疾病所致,也可以是中枢神经系统、心血管、腹腔、胃肠道、代谢、内分泌系统和血液系统等疾病导致。

2. 呼吸过缓 呼吸节律整齐但频率小于12次/min称呼吸过缓(bradypnea),常见于生命终末期或呼吸暂停前。神经、代谢疾病或某些药物服用过量时由于抑制呼吸中枢,也可产生呼吸过缓。呼吸浅慢见于麻醉剂或镇静剂过量和颅内压增高等。

(三)呼吸深度

呼吸深度(respiratory depth)的变化表现为呼吸变浅和呼吸变深。

1. 呼吸变浅 见于呼吸中枢抑制或呼吸肌无力,如麻醉剂或镇静剂过量和吉兰-巴雷综合征,也可见于严重鼓肠、腹水和肥胖以及肺部疾病如广泛肺炎、肺水肿、大量胸水和气胸。作为代偿,常常有呼吸频率加快。

2. 呼吸变深 常见于剧烈运动、情绪激动或过度紧张时。糖尿病酮症酸中毒和尿毒症酸中毒时,常见到呼吸加深,称Kussmaul呼吸。代谢性酸中毒时,由于H^+浓度升高,刺激颈动脉体化学感受器反射性兴奋延髓呼吸中枢,使呼吸的深度和频率增加,CO_2排出增多并使血浆H_2CO_3浓度降低,使HCO_3与H_2CO_3的比值接近20:1,pH可以维持在正常范围内。呼吸系统的代偿功能是极其迅速的,一般数分钟即可出现深大呼吸。一般表现为深快呼吸,但有时呼吸也表现为深慢或单纯变深。

(四)呼吸节律和幅度(respiratory rhythm and range)

正常人静息状态下呼吸节律整齐,幅度均匀。病理状态下,可出现呼吸节律和幅度的变化。

1. 潮式呼吸(tidal breathing) 又称Cheyne-Stokes呼吸,既有呼吸节律变化,又有呼吸幅度变化。由浅慢逐渐变为深快,然后再由深快转为浅慢,随之出现一段呼吸暂停,如此周而复始。每个潮式呼吸周期可长达30s~2min,呼吸暂停可持续5~30s,所以必须有足够长的观察时间。一般认为是呼吸中枢对二氧化碳的反应性降低,亦即呼吸中枢兴奋的阈值高于正常值,呼吸中枢对呼吸节律的调节失常的表现。当呼吸停顿一段时间后,缺氧和二氧化碳的潴留刺激呼吸中枢,使呼吸恢复并逐渐加强,当缺氧和二氧化碳潴留改善后,呼吸中枢失去有效兴奋,呼吸重新出现变慢、变浅,继而出现呼吸停顿。轻度潮式呼吸可见于老年人睡眠时,正常人在空气稀薄的环境也可出现。但此种呼吸大多是病情危重,预后不良的表现。可见于中枢系统的疾病如脑炎、脑膜炎、脑出血、脑脓肿、脑肿瘤、脑外伤、脑血管痉挛、脑栓塞、脂肪栓塞综合征、狂犬病、扩张型心肌病、呼吸衰竭、老年人急性左心衰竭、脑膜炎球菌性脑膜炎等;也可见于尿毒症,糖尿病酮症酸中毒和巴比妥中毒等。

2. 间停呼吸 又称 Biot 呼吸,表现为有规律的均匀呼吸几次后,停止一段时间,又开始均匀呼吸,即周而复始的间停呼吸。该呼吸与潮式呼吸不同,它每次呼吸深度相等,而非深浅起伏,呼吸暂停时间比潮式呼吸长,呼吸次数也明显减少。发生机制是由于呼吸中枢的兴奋性降低,使调节呼吸的反馈系统失常,只有在严重的缺氧和二氧化碳积聚到一定的时候,才能有效刺激呼吸中枢,进入到下一个呼吸周期。间停呼吸多发生于中枢神经系统疾病,如脑炎、脑膜炎、颅内高压及某些中毒,如糖尿病酮症酸中毒、巴比妥中毒等。出现间停呼吸提示预后不良,常发生在临终前。

3. 叹气样呼吸(sighing breath) 表现为在一般正常呼吸节律中插入一次深大呼吸,并常伴有叹息声的呼吸,患者多自述胸闷,呼吸困难,但并无引起呼吸困难的客观指标,多为功能性改变,见于神经衰弱、精神紧张或抑郁症。

【触诊】

触诊既能对视诊的异常发现做进一步的评估,也可弥补视诊所不能发现的异常体征。除了触诊皮肤温度、湿度、压痛及肿块外,重点检查胸廓扩张度、语音震颤及胸膜摩擦感。

(一)胸廓扩张度

胸廓扩张度(thoracic expansion)的测量:受检者在平静呼吸时及深呼吸时两侧胸廓活动度是否对称,常在胸廓前下部及背部检查。当触诊前胸时,双拇指分别沿两侧肋缘指向剑突,拇指尖在正中线两侧对称部位,指间留一块松弛的皮褶,指间距约2cm,手掌和其余伸展的手指置于前侧胸壁。触诊背部时,双拇指在第10肋水平,拇指与中线平行,并将两侧皮肤向中线轻推。嘱受检者作深呼吸,观察拇指随胸廓扩张而分离的距离,并感觉呼吸运动的范围和对称性(图2-2-8)。正常人平静呼吸或深呼吸时,两侧拇指随胸廓活动而对称性地离合,两侧胸廓呈对称性的张缩。

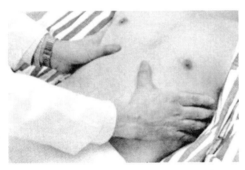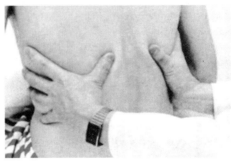

图 2-2-8 胸廓扩张度

1. 一侧胸廓扩张度增强 见于对侧肺扩张受限,如对侧膈肌麻痹、肺不张或肋骨骨折。

2. 一侧胸廓扩张度减弱 由于一侧肺弹性降低或含气量减少,或一侧胸膜肥厚影响肺的膨胀,或一侧肋骨或胸壁软组织病变影响了胸廓扩张所致。此时应考虑以下疾病:

(1)胸膜病变:各种胸膜炎、胸腔积液、胸腔积气、胸膜肥厚粘连和胸膜肿瘤等。

(2)肺部疾病:肺不张、慢性纤维空洞性肺结核、肺部肿瘤、肺纤维化和肺大疱等。

(3)肋骨病变:肋骨骨折、肋骨骨髓炎、肋骨结核、肋骨肿瘤、肋骨关节炎及肋软骨钙化,使肋骨固定不能移动。

(4)膈肌病变:如一侧膈麻痹时则患侧胸廓扩张度减弱。

(5)胸壁软组织病变。

3. 两侧胸廓扩张度均增强 多见于膈肌在吸气时向下运动障碍,使腹式呼吸减弱所致,如腹水、肝脾肿大、腹内巨大肿瘤、急性腹膜炎、膈下脓肿等。

4. 两侧胸廓扩张度均减弱 可见于中枢神经系统病变或周围神经病变,呼吸肌无力或广泛肺部病变等。

（二）语音震颤

语音震颤（vocal fremitus）为受检者发出声音,声波沿气管、支气管及肺泡传到胸壁所引起的震动,并由检查者的手触及,故又称触觉震颤（tactile fremitus）。根据震动的增强或减弱,可判断胸内病变的性质。检查前胸部时,以仰卧位比较合适,也可取坐位。检查背部时,令受检者取坐位,检查者位于患者背后触诊较方便。检查者以两手掌或两手掌尺侧缘轻轻平放于受检者胸壁两侧的对称部位,要求患者反复说"1—2—3",或发长声"咿",儿童应趁其啼哭时触诊,检查方法见图2-2-9。此时检查者手掌可有震动感。若此种震动感较对侧相应部位或正常人增强则为语音震颤增强。检查时应反复比较两侧对称部位,并根据需要,嘱受检者提高声音或降低声调。正常人语音震颤的强度受发音的强弱、音调的高低、胸壁的厚薄以及支气管至胸壁距离等因素的影响。在正常情况下,一般男性较女性强,成人较儿童强,瘦者较胖者强。同一胸廓的不同部位,语音震颤的强弱亦有所不同。前胸右上部较左上部略强,因右肺尖较靠近气管;前胸上部较下部略强,因前者距声门较近,后胸下部较上部强,因上部骨骼及肌肉较厚,肩胛间区的语音震颤较强,因该区接近气管,但这些差别很小,常无意义,因此应由医生的经验判断病症。

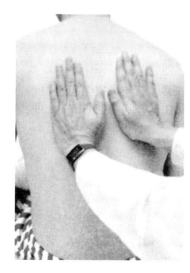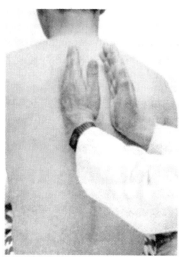

图 2-2-9　语音震颤

语音震颤强度减弱或消失主要见于:①支气管阻塞,如支气管肺癌、支气管结核和支气管分泌物增多引起气道阻塞,甚至肺不张;②肺泡内含气量过多,如肺气肿、支气管哮喘发作期;③胸膜高度增厚粘连;④大量胸腔积液或气胸;⑤胸壁皮下气肿或皮下水肿。

语音震颤加强主要见于:①接近胸膜的肺内巨大空腔,尤其当空腔周围有炎性浸润并与胸壁靠近时,如空洞型肺结核、肺脓肿等;②肺泡炎症浸润肺组织实变使语音传导良好,如大叶性肺炎实变期和肺栓塞等;③压迫性肺不张,如胸水压迫引起肺组织变致密,有利于声音传导,因此语音震颤可增强。

（三）胸膜摩擦感

正常时胸膜脏层和壁层之间滑润,呼吸运动时不产生摩擦感。胸膜摩擦感（pleural friction fremitus）的产生是当各种原因引胸膜炎症时,渗出的纤维蛋白于脏、壁层胸膜沉积,使胸膜表面粗糙,呼吸时两层胸膜相互摩擦,触诊时可感觉到如皮革摩擦的感觉。该征象在活动度较大的前胸下前侧或腋中线第5、第6肋间最易触及。通常于呼吸两相均可触及,以吸气末与呼气初较明显;若屏住呼吸,则此感觉消失。另外,当出现胸腔积液时,两层胸膜分离,胸膜摩擦感消失,在积液吸收过程中摩擦感可再次出现。检查时,受检者取仰卧位,令受检者反复作深慢呼吸运动,检查者用手掌轻贴患者胸壁,并感觉有无两层胸膜相互摩擦的感觉。胸膜摩擦感可见于下列疾病:①胸膜炎症,如结核性胸膜炎、化脓性胸膜炎以及其他原因引起的胸膜炎;②胸膜原发或继发肿瘤;③胸膜高度干燥,如严重脱水;④肺部病变累及胸膜,如肺炎、肺脓肿、肺栓塞;⑤其他,如糖尿病、尿毒症等。

【叩诊】

胸部叩诊是用外力叩击胸壁使胸壁及胸壁下组织震动并发出声音,离胸壁 5~7cm 深的病变仍可借叩诊发现,更深部的病变则无法叩出。

(一)叩诊方法

受检者取坐位或卧位,放松肌肉,两臂下垂,呼吸均匀。检查顺序从上到下,从前胸到侧胸,最后为背部。叩诊前胸时,受检者胸部稍前挺。叩诊由锁骨上窝开始,然后沿锁骨中线、腋前线自第 1 肋间隙从上至下逐一肋间隙进行叩诊。叩侧胸时,检查侧手臂高举,放在头上,自腋窝开始沿腋中线、腋后线叩诊,向下检查至肋缘。叩背部时,受检者稍低头,上身稍前倾,双手交叉抱肘,叩诊从肺尖开始,沿肩胛线逐一肋间隙向下检查,直至肺底膈活动范围被确定为止。叩诊肩胛间区时,双臂交叉,两手放在对侧的肩上,使肩胛骨移向外侧方。检查者以左手中指为板指,过度伸展并紧贴被叩部位,手的其他部分不得接触该部位。一般放在肋间隙,与肋骨平行。但在叩肩胛间区时,板指可与脊柱平行。用右手中指为叩指,以指端垂直叩击在板指第二节前端,每次叩 2~3 下。叩击力量需均匀,轻重适当,叩击后叩指应立即弹离板指,此为间接叩诊(mediate percussion)。有时检查者将右手 2~4 指并拢,以其指腹对胸壁进行直接拍击,此为直接叩诊(immediate percussion)。在叩诊时应进行上下、左右、内外对照。

(二)影响叩诊音的因素

叩诊音与肺泡含气量、胸壁厚薄等因素有关。胸壁组织增厚,如皮下脂肪较多、肌肉层较厚、乳房较大和水肿等,均可使叩诊音变浊。胸壁骨骼支架增大,可加强共鸣作用。胸腔积液影响震动传播,故叩诊音变浊。肺内含气量、肺泡的张力和弹性等也可影响叩诊音。如深吸气时,肺泡张力增加,叩诊音调亦增高。

(三)叩诊音的分类

叩诊音(percussion sound)是叩诊时被叩击部位产生的反响称叩诊音。叩诊音的不同取决于被叩击部位组织或器官的致密度、弹性、含气量及与体表的间距。叩诊音根据音响的频率(高音者调高,低音者调低)、振幅(大者音响强,小者音响弱)和是否乐音(音律和谐)的不同,在临床上分为清音、浊音、鼓音、实音、过清音五种。

1. **清音(resonance)**　是正常肺部的叩诊音。它是一种频率为 100~128 次/s,震动持续时间较长,音响不一致的非乐性音。提示肺组织的弹性、含气量、致密度正常。

2. **浊音(dullness)**　是一种音调较高,音响较弱,震动持续时间较短的非乐性叩诊音。除音响外,板指所感到的震动也较弱。当叩击被少量含气组织覆盖的实质脏器时产生,如叩击心或肝是被肺段边缘所覆盖的部分,或在病理状态下,如肺炎(肺组织含气量减少)的叩诊音。

3. **鼓音(tympany)**　如同击鼓声,是一种和谐的乐音,音响比清音更强,震动持续时间也较长,在叩击含有大量气体的空腔脏器时出现。正常情况下可见于胃泡区和腹部,病理情况下可见于肺内空洞、气胸、气腹等。

4. **实音(flatness)**　是一种音调较浊音更高,音响更弱,震动持续时间更短的一种非乐性音,如叩击心和肝等实质脏器所产生的音响。在病理状态下可见于大量胸腔积液或肺实变等。

5. **过清音(hyperresonance)**　介于鼓音与清音之间,属于鼓音范畴的一种变音,音调较清音低,音响较清音强,为一种类乐音,是正常成人不会出现的一种病态叩击音。临床上常见于肺组织含气量增多、弹性减弱时,如肺气肿。正常儿童可叩出相对过清音。

(四)胸部叩诊音

正常肺叩诊音为清音,但各部位略有不同。前胸上部较下部稍浊,右上肺较左上肺稍浊,背部较前胸稍浊。右侧心缘旁稍浊,左腋前线下方因靠近胃泡叩诊呈鼓音,右下肺受肝脏影响,叩诊音稍浊,背部较前胸稍浊。

在正常肺的清音区范围内,如出现浊音、实音、过清音或鼓音即为异常叩诊音,提示肺、胸膜、膈或胸壁有病理改变存在。异常叩诊音的类型取决于病变的性质、范围大小及部位深浅。深部病灶或直径小于 3cm 的病灶或少量胸腔积液,叩诊常无异常发现。

（五）肺界的叩诊

1. 肺上界 即肺尖的宽度，其内侧为颈肌，外侧为肩胛带。正常肺尖上缘在锁骨上 2~3cm,右侧相对稍窄，因右肺尖的位置较低，且右侧肩胛带的肌肉常较发达。叩肺上界时，受检者取坐位，检查者立于患者身后，用间接叩诊，自斜方肌前缘中央部开始叩诊，此音为清音，逐渐向外侧叩诊，当音响变为浊音时，用笔做一记号。然后转向内侧叩诊，直到清音变为浊音为止。浊音之间的宽度即肺尖的宽度，正常人为 4~6cm,右侧较左侧稍窄。一侧肺上界显著变小提示该侧肺尖有肺结核、肺炎、肺肿瘤、胸膜肥厚或胸膜顶包裹性积液等。肺上界增宽见于肺气肿、气胸、肺尖部的肺大疱等。

2. 肺下界 正常人平静呼吸时，肺下界的位置分别在锁骨中线第 6 肋间隙、腋中线第 8 肋间隙及肩胛线第 10 肋间隙。在生理情况下，体型瘦长者其肺下界可降低 1 肋间隙；儿童、矮胖者及妊娠者可升高 1 肋间隙。病理情况下，两侧肺下界下降常见于肺气肿；两侧肺下界上升常见于腹内压升高，如高度腹水、气腹、鼓肠及巨大腹腔肿瘤；一侧肺下界上升，见于同侧肺不张、胸腔积液、肝脾肿大、膈下脓肿等。

3. 肺下界移动度 首先于肩胛线上叩出平静呼吸时肺下界，然后嘱受检者作深吸气并且屏住气，同时向下叩诊，由清音转为浊音处做一标记。待受检者恢复平静呼吸后，同样先于肩胛线上叩出平静呼吸时的肺下界，再嘱作深呼气并屏住呼吸，然后再由下向上叩诊，直至浊音变为清音时，即为肩胛线上肺下界的最高点。深吸气和深呼气两个肺下界之间的距离即肺下界移动度。检查肺下界移动度一般叩肩胛线处，也可叩锁骨中线或腋中线处。正常人肺下界移动度 6~8cm,肺下界移动度减少见于肺气肿、肺不张、肺纤维化、肺水肿和肺部炎症等。气胸、胸水、胸膜肥厚或膈肌麻痹时肺下界移动度也减少。

【听诊】

肺部听诊时，受检者取坐位、半卧位或卧位。如坐在凳子上，身体不要歪斜，双手自然下垂或置于膝上，全身肌肉松弛。如坐在床上，两腿不应伸直。充分暴露胸部，以免衣服与听诊器摩擦产生杂音。冷天要注意检查室内和听诊器胸件的温暖，避免寒冷引起肌肉收缩产生杂音。仰卧位时背部听诊不便，仅适用于病重体弱者。侧卧位时下肺扩张度减少，会影响检查结果。检查幼儿背部可由家人抱着，并让其胸部靠在家人肩前部。一般要求患者作均匀而平静的呼吸。微张口，以免气流通过口唇发出声音。必要时做深长吸气、深呼气、屏气或咳嗽。小儿啼哭时也呈深呼吸动作，哭声在呼气期内，而吸气期并无哭声，可照样听诊。

听诊顺序一般由肺尖开始，自上而下，由前胸到侧胸（由腋窝向下），最后检查背部，两侧对称部位进行对照比较，与叩诊相同。

听诊的部位：与叩诊相同，听诊前胸部应沿锁骨中线和腋前线，听诊侧胸部应沿腋中线和腋后线，听诊背部应沿肩胛线，自上至下逐一肋间进行，而且要在上、下、左、右对称的部位进行对比。

肺部听诊一般用膜型胸件听诊，置于胸壁肋间隙，适当加压，以贴紧胸壁。锁骨上窝宜用钟型胸件。肺部听诊，每处至少听 1~2 个呼吸周期。

听诊内容包括正常呼吸音、有无异常呼吸音和附加音，如啰音、胸膜摩擦音及语音共振。听诊时要注意呼吸音（breath sounds）和附加音的部位、响度、音调、性质以及与呼吸时相的关系。

（一）正常呼吸音

1. 肺泡呼吸音

（1）声音特点：呈叹息样或柔和吹风样"fu-fu"声，吸气时声强、调高、时相长。男性较女性强，儿童较老人强，矮胖者较瘦长体型者弱。依听诊部位而论以乳房下部与肩胛下部最强，腋窝下部次之，肺尖与近肺下缘区域较弱。

（2）产生机制：空气进出细支气管和肺泡时由于肺泡张力、弹性变化和气流震动产生。

2. 支气管呼吸音

（1）声音特点：将舌抬高接近上腭经口呼气时所发生"ha"的音响，此种呼吸音强、调高、吸（气时相）短呼（气时相）长，呼（气音）弱，吸呼之间有短暂间隙。正常人于喉部、胸骨上窝、背部第 6、第 7 颈椎及第 1、第 2 胸椎附近可听见。

（2）产生机制：呼吸时空气在声门、气管或支气管形成湍流而产生的音响，因吸气时声门宽，进气较快，而呼气为被动运动，声门较窄，出气较慢之故。

3. 支气管肺泡呼吸音 兼有肺泡呼吸音和支气管呼吸音特点。吸气音与正常肺泡呼吸音相似,但较响、较高;呼气音则与支气管呼吸音相似,但较弱稍低,吸呼时相相同,吸呼之间间隙短暂。正常人于胸骨两侧第1、2肋间隙,肩胛间区第3、第4胸椎水平及肺尖前后部可听见。

(二)异常呼吸音

1. 异常肺泡呼吸音

(1)肺泡呼吸音减弱或消失:与肺泡内的空气流量减少或进入肺内的空气流速减慢及呼吸音传导障碍有关。可在局部、单侧或双肺出现。发生的原因有:①支气管阻塞,如慢性支气管炎、支气管狭窄等;②压迫性肺膨胀不全,如胸腔积液或气胸等;③胸廓活动受限,如胸痛、肋软骨骨化和肋骨切除等;④呼吸肌疾病,如重症肌无力;⑤腹部疾病,如大量腹水、腹部巨大肿瘤等。

(2)肺泡呼吸音增强:双侧肺泡呼吸音增强,与呼吸运动及通气功能增强,使进入肺泡的空气流量增多或进入肺内的空气流速加快有关。发生的原因有:①缺氧兴奋呼吸中枢,导致呼吸运动增强,如贫血等;②机体需氧量增加,引起呼吸深长和增快,如运动、发热或代谢亢进等;③血液酸度增高,刺激呼吸中枢,使呼吸深长,如酸中毒等。一侧肺泡呼吸音增强,见于一侧肺病变引起肺泡呼吸音减弱,此时健侧肺可发生代偿性肺泡呼吸音增强。

(3)呼气音延长:下呼吸道阻力增加时,吸气和呼气都有困难。由于吸气相肺泡扩张,气道直径相对较大,因此吸气相气道阻力较呼气相小,故气道阻力增加主要表现为呼气时间延长。

(4)断续性呼吸音:肺内局部炎症或支气管狭窄,使空气不能均匀地进入肺泡,可引起断续性呼吸音。因伴短促的不规则间歇,如同机器转动齿轮相互咬合发出的声音,故又称齿轮呼吸音(cogwheel breath sound),可见于肺炎患者,若在肺尖出现,提示肺尖部结核。另应注意在寒战、疼痛、精神紧张等情况下呼吸肌有断续不均匀的收缩,也可听到类似的声响,但并非呼吸音,因此与呼吸周期无关。

(5)粗糙性呼吸音:为支气管黏膜轻度水肿或炎症浸润造成不光滑或狭窄,使气流进出不畅造成粗糙性呼吸音,见于支气管或肺部炎症的早期。

2. 异常支气管呼吸音 如在正常肺泡呼吸音部位听到支气管呼吸音,则为异常的支气管呼吸音,或称管样呼吸音。见于肺组织实变,如大叶性肺炎的实变期;肺内大空腔,如肺脓肿或空洞型肺结核的患者;压迫性肺不张,如胸腔积液时,于积液区上方有时可听到弱而遥远的支气管呼吸音。

3. 异常支气管肺泡呼吸音 为在正常肺泡呼吸音的区域内听到的支气管肺泡呼吸音。其产生机制为肺部实变区域较小且与正常含气肺组织混合存在,或肺实变部位较深并被正常肺组织所覆盖。常见于支气管肺炎、肺结核、大叶性肺炎初期或在胸腔积液上方肺膨胀不全的区域。

(三)啰音

1. 湿啰音 由于吸气时气体通过呼吸道内的分泌物如渗出液、痰液、血液、黏液和脓液等,形成的水泡破裂所产生的声音,故又称水泡音。或认为由于小支气管壁因分泌物黏着而陷闭,当吸气时突然张开,重新充气所产生的爆裂音。

(1)湿啰音的特点:为呼吸音外的附加音,断续而短暂,一次常连续多个出现,于吸气相尤其吸气终末较为明显,有时也出现于呼气早期。部位较恒定,性质不易变,中、小水泡音可同时存在。

(2)湿啰音的分类:按啰音的音响强度可分为响亮性湿啰音和非响亮性湿啰音两种:①响亮性湿啰音,是由于周围具有良好的传导介质,如实变,或因空洞共鸣作用的结果,见于肺炎、肺脓肿或空洞型肺结核。如空洞内壁光滑,响亮性湿啰音还可带有金属调。②非响亮性湿啰音,声音较低,是由于病变周围有较多的正常肺泡组织,传导中声波逐渐减弱,听诊时感声音遥远。按呼吸道腔径大小和腔内渗出物的多寡分粗、中、细湿啰音和捻发音:①粗湿啰音(coarse crackles),又称大水泡音,发生于气管、主支气管或空洞部位,多出现在吸气早期,见于支气管扩张症、肺水肿、肺结核或肺脓肿空洞;昏迷或濒死的患者因无力排出呼吸道分泌物,于气管处可以听见粗湿啰音,称痰鸣。②中湿啰音(medium crackles),又称中水泡音,发生于中等大小的支气管,多出现于吸气的中期,见于支气管炎,支气管肺炎等。③细湿啰音(fine crackles),又称小水泡音,发生于小支气管,多在吸气后期出现,常见于细支气管炎、支气管肺炎、肺淤血和肺梗死等;弥漫性肺间质纤维化患者吸气后期出现的细湿啰音,其音调高,近耳颇似撕开尼龙扣带时发出的声音,谓之velcro啰音。

④捻发音(crepitus):是一种极细而均匀一致的湿啰音,多在吸气终末听到,颇似在耳边用手指捻搓一束头发时所发出的声音,是由于细支气管和肺泡壁因分泌物存在而互相黏着陷闭,当吸气时被气流冲开重新充气,所发出的高音调、高频率的细小爆裂音,常见于细支气管和肺泡炎症或充血,如肺淤血、肺炎早期和肺泡炎等;但在正常老年人或长期卧床的患者,于肺底亦可听及捻发音,在数次深呼吸或咳嗽后可消失,一般无临床意义。

(3)湿啰音的听诊鉴别:①湿啰音局限,提示该处局部病变,如肺炎、肺结核、支气管扩张症等。②湿啰音位于两肺底,多见于心力衰竭肺淤血、支气管肺炎等。③湿啰音满布两肺,多见于急性肺水肿和严重的支气管肺炎。④与胸膜摩擦音的鉴别:干性胸膜炎时,表面粗糙,呼吸时壁层与脏层胸膜相互摩擦而发出的声音是胸膜摩擦音,听诊时容易和湿啰音相混淆,胸膜摩擦音在呼气及吸气时均能听到,屏住呼吸时消失,深呼吸或加压时声音常更清楚,触诊有胸膜摩擦感,咳嗽不能改变其性质,常伴胸痛;而湿啰音多出现于吸气时,或在吸气终末时更清楚,咳嗽有时可消失。⑤与心包摩擦音的鉴别:心包炎时,壁层和脏层心包表面粗糙,在心脏舒缩过程中,两层发炎的心包相互摩擦而产生的声音为心包摩擦音,有时与胸膜摩擦音以及湿啰音相似;而心包摩擦音的发生与心脏活动一致,与呼吸运动无关,屏气时也存在,收缩期至舒张期均可听到,通常在胸骨左缘第3、4肋间最清晰。

2. 干啰音　是一种持续时间较长的呼吸附加音,是由于气管、支气管或细支气管狭窄或不完全阻塞,气流吸入或呼出时发生湍流所产生的音响。其病理基础为炎症致黏膜充血水肿、分泌物增多,支气管平滑肌痉挛,腔内异物、肿瘤阻塞及肿大淋巴结或纵隔肿物压迫气道。

(1)干啰音的特点:调较高、带乐性、持续时间长,吸气、呼气均可听到,但以呼气明显,性质、部位易变,瞬间内数量可明显增减。发生于大气道的干啰音,有时不用听诊器亦可听到,谓之喘鸣。

(2)干啰音的分类:①高调干啰音,又称哨笛音,调高,基音频率 >500Hz,短促,"zhi-zhi"声或带音乐性,用力呼气时,音质呈上升性,发生于较小支气管或细支气管。②低调干啰音,又称鼾音,调低、基音频率100~200Hz,呈呻吟声或鼾声,多发生于气管或主支气管。

(3)干啰音听诊鉴别:①双侧弥漫性干啰音,见于支气管哮喘、慢性支气管炎喘息型和心源性哮喘;②局限性干啰音,见于支气管内膜结核、肿瘤,是局部支气管狭窄所致。

(四) 语音共振

语音共振(vocal resonance)的产生原因和检查方法与语音震颤基本相同,嘱被检查者用一般面谈的声音强度重复发"一、二、三",喉部发音产生的震动经气管、支气管、肺泡传至胸壁,与语音震颤不同的是,并非用手触胸壁震动,而是用听诊器听及即为语音共振。语音共振一般在气管和大支气管附近最强,在肺底则较弱。语音共振减弱见于支气管阻塞、胸腔积液、胸膜增厚、胸壁水肿、肥胖及肺气肿等疾病。

（程义局）

第四节　心脏的检查

心脏(heart)检查是心血管疾病诊断中必不可少的重要内容,详细认真的心脏检查,不仅能对心血管疾病尽早做出准确的诊断,给予及时、有效地治疗,有时甚至能发现其他相关的全身性疾病。虽然当代医学发展迅速,新的诊断手段层出不穷,但是心脏检查结果对进一步选择实验室及辅助检查仍有指导意义,进而结合患者病史等做出准确的诊断,因为很多体征,如心音、杂音强度性质改变等是常规仪器检查所不能发现的。因此,想要正确地进行心脏检查及掌握其中的精髓,需要认真学习心脏的检查的理论,使理论结合实践,反复从实践中总结经验教训。

心脏检查时,检查环境应安静,光线充足,温度适宜,患者多取卧位,一些门急诊特殊情况,可取坐位。

医生多位于患者右侧,给予患者合适地暴露,采用视诊(inspection)、触诊(palpation)、叩诊(percussion)、听诊(auscultation)的体检方法及顺序进行,全面了解心脏情况,对疾病做出诊断。

【视诊】

患者一般取卧位,检查者下蹲与胸廓平行或视线与搏动点呈切线方向观察。心脏视诊内容包括:心前区有无隆起及凹陷、心尖搏动的位置与范围、心前区有无其他搏动等。

(一)胸廓畸形

正常人胸廓左右两侧的前后径、横径应基本对称,心脏体检时,应着重注意与心脏有关的胸廓畸形情况。

1. 心前区隆起 心前区正常情况无隆起,如有隆起多为异常。胸骨右缘第二肋间及周围隆起,常由主动脉瘤引起,上腔静脉阻塞引起静脉的侧支循环也可导致该部位隆起。先天性心脏病如肺动脉瓣狭窄、法洛四联症等造成的心脏肥大(右心室肥大),常引起胸骨左缘第3~5肋间及胸骨下段隆起。心包大量积液可出现心前区饱满。

2. 鸡胸、漏斗胸、脊柱畸形 这些严重胸廓畸形可使心脏移位,如鸡胸可致胸骨前凸使心前区隆起。此外,若发现严重畸形常提示可能存在某种心脏疾病,如脊柱后侧凸时考虑肺源性心脏病、二尖瓣脱垂发生率极高。鸡胸、漏斗胸等都常见于马方综合征。

(二)心尖搏动

心尖搏动(apical impulse)是由左心室收缩产生的心脏冲动和心尖冲击所致。肥胖体型者胸壁较厚或女性乳房丰满下垂者心尖搏动不易看到,这时需结合触诊共同判断。正常成人的心尖搏动位于左锁骨中线第5肋间内侧0.5~1.0cm,搏动范围以直径计算为2.0~2.5cm。

1. 心尖搏动移位 影响心尖搏动位置改变的因素很多,包括生理性及病理性等多种因素。

(1)生理性因素:正常取仰卧位时心尖搏动稍向上移,若取右侧卧位,则心尖搏动可向右移1.0~2.5cm,取左侧卧时,心尖搏动可向左移动2.0~3.0cm。深吸气时或瘦长体型者,心尖搏动可向下内移至第6肋间。婴儿、儿童、妊娠妇女及肥胖体型者,心脏呈横位,心尖搏动可向上外移至第4肋间。

(2)病理性因素:影响心尖搏动的病理因素也有很多,包括心脏因素和心外因素,见表2-2-1。

表 2-2-1 影响心尖搏动移位的病理因素

病理因素	移位情况	临床意义
心脏因素		
右心室增大	向左侧移位	二尖瓣狭窄等
左心室增大	向左下移位	主动脉瓣关闭不全等
双心室增大	向左下移位、心界向两侧扩大	扩张型心肌病等
右位心	心尖搏动位于右侧心壁	先天性右位心
心外因素		
横膈移位	向左外侧移位	大量腹水等,横膈抬高使心脏呈横位
	向内下移位,可达第6肋间	严重肺气肿等,横膈下移使心脏呈垂位
纵隔移位	心尖搏动移向患侧	一侧肺不张或胸膜增厚
	心尖搏动向病变对侧移位	一侧气胸或胸腔积液等

2. 心尖搏动的强度与搏动范围的改变 心尖搏动的强度与搏动范围的改变受生理和病理因素的影响。

生理情况下,如儿童、身体消瘦、胸壁薄者,肋间隙增宽,情绪激动,剧烈运动等,心尖搏动的强度增强,搏动范围增大,相反,如身体肥胖,胸壁厚者、肋间隙狭窄、乳房下垂者,心尖搏动也随之减弱,搏动范围也随之缩小。

病理情况下,如甲状腺功能亢进症、严重贫血、高热等高代谢疾病或左心室肥厚致心肌收缩力增加时,心尖搏动增强。反之,急性心肌梗死、心包积液、缩窄性心包炎、心室扩大等致心肌收缩力下降的疾病,可使心尖搏动减弱、搏动范围减小,此外,肺部疾病,如左侧大量胸水、肺气肿、气胸等也可致心尖搏动减弱、搏动范围减小。

3. 负性心尖搏动(inward impulse) 心脏收缩时,心尖搏动向内凹陷,称负性心尖搏动,常可见于缩窄性心包炎、粘连性心包炎等。负性心尖搏动也可见于右心室明显增大肥厚时,心脏顺钟向转位致左心室向后移位。

（三）心前区搏动

心前区搏动是指除心尖搏动以外的其他部位的搏动,主要包括以下几类搏动:

1. 剑突下搏动 该搏动可能是右心室搏动产生,也可能是腹主动脉搏动所致。另外,某些身体消瘦者可出现剑突下搏动,可能是正常的腹主动脉搏动或心脏垂位时右心室的搏动。病理情况下可见于腹主动脉瘤及导致右心室增大的疾病,如肺源性心脏病等。视诊时若发现剑突下搏动,鉴别搏动来自腹主动脉或右心室的方法有两种:其一是可嘱患者深吸气,若深吸气后搏动减弱则为腹主动脉搏动,若搏动增强则为右心室搏动;其二是将手指平放,从剑突下向上压入前胸壁后方,若搏动冲击手指掌面,则搏动为腹主动脉搏动,若搏动冲击手指末端,则搏动来自右心室搏动。

2. 胸骨左缘第 3~4 肋间搏动 当右心室肥厚时,右心室压力增加,心脏收缩时可出现胸骨左缘第 3、4 肋间持续、强劲的搏动。少数正常瘦长型青年人及儿童有时也会在该部位出现轻微的搏动,多为舒张期。

3. 心底部搏动 胸骨右缘第 2 肋间搏动常为主动脉瘤或升主动脉扩张等。肺动脉高压、肺动脉扩张及少数正常瘦长体型的人在情绪激动或活动时,可出现胸骨左缘第 2 肋间搏动。

【触诊】

心脏触诊是在心脏视诊基础上进一步明确心尖搏动位置和心前区其他部位搏动情况,还包括震颤及心包摩擦感的触诊。心脏触诊时患者多取平卧位,检查者可先予右手全手掌开始检查,之后可予示指、中指和环指指腹并拢触诊或用手掌尺侧(小鱼际)触诊以增加敏感性,必要时也可予单指指腹触诊。触诊内容包括:心尖搏动及心前区搏动、震颤、心包摩擦感(图 2-2-10)。

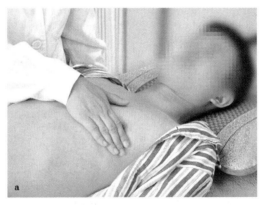

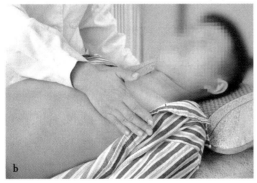
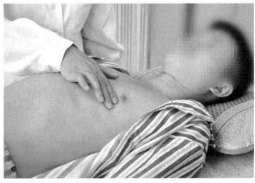

图 2-2-10 心脏触诊
a. 手掌触诊;b. 鱼际肌触诊;c. 手指触诊。

（一）心尖搏动及心前区搏动

触诊心尖搏动及心前区搏动主要是对视诊时检查到的内容进一步明确或鉴别。抬举性搏动是指手指触诊时，缓慢、强有力地搏动可使手指尖端抬起直至第二心音开始，而且搏动范围增大。心尖区抬举性搏动主要见于左心室肥厚。右心室肥厚时可见胸骨左下缘收缩期抬举性搏动。

（二）震颤

震颤（thrill）为触诊时手掌或手指指腹感觉到的一种细小震动，酷似猫的喘息，故又称猫喘。震颤是指血液经狭窄的瓣膜口或一些异常的通道至较宽的部位后，形成涡流使瓣膜、心腔壁、血管壁产生震动传至胸壁所致。一旦触到震颤，即说明心脏有器质性病变，注意确定震颤的时期及部位，相对应的疾病见表2-2-2。

表2-2-2 心前区震颤的部位、时相及临床意义

部位	时相	临床意义
胸骨左缘第2肋间	收缩期	肺动脉狭窄
	连续性	动脉导管未闭
胸骨左缘第3~4肋间	收缩期	室间隔缺损
胸骨右缘第2肋间	收缩期	主动脉狭窄
心尖区	收缩期	重度二尖瓣关闭不全
	舒张期	二尖瓣狭窄

（三）心包摩擦感

心包摩擦感是由于心包炎症时粗糙的心包膜摩擦所致，在胸骨左缘第3、4肋间触及，因该区域是心脏的裸区，无肺组织覆盖，故容易触及，于收缩期、呼气末（使心脏靠近胸壁）、前倾体位更为明显。随着心包渗液的增多，使心包脏层与壁层分离，摩擦感则消失。

【叩诊】

心脏叩诊可基本确定心脏的形状及大小。心脏分左界及右界，被肺遮挡的部分叩诊呈相对浊音，而不被肺遮挡的部分叩诊呈绝对浊音，故心脏浊音界包括相对浊音界及绝对浊音界，叩诊是叩心脏的相对浊音界。

（一）叩诊方法

心脏叩诊时受检者一般取平卧位，也可坐位，常采用间接叩诊法，左手中指作为叩诊板指，紧贴于心前区叩诊部位，板指与肋间平行放置，坐位时与肋间垂直，其他手指稍微抬起，借助右腕关节的力量，用右手中指指端叩击板指（左利手时可予左右手交换，即右手中指作为叩诊板指，左手中指指端叩诊），由外向内逐渐移动板指，叩诊音从清变浊时即为心浊音界，注意叩诊时力度均匀且叩诊时板指移动距离不宜过大，若声音变化不清时，可反复叩诊直至确定（图2-2-11）。

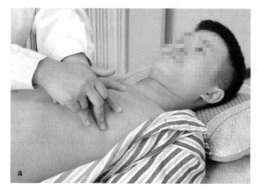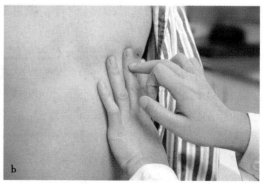

图2-2-11 心脏叩诊
a. 卧位叩诊；b. 坐位叩诊。

叩诊时应先叩左界,后叩右界。叩诊左界时应先从心尖搏动外 2~3cm 处开始叩诊,由外向内,从下到上逐一肋间叩诊至第 2 肋间,由清音变为浊音时进行标记。叩诊右界时先从上到下逐一肋间叩诊至清音变为浊音,此浊音界即为肝上界,上移一个肋间,然后由外向内从下到上逐一肋间叩诊直至第 2 肋间,由清音变为浊音时进行标记。测量每个标记点至前正中线的距离,即为心界大小。

(二)正常心浊音界及组成

正常成人的心脏相对浊音界的左右界大约形成一个"八"字,各肋间上心脏浊音界不同,具体见表 2-2-3。心脏左界第 2 肋间、第 3 肋间、第 4~5 肋间分别相当于肺动脉段、左心耳、左心室。右界第 2 肋间、第 3 肋间分别相当于升主动脉和上腔静脉、右心房。

表 2-2-3 正常成人心脏相对浊音界

右 /cm	肋间	左 /cm
2~3	Ⅱ	2~3
2~3	Ⅲ	3.5~4.5
3~4	Ⅳ	5~6
	Ⅴ	7~9

注:左锁骨中线距前正中线为 8~10cm

(三)心浊音界改变的临床意义

引起心浊音界改变的疾病有很多,可分为心源性和非心源性。非心源性疾病主要为一些胸腹部疾病,如一侧肺不张、胸腔积液、气胸等可使心浊音界移位,大量腹水等可致心浊音界增大。引起心浊音界增大的心脏疾病很多,主动脉瓣关闭不全时,左心室增大,心界向左下扩大,呈靴形;二尖瓣狭窄时,左心房增大,心腰消失变得丰满,心界呈梨形;扩张型心肌病时,左右心室增大,心浊音界向两侧增大,心界呈普大型;心包积液时,心界向两侧增大;心界坐位时,呈三角形烧瓶样;卧位时,心底部浊音界增宽。

【听诊】

心脏听诊时,根据患者疾病的不同,可取卧位或坐位,听诊时,需要明确听诊部位、顺序及听诊内容。此外,心脏听诊时不能隔着衣服听诊。听诊所听到声音的相关信息和听诊器质量也息息相关,高质量的听诊器更容易捕捉到普通听诊器不易听见的声音。听诊器钟型体件适合于听低音调声音,听诊时应轻放在胸前皮肤,膜型体件适用于听高音调声音,需紧贴皮肤。

(一)心脏听诊部位、顺序及内容

心脏听诊部位也称瓣膜听诊区,是心脏瓣膜开闭时所产生的声音传导至体表最易听清的部位。心脏有 5 个瓣膜听诊区,按照听诊顺序排列,依次为①二尖瓣区:又称心尖区,位于心尖搏动最强点,通常为第 5 肋间左锁骨中线内侧;②肺动脉瓣区:胸骨左缘第 2 肋间;③主动脉瓣区:胸骨右缘第 2 肋间;④主动脉瓣第二听诊区:胸骨左缘第 3 肋间,又称 Erb 区;⑤三尖瓣区:胸骨左缘第 4、5 肋间。心脏听诊的部位及顺序可适当调整,因为心脏疾病时心脏结构及位置可能会发生变化(图 2-2-12)。

心脏听诊内容包括:心律、心率、心音、额外心音、杂音和心包摩擦音。

1. **心率(heart rate)及心律(cardiac rhythm)** 心率是指每分钟心搏数。正常成人心率范围为 60~100 次 /min,低于 60 次 /min 称为心动过缓,超过 100 次 /min,称为心动过速;儿童心率偏快,<3 岁的儿童多在 100 次 /min 以上,婴幼儿心率超过 150 次 /min 称为心动过速。心律是心脏跳动的节律。正常人心律基本匀齐,心律随呼吸运动而变化时可致窦性心律不齐(sinus arrhythmia),一般无临床意义。部分心律失常通过听诊可发现,如心房颤动(atrial fibrillation,AF)和期前收缩(premature beat),心房颤动听诊是心律绝对不规则、第一心音强弱不等和脉搏短绌(pulse deficit),后者即为脉率少于心率;期前收缩听诊是在心律匀齐时提前出现的一次心跳。

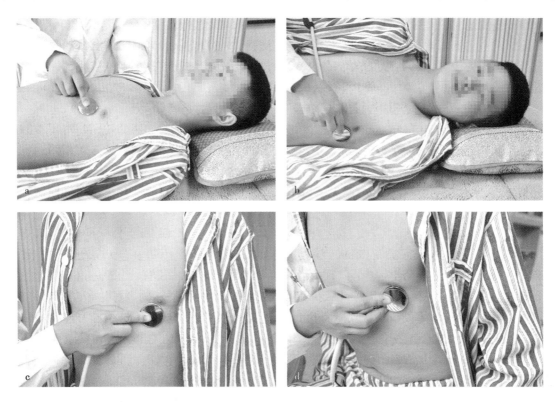

图 2-2-12　心脏听诊

a. 平卧位；b. 侧卧位；c. 端坐位；d. 前倾位。

2. 心音（heart sound）　基本心音有第一心音（first heart sound，S_1）、第二心音（second heart sound，S_2）、第三心音（third heart sound，S_3）和第四心音（fourth heart sound，S_4）。通常听诊时只能听到第一、第二心音。部分青少年可闻及第三心音。如闻及第四心音，则属病理性。

第一心音包含四种成分，其中第二、第三成分是 S_1 的主要成分，也是可闻及的成分。S_1 的产生机制目前仍有争议，多认为是房室瓣关闭产生，S_1 第二成分被认为是二尖瓣的关闭产生，S_1 的第三成分是三尖瓣的关闭产生。通常这两种成分性质（音调）相同，故不能被人耳分辨，听诊时仅能听到一个音响。第一心音的音调较低钝，强度较响，在心尖区最响，与心尖搏动同时出现，历时较长（持续约 0.1s）。

第二心音也包括四种成分，其中第二成分是 S_2 可闻及的成分。S_2 第二成分的产生多认为是主动脉瓣和肺动脉瓣关闭所产生，故 S_2 第二成分可分为主动脉瓣部分（A_2）和肺动脉瓣部分（P_2）两个部分，同样，这些成分不能被人耳分辨，故听诊仅为一个音调。S_2 音调较高而脆，强度较 S_1 弱，在心底部最响，不与心尖搏动同步，历时较短（持续约 0.08s）。

第三心音音调相对低，主要出现在心室早期快速充盈期，其产生机制尚不明确。儿童、青少年、年轻人偶可闻及，此为生理性 S_3。

第四心音多认为与心房收缩有关，音调低。S_4 一般听不到，若听到属病理性。

心脏听诊时，应先确定第一心音和第二心音，继而进一步明确心音强度、性质是否改变、是否心音分裂及杂音、额外心音所处的心动周期及时相。

（1）心音强度变化：第一心音强度改变受很多因素影响，主要是心室内压增加的速率。①S_1 增强常见于二尖瓣狭窄。二尖瓣狭窄时二尖瓣口压力阶差增大，心室充盈减少，心室收缩时左室内压上升导致 S_1 增强。②S_1 减弱常见于二尖瓣关闭不全。由于左心室舒张期过度充盈（包括由肺静脉回流的血液加收缩期反流入左房的血液），使左心室舒张压力升高，故 S_1 减弱。③S_1 强弱不等常见于完全性房室传导阻滞和心房颤动。完全性房室传导阻滞时房室分离，当心房、心室几乎同时收缩时，S_1 增强，又称"大炮音"（cannon sound）。心房颤动时当两次心搏相近时 S_1 增强，相距远时则 S_1 减弱。

第二心音有主动脉瓣部分（A_2）和肺动脉瓣部分（P_2）两个主要成分，听诊 A_2 在主动脉瓣区最清楚，P_2

在肺动脉瓣区最清楚。不同人群 A_2 和 P_2 强度不同,青少年 $P_2 > A_2$,成年人 $P_2 = A_2$,而老年人 $P_2 < A_2$。高血压、动脉粥样硬化时主动脉压增高,S_2 的主动脉瓣部分 A_2 增强,故 S_2 增强。房间隔缺损、室间隔缺损、肺源性心脏病时肺动脉压力增高,S_2 的肺动脉瓣部分 P_2 增强,故 S_2 增强。低血压、主动脉瓣或肺动脉瓣狭窄时、体循环或肺循环阻力降低等导致 A_2 或 P_2 减弱,故 S_2 减弱。

(2)心音性质变化:当疾病严重时,可出现"钟摆律""胎心律""单音律"等。

(3)心音分裂(splitting of heart sounds):正常情况下,心室收缩、舒张时瓣膜的关闭基本同步,一般不超过 0.03s,故听诊 S_1 或 S_2 时为一个声音。当心室收缩舒张时瓣膜关闭不同步,S_1 或 S_2 的两个主要成分间的时距延长,听诊时可闻及一个心音分裂为两个心音的现象,即为心音分裂。

S_1 分裂:当心室收缩明显不同步时,三尖瓣关闭明显迟于二尖瓣,S_1 的两个主要成分间时距相差 0.03s 以上,以致出现 S_1 分裂。

S_2 分裂:当主动脉瓣、肺动脉瓣关闭不同步时可导致 S_2 分裂,S_2 分裂临床上较常见。S_2 分裂可见于下列情况:①生理性分裂(physiologic splitting):深吸气时如果肺动脉瓣关闭明显迟于主动脉瓣关闭,则可在深吸气末出现 S_2 分裂,常见于无器质性心脏疾病的青少年人群。②通常分裂(general splitting):受呼吸影响,是临床上最为常见的 S_2 分裂。可见于肺动脉狭窄等致右室排血时间延长者,也可见于二尖瓣关闭不全等致主动脉瓣关闭提前者。③固定分裂(fixed splitting):指 S_2 分裂的两个成分的时距较固定,S_2 分裂不受呼吸的影响,可见于先天性心脏病房间隔缺损。房间隔缺损时,虽然呼气时右心回心血量减少,但由于存在左向右分流,故右心血流增加,肺动脉瓣关闭明显延迟,导致 S_2 分裂;吸气时,回心血量增加,右房压力增高使左向右分流稍减,故 S_2 分裂的时距较固定。④反常分裂(paradoxical splitting),又称逆分裂(reversed splitting):S_2 逆分裂是病理性体征,多见于完全性左束支传导阻滞,主动脉瓣关闭迟于肺动脉瓣,吸气时分裂变窄,呼气时变宽。

3. 额外心音(extra cardiac sound) 指在正常 S_1、S_2 之外听到的附加心音,多数为病理性,多出现在舒张期,即 S_2 之后,与原有的心音 S_1、S_2 构成三音律(triple rhythm),如开瓣音、奔马律、心包叩击音等,也可出现在收缩期,即 S_1 之后,如收缩期喷射音。

(1)舒张期额外心音

1)奔马律(gallop rhythm):系心律增快时,发生在舒张期的额外心音,与原有的 S_1、S_2 组成类似马奔跑时的蹄声,称为奔马律。按其出现在舒张期的时间的先后可分三类:①舒张早期奔马律(proto diastolic gallop)是病理性的 S_3,最为常见,又称第三心音奔马律。根据舒张早期奔马律来源不同又可分为左室奔马律与右室奔马律,以左室占多数。它与生理性 S_3 的鉴别要点见表 2-2-4。②舒张晚期奔马律(late diastolic gallop),发生于 S_4 出现的时间,为增强的 S_4,与心房收缩有关,故又称房性奔马律或收缩期前奔马律,多见于肥厚型心肌病、高血压性心脏病等压力负荷过重引起心室肥厚的心脏病,接近 S_1,距 S_2 较远,听诊时在心尖部内侧最清楚,音调较低,强度较弱。③重叠型奔马律(summation gallop),在心率增快或房室传导时间延长时,舒张早期奔马律和晚期奔马律在舒张中期重叠出现,故形成重叠型奔马律。但当心率偏慢时,两种奔马律没有重叠,则听诊时可听诊到 4 个心音,称舒张期四音律。

表 2-2-4 舒张早期奔马律与生理性 S_3 鉴别

鉴别要点	生理性 S_3	舒张早期奔马律
心音性质	3 个心音性质不同	3 个心音性质相同
心音间距	S_3 距 S_2 较近	3 个心音间距基本相同
心率	常于心率缓慢时出现	心率多快于 100 次/min
体位影响	坐位或立位可消失	不受体位影响
临床意义	见于健康人	见于严重器质性疾病

2)开瓣音(opening snap):多位于 S_2 后,又称二尖瓣开放拍击声,在心尖内侧听诊,音调高、清脆、历时短促而响亮,见于二尖瓣狭窄而瓣膜功能尚好时,故临床上开瓣音的存在可作为二尖瓣狭窄时二尖瓣分离

术的重要参考条件。

3)心包叩击音(pericardial knock):多位于S_2后,音调较响、中频、短促,多于胸骨左缘闻及。可见于缩窄性心包炎。

4)肿瘤扑落音(tumor plop):位于S_2后,音调较低,可于心尖或胸骨左缘3、4肋间听诊,常见于心房黏液瘤患者。

(2)收缩期额外心音:即在心脏收缩期出现的额外心音,可根据收缩期发生的先后分为收缩早期或中、晚期。

1)收缩早期喷射音(early systolic ejection sound):增大的肺动脉或主动脉在心室射血时动脉壁震动所产生,出现于S_1后,心底部听诊最清楚,高频、音调较高、短促,故又称收缩早期喀喇音(click)。根据心音发生部位又可分为主动脉收缩期喷射音和肺动脉收缩期喷射音:①主动脉收缩期喷射音,常见于主动脉瘤、主动脉瓣狭窄、高血压等,不受呼吸影响,在主动脉瓣区听诊最响,可向心尖传导;②肺动脉收缩期喷射音,常见于肺动脉瓣狭窄、肺动脉高压等,听诊在肺动脉瓣区最响,吸气时减弱,呼气时增强。

2)收缩中、晚期喀喇音(mid and late systolic click):出现在S_1后0.08s者称收缩中期喀喇音,S_1后0.08s以上者为收缩晚期喀喇音,听诊时音调高、清脆、短促,在心尖区及其稍内侧最清楚,改变体位可使喀喇音发生时间产生变化。喀喇音可由于二尖瓣在收缩中、晚期脱入左房,瓣叶突然紧张或其腱索的突然拉紧产生震动所致,这种情况也称二尖瓣脱垂。

3)医源性额外心音:由于现代技术的发展,器械治疗技术成熟,人工器材置入心脏,可导致额外心音。如人工瓣膜音和人工起搏音。人工瓣膜音是置入人工金属瓣膜后瓣膜开关时所产生,音调高、响亮、短促。人工起搏音是安置起搏器后所产生,可分为两种,第一种是起搏音,是起搏器电极刺激心包膜所产生,发生于S_1前,高频、短促。第二种是膈肌音,是起搏器电极刺激膈神经引起膈肌收缩所致,发生在S_1之前。

4. 心脏杂音 心脏杂音(cardiac murmurs)是心脏收缩或舒张过程中产生的除心音与额外心音之外的异常声音,不同心脏疾病所产生的杂音不尽相同,故通过判断杂音的性质可帮助明确疾病的诊断。

(1)杂音产生的机制:正常时血流呈层流状态,如下列原因使血流从层流转变为湍流或漩涡,冲击相应部位使之震动,即可产生杂音。

1)心脏结构异常:心脏瓣膜口狭窄时血流经过狭窄处会产生湍流从而形成杂音,如二尖瓣狭窄、肺动脉瓣狭窄、主动脉瓣狭窄等。心脏瓣膜由于某些器质性疾病出现关闭不全时,血液返流经过关闭不全的瓣膜口时会产生漩涡而出现杂音,如主动脉瓣关闭不全、二尖瓣关闭不全等。此外,心室乳头肌或腱索断裂后残端漂浮可能打乱正常的血流情况而出现杂音。

2)血流、血管因素:因为血流、血管因素产生杂音的情况很多,如血流速度、存在异常血流通道、血管瘤等。严重贫血、甲状腺功能亢进、高热、剧烈运动时血流速度加快,产生漩涡,故即使没有瓣膜疾病或其他血管疾病也可产生杂音,或使原有杂音增强。此外,动脉导管未闭、室间隔缺损等心腔内存在其他异常通道时,血流经过这些异常通道形成漩涡也会产生杂音。血流经过血管瘤(特别是动脉瘤)时也会形成漩涡而产生杂音。

(2)杂音的特点:听诊杂音时要注意很多事项,如最响部位、传导方向、性质、强度、时期等,因此杂音听诊在临床上较难掌握,需根据以下特点仔细鉴别。

1)时期:根据杂音出现的时期不同可分为收缩期杂音(systolic murmurs)、舒张期杂音(diastolic murmurs)、双期杂音和连续性杂音(continuous murmurs)。还可根据杂音出现的早晚进一步分为收缩或舒张早期、中期、晚期或全期杂音。通常情况下,收缩期杂音可能无器质性心脏疾病,但舒张期杂音和连续性杂音均为器质性杂音。

2)性质:杂音的性质变化是由于杂音的频率不同导致杂音音调与音色的不同。描绘杂音音调常用柔和、粗糙等词。形容杂音的音色可用隆隆样、吹风样、喷射样、叹气样、鸟鸣样、机器样等。杂音的性质不同常反映不同的疾病。如心尖区闻及粗糙的全收缩期吹风样杂音提示二尖瓣关闭不全;心尖区闻及舒张期隆隆样杂音提示二尖瓣狭窄;主动脉瓣第二听诊区闻及舒张期叹气样杂音提示主动脉瓣关闭不全。

3)最响部位和传导方向:闻及杂音最响的部位常与病变部位有关,如心尖部杂音最响,常提示二尖瓣病变;如主动脉瓣区杂音最响,提示主动脉瓣病变;如肺动脉瓣区杂音最响,提示肺动脉瓣病变。杂音的传导有一定规律,如二尖瓣狭窄产生的隆隆样杂音常局限于心尖区,二尖瓣关闭不全产生的杂音多向左腋下传导,而主动脉瓣狭窄产生的杂音向颈部传导。因此,听诊杂音时不仅应考虑杂音出现部位的病变,还应考虑杂音的传导方向。

4)强度与形态:评估杂音的强度一般采用 Levine 6 级杂音分级法,一般用于收缩期杂音,对舒张期杂音也可参照此标准,但也可只分为轻、中、重度三级。Levine 6 级杂音分级法具体见表 2-2-5。杂音强度分级的记录采用分子分母法,6 为分母,杂音级别为分子,如 2 级杂音记录为 2/6 级杂音。

表 2-2-5 心脏杂音强度分级

级别	强度	听诊表现	有无震颤
1	很轻	很弱,易被初学者或缺乏心脏听诊经验者忽视,需仔细听诊。	无
2	轻度	弱,易被初学者或缺乏心脏听诊经验者闻及	无
3	中度	较响亮,易闻及明显的杂音	无
4	响亮	明显的杂音	有
5	很响亮	响亮的杂音	明显
6	最响亮	极响亮,即使听诊器离开胸壁也可闻及	明显

杂音的形态是指杂音强度在心动周期中的变化规律构成的形态,可以用心音图记录。常见的杂音形态有下列几种:①递增型杂音(crescendo murmur),杂音强度由弱逐渐增强,如二尖瓣狭窄心尖区闻及的舒张期隆隆样杂音;②递减型杂音(decrescendo murmur),杂音强度由强逐渐减弱,如主动脉瓣关闭不全时主动脉瓣区闻及的舒张期叹气样杂音;③递增递减型杂音(crescendodecrescendo murmur),杂音强度由弱转强,继而由强转弱,如主动脉瓣狭窄时闻及的收缩期杂音;④一贯型杂音(plateau murmur),杂音强度基本一致,如二尖瓣关闭不全时的全收缩期杂音;⑤连续型杂音(continuous murmur),收缩期时杂音逐渐增强,舒张期时逐渐减弱,连续出现,如动脉导管未闭时的连续性杂音。

5)呼吸、运动、体位的影响:三尖瓣或肺动脉瓣狭窄或关闭不全时,深吸气回心血量增多,杂音增强。运动时心率增快,心搏增强,杂音增强。前倾坐位时,易闻及主动脉瓣关闭不全的叹气样杂音;左侧卧位可使二尖瓣狭窄的舒张期隆隆样杂音更明显。

(3)杂音的临床意义:杂音的听诊对心血管疾病的诊断极为重要,根据杂音的临床意义可将其分为生理性杂音和病理性杂音。根据杂音出现的部位是否有器质性心脏病变又可将杂音分为器质性杂音和功能性杂音。器质性杂音不难理解,即产生杂音的部位有器质性疾病,而功能性杂音可分为以下几类:①生理性杂音,出现在收缩期,为柔和,吹风样,无震颤,且心脏不增大;②某些全身性疾病,如甲状腺功能亢进等,血流动力学改变可产生杂音;③瓣膜相对狭窄或相对关闭不全所产生的杂音。

1)收缩期杂音(表 2-2-6):二尖瓣区:①功能性:生理性杂音多见,可见于运动后,但也可见于血流动力学改变的疾病,如甲状腺功能亢进、贫血、发热、妊娠等,杂音性质柔和、吹风样、时限短,较局限,强度 2/6级。冠心病、扩张型心肌病左心增大时可致二尖瓣相对性关闭不全,可形成病理性杂音,杂音为吹风样、粗糙、时限较长,强度(2~3)/6 级,可有一定的传导。②器质性:杂音为吹风样、高调、性质粗糙、持续时间长、向左腋下传导、可占全收缩期,主要见于风湿性心脏瓣膜病二尖瓣关闭不全。

主动脉瓣区:①功能性:可见于高血压、动脉粥样硬化等,常有 A_2 亢进,杂音柔和;②器质性:多见于主动脉瓣狭窄,为收缩中期喷射性杂音,响亮而粗糙,递增递减型,常伴有震颤,A_2 减弱,向颈部传导。

肺动脉瓣区:①功能性:生理性杂音呈吹风样,柔和,强度一般在 2/6 级以下,时限较短,在青少年及儿童中多见。肺动脉瓣相对狭窄时可产生病理性杂音,杂音强度较响,P_2 亢进。②器质性:主要见于肺动脉瓣狭窄,杂音呈收缩中期喷射性杂音,强度 ≥ 3/6 级,粗糙,P_2 减弱,常伴有震颤。

表 2-2-6 收缩期杂音的鉴别要点

鉴别要点	器质性	生理性
年龄	不定	常见于儿童、青少年
部位	不定	肺动脉瓣区和 / 或心尖区
传导	沿血流方向传导,远、广	局限
性质	吹风样、粗糙、常呈高调	吹风样、柔和
持续时间	较长、常为全收缩期	短促
强度	常 ≥ 3/6 级	≤ 2/6 级
震颤	3/6 级以上可伴有震颤	无

三尖瓣区:①功能性:功能性杂音多见,杂音柔和,吹风样,一般在 3/6 级以下,吸气时增强,多见于肺心病、二尖瓣狭窄等导致的三尖瓣相对性关闭不全,注意与二尖瓣关闭不全时的杂音鉴别;②器质性:该区器质性杂音罕见,杂音与器质性二尖瓣关闭不全类似,但不传导。

胸骨左缘第 3、4 肋间:①功能性,杂音柔和,不传导,强度(1~2)/6 级,多出现在青少年。②器质性:收缩期喷射性杂音,响亮、粗糙伴震颤,见于室间隔缺损等。

2)舒张期杂音:二尖瓣区,①功能性:主要见于主动脉瓣关闭不全时二尖瓣相对狭窄,而产生 Austin Flint 杂音。应注意与器质性二尖瓣狭窄的杂音鉴别。②器质性:主要见于风湿性心脏瓣膜病二尖瓣狭窄,杂音为舒张中、晚期隆隆样、递增型杂音,常伴震颤(表 2-2-7)。

表 2-2-7 二尖瓣区舒张中晚期杂音的鉴别要点

	Austin Flint 杂音	器质性二尖瓣狭窄
杂音特点	递减型,柔和	递增型,粗糙
震颤	无	常伴震颤
开瓣音	无	可有
S_1 亢进	无	常有
X 线心影	左室增大、呈主动脉型	右室、左房增大、呈二尖瓣型
心房颤动	常无	常有

主动脉瓣区:主要见于器质性心脏病或主动脉疾病所致的主动脉瓣关闭不全,杂音为舒张早期柔和递减型叹气样杂音,于主动脉瓣第二听诊区、前倾位最清楚。

肺动脉瓣区:多为功能性杂音,器质性杂音少见,常见于肺动脉瓣相对关闭不全所致,又称 Graham Steell 杂音,杂音为递减型柔和吹风样,较局限,常合并 P_2 亢进,吸气末增强。

三尖瓣区:杂音少见,主要见于三尖瓣狭窄时,较局限,为低调隆隆样,深吸气末增强。

3)连续性杂音:杂音响亮、粗糙,持续于整个心动周期,常伴震颤,可于胸骨左缘第 2 或第 3 肋间闻及,多见于先天性心脏病动脉导管未闭。

5. 心包摩擦音(pericardial friction sound) 指心包的脏层与壁层产生摩擦而出现的声音。音调高、粗糙,在心包裸区胸骨左缘第 3、4 肋间最响亮,多为收缩期和舒张期双期杂音,前倾、呼气末更明显。心包摩擦音与呼吸运动无明显相关,故可与胸膜摩擦音鉴别。多见于急性感染性心包炎,也可见于尿毒症等非感染情况。

(孙卫红)

第五节 血管检查

血管的检查是心脏血管检查的重要部分。周围血管检查主要是触诊和听诊,血压的测量也至关重要。

【脉搏的触诊】

脉搏触诊是血管检查的主要内容,触诊内容包括脉律、脉率、强弱、紧张度和血管弹性和脉波。脉搏触诊时可选择双侧颈动脉、肱动脉、桡动脉、股动脉及足背动脉。正常人双侧脉搏无明显差异,但某些血管疾病时,可能会出现双侧脉搏不一致,如动脉炎等。

(一)脉律

正常人脉搏的节律同心脏的节律,节律规整,窦性心律不齐者脉律随呼吸改变,吸气时增快,呼气时减慢。存在心律失常时患者脉律可出现特殊改变,如心房颤动时脉律绝对不规则;期前收缩二联律、三联律时可形成二联脉、三联脉;二度Ⅰ型、Ⅱ型房室传导阻滞者可有脱落脉(dropped pulse)。

(二)脉率

正常人脉率和心率一致,在安静、清醒的情况下为 60~100 次/min,女性稍快,儿童较快,老年人偏慢,<3 岁的儿童多在 100 次/min 以上。在某些特殊的心律失常,如房颤时,脉率少于心率,又称脉搏短绌。

(三)紧张度与动脉壁状态

检查脉搏的紧张度与动脉壁状态时,检查者将示指、中指指腹置于桡动脉上,近心端手指用力压闭血流,使远心端手指触不到脉搏搏动,远端手指通过加压,感觉血管壁的弹性状态以判断脉搏紧张度,若远端手指触及硬且缺乏弹性的条索状动脉时,提示动脉硬化。

(四)强弱

触诊时可检查到脉搏的强弱,其与心搏出量、外周血管阻力和脉压等相关。甲状腺功能亢进、高热、主动脉瓣关闭不全时,心搏量增加,脉搏增强。休克、心力衰竭、主动脉瓣狭窄等时,心搏出量少故脉搏减弱。

(五)脉波

触诊脉搏时,可发现异常脉波的脉搏,通过了解脉波变化有助于心血管疾病的诊断及鉴别。

1. **正常脉波** 由升支、波峰和降支三部分构成。升支又叫叩击波,是收缩期时左室射血冲击主动脉壁所致。波峰又称潮波,是收缩中、晚期血液逆流冲击动脉壁引起。降支又叫重搏波,发生于心室舒张期。

2. **水冲脉**(water hammer pulse) 是指脉搏骤起骤降,犹如水冲。检查者一手握紧患者手腕掌面,将其前臂高举过头顶,若触到急促、有力,犹如水冲样脉搏即为水冲脉。主要是由于血液分流或返流、周围血管扩张所致,如先天性心脏病动脉导管未闭出现左向右分流时,严重贫血、甲状腺功能亢进等周围血管扩张时,动静脉瘘、主动脉瓣关闭不全等血液返流时。

3. **交替脉**(pulsus alternans) 是指脉搏强弱交替但节律规整,由左心室收缩强弱交替所致,同呼吸运动等无明显相关,常见于急性心肌梗死、高血压性心脏病等,为左心衰竭的重要体征之一。测量血压时可闻及强弱脉搏交替,强弱脉搏间有 10~30mmHg 的压力差。

4. **奇脉**(paradoxical pulse) 正常人脉搏不受呼吸影响,若吸气时触及脉搏明显减弱或消失,即为奇脉,又称"吸停脉"。心包缩窄或心脏压塞时左心室搏出量减少时可触及奇脉。

5. **无脉**(pulseless) 即触诊时无脉搏搏动,可见于休克及某些血管疾病等。

【血管的听诊】

血管听诊主要是血管杂音的听诊。血管杂音分为静脉杂音和动脉杂音。

(一)静脉杂音

静脉杂音一般不明显。较有临床意义的有颈静脉营营声,低调、柔和、连续,属无害性杂音,立位及坐位明显,系颈静脉血液快速回流入上腔静脉所致。

(二)动脉杂音

动脉杂音多见于冠状动脉、周围动脉和肺动脉。如动静脉瘘时,可在病变部位出现连续性杂音。多发性大动脉炎时,可在病变部位闻及收缩期杂音。

【周围血管征】

周围血管征包括水冲脉、枪击音、Duroziez 双重杂音和毛细血管搏动征。多见于主动脉瓣重度关闭不全、严重贫血和甲状腺功能亢进等。

1. **枪击音**(pistol shot sound) 即在外周较大动脉闻及的与心跳一致短促如射枪的声音,常选择股动脉听诊。

2. **Duroziez 双重杂音** 将听诊器钟型体件置于股动脉上,开口方向朝向近心端,稍加压,可闻及双期收缩期与舒张期吹风样杂音。

3. **毛细血管搏动征**(capillary pulsation) 可检查手指指甲末端或口唇黏膜,检查时用手指轻压或用玻片轻压,使局部发白,当局部发白的边缘在心脏收缩和舒张时出现有规律的红白相间的改变,即为毛细血管搏动征。

凡体检时发现上述体征及水冲脉可统称周围血管征阳性。

(孙卫红)

第三章

腹部检查

腹部(abdomen)位于胸部与盆部之间,包括腹壁、腹腔和腹腔内脏器。体表上腹部上界为两侧肋弓下缘和剑突,下界为两侧腹股沟韧带和耻骨联合上缘,前面和侧面由腹壁组成,后面为脊柱和腰肌。腹壁两侧以腋后线为界,分为腹前外侧壁和腹后壁。腹腔上界是膈肌,下与盆腔相通,其实际范围远大于腹壁。腹腔内有很多重要脏器,主要有消化、泌尿、生殖、内分泌、血液及血管系统,故腹部检查是体格检查的重要组成部分,是诊断疾病十分重要的方法。

腹部检查应用视诊、触诊、叩诊、听诊四种方法,尤以触诊最为重要。触诊中又以脏器触诊较难掌握,需要勤学苦练,多实践体会,才能不断提高触诊水平。为了避免触诊引起胃肠蠕动增加,使肠鸣音发生变化,腹部检查的顺序为视、听、触、叩,但记录时为了统一格式仍按视、触、叩、听的顺序记录。

第一节　腹部的体表标志及分区

检查腹部必须首先熟悉腹部脏器的部位及其在体表的投影。常借助腹部天然体表标志,人为地将腹部划分为几个区域,以便准确描写脏器病变和体征的部位及范围。

一、体表标志

腹部常用的体表标志如图 2-3-1 所示。

1. 肋弓下缘(costal margin)　由第 8~10 肋软骨连结形成的肋缘和第 11、第 12 浮肋构成。两侧肋弓下缘是腹部体表的上界,常用于腹部分区,肝、脾的测量和胆囊的定位。

2. 剑突(xiphoid process)　是胸骨下端的软骨。是腹部体表的上界,常作为肝脏测量的标志。

3. 腹上角(upper abdominal angle)　是两侧肋弓至剑突根部的交角,常用于判断体型及肝的测量。

4. 脐(umbilicus)　位于腹部中心,平对第 3~4 腰椎之间,是腹部四区分法的标志。

5. 髂前上棘(anterior superior iliac spine)　是髂嵴前方凸出点,是腹部九区分法的标志和骨髓穿刺的部位。

6. 腹直肌外缘(lateral border of rectus muscles)　相当于锁骨

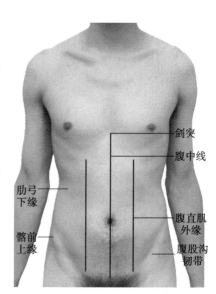

图 2-3-1　腹部体表标志示意图

中线的延续,常为手术切口和胆囊点的定位。

7. **腹中线**(midabdominal line) 是胸骨中线(前正中线)的延续,是腹部四区分法的垂直线,此处易发生白线疝。

8. **腹股沟韧带**(inguinal ligament) 是腹部体表的下界,两侧腹股沟韧带与耻骨联合上缘共同组成腹部体表的下界,腹股沟韧带是寻找股动静脉的标志。常是腹股沟疝的通过部位和所在部位。

9. **耻骨联合**(pubic symphysis) 是两耻骨间的纤维软骨连结,与两侧腹股沟韧带共同组成腹部体表下界。

10. **肋脊角**(costovertebral angle) 是背部两侧第 12 肋骨与脊柱的交角,为检查肾脏压痛、叩痛的位置。

二、腹部分区

借助腹部天然体表标志及人为划线,可将腹部划分为几个区域。目前常用的腹部分区有四区分法和九区分法两种。

(一)四区分法

通过脐划一水平线和一垂直线,两线相交将腹部划分为四个区域,即左、右上腹部和左、右下腹部。各区脏器分布情况如图 2-3-2 所示:

1. **右上腹部**(right upper quadrant) 肝、胆囊、胰头、幽门、十二指肠、小肠、结肠肝曲、右半横结肠、部分升结肠、右肾上腺,右肾、腹主动脉、大网膜。

2. **右下腹部**(right lower quadrant) 盲肠、阑尾、部分升结肠、小肠、右输尿管、充盈的膀胱、淋巴结、女性右侧卵巢和输卵管、增大的子宫、男性右侧精索。

3. **左上腹部**(1eft upper quadrant) 肝左叶、脾、胰体、胰尾、胃、小肠、结肠脾曲、左半横结肠、部分降结肠、左肾上腺、左肾、腹主动脉、大网膜。

4. **左下腹部**(1eft lower quadrant) 乙状结肠、部分降结肠、小肠、左输尿管、充盈的膀胱、淋巴结、女性左侧卵巢和输卵管、增大的子宫、男性左侧精索。

(二)九区分法

分别通过两侧肋弓下缘和两侧髂前上棘作两条水平线,通过两侧髂前上棘至腹中线连线的中点做两条垂直线,四条线相交将腹部划分为九个区域。即左、右上腹部(季肋部)、左、右侧腹部(腰部)、左、右下腹部(髂窝部)及上腹部、中腹部(脐部)和下腹部(耻骨上部)。各区脏器分布情况如图 2-3-3 所示:

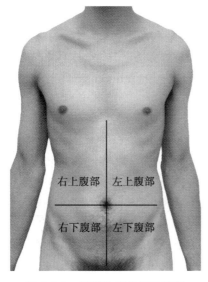

图 2-3-2 腹部体表分区示意图
(四区分法)

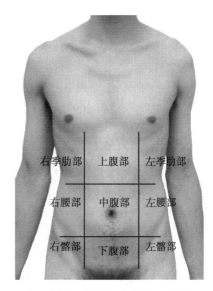

图 2-3-3 腹部体表分区示意图
(九区分法)

1. **右上腹部（右季肋部，right hypochondriac region）** 肝右叶、胆囊、结肠肝曲、右肾上腺、右肾。

2. **右侧腹部（右腰部，right lumbar region）** 升结肠、空肠、右肾。

3. **右下腹部（右髂部，right iliac region）** 盲肠、阑尾、回肠末端、淋巴结、女性右侧卵巢和输卵管、男性右侧精索。

4. **左上腹部（左季肋部，1eft hypochondriac region）** 脾、胃、胰尾、结肠脾曲、左肾上腺、左肾。

5. **左侧腹部（左腰部，left lumbar region）** 降结肠、空肠、回肠、左肾。

6. **左下腹部（左髂部，left iliac region）** 乙状结肠、淋巴结、女性左侧卵巢和输卵管、男性左侧精索。

7. **上腹部（epigastric region）** 胃、肝左叶、十二指肠、胰头、胰体、横结肠、腹主动脉、大网膜。

8. **中腹部（脐部，umbilical region）** 十二指肠、空肠、回肠、下垂的胃或横结肠、肠系膜及淋巴结、输尿管、腹主动脉、大网膜。

9. **下腹部（耻骨上部，hypogastric region）** 回肠、乙状结肠、输尿管、充盈的膀胱、增大的子宫。

四区分法简单易行，但较粗略，难以准确定位。九区分法较细，定位准确，但因各区较小，所包含的脏器常超过一个分区，加之体型不同，脏器位置可略有差异，应予注意。临床常用四区分法，其不足之处，可用九区分法补充，如在四区分法的基础上加用上腹、中腹、下腹部和左右侧腹部。

（石林艳）

第二节 腹部视诊

腹部视诊前，嘱患者排空膀胱，取低枕仰卧位，两手自然置于身体两侧，充分暴露全腹，上自剑突，下至耻骨联合，躯体其他部分应遮盖，注意保暖，暴露时间不宜过长，以免腹部受凉引起不适。光线宜充足而柔和。医生应站立于患者右侧，按一定顺序自上而下地观察腹部。从侧面呈切线方向观察，有利于观察腹部表面的器官轮廓、肿块、肠型和蠕动波等。

腹部视诊的主要内容有腹部外形、呼吸运动、腹壁静脉、胃肠型和蠕动波、腹壁皮肤及其他情况等。

（一）腹部外形

应注意腹部外形是否对称，有无全腹或局部的膨隆或凹陷，有腹水或腹部肿块时，还应测量腹围的大小。

以两侧肋缘与耻骨联合所组成的平面为参照面，健康正常成年人平卧时，前腹壁大致处于参照面，称为腹部平坦。肥胖者或小儿（尤其餐后）腹部外形较饱满，前腹壁稍高于参照面，称为腹部饱满。消瘦者及老年人，因腹壁皮下脂肪较少，腹部下陷，前腹壁稍低于参照面，称为腹部低平。这些都属于正常腹部外形。平卧时前腹壁明显高于参照面，外观呈凸起状，称腹部膨隆（abdominal distension）。仰卧时前腹壁明显低于参照面，称腹部凹陷（abdominal concavity）。

1. **腹部膨隆** 可见于生理状况如肥胖、妊娠以及病理状况如腹水、腹内积气、巨大肿瘤等。因腹部膨隆范围不同可表现为全腹膨隆和局部膨隆。

（1）全腹膨隆：弥漫性膨隆的腹部呈球形或椭圆形，除了见于肥胖、腹壁皮下脂肪明显增多以外，多因腹腔内容物增多所致。常见于下列情况：①腹腔积液：当腹腔内有大量积液时，平卧位时腹壁松弛，液体下沉于腹腔两侧，致侧腹部明显膨出，腹部外形呈扁而宽，称为蛙腹（frog belly）；侧卧或坐位时，因液体向下移动而使腹下部膨出。常见于肝硬化门静脉高压症，亦可见于心力衰竭、缩窄性心包炎、腹膜转移癌、肾病综合征、胰源性腹水或结核性腹膜炎等。腹膜有炎症或肿瘤浸润时，腹部常呈尖凸型，称为尖腹（apical belly）。②腹内积气：a. 胃肠道积气，积气多在胃肠道内，大量积气可引起全腹膨隆，使腹部呈球形，两侧腰部膨出不明显，变动体位时其形状无明显改变，见各种原因引起的肠梗阻或肠麻痹；b. 腹腔内积气，积气在腹腔内，称气腹（pneumoperitoneum），见于胃肠穿孔或治疗性人工气腹，前者常伴有不同程度的腹膜炎。

③腹内巨大肿块：如足月妊娠、巨大卵巢囊肿、畸胎瘤等，亦可引起全腹膨隆。

当全腹膨隆时，为观察其程度和变化，常需测量腹围。方法：让患者排尿后平卧，用软尺经脐绕腹一周，测得的周长即为腹围（脐周腹围），通常以厘米为单位，还可以测其腹部最大周长（最大腹围），同时记录。定期在同样条件下测量比较，可以观察腹腔内容物（如腹水）的变化。

（2）局部膨隆：常见原因为脏器肿大、腹内肿瘤或炎性肿块、胃或肠胀气以及腹壁上的肿物和疝等。视诊时应注意膨隆的部位、大小、外形、是否随呼吸或体位而移位、有无搏动等。脏器肿大一般都在该脏器所在部位，并有该脏器的外形特征，如脾脏切迹等。

上腹中部膨隆常见于肝左叶肿大、胃癌、胃扩张（如幽门梗阻、胃扭转）、胰腺肿瘤或囊肿等。右上腹膨隆常见于肝大（肿瘤、脓肿、淤血等）、胆囊肿大及结肠肝曲肿瘤等。左上腹膨隆常见于脾肿大、结肠脾曲肿瘤或巨结肠。腰部膨隆常见于多囊肾、巨大肾上腺肿瘤、肾盂大量积水或积脓。脐部膨隆常见于脐疝、腹部炎症性肿块（如结核性腹膜炎致肠粘连）。下腹膨隆常见于子宫增大（妊娠、子宫肌瘤等）、膀胱充盈（排尿后可以消失）。右下腹膨隆常见于回盲部结核或肿瘤、Crohn 病及阑尾周围脓肿等。左下腹膨隆常见于降结肠及乙状结肠肿瘤，亦可干结粪块所致，此外还可见于游走下垂的肾脏、卵巢癌或卵巢囊肿。

有时局部膨隆是腹壁上的肿块（如皮下脂肪瘤、纤维瘤、结核性脓肿等）而非腹腔内病变。腹壁肿块与腹腔内肿块鉴别方法：嘱患者仰卧位作屈颈抬肩动作，使腹壁肌肉紧张，若肿块更加明显，说明肿块位于腹壁上，反之若肿块变得不明显或消失，说明肿块在腹腔内，被收缩变硬的腹肌所掩盖。

局部膨隆近圆形者，多为囊肿、肿瘤或炎性肿块（后者有压痛亦可边缘不规则）；呈长形者，多为肠管病变如肠梗阻、肠扭转、肠套叠或巨结肠症等。膨隆有搏动者可能是动脉瘤，亦可能是位于腹主动脉上面的脏器或肿块传导其搏动。膨隆随体位变换而明显移位者，可能为游走的脏器（肾、脾等）、带蒂肿物（卵巢囊肿等）、大网膜或肠系膜上的肿块。腹壁或腹膜后肿物（神经纤维瘤、纤维肉瘤等）一般不随体位变换而移位。随呼吸移动的局部膨隆多为膈下脏器或膈下肿块。在腹白线、脐、腹股沟或手术瘢痕部位于腹压增加时出现膨隆，而卧位或降低腹压后消失者，为该部位的可复性疝。

2. 腹部凹陷 仰卧时前腹壁明显低于两侧肋缘与耻骨联合所组成的平面，称腹部凹陷（abdominal concavity）。因腹部凹陷范围不同可表现为全腹凹陷和局部凹陷，前者意义更为重要。

（1）全腹凹陷：患者仰卧时前腹壁明显凹陷，见于消瘦和脱水者。严重时前腹壁凹陷几乎贴近脊柱，两侧肋弓、髂嵴和耻骨联合明显显露，使腹外形如舟状，称舟状腹（scaphoid abdomen），见于恶病质，如结核病、恶性肿瘤等慢性消耗性疾病。吸气时出现全腹凹陷见于膈肌麻痹和上呼吸道梗阻。早期急性弥漫性腹膜炎引起腹肌痉挛性收缩时可导致全腹凹陷。膈疝时由于腹内脏器进入胸腔，也可导致全腹凹陷。

（2）局部凹陷：较少见，多由于手术后腹壁瘢痕收缩所致，患者立位或加大腹压时，凹陷可更明显。白线疝（腹直肌分裂）、切口疝于卧位时可见凹陷，但立位或加大腹压时，局部反而膨出。

（二）呼吸运动

正常人可以观察到呼吸时腹壁上下起伏，吸气时上抬，呼气时下陷，即为腹式呼吸运动。男性及小儿以腹式呼吸为主，而成年女性则以胸式呼吸为主，腹壁起伏不明显。

腹式呼吸减弱常见于腹膜炎症、腹水、急性腹痛、腹腔内巨大肿物或妊娠等。腹式呼吸消失常见于胃肠穿孔所致急性腹膜炎或膈肌麻痹等。腹式呼吸增强不多见，常为癔症性呼吸或胸腔疾病（如大量积液等）。

（三）腹壁静脉

正常人腹壁皮下静脉一般不显露，在较瘦或皮肤白皙的人才隐约可见。皮肤较薄而松弛的老年人可见静脉显露，但多为较直条纹，并不迂曲，属正常。其他使腹压增加的情况（腹水、腹腔巨大肿物、妊娠等）也可见静脉显露。

腹壁静脉曲张（或扩张）常见于门静脉高压或上、下腔静脉回流受阻而有侧支循环形成时，此时腹壁静脉显而易见或迂曲变粗，称腹壁静脉曲张。门静脉高压显著时，于脐部可见到一簇曲张静脉向四周放射，形如水母头（caput medusae），常在此处听到静脉血管杂音。

为辨别腹壁静脉曲张的来源，需要检查其血流方向。正常时脐水平线以上的腹壁静脉血流自下向上经胸壁静脉和腋静脉进入上腔静脉，脐水平以下的腹壁静脉自上向下经大隐静脉流入下腔静脉。门静脉高压时,腹壁曲张静脉常以脐为中心向四周放射,血液经脐静脉(胚胎时的脐静脉于胎儿出生后闭塞而形成圆韧带,此时再通)进入腹壁浅静脉流向四方(图 2-3-4)。下腔静脉阻塞时,曲张的静脉大多分布在腹壁两侧,有时在臀部及股部外侧,脐以下的腹壁浅静脉血流方向转流向上(图 2-3-5)。上腔静脉阻塞时,上腹壁或胸壁浅静脉曲张,其血流方向均转流向下。

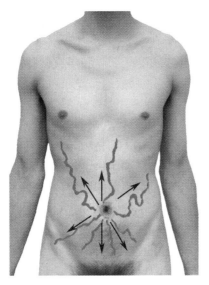

图 2-3-4 门静脉高压时腹壁浅静脉
血流分布和方向

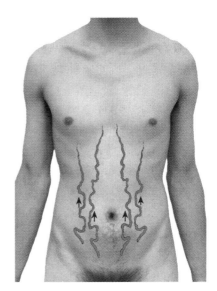

图 2-3-5 下腔静脉阻塞时腹壁浅静
脉血流分布和方向

血流方向检查方法(指压法):选择一段没有分支的腹壁静脉,医生将右手示指和中指并拢压在静脉上,一手指紧压不动,另一手指紧压静脉向外滑动,挤出该段静脉内血液,至一定距离(约 7.5~10cm)后放松该手指,观察静脉是否充盈,如迅速充盈,则血流方向是从放松手指的一端流向紧压手指的一端。再同法放松另一手指,观察静脉充盈速度,即可辨别血流方向(图 2-3-6)。

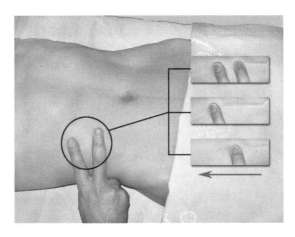

图 2-3-6 检查静脉血流方向手法示意图

(四) 胃肠型和蠕动波

正常人腹部一般看不到胃和肠的轮廓及蠕动波形,除非腹壁菲薄或松弛的老年人、经产妇或极度消瘦者可能见到。胃肠道发生梗阻时,梗阻近端的胃或肠段饱满而隆起,可见其轮廓,称胃型或肠型(gastral or intestinal pattern),若该部位的蠕动加强,可见到蠕动波(peristalsis)。

胃蠕动波自左肋缘下开始,缓慢地向右推进,到达右腹直肌旁(幽门区)消失,此为正蠕动波。有时尚可见到自右向左的逆蠕动波。

肠梗阻时亦可看到肠蠕动波,小肠梗阻所致的蠕动波多见于脐部,严重梗阻时,胀大的肠袢呈管状隆起,横行排列于腹中部,组成多层梯形肠型,并可看到明显的肠蠕动波,运行方向不一致,此起彼伏,全腹膨胀,听诊时可闻高调肠鸣音或呈金属音调。结肠远端梗阻时,其宽大的肠型多位于腹部周边,同时盲肠多胀大成球形,随每次蠕动波的到来而更加隆起。如发生了肠麻痹,则蠕动波消失。在观察蠕动波时,从侧面呈切线方向观察更易察见,亦可用手轻拍腹壁而诱发。

(五)腹壁皮肤及其他情况

1. **皮疹**　不同种类的皮疹提示不同的疾病。充血性或出血性皮疹常见于发疹性高热疾病或某些传染病(如麻疹、猩红热、斑疹伤寒)及药物过敏等。紫癜或荨麻疹可能是过敏性疾病全身表现的一部分。一侧腹部或腰部的疱疹(沿脊神经走行分布)多为带状疱疹。此外,长久的热敷腹部可留下红褐色环状或地图样痕迹,类似皮疹,需注意辨别。

2. **色素**　正常情况下,腹部皮肤颜色较暴露部位稍淡。散在点状深褐色色素沉着常为血色病。皮肤皱褶处(如腹股沟及系腰带部位)有褐色素沉着,可见于肾上腺皮质功能减退(Addison disease)。两侧腰部尤其左侧腰部皮肤发蓝,称格雷特纳征(Grey-Turner sign),可见于急性重型胰腺炎和肠绞窄,为血液自腹膜后间隙渗到侧腹壁皮下所致。脐周或下腹壁皮肤发蓝,称卡伦征(Cullen sign),为腹腔内大出血的征象,可见于急性重型胰腺炎、宫外孕破裂、腹主动脉瘤破裂出血、腹腔肿瘤破裂等。腹部和腰部不规则的斑片状色素沉着,见于多发性神经纤维瘤。妇女妊娠时,在脐与耻骨之间的中线上有褐色素沉着,常持续至分娩后才逐渐消退。

3. **腹纹**　多分布于下腹部和左、右下腹部。白纹为腹壁真皮结缔组织因张力增高,断裂所致,呈银白色条纹,可见于肥胖者或经产妇。妊娠纹出现于下腹部和髂部,下腹部呈以耻骨为中心略呈放射状,条纹处皮肤较薄,在妊娠期呈淡蓝色或粉红色,产后则转为银白色而长期存在。紫纹是皮质醇增多症的常见征象,出现部位除下腹部和臀部外,还可见于股外侧和肩背部。由于糖皮质激素引起蛋白分解增强,皮下脂肪迅速沉积膨胀,真皮层中结缔组织胀裂,真皮萎缩变薄,上面覆盖一层薄薄表皮,而此时因皮下毛细血管网丰富,红细胞偏多,故条纹呈紫色。

4. **瘢痕**　腹部瘢痕多为外伤、手术或皮肤感染的遗迹,有时对诊断和鉴别很有帮助,特别是某些特定部位的手术瘢痕,常提示患者的手术史。如右下腹麦氏点处切口瘢痕标志曾行阑尾切除术,右上腹直肌旁切口瘢痕标志曾行胆囊手术,左上腹弧形切口瘢痕标志曾行脾切除术等。

5. **疝**　腹部疝可分为腹内疝和腹外疝两大类,前者少见,后者较多见。为腹腔内容物经腹壁或骨盆壁的间隙或薄弱部分向体表突出而形成。腹股沟斜疝是最多见的腹外疝,多位于腹股沟韧带上内方,疝囊经腹壁下动脉外侧的腹股沟管深环(内环)突出,可进入阴囊,容易嵌顿。腹股沟直疝从腹壁下动脉内侧的腹股沟三角区(直疝三角)直接由后向前突出,不经过内环,不进入阴囊,极少发生嵌顿。股疝多位于腹股沟韧带的下外方,疝囊通过股环、经股管向卵圆窝突出,多见于女性,容易嵌顿。脐疝多见于婴幼儿,成人则可见于经产妇或有大量腹水的患者。先天性腹直肌两侧闭合不良者可有白线疝。手术瘢痕愈合不良处可有切口疝。

6. **脐部**　脐部凸出或凹陷的意义已如前述。脐部分泌物呈浆液性或脓性,有臭味,多为炎症所致。脐部分泌物呈水样,有尿味,为脐尿管未闭的征象。脐部溃烂,可能为化脓性或结核性炎症;脐部溃疡若坚硬、固定而突出,多为癌肿所致。

7. **腹部体毛**　男性胸骨前的体毛可向下延伸达脐部。男性阴毛的分布多呈三角形,尖端向上,可沿前正中线直达脐部;女性阴毛为倒三角形,上缘为一水平线,止于耻骨联合上缘处,界限清楚。腹部体毛增多或女性阴毛呈男性型分布见于皮质醇增多症和肾上腺生殖综合征。腹部体毛稀少见于腺垂体功能减退症、黏液性水肿和性腺功能减退症。

8. **上腹部搏动**　上腹部搏动大多由腹主动脉搏动传导而来,可见于正常人较瘦者。腹主动脉瘤和肝血管瘤时,上腹部搏动明显。二尖瓣狭窄或三尖瓣关闭不全引起右心室增大,亦可见明显的上腹部搏动。腹主动脉和右心室搏动的鉴别方法见心脏触诊。

(石林艳)

第三节 腹部触诊

触诊是腹部检查的主要方法,对腹部体征的认知和疾病的诊断具有重要意义,可以进一步确定视诊所见,又可为叩诊、听诊提示重点。有些体征如腹膜刺激征、腹部肿块、脏器肿大等主要靠触诊发现。

为使腹部触诊达到满意的效果,患者应排尿后取低枕仰卧位,两手自然置于身体两侧,两腿屈起并稍分开,使腹肌尽量松弛,作张口缓慢腹式呼吸,吸气时横膈向下而腹部上抬隆起,呼气时腹部自然下陷,可使膈下脏器随呼吸上下移动。检查肝脏、脾脏时,还可分别取左、右侧卧位。检查肾脏时可用坐位或立位。检查腹部肿瘤时还可用肘膝位。

医生应站立于患者右侧,面对被检患者,前臂应与腹部表面在同一水平,检查时手要温暖,指甲剪短,先以全手掌放于腹壁上部,使患者适应片刻,同时感受腹肌紧张度。然后以轻柔的动作按顺序触诊。一般自左下腹开始逆时针方向至右下腹,再至脐部,依次检查腹部各区。原则是先触诊健康部位,逐渐移向病变区域,以免造成患者感受错位。边触诊,边观察患者的反应与表情,对精神紧张或有痛苦者给予安慰和解释。亦可边触诊,边与患者交谈,转移其注意力而减少腹肌紧张,以保证顺利完成检查。

腹部触诊常用方法:①浅部触诊,使腹壁压陷约1cm,用于发现腹壁的紧张度、表浅的压痛、肿块、搏动和腹壁上的肿物等(如皮下脂肪瘤、结节等);②深部触诊,使腹壁压陷至少2cm以上,有时可达4~5cm,以了解腹腔内脏器情况,用于检查压痛、反跳痛和腹腔内肿物等。包括深压触诊(以探查腹腔深部病变的压痛点和反跳痛)、滑动触诊(以探查脏器或肿块的形态和大小)、双手触诊(常用于肝、脾、肾和腹腔内肿块的检查,检查盆腔的双合诊亦属此例)、钩指触诊(多用于肝、脾触诊)、冲击触诊(又称浮沉触诊,用于大量腹水时,检查深部的脏器或肿块)。

腹部触诊的内容包括腹壁紧张度、压痛及反跳痛、脏器触诊、腹部肿块、液波震颤、振水音。

(一)腹壁紧张度

常常通过浅部触诊来了解腹壁紧张度。正常人腹壁有一定张力,但触之柔软,较易压陷,称腹壁柔软。有些人(尤其儿童)因不习惯触摸或怕痒而发笑致腹肌自主性痉挛,称肌卫增强,在适当诱导或转移注意力后可消失,不属异常。某些病理情况可使全腹或局部腹肌紧张度增加或减弱。

1. **腹壁紧张度增加** 因腹壁紧张的范围不同分为全腹壁紧张及局部腹壁紧张两种情况。

(1)全腹壁紧张可分为几种情况:①由于腹腔内容物增加如肠胀气、气腹、腹腔内大量腹水者,触诊腹部张力可增加,但无肌痉挛,也无压痛;②因急性胃肠穿孔或脏器破裂所致急性弥漫性腹膜炎,腹膜受刺激而引起全腹肌痉挛,腹壁常有明显紧张,甚至强直硬如木板,称板状腹(board like rigidity);③结核性炎症或其他慢性病变由于发展较慢,对腹膜刺激缓和,且有腹膜增厚和肠管、肠系膜的粘连,故形成腹壁柔韧而具抵抗力,不易压陷,称腹壁揉面感或柔韧感(dough kneading sensation),此征亦可见于癌性腹膜炎。

(2)局部腹壁紧张常见于脏器炎症波及局部腹膜而引起。如上腹或左上腹肌紧张常见于急性胰腺炎。右上腹肌紧张常见于急性胆囊炎。右下腹肌紧张常见于急性阑尾炎,但也可见于胃穿孔,此系胃穿孔时胃内容物顺肠系膜右侧流至右下腹,引起该部的肌紧张和压痛。

在年老体弱、腹肌发育不良、大量腹水或过度肥胖的患者腹膜虽有炎症,但腹壁紧张可不明显。盆腔脏器炎症也不引起明显腹壁紧张。

2. **腹壁紧张度减低** 多因腹肌张力降低或消失所致。检查时腹壁松软无力,失去弹性,全腹紧张度减低,见于慢性消耗性疾病或大量放腹水后,亦见于经产妇或年老体弱、脱水的患者。脊髓损伤所致腹肌瘫痪和重症肌无力可使全腹壁张力消失。局部紧张度降低较少见,多见于局部的腹肌瘫痪或缺陷,如腹壁疝等。

（二）压痛及反跳痛

正常腹部触摸时不引起疼痛，重按时仅有一种压迫感。真正的压痛（tenderness）多来自腹壁或腹腔内的病变。

1. **压痛** 腹壁病变与腹腔内病变的鉴别要点：腹壁病变比较表浅，抓捏腹壁时或仰卧位作屈颈抬肩动作时（屈颈抬肩可使腹壁肌肉紧张）触痛更明显，这有别于腹腔内病变。

腹腔内病变，如脏器的炎症、淤血、肿瘤、破裂、扭转以及腹膜的刺激（炎症、出血等）等均可引起压痛，压痛的部位常提示存在相关脏器的病变。阑尾炎常有右下腹压痛，胰体和胰尾的炎症和肿瘤可有左腰部压痛，胆囊的病变常有右上腹压痛；此外，胸部病变如下叶肺炎、胸膜炎、心肌梗死等也常在上腹部或季肋部出现压痛，盆腔疾病如膀胱、子宫及附件的疾病可有下腹部压痛。

一些位置较固定的压痛点常反映特定的疾病。如位于右锁骨中线与肋缘交界处的胆囊点压痛标志胆囊的病变；位于脐与右髂前上棘连线中、外 1/3 交界处的麦氏点（McBurney point）压痛标志阑尾的病变。医生用一手压迫左下腹降结肠区（相当于麦氏点对称部位），再用另一只手按压其上端并逐步向近侧结肠移动，将结肠内气体赶向盲肠和阑尾，若引起右下腹痛，则为结肠充气征（Rovsing sign）阳性，提示急性阑尾炎或右下腹肠道炎症。当遇到下腹痛而腹部触诊无明显压痛时，嘱患者左侧卧位，双下肢伸直，并使伸直的右下肢被动向后过伸，若引起右下腹痛，称腰大肌征（iliopsoas sign）阳性，提示炎症阑尾位于盲肠后位。

2. **反跳痛** 当医生用手触诊腹部出现压痛后，用并拢的 2~3 个手指（示、中、环指）深压于原处稍停片刻（使疼痛感觉趋于稳定），然后迅速将手抬起，若此时患者感觉腹痛骤然加重，或伴有痛苦的表情、呻吟，称反跳痛（rebound tenderness）。反跳痛是腹膜壁层已受炎症累及的征象，当突然抬手时腹膜被牵拉激惹所致，是腹内脏器病变累及邻近腹膜的标志。腹膜炎患者常有腹壁压痛、反跳痛、腹肌紧张，称腹膜刺激征（peritoneal irritation sign），亦称腹膜炎三联征。当出现弥漫性腹膜炎时，可出现全腹压痛、反跳痛及肌紧张。当腹内脏器炎症尚未累及壁层腹膜时，可仅有压痛而无反跳痛。

（三）脏器触诊

腹腔内重要脏器较多，如肝、脾、胆囊、肾、膀胱、胰腺及胃肠等，在其发生病变时，常可触到脏器增大或局限性肿块，对诊断有重要意义。

1. **肝脏触诊** 肝脏触诊主要了解肝脏的大小、质地、边缘、表面、有无压痛、搏动、肝区摩擦感、肝震颤等。

（1）肝脏触诊方法：触诊肝脏时，患者处于仰卧位，两手自然置于身体两侧，两腿屈起并稍分开，以使腹肌尽量松弛，做较深腹式呼吸动作以使肝脏在膈下上下移动，以便于触诊肝脏。肝脏触诊方法有：单手触诊法、双手触诊法、钩指触诊法、冲击触诊法。

1）单手触诊法（single hand palpation）较为常用。医生右手四指并拢，掌指关节伸直，与肋缘大致平行，置于右锁骨中线上。一般从右下腹开始，朝肋缘方向移动迎触肝缘，配合呼吸运动（患者呼气时，手指压向腹壁深部，吸气时，手指缓慢抬起），直到触及肝缘或肋缘为止。然后医生右手置于前正中线上，一般从脐部开始，朝剑突方向进行触诊。

2）双手触诊法（bimanual palpation），该方法是肝脏触诊常用的方法。医生右手位置同单手触诊法，左手掌置于患者右胸下部外后方，左手拇指张开置于右肋部，左手掌向上推，使肝下缘紧贴前腹壁，并限制右下胸扩张，以增加膈下移的幅度，这样吸气时下移的肝脏就更易碰到右手指，可提高触诊的效果（图 2-3-7）。

3）钩指触诊法（hook method），适用于儿童和腹壁薄软者。触诊时，医生位于患者右肩旁，面向其足部，将右手掌搭在其右前胸下部，右手第 2~5 指并拢弯曲成钩状，嘱患者做深腹式呼吸动作，医生随深吸气而更进一步屈曲指关节，这样指腹容易触到下移的肝下缘。

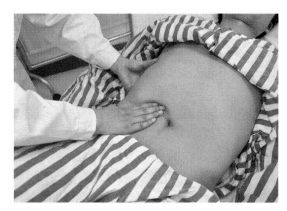

图 2-3-7 肝脏双手触诊法

4）冲击触诊法（ballottement）又称浮沉触诊法，若遇腹水患者，常用触诊方法不能触及肝脏时，可采用浮沉触诊法，即用并拢的三个手指（示、中、环指）垂直在肝缘附近连续冲击数次，排开腹水后易触及肝脏。此法在脾脏和腹部肿块触诊时亦可应用。

（2）肝脏触诊注意事项：①最敏感的触诊部位是示指前端的桡侧，并非指尖端。故应以示指前端桡侧指腹接触肝脏。②检查腹肌发达者时，右手宜置于腹直肌外缘稍外处向上触诊，否则肝缘易被掩盖或将腹直肌腱划误认为肝缘。③采用单手或双手触诊法触诊肝脏时，需密切配合呼吸动作，吸气时手指上抬速度一定要落后于腹壁的抬起，而呼气时手指应在腹壁下陷前提前下压，这样就可能有两次机会触到肝缘。

（3）容易误认为是肝下缘的其他脏器：在右肋缘下还可能触到其他肿块，容易误认为是肝下缘，需与之鉴别。①横结肠为横行索条状物，可用滑行触诊法于上腹部或脐水平触到，与肝缘感觉不同；②腹直肌腱划有时酷似肝缘，但左右两侧对称，不超过腹直肌外缘，且不随呼吸上下移动；③右肾下极位置较深，边缘圆钝，不向两侧延展，触诊手指不能探入其后掀起下缘。

（4）肝脏触诊内容：触及肝脏时，应详细检查并描述下列内容。

1）大小：若触及肝脏，需要测量右锁骨中线上，肝缘到肋缘的距离或前正中线上，肝缘到剑突根部的距离，以厘米表示。正常成人的肝脏，一般在肋缘下触不到，但腹壁松软的瘦长体型，深吸气时可于肋弓下触及肝下缘，多在 1cm 以内。在剑突下可触及肝下缘，多在 3cm 以内，在腹上角较锐的瘦高者剑突根部下可达 5cm，但不会超过剑突根部至脐连线的中、上 1/3 交界处。若超出上述标准，肝脏质地柔软，表面光滑，且无压痛，则首先应考虑肝下移，此时可用叩诊法叩出肝上界，如肝上界也相应降低，肝上下径正常，则为肝下移；如肝上界正常或升高，则提示肝肿大。肝上下径正常值：右锁骨中线上，肝上下径约为 9~11cm。正常肝上界于右锁骨中线上位于 5 肋间、右腋中线上位于 7 肋间、右肩胛线上位于 10 肋间，矮胖体型者肝上下界均可高一个肋间，瘦长体型者则可低一个肋间。肝脏下移常见于内脏下垂、肺气肿、右侧胸腔大量积液。肝脏肿大可分为弥漫性肝肿大及局限性肝肿大，弥漫性肝肿大见于病毒性肝炎、肝淤血、脂肪肝、肝硬化早期、布加综合征、白血病、血吸虫病、华支睾吸虫病等；局限性肝肿大见于肝脓肿、肝肿瘤及肝囊肿等。肝脏缩小见于急性和亚急性重型肝炎、肝硬化晚期。

2）质地：一般将肝脏质地分为质软、质韧（中等硬度）和质硬三级。正常肝脏质地柔软，软如口唇；急性肝炎及脂肪肝质地稍韧，慢性肝炎及肝淤血质韧如鼻尖；肝硬化质硬，肝癌质地最坚硬，硬如额头。肝脓肿或囊肿有液体时呈囊性感，大而表浅的肝脓肿或肝囊肿可能触到波动感（fluctuation）。

3）边缘和表面：触及肝脏时应注意肝脏边缘的厚薄，是否整齐，表面是否光滑、有无结节。正常肝脏边缘整齐，且厚薄一致，表面光滑。肝边缘圆钝常见于脂肪肝或肝淤血；肝边缘锐利，表面扪及细小结节，多见于肝硬化；肝边缘不规则，表面不光滑，呈不均匀的结节状，见于肝癌、多囊肝和肝包虫病；肝表面呈大块状隆起，见于巨块型肝癌或肝脓肿；肝呈明显分叶状，见于肝梅毒。

4）压痛：正常肝脏无压痛，如果肝包膜有炎性反应或因肝大受到牵拉，则有压痛。轻度弥漫性压痛见于肝炎、肝淤血等；局限性剧烈压痛见于较表浅的肝脓肿（常在右侧肋间隙处），叩击时可有叩击痛。

5）搏动：正常肝脏以及因炎症、肿瘤等原因引起的肝脏肿大并不伴有搏动。凡肝大未压迫到腹主动脉，或右心室未增大到向下推压肝脏时，均不出现肝脏的搏动。如果触到肝脏搏动，应注意是单向性搏动还是扩张性搏动。单向性搏动常为传导性搏动，系因肝脏传导了其下面的腹主动脉搏动所致，手掌置于肝脏表面有被向上推的感觉。扩张性搏动为肝脏本身的搏动，见于三尖瓣关闭不全，由于右心室的收缩搏动通过右心房、下腔静脉传至肝脏，使其呈扩张性搏动（两手掌置于肝脏左右叶上面，两手有被推向两侧的感觉）。

6）肝区摩擦感：检查时将右手的掌面轻贴于肝区，让患者作腹式呼吸。正常时掌下无摩擦感。肝周围炎时，肝表面和邻近的腹膜可因有纤维素性渗出物而变得粗糙，二者随腹式呼吸运动相互摩擦，这种摩擦可用手触知，即为肝区摩擦感。听诊时亦可听到肝区摩擦音。

7）肝震颤：检查时需用冲击触诊法（浮沉触诊法）。手指掌面稍用力按压肝囊肿表面，稍等片刻，若感到一种微细的震动感，称肝震颤（liver thrill）。也可用左手三指（示、中、环指）按压在肝囊肿表面，中指重压，示指和环指轻压，再用右手中指叩击左手中指第二指骨远端，每叩一次，叩诊指在被叩指上停留片刻，用左手的示指和环指感触震动感觉。肝震颤见于肝包虫病(又称肝棘球蚴病),其发生机制为包囊中的多数子囊浮动,撞击囊壁而形成震颤。此征虽不常出现,但有其特殊意义。

8)肝-颈静脉回流征:检查方法为患者床头抬高30°~45°,观察平静呼吸时颈静脉充盈程度,医生右手压迫患者右上腹肝区,逐渐加压持续10s,同时观察颈静脉充盈程度,若颈静脉充盈度增加或颈静脉怒张更明显,称为肝-颈静脉回流征(hepatojugular reflux sign)阳性,提示肝淤血,是右心衰竭的重要体征。其发生机制:压迫淤血的肝脏使回心血量增加,已充血的右心房不能接受回心血液而使颈静脉压被迫升高。

(5)不同肝脏疾病的鉴别:由于肝脏病变的性质不同,物理性状也各异,故触诊时必须仔细检查,认真体验,综合判断。如急性肝炎时,肝脏可轻度肿大,表面光滑,边缘钝,质稍韧,但有充实感及压痛;肝淤血时,肝脏可明显肿大,且大小随淤血程度变化较大,表面光滑,边缘钝,质韧,也有压痛,肝-颈静脉回流征阳性为其特征;脂肪肝所致肝大,表面光滑,边缘钝,质软或稍韧,但无压痛;肝硬化早期肝常肿大,晚期则缩小,表面可能触到小结节,边缘锐利,质较硬,无压痛;肝癌时肝脏逐渐肿大,表面高低不平,可有大小不等的结节或巨块,边缘不整齐,质地坚硬如石,压痛和叩痛明显。

2. 脾脏触诊 脾脏触诊主要了解脾脏大小、质地、边缘、表面、有无压痛、脾区摩擦感等。

(1)脾脏触诊方法:触诊脾脏时,患者处于仰卧位,两手自然置于身体两侧,两腿屈起并稍分开,以使腹肌尽量松弛,做较深腹式呼吸动作以使脾脏在膈下上下移动,以便于触诊脾脏。脾脏的触诊方法有:单手触诊法、双手触诊法、钩指触诊法、冲击触诊法。①单手触诊法:从脐部开始触诊脾脏,医生右手四指并拢,掌指关节伸直,与肋弓大致垂直,从脐部开始,朝左肋缘方向移动迎触脾缘,配合呼吸运动(患者呼气时,手指压向腹壁深部,吸气时,手指缓慢抬起),直到触及脾缘或肋缘为止。从左下腹开始触诊脾脏,医生右手四指并拢,掌指关节伸直,与左肋缘大致平行,置于左锁骨中线上,从左下腹开始,朝肋缘方向移动迎触脾缘,配合呼吸运动,直到触及脾缘或肋缘为止。②双手触诊法:脾脏触诊常采用双手触诊法。医生右手位置同单手触诊法,左手绕过患者腹部前方,左手掌置于左胸下部外后方,左手向上推,使脾下缘紧贴前腹壁,并限制左下胸扩张,以增加膈下移的幅度,这样吸气时下移的脾脏就更易碰到右手指,可提高触诊的效果(图2-3-8)。仰卧位触诊脾脏不满意时,应嘱患者右侧卧位,双下肢屈曲,或左下肢屈曲右下肢伸直,此时采用双手触诊法从脐部开始朝左肋缘方向触诊,该方法更容易触到脾脏。③钩指触诊法:适用于儿童和腹壁薄软者。触诊时,医生位于患者左肩旁,面向其足部,将右手掌搭在其左前胸下部,右手第2~5指并拢弯曲成钩状,嘱患者做深腹式呼吸动作,医生随深吸气而更进一步屈曲指关节,这样指腹容易触到下移的脾下缘。④冲击触诊法:又称浮沉触诊法。若遇腹水患者,常用触诊法不能触及脾脏时,可采用浮沉触诊法,即用并拢的三个手指(示、中、环指)垂直在脾缘附近连续冲击数次,排开腹水后易触及脾脏。

(2)脾脏触诊注意事项:①最敏感的触诊部位是示指前端的桡侧,并非指尖端。故应以示指前端桡侧指腹接触脾脏。②临床上常用的脾脏触诊方法是双手触诊法。脾脏明显肿大而位置又较表浅时,用单手触诊即可查到。如果脾脏肿大不明显或位置较深,应该用双手触诊法进行检查。③脾脏触诊比较困难,初学者常不能掌握要领以致漏诊。需注意按压不要太重,否则可能将脾脏挤开。④脾脏肿大形态不一,有的很薄很软,触到后也常不易察觉。有的呈狭长形,紧贴腰肌前面,故需沿左肋缘仔细触诊,认真体会。⑤脾脏切迹为其形态特征,有助于鉴别诊断。

(3)容易误认为是脾脏的其他肿块:在左肋缘下还可能触到其他肿块,容易误认为是肿大的脾脏,需与之鉴别。①增大的左肾其位置较深,边缘圆钝,表面光滑且无切迹。即使肾脏高度肿大,也不会越过正中线。②肿大的肝左叶可沿其边缘向右触诊,若发现其隐没于右肋缘后或与肝右叶相连,则为肝左叶。肝左叶肿大不会引起脾浊音区扩大。③结肠脾曲肿物质硬、多近圆形或不规则,与脾脏边缘不同。④胰尾部囊肿无锐利的边缘和切迹,并且

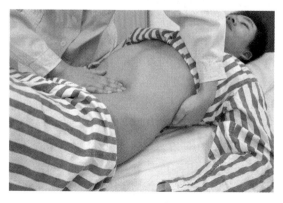

图 2-3-8 脾脏触诊法

不随呼吸移动。

（4）脾脏触诊的内容：触及脾脏时，应详细检查并描述下列内容。

1）大小：正常情况下脾脏不能触及。内脏下垂或左侧胸腔积液、积气时由于膈下降，可使脾脏下移。若能触到脾脏则提示脾脏肿大至正常2倍以上。

a. 脾脏肿大的测量：若触及脾脏肿大，则需要进行测量，以厘米表示（图2-3-9）。第Ⅰ线指左锁骨中线与左肋缘交点至脾下缘的垂直距离；第Ⅱ线指左锁骨中线与左肋缘交点至脾脏最远点的距离；第Ⅲ线指脾最右缘至前正中线的距离。若脾脏肿大超过前正中线，所测得的距离以"+"表示，若未超过前正中线，所测得的距离以"−"表示。

b. 脾脏肿大的分度：脾脏肿大分为轻、中、高三度。脾缘不超过肋下2cm为轻度肿大；超过2cm，但没有超过脐水平线，也没有超过前正中线为中度肿大；超过脐水平线或超过前正中线则为高度肿大，即巨脾。脾脏轻度肿大时只测第Ⅰ线；脾脏中、高度肿大时，应加测第Ⅱ线和第Ⅲ线，并作图表示。

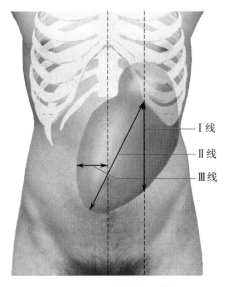

图2-3-9 脾脏肿大的测量方法

c. 脾脏肿大的临床意义：脾脏轻度肿大常见于急慢性肝炎、伤寒、粟粒型结核、急性疟疾、感染性心内膜炎及败血症等，一般质地柔软。脾脏中度肿大常见于肝硬化、疟疾后遗症、慢性淋巴细胞性白血病、慢性溶血性黄疸、淋巴瘤、系统性红斑狼疮等，质地一般较硬。脾脏高度肿大常见于慢性粒细胞白血病、黑热病、慢性疟疾和骨髓纤维化、淋巴瘤、恶性组织细胞病。

2）其他：触到脾脏后，除了注意大小外，还要注意其质地、边缘、表面、有无压痛、脾区摩擦感等，这些常可提示引起脾脏肿大的某些病因。

脾脏高度肿大表面光滑者见于慢性粒细胞白血病、黑热病、慢性疟疾和骨髓纤维化等；脾脏高度肿大表面不光滑而有结节者见于淋巴瘤和恶性组织细胞病；脾脏表面有囊性肿物者见于脾囊肿；脾脏压痛可见于脾脓肿、脾梗死、脾周围炎等；脾周围炎或脾梗死时，由于脾包膜有纤维素性渗出，并累及壁层腹膜，故脾脏触诊时有摩擦感且有明显压痛，听诊时也可闻及摩擦音。

3. 胆囊触诊 检查方法：可用单手滑行触诊法或钩指触诊法进行。当触诊不能查到胆囊时，可探测胆囊触痛及墨菲征。胆囊触痛及墨菲征检查方法：医生左手掌平放于患者右胸下部，左手拇指指腹勾压于胆囊点（右肋缘下与腹直肌外缘交点）（图2-3-10），若引起疼痛，则为胆囊触痛，或嘱患者缓慢深吸气，在吸气过程中由于胆囊下移碰到用力按压的拇指而引起疼痛，也称为胆囊触痛。若因剧烈疼痛而致吸气中止，则称墨菲征阳性。

正常时胆囊隐存于肝之后，不能触及。当胆囊肿大超过肝缘及肋缘，此时方可在胆囊点触及肿大的胆囊。肿大的胆囊一般呈梨形或卵圆形，有时较长呈布袋形，表面光滑，张力较高，随呼吸上下移动。若胆囊肿大呈囊性感，并有明显压痛，常见于急性胆囊炎。若胆囊肿大呈囊性感，无压痛，见于壶腹周围癌或胰头癌。当胰头癌压迫胆总管导致胆道梗阻时，可发生明显黄疸且黄疸进行性加深，胆囊也显著肿大，但无压痛，称库瓦西耶征（Courvoisier sign）阳性。若胆囊肿大呈实性感，见于胆囊结石或胆囊癌。当胆总管结石导致胆道梗阻时，可发生明显黄疸，但胆囊常不肿大，这是因为胆囊多有慢性炎症致囊壁纤维化而皱缩，且与周围组织粘连而失去移动性所致。

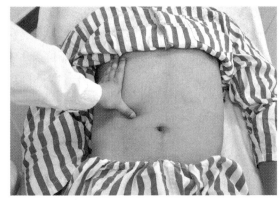

图2-3-10 墨菲征检查法

4. 肾脏触诊 检查方法：检查肾脏一般用双手触诊法，可采取平卧位或立位。卧位触诊右肾时，嘱患者两腿屈曲并做较深腹式呼吸。医生位于患者右侧，左手掌托起患者右腰部，右手掌平放在右上腹部，手指方向大致平行于右肋缘进行深部触诊,于患者吸气时双手夹触肾脏。若触到光滑钝圆的脏器,可能为肾下极,若能在双手间握住更大部分,则略能感知其蚕豆状外形,握住时患者常有酸痛或类似恶心的不适感。卧位触诊左肾时,左手越过患者腹前方从后面托起左腰部,右手掌横置于患者左上腹部,双手按同样的方法触诊左肾(图2-3-11)。若卧位未触及肾脏,还可让患者处于站立位,医生于患者侧面用两手前后联合触诊肾脏。当肾下垂或游走肾时,立位较易触到。

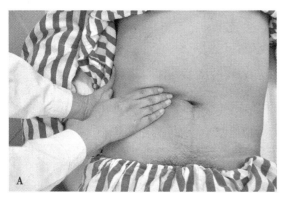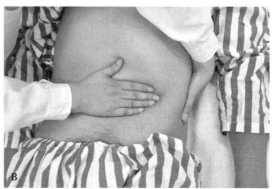

图 2-3-11　肾脏触诊法

正常人肾脏一般不易触及,有时可触到右肾下极。身材瘦长者、肾下垂、游走肾或肾脏代偿性增大时,肾脏较易触到。在深吸气时能触到1/2以上的肾脏即为肾下垂。有时右肾下垂易误认为肝大,左侧肾下垂易误认为脾肿大,应注意鉴别。若肾下垂明显并能在腹腔各个方向移动时称游走肾。肾脏肿大见于肾盂积水或积脓、肾肿瘤、多囊肾等。当肾盂积水或积脓时,肾脏的质地柔软而富有弹性,有时有波动感。多囊肾时,一侧或两侧肾脏为不规则增大,有囊性感。肾肿瘤则表面不平,质地坚硬。

肾脏及输尿管压痛点(图2-3-12):①季肋点(前肾点),第10肋骨前端,右侧位置稍低,相当于肾盂位置;②上输尿管点,脐水平线与腹直肌外缘的交点;③中输尿管点,两侧髂前上棘连线与腹直肌外缘交点,相当于输尿管第二狭窄处;④肋脊点,背部第12肋骨与脊柱的交点。(第12肋骨与脊柱所组成的交角称为肋脊角,肋脊点即肋脊角的顶点);⑤肋腰点,背部第12肋骨与腰肌外缘的交点。(第12肋骨与腰肌外缘所组成的交角称肋腰角,肋腰点即肋腰角的顶点)。季肋点、肋脊点和肋腰点压痛常常提示肾脏有炎症,如肾盂肾炎、肾脓肿、肾结核等,若炎症深隐于肾实质内,可无压痛而仅有叩击痛。上输尿管点或中输尿管点压痛,提示输尿管结石、结核或化脓性炎症。

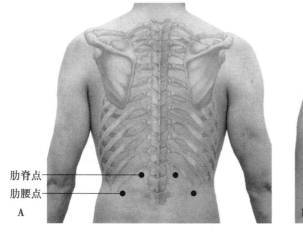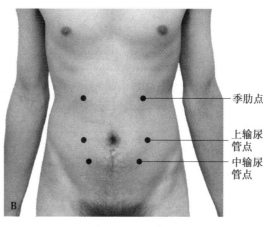

肋脊点
肋腰点

季肋点
上输尿管点
中输尿管点

图 2-3-12　肾脏和输尿管压痛点

5. 膀胱触诊　检查方法:膀胱触诊一般采用单手滑行触诊法。患者仰卧屈膝位,医生右手自脐开始向耻骨方向触摸,触及肿块后详细检查其性质。当膀胱有结石或肿瘤时,如果腹壁菲薄柔软,可用双手触诊法,右手示指戴手套插入直肠内向前方推压,左手四指在耻骨联合上施压,可在腹腔深处耻骨联合的后方触到肿块。

正常膀胱空虚时隐存于盆腔内,不易触到。只有当膀胱积尿,充盈胀大时,才越出耻骨上缘而在下腹中部触到。膀胱胀大多由积尿所致,呈扁圆形或圆形,触之囊性感,不能用手推移,按压时憋胀有尿意,排尿或导尿后缩小或消失。借此可与妊娠子宫、卵巢囊肿及直肠肿物等鉴别。而导致膀胱胀大最多的原因是尿道梗阻(如前列腺肥大或肿瘤)、脊髓病(如截瘫)所致的尿潴留。也见于昏迷患者、腰椎或骶椎麻醉后、手术后局部疼痛患者。若长期尿潴留致膀胱慢性炎症,导尿后膀胱亦不能完全回缩。

6. 胰腺触诊 胰腺在上腹部相当于第1、第2腰椎处,胰头及胰颈位于中线偏右,而胰体、胰尾在中线左侧。胰腺位于腹膜后,位置深而柔软,故不能触及。

若上腹中部或左上腹有横行呈带状压痛及肌紧张,并涉及左腰部者,提示胰腺炎症,若起病急,同时有左腰部皮下瘀斑而发蓝,则提示急性重型胰腺炎;若在上腹中部或左上腹触及质硬而无移动的横行条索状肿块时,应考虑为慢性胰腺炎;若呈坚硬块状,表面不光滑似有结节,则可能为胰腺癌,癌发生于胰头部者,可出现梗阻性黄疸及胆囊肿大而无压痛(即 Courvoisier 征阳性);若在上腹中部或左上腹触到囊性肿物,多为胰腺假性囊肿,但要注意胃在胰腺前面,故此区肿物需与胃部肿瘤鉴别。

(四)腹部肿块

除以上脏器外,腹部还可能触及一些肿块。包括肿大或异位的脏器、炎症性肿块、囊肿、肿大淋巴结、良恶性肿瘤、胃内结石、肠内粪块等,应注意区别正常脏器与病理性肿块。

1. 腹部可触到的正常结构

(1)腹直肌肌腹及腱划:在腹肌发达者或运动员的腹壁中上部,可触到腹直肌肌腹,隆起略呈圆形或方块,较硬,其间有横行凹沟,为腱划,易误为腹壁肿物或肝缘。但其在中线两侧对称出现,较浅表,于屈颈抬肩腹肌紧张时更明显,可与肝脏及腹腔内肿物区别。

(2)腰椎椎体及骶骨岬:体形消瘦及腹壁薄软者,在脐附近中线位常可触到骨样硬度的肿块,自腹后壁向前突出,有时可触到其左前方有搏动,此即腰椎($L_4 \sim L_5$)椎体或骶骨岬(S_1向前突出处)。初学者易将其误以为后腹壁肿瘤。在其左前方常可查到腹主动脉搏动,宽度不超过 3.5cm。

(3)乙状结肠粪块:正常乙状结肠用滑行触诊法常可触到,内存粪便时明显,为光滑索条状,而无压痛,可被手指推动。当有干结粪块潴留于内时,可触到类圆形肿块或较粗索条,可有轻压痛,易误为肿瘤。为了鉴别,可于肿块部位皮肤上做标志,隔日复查,若排便或洗肠后肿块移位或消失,即可明确。

(4)横结肠:正常较瘦的人,于上腹部可触到一中间下垂的横行索条,腊肠样粗细,光滑柔软,滑行触诊时可推动,即为横结肠。有时横结肠可下垂达脐部或以下,呈 U 形,因其上、下缘均可触知,故仔细检查不难与肝缘区别。

(5)盲肠:除腹壁过厚者外,大多数人在右下腹麦氏点稍内上部位可触到盲肠。正常时触之如圆柱状,其下部为梨状扩大的盲端,稍能移动,表面光滑,无压痛。

2. 腹部异常肿块 若在腹部触到上述内容以外的肿块,应视为异常,多有病理意义。触到这些肿块时,应详细检查并描述下列内容:

(1)部位:首先应区别肿块来自腹壁还是腹腔内,嘱患者仰卧位做屈颈抬肩动作,使腹壁肌肉收缩紧张,若肿块更加明显,说明肿块位于腹壁上,若肿块变得不明显或消失,说明肿块在腹腔内。其次应区别肿块来自腹腔内还是腹膜后,可用肘膝位进行检查,若肿块更为清楚,且活动度增加有下垂感,则提示肿块位于腹腔内,若肿块不如仰卧位清楚,肿块位置深而固定,无下垂感觉,则提示肿块位于腹膜后。腹部肿块的位置与腹部各区分布的相应脏器的病变有一定关系。某些部位的肿块常来源于该部的脏器。上腹中部触到肿块常为胃或胰腺的肿瘤、囊肿或胃内结石(可以移动);右上腹肿块常与肝和胆有关;两侧腹部的肿块常为结肠或肾的肿瘤;脐周或右下腹不规则、有压痛的肿块常为结核性腹膜炎所致肠粘连;下腹两侧类圆形、可活动、有压痛的肿块可能为腹腔淋巴结肿大;若位置较深、坚硬不规则的肿块则可能为腹膜后肿瘤;腹股沟韧带上方的肿块可能来自卵巢及盆腔其他器官。

(2)大小:凡触及肿块均应测量其上下(纵长)、左右(横宽)和前后径(深厚)。前后径难以测出时,可大概估计,明确大小以便于动态观察。为了形象化,也可以用公认大小的实物做比喻,如拳头、鸡蛋、核桃等。巨大肿块多发生于卵巢、肾、肝、胰和子宫等实质性脏器,且以囊肿居多;腹膜后淋巴结结核和肿瘤也可很大;胃、肠道肿物很少超过其内腔横径,因为未达横径长度就已出现梗阻;若肿块大小变异不定,甚至自行消失,则可能是痉挛、充气的肠袢所引起。

(3)形态:触到肿块应注意其形状、轮廓、边缘和表面情况。圆形且表面光滑的肿块多为良性,以囊肿或淋巴结居多;形态不规则,表面凸凹不平且坚硬者,应多考虑恶性肿瘤、炎性肿物或结核性肿块;索条状或管状肿物,短时间内形态多变者,多为蛔虫团或肠套叠;若在右上腹触到边缘光滑的卵圆形肿物,应疑为胆囊积液;左上腹肿块有明显切迹多为脾脏。

(4)质地:肿块若为实质性的,其质地可能柔韧、中等硬或坚硬,见于肿瘤、炎性或结核浸润块,如胃癌、肝癌、回盲部结核等;肿块若为囊性,质地柔软,见于囊肿、脓肿,如卵巢囊肿、多囊肾等。

(5)压痛:炎性肿块有明显压痛。若位于右下腹的肿块压痛明显,常为阑尾脓肿、肠结核或克罗恩病等。与脏器有关的肿瘤压痛可轻重不等。

(6)搏动:消瘦者可以在腹部见到或触到动脉的搏动。若在腹中线附近触到明显的膨胀性搏动,则应考虑腹主动脉或其分支的动脉瘤。

(7)移动度:如果肿块随呼吸而上下移动,多为肝、脾、胃、肾或其肿物,胆囊因附在肝下,横结肠因借胃结肠韧带与胃相连,故其肿物亦随呼吸而上下移动,肝脏和胆囊随呼吸的移动度大,不易用手固定。如果肿块能用手推动,可能来自胃、肠或肠系膜。移动度大的多为带蒂的肿物或游走的脏器,如卵巢囊肿(多有蒂,故可在腹腔内游走,移动度大)。局部炎性肿块或脓肿及腹腔后壁的肿瘤,一般不能移动。

(五)液波震颤

当腹腔内游离腹水在 3 000~4 000ml 以上时,若用手指叩击腹部,可感到液波震颤(fluid thrill),或称波动感(fluctuation)。此方法用以检查腹水,不如移动性浊音敏感。

检查方法:患者平卧,医生左手掌面贴于患者右侧腹壁,右手四指并拢屈曲并用指端连续叩击对侧腹壁数次(或用指端冲击式触诊对侧腹壁),若有大量液体存在,则贴于腹壁的手掌有被液体波动冲击的感觉,即波动感。为防止腹壁本身的震动传至对侧而影响结果判断,可让另一人或患者本人将手掌尺侧缘压于脐部腹中线上,即可阻止(图 2-3-13)。

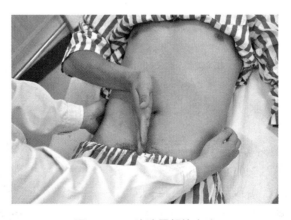

图 2-3-13 液波震颤检查法

(六)振水音

检查方法:患者仰卧,医生一耳凑近上腹部(或将听诊器膜型体件置于上腹部进行听诊),同时以冲击触诊法震动胃部,若听到气、液撞击的声音,即为振水音。

胃内有较多液体及气体存留时可出现振水音(succussion splash)。正常人在餐后或饮较多液体时可有振水音。但若在清晨空腹或餐后 6~8h 以上仍有振水音,则提示幽门梗阻或胃扩张。

(石林艳)

第四节　腹部叩诊

腹部叩诊的主要作用在于了解某些脏器的大小和有无叩痛、胃肠道充气情况、腹腔内有无积气和积液、有无腹腔肿块等。腹部叩诊可采用直接叩诊法和间接叩诊法，但一般多采用间接叩诊法，因其较为准确，可靠。

腹部叩诊内容包括：腹部叩诊音、移动性浊音、肝脏叩诊、脾脏叩诊、肾区叩击痛、膀胱叩诊、胃泡区叩诊。

(一) 腹部叩诊音

检查腹部叩诊音一般从左下腹开始叩诊，逆时针方向至右下腹部，再至脐部，借此可获得腹部叩诊音的总体印象和了解腹部叩诊音的分布情况。

正常情况下，腹部叩诊大部分区域为鼓音，只有肝脾所在部位、增大的膀胱和子宫占据的部位以及两侧腹部近腰肌处叩诊为浊音。

当肝、脾或其他脏器极度肿大，腹腔内肿瘤或大量腹水时，鼓音范围缩小，病变部位可出现浊音或实音。当胃肠高度胀气和胃肠穿孔致气腹时，则鼓音范围明显增大或不应有鼓音的部位（如肝浊音界内）出现鼓音。

(二) 移动性浊音

腹腔内有较多的液体存留时，因重力作用，液体多积聚于腹腔的低处，故在此处叩诊呈浊音。

检查方法 1：患者仰卧位（腹中部由于含气的肠管在液面浮起，叩诊呈鼓音；两侧腹部因腹水积聚，叩诊呈浊音），医生自脐部开始向患者左侧叩诊，当叩诊呈浊音时，嘱患者右侧卧位，板指固定不动，稍等片刻，再度叩诊，若呈鼓音，表明浊音移动；然后继续向患者右侧叩诊（患者此时仍处于右侧卧位），当叩诊呈浊音时，嘱患者左侧卧位，板指固定不动，稍等片刻，再度叩诊，若呈鼓音，进一步表明浊音移动。这种因体位不同而出现浊音区变动的现象，称移动性浊音（shifting dullness）。

检查方法 2：患者仰卧位，医生自脐部开始向患者左侧叩诊，当叩诊呈浊音时，嘱患者右侧卧位，板指固定不动，稍等片刻，再度叩诊，若呈鼓音，表明浊音移动；然后嘱患者恢复至仰卧位，同样方法向右侧叩诊，当叩诊呈浊音时，嘱患者左侧卧位，板指固定不动，稍等片刻，再度叩诊，若呈鼓音，进一步表明浊音移动。

当腹腔内游离腹水在 1 000ml 以上时，即可查出移动性浊音。

如果腹水量少，用以上方法不能查出时，可采取下列两种方法进行检查：①让患者取肘膝位，使脐部处于最低部位，由侧腹部向脐部叩诊，若由鼓音转为浊音，则提示可能有 120ml 以上腹水（即水坑征 puddle sign 阳性）（图 2-3-14）；②也可让患者排空膀胱后站立，从脐部向下腹叩诊，若由鼓音转为浊音，也提示可能有腹水。

下列情况易误为腹水，应注意鉴别：①肠梗阻时肠管内有大量液体潴留，可因患者体位的变动，出现移动性浊音，但常伴有肠梗阻的征象。②巨大的卵巢囊肿，亦可使腹部出现大面积浊音。卵巢囊肿与腹水鉴别要点为：a. 卵

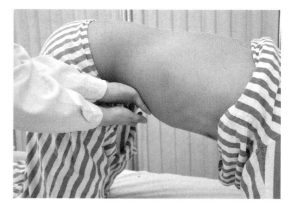

图 2-3-14　水坑征叩诊法

巢囊肿所致浊音，于仰卧时常在腹中部，鼓音区则在腹部两侧，这是由于肠管被卵巢囊肿压挤至两侧腹部所致（图 2-3-15）；b. 卵巢囊肿的浊音不呈移动性；c. 尺压试验（ruler pressing test）也可鉴别，让患者仰卧，用

一硬尺横置于腹壁上,医生两手将尺下压,若为卵巢囊肿,腹主动脉的搏动可经囊肿壁传到硬尺,使硬尺发生节奏性跳动,如为腹水,因搏动不能被传导,硬尺则无此种跳动。

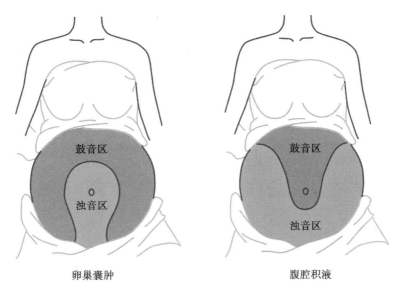

图 2-3-15　卵巢囊肿与腹水叩诊鉴别示意图

(三) 肝脏叩诊

1. 肝上界及肝下界叩诊　叩诊肝上界时,一般沿右锁骨中线、右腋中线和右肩胛线,从上向下叩(右锁骨中线上叩诊时从第 2 肋间开始、右腋中线上叩诊时从腋窝开始、右肩胛线上叩诊时从肩胛下角开始),叩指用力要适当,勿过轻或过重,当由清音转为浊音时,即为肝上界(此处相当于被肺遮盖的肝顶部,故又称肝相对浊音界),再向下叩 1~2 肋间,则浊音变为实音,此处的肝脏不再被肺所遮盖而直接贴近胸壁,称肝绝对浊音界(亦为肺下界)。叩诊肝下界时,一般沿右锁骨中线或前正中线向上叩(在右锁骨中线上叩诊时从右下腹开始,前正中线上叩诊时从脐部开始),当鼓音转为浊音时,即为肝下界。

因肝下界与胃、结肠等重叠,很难叩准,故多用触诊或搔刮试验叩诊法确定。一般叩得的肝下界比触得的肝下缘高 1~2cm,但若肝缘明显增厚,则两项结果较为接近。

在确定肝的上下界时要注意体型,匀称体型者的正常肝上界在右锁骨中线上位于第 5 肋间,在右腋中线上位于第 7 肋间,在右肩胛线上位于第 10 肋间。矮胖体型者肝上下界均可高一个肋间,瘦长体型者则可低一个肋间。肝上下界之间的距离为肝上下径,右锁骨中线上,肝上下径为 9~11cm。

肝浊音界扩大见于各种原因导致的肝大,如肝癌、肝脓肿、肝炎、肝淤血和多囊肝等。膈下脓肿时,由于肝下移和膈升高,肝浊音区也扩大,但肝脏本身并未增大。肝浊音界缩小见于急性重型肝炎、肝硬化和胃肠胀气等。肝浊音界消失代之以鼓音者,多由于肝表面有气体所致,是急性胃肠穿孔的一个重要征象,但也可见于腹部大手术后数日内、间位结肠(结肠位于肝与横膈之间)、全内脏转位。肝浊音界向上移位见于右肺纤维化、右下肺不张、气腹、胃肠明显胀气等。肝浊音界向下移位见于肺气肿、右侧大量胸腔积液、右侧张力性气胸等。

2. 肝区叩击痛　医生左手掌平放在肝区,右手握拳用由轻到中等的力量叩击左手背,了解患者有无疼痛。肝区叩击痛可见于病毒性肝炎、肝脓肿、肝癌等。当存在胆囊炎时,肝区也可出现叩击痛。

(四) 脾脏叩诊

1. 脾脏浊音区叩诊　当脾脏触诊不满意或在左肋下触到很小的脾缘时,宜用脾脏叩诊进一步检查脾脏大小。脾浊音区的叩诊宜采用轻叩法,在左腋中线上进行,于左腋中线上从腋窝开始向下叩诊,也可于左腋中线上估计脾脏的下缘开始向上叩诊。正常时脾脏浊音区在左腋中线上位于第 9~11 肋之间,其长度为 4~7cm,前方不超过腋前线。

脾浊音区扩大见于各种原因所导致的脾肿大;脾浊音区缩小见于胃扩张、肠胀气等;脾浊音界向上移位见于左肺纤维化、左下肺不张、气腹等;脾浊音界向下移位见于肺气肿、左侧大量胸腔积液、左侧张力性气胸等。

2. 脾区叩击痛 医生左手掌平放在脾区或肿大的脾脏上,右手握拳用由轻到中等的力量叩击左手背,了解患者有无疼痛。脾区叩击痛可见脾脓肿、脾梗死等。

（五）肾区叩击痛

主要用于检查肾脏病变。检查方法:患者采取坐位或侧卧位,医生左手掌平放在患者肾区(肋脊角处),右手握拳用由轻到中等的力量叩击左手背。正常时肾区无叩击痛,当有肾炎、肾盂肾炎、肾结石、肾结核及肾周围炎时,肾区有不同程度的叩击痛。

（六）膀胱叩诊

当膀胱触诊不满意时,可用叩诊来判断膀胱膨胀的程度。叩诊在耻骨联合上方进行,从上往下叩诊,膀胱空虚时,因耻骨联合上方有肠管存在,叩诊呈鼓音,叩不出膀胱的轮廓。当膀胱内有尿液充盈时,耻骨联合上方叩诊呈圆形浊音区。

妊娠期子宫、子宫肌瘤或卵巢囊肿时,耻骨联合上方叩诊也呈浊音,应予鉴别。排尿或导尿后复查,如浊音区转为鼓音,即为尿潴留所致膀胱增大。腹水时,耻骨联合上方叩诊也可有浊音区,但浊音区的弧形上缘凹向脐部,而膀胱充盈时浊音区的弧形上缘凸向脐部。

（七）胃泡鼓音区叩诊

胃泡鼓音区(Traube 区)位于左前胸下部肋缘以上,约呈半圆形,为胃底穹窿含气而形成。其上界为横膈及肺下缘,下界为肋弓,左界为脾脏,右界为肝左缘。检查方法:在左锁骨中线上自上而下叩诊,由清音变为鼓音时即为胃泡鼓音区的上界(正常相当于左锁骨中线上第 6 肋间),然后分别向左向右做水平方向叩诊,由鼓音变为浊音时即为左右界。

正常情况下胃泡鼓音区应该存在(除非在饱餐后),大小则受胃内含气量的多少和周围器官组织病变的影响,有调查正常成人 Traube 区长径中位数为 9.5cm(5.0~13.0cm),宽径为 6.0cm(2.7~10.0cm),可作参考。胃泡鼓音区明显缩小或消失可见于重度脾肿大、左侧胸腔积液、心包积液、肝左叶增大(肝左叶增大不会使胃泡鼓音区完全消失),也可见于进食过多引起的急性胃扩张、溺水患者。

（石林艳）

第五节 腹 部 听 诊

腹部听诊内容主要有:肠鸣音、血管杂音、摩擦音和搔弹音等。妊娠 5 个月以上的妇女还可在脐下方听到胎儿心音(130~160 次 /min)。

（一）肠鸣音

肠蠕动时,肠管内气体和液体随之而流动,产生一种断断续续的咕噜声(或气过水声)称为肠鸣音(bowel sound)。听诊部位通常在右下腹部。正常情况下,肠鸣音 4~5 次 /min,其频率、声响及音调变异较大,餐后频繁而明显,休息时稀疏而微弱。

肠鸣音达 10 次 /min 以上,但音调不特别高亢,称肠鸣音活跃,提示肠蠕动增强,见于急性胃肠炎、服泻药后或胃肠道大出血时;肠鸣音次数多且音调响亮、高亢,甚至呈叮当声或金属音,称肠鸣音亢进,提示肠蠕动增强且有机械性梗阻,见于各种原因导致的机械性肠梗阻;肠鸣音次数减少、音调减弱,称肠鸣音减弱,提示肠蠕动减弱,见于老年性便秘、腹膜炎、电解质紊乱(低血钾)及胃肠动力低下等;若持续听诊 2min 以上未听到肠鸣音,用手指轻叩或搔弹腹部仍未听到肠鸣音,称肠鸣音消失,提示肠蠕动消失,见于急性腹膜炎或麻痹性肠梗阻。机械性肠梗阻患者肠腔扩大,肠腔积气增多,肠壁胀大变薄且极度紧张,与肠鸣音可产生共鸣,因而在腹部可听到高亢的金属性音调;若机械性肠梗阻持续存在,肠壁肌肉劳损,肠壁蠕动将减弱,肠鸣音也将减弱甚至消失。

（二）血管杂音

1. 腹部动脉性杂音 若在腹中部听到收缩期血管杂音(喷射性杂音),常提示腹主动脉瘤或腹主动脉狭窄。腹主动脉瘤患者该部位搏动增强,可触及搏动性肿块;而腹主动脉狭窄患者该部位搏动减弱,下肢血压低于上肢,严重者触不到足背动脉搏动;若在左、右上腹部听到收缩期血管杂音,常提示肾动脉狭窄,可见于年轻的高血压患者;若在左、右下腹部听到收缩期血管杂音,常提示髂动脉狭窄(图 2-3-16);当左叶肝癌压迫肝动脉或腹主动脉时,也可在肿块部位听到吹风样杂音或轻微的连续性杂音(肿块较表浅时)。

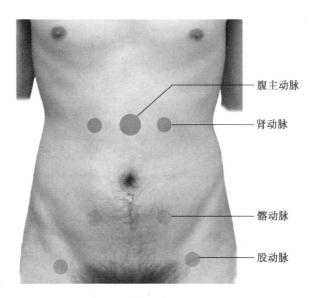

图 2-3-16 腹部动脉性杂音听诊部位

2. 腹部静脉性杂音 为连续性潺潺声,无收缩期与舒张期性质,常出现于脐周或上腹部。腹壁静脉曲张严重处,可听到此音(连续性潺潺声),提示门静脉高压并侧支循环形成,称克吕韦耶 - 鲍姆加滕综合征(Cruveilhier-Baumgarten syndrome)。

（三）摩擦音

在脾周围炎、肝周围炎、胆囊炎累及局部腹膜等情况下,可在深呼吸时,于相应部位听到摩擦音(friction sound),严重时可触及摩擦感。腹膜纤维渗出性炎症时,亦可在腹壁听到摩擦音。

（四）搔弹音（搔刮试验）

在腹部听诊搔弹音(scratch sound)可协助测定肝下缘。故当肝下缘触诊不清楚时,可采用搔刮试验协助定界。

检查方法:患者取仰卧位,医生左手持听诊器膜型体件置于右肋缘肝脏表面(或剑突下肝脏表面),右手示指在上腹部沿听诊器膜型体件呈半圆形等距离搔刮腹壁,当搔刮未达肝缘时,只听到遥远而轻微的声音,当搔刮至肝脏表面时,声音明显增强而近耳。这是因为实质性脏器对声音的传导优于空腔脏器。此法常用于腹壁较厚或不能良好地配合触诊的患者。

（石林艳）

第四章

脊柱、四肢及关节检查

　　脊柱、四肢和神经系统检查是全身体格检查的两个重要组成部分。同其他系统的体检一样,这两个系统的检查也只需医生的感觉器官加上少许简单的工具,如带针叩诊锤、软尺、棉签等。即能获得直观的病理体征。从而确诊疾病或为后续仪器检查的选择提供准确的依据。

　　肌肉骨骼系统疾病是影响生活质量的最常见疾病之一,造成该系统疾病的基础疾病分为全身和局部两大类。全身性疾病导致骨关节和肌肉病变常见的有类风湿关节炎、系统性红斑狼疮等;局部病变如化脓性关节炎、网球肘、冻结肩等。在建立诊断时,要辩证思维,注意局部与全身的关系。

　　肌肉骨骼系统由各种不同的结缔组织构成,包括:骨、骨骼肌、韧带、肌腱、软骨等。这个系统的基本功能单位是关节,主要检查方法包括视诊和触诊,个别情况用叩诊和听诊,如脊柱叩诊和听骨摩擦音。检查时患者暴露要充分,两侧对比。很多骨与关节疾病具有明显的疼痛,实施检查的医师应动作轻柔,规划好检查步骤、顺序,尽量减少对患者的翻动,尽可能减少患者痛苦。

第一节　脊　柱　检　查

　　脊柱(spine)由 7 个颈椎、12 个胸椎、5 个腰椎、5 个骶椎和 4 个尾椎组成。脊柱检查时患者可取坐位或站立位,按视、触、叩的顺序进行。

【脊柱弯曲度】

(一)背面观察

　　脊柱离开后正中线向左或向右偏移称脊柱侧凸(scoliosis)。检查方法:患者脱去上衣,取站立位或坐位,医生用示指和中指沿脊椎的棘突尖以适当的压力往下划压,划压后皮肤可出现一条红色充血痕,以此痕作为标准,观察脊柱有无侧凸。根据侧凸的部位可分为胸段侧凸、腰段侧凸及胸腰段联合侧凸。当有脊柱侧凸时,不仅应记录侧凸的部位,也应记录侧凸的方向,如 C 形、反 C 形、S 形或反 S 形。严重的脊柱侧凸可出现肩部及骨盆畸形,故应观察双肩是否等高,双髂嵴上方是否在同一水平。根据脊柱侧凸的性状,可分为姿势性侧凸和器质性侧凸两种。

　　1. 姿势性侧凸(posture scoliosis)　无脊柱结构的异常,早期姿势性侧凸的脊柱弯曲度多不固定,改变姿势可使侧凸得以纠正。见于儿童发育期坐姿不良、双下肢明显不等长致代偿性侧凸、椎间盘突出症、脊髓灰质炎后遗症等。

　　2. 器质性侧凸(organic scoliosis)　改变体位不能使侧凸得到纠正,见于先天性脊柱发育不全、佝偻病、慢性胸膜增厚、胸膜粘连、肩部及胸廓的畸形等。

（二）侧面观察

正常人直立时,脊柱有四个弯曲部位,称生理性弯曲,即颈段稍向前凸,胸段稍向后凸,腰椎明显向前凸,骶椎则有较大幅度的后凸。检查脊柱时,应从侧面观察脊柱各部形态,了解有无前后突出畸形。

1. **脊柱后凸（kyphosis）**　脊柱过度后弯称脊柱后凸,也称驼背,多发生于脊柱胸段。检查时可见前胸凹陷,头颈部前倾,脊柱胸段不同程度向后突出。脊柱后凸的原因很多,表现也不完全相同,常见的脊柱后凸的病因有①佝偻病:佝偻病是小儿脊柱后凸畸形的主要原因,坐位时胸段呈明显均匀性向后弯,仰卧位时可消失;②脊柱结核:儿童、青少年发生脊柱后凸畸形多为胸腰椎结核引起,病变多发生在脊柱胸椎下段及腰段,由于椎体破坏、压缩,棘突明显向后凸出,形成成角畸形;③脊椎骨、软骨炎:可出现在青少年,胸椎下段及腰段均匀向后凸起;④强直性脊柱炎:多见于青年男性,脊柱胸段成弧形(或弓形)后凸,脊柱强直固定,仰卧时脊柱仍不能伸平;⑤脊柱退行性变:多见于老年人,为骨质退行性改变,椎间盘退行性萎缩,胸腰椎椎体被压缩所致;⑥外伤:可致脊柱后凸。

2. **脊柱前凸（lordosis）**　脊柱过度向前凸出称脊柱前凸,多发生在腰椎部位,可见患者腹部明显向前突起,臀部明显向后突出。多见于晚期妊娠,也可见于大量腹水、脊椎滑脱症、腹腔巨大肿瘤、先天性髋关节脱位等。

【脊柱活动度】

正常人脊柱有一定的活动度,但由于年龄、运动训练及脊柱结构差异等因素,脊柱活动范围存在较大的个体差异。总体来说,颈椎段和腰椎段的活动范围最大,胸椎段活动范围较小,骶椎和尾椎因融合成块,故几乎无活动性。正常脊柱的活动范围如图 2-4-1 所示。

1. 检查脊柱的活动度时,患者取站立位,让患者做前屈、后伸、侧弯、旋转等动作。应注意的是,当患者已有脊柱外伤、可疑的骨折或关节脱位时,应避免脊柱活动,避免损伤脊髓。

2. 检查患者颈椎活动度时,医生固定其肩部,使躯干不参与运动,嘱患者做前屈后伸、侧弯及左右旋转动作。当颈椎及软组织有病变时,可出现活动受限,并伴有疼痛感,严重时出现僵直。颈部活动受限多见于颈部肌纤维组织炎及韧带受损、颈椎病、结核或肿瘤浸润、颈椎外伤等。

3. 检查胸椎活动度时,医生先固定患者骨盆,再转动肩部,以深吸气和深呼气的胸围差作为胸部扩张度,一般正常值为5cm 左右;若胸部扩张度消失,常提示肋骨后关节与胸椎间的异常,多见于强直性脊柱炎。

4. 腰椎活动度受限常见于腰肌纤维组织炎及韧带受损、腰椎间盘突出、腰椎椎管狭窄、腰椎结核或肿瘤浸润、腰椎骨折或脱位。

【脊柱压痛与叩击痛】

1. **压痛**　患者取坐位,身体稍向前倾,使椎旁肌肉放松,医生以右手拇指从枕骨粗隆开始自上而下逐个按压脊椎棘突及椎旁肌肉,正常时脊椎及椎旁肌肉均无压痛。如有压痛,则提示压痛部位可能有病变,以第 7 颈椎棘突作为标志计数病变椎体的位置。椎旁肌肉有压痛时,常为腰背肌劳损所致。

2. **叩击痛**　通常情况下,脊柱压痛表明病变位置表浅,叩击痛说明位置较深,常用的脊柱叩击方法有直接叩击法和间接叩击法两种。

（1）直接叩击法:医生用叩诊锤或中指依次直接叩击各椎体的棘突,多用于检查胸椎及腰椎,因颈椎位置较深,一般不用此法检查(图 2-4-2)。

（2）间接叩击法:患者取坐位,医生将左手掌面置于其头顶,右手半握拳以小鱼际肌部叩击左手背,观察患者脊柱各部位有无疼痛。正常人脊柱无叩击痛,若脊椎有病变,则在病变部位可出现叩击痛。脊柱结核、脊椎骨折及椎间盘突出时,均可出现叩击痛(图 2-4-3)。

【脊柱检查的几种特殊试验】

（一）颈椎检查的特殊试验

1. **Jackson 压头试验**　患者取端坐位,医生双手重叠置于其头顶部,向下加压,阳性表现为患者出现颈痛或上肢放射痛,多见于颈椎病及颈椎间盘突出症。

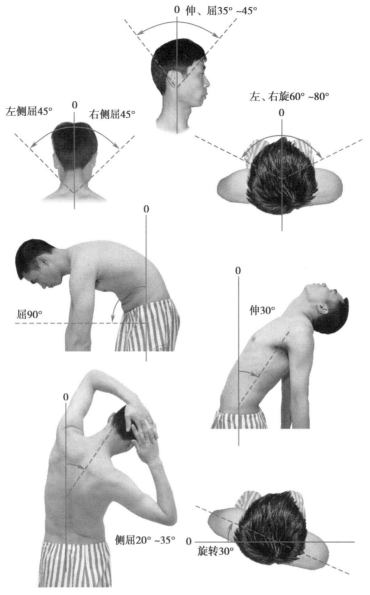

图 2-4-1 正常脊柱活动范围

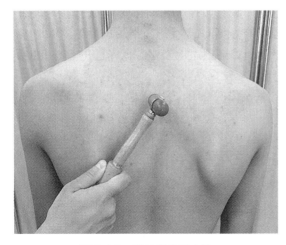

图 2-4-2 脊柱直接叩击法

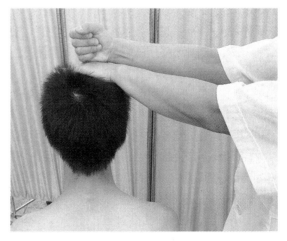

图 2-4-3 脊柱间接叩击法

2. **椎间孔挤压试验**　患者取端坐位，头偏向患侧，医生站于其背后，左手掌放于患者头顶部、右手握拳轻叩左手背，阳性表现为患者出现颈背痛或上肢放射性痛，多见于颈椎病及颈椎间盘突出症。

3. **臂丛神经牵拉试验**　也称为上肢牵拉试验、Eaton 试验，患者取坐位，头偏向健侧，医生一手推患侧头颈向对侧，另一手握患侧手腕，慢慢向外下方牵拉上肢，阳性表现为患者出现放射痛或感觉疼痛加重，常见于神经根型颈椎病。

4. **前屈旋颈试验（Fenz 征）**　嘱患者头颈部前屈，并左右旋转，阳性表现为颈椎处感觉疼痛，多见于颈椎小关节的退行性改变。

5. **旋颈试验**　患者取坐位，头略向后仰，并自动向左右旋转，阳性表现为患者出现头晕、头痛及视力模糊症状，提示椎动脉型颈椎病。

6. **颈静脉加压试验**　又称压颈试验、Naffziger 试验，患者取仰卧位，医生用双手按压患者两侧颈静脉，阳性表现为颈部及上肢疼痛，提示神经根型颈椎病。

（二）腰骶椎的特殊试验

1. **摇摆试验**　患者取平卧位，屈髋、屈膝，双手抱膝，医生手扶患者双膝，左右摇摆，阳性表现为腰部疼痛，多见于腰骶部病变（图 2-4-4）。

2. **拾物试验**　将一物品放在地上，嘱患者拾起。正常人可双膝伸直，腰部自然弯曲，俯身将物品拾起。拾物试验阳性表现为患者先以一手扶膝蹲下，腰部挺直用手接近物品，多见于腰椎间盘突出、腰肌损伤及炎症等腰椎病变（图 2-4-5）。

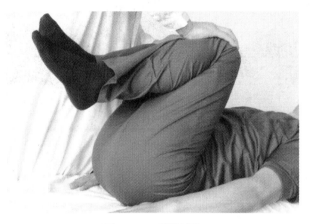

图 2-4-4　摇摆试验

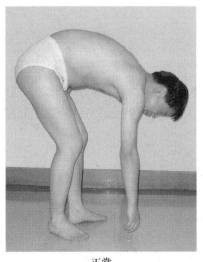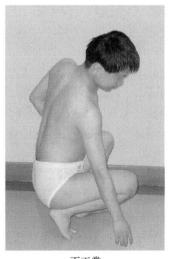

正常　　　　　　　　　　　　不正常

图 2-4-5　拾物试验

3. **直腿抬高试验**　患者取仰卧位，双下肢伸直，医生用一手握患者脚跟，另一手置于大腿伸侧，将该侧下肢抬高（屈曲髋关节），正常情况腰与大腿可达 80°~90°，阳性表现为抬高不足 70° 且伴有下肢后侧的放射性疼痛，多见于腰椎间盘突出症，也可见于单纯性坐骨神经痛。当患者出现直腿抬高试验阳性时，缓慢降低患侧肢体高度，待放射痛消失，再被动背屈患侧踝关节以牵拉坐骨神经，如出现反射痛则为直腿抬高加强试验（Lasègue 征）阳性，见于腰椎间盘突出症（图 2-4-6）。

4. **屈颈试验**　患者取仰卧位，也可取端坐位或直立位，医生用一手置于患者胸前，另一手置于枕后，缓慢、用力地向上抬起头部,使颈前屈,阳性表现为患者下肢出现放射性痛,多见于腰椎间盘突出症"根间型"。

5. 股神经牵拉试验　患者取俯卧位,双下肢完全伸直,医生将一侧下肢抬起,使髋关节过伸,阳性表现为大腿前方出现放射痛,可见于高位腰椎间盘突出症(图 2-4-7)。

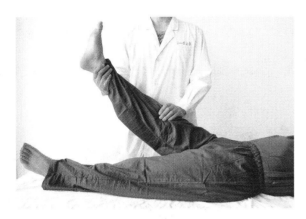

图 2-4-6　直腿抬高试验

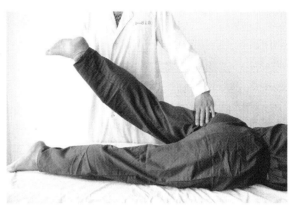

图 2-4-7　股神经牵拉试验

(陈　莹)

第二节　四肢及关节检查

四肢与关节的检查一般运用视诊与触诊,两者相互配合,以关节检查为主。

【上肢及关节】

上肢通过肩部与颈、胸和背部相接,包括肩、上臂、肘、前臂、腕和手部。检查双上肢时,应两侧对比做一般外形检查,如检查双上肢的长度是否一致,可用目测或尺测量。目测方法为嘱患者双上肢向前伸直,手掌并拢,比较其长度,用尺子测量则测量肩峰至桡骨茎突或中指指尖的距离。双上肢长度应等长,长短不一见于先天性短肢畸形,骨折重叠或关节脱位等。同时应注意观察患者双上肢皮肤有无出血点、皮疹、溃疡、并指畸形等,然后依次做上肢各关节的检查。

(一)肩关节

1. 外形　检查肩关节时患者取坐位,面向光源,脱去上衣,充分暴露两侧肩关节,并且在患者脱衣时,注意观察患侧上肢有无活动限制及疼痛,比较两侧肩关节是否对称,两侧胸锁关节及肩锁关节是否有肿胀。正常双肩呈弧形,若肩关节弧形轮廓消失,肩峰突出,称为"方肩畸形",见于肩关节脱位或三角肌萎缩。两侧肩关节一高一低,颈短耸肩,见于先天性肩胛高耸症或脊柱侧弯。锁骨骨折,远端下垂,使该侧肩下垂,肩部突出畸形,如戴肩章状,见于外伤性肩锁关节脱位,锁骨外端过度上翘导致。

2. 运动　肩关节的活动范围为外展可达 90°,内收 45°,前屈 90°,后伸 35°,旋转 45°。检查肩关节的活动时,可嘱患者做自主运动,观察有无活动受限;或医生用一手固定其肩胛骨,另一手持其前臂进行多个方向的活动,观察其肩关节活动范围是否正常。由于肩关节活动范围的度数记忆繁琐,且个体差异较大,故可采用以下方法对肩关节的活动范围做粗略检查:①肘关节贴在胸前,手能触摸对侧耳朵,说明肩内收正常;②手能从颈后摸到对侧耳朵,说明肩关节前屈、外展及外旋正常;③手能从背后摸到或接近双侧肩胛骨下角,说明肩关节内旋、后伸功能正常。

3. 肩关节的特殊试验　嘱患者用患侧手掌放于对侧肩上,如不能搭上,或搭上后肘部不能紧贴胸壁,则为杜加斯征阳性,提示肩关节脱位。

4. 触诊 肩关节周围不同部位的压痛,见于不同疾病,如肱骨结节间压痛见于肱二头肌长头腱鞘炎;肱骨大结节压痛见于冈上肌腱损伤;肩峰下内方触痛见于肩峰下滑囊炎。因肩关节的神经支配来自颈部,颈神经根的压迫和炎症可引起肩部疼痛;许多内脏的病变也可放射至肩部引起疼痛,这种疼痛的特点为一般找不到准确而固定的压痛点,且肩关节的活动也不受限。

(二)肘关节

1. 外形 正常肘关节左右对称,伸直时轻度外翻,称之为携物角,5°~15°,并左右对称,肱骨内上髁、外上髁及尺骨鹰嘴在同一条直线上,称为 Hüter 线,屈肘时上述三点连线可形成一等腰三角形,称之为 Hüter 三角。检查肘关节时应注意观察两侧是否对称,并嘱患者伸直双手,手掌向上,左右对比,携物角 >15° 称为肘外翻,携物角 <5° 称为肘内翻。当关节由于外伤或炎症发生脱位时,Hüter 线和 Hüter 三角的解剖关系发生改变,但如为肱骨髁上骨折,则该关系不发生改变(图 2-4-8)。

2. 运动 肘关节的活动范围,正常时屈肘可达135°~150°,伸肘 10°,旋前 80°~90°,旋后 80°~90°。肘关节不会出现侧方活动,若有侧方活动,则说明其韧带松弛、断裂或髁部骨折。

3. 触诊 注意观察肘关节周围皮肤温度,有无肿块、桡骨小头是否有压痛,滑车淋巴结是否肿大。肘关节尺骨鹰嘴桡侧有一小凹陷,此为肱桡关节的部位,当肱桡关节或桡骨头骨折时,该凹陷消失,并伴有压痛。当肘关节积液或积血时,肘关节呈梭形改变,嘱患者屈肘 90°,从后方观察,可见鹰嘴之上肱三头肌腱两侧胀满。

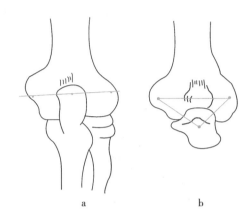

图 2-4-8 肘关节关系示意图
a. Hüter 线;b. Hüter 三角。

(三)腕关节及手部检查

1. 外形

(1)手的功能位是指准备握物的位置,腕背屈 30°,并稍向尺侧倾斜约 10°,拇指于外展对掌屈位,其余四指屈曲,呈握鸭蛋姿势。手的自然休息位是呈半握拳状,腕轻度背屈约 15°~20°,向尺侧倾斜 10°,拇指靠近示指关节的桡侧,其余四指呈半屈曲状,且屈曲程度由示指向小指逐渐增大。当手部肌腱断裂或是畸形时,这种姿势即发生改变(图 2-4-9、图 2-4-10)。

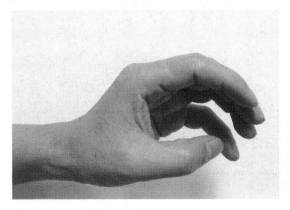

图 2-4-9 手的功能位

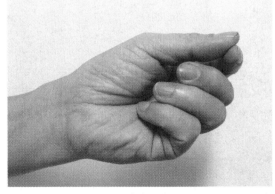

图 2-4-10 手的自然休息姿势

(2)腕部检查应注意观察有无肿胀或局部隆起。腕关节可因外伤、关节炎、关节结核等引起肿胀,腕关节背侧或旁侧局部隆起见于腱鞘囊肿,腕关节背侧肿胀见于腕肌腱腱鞘炎或软组织损伤。

2. 运动 正常腕关节可背伸 35°~60°,掌屈 50°~60°,此外还有桡、尺侧偏斜活动,一般可达约 30°。手腕的屈伸活动范围可用合掌法进行简单的对比测量,方法如下:先将双手掌及手指紧贴,两手腕充分背伸,对其角度进行对比,然后再两手背贴紧,双腕充分掌屈,进行角度对比。如一侧腕关节活动受限则可明显检查出来,见于腕关节炎、腕部骨折或脱位等。

3. 畸形

(1)腕部畸形:腕部的神经、血管、肌腱及骨骼的损伤或先天性因素及外伤等均可导致腕部畸形,常见的有以下几种:①腕垂症,指手腕下垂不能抬举,各指近端指关节不能伸直,拇指不能外展,伴手背桡侧及拇指背侧感觉麻木的病症,为桡神经损伤所致。②猿掌,是正中神经和尺神经在腕部合并损伤时的典型体征。由于大、小鱼际肌以及全部手内在肌均麻痹,而临床表现为拇指的第一掌骨与其他掌骨靠拢平行,手指的掌指关节过伸,指间关节屈曲,拇指对掌功能丧失。③爪形手,是尺神经在腕部损伤时的典型体征。临床表现为尺侧一个半手指掌侧感觉障碍及尺神经所支配的手内在肌瘫痪,小指不能外展,手指不能作分指及并指动作,陈旧性病例出现小鱼际肌及骨间肌萎缩,环小指的掌指关节呈过伸位,指间关节屈曲位,如鸟爪,故称爪形指畸形。④餐叉样畸形,见于 Colles 骨折,即桡骨下端骨折的一种典型畸形,侧面观可见患者手部呈餐叉样外观,故称"餐叉样畸形"。

(2)手指畸形:包括:①杵状指(acropachy),手指末端增生、肥厚、增宽、增厚,指甲从根部到末端拱形隆起呈杵状,指甲从根部到末端呈弧形隆起(图 2-4-11)。其发生机制尚不完全清楚,可能与肢体末端慢性缺氧、代谢障碍及中毒性损害有关。常见于:a. 呼吸系统疾病,如慢性阻塞性肺疾病、支气管扩张、肺脓肿和支气管肺癌等;b. 某些心血管疾病,如发绀型先天性心脏病、亚急性感染性心内膜炎、亚急性心肌炎;c. 营养障碍性疾病,如肝硬化、吸收不良综合征、溃疡性结肠炎等;d. 单侧杵状指见于患侧锁骨下动脉瘤。②匙状甲(koilonychia),又称反甲,表现为指甲较正常变薄,表面粗糙,有条纹,中部凹陷,边缘翘起(图 2-4-12)。常见于缺铁性贫血和高原性疾病,偶见于风湿热和甲癣。

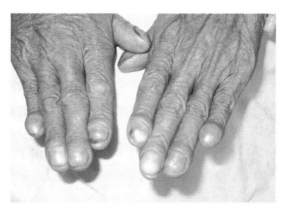

图 2-4-11 杵状指

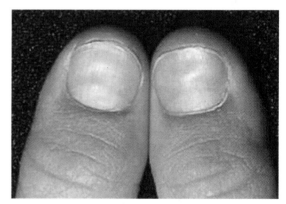

图 2-4-12 匙状甲

【下肢及关节】

下肢包括臀部、大腿、膝、小腿、踝和足。检查时应充分暴露以上部位,两侧对比先做一般外形检查,如双下肢长度是否一致,可用尺测量或目测对比,一侧肢体明显缩短见于先天性短肢畸形、骨折或关节脱位。并注意观察双下肢外形是否对称,有无静脉曲张和肿胀。一侧肢体肿胀见于深层静脉血栓形成,肿胀并有皮温升高、发红肿胀,见于蜂窝织炎或血管炎。并注意观察双下肢皮肤有无出血点、瘀点、瘀斑,皮肤溃疡及色素沉着,下肢慢性溃疡时常有皮肤色素沉着,然后依次作下肢各关节的检查。

(一)髋关节

髋关节因其特殊的解剖结构,是下肢最易受伤病累及的关节,检查时首先观察髋关节周围有无瘢痕及窦道,有无异常隆起或塌陷,两侧外形是否对称。

1. 视诊 让患者双足并拢直立,医生从正面观察两侧髂前上棘是否在同一水平,了解骨盆有无倾斜,从侧方观察臀部是否向后方异常突出,并注意两臀皱襞是否在同一水平线上,有无臀肌萎缩或侧方隆起现象。并让患者行走以观察患者是否有因髋关节疾患引起的异常步态。

(1)跛行:①疼痛性跛行,患者因髋关节疼痛不敢负重行走,患肢膝部微屈曲,轻轻落下足尖着地,然后迅速改换健肢负重,步态短促不稳,见于髋关节结核、暂时性滑膜炎和股骨头无菌性坏死等;②短跛行,患者以足尖落地或健侧下肢屈膝跳跃状行走,一侧下肢较另一侧缩短 3cm 以上则可出现跛行,见于小儿麻痹后遗症。

(2)鸭步:患者走路时两腿分开的距离宽,左右摇摆,如鸭子行走,见于先天性双侧髋关节脱位、髋内翻和小儿麻痹症所致的双侧臀中、小肌麻痹。

(3)呆步:患者步行时下肢向前甩出,并转动躯干,步态呆板,见于髋关节强直、化脓性髋关节炎。

2. 触诊　髋关节的触诊内容包括检查髋关节是否有压痛,以及检查其运动功能两个方面。

(1)压痛:髋关节位置深,只能触诊其体表位置,具体为腹股沟韧带中点后下 1cm,再向外 1cm,触诊此处观察有无压痛及波动感,波动感见于髋关节积液,若该处硬韧饱满,可能为髋关节前脱位,若该处空虚,则可能为髋关节后脱位。

(2)活动度

1)内旋和外旋:当髋关节有病变时,首先在旋转运动上出现异常,特别是内旋受限伴疼痛。①单侧测量法:患者取仰卧位,下肢伸直,髌骨及足尖向上,医生用手掌放在患侧大腿前面,把患侧向内外滚动。如髋关节挛缩不能伸直时,可将髋与膝均屈至 90°,医生一手扶住患者臀部,另一手握踝部,把小腿作为杠杆,做内、外旋活动,要注意防止骨盆左右移动。如患者能俯卧,伸髋屈膝 90° 位,做内、外旋检查时,骨盆的代偿移动则易被发现,可避免误差。②双侧同时测量法:患者取仰卧位,使其双髋及双膝同时屈曲,两膝并列不动,两足充分分离,观察两髋的内旋度。再嘱患者两足跟并列不动,两膝充分分离,观察两髋的外旋度。髋关节内、外旋均受限见于髋关节结核、骨性关节炎、化脓性关节炎、类风湿关节炎及强直性脊柱炎等疾病;而先天性髋脱位则可使内旋增大,而外旋受限。

2)内收及外展:①单侧测量法,患者取仰卧位,双下肢伸直,医生用一手或前臂按住髂前上棘以固定骨盆,另一手握住受检侧踝部,外展下肢记录外展角度,再将受检侧大腿自中立位向对侧大腿前交叉内收,正常可内收到大腿的中 1/3 处。②双侧同时测量法,患者取仰卧位,双下肢平伸,医生站在床尾,以双手分别握住患者的双足,使双腿充分分开,观察两侧髋关节的外展度。再使双腿充分交叉,观察双髋的内收度。髋内翻、髋关节后脱位及炎症性疾病均可导致外展受限,髂胫束挛缩则可导致髋关节内收受限。

3)屈曲及伸展:患者取仰卧位,使用以下 3 个连续步骤来比较双髋的活动度,首先将左膝屈曲,充分屈左髋,观察右髋的伸展度,正常情况下,左膝关节可贴近胸壁,右髋可伸直;其次保持左髋充分屈曲,再使右髋充分屈曲(注意勿使骨盆前倾),比较两髋屈曲度之差;最后保持右髋充分屈曲,伸展左髋,观察其伸展度。

4)髋关节过伸检查:患者取俯卧位,医生用一手固定骨盆,另一手握住其踝部,使之屈膝向后提起下肢,正常髋关节可向后伸约 15°。当髋关节有挛缩及炎症等病变时,则其伸展受限。

(3)髋关节特殊检查:

1)托马斯(Thomas)征:患者取仰卧位,充分屈曲一侧髋关节和膝关节,并使大腿紧贴腹壁,同时,嘱患者腰部紧贴于床面,将另一下肢伸直平放,髋关节的屈曲挛缩可由腰椎的前凸代偿,若患者伸直的下肢不能平放在床上,或伸直下肢时身体向前移动,胸椎从床上抬起或腰部弓起,则为阳性,记录患肢与床面的角度,提示髋部病变和腰肌挛缩。

2)髋关节承重功能试验:患者取站立位,如检查右髋,嘱患者抬起左腿,此时若能单独用右下肢站立,同时左臀皱襞及髂骨翼均上提,则为阴性;如左侧臀皱襞及髂骨翼下降,即为阳性(图 2-4-13)。见于先天性或外伤性髋关节脱位及臀中小肌麻痹。

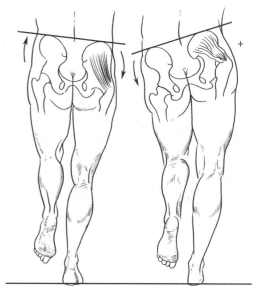

图 2-4-13　髋关节承重功能试验

3）"4"字试验：患者取仰卧位，双下肢伸直，医生将患者一侧下肢屈曲，并使其外踝置于对侧髌骨上方，另一手下压其膝部，若同侧髋关节出现疼痛即为阳性（图 2-4-14）。"4"字试验包括髋关节屈曲、外展和外旋三种运动，阳性说明髋关节有病变或内收肌痉挛。

（二）膝关节

1. **视诊**　检查膝关节时，患者取站立位或平卧位，并脱去长裤，两腿并拢，正常情况下双膝及双踝能同时并拢。应注意观察有无如下畸形或异常：

（1）膝外翻（genu valgum）：患者取站立位，嘱患者充分暴露双膝关节，直立时双腿并拢，若两膝并拢而双踝分开，小腿向外倾斜，双下肢呈"X"状，则为膝外翻，称为"X 形腿"，见于佝偻病。

（2）膝内翻（genua varus）：患者取直立位，若患者双股骨内髁间距增大，小腿向内偏斜，膝关节向内形成角度，双下肢呈"O"状，则为膝内翻，称"O 形腿"，见于小儿佝偻病。

（3）膝反张（genu recurvatum）：膝关节过度后伸形成向前的反屈状，称膝反屈畸形（图 2-4-15）。见于小儿麻痹后遗症、膝关节结核等。

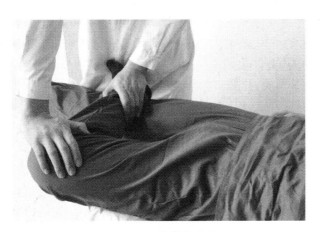

图 2-4-14　"4"字试验

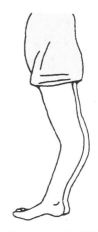

图 2-4-15　膝反张

（4）膝关节肿胀：膝关节屈曲时，正常髌腱两侧可出现凹陷，称膝眼。当膝关节积液时，可见膝关节均匀称性肿胀，双侧膝眼消失并突出。检查关节肿胀的同时应注意关节周围皮肤有无发红、皮温升高及窦道形成。

（5）肌萎缩：当膝关节有病变时，因疼痛影响步行，常导致相关肌肉的失用性萎缩，常见为股四头肌及内侧肌萎缩。

2. **触诊**

（1）压痛：膝关节发炎时，可出现双膝眼处压痛；髌骨软骨炎时，可出现髌骨两侧压痛；膝关节间隙压痛则提示半月板损伤；侧副韧带损伤，压痛点多在韧带上下两端的附着处。

（2）肿块：当膝关节及其周围扪及肿块时，应注意其大小、硬度、活动度，以及有无压痛及波动感。

（3）摩擦感：医生一手置于患侧膝前方，另一手握住患者小腿做膝关节的伸屈动作，如膝部有摩擦感，则提示膝关节面不光滑，见于炎症后遗症及创伤性关节炎。

（4）活动度：正常膝关节屈曲可达 120°~150°，伸 5°~10°，内旋 10°，外旋 20°。检查患者膝关节活动度时，应观察步态、下蹲及单脚跳跃有无异常。

（5）几种特殊的膝关节试验

1）浮髌试验：患者取仰卧位，下肢伸直放松，医生用一手的拇指和中指在患者髌骨上方加压压迫髌上囊，另一手拇指和中指在髌骨下方压迫髌上囊，使关节液集中于髌骨底面，用示指垂直按压髌骨并迅速抬起，按压时髌骨与关节面有碰触感，松手时髌骨浮起，即为浮髌试验阳性（图 2-4-16），提示膝关节内有中等量以上关节积液（50ml）。

2)拇指指甲滑动试验:医生用拇指指甲背面沿髌骨表面自上而下滑动,如患者感觉明显疼痛,则髌骨骨折可能性大。

3)侧方加压试验:患者取仰卧位,膝关节伸直,医师一手握住患者踝关节向外侧推抬,另一手置于膝关节外上方向内侧推压,使内侧副韧带紧张度增加。阳性表现为膝关节内侧疼痛,提示内侧副韧带损伤;如向相反方向加压,外侧膝关节疼痛,提示外侧副韧带损伤。

4)髌骨加压研磨试验:向上、下、左、右推压髌骨,检查髌骨关节软骨面是否光滑,有无摩擦感和疼痛。当髌骨关节退行性变时,可触及粗糙捻米或捻砂样摩擦感,并伴有疼痛。

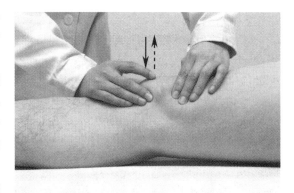

图 2-4-16 浮髌试验

(三)踝关节与足

1. 视诊 踝关节与足的检查应嘱患者取站立位或坐位,将鞋袜脱去,左右对比观察。首先在不负重的情况下观察足弓是否正常、踝关节是否肿胀。必要时需患者步行,以便从步态观察正常与否,同时站立及行走后留下的足底印迹对检查足弓、足的负重点及足宽有重要意义。并注意观察是否有肿胀、局部隆起及畸形等。

(1)肿胀:①匀称性肿胀:正常踝关节两侧可见内外踝轮廓,跟腱两侧呈凹陷状(肥胖者不明显),踝关节背伸时,可见伸肌腱在皮下走行,当踝关节扭伤、结核、化脓性关节炎及类风湿关节炎时,踝关节肿胀可致以上结构消失。②局限性肿胀:足背或内、外踝下方局限肿胀见于腱鞘炎或腱鞘囊肿;跟骨结节处肿胀见于跟腱周围炎;第二、第三跖趾关节背侧或跖骨干局限性肿胀,可能为跖骨头无菌性坏死或骨折引起。

(2)局限性隆起:足背部骨性隆起可见于外伤、骨质增生或先天性异常;内、外踝明显突出见于胫腓关节分离、内外踝骨折。

(3)足部常见畸形有如下几种(图 2-4-17):①扁平足(flatfoot),正常人站立时,足纵弓下方可插入一根手指。当足纵弓塌陷,正常足弓消失,则称之为扁平足(图 2-4-17a);②弓形足(clawfoot),足纵弓增高,横弓下陷,足背隆起,足趾分开(图 2-4-17b)。常继发于脊髓灰质炎的肌肉麻痹及脊柱裂患者;③马蹄足(strephopodia),踝关节跖屈,站立时仅前半足着地,常因眼腱挛缩或腓总神经麻痹引起(图 2-4-17c);④仰趾足(talipes calcaneus),又称跟足畸形,是指因小腿三头肌麻痹,足不能跖屈,伸肌牵拉使踝关节背伸,行走和站立时足跟着地(图 2-4-17d);⑤内翻足(talipes varus),站立或行走时足不能踏平,外侧着地,跟骨内旋,前足内收,足纵弓高度增加,常见于小儿麻痹后遗症(图 2-4-17e);⑥外翻足(valgus),跟内翻足的畸形正好相反,跟骨外旋,前足外展,足纵弓塌陷,跟骨与跟腱向外侧偏移,足内侧负重,常见于胫前胫后肌麻痹(图 2-4-17f)。

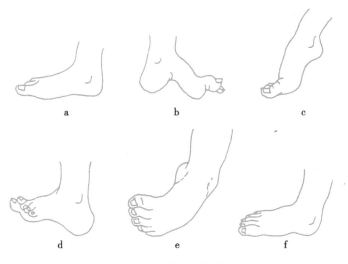

图 2-4-17 常见足部畸形

a. 扁平足;b. 弓形足;c. 马蹄足;d. 跟足畸形;e. 足内翻;f. 足外翻。

2. 触诊

（1）压痛：内外踝骨折、跟骨骨折、韧带损伤局部均可出现压痛；第二、第三跖骨头处压痛，见于跖骨头无菌性坏死；第二、第三跖骨干压痛，见于疲劳骨折；跟腱压痛，见于跟腱腱鞘炎；足跟内侧压痛，见于跟骨骨棘或跖膜炎。

（2）活动度：可嘱患者做踝关节主动活动，或医生握住患者足掌做被动活动，正常踝关节可背伸 20°~30°，跖屈 40°~50°，跟距关节可内、外翻各 30°。

（陈 莹）

第五章

肛门与直肠检查

直肠（rectum）、肛管（anal canal）和肛门（anus）组成消化道的末端。直肠全长大约 12~15cm，下接肛管，肛管下端在体表的开口为肛门。肛门与直肠的检查以视诊和触诊为主，检查方法简便，常能发现许多有重要临床价值的体征。有文献报道，距肛门 7cm 以下的直肠癌占 42.2%，因此重视与正确进行直肠指检，对直肠癌的早期诊断有很大的帮助。

【检查体位】

检查肛门与直肠时，为达到不同的检查目的，常常需要根据患者病情需要，采取不同的体位。肛门与直肠检查所发现的病变如包块、溃疡等应按时钟方向定位记录，并注明检查时患者的体位。如仰卧位时肛门后正中点为 6 点钟位，前正中点为 12 点钟位，而肘膝位时则与此相反。其常用的体位有如下 5 种。

1. 肘膝位：患者跪于检查台上，双膝关节屈曲成 90°，臀部抬高，两肘关节屈曲置于检查台上，胸部尽量贴近检查台（图 2-5-1）。此体位最常用于前列腺、精囊的检查，也用于内镜检查。

2. 左侧卧位：患者取左侧卧位，左下肢伸直，右下肢向腹部屈曲，臀部尽量靠近检查台右边。医生站于患者背后进行检查（图 2-5-2）。此体位是直肠指检、肠镜检查的常用体位，特别适用于病重、年老体弱或女性患者。

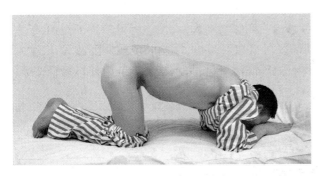

图 2-5-1　肘膝位

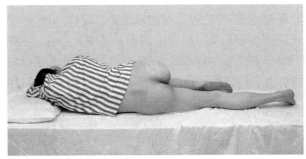

图 2-5-2　左侧卧位

3. 仰卧位或截石位：患者仰卧于检查台上，臀部垫高，双下肢屈曲、抬高并外展。此体位适用于重症体弱患者，同时也是膀胱直肠窝检查最常用的体位，也可进行直肠双合诊，即右手示指置于患者直肠内，左手放在下腹部，双手配合，以检查盆腔脏器或病变情况。

4. 蹲位：患者下蹲呈排大便的姿势，屏气向下用力。适用于直肠脱出、内痔及直肠息肉等的检查。

5. 弯腰前俯位：患者双下肢稍分开站立，身体前倾，双手扶于支撑物上，此体位最常用于肛门视诊。

【视诊】

医生用手分开患者臀部，观察肛门周围皮肤颜色与褶皱，正常情况肛周褶皱颜色较深，褶皱自肛门向外周呈放射状。让患者收缩肛门括约肌时可见褶皱更加明显,做排便动作时,可见褶皱变浅。注意观察肛门周围有无皮肤损伤、脓血、黏液、肛裂、外痔、瘢痕、瘘管口或脓肿等,在儿童还应注意有无蛲虫。

1. 肛门闭锁(proctatresia)与狭窄　一般多见于新生儿先天性畸形,肛门闭锁分为高位、中位和低位三型。狭窄也可因感染、外伤或手术引起,常可在肛周发现瘢痕。

2. 肛门瘢痕与感染　肛门周围瘢痕多见于外伤或手术后;肛门周围有红肿及压痛,常为肛门周围炎症或脓肿。

3. 肛裂(anal fissure)　是肛管下段(齿状线以下)深达皮肤全层的纵行及梭形裂口或感染性溃疡。肛裂好发于肛管后正中线处,患者自觉排便时疼痛,常因惧痛而抑制便意,致使大便干结,排出的粪便周围常附着少许鲜血。医生检查时常可见裂口,触诊时有明显触压痛。

4. 痔(hemorrhoid)　是直肠下端黏膜下或肛管边缘皮下的静脉丛扩大曲张所形成的静脉团。多见于成年人,随着年龄增长,发病率逐渐增高。患者常有大便带血、痔块脱出、疼痛或瘙痒的症状。痔疮包括内痔、外痔和混合痔。内痔是位于齿状线以上的直肠上静脉曲张所致,表面被直肠下端黏膜所覆盖,在肛门内口可查到柔软的紫红色包块,排便时可突出肛门口外;外痔是位于齿状线以下的直肠下静脉曲张所致,表面被肛管皮肤所覆盖,在肛门外口可见紫红色柔软包块;混合痔是内痔和外痔的静脉丛扩大、曲张,互相融合而形成,齿状线上下均可发现包块,其上部被直肠黏膜覆盖,下部被肛管皮肤覆盖,兼具有外痔与内痔的特点。

5. 肛管直肠瘘(archosyrinx)　简称肛瘘,是肛管或直肠与肛周皮肤相通的肉芽肿性管道,有内口、外口和瘘管组成,内口在直肠或肛管内,瘘管经过肛门软组织开口于肛门周围皮肤,为肛瘘外口。肛瘘多为肛管或直肠周围脓肿、结核所致,常迁延不愈,或时愈时溃。检查时可见肛门周围皮肤有瘘管开口,有时可见脓性分泌物流出,在直肠或肛管内可见瘘管的内口或伴有硬结。

6. 直肠脱垂(proctoptosis)　又称脱肛(hedrocele),是指肛管、直肠,其至乙状结肠下端的肠壁向下移位突出于肛门外的一种病理状态。检查时患者取蹲位,观察有无突出物,如无突出物或突出无明显,可让患者屏气做排便动作,若仅黏膜脱垂为直肠部分脱垂,在肛门外可见紫红色球状突出物,停止排便后常可回复至肛门内;若直肠全层下脱则为直肠完全脱垂,突出物为椭圆形块状物,表面可见环形皱襞,停止排便后不易回复。

【触诊】

肛门和直肠的触诊通常称肛诊或直肠指检。肛诊不仅能诊断肛门、直肠的疾病,对盆腔的其他疾病,如阑尾炎、髂窝脓肿也有诊断意义,同时在男性患者还可触诊前列腺与精囊,女性患者可检查子宫颈、子宫及输卵管等病变。检查前请患者排空大小便,根据病情需要可采取肘膝位、左侧卧位或仰卧位等,医生右手戴手套或右手示指戴指套,涂以肥皂液、凡士林或液体石蜡等润滑剂后,将示指置于肛门外口轻轻按摩,待患者肛门括约肌适应放松后,再徐徐插入肛门(图 2-5-3)。

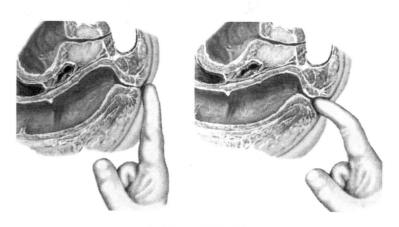

图 2-5-3　直肠指检

肛门与直肠的指检内容包括:肛门与括约肌的紧张度,肛管及直肠的内壁有无压痛及黏膜是否光滑,有无肿块及肿块的活动度及波动感。

直肠指检应注意有无以下异常改变:①剧烈触痛,常见于肛裂及感染;②触痛伴波动感,见于肛管、直肠周围脓肿;③触及柔软、光滑且有弹性的包块,多见于直肠息肉;④触及坚硬凹凸不平的包块,则应警惕直肠癌;⑤指检后指套表面带有黏液、脓液或血液,应取其做涂片镜检或做细菌学检查。

(陈　莹)

第六章

神经系统检查

神经系统检查包括高级神经活动、脑神经、感觉神经、运动神经、神经反射和自主神经功能检查。本章仅介绍基本的神经反射检查。神经反射是神经活动的基础，通过完整的反射弧完成。反射弧由感受器、传入神经元、反射中枢、传出神经元和效应器构成。反射弧中的任意一个环节出现病变都可能影响神经反射，使其减弱或消失；同时，由于神经反射又受高级神经中枢控制，如锥体束以上病变，可因反射活动失去抑制而出现反射亢进。神经反射的检查，必须取得患者充分配合，避免紧张，体位保持对称、放松。同时，检查的部位和力度要一致，并左右两侧对比，两侧不对称或两侧明显改变时意义较大。反射包括生理反射和病理反射，根据刺激部位，又可将生理反射分为浅反射（superficial reflex）和深反射（deep reflexes）。

（一）浅反射

浅反射是指刺激皮肤、黏膜或角膜等引起的反应。

1. **角膜反射（corneal reflex）** 患者取坐位或仰卧位，嘱患者向内侧注视，医生以捻成细束的棉签毛由角膜边缘轻触患者角膜外侧（避免触及睫毛）。①直接角膜反射：被刺激侧迅速出现眼睑闭合反应；②间接角膜反射：刺激一侧角膜，对侧眼睑也迅速出现闭合反应。直接和间接角膜反射均消失，见于患侧三叉神经病变（传入障碍）；直接反射消失、间接反射存在，见于患侧面神经瘫痪（传出障碍）；双侧直接和间接角膜反射完全消失，则见于完全昏迷的患者。

2. **腹壁反射（abdominal reflexes）** 患者取仰卧位，双下肢稍屈曲，使腹壁放松，医生站于患者右侧，用钝头棉签沿肋缘、脐水平、腹股沟上，由外向内轻划两侧腹壁皮肤（图 2-6-1）。正常反射活动是受刺激的上、中、下部局部腹肌收缩。上腹壁反射消失见于胸髓 7~8 节受损，中腹壁反射消失见于胸髓 9~10 节受损，下腹壁反射消失见于胸髓 11~12 节受损。一侧上、中、下腹壁反射消失见于同侧锥体束病损；双侧上、中、下腹壁反射均消失见于昏迷或急腹症患者。但应注意的是，肥胖者、老年人及经产妇由于腹壁过于松弛，也可出现腹壁反射减弱甚至消失。

3. **提睾反射（cremasteric reflex）** 患者取仰卧位（双下肢伸直，稍分开），或取站立位，充分暴露会阴部及股内侧，医生用钝头棉签自上而下轻划股内侧上方皮肤（见图 2-6-1）。正常情况下可引起同侧提睾肌收缩，睾丸上提。一侧反射减弱或消失见于锥体束损害；双侧反射减弱见于腰髓 1~2 节受损。

4. **跖反射（plantar reflex）** 患者取卧位，双下肢伸直，医生左手持患者踝部，用钝头棉签由后向前划脚底外侧至小趾掌关节处，再转向趾根部（图 2-6-2）。正常情况表现为脚趾屈曲（即 Babinski 征阴性）。若跖反射消失提示骶髓 1~2 节受损。

5. **肛门反射（anal reflex）** 患者取肘膝位或侧卧位，充分暴露肛门，医生用钝头棉签轻划患者肛门周围皮肤。正常情况下可引起肛门外括约肌收缩。肛门反射消失提示骶髓 4~5 节或肛尾神经受损。

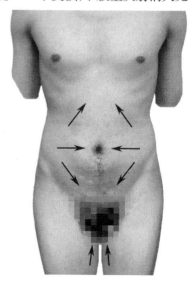

图 2-6-1 腹壁反射和提睾反射示意图

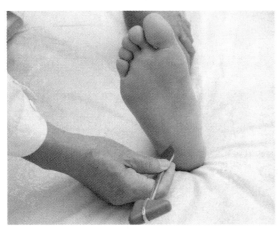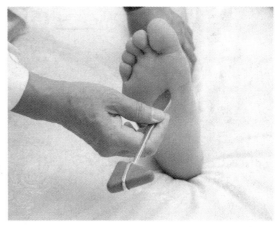

图 2-6-2　跖反射检查

（二）深反射

深反射又称腱反射,是指刺激肌腱、骨膜等深部感受器完成的反射。检查时需取得患者配合,使其肢体肌肉放松。医生叩击力量要均等,并注意两侧对比。

1. **肱二头肌反射**（biceps reflex）　患者取坐位或仰卧位,前臂屈曲,肘关节自然放松,医生用左手拇指或中指置于患者肱二头肌肌腱上,右手持叩诊锤叩击医生左手拇指或中指（图 2-6-3）。正常情况下,可使肱二头肌收缩,前臂快速屈曲,其反射中枢为颈髓 5~6 节。

2. **肱三头肌反射**（triceps reflex）　患者取坐位或卧位,上臂外展,肘关节自然放松呈半屈曲状,医生用左手轻托患者肘部,以叩诊锤叩击其鹰嘴上方的肱三头肌肌腱（图 2-6-4）。正常情况下,可使肱三头肌收缩,引起前臂伸展,其反射中枢为颈髓 6~7 节。

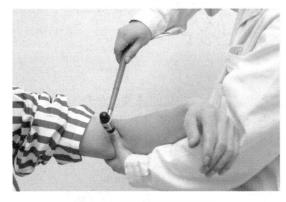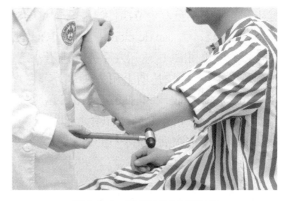

图 2-6-3　肱二头肌反射检查　　　　　　　　　图 2-6-4　肱三头肌反射检查

3. **桡骨膜反射**（radial periosteal reflex）　患者取坐位或卧位,前臂呈半屈半旋前位,医生以左手托住其腕部,腕关节自然下垂,右手以叩诊锤叩击其桡骨茎突（图 2-6-5）。正常情况表现为肱桡肌收缩,肘关节屈曲,前臂旋前及手指屈曲,其反射中枢为颈髓 5~8 节段,桡神经支配。

4. **膝反射**（patellar reflex）　患者取坐位或仰卧位均可,患者取坐位时,膝关节屈曲成 90°,小腿完全松弛下垂;患者取卧位时,医生用左手托住患者腘窝处,使其膝关节屈曲呈 120°,右手用叩诊锤叩击其髌骨下方的股四头肌肌腱（图 2-6-6）。正常反射活动表现为股四头肌收缩,小腿伸展,其反射中枢为腰髓 2~4 节段,股神经支配。

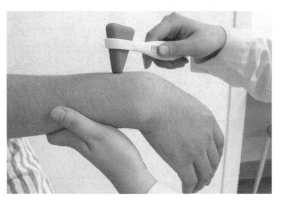

图 2-6-5　桡骨膜反射检查

143

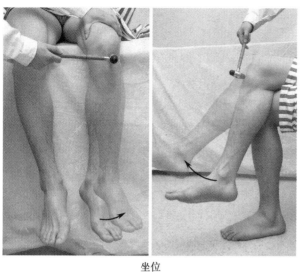

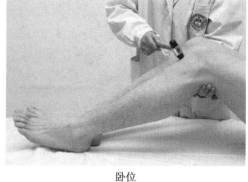

坐位　　　　　　　　　　　卧位

图 2-6-6　膝反射检查

5. **跟腱反射**（achilles tendon reflex）　又称踝反射。患者取仰卧位,髋关节及膝关节屈曲,下肢外旋外展。医生用左手将患者足部背屈呈直角,右手持叩诊锤叩击跟腱(图 2-6-7)。正常情况为腓肠肌收缩,足向跖面屈曲。反射中枢为骶髓 1~2 节。

6. **阵挛**　锥体束以上发生病变导致深反射亢进时,用一持续力量使被检查的肌肉处于紧张状态,则该深反射涉及的肌肉则会发生节律性收缩。常见的阵挛有以下两种:①踝阵挛(ankle clonus),患者取仰卧位,髋关节与膝关节稍屈曲,医生用左手托住患者小腿,右手握住其足掌前端,并快速向上用力使踝关节背屈并

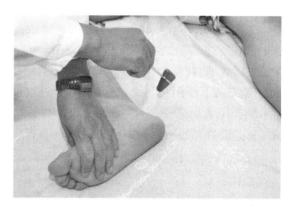

图 2-6-7　跟腱反射检查

维持(图 2-6-8)。阳性表现为腓肠肌与比目鱼肌发生连续性、节律性收缩,使踝关节呈现节律性往复伸屈动作。②髌阵挛(patellar clonus),患者取仰卧位,下肢伸直,医生用拇指和食指按住其髌骨上缘,连续快速将髌骨向远端推动数次后,维持一定推力(图 2-6-9)。阳性反应为股四头肌发生节律性收缩,使髌骨上下移动。

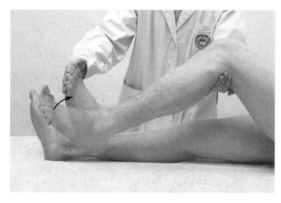

图 2-6-8　踝阵挛检查

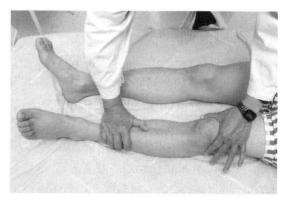

图 2-6-9　髌阵挛检查

【病理反射】

病理反射(pathological reflex)是指锥体束受损时,大脑失去了对脑干和脊髓的抑制功能而出现的异常

反射。一岁半以内的婴幼儿由于锥体束发育尚未完善，也可出现这种反射，不属于病理性，成年人若出现则为病理反射。

1. **Babinski 征**　患者取卧位，双下肢伸直，医生左手持患者踝部，用钝头棉签由后向前划脚底外侧至小趾掌关节处，再转向趾根部（同跖反射，图 2-6-10）。阳性表现为患者脚大趾背伸，其余四趾呈扇形展开。

2. **Oppenheim 征**　患者取仰卧位，髋关节及膝关节伸直，医生弯曲示指及中指，沿患者胫骨前缘用力由上向下滑压（图 2-6-11）。阳性表现同 Babinski 征。

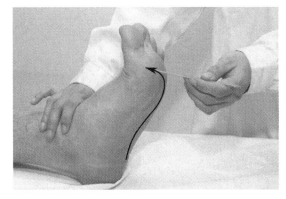

图 2-6-10　Babinski 征检查

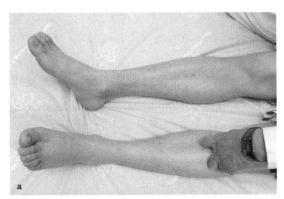
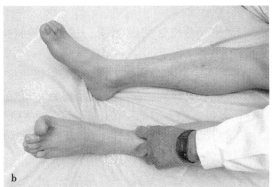

图 2-6-11　Oppenheim 征检查

3. **Gordon 征**　患者取仰卧位，髋关节与膝关节稍屈曲，医生用手以一定力量捏压腓肠肌（图 2-6-12）。阳性表现同 Babinski 征。

4. **Chaddock 征**　患者取仰卧位，双下肢伸直，医生用左手握住患者踝关节，右手持钝头棉签在患者外踝下方从后向前轻划至趾跖关节处（图 2-6-13）。阳性表现同 Babinski 征。

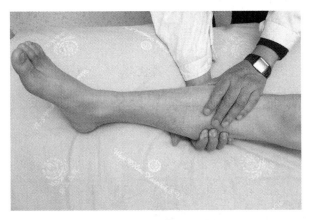
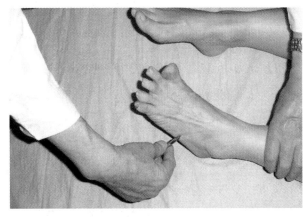

图 2-6-12　Gordon 征检查　　　　　　图 2-6-13　Chaddock 征检查

5. **Hoffmann 征**　患者取坐位或卧位，医生用左手持患者腕部，然后以右手示指与中指夹住患者中指并稍向上提，使腕部处于轻度过拉伸。以拇指迅速弹刮患者的该指指甲（图 2-6-14）。阳性表现为其余四指掌屈反应。反射中枢在颈髓 7~ 胸髓 1 节段，正中神经支配。

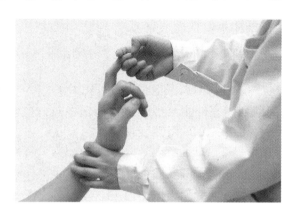

图 2-6-14 Hoffmann 征检查

【脑膜刺激征】

脑膜刺激征是脑膜受激惹的体征,见于各种脑膜炎、蛛网膜下腔出血和颅内压增高等。常见的脑膜刺激征及检查方法如下:

1. **颈项强直** 患者取去枕平卧位,医生以一手托住其枕部,另一只手置于其胸前,做屈颈动作,正常人屈颈时下颏能触及前胸。在排除颈椎病变后,如被动屈颈受限则为颈项强直。

2. **Kernig 征** 患者取仰卧位,医生将其一侧下肢髋关节和膝关节屈曲呈直角,再将其小腿抬高伸膝(图 2-6-15)。正常人膝关节可伸达 135° 以上,如伸膝受阻且伴疼痛与屈肌痉挛,则为阳性。

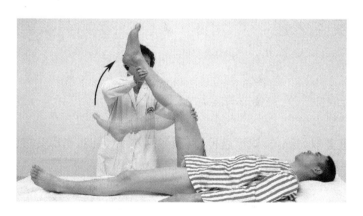

图 2-6-15 Kernig 征检查

3. **Brudzinski 征** 患者去枕平卧,双下肢自然伸直,医生用一只手托住患者枕部,另一只手置于患者前胸,使其头部前屈(图 2-6-16)。如伴两侧膝关节和髋关节屈曲为阳性。

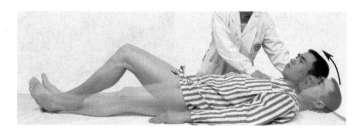

图 2-6-16 Brudzinski 征检查

(陈 莹)

第三篇

心电图检查及常见异常心电图判读

　　本篇主要阐述了基础心电图知识及心房肥大、心室肥厚、心肌缺血、心肌梗死、心律失常、电解质紊乱等常见异常心电图的判读，以及临床常见的洋地黄类等药物对心电图的影响。

第一节　心电图的基础知识

【心电图的波形组成】

　　心脏的传导系统由特殊心肌细胞构成,包括窦房结、结间束、房室结、希氏束、束支及浦肯野纤维网。兴奋从窦房结发放,兴奋心房的同时,沿着结间束传至房室结,经过房室结的短暂延迟后沿着希氏束,左、右束支及浦肯野纤维传导至心室并兴奋心室。心脏传导系统每一部分的电活动构成了心电图上相应的波段。临床心电学将这些波段进行了统一命名(图3-1):最早出现的一个光滑圆钝、振幅较低的波,称之为P波,代表心房的除极;P波之后有一位于基线水平的横段,称PR段,代表心房复极、房室结及希氏束的电活动;PR间期代表从心房开始除极到心室开始除极所需的时间;QRS波群出现在PR段之后,尖锐狭窄且振幅较高,代表心室的除极过程;心室的复极分为两个部分,ST段在QRS波群之后出现,位于基线水平,为心室缓慢复极期;T波为一个缓慢上升或下降的宽大波形,代表心室的快速复极;QT间期代表心室开始除极到复极完毕所需的时间;一部分人在T波之后可以见到一个与T波同向、振幅较小的波形,称之为u波。

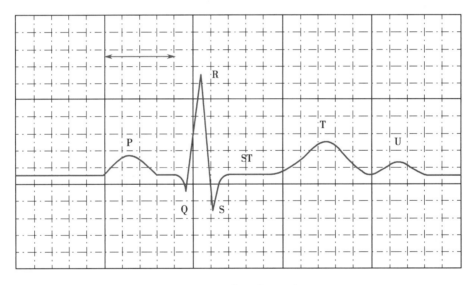

图 3-1　心电图波形组成

【心电图机与检查操作】

(一)心电图的导联体系

　　人体体表不同部位任意2点可以构成一个电位差,将2个电极放在体表不同位置并通过导联线连于心电图机的正负极就能测得一定的电位变化,我们称为导联。目前国际通用的导联体系为12导联体系。

1. 肢体导联(limb leads)

(1)标准导联:为双极导联,包括Ⅰ、Ⅱ、Ⅲ导联,电极主要放在左臂、右臂及左腿。Ⅰ导联是将左臂连接正极,右臂连接负极,方向从右指向左,即由负极指向正极。Ⅱ导联是将右臂连接负极,左腿连接正极,方向由负极指向正极。Ⅲ导联是将左臂连接负极,左腿连接正极,方向由负极指向正极(图3-2)。导联之间由负极指向正极画一条假想的直线称为导联轴,Ⅰ、Ⅱ、Ⅲ导联构成一个闭合三角形,称Einthoven三角(图3-3)。

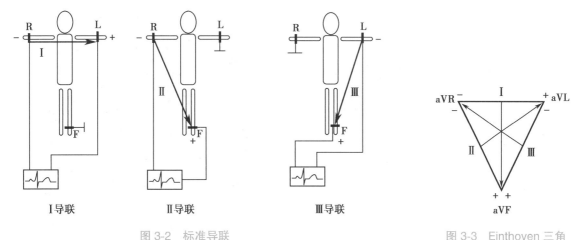

图 3-2　标准导联　　　　　　　　　　　　　　　　　图 3-3　Einthoven 三角

（2）加压单极肢体导联：将三个肢体导联的电极分别通过 5K 电阻与心电图机负极连接构成中心电端，中心电端电势和为零。将左臂、右臂、左腿导联作为探测导联分别连在正极，中心电端连于负极，分别得到 aVL、aVR 及 aVF 导联（图 3-4）。将 6 个导联轴平行移动到一个坐标轴便构成了额面六轴系统（hexaxial system）（图 3-5）。

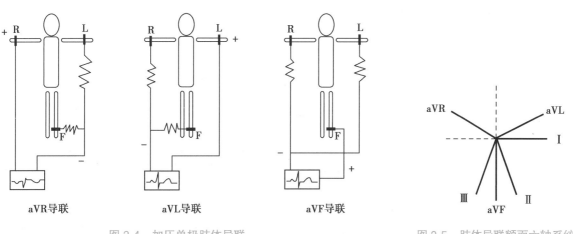

图 3-4　加压单极肢体导联　　　　　　　　　　　　　图 3-5　肢体导联额面六轴系统

2. 胸导联（chest leads）　将 6 个胸导联作为探测电极放于胸壁特定的部位，连于正极；中心电端连于负极则构成 $V_1 \sim V_6$ 导联。胸导联具体安放位置（图 3-6）：V_1 在胸骨右缘第 4 肋间；V_2 在胸骨左缘第 4 肋间；V_3 在 V_2 与 V_4 连线的中点；V_4 在左锁骨中线与第 5 肋间相交处；V_5 在左腋前线同 V_4 水平处；V_6 在左腋中线同 V_4 水平处。

如发生后壁心肌梗死或右室梗死时，通常需加做 18 导联心电图。后壁心肌梗死时需加做 $V_7 \sim V_9$，V_7 位于左腋后线同 V_4 水平处；V_8 位于左肩胛骨线同 V_4 水平处；V_9 位于左脊柱旁线同 V_4 水平处。右室心肌梗死时需加做 $V_{3R} \sim V_{6R}$ 导联：电极放在右胸部与 $V_3 \sim V_6$ 镜像对称处。

（二）心电图检查的操作过程

首先需要医务人员着装整齐、洗净双手，准备好检查物品：心电图机、酒精棉球等，并查看心电图导联是否完整。核对患者信息后让其平躺在检查床上，暴露出手腕、脚踝及胸部（注意检查时拉上隔帘保护患者隐私）。

用酒精棉球擦拭患者两侧手腕内侧及内踝，通常心电图机肢体导联四个电极用四种不同颜色表示，红色电极连于患者右腕部，黄色电极连于患者左腕部，绿色电极连于患者左内踝，黑色电极连于患者右内踝。

胸导联连接前先定位好每个电极摆放的位置，连接好电极。对于胸前皮肤污垢或毛发过多的患者，检查前应预先清洁皮肤必要时需剃毛。

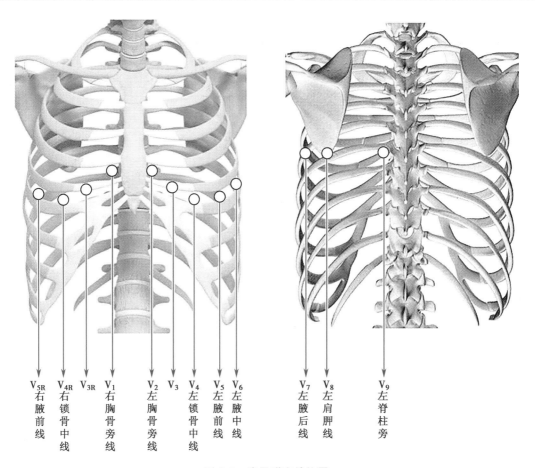

| V$_{5R}$右腋前线 | V$_{4R}$右锁骨中线 | V$_{3R}$右胸骨旁线 | V$_1$右胸骨旁线 | V$_2$左胸骨旁线 | V$_3$ | V$_4$左锁骨中线 | V$_5$左腋前线 | V$_6$左腋中线 | V$_7$左腋后线 | V$_8$左肩胛线 | V$_9$左脊柱旁 |

图 3-6　胸导联安放位置

接下来打开心电图机调整操作模式,可根据需要对定标电压、走纸速度和振幅进行调整,观察心电图基线平稳后便可采集图样。检查过程中需观察患者病情,并做好保暖及隐私保护。图像采集完毕后,去除导联线,协助患者穿好衣服,并整理用物。

（三）心电图的测量与正常心电图

向量是一个具有强度又具有方向的量,可以形象化的用带箭头的线段来表示。箭头所指方向代表其方向;线段长度代表电位强度。当探测电极放在对向除极方向一侧时,所采集到的波形是直立向上的,当探测电极放在背离除极方向一侧时,所测得的波形为负向波。

1. **单个细胞的心电向量**　心脏的机械收缩依赖于心脏的电活动,每一个心动周期心肌细胞的电活动通过除极和复极来完成,在静息状态下,细胞膜内带负电荷,细胞膜外带正电荷,保持一个平衡的极化状态。当细胞膜受到刺激后,其离子通道通透性发生变化,使得大量正电荷流向细胞内,细胞膜内外电荷的分布发生逆转,这个过程称心肌细胞的除极过程。受刺激的细胞膜表面转为负电荷,而其前面尚未除极的细胞膜表面仍然带有正电荷,构成一对除极电偶,其强度及方向可以用向量表示。两个相反电荷之间的电位差会造成电荷的流动,形成动作电流,并迅速扩布到整个细胞表面,电流的方向即从负电荷方向指向正电荷方向。(图 3-7)

除极完毕后细胞膜上的离子通道再次发生变化,大量正电荷从细胞膜内向细胞膜外流动,细胞恢复到极化的状态,这个过程称复极化。复极化时,先复极的心肌细胞膜外带正电荷,而未复极的细胞膜外带负电荷,形成复极电偶,其方向与除极电偶方向相反。

对单个细胞而言,除极的方向即为其除极向量的方向;由于心肌细胞除极与复极方向相反,除极波与复极波也应该是相反的。

2. **整个心脏的心电向量**　心脏由无数个心肌细胞构成,电激动过程中产生无数的心电向量,每个心肌细胞产生的除极向量来自不同方向,探测电极所采集到的是所有细胞的综合向量。

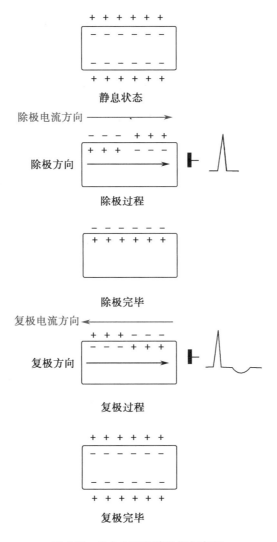

图 3-7 单个心肌细胞除极与复极

向量的叠加一般遵循以下几个特点(图 3-8):

(1)方向相同的两个向量其电位幅度可直接相加。

(2)方向相反则用电位幅度值大的减去值小的,方向与电位幅度值大的一致。

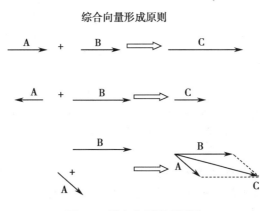

图 3-8 综合向量形成原则

(3)两个向量呈夹角时,则以两个向量为平行四边形的两条边,取其对角线,即为综合向量的长度及方向。

与单个心肌细胞不同的是,整块心肌除极是从心内膜向着心外膜推进,而复极则是心外膜先复极、心内膜后复极,则复极综合向量的方向反而与除极方向一致。因此,在体表心电图中,记录到的复极波方向通常与除极波主波方向一致。

12 个导联位于体表的不同部位,方向均不相同,各导联可以从不同的角度体现心电活动(图 3-9)。

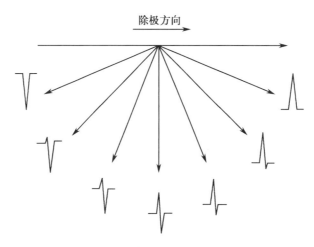

图 3-9　不同位置导联与除极方向形成夹角所产生的不同波形

(四)心电图的测量与正常心电图

心电图的记录需要描记在心电图纸上,图纸是由边长为 1mm 的正方形格子构成,每 5 个小格子构成一个大格。心电图纸的横坐标代表时间,当走纸速度为 25mm/s 时,则 1mm 的小格等于 0.04s。纵坐标代表电压,当定准电压为 10mm/mV 时,意为每 1mm 的小格等于 0.1mV。这些格子作为标尺,用来测量心电图波形的振幅与宽度(图 3-10)。

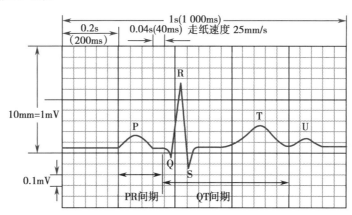

图 3-10　标准心电图图纸

1. P 波　表示心房肌除极的电位变化,通常其前半部分代表右心房除极,后半部分代表左心房除极。

(1)形态:正常 P 波形态通常光滑圆钝,偶见切迹,由于窦房结位于心脏的右上方,P 波的综合向量指向左前下方,因此,在 I、II、aVF、V₄~V₆ 导联是直立向上的波,在 aVR 导联为负向波,其余导联 P 波可以是直立的也可以是双向、倒置。

(2)时限:正常 P 波的时间一般不超过 0.12s。

(3)振幅:在肢体导联中 P 波振幅一般不超过 0.25mV,在胸前导联中直立的 P 波不超过 0.15mV,正负双向时 P 波振幅的绝对值不超过 0.20mV。

测量 P 波宽度时应从 12 导联中 P 波最早的起点到最晚的 P 波终点,测量 P 波振幅时,应从 P 波前的水平线上缘测量到 P 波顶端。V₁ 导联 P 波形态有时呈先正后负,其终末负向部分的时间(s)乘以振幅(mm)称为 P 波终末电势(P wave terminal force,Ptf),单位为 mm·s(图 3-11),正常人 Ptf_V₁ 的绝对值应小于 0.04mm·s。

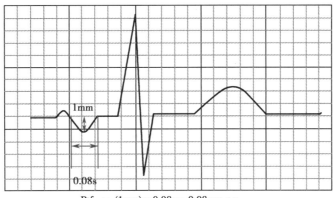

$$Ptf_{V1}=-(1mm)\times 0.08s=-0.08mm\cdot s$$

图 3-11　Ptf

2. PR 间期　代表从心房开始除极到心室开始除极所需的时间。测量时从 P 波的起点测量至 QRS 波群的起点。心率在正常范围时,PR 间期在 0.12~0.20s 之间,但其会受到年龄及心率的影响,婴幼儿或心动过速时,PR 间期会相应缩短,老年人或心动过缓时,PR 间期会稍延长,但一般不超过 0.22s。

3. QRS 波群　代表心室除极的电位变化。

(1)形态:因检测电极的位置不同在各导联呈多种形态,已统一命名如下:首先,出现的参考水平线以上的波称 R 波;R 波之前的负向波称 Q 波;R 波之后的第一个负向波称 S 波;R′ 波是继 S 波之后的正向波;R′ 波后再出现负向波称 S′ 波;如果 QRS 波只有负向波,称 QS 波。通过振幅大小的不同用大写字母及小写字母表示,如图 3-12 所示。

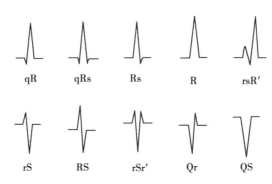

图 3-12　QRS 波群命名示意图

正常情况下,胸前导联 V_1、V_2 为 rS 型,$V_3~V_4$ 可呈 qR、qRs、Rs 或 R 型,从 $V_1~V_6$R 波逐渐递增,S 波逐渐递减,V_6 导联 R 波一般小于 V_5 导联 R 波,V_1 导联 R/S 应 <1,$V_3~V_4$ 导联 R 波与 S 波振幅大体相等,V_5 导联 R/S 应 >1。肢体导联 I、II 主波方向一般向上,aVR 主波方向向下。

Q 波:正常情况下,除 III 导联及 aVR 导联外,其余导联 Q 波振幅不超过同导联 R 波的 1/4,宽度不超过 0.04s。

室壁激动时间(ventricular activation time,VAT):又称 R 峰时间(R peak time),指从 QRS 波群的起点至 R 波顶点的垂线距离,表明电活动从心内膜到达心外膜所需的时间,若有 R′ 波,则测量时应测量至 R′ 波的波峰,若 R 波有切迹,则应测量至切迹第二峰。正常 V_1、V_2 导联不超过 0.04s,V_5、V_6 导联不超过 0.05s。

(2)时限:正常情况下,QRS 时限一般在 0.06~0.10s,一般不超过 0.11s。同步导联测量 QRS 波群时限时,QRS 波群的测量以最早的 QRS 波群起点测量至最晚的 QRS 波群终点(图 3-13)。

（3）振幅：6个肢体导联至少有一个导联正负振幅绝对值之和达到0.5mV，胸前导联至少一个导联振幅绝对值之和达到0.8mV，否则认为电压过低。Ⅰ R波一般不超过1.5mV，aVR导联R波一般不超过0.5mV，aVL导联R波一般不超过1.2mV，aVF导联R波一般不超过2.0mV，V_1的R波一般小于1.0mV，V_5、V_6导联R波一般不超过2.5mV。

（4）平均心电轴（mean QRS axis）：心电轴通常指平均QRS心电轴，表示左右心室除极全部瞬间向量总和的平均方向，表示这一时间内平均电势方向和强度。由于心脏是一个立体结构，QRS波群形成的向量环具有空间性，分别在额面、横面相应的导联上投影。由6个肢体导联轴线构成的六轴系统反映了额面心电向量的变化，通常额面电轴在 −30°~+90° 之间，−30°~−90° 为电轴左偏，在 +90°~+180° 为电轴右偏，位于 −90°~−180° 之间，传统上称电轴极度右偏，近年主张定义为"不确定电轴（indeterminate axis）"。由于心脏在胸腔内的位置变化及体型、年龄、室内传导状态等影响，会使得心电轴发生偏移。在正常人群中，婴幼儿电轴一般更为偏向右侧，体型肥胖的人心电轴会更偏向左侧，瘦长型的人电轴会更加偏向右侧。现在临床上使用最多的为目测法。一般采用的方法就是观察Ⅰ导联和Ⅲ导联，当Ⅰ导联和Ⅲ导联主波方向向上时，心电轴正常；当Ⅰ导联主波向上而Ⅲ导联主波向下时，心电轴左偏；当Ⅰ导联主波向下而Ⅲ导联主波向上时，心电轴右偏。也可以采用振幅法，在Ⅰ导联和Ⅲ导联的导联轴上标注出二者QRS波群振幅的代数和，分别作垂线，找到两条线的交汇点，交汇点与六轴系统的中心点的连线即为心电轴的方向。

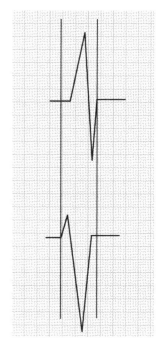

图 3-13 QRS 波群时限测量示意图

（5）长轴转位：胸部导联反映了横断面的心电向量。一般情况下，V_1~V_2 导联面向右侧，主要反映右心的向量，QRS波群呈 rS 型；V_3~V_4 导联 R 波多与 S 波相当；V_5~V_6 导联面向左侧，主要反映左心的向量，大多呈 qRs 型。也就是说，从 V_1~V_6R 波振幅逐渐变高，S 波振幅逐渐变小，若胸前导联 QRS 波群过度出现异常，则称心脏沿长轴转位，可分为顺钟向转位及逆钟向转位。顺钟向转位（clockwise rotation）是指自心尖朝心底部方向为长轴，当右心室转向左前方，左心室转向后方，即心脏沿长轴作顺钟向转位，这时 V_1~V_4 导联记录到的是右心的电位变化，故 QRS 波群为 rS 型。重度顺钟向转位时，则 V_1~V_6 导联的 QRS 波群均为 rS 型。逆钟向转位（counterclockwise rotation）是指当左心室转向右前方，右心室转向后方，即心脏沿长轴作逆钟向转位，这时 V_3~V_4 导联主要记录到的是左心室的电位变化，故 QRS 波群呈 Rs 或 qR 型。当发生重度逆钟向转位时，V_1~V_2 导联的 QRS 波群亦会出现以 R 波为主的波形。心脏的长轴转位可以出现在正常人，也可以发生于心室肥厚、心室预激、心肌梗死等疾病。

4. J点 QRS波群终末与ST段起始的交接点称J点，大多在等电位线上，可随ST段的变化发生偏移。

5. ST段 反映心室缓慢复极化的过程，为QRS波群结束到T波起始的线段，一般位于等电位线，可在以下范围轻度偏移：在任一导联ST段压低不超过0.05mV；肢体导联及V_4~V_6导联ST段抬高一般不超过0.1mV；V_2~V_3导联ST段抬高较明显，可达0.2mV甚至更高，且抬高程度男性多于女性。有时，部分正常人，尤其是青年，胸前导联（V_2~V_5导联）及Ⅱ、Ⅲ、aVF导联J点上移，ST段可呈现凹面向上型抬高，有时可达2~3mm，提示心肌细胞早期复极，通常属正常变异；有极少数的早期复极与发生室性心动过速或心室颤动相关，称"早期复极综合征（early repolarization syndrome）"。

6. T波 代表心室快速复极化，通常与ST段平滑地相接。

（1）形态：正常T波光滑圆润，且双肢不对称，一般上升肢斜度较平缓，下降肢较陡。

（2）方向：T波大多与QRS波群主波方向一致，通常在Ⅰ、Ⅱ、V_4~V_6导联直立，aVR导联向下，T波在Ⅲ、aVL、aVF及V_1~V_3导联可因QRS波群形态变化而出现直立、倒置或双向。若V_1导联T波向上，则V_2~V_6导联T波就不应再倒置。

（3）振幅：除Ⅲ、aVF、aVL、V_1~V_3导联，T波振幅不应小于同导联R波振幅的1/10。在肢体导联T波振幅很少超过0.5mV，胸导联有时达到1.2~1.5mV也属正常。

7. u 波　在 T 波后出现一个振幅较低的光滑小波,称 u 波,并不是每个人都会出现。其机制尚未完全清楚,一般认为是心室复极的一部分,其方向多与 T 波方向一致,形态与 T 波相反,上升肢较陡,下降肢较平缓,振幅一般不超过 T 波振幅的 1/2。u 波的振幅与心率相关,心率越慢振幅越明显,心率增快时 u 波振幅会降低甚至消失。u 波明显增大常见于低血钾时,而冠心病、高血压时可见 U 波倒置。

8. QT 间期为 QRS 波群起点到 T 波终点的间距,代表心室从开始除极到完成复极全过程所需的时间。QT 间期与心率相关,心率在 60~100 次 /min 之间时,其正常范围为 0.32~0.44s。QT 间期随心率快慢而变化,心率越快 QT 间期越短,心率越慢则 QT 间期越长,通常采用校正后的 QT 间期即 QTc。常用 Bazett 公式计算:$QTc=QT/\sqrt{RR}$,传统的 QTc 正常上限为 0.44s。近年推荐的 QT 间期延长标准为:男性 QTc 间期 ≥ 0.45s,女性 ≥ 0.46s。不同导联的 QT 间期存在一定差异,测量时应取在各个导联测得的最长的 QT 间期为准。部分人 QT 间期延长为先天性的家族遗传性疾病,也可见于电解质紊乱或药物的影响,QT 间期延长合并低钾血症时,极易引起尖端扭转型室性心动过速发作,最终演变为室颤甚至死亡。

(五) 心率的计算

当 RR 间期规则时,只需测量其中两个 RR 间期(或 PP 间期)之间的距离来计算心率。测量出一个 RR 间期所需的时间,被 60 来除可计算出每分钟出现的 RR 间期次数,即心搏次数(图 3-14)。当心率不齐时,可以采用估算法,如先数出 10s 内出现多少次心搏,再乘以 6 则可估算出 1min 的平均心搏次数。

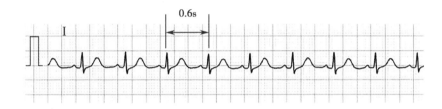

图 3-14　RR 间期为 0.60s,则心率为 60/0.60=100 次 /min

（黄河清　戚　璐）

第二节　心房肥大与心室肥厚

【心房肥大】

心房肥大的主要病理表现为心房的扩张而不是心房壁增厚,心房肥大会造成心肌纤维牵拉、变性,影响心房肌的除极向量。心电图中 P 波为心房的除极波,其前半部分代表右心房除极,后半部分代表左心房除极,中间部分代表两心房共同除极。心房肥大在心电图上主要体现在 P 波形态、振幅和时限的改变(图 3-15)。

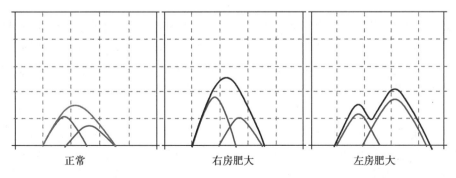

图 3-15　心房肥大的 P 波改变

（一）右心房肥大（right atrial hypertrophy，RAH）

1. 机制　窦房结位于右心房上部，电活动首先引起右心房除极，通过房间支传导到左心房，因此左心房除极较右心房略有延迟。当右心房肥大时，除极时间延长，与稍后除极的左心房除极时间重合部分更大，向量叠加就更多，因此，P波振幅增加，而时限并未延长。临床上，当患有肺心病、肺动脉狭窄、肺动脉高压等疾病时，引起右心房压力增加，导致右心房增大，因此右心房肥大引起的P波变化常被称为"肺型P波"。

2. 心电图表现　P波振幅增加，形态尖而高耸，在肢体导联振幅超过0.25mV，在Ⅱ、Ⅲ、aVF最为明显；V_1导联P波为双向时，其振幅的绝对值超过0.20mV，V_1导联P波直立时，其振幅超过0.15mV。P波时限一般不超过100ms。P波电轴右偏多超过75°（图3-16）。

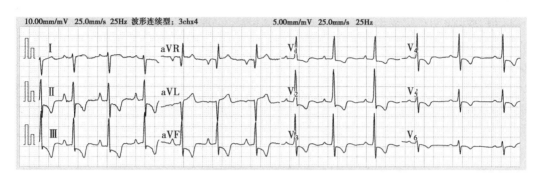

图3-16　右房肥大、右室肥厚

（Ⅱ导联P波>0.25mV，V_1导联呈R型，R_{V1}：2.2mV，R_{V1}+S_{V5}：3.2mV，QRS电轴+149°，
Ⅱ、Ⅲ、aVF、V_1~V_6导联ST段压低、T波倒置。）

3. 鉴别诊断　除了右房肥大，还有很多原因会引起P波高尖，如右心房内阻滞、心动过速伴一过性P波振幅增大、肺栓塞、心房梗死等均可出现类似的心电图表现。

（二）左心房肥大（left atrial hypertrophy，LAH）

1. 机制　左心房肥大时，左房除极时间延长，与右心房除极重叠的部分减少，代表右心房除极和左心房除极的两个部分被拉开，总心房除极时间延长，体现在心电图上为P波时限延长，双峰间距增大。因此，类P波常见于二尖瓣狭窄的患者，又被称为"二尖瓣型P波"。

2. 心电图表现　P波时限延长，超过0.12s；P波常呈双峰型，第二峰较第一峰大，峰间距≥40ms，在Ⅰ、Ⅱ、aVL、V_4~V_6导联较明显；V_1导联P波呈先正后负的双向波，其中终末负向部分变宽加深，其负向P波的时间乘以负向振幅，称P波终末电势（P wave terminal force，Ptf），左房肥大时，Ptf_{V1}增加，即$|Ptf_{V1}|$≥0.04mm·s；P波振幅仍在正常范围（图3-17）。

3. 鉴别诊断　上述P波异常还可见于左心房内阻滞、心房梗死或其他可以引起左心房内压力增大的疾病，并非左房肥大所特有，因此诊断时需要结合患者临床情况分析。

（三）双侧心房肥大（bilateral atrial hypertrophy）

双侧心房肥大时，既有右心房肥大的心电图特征，又有左心房肥大的特征。心电图表现：P波时限超过0.12s，振幅超过0.25mV。

【心室肥厚】心室负荷增加时，为了能够维持正常的心输出量，心室肌增厚，一方面心肌纤维增粗、横截面积增大，使得心室肌除极电压增加；另一方面，增粗的心肌纤维排列紊乱及心肌细胞变性，同时对传导系统的牵拉导致传导功能降低，延长QRS时程；心肌除极时间延长，导致复极顺序发生改变，引起继发性的ST-T改变；心肌细胞肥厚，细胞耗氧量增加，可出现缺血性ST-T改变。

（一）左心室肥厚（left ventricular hypertrophy，LVH）

左心室位于心脏的左后方，且左室厚度几乎是右心室的三倍，故正常人心室除极向量是左室优势型，当左心室肥厚时，心室除极综合向量会更加偏向左后方，引起面向左心室的导联如Ⅰ、aVL、V_5~V_6导联记录到的R波振幅增大，而面向右心室的导联如V_1、V_2则会出现较深的S波（图3-17、图3-18）。

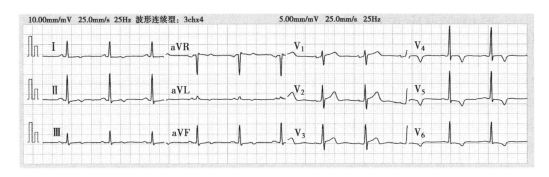

图 3-17 左房肥大、左室肥厚

（P 波呈双峰，第二峰大于第一峰，在 II 导联最明显，Ptf$_{V1}$<-0.04mm·s，
R$_{V5}$：3.1mV，R$_{V5}$+S$_{V1}$：4.0mV，多导联 ST-T 改变。）

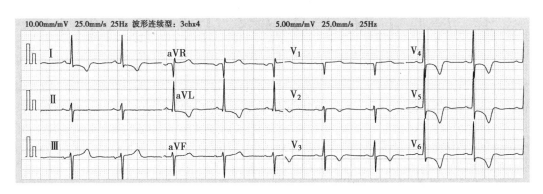

图 3-18 左室肥厚

（电轴 –34°，QRS 时限 104ms，R$_{V5}$：4.38mV，R$_{V5}$+S$_{V1}$：5.59mV，I、aVL、
V$_3$~V$_6$ 导联 T 波为深倒置，V$_3$~V$_6$ 导联 ST 段压低。）

【心电图特征】

1. **肢体导联** 当 QRS 综合向量偏向左上方时，I、aVL 导联记录到的 R 波电压增高，当 QRS 综合向量偏向左下方时，II、III、aVF 导联记录到的 R 波振幅增大。常见的电压标准为 R$_I$>1.5mV，R$_{avL}$>1.2mV，R$_{avF}$>2.0mV，R$_I$+S$_{III}$>2.5mV。

2. **胸导联** R$_{V5}$ 或 R$_{V6}$>2.5mV，R$_{V6}$>R$_{V5}$ 时诊断更可靠；R$_{V5}$+S$_{V1}$>4.0mV（男性）或 >3.5mV（女性）。

3. 额面电轴可出现轻度左偏。

4. 左心室肥厚时，从心内膜到心外膜的除极时间延长，即室壁激动时间延长，在 V$_5$~V$_6$ 导联 >0.05s，QRS 波群时限可延长到 0.10~0.11s。

5. **ST-T 改变** 在 R 波为主的导联可出现 ST 段压低、T 波低平、双向或倒置。ST-T 改变多为继发性改变，也可伴有心肌缺血。

（二）右心室肥厚（right ventricular hypertrophy，LVH）

当发生房间隔缺损、室间隔缺损、肺动脉高压、肺心病时，右心室负荷增加，右心室壁增厚以对抗压力的增加。正常情况下，左心室壁明显厚于右心室，轻度右心室肥厚时，右室向量变化可被左室向量抵消，综合向量并未向右偏移，只有当右心室显著增厚心电向量才会出现特征性的改变。右室肥厚时，面向右心室的导联如 V$_1$、aVR 导联 R 波振幅增高；面向左室的导联如 I、aVL、V$_5$ 导联 R 波振幅降低，S 波加深（图 3-16）。

【心电图特征】

1. **肢体导联** aVR 导联以 R 波为主，R 波振幅 >0.5mV，多呈 qR 或 QR 型，R/S>1；I、avL 多呈 rS 型，S 波振幅明显加深。

2. **胸前导联** V$_1$~V$_3$ 多呈 Rs 型、R 型或 qR 型，R 波 >1.0mV，V$_4$~V$_6$ 多呈 rS 型或 RS 型，S 波振幅加深，

R/S<1。R_{V1}+S_{V5}>1.05mV,重症时 >1.2mV。

3. 电轴右偏　严重时可 >110°。

4. V_1 导联室壁激动时间延长 >0.03s。

5. ST-T 改变　右胸导联(V_1~V_3)ST 段压低,T 波倒置或双向。ST-T 改变多为继发的,也可以是原发的。

(三) 双侧心室肥厚(bilateral ventricular hypertrophy)

不同于双侧心房肥大,左右心室的除极向量分别朝向左前方和右前方,方向不同,因此心电图可表现为以下特征(图 3-19):

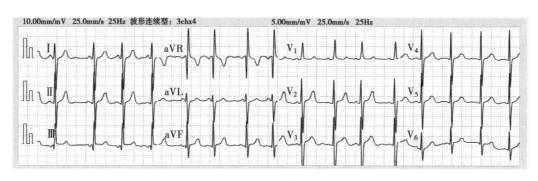

图 3-19　双侧心室肥厚

(电轴 +124°,QRS 时限 104ms,R_{V1}:1.7mV,R_{V1}+S_{V5}:4.4mV;R_{V5}:3.69mV,左、右心室肥厚图形同时出现。)

1. 大致正常心电图。

2. 仅出现左室肥厚或右室肥厚心电图。

3. 同时拥有左室肥厚及右室肥厚图形。

临床上有各种情况可引起心电图上电压增高,但不一定都是心室肥厚。只有当符合心室肥厚的心电图标准越多则诊断的准确性越高。

(黄河清　李　伟)

第三节　心 肌 缺 血

心肌缺血(myocardial ischemia)主要影响的是心肌的复极过程,心电图上表现为 ST-T 改变。缺血程度和部位不同,心电图上波形的变化也会有差别。

【缺血型心电图改变】

正常情况下,心外膜复极快于心内膜,复极顺序可看作是从心外膜向心内膜推进。复极 T 向量朝向探测电极,复极的 T 波为直立。当发生心肌缺血时,表现为 T 波异常。

心内膜下心肌缺血:心内膜下心肌缺血时,这块心肌复极时间更加滞后,心内膜复极时其他心肌已经复极完毕,心外膜与之抗衡的复极向量减小或消失,致使面向缺血区的导联 T 波向量增大,心电图表现为 T 波高尖。

心外膜下心肌缺血:心外膜下心肌缺血时,心外膜动作电位时程延长,外膜下心肌复极滞后于内膜下心肌,复极顺序倒转,T 波向量方向逆转,致使面向缺血区的导联 T 波方向与正常方向相反。

【损伤型心电图改变】

心肌损伤时,ST 段向量由正常心肌指向受损心肌。当心内膜下心肌损伤时,ST 段向量从心外膜指向心内膜,位于外膜一侧的探测电极与 ST 向量相反,出现 ST 段压低。心外膜下心肌损伤时(包括透壁性心肌缺血),ST 段向量由心内膜指向心外膜,面向损伤区的导联出现 ST 段抬高。

损伤心肌对侧的心肌 ST 向量变化与其相反,探测电极记录到的是相反的 ST 段改变。

（一）ST 改变的类型

从形态上可将 ST 段压低简单分为以下几种类型：

1. **ST 段水平型压低**　J 点下移,ST 段呈水平状,ST 段与 R 波顶峰的垂线所成的夹角 =90°(图 3-20)。

2. **ST 段下斜型压低**　J 点下移,ST 段从 J 点开始继续斜型向下,ST 段与 R 波顶峰的垂线所呈的夹角 >90°(图 3-21)。

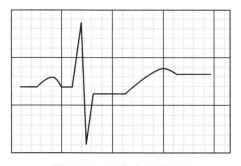

图 3-20　ST 段水平型压低

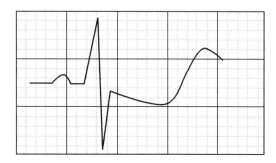

图 3-21　ST 段下斜型压低

3. **ST 段上斜型压低**　J 点下移,ST 段与 R 波顶峰的垂线所呈的夹角 ≤ 80°,ST 段上斜型压低多为生理性的。

4. **假性 ST 段压低**　心率加快时心房复极波(Ta)增大,使 PR 段向下倾斜,Ta 波可延伸到 ST 段近段,形成 J 点下移型 ST 段压低。

ST 段抬高也有几种形态,如水平型抬高、弓背型抬高、上斜型抬高、凹面向上型抬高等。急性心肌梗死、变异型心绞痛多为弓背向上型抬高,并伴有镜像导联 ST 段下移;心包炎、早期复极等可见 ST 段呈凹面向上型抬高。

（二）T 波改变的类型

1. **T 波高耸**　肢体导联 T 波振幅 >0.5mV,胸导联 T 波振幅 >1.0mV,一般可认为 T 波高耸。可以是正常变异,也可见于变异型心绞痛、心肌梗死超急性期、高钾血症、早期复极等情况。

2. **T 波倒置**　T 波倒置多为非特异性,可见于心肌缺血,也可见于其他情况。但倒置的 T 波出现双肢对称且形态深尖时被称为"冠状 T 波",多见于心肌缺血。巨大倒置 T 波常见于非 ST 段抬高型急性心肌梗死、肥厚型心肌病及颅内出血等神经系统疾病。

3. **T 波低平**　以 R 波为主的导联,当 T 波振幅小于同导联 R 波振幅的 1/10 即称 T 波低平。

4. **T 波双向**　T 波先正后负为 T 波正负双向,T 波先负后正为负正双向。T 波双向可见于心肌缺血、急性心肌梗死充分发展期、左心室内膜下心肌缺血等情况。

ST 段改变和 T 波改变可单独出现也可同时出现,ST-T 改变并非心肌缺血特有,有的冠心病患者可能表现为正常心电图,或部分人表现为持续性 ST-T 改变,心肌缺血时 ST-T 反而伪性改善。冠心病患者 ST 段呈水平型压低或下斜型压低时更具临床意义;冠状 T 波,即 T 波出现倒置深尖、双肢对称时诊断心肌缺血可靠性更高。

ST-T 改变也可以出现在生理性变化或其他病理状态时。ST-T 段可以随体位改变而出现压低或抬高,影响程度因人而异。自主神经功能紊乱、贫血、过度换气、情绪激动(交感神经兴奋)、Valsalva 动作、心动过速、吸烟、甲状腺功能亢进症、心脏神经症和低氧血症等均可造成心电图 ST-T 改变。这类改变多表现为非特异性 ST-T 改变,如上斜型 ST 段压低或伴有 T 波低平、双向和倒置。这种非特异性 ST-T 改变在临床上多无明确的病理意义,常见于正常年轻人(尤其是年轻女性)和更年期妇女。束支传导阻滞、预激综合征、心室异位激动或心室起搏等引起心室肌除极异常从而导致心室肌复极顺序改变,形成的 ST-T 改变称继发性 ST-T 改变。此外,心肌炎、心肌肥厚、结构性心脏病、电解质紊乱及部分药物(如洋地黄类、β 受体阻断药等)均可造成 ST-T 改变。因此在做心电图诊断时,需要结合患者病史及临床其他资料分析。

（黄河清　李　伟）

第四节　心　肌　梗　死

在冠状动脉粥样硬化基础上发生斑块破裂堵塞冠状动脉,血管闭塞、血流急剧减少,心肌出现坏死,随着时间推移,先后经历缺血、损伤到坏死的全过程称心肌梗死(myocardial infarction)。

【基本图形变化】

(一) 缺血型改变

最先累及到的是心内膜下的肌层,在面向缺血区的导联出现直立高耸的 T 波,若缺血发生在心外膜下肌层或透壁性心肌缺血,则面向缺血区的导联出现倒置的 T 波。该过程为可逆的改变,若及时恢复心肌供血,T 波可恢复正常。

(二) 损伤型改变

随着缺血时间延长,心肌缺血进一步加重,心电图开始出现损伤型改变。在面向损伤心肌的导联出现 ST 段呈弓背向上型抬高,部分可呈单向曲线。该变化为可逆过程,若及时恢复心肌供血,ST 段会逐渐恢复正常;若缺血时间延长,则进一步发展成为心肌梗死。

(三) 坏死型改变

缺血时间进一步延长,一般超过半小时,心肌细胞开始出现变性坏死,坏死的心肌丧失了电活动,不能除极,其周围正常心肌仍然可以除极。坏死的心肌如同一个碗口,面向坏死区域的导联采集到的心电向量为周围正常心肌的综合除极向量,综合向量与梗死区方向相反,背离记录电极,故心电图上出现负向波,即 Q 波或 QS 波,该过程不可逆。

急性心肌梗死坏死心肌周围存在不同程度的损伤及缺血表现,面对坏死区的电极记录到 Q 波或 QS 波,周围受损心肌呈 ST 段抬高,外层缺血区记录到缺血型 T 波倒置,因此体表心电图中既能出现坏死型波形又能出现损伤型图形及缺血型图形。当 3 种改变同时出现时,对急性心肌梗死的诊断有重要意义。

【心肌梗死的演变过程】

随着缺血时间的变化,心肌梗死从缺血、损伤到梗死直至恢复的过程具有一定的变化规律,根据心肌梗死的心电图演变规律,可大致将心肌梗死的心电图变化分为几个时期:超急性期、急性期、亚急性期和陈旧期。

1. **超急性期**　又称超急性损伤期,心肌梗死数分钟即可出现。最先累及心内膜下心肌层,心电图出现对应导联 T 波高耸,随后 ST 段呈上斜型或弓背型抬高,与 T 波升肢相连。由于急性损伤阻滞,可见 R 波振幅增高,时限轻度增宽。由于缺血时间尚短,若能即时开通血管,恢复血流灌注,可以避免心肌梗死的发生或避免心肌梗死范围进一步扩大。

2. **急性期**　又称充分发展期,发生于心肌梗死后数小时至数天,可持续数周,心电出现 ST 段弓背向上型抬高,显著抬高者与 T 波相融形成单向曲线,随后 ST 段逐渐下降,T 波开始倒置并加深。坏死心肌无法除极,面向梗死区的导联 R 波振幅降低,形成 Q 波或 QS 波,此期为心肌梗死规律性演变的重要阶段。

3. **亚急性期**　又叫近期,开始于心肌梗死后数周至数月,抬高的 ST 段逐渐降低恢复至基线,倒置的 T 波逐渐由深变浅,坏死型 Q 波持续存在。

4. **陈旧期**　又称愈合期,急性心肌梗死数月之后,瘢痕组织逐渐替代了坏死的心肌,ST 段已恢复正常,T 波可为倒置、低平,也可恢复正常。坏死性 Q 波仍然存在,随着时间的推移,梗死灶周围心肌代偿性肥厚、瘢痕组织挛缩,部分患者心电图可不典型,病理性 Q 波可逐渐缩小甚至消失。

由于近年来心肌梗死诊断及治疗有了长足发展,能够早期开通血管并恢复血流灌注,许多急性心肌梗死的患者能够尽早得到治疗,心肌梗死病程明显缩短,其演变过程也不再如呈现上述典型变化。

【心肌梗死的定位诊断】

冠状动脉及其分支的走向及分布决定了心肌梗死累及的区域及范围。为了更好地理解,人为地将心室壁分为几个区域:前间壁、前壁、侧壁、下壁、后壁等。一般情况下,常规 12 导联心电图已经可以反映大部分常见的梗死区域,不过在后壁心肌梗死及右心室梗死时则需要加做后背及右胸导联,即 V_7~V_9、V_{3R}~V_{5R},又被称为 18 导联心电图。

由于心肌梗死并非单纯只有坏死区,坏死灶周围有损伤及缺血区域,且 ST 段及 T 波处于动态变化,因此不能以 ST-T 改变来进行定位,而是根据 Q 波或 QS 波形成的导联来进行定位诊断,在急性心肌梗死数小时内,尚未出现病理性 Q 波,可根据 ST 段及 T 波异常的导联来定位。

前间壁心肌梗死时,异常 Q 波或 QS 波多出现在 V_1~V_3 导联出现;前壁心肌梗死时异常 Q 波或 QS 波多在 V_3~V_4(V_5)导联出现(图 3-22);侧壁分为前侧壁及高侧壁,前侧壁心肌梗死时异常 Q 波或 QS 波可在 V_5~V_6 导联出现,高侧壁心肌梗死时,异常 Q 波或 QS 波多在 I、aVL 导联出现;下壁心肌梗死时异常 Q 波或 QS 波多出现在 II、III、aVF 导联(图 3-24、图 3-25);正后壁心肌梗死时,异常 Q 波或 QS 波通常在 V_7~V_9 导联出现,而与其镜像对应的 V_1~V_2 导联则可出现 R 波振幅增加、ST 段压低及 T 波升高。当 V_1~V_6 导联均出现异常 Q 波或 QS 波称广泛前壁心肌梗死(图 3-23)。右室梗死多与下壁心肌梗死同时出现,在 II、III、aVF 导联出现相应变化的同时 V_{3R}~V_{4R} 出现 ST 段抬高。表 3-1 简单归纳了心肌梗死的定位诊断。

表 3-1 心肌梗死的定位诊断

梗死区域	诊断导联	供血动脉
前间壁	V_1~V_3	左前降支 LAD
前壁	V_3~V_4(V_5)	左前降支 LAD
前侧壁	V_5~V_6	左回旋支 LCX
高侧壁	I、aVL	左回旋支 LCX
广泛前壁	I、aVL,V_1~V_6	左主干
下壁	II、III、aVF	右冠 RCA 或左回旋支 LCX
后壁	V_7~V_9	右冠 RCA 或左回旋支 LCX
右室	V_{3R}~V_{4R}	右冠 RCA

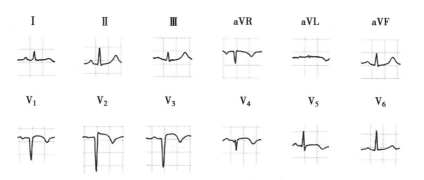

图 3-22 急性前壁、前间壁心肌梗死

(V_1~V_4 导联为 QS 型,ST 段呈弓背向上型抬高,定位在前间壁及前壁。)

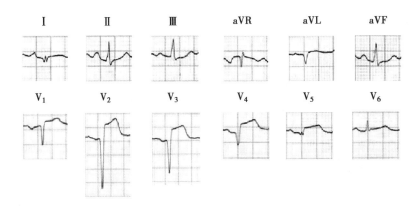

图 3-23　急性广泛前壁心肌梗死

（Ⅰ导联呈 Qrs 型,aVL、V₁~V₅ 呈 QS 型, Ⅰ、aVL、V₁~V₅ 导联 ST 段呈弓背向上型抬高。）

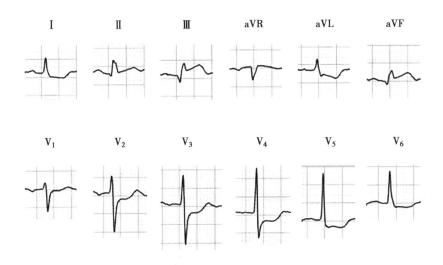

图 3-24　急性下壁心肌梗死

（Ⅱ、Ⅲ、aVF 导联 ST 段呈弓背向上型抬高,与 T 波形成单相曲线,并有 Q 波形成,
前壁广泛导联呈镜像性 ST 段压低。）

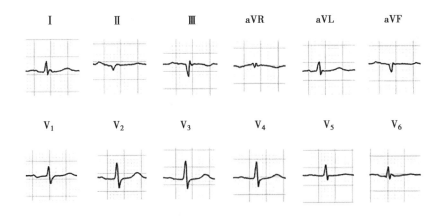

图 3-25　陈旧性下壁心肌梗死

（Ⅱ、Ⅲ、aVF 导联出现病理性 Q 波,呈 Qr 型或 QS 型,ST 段在基线水平,T 波低平。）

【心肌梗死的分类】

(一) Q 波型和非 Q 波型心肌梗死

过去,心肌梗死分为"非透壁性心肌梗死"(心内膜下心肌梗死)和"透壁性心肌梗死",以前曾认为心内膜下心肌梗死是不出现 Q 波的,仅出现 ST 段抬高的演变;而透壁性心肌梗死会在心电图上出现病理性 Q 波。因此将透壁性心肌梗死和非透壁性心肌梗死分别称为 Q 波型和非 Q 波型心肌梗死。近年来的研究发现,非 Q 波型心肌梗死既可为非透壁性心肌梗死,也可为透壁性心肌梗死。不同于典型的 Q 波型心肌梗死,非 Q 波型心肌梗死多见于多支冠脉病变。因此,不能简单地通过心电图上有无 Q 波来判断心肌梗死是否为透壁性心肌梗死,且通过心电图有无 Q 波来对心肌梗死分类对于临床评价预后意义并不大。

(二) ST 段抬高型和非 ST 段抬高型心肌梗死

为了更好地评估患者的预后,目前国际上最常用的分类方法是将心肌梗死分为 ST 段抬高型心肌梗死(ST-elevation myocardial infarction,STEMI)和非 ST 段抬高型心肌梗死(non-ST-elevation myocardial infarction,NSTEMI)。

1. **ST 段抬高型心肌梗死** 两个或两个以上相邻导联出现 ST 段抬高,抬高的最新标准为 V_2、V_3 导联 J 点抬高,40 岁及以上男性 ≥ 0.20mV,40 岁以下男性 ≥ 0.25mV,女性 ≥ 0.15mV,其他导联无论男女 J 点抬高 ≥ 0.10mV。

2. **非 ST 段抬高型心肌梗死** 心电图相应导联表现为 ST 段压低和 / 或 T 波倒置或无 ST-T 异常,因此非 ST 段抬高型心肌梗死的诊断不仅需要心电图,更要依靠心肌坏死标志物的演变及临床症状的支持。

这种分类对心肌梗死的治疗有不同的指导意义,能够最大限度地改善心肌梗死患者的预后。ST 段抬高型和非 ST 段抬高型心肌梗死治疗策略不同。以通过 ST 段改变来对心肌梗死进行分类,可以在坏死性 Q 波形成以前进行诊断,并能及时进行抗栓、溶栓或介入等治疗,尽早恢复血流灌注挽救濒临坏死的心肌或减小梗死面积。无论 ST 段抬高型和非 ST 段抬高型心肌梗死,若不及时干预都会演变为 Q 波型和非 Q 波型心肌梗死。

【心肌梗死的鉴别诊断】

1. **变异型心绞痛** 心电图上可见 ST 段抬高,短时间内胸痛可缓解,随后 ST 段可回落至基线,血清心肌坏死标志物正常。

2. **急性心包炎** 除 aVR 导联外的几乎所有导联上可出现 ST 段抬高,形态为凹面向上型,ST 段抬高导联的镜像导联并未出现 ST 段压低的表现,一般不出现病理性 Q 波。

3. **陈旧性心肌梗死合并室壁瘤形成** 心肌梗死后数月抬高的 ST 段始终不回落至基线,且无动态变化,心脏彩超可有助于鉴别。

4. **预激综合征** 某些导联可出现异常 Q 波,ST-T 呈继发性改变,但无动态演变,PR 间期缩短,QRS 波群时限延长,起始部可见预激波。

5. **早期复极综合征** 心电图上出现 J 点抬高且 ST-T 稳定无动态演变过程,多为正常变异。

心肌梗死之外的疾病引起心电图改变并不会符合心肌梗死特有的 ST-T 动态演变过程及 Q 波形成的特点,同时,结合患者病史及临床其他辅助检查可以进行鉴别。

(黄河清 李 伟)

第五节 心 律 失 常

【心脏的传导系统】

心脏的特殊传导系统自上而下分别为窦房结、结间束、房间束、房室交界区、束支以及浦肯野纤维。窦房结发放的心电活动一部分到达心房兴奋心房肌,一部分由结间束传导至房室结,再通过希氏束分叉为左、右束支,最后由浦肯野纤维网传到心室。

【心律失常分类】

传导通路任何一个节点出现问题,心脏的激动起源异常和/或传导异常均会引起心律失常(arrhythmia),如表 3-2 所示。

表 3-2　常见心律失常分类

激动起源异常	窦性心律失常	窦性心动过速
		窦性心动过缓
		窦性心律不齐
		窦性停搏
	房性心律失常	房性期前收缩
		房性心动过速
		房扑
		房颤
	交界性心律失常	交界性期前收缩
		交界性逸搏 交界性逸搏心律
		交界性心动过速
	室性心律失常	室性期前收缩
		室性心动过速
		心室扑动
		心室颤动
激动传导异常	生理性传导障碍	干扰与脱节
	病理性传导阻滞	窦房传导阻滞
		房内传导阻滞
		房室传导阻滞
		室内传导阻滞
	传导途径异常	预激综合征

(一)激动起源异常

1. 窦房结以外其他部位也有一定的自律性,只是自律性的高低不同,当心脏的电活动全部或部分来自窦房结以外,称异位节律,分为主动性和被动性。

2. 窦房结本身产生的电活动程序与规律的异常。

(二)激动传导异常

在传导系统的任何一个部位都有可能出现传导异常,可以为传导延迟也可为传导加快,最常见的为病理性阻滞,如窦房传导阻滞、房室传导阻滞、束支传导阻滞等。如果在心房与心室间出现了除房室结之外的另外的通路,冲动可沿异常通路下传心室,提前激动部分心肌。

【窦性心律失常】

由窦房结发出的冲动引起的心律称窦性心律(sinus rhythm)。在心电图上不能直接描记窦房结的波形变化,可通过窦房结激动发出后引起心房除极的 P 波的形态推测窦房结的活动。窦性 P 波的特点为:P 波规律出现,且在 Ⅰ、Ⅱ、aVF、V$_4$~V$_6$ 导联直立,在 aVR 导联倒置。正常窦性心律时,心电图表现为 P 波规律出现,PP 间期规则,且互差不超过 0.12s,PR 间期为 0.12~0.20s,P 波频率为 60~100 次 /min。如不符合上述条件则称窦性心律失常,包括窦性心动过速(sinus tachycardia)、窦性心动过缓(sinus bradycardia)、窦性心律不齐(sinus arrhythmia)、窦性停搏(sinus arrest)及窦房传导阻滞(sinoatrial block)等(图 3-26~ 图 3-30)。

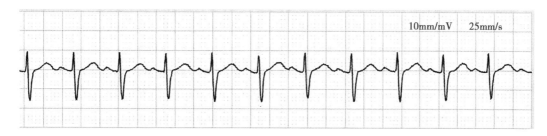

图 3-26 窦性心动过速

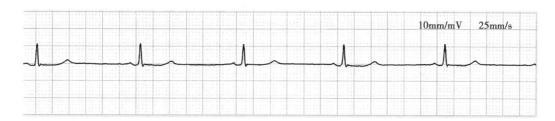

图 3-27 窦性心动过缓

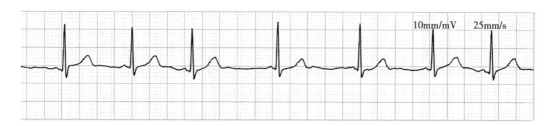

图 3-28 窦性心律不齐

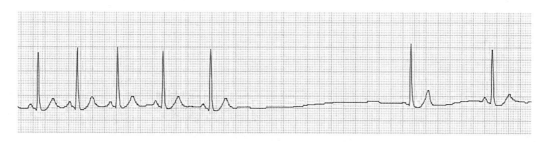

图 3-29 窦性停搏

(规律的窦性节律突然中断,造成的长 PP 间期内无其他波形出现,停搏长达 3.4s,
停搏后出现交界性逸搏并恢复窦性搏动。)

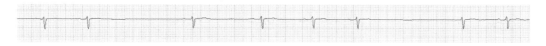

图 3-30 二度Ⅰ型窦房传导阻滞

(一) 窦性心动过速

窦性激动的频率 ≥ 100 次 /min 称窦性心动过速。P 波形态正常,PP 间期 <0.6s,PR 间期及 QT 间期一般正常,可较正常心率时相应缩短。若窦性心动过速持续时间较长,可伴有继发性 ST-T 改变(ST 段可轻度下移、T 波呈双向或倒置)。窦性心动过速常见于迷走神经张力减弱、交感神经张力增高所致,如运动、恐惧、情绪激动、发热、心力衰竭、低血压或贫血、甲状腺功能亢进、心肌炎和拟肾上腺素类药物等均可引起窦性心动过速。

(二) 窦性心动过缓

窦性激动的频率 <60 次 /min 称窦性心动过缓。正常人尤其是运动员和老年人及处于睡眠状态下窦性节律可减慢,可慢至 40 次 /min。其他常见原因如窦房结病变、使用 β 受体阻断药、洋地黄等药物,迷走神经功能亢进、甲状腺功能减退、中枢神经影响、呕吐反射、低体温等都可导致窦性心动过缓。

(三) 窦性心律不齐

由于窦房结冲动发放不规则而产生节律不匀齐的心律,称窦性心律不齐。P 波形态仍为窦性 P 波,但 PP 间期互差 >0.12s。常见的窦性心律不齐与呼吸周期有关,为呼吸性窦性心律不齐,多见于青少年,一般无临床意义。此外,颅内压升高、冠心病、洋地黄作用时以及部分老年人也常见到与呼吸无关的窦性心律不齐。

(四) 窦性停搏

指窦房结在一段时间内停止发放冲动,使心房或整个心脏暂停活动,在心电图上表现为规则的 PP 间距突然中断,P 波脱落,形成一个长的 PP 间距,且长 PP 间距与正常 PP 间距无倍数关系。长间歇后可出现逸搏或逸搏心律。窦性停搏的常见原因有迷走神经张力增高、窦房结退行性病变、药物毒性作用、心肌梗死、高钾血症等。

(五) 窦房传导阻滞

窦房传导阻滞指窦房结产生的冲动短暂中断,按阻滞程度可分为一度、二度和三度。一度窦房传导阻滞常规心电图上无法观察,三度窦房传导阻滞与窦性停搏在体表心电图上难以鉴别,只有二度窦房传导阻滞才能在心电图上表现出来。二度窦房传导阻滞可分为二度 Ⅰ 型窦房传导阻滞和二度 Ⅱ 型窦房传导阻滞。二度 Ⅰ 型窦房传导阻滞心电图特点为 PP 间期逐渐缩短,直至脱落一个 P-QRS-T 波群,漏搏后 PP 间期又突然延长,呈文氏现象,长 PP 间期小于正常 PP 间期的 2 倍。二度 Ⅱ 型窦房传导阻滞心电图特点为规则的 PP 间期中突然中断,脱漏一个 P 波,形成的长间歇与正常 PP 间期成倍数关系。

(六) 病态窦房结综合征

病态窦房结综合征(sick sinus syndrome,SSS)为窦房结功能障碍引起的一组症状,以缓慢窦性节律如窦性心动过缓、窦性停搏、窦房传导阻滞为基础,并引起头晕、晕厥等临床症状,在此基础上也可发生多种室上性快速心律失常。心电图表现为:①持久的窦性心动过缓,且用阿托品等药物不能纠正,提示窦房结功能低下;②窦性停搏及窦房传导阻滞;③长时间停搏后可出现逸搏或逸搏心律,若长时间不出现交界性逸搏,病变可能累及房室结区,称双结病变;④慢快综合征:在缓慢的窦性节律基础上,发生多种室上性快速心律失常,如阵发性房颤、房扑、房速等。

【期前收缩】

期前收缩又称早搏,指在规则心律的基础上,窦房结以外的异位起搏点提前发放一次冲动,规律的波形中提前出现一个波形,其后可出现一个较正常心动周期更长的 RR 间期。根据异位起搏点的部位不同,期前收缩可分为房性期前收缩、交界性期前收缩和室性期前收缩,其中室性期前收缩最为常见。根据期前收缩发作的频率,人为地将期前收缩分为偶发及频发。在频发期前收缩中,期前收缩和主导节律可呈联律出现,常见的有二联律及三联律,二联律(bigeminy)指窦性搏动和期前收缩交替出现;三联律(trigeminy)指每 2 个窦性搏动后出现 1 个期前收缩。

联律间期(coupling interval):又称配对时间或偶联间期,指异位搏动与其前窦性搏动的间距。房性期前收缩的联律间期是房性 P′ 波与其前窦性 P 波之间的距离,室性早搏的联律间期是室性 QRS 波的起点到其前窦性 QRS 波的起点。

代偿间歇(compensatory pause):期前收缩替代了一次正常窦性搏动,其后出现一个较正常窦性周期为长的间歇,一般指从期前收缩前后两个窦性 P 波之间的距离。代偿间歇分为完全性代偿间歇和不完全性代偿间歇,不完全性代偿间歇小于正常窦性 PP 间期的 2 倍,多见于房性期前收缩;完全性代偿间歇正好等于正常窦性 PP 间期的 2 倍,多见于室性早搏及交界性期前收缩。据此又将期前收缩分为单源性期前收缩、多源性期前收缩、间位性期前收缩等。单源性期前收缩在同一导联形态一致,联律间期一致;多源性期前收缩在同一导联中出现两种以上形态,且联律间期不一致;间位性期前收缩又称插入性期前收缩,为两个相邻的窦性搏动之间发生一次期前收缩,其后无代偿间歇。

（一）房性期前收缩

心房的异位起搏点发出的期前收缩称房性期前收缩(atrial premature beat)。心电图上表现为提前出现异位 P′ 波,其形态与窦性 P 波不同,其后 QRS 波群为室上性,P′R 间期≥0.12s,代偿间歇多为不完全性。一些房性期前收缩如果落在前一个搏动的有效不应期内,则不能下传至心室,心电图上 P′ 波后无 QRS-T 波,称房早未下传;如果落在相对不应期内,则 P′R 间期可以延长、QRS 波群会出现增宽变形,多呈右束支传导阻滞图形,称房早伴室内差异性传导(图 3-31~ 图 3-33)。

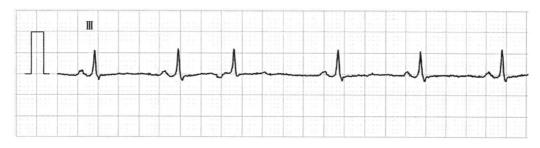

图 3-31　房性期前收缩

（提前出现一个 P′ 波,形态与窦性 P 波不同,其后出现一个窄的 QRS 波群,代偿间歇不完全。）

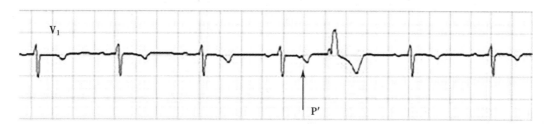

图 3-32　房性期前收缩伴室内差异性传导

（提前出现一个 P′ 波,落在前一个搏动的 T 波上,其后出现的 QRS 波群增宽变形,代偿间歇不完全。）

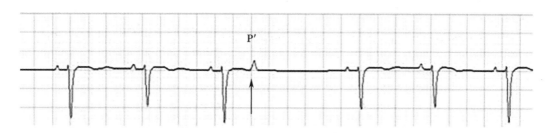

图 3-33　房性期前收缩未下传

（第 3 个搏动和第 4 个搏动之间出现了一个长间歇,在第 3 个搏动的 T 波上,
可见一个提前出现的 P′ 波,其后无 QRS 波群。）

（二）交界性期前收缩

房室交界区的异位起搏点发出的期前收缩称交界性期前收缩(junction premature beats)。交界区发出的激动下传至心室的同时又逆传回心房,逆传的 P′ 波与窦性 P 波方向相反,在Ⅱ导联倒置、aVR 导联直立,称逆行 P' 波,逆行 P' 波可以发生于 QRS 波群之前、之中或之后。逆行 P' 波在 QRS 波群之前则 P'R 间期 <0.12s,逆行 P' 波出现在 QRS 波群之后则 RP' 间期 <0.20s。多为完全性代偿间歇,若逆行 P' 波逆传回窦房结,引起节律重整可以为不完全性代偿间歇(图 3-34)。

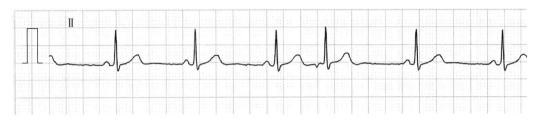

图 3-34　交界性期前收缩

(提前出现一个倒置的 P' 波,P'R 间期 <0.12s,其后出现一个窄的 QRS 波群。)

(三)室性期前收缩

心室的异位起搏点提前发放冲动,形成一个宽大畸形的 QRS 波群,称室性期前收缩(premature ventricular contraction)。心电图表现为:提前出现宽大畸形的 QRS 波群,时限多 ≥ 0.12s,T 波方向多与 QRS 波群主波方向相反,代偿间歇一般为完全性。QRS 波群之前无 P 波或无相关 P 波,若 QRS 波群逆向传导至心房,可产生逆行 P 波。若同时出现两种或两种以上形态的室性早搏,为多源性室性期前收缩(图 3-35、图 3-36)。

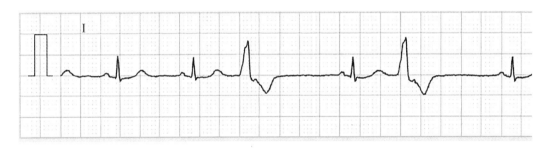

图 3-35　室性期前收缩

(提前出现宽大畸形的 QRS 波群,时限 ≥ 0.12s,QRS 波群之后可见逆行 P' 波,
T 波与 QRS 波群主波方向相反,代偿间歇为完全性。)

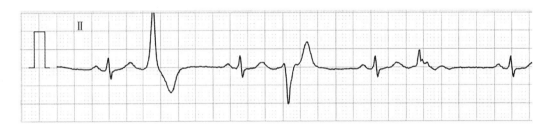

图 3-36　多源性室性期前收缩

(每个窦性搏动后均有一个提前出现的宽大畸形的 QRS 波群,T 波与 QRS 方向相反,
其前无相关 P 波,每个室性的 QRS 波群形态各不相同。)

【房性心律失常】

(一)房性心动过速

房性心动过速(atrial tachycardia)指心房的异位起搏点连续发放冲动,在心电图上出现 3 个或 3 个以上连续的房性 P' 波,形态异于窦性 P 波,RP'>P'R;QRS 波群形态一般正常,多为阵发性发作,心房率过快时可伴有不同程度的传导阻滞(图 3-37)。

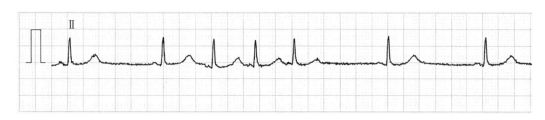

图 3-37　阵发性房性心动过速

（连续出现 3 个提前的房性 P′波,形态异于窦性 P 波,其后 QRS 波群时限正常。）

（二）心房扑动

心房扑动（atrial flutter,AFL）主要是由心肌兴奋性增高、房内大折返环路激动造成心房快速、不间断地搏动。其心电图表现为:①正常 P 波消失,代之以形态、大小一致、间隔规则的扑动波（F 波）,形态呈"锯齿"状,在 Ⅱ、Ⅲ、aVF 导联较明显,F 波之间无等电位线。②F 波频率多为 250~350 次/min,由于房室结的"关卡效应",F 波多不能全部下传心室,房室传导可呈固定比例如 2∶1、4∶1 下传,此时心室律规则;或以不固定的比例下传,则心室律不规整。③QRS 波群形态多正常,出现室内差异性传导或伴有束支阻滞时 QRS波群可增宽（图 3-38）。

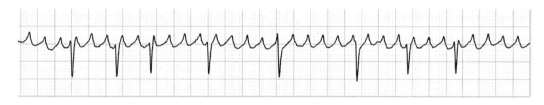

图 3-38　心房扑动

（P 波消失,代之以形态相同、大小一致、间距相等的锯齿状扑动波,F 波之间无等电位线,以不固定的比例下传,其后 QRS 波群时限正常。）

（三）心房颤动

心房颤动（atrial fibrillation,AF）是临床最常见的心律失常之一。多发生于器质性心脏病基础上,其形成的机制尚未完全明确,多数房颤可能是多发性微折返引起;还有部分可能为局灶触发机制,激动经肺静脉折返。

心电图特征:①正常 P 波消失,代之以大小、间隔不等,形态各异的心房颤动波（f 波）,f 波可为振幅较大的粗颤波,也可呈振幅较小的细颤波。②f 波频率多为 350~600 次/min,通常在 V₁ 导联最明显。③心室率绝对不齐。④QRS 波群时限一般正常,出现差异性传导或伴传导阻滞时可出现宽大畸形的 QRS波群。通常较长的心动周期不应期也相对较长,在一个长 RR 间期之后下一个 QRS 波来得较早,形成一个短 RR 间期,后面这个 QRS 波容易落在前一次搏动的不应期而发生差异性传导,呈类右束支传导阻滞图形。⑤当持续性房颤患者出现 RR 间期匀齐且心室率缓慢的情况常提示房颤合并完全性房室传导阻滞,心室律可为交界性逸搏心律或室性逸搏心律（图 3-39、图 3-40）。

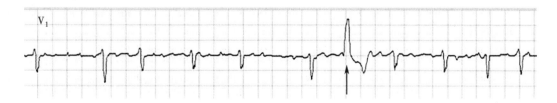

图 3-39　房颤伴差异性传导

（未见 P 波,代之以大小不等、形态各异的 f 波,心室率绝对不齐,在一个长 RR 间期之后突然出现一个短 RR 间期,箭头所指的波形增宽变形,为差异性传导。）

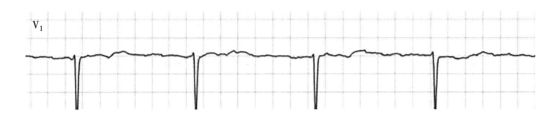

图 3-40　房颤伴三度房室传导阻滞

（未见 P 波，代之以大小不等、形态各异的 f 波，心室律整齐，为交界性逸搏心律，
所有的心房电活动均不能下传，为完全性房室传导阻滞。）

【交界性心律失常】

（一）心动过速

多由折返激动导致快速的室上性异位心律，临床常见的有两种：

1. 房室折返性心动过速（A-V reentry tachycardia，AVRT）　一些人除房室结之外还存在额外的通路，连接于房室之间，与房室结构成快慢两条通路，从而形成一个折返环，激动多通过房室结下传心室，再通过旁路逆传回心房。

2. 房室结折返性心动过速（A-V nodal reentry tachycardia，AVNRT）　在房室结内或其周围形成两条不同性能的传导径路，一条传导速度缓慢，不应期短，为慢径路；一条传导速度快，不应期长，为快径路，两条通路可以构成一个完整的环路，成为折返的基础。

由于房室折返性心动过速、房室结折返性心动过速及部分阵发性房性心动过速在体表心电图不易分辨 P 波，故将他们统称为室上性心动过速（paroxysmal supraventricular tachycardia，PSVT）（图 3-41）。临床上多表现为"突发突止"的特点，频率多在 150~250 次 /min，心律绝对规则，QRS 波群形态一般正常，通常可由一个房性期前收缩诱发。若能观察到逆行 P′ 波，可以出现在 QRS 波群之前、之后、之中。

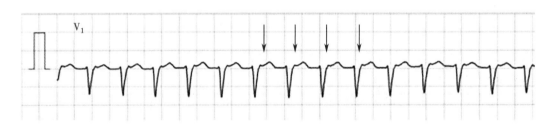

图 3-41　阵发性室上性心动过速

（心律绝对规则，频率约 150 次 /min，每个 QRS 波群末尾可见逆行 P′ 波。）

（二）逸搏及逸搏心律

当高位节律点发生病变或受到抑制而发生停搏或传导阻滞时，或其他原因在心电图上造成一个长间歇，心脏会启动一种保护机制，避免心脏出现过长时间的停搏，即次级起搏点发出一个或连续的冲动，称逸搏（escape beat）或逸搏心律（escape rhythm）。逸搏最常见的为交界性逸搏，其心电图特点为长间歇后出现一个正常的 QRS 波群，频率为 40~60 次 /min，逆行 P′ 波可以出现在 QRS 波群之前（RP′<0.12s）、之中或之后（RP′<0.20s）。逸搏连续 3 个以上称逸搏心律。若长间歇后交界区逸搏未出现，则再下一级的起搏点会发放冲动形成室性逸搏及室性逸搏心律，一般频率为 20~40 次 /min。

【室性心律失常】

（一）室性心动过速

室性心动过速（ventricular tachycardia，VT）指起源于希氏束分叉以下、连续 3 次或 3 次以上、频率 >100 次 /min 的快速心室搏动。

心电图特征：①连续出现 3 个或 3 个以上宽大畸形的 QRS 波群，QRS 波群时限 >0.12s，T 波多与 QRS 波群主波方向相反；②频率多为 140~200 次 /min。③节律一般整齐，单形性室速 RR 间期互差不超过 0.02s，多形性室速 RR 间期互差可较大;④如果可以发现 P 波,可见房室分离,P 波频率明显慢于 QRS 波群频率,P 波与 QRS 波群之间无固定关系,有时可见窦性夺获或室性融合波(图 3-42)。

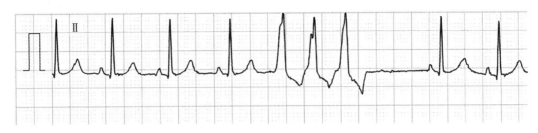

图 3-42　短阵室性心动过速

(连续出现 3 个提前的宽大畸形的 QRS 波群,QRS 时限 >0.12s,T 波与 QRS 波群主波方向相反。)

(二) 尖端扭转型室性心动过速

尖端扭转型室性心动过速(torsade de points,TDP)是室性心动过速中的一种特殊类型,其发生机制与 QT 间期延长有关,常由室性期前收缩 R-on-T 现象诱发,发作时,可见一系列增宽变形的 QRS 波群,主波方向围绕基线不断上下翻转,频率多在 200~250 次 /min 之间(图 3-43)。一般为阵发性,极易复发,持续时间较长者可发生心源性晕厥或阿 - 斯综合征,严重者可演变为心室颤动。

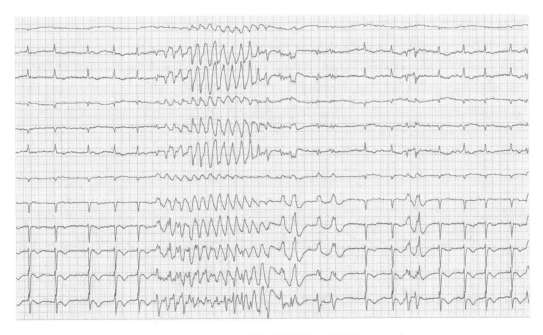

图 3-43　尖端扭转型室性心动过速

(三) 心室扑动与心室颤动

心室扑动(ventricular flutter)是介于室性心动过速与心室颤动之间的心电图表现,多由心室肌的环形激动引起,心电图上表现为无正常 QRS-T 波群,宽大畸形的 QRS 与 ST-T 融合,形成形态节律规则的"正弦样"扑动波,频率为 180~250 次 /min,此时心脏已失去泵血功能。心室扑动无法持久,多很快恢复或转变为心室颤动。

心室颤动(ventricular fibrillation,VF)又称室颤(图 3-44),为心脏多灶性局部兴奋,心电图上 QRS-T 波完全消失,出现杂乱无章的低小波形,频率在 200~500 次 /min,心脏完全失去泵血功能。

心室扑动与心室颤动是最严重的心律失常,多为临终前心电图表现。由于心室率极快,心脏无法泵血,整个循环系统丧失功能,最后导致死亡。

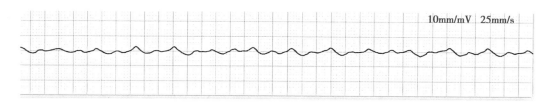

图 3-44　心室颤动

【传导阻滞】

传导系统的每一条路都有可能发生传导阻滞,根据阻滞部位不同,可分为窦房传导阻滞、房内传导阻滞、房室传导阻滞和室内传导阻滞。导致传导阻滞的原因多为阻滞部位的不应期延长,可以是心脏器质性病变造成或迷走神经张力增高引起,还可以由药物作用引起。

(一)窦房传导阻滞

详见第五节窦性心律失常部分。

(二)房内传导阻滞

当结间束或房间束出现传导障碍时,引起房内传导阻滞(intra-atrial block)。以不完全性房内传导阻滞多见,心电图上多表现为 P 波时限 ≥ 0.12s,出现双峰,峰间距 ≥ 0.04s。

完全性房内传导阻滞引起心房分离,心房的一部分被窦房结所控制,而另一部分被异位起搏点控制,表现为除窦性 P 波之外同时还可见到异位 P′ 波或房颤波或房扑波。

(三)房室传导阻滞

激动从心房传导到心室的过程中在房室结、希氏束及束支的各个部位可发生不同程度的延缓或中断的现象为房室传导阻滞(atrioventricular block,AVB)。根据阻滞的严重程度,可将房室传导阻滞分为一度、二度和三度。其中二度又可再分为二度 I 型和二度 II 型(图 3-45~ 图 3-47)。

1. 一度房室传导阻滞　心电图主要表现为 PR 间期延长,成人 PR 间期 >0.20s,老年人 >0.22s。同一个患者心率相近的前后两次心电图比较,若出现 PR 间期延长超过 0.04s 也可诊断一度房室传导阻滞。PR 间期受心率及年龄影响,诊断时也可查阅该心率范围的 PR 间期表。

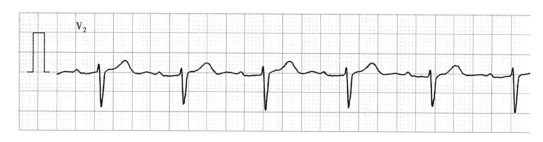

图 3-45　一度房室阻滞

(可见规律出现的 P-QRS-T 波群,PR 间期 240ms。)

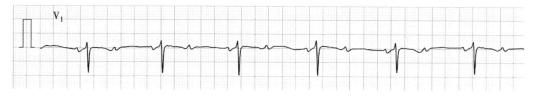

图 3-46　二度(2 : 1)房室阻滞

(P 波频率约 110 次 /min,QRS 波群频率约 55 次 /min,每两个 P 波下传一个 QRS 波群,下传的 PR 间期恒定。二度房室传导阻滞中 2 : 1 阻滞是一种特殊类型,它可能是二度 I 型房室传导阻滞,也可能是二度 II 型房室传导阻滞)

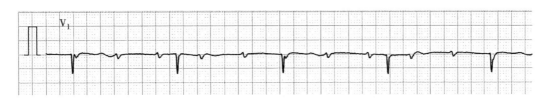

图 3-47　三度房室传导阻滞

（P 波与 QRS 波群各自维持自身频率，P 波与 QRS 波群无固定关系，PP<RR，QRS 为室上性，为交界性逸搏心律。）

2. 二度房室传导阻滞　①二度Ⅰ型房室传导阻滞：又称莫氏Ⅰ型或文氏型房室传导阻滞，阻滞部位多在房室结内，发生机制主要为相对不应期延长。心电图上可见 P 波规律出现，PR 间期逐渐延长，直至一个 P 波后脱落一个 QRS 波群，漏搏后 PR 间期恢复正常，随后又逐渐延长，如此周而复始，称文氏现象（Wenckebach phenomenon）。通常用房室传导比例表示房室传导阻滞的程度，房室传导比例可以是 3∶2、4∶3 或 5∶4，可以固定或不固定比例下传。②二度Ⅱ型房室传导阻滞：又称为莫氏Ⅱ型房室传导阻滞，阻滞多发生于房室结以下，发生机制主要为有效不应期延长，相对不应期显著缩短。心电图表现为 PR 间期恒定，部分 P 波后 QRS 波群脱漏。因阻滞程度不同，也可表现为不同的房室传导比例，可为 4∶3、3∶2、2∶1、3∶1 等，若连续 2 个或 2 个以上 P 波不能下传，称高度房室传导阻滞。

3. 三度房室传导阻滞　又称完全性房室阻滞，有效不应期极度延长、占据全部心动周期，所有心房激动全部被阻断，所有 P 波都不能下传心室，心电图上表现为房室分离，即 P 波与 QRS 波群无固定关系，各自保持自身的节律，P 波频率快于 QRS 波群频率，QRS 波群节律规整，可为交界性逸搏心律（心室率在 40~60 次 /min）或室性逸搏心律（心室率在 20~40 次 /min）。

（四）室内传导阻滞

室上性激动沿希氏束分支在心室内传导的过程中发生的传导阻滞称室内传导阻滞，可引起 QRS 波群时限延长及形态改变。主要分为右束支传导阻滞、左束支传导阻滞、左前分支传导阻滞及左后分支传导阻滞（图 3-48~ 图 3-50）。

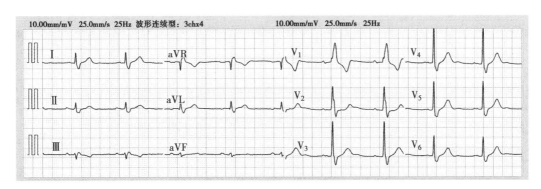

图 3-48　完全性右束支传导阻滞

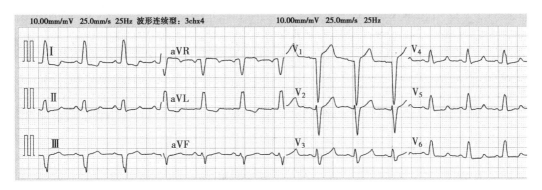

图 3-49　完全性左束支传导阻滞

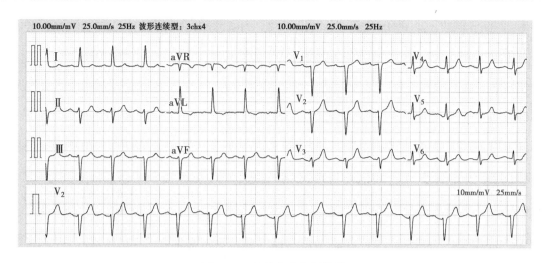

图 3-50　左前分支传导阻滞

（Ⅱ、Ⅲ、aVF 导联呈 rS 型，S$_Ⅲ$>S$_Ⅱ$；Ⅰ、aVL 呈 qR 型，R$_{avL}$>R$_Ⅰ$，QRS 电轴 −46°。）

1. 右束支传导阻滞（right bundle branch block，RBBB）　右束支细长，由单侧冠状动脉供血，且不应期较左束支长，传导阻滞多见。右束支传导阻滞时，激动沿左束支先激动左心室，然后再通过缓慢的心室肌传导激动右心室，因此在心电图上 QRS 波群前半部分接近正常，主要表现为终末部延缓，QRS 总时间延长。

心电图特征：①V$_1$、V$_2$ 导联 QRS 波群呈 rsR′ 或 rSR′ 型，或 M 型，为右束支传导阻滞的特征性改变，有时可变为 rR′ 型或 R 型；②Ⅰ、V$_5$、V$_6$ 导联 QRS 波群 S 波增宽伴有切迹，时限 ≥ 0.04s，aVR 导联 R 波宽钝，可呈 QR 型；③QRS 波群时限增宽，V$_1$ 导联 R 峰时间 >0.05s；④继发性 ST-T 改变：V$_1$、V$_2$ 导联 ST 段压低、T 波倒置。当 QRS 波群时限 ≥ 0.12s 时称完全性右束支传导阻滞，当 QRS 波群时限 <0.12s 时称不完全性右束支传导阻滞。

2. 左束支传导阻滞（left bundle branch block）　与右束支相比，左束支较为粗短，且由双侧冠状动脉分支供血，只有病变较广泛时才会出现阻滞。左束支传导阻滞时，激动沿右束支下传到右心室，室间隔的除极向量变为自右向左，心室除极顺序发生改变，导致 V$_1$ 导联 r 波减小，甚至消失，Ⅰ、V$_5$、V$_6$ 导联 q 波消失，QRS 主波增宽、粗钝。

心电图特征：①V$_1$、V$_2$ 导联呈 rS 型或 QS 型；②Ⅰ、aVL、V$_5$、V$_6$ 导联 q 波消失，呈 R 型，R 波顶端粗钝有切迹；③V$_5$、V$_6$ 导联 R 峰时间 ≥ 0.06s；④继发性 ST-T 改变：ST-T 多与 QRS 波群主波方向相反；⑤QRS 波群时限增宽，当 QRS 波群时限 ≥ 0.12s 时，称完全性左束支传导阻滞，当 QRS 波群时限 <0.12s 时称不完全性左束支传导阻滞。

3. 左前分支传导阻滞（left anterior fascicular block，LAFB）　左前分支细长，分布于左心室的左前上方，由单侧冠状动脉供血。当左前分支传导阻滞时，QRS 波群综合向量朝向左上方，其产生的综合向量投影在 Ⅰ、aVL 导联正侧，产生较高的 R 波，投影在 Ⅱ、Ⅲ、aVF 导联的负侧，产生较深的 S 波。

心电图特征：①QRS 电轴左偏：在 −45°~−90° 之间有较肯定的诊断价值；②Ⅱ、Ⅲ、aVF 导联呈 rS 型，且 S$_Ⅲ$>S$_Ⅱ$；Ⅰ、aVL 呈 qR 型，R$_{avL}$>R$_Ⅰ$；③QRS 波群时限轻度延长，但不超过 0.12s。

4. 左后分支传导阻滞（left posterior fascicular block，LPFB）　左后分支较粗而短，接受左、右冠状动脉分支双重供血，故左后分支传导阻滞较少见。左后分支传导阻滞时，QRS 波群综合向量朝向右下方，投影在 Ⅱ、Ⅲ、aVF 导联正侧，产生较高的 R 波，投影在 Ⅰ、aVL 导联负侧，形成较深的 S 波。

心电图特征：①QRS 电轴右偏：在 +90°~+180° 之间，当电轴 ≥ +120° 有较肯定的诊断价值；②Ⅱ、Ⅲ、aVF 导联呈 qR 型，R$_Ⅲ$>R$_Ⅱ$；Ⅰ、aVL 呈 rS 型；③QRS 波群时限轻度延长，但不超过 0.12s。单纯左后分支传导阻滞临床上十分少见，在诊断左后分支传导阻滞时，应首先排除右室肥大、心肌梗死、垂位心、肺心病等引起电轴右偏的原因，结合临床慎重诊断。

【典型预激综合征】

典型预激综合征又称 W-P-W 综合征（Wolff-Parkinson-While syndrome），除房室结 - 希普系统外，还有一束连接于心房与心室间的传导纤维，称 Kent 束。房室旁路传导较快，电活动经旁路下传先到达心室，引起该部分心肌预先除极，在 QRS 起始部形成预激波，也叫 delta 波；同时，经房室结下传的激动最后到达心室，激动其他部分心肌，QRS 波群后半部分形态正常。由于激动提前传到心室，故 PR 间期缩短，QRS 除极提前开始，但结束时间正常，故 QRS 波群时限增宽（图 3-51）。心电图特征：① PR 间期 <0.12s；② QRS 波群起始部增宽，形成 delta 波；③ QRS 波群时限 ≥ 0.12s；④ PJ 间期一般正常；⑤可出现继发性 ST-T 改变；⑥部分患者可发作室上性心动过速。根据 delta 波在 V₁ 导联的极性及 QRS 主波方向可以对旁道进行简单定位，若 V₁ 导联 delta 波正向且以 R 波为主，多为左侧旁路（A 型），V₁ 导联 delta 波负向或 QRS 主波方向为负向波，则多为右侧旁路（B 型，图 3-52、图 3-53）。

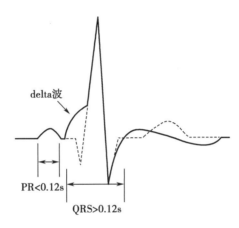

图 3-51 预激心电图特征

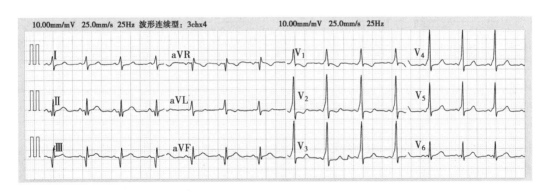

图 3-52 A 型预激

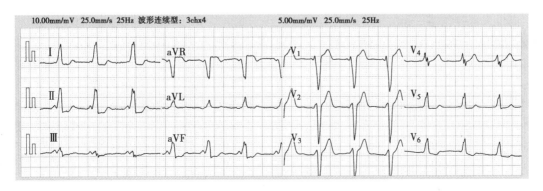

图 3-53 B 型预激

第六节　电解质紊乱和药物对心电图的影响

【电解质紊乱对心电图的影响】

电解质对维持内环境的稳定十分重要，同时在心肌细胞的电活动中也起到重要作用，电解质紊乱时影响到心肌细胞的除极和复极，心电图会发生异常改变，其中血清钾离子浓度的改变对心电活动影响最为明显。血清钾离子浓度反映的是细胞外的钾浓度，正常值为 3.5~5.5mmol/L。

（一）高钾血症

当血清钾离子浓度超过 5.5mmol/L 时，称高钾血症（hyperkalemia），此时主要影响心肌细胞复极过程，造成动作电位时程缩短，心电图上表现为 T 波高尖、基底部变窄，QT 间期缩短。当血钾浓度超过 6.5mmol/L 时，影响心肌除极速度，QRS 波群增宽，PR 间期延长，QT 间期也相应延长。当血清钾浓度超过 7.0mmol/L 时，QRS 波群继续增宽，PR 间期及 QT 间期进一步延长，此时心房肌开始受到抑制，P 波振幅降低，时限延长。当血清钾浓度超过 8.5mmol/L 时，心房肌被完全抑制，P 波消失，窦房结发出的冲动沿结间束传入心室，形成"窦室传导"。若血清钾浓度继续升高至 10mmol/L 时，QRS 波群越来越宽大，甚至与 T 波融合形成正弦波图形，最后可发生室速、室颤或停搏。

心电图表现：①T 波高尖，基底部狭窄且双支对称，呈"帐篷样"，胸前导联最为明显；②R 波电压降低，S 波变深，时限增宽；③P 波减小甚至消失；④ST 段压低；⑤血清钾浓度显著升高时可出现"窦室传导"。

（二）低钾血症

当血清钾离子浓度低于 3.5mmol/L 时，称低钾血症（hypokalemia），此时由于细胞外钾离子浓度降低，心肌复极受到影响，动作电位时程延长，心电图表现为 T 波低平、U 波增高及 QT 间期延长。

心电图表现：①U 波增高，有时 U 波与 T 波等高呈"驼峰状"；②T 波低平或倒置；③QT 间期明显延长；④ST 段压低；⑤可出现室早、房速、尖端扭转型室速、室内传导阻滞、房室传导阻滞等各种心律失常。

（三）高钙血症

当血清钙离子浓度超过 3mmol/L 时，称为高钙血症。心电图表现为 ST 段缩短或消失，QT 间期缩短，可出现各类心律失常如期前收缩、心动过速、窦性停搏、窦房传导阻滞等。

（四）低钙血症

血清钙离子浓度低于 1.75mmol/L 时，称低钙血症。心电图表现为 ST 段平直延长、QT 间期延长，T 波变窄、低平或倒置。

【药物对心电图的影响】

临床上一些常用的心血管药物可对心肌的除极与复极产生影响，导致心电图出现变化，最常见的为洋地黄、奎尼丁等药物。

（一）洋地黄类药物

临床上常用的洋地黄类药物包括西地兰、地高辛等，可以对心肌细胞的自律性及除极、复极等过程产生影响。在治疗剂量时，心电图可出现 ST 段下斜型压低，T 波低平、双向或倒置，下斜型下移的 ST 段与 T 波融合成一个类似鱼钩状的改变，称"ST-T 鱼钩样改变"，QT 间期缩短。这些表现仅提示使用了洋地黄类药物，也称"洋地黄效应"（digitalis effect），并不能证明洋地黄中毒（digitalis toxicity）。

心律失常是洋地黄中毒的主要表现，常见的如频发的多源的室性早搏，尤其是室性早搏二联律，可作为洋地黄中毒的证据，严重者还可出现室速、室颤等严重的心律失常。洋地黄类药物会抑制房室传导和窦房结的兴奋，心电图上可见 PR 间期延长、房室传导阻滞、窦房传导阻滞或窦性停搏等表现，还可出现交界性逸搏及交界性逸搏心律。交界性心动过速伴房室脱节，房性心动过速伴不同比例的房室传导阻滞也是常见的洋地黄中毒表现。

由于洋地黄中毒引起的心电图异常并非其特有的,因此在临床工作中需要结合临床综合分析诊断。

（二）奎尼丁

奎尼丁为Ⅰa类抗心律失常药物。奎尼丁治疗剂量时心电图表现为QT间期延长,T波低平或倒置,U波增高,ST段下移及延长,P波增宽或有切迹,PR间期稍延长。奎尼丁中毒时心电图表现为QT间期明显延长,QRS波群时限延长,出现各种类型的心律失常,如房室传导阻滞、窦房传导阻滞、窦性停搏或扭转型室速,甚至室颤。

（黄河清　戚　璐）

第四篇

隔离防护技术

　　隔离防护技术是指针对医院所有患者和医务人员所采取的一系列防护措施,如手卫生、使用医务人员防护用品、预防血源性病原体职业暴露等。目的是切断医院感染链(即感染源、传播途径和易感人群),防止病原微生物在患者与患者之间、医务人员与患者之间传播,从而预防医院感染的发生和暴发流行。

第一节 医务人员洗手方法

医务人员的手是引起医院内感染最直接的传播途径之一。在医院感染病例中,95%以上患者发生的感染是经接触传播,而在接触传播中,加强手卫生可有效切断传播途径,降低医院感染的发生。同时,严格保证手卫生对医务人员的安全防护亦具有重要作用。因此,医务人员必须掌握正确的洗手方法。

手卫生(hand hygiene)是医务人员洗手、卫生手消毒和外科手消毒的总称。洗手是指医务人员用肥皂(皂液)和流动水洗手,去除手部皮肤污垢、碎屑和部分致病菌的过程。卫生手消毒是指医务人员用速干手消毒剂揉搓双手,以减少手部暂居菌的过程。外科手消毒是指外科手术前医务人员用肥皂(皂液)和流动水洗手,再用手消毒剂清除或者杀灭手部暂居菌和减少常居菌的过程。本节内容主要讨论洗手和卫生手消毒。

【医务人员需要洗手的情况】

(一)洗手与卫生手消毒的原则

1. 当手部有血液或其他体液等肉眼可见的污染时,应用肥皂(皂液)和流动水洗手。

2. 手部没有肉眼可见污染时,宜使用速干手消毒剂消毒双手代替洗手。

(二)根据洗手与卫生手消毒的原则选择洗手或使用速干手消毒剂

在下列情况下,根据洗手与卫生手消毒的原则选择洗手或使用速干手消毒剂:

1. 直接接触每个患者前后,从同一患者身体的污染部位移动到清洁部位时。

2. 接触患者黏膜、破损皮肤或伤口前后,接触患者的血液、体液、分泌物、排泄物、伤口敷料等之后。

3. 穿脱隔离衣前后,摘手套后。

4. 进行无菌操作、接触清洁、使用无菌物品之前。

5. 接触患者周围环境及物品后。

6. 处理药物或配餐前。

(三)先洗手,后进行卫生手消毒

有下列情况时,应先洗手,然后进行卫生手消毒:

1. 接触患者的血液、体液和分泌物以及被传染性致病微生物污染的物品后。

2. 直接为传染病患者进行检查、治疗、护理或处理传染病患者污物之后。

【操作步骤】

(一)操作前准备

备齐用于洗手与手消毒的设施,包括洗手池、水龙头、流动水、清洁剂、干手用品、手消毒剂等。

(二)操作流程

1. 在流动水下,使双手充分淋湿。

2. 取适量肥皂(皂液),均匀涂抹至整个手掌、手背、手指和指缝。

3. 认真揉搓双手至少15s,应注意清洗双手所有皮肤,包括指背、指尖和指缝。具体揉搓步骤:

(1)掌心相对,手指并拢,相互揉搓(图4-1a)。

(2)手心对手背沿指缝相互揉搓,交换进行(图4-1b)。

(3)掌心相对,双手交叉指缝相互揉搓(图4-1c)。

(4)弯曲手指使关节在另一手掌心旋转揉搓,交换进行(图4-1d)。

(5)右手握住左手大拇指旋转揉搓,交换进行(图4-1e)。

(6)将五个手指尖并拢放在另一手掌心旋转揉搓,交换进行(图4-1f)。

(7)在流动水下彻底冲净双手,擦干,取适量护手液护肤。

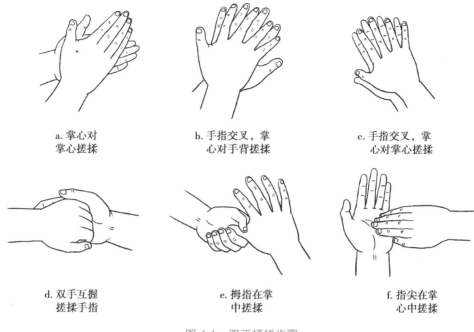

a. 掌心对
掌心搓揉

b. 手指交叉，掌
心对手背搓揉

c. 手指交叉，掌
心对掌心搓揉

d. 双手互握
搓揉手指

e. 拇指在掌
中搓揉

f. 指尖在掌
心中搓揉

图 4-1　双手揉搓步骤

（三）注意事项

1. 洗手设施需配备齐全。

2. 洗手前应摘除手部饰物并修剪指甲。

3. 使用手触式水龙头时，用肘关节开关水龙头。

4. 洗手时间要充分，六步揉搓时间合计应至少 15s。

5. 注意干手方式，可使用干手机或一次性干手纸，避免再次污染。

6. 手消毒效果：卫生手消毒，监测的细菌数应 ≤ 10cfu/cm^2；外科手消毒：监测的细菌数应 ≤ 5cfu/cm^2。

（穆　茂）

第二节　穿脱隔离衣方法

隔离衣（isolation gown）是用于保护医务人员避免受血液、体液和其他感染性物质污染，或用于保护患者避免感染的防护用品。

【穿脱隔离衣的适应证】

1. 接触经接触传播的感染性疾病患者，如传染病患者、多重耐药菌感染患者等。

2. 可能受到患者血液、体液、分泌物、排泄物喷溅时。

3. 对患者实行保护性隔离时，如大面积烧伤患者、骨髓移植患者。

【穿脱隔离衣的操作前准备】

1. 患者准备　了解患者的病情，隔离的种类、隔离的措施等。

2. 物品准备　隔离衣 1 件，挂衣架，洗手及手消毒设施。隔离衣的规格是否合适，有无破洞、潮湿，挂放是否得当。

3. 医生准备　医生要保持衣帽整洁，修剪指甲，并取下手表等物品，卷袖要过肘，进行洗手并戴口罩。

【穿脱隔离衣的操作方法】

（一）穿隔离衣

1. 右手提衣领,左手伸入袖内,右手将衣领向上拉,露出左手(图 4-2a)。

2. 换左手持衣领,右手伸入袖内,露出右手,勿触及面部(图 4-2b)。

3. 两手持衣领,由领子中央顺着边缘向后系好颈带(图 4-2c)。

4. 扎好袖口(图 4-2d)。

5. 将隔离衣的一边(约在腰下 5cm)逐渐向前拉,见到边缘捏住(图 4-2e)。

6. 同步骤 5 捏住另一侧边缘(图 4-2f)。

7. 双手在背后将衣边对齐(图 4-2g)。

8. 向一侧折叠,一手按住折叠处,另一手将腰带拉至背后折叠处(图 4-2h)。

9. 将腰带在背后交叉,回到前面将腰带系好(图 4-2i)。

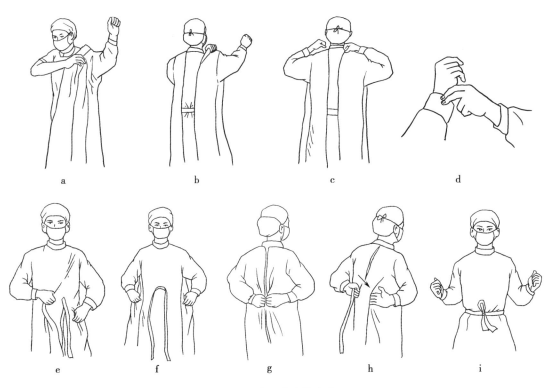

图 4-2　穿隔离衣的步骤

（二）脱隔离衣

1. 解开腰带,在前面打一活结(图 4-3a)。

2. 解开袖口,将衣袖从外边拉到腕部以上,并将部分衣袖塞入袖拌内,充分暴露双手,进行手消毒(图 4-3b)。

3. 解开颈后带子(图 4-3c)。

4. 右手伸入左手腕部袖内,拉下袖子过手(图 4-3d)。

5. 用遮盖着的左手握住右手隔离衣袖子的外面,拉下右侧袖子(图 4-3e)。

6. 双手转换逐渐从袖管中退出,脱下隔离衣(图 4-3f)。

7. 左手握住领子,右手将隔离衣两边对齐,污染面向外悬挂污染区;如果悬挂污染区外,则清洁面向外。

8. 不再使用时,将脱下的隔离衣,清洁面向外,卷好投入污衣袋内(图 4-3g)。

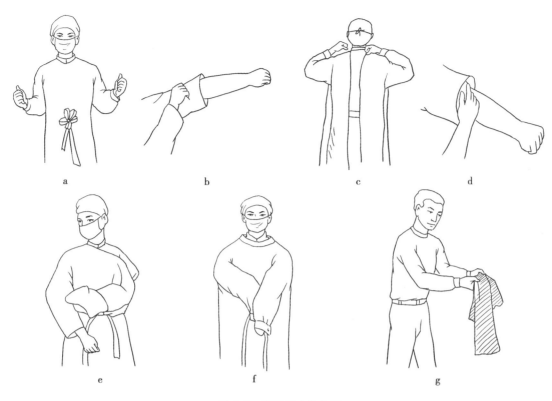

图 4-3 脱隔离衣的步骤

【穿脱隔离衣的注意事项】

1. 穿隔离衣的整个过程中,保持衣领清洁,系、解衣领时,污染的袖口不可触及衣领、面部和帽子。

2. 如果脱下的隔离衣挂在半污染区或橱内,要将清洁面朝外;如果挂在污染区,污染面朝外。

3. 穿隔离衣进入污染区后,不得再进入清洁区。

4. 隔离衣必须每天更换,如有破损、潮湿或污染,应立即更换。

5. 特殊感染时,应穿一次性隔离衣,防止二次污染。

(穆 茂)

第三节 医务人员防护用品的使用

医务人员防护用品是用于保护医务人员避免接触感染性因子的各种屏障用品。包括口罩、手套、帽子、护目镜、防护面罩、防水围裙、隔离衣、防护服等。医务人员防护用品应符合国家相关标准,在有效期内正确使用。

【口罩的使用】

(一) 常用口罩分类

1. 纱布口罩 纱布口罩是保护呼吸道免受有害粉尘、气溶胶、微生物及灰尘伤害的口罩。

2. 外科口罩 外科口罩能阻止血液、体液和飞溅物传播,医护人员在有创操作过程中需佩戴的口罩。

3. 医用防护口罩 医用防护口罩是能阻止经空气传播的直径 $\leqslant 5\mu m$ 感染因子或近距离($< 1m$)接触经飞沫传播的疾病而发生感染的口罩。

(二) 口罩选用指征

1. 一般诊疗活动,可佩戴纱布口罩或外科口罩。

2. 对于手术室工作或护理免疫功能低下的患者及进行体腔穿刺等操作时,应戴外科口罩。

3. 接触经空气传播或近距离接触经飞沫传播的呼吸道传染病患者时,应戴医用防护口罩。

(三) 口罩的戴脱方法

1. 外科口罩的佩戴方法

(1) 将口罩罩住鼻、口及下巴,口罩下方带系于颈后,上方带系于头顶中部。

(2) 将双手指尖放在鼻夹上,从中间位置开始,用手指向内按压,并逐步向两侧移动,根据鼻梁形状塑造鼻夹。

(3) 调整系带的松紧度。

2. 医用防护口罩的佩戴方法

(1) 一手托住防护口罩,有鼻夹的一面背向外。

(2) 将防护口罩罩住鼻、口及下巴,鼻夹部位向上紧贴面部。

(3) 用另一只手将下方系带拉过头顶,放在颈后双耳下。

(4) 再将上方系带拉至头顶中部。

(5) 将双手指尖放在金属鼻夹上,从中间位置开始,用手指向内按鼻夹,并分别向两侧移动和按压,根据鼻梁的形状塑造鼻夹。

3. 注意事项

(1) 不应一只手捏鼻夹。

(2) 医用外科口罩只能一次性使用。

(3) 口罩潮湿后,受到患者血液、体液污染后,应及时更换。

(4) 每次佩戴医用防护口罩进入工作区域之前,应进行密合性检查。

检查方法:将双手完全盖住防护口罩,快速呼气,若鼻夹附近有漏气,应调整鼻夹,若漏气位于四周,应调整到不漏气为止。

4. 摘口罩的方法

(1) 不要接触口罩前面(污染面)。

(2) 先解开下面的系带,再解开上面的系带。

(3) 用手仅捏住口罩的系带丢至医疗废物容器内。

【手套的使用】

(一) 手套的作用

1. 预防医务人员手上的病原微生物传给患者。

2. 预防医务人员手上的病原微生物污染环境。

3. 预防患者的病原微生物通过医务人员的手,感染医务人员。

(二) 手套的分类

1. 清洁手套　清洁非无菌,一次性使用。用于直接或间接接触患者的血液、体液、分泌物、排泄物及被体液明显污染的物品时使用。

2. 无菌手套　无菌,一次性使用。主要用于无菌程度要求较高的操作,如手术、分娩、中央导管置管、全胃肠外营养液配制等。

(三) 手套的选用指征

应根据不同操作的需要,选择合适种类和规格的手套。

1. 接触患者的血液、体液、分泌物、排泄物、呕吐物及污染物品时,应戴清洁手套。

2. 进行手术等无菌操作、接触患者破损皮肤、黏膜时,应戴无菌手套。

(四) 手套的佩戴方法

1. 无菌手套的佩戴方法

(1) 打开手套包,一手掀起口袋的开口处。

(2) 另一手捏住手套翻折部分(手套内面)取出手套,对准五指戴上。

(3) 掀起另一只袋口,以戴着无菌手套的手指插入另一只手套的翻边内面,将手套戴好。

(4)将手套的翻转处套在工作衣袖外面。

2. 脱手套的方法

(1)用戴着手套的手捏住另一只手套污染面的边缘将其脱下。

(2)用戴着手套的手握住脱下的手套。

(3)用脱下手套的手捏住另一只手套清洁面(内面)的边缘,将其脱下。

(4)用手捏住手套的清洁面,丢至医疗废物容器内。

3. 注意事项

(1)诊疗护理不同的患者之间应更换手套。

(2)操作完成脱去手套后,应洗手,必要时进行手消毒。

(3)操作时发现手套破损,应及时更换。

(4)戴无菌手套时,应防止手套污染。

【帽子的使用】

(一)帽子的作用

1. 预防医务人员受到感染性物质污染。

2. 预防病原微生物通过头发上的灰尘、头皮屑等途径污染环境和物体表面。

(二)帽子的分类

1. 一次性帽子。

2. 布类帽子。

(三)帽子的使用指征

进入污染区和洁净环境前、进行无菌操作等时应戴帽子。

(四)注意事项

1. 被患者血液、体液污染时,应立即更换。

2. 一次性帽子不得复用。

3. 布制帽子应保持清洁,每次或每天更换与清洁。

【护目镜、防护面罩的使用】

(一)护目镜、防护面罩的作用

可有效防止患者的血液、体液等物质溅入医务人员眼睛、面部皮肤及黏膜。

(二)护目镜、防护面罩的使用指征

1. 在进行诊疗、护理操作,可能发生患者血液、体液、分泌物等喷溅时。

2. 近距离接触经飞沫传播的传染病患者时。

3. 为呼吸道传染病患者进行气管切开、气管插管等近距离操作,可能发生患者血液、体液、分泌物喷溅时,应使用全面型防护面罩。

(三)注意事项

1. 佩戴前应检查有无破损,佩戴装置有无松懈。

2. 每次使用后,应清洁与消毒。

【鞋套的使用】

(一)鞋套的使用指征

从潜在污染区进入污染区时和从缓冲间进入负压病室时,应穿鞋套。

(二)注意事项

1. 鞋套应具有良好的防水性能,并一次性应用。

2. 应在规定区域内穿鞋套,离开该区域时,应及时脱掉。发现破损应及时更换。

【防水围裙的使用】

(一)防水围裙的分类

分为重复使用的围裙和一次性使用的围裙。

（二）防水围裙的使用指征

可能受到患者的血液、体液、分泌物及其他污染物质喷溅、进行复用医疗器械的清洗时,应穿防水围裙。

（三）注意事项

1. 重复使用的围裙　每班使用后应及时清洗与消毒。遇有破损或渗透时,应及时更换。

2. 一次性使用围裙　应一次性使用,受到明显污染时,应及时更换。

【医务人员防护用品穿脱程序】

（一）穿戴防护用品应遵循的程序

1. 清洁区进入潜在污染区　洗手＋戴帽子→戴医用防护口罩→穿工作衣裤→换工作鞋→进入潜在污染区。手部皮肤破损的戴乳胶手套。

2. 潜在污染区进入污染区　穿隔离衣或防护服→戴护目镜／防护面罩→戴手套→穿鞋套→进入污染区。

3. 为患者进行吸痰、气管切开、气管插管等操作,可能被患者的分泌物及体内物质喷溅的诊疗护理工作前,应戴全面型防护面罩。

（二）脱防护用品应遵循的程序

1. 医务人员离开污染区进入潜在污染区前　摘手套、消毒双手→摘护目镜／防护面屏→脱隔离衣或防护服→脱鞋套→洗手和／或手消毒→进入潜在污染区,洗手或手消毒。用后物品分别放置于专用污物容器内。

2. 从潜在污染区进入清洁区前　洗手和／或手消毒→脱工作服→摘医用防护口罩→摘帽子→洗手和／或手消毒后,进入清洁区。

3. 离开清洁区　沐浴、更衣→离开清洁区。

（穆　茂）

第四节　常见传染病的隔离预防

隔离(isolation)是指把处在传染期的患者或病原携带者,置于特定医院、病房或其他不能传染给健康人的环境中,防止病原体向外扩散和传播,以便于管理、消毒和治疗。隔离是预防和控制传染病的重要措施,对控制传染病的传播和流行具有重要意义。包括可防止患者之间的交叉感染;可防止医务人员和患者家属被感染;可防止传染病扩散至周围人群造成流行。一般应将传染源隔离至不再排出病原体为止。

【隔离原则】

一般传染病的隔离措施原则上要求:①接触患者时戴口罩、穿隔离衣、戴手套;接触甲类或按甲类传染病管理的患者时,应戴护目镜或防护面罩和穿一次性防护服。②接触患者污染物后以及护理下一位患者前,均要洗手。③污染物品应彻底消毒后弃去,实施无害化处理。

具体的隔离方法包括:

1. 单独隔离传染源,避免与周围人群不必要的接触。必须与传染源接触时应采取防护措施,如戴口罩、帽子、穿隔离衣、做好手卫生等,还要严格执行陪护和探视制度。

2. 根据传染病传播途径不同,采取相应的隔离与消毒措施,如呼吸道传染病患者的隔离,应注意室内空气及痰液等呼吸道分泌物的消毒;消化道传染病应注意水源、食物等的消毒。

3. 根据隔离期或连续多次病原检测结果,确定隔离者不再排出病原体时,才能解除隔离。

【隔离种类】

根据传染病传播的强度及传播途径的不同,采取不同的隔离方法。我国大多数医院实行的是以传染病类别为特点的系统隔离法,并以不同颜色标识(表4-1)。

表 4-1　常见传染病的隔离预防

疾病名称		传染源	传播途径				隔离预防						
			空气	飞沫	接触	生物媒介	口罩	帽子	手套	防护镜	隔离衣	防护服	鞋套
病毒性肝炎	甲型、戊型	潜伏期末期和急性期患者			+		±	±	+		+		
	乙型、丙型、丁型	急性和慢性患者及病毒携带者			#		±	±	+				
麻疹		麻疹患者	+	++	+		+	+	+		+		
流行性腮腺炎		早期患者和隐性感染者		+			+	+	+		+		
脊髓灰质炎		患者和病毒携带者		+	++	苍蝇、蟑螂	+	+	+		+		
流行性出血热		啮齿类动物、猫、猪、狗、家兔	++		+		+	+	+		±	±	
狂犬病		患病或隐性感染的犬、猫、家畜和野兽			+		+	+	+		±	+	
伤寒、副伤寒		患者和带菌者			+		±	±	+		+		
细菌性痢疾		患者和带菌者			+			±	+		+		
霍乱		患者和带菌者			+		+	+	+		+		+
猩红热		患者和带菌者		++	+		+	+	+		+		
白喉		患者、恢复期或健康带菌者		++	+		+	+	+		+		
百日咳		患者		+			+	+	±		+		
流行性脑脊髓膜炎		流脑患者和脑膜炎双球菌携带者		++	+		+	+	+		±		
鼠疫	肺鼠疫	感染了鼠疫杆菌的啮齿类动物和患者		++	+	鼠蚤	+	+	+		±	+	
	腺鼠疫	感染了鼠疫杆菌的啮齿类动物和患者			+	鼠蚤	±	±	+		±	+	
炭疽		患病的食草类动物和患者		+	+		+	+	+		±	+	
流行性感冒		患者和隐性感染者		+	+		+	+	+		+		
肺结核		开放性肺结核患者	+	++			+	+	+		±	+	
SARS		患者		++	+		+	+	+		±	+	+

续表

疾病名称	传染源	传播途径				隔离预防						
		空气	飞沫	接触	生物媒介	口罩	帽子	手套	防护镜	隔离衣	防护服	鞋套
HIV	患者和病毒携带者			•				+		+		
手足口病	患者和隐性感染者		+	+		+	+	+	±	+		
梅毒	梅毒螺旋体感染者			•				+		+		
淋病	淋球菌感染者			■				+		+		
人感染高致病性禽流感	病禽、健康带毒的禽		+	+		+	+	+		±	+	+

注:1. 在传播途径一列中,"+":其中传播途径之一;"++":主要传播途径;"#":为接触患者的血液、体液而传播;"•":为性接触或接触患者的血液、体液而传播;"■":为性接触或接触患者分泌物污染的物品而传播。

2. 在隔离预防一列中,"+":应采取的防护措施;"±":工作需要可采取的防护措施。

(一) 呼吸道隔离

呼吸道隔离(蓝色标识)适用于流行性感冒、麻疹、白喉、水痘等通过空气飞沫传播的传染病,具体隔离方法如下:

1. 相同病种患者可同住一室,床间距至少 2m,关闭门窗。

2. 痰具每日消毒。

3. 病室每日通风至少 3 次,室内喷洒消毒液或用紫外线照射等方法,每日消毒 2 次,保持适宜的温度、湿度。

4. 患者口鼻、呼吸道分泌物消毒。

5. 进入病室的医务人员应戴口罩、帽子、穿隔离衣。

(二) 消化道隔离

消化道隔离(棕色标识)适用于伤寒、细菌性痢疾、甲型和戊型肝炎等通过消化道传播的传染病,具体隔离方法如下:

1. 同病种患者可同住一室,也可与不同病种患者同住一室,但患者之间必须实施床边隔离。

2. 接触患者时,穿隔离衣、换鞋、手清洗与消毒。

3. 患者粪便严格消毒,患者用品、餐具、便器等单独使用,并定期消毒,地面喷洒消毒液。

4. 室内防杀苍蝇和蟑螂。

(三) 严密隔离

严密隔离(黄色标识)适用于霍乱、肺鼠疫、肺炭疽、SARS 等甲类或传染性极强的乙类传染病,具体隔离方法如下:

1. 患者住单间病室,同病种患者可同住一室,关闭门窗。患者不得离开病室,禁止陪伴和探视。

2. 进入病室的医务人员戴口罩、帽子、穿隔离衣、换鞋、注意手清洗与消毒,必要时戴手套。

3. 患者分泌物、排泄物、污染物品、敷料等装袋、贴标签,严格消毒处理。

4. 病室每日消毒:室内采用单向正压通气,室内的空气及地面定期喷洒消毒液或紫外线照射。

(四) 接触隔离(橙色标识)

接触隔离(橙色标识)适用于狂犬病、破伤风等经皮肤伤口传播的疾病,具体隔离方法如下:

1. 同病种患者可同住一室。

2. 医务人员接触患者前,应穿隔离衣,戴口罩、手套。

3. 患者用过的物品和敷料等严格消毒。

(五) 血液 / 体液隔离

血液 / 体液隔离(红色标识)适用于艾滋病、慢性乙型肝炎和慢性丙型肝炎等经血液或体液传播的传染病,具体隔离方法如下:

1. 同病种患者可同住一室。

2. 医务人员接触患者或其他血液 / 体液时要戴手套、穿隔离衣。皮肤接触血液 / 体液后要立即清洗。

3. 一次性注射用品:用后须经消毒、销毁处理,避免损伤工作人员的皮肤。

4. 血液 / 体液污染室内物品表面时,立即用含氧制剂消毒液清洗消毒。

(六) 脓液 / 分泌物隔离

脓液 / 分泌物隔离(绿色标识)适用于不需要隔离预防的小面积烧伤、皮肤或伤口感染等。患者不需分间隔离,除换药外可不戴口罩。可能污染时,应穿隔离衣,接触污物时戴口罩、手套。污染物丢弃时,应装袋、贴标签、消毒处理后丢弃。

(七) 结核菌隔离

结核菌隔离(灰色标识)隔离室门窗关闭、有特别通风设备,同疗程者可同住一室;接触患者或污染物后、护理下一位患者前应洗手,可不戴手套。

(八) 其他

如昆虫隔离,适用于通过蚊、蚤、虱、蜱、恙螨等昆虫叮咬传播的疾病,包括疟疾、斑疹伤寒等。具体的隔离方法主要是病室内完善防蚊设施,预防昆虫叮咬,杀灭上述医学昆虫。另有保护性隔离,适用于各种免疫功能低下患者,包括一般保护性隔离和无菌隔离:一般保护性隔离措施有单间隔离,进病室应穿隔离衣、戴口罩,进出病室洗手,接触患者时戴手套,做好病室内随时消毒;无菌隔离措施有空气净化,室内正压,空气灭菌,一切操作按无菌要求,严格执行随时消毒常规等。

(穆　茂)

第五节　血源性病原体职业接触的防护

血源性病原体职业接触也称血源性病原体职业暴露(occupational exposure to blood-borne pathogens),是指劳动者在从事职业活动中,通过眼、口、鼻及其他黏膜、破损皮肤或通过针刺、擦伤和割伤等途径穿透皮肤或黏膜屏障接触含血源性病原体的血液、体液或其他潜在传染性物质,导致可能被血源性病原体感染的情况。临床常见的血源性病原体包括乙型肝炎病毒(HBV)、丙型肝炎病毒(HCV)、人类免疫缺陷病毒(HIV)和梅毒螺旋体(TP)等。具有传染性的暴露源包括血液、体液、精液和阴道分泌物等。

【血源性病原体职业暴露的途径】

1. 暴露源沾染不完整皮肤或黏膜。

2. 暴露源损伤皮肤(刺伤、擦伤或割伤等)。

【血源性病原体职业暴露的程度分级】

1. **一级暴露**　暴露源为体液或者含有体液、血液的医疗器械、物品;暴露类型为暴露源沾染了不完整的皮肤或黏膜,但暴露量小,且暴露时间较短。

2. **二级暴露**　暴露源为体液或者含有体液、血液的医疗器械、物品;暴露类型为暴露源沾染了不完整的皮肤或黏膜,暴露量大且暴露时间较长;或暴露类型为暴露源刺伤或割伤皮肤,但损伤程度较轻,为表皮擦伤或针刺伤(非大型空心针或深部穿刺针)。

3. **三级暴露**　暴露源为体液或含有体液、血液的医疗器械、物品;暴露类型为暴露源刺伤或割伤皮肤,但损伤程度较重,为深部伤口或割伤物有明显可视的血液。

【血源性病原体职业暴露的预防措施】

(一)普遍预防原则

普遍预防原则是控制血源性病原体传播的策略之一,其理念就是医务工作者将所有来源于人体血液或体液的物质都视作已感染了 HBV、HCV、HIV 或其他血源性病原体而加以防护。

(二)标准预防

标准预防是根据普遍预防原则,医疗卫生机构所采取的一整套预防控制血源性病原体职业接触的程序和措施。

1. 进行可能接触患者血液、体液的诊疗和护理工作时,必须佩戴手套,操作完毕脱去手套后,应立即洗手。

2. 在进行有可能发生血液、体液飞溅的诊疗和护理操作过程中,医务人员除需佩戴手套和口罩外,还应带防护眼镜;当有可能发生血液、体液大面积飞溅,有污染操作者身体的可能时,还应穿上具有防渗透性能的隔离服。

3. 医务人员在进行接触患者血液、体液的诊疗和护理操作时,若手部皮肤存在破损时,必须戴双层手套;

4. 使用后锐器应当直接放入不能刺穿的利器盒内,进行安全处置;抽血时建议使用真空采血器,并应用蝶型采血针;禁止对使用后的一次性针头复帽;禁止用手直接接触使用过的针头、刀片等锐器。

【血源性病原体职业暴露后的处理步骤】

(一)局部紧急处理

1. 用肥皂液和流动的清水清洗被污染局部。

2. 污染眼部等黏膜时,应用大量等渗氯化钠溶液反复对黏膜进行冲洗。

3. 存在伤口时,由近心端向远心端,持续推挤出伤口部位的污血,再用肥皂液和流动的清水冲洗伤口。

4. 用 75% 的乙醇或 0.5% 聚维明碘对伤口局部进行消毒、包扎处理。

(二)报告与记录

及时填写血源性职业暴露登记表并报告主管部门。登记表的内容包括:

1. **暴露源的资料**　暴露源的疾病及污染物的类型(血液、体液或培养液)。

2. **职业暴露事件描述**　暴露的时间、地点及经过;暴露类型(刺伤、擦伤、割伤或沾染等)、暴露部位及损伤程度及暴露时间(暴露后至伤口处理的时间);暴露后处理情况。

(三)暴露的评估

1. **评价源患者**　对已知源患者进行乙肝病毒表面抗原、丙肝病毒抗体、HIV 抗体和 TP 抗体检测。根据现有信息评估被传染的风险,包括源患者的液体类型(例如血液,可见体液,其他潜在的传染性液体或组织和浓缩的病毒)和暴露程度分级(即经皮伤害、经黏膜或破损皮肤)。

2. **评价暴露者**　通过乙肝疫苗接种史和接种反应,评估暴露者乙肝病毒感染的免疫状况以及 HBV DNA 和肝功能。检测暴露者的 HCV 抗体、HIV 抗体或 TP 抗体。

(四)采取暴露后预防

1. **HIV 暴露后预防**　如暴露源来源于 HIV 高危者则采取预防用药。

在发生 HIV 暴露后,尽可能在最短的时间内(2h 内)进行预防性用药,最好不超过 24h,但即使超过 24h,也建议实施预防性用药。

推荐方案为:替诺福韦(TDF)+ 恩曲他滨(FTC)+ 洛匹那韦 / 利托那韦(LPV/r)或拉替拉韦(RAL),疗程为连续服用 28d。

接触后 72h 内,应当考虑对暴露者进行重新评估,尤其是获得了新的接触情况或源患者资料时。如果证实源患者未感染血源性病原体,则应当立即中断接触后预防性用药。

2. **乙型肝炎病毒暴露后预防**　暴露后预防措施与接种疫苗的状态紧密相关:

（1）未接种疫苗者,应采取注射乙肝免疫球蛋白和接种乙肝疫苗的措施。

（2）以前接种过疫苗,已知有反应者,无需处理;已知没有反应者,应采取注射乙肝免疫球蛋白和接种乙肝疫苗的措施;抗体反应未知者,进行抗原抗体检测,如检测结果不充分,应采取注射乙肝免疫球蛋白和接种乙肝疫苗的措施。

3. 丙型肝炎病毒暴露后预防　目前尚无推荐的暴露后预防措施。

4. 梅毒螺旋体暴露后预防　苄星青霉素 240 万单位,分两侧臀部肌内注射,每周一次,连续注射 2~3 周。对青霉素过敏者,可选阿奇霉素 0.5g 口服,每天 1 次,连续 15d。

（五）暴露后随访

1. HIV 暴露后随访　发生 HIV 暴露后立即、4 周、8 周、12 周和 6 个月后,检测 HIV 抗体。一般不推荐进行 HIV P24 抗原和 HIV RNA 测定。

2. 乙型肝炎病毒暴露后随访　暴露后 3 个月、6 个月后,检测乙肝五项和肝功能。

3. 丙型肝炎病毒暴露后随访　接触 4~6 个月之后,进行 HCV 抗体和丙氨酸氨基转移酶检测。如想早期诊断丙型肝炎病毒感染,应在接触 4~6 周后,检测 HCV RNA。

4. 梅毒螺旋体暴露后随访　停药后 1 个月、3 个月检测快速血浆反应素环状卡片试验（RPR）和梅毒螺旋体颗粒凝集试验（TPPA）。

第五篇

实验诊断

实验诊断(laboratory diagnosis)是以实验室检查结果为依据,结合其他临床资料,进行综合分析并应用于疾病的临床诊断与鉴别诊断、疗效监测及预后判断的一种临床诊断方法。实验诊断的内容主要包括:临床血液学检查、临床生物化学检查、临床免疫学检查、临床病原学检查、体液与排泄物检查及染色体、基因等检查。本篇结合临床应用重点介绍血液、尿液及粪便常规检验,脑脊液及浆膜腔积液常规检验,肝肾疾病的生物化学检验,血栓与止血检验,骨髓细胞学检测,微生物检验,输血检验及免疫相关检测。

第一节 血液一般检查

血液是由血细胞(有形成分)和血浆组成的红色黏稠混悬液。离体的血液凝固后形成血凝块,随后血凝块收缩析出淡黄色的液体,称血清;血液加抗凝剂后离心分离出来的淡黄色的液体称血浆。成人血量约 4~5L,约占体重的 6%~8%,其中血细胞占 45%,包括三大系统:红细胞(RBC 或 ERY)、白细胞(WBC 或 LEU)、血小板(PLT),它们均起源于造血干细胞。

血液一般检查(general blood test)是血液检验中的重要内容之一,主要包括红细胞计数、血红蛋白、白细胞计数及分类计数、血小板计数以及三大系统的形态检测等,通过分析血细胞的数量和形态变化来判断血液状况,为临床提供最基本、最全面的血液学信息,是临床诊断和分析病情的重要依据。传统的检查方法是采用手工方法,随着检验现代化、自动化的发展,全自动血液分析仪广泛应用于临床,除可进行全血细胞计数和分类外,还可得出具有重要临床意义的相关参数。

【红细胞计数及相关参数的检测】

(一)概述

外周血中的成熟红细胞胞体为双凹面圆盘状,中央较薄,周边部较厚,直径 6~9μm,平均 7.5μm,无细胞核和细胞器,胞质内充满血红蛋白。红细胞膜表面有唾液酸,使红细胞表面带有负电荷,可使红细胞之间相互排斥,维持红细胞在血浆中的悬浮性。红细胞的主要生理功能是运输氧和二氧化碳,这一功能是通过红细胞中的血红蛋白实现的。红细胞释放入血后,其平均寿命约为 120d。红细胞的新生和破坏都很活跃,衰老的红细胞主要被脾脏、肝脏、骨髓等处的单核巨噬细胞系统吞噬分解,同时体内的红骨髓生成和释放同等数量的红细胞进入外周血液,维持红细胞总数的相对恒定。无论何种原因造成的红细胞生成与破坏的失衡,都会引起红细胞在数量上或质量上的改变,从而导致疾病的发生。

红细胞常用检查项目主要有红细胞计数、血红蛋白测定、红细胞比容测定、红细胞平均指数计算、红细胞形态观察、网织红细胞计数、嗜碱性点彩红细胞计数及红细胞沉降率测定等。

(二)原理(血细胞分析仪法)

1. 红细胞计数检测原理 不同的仪器会采用不同的原理,但多采用鞘流阻抗法。仪器计数池内有在两侧通有恒定电流的计数小孔,细胞通过鞘液的包裹作用后形成单个细胞流通过计数小孔,由于细胞具有非导电的性质,会瞬间引起电阻增高。在电流恒定情况下,增高的电阻会形成电压脉冲,脉冲的大小和数量与细胞的大小和数量成正比。仪器经过对脉冲信号的放大、阈值调节、甄别、整形等处理后,根据体积大小对红细胞进行计数和鉴别。

2. 红细胞比容测定、红细胞平均指数计算

(1)HCT:采用脉冲高度叠加经换算得出,或采用红细胞平均体积(MCV)与红细胞数相乘得到。

(2)MCV:用鞘流阻抗法由仪器直接测定。

(3)MCH 及 MCHC:由计算得到,MCH=HBG/RBC,MCHC=HBG/HCT。

(4)RDW:RDW 是由血细胞分析仪测量细胞体积后统计分析获得。RDW 是红细胞体积异质性的参数,是反映红细胞大小不等的客观指标。当红细胞通过小孔的一瞬间,计数电路得到相应大小的脉冲,不同大小的脉冲信号分别储存于不同通道,计算出相应的体积和细胞数,经统计处理得到 RDW 值。RDW 对贫血诊断具有重要意义。

3. 血红蛋白的检测原理 血细胞分析仪的 HGB 测定原理基本相同,均采用光电比色法测定,不同的仪器采用不同血红蛋白转化液。当稀释血液中加入溶血剂后,红细胞溶解并释放出 HGB,HGB 与溶血剂中的某些成分结合形成血红蛋白衍生物,进入 HGB 测试系统,为解决含氰的血红蛋白衍生物检测后的污物处理问题和减低溶血剂的毒性作用,大部分血细胞分析仪使用非氰化溶血剂(如 SLS,十二烷基月桂酰硫酸钠),其检测结果的精确度及准确性与含氰化物溶血剂基本一致。

4. 网织红细胞检测原理 采用荧光染料(如吖啶橙、哌若宁 -Y、噻唑橙、碱性槐黄 O 等)或非荧光染料(新亚甲蓝)结合网织红细胞内的 RNA,经激光照射产生光散射,染色的 RNA 产生散射荧光或产生光吸收,根据光散射信号或吸光度值对网织红细胞计数。

由于网织红细胞成熟度不同,其所含 RNA 含量不同,结合荧光染料的能力有差异,产生荧光强度也不同,可将网织红细胞分为低荧光强度网织红细胞(low fluorescent reticulocyte,LFR)、中等荧光强度网织红细胞(middle fluorescent reticulocyte,MFR)和高荧光强度网织红细胞(high fluorescent reticulocyte,HFR)三类,以此反映网织红细胞的成熟度。越早期的网织红细胞显示荧光越强,完全成熟红细胞没有荧光。

(三)检测方法

1. 标本要求 最适量 1.5~2.0ml,当采集量过少、过多、未及时混匀、抗凝剂错误、抽血不顺畅、血液凝固等情况下导致标本不合格,及时与临床联系。

2. 操作(血细胞分析仪法)

(1)EDTA-K_2 抗凝的新鲜静脉全血 2ml。

(2)严格按照标准化操作程序上机测定。通常可采用全自动进样、手工开管或手工闭管进样模式进行测定。

(3)分析、审核、打印检测结果:主要分析、审核方法有①结合仪器的直方图及报警信号进行分析;②结合患者的临床症状和诊断来分析结果;③如遇经复查后仍与患者临床症状不符合的结果,在确认仪器检测状态良好的情况下再联系临床,看标本是否合格,确认无误后再审核;④异常的结果应根据制订的复检规则进行血涂片复查(复检要求可参考国际血液学委员会提出的显微镜复检的 41 条建议性标准);⑤如检测结果达到危急值,应及时通知临床,并做好相关记录。

(四)参考范围

由于不同血细胞分析仪的测定原理和方法不尽相同,国内对于仪器参考值的设置不协调,其来源也不一致,其测定结果及参考范围有所差异。以下采用手工法参考区间(表 5-1~ 表 5-3)。

表 5-1 红细胞及血红蛋白的参考值

人群	RBC/(×10¹²/L)	Hb/(g/L)
成年男性	4.0~5.5	120~160
成年女性	3.5~5.0	110~150
新生儿	6.0~7.0	170~200

表 5-2 HCT 的参考值

人群	Wintrobe 法	微量法
成年男性	0.42~0.49	0.467 ± 0.039
成年女性	0.37~0.48	0.421 ± 0.054
新生儿	0.47~0.67	

表 5-3 MCV、MCH、MCHC 参考值

人群	MCV/(fL)	MCH/(pg)	MCHC/(g/L)
成年人	82~94	27~31	320~360
1~3 岁	79~104	25~32	280~350
新生儿	86~120	27~36	250~370

（五）临床意义

1. 红细胞计数

（1）红细胞数增多

1）相对增多：水分丢失过多，血容量减少，单位体积全血红细胞升高。见于严重呕吐、腹泻、大量出汗、大面积烧伤、尿崩症等。

2）绝对增多：临床上称红细胞增多症，分为原发性和继发性红细胞增多，①原发性红细胞增多：常见于真性红细胞增多症、良性家族性红细胞增多症等。真性红细胞增多症是一种原因不明的克隆性造血干细胞疾病，红系细胞异常增殖，患者的红细胞可高达 $(7.0\sim10.0)\times10^{12}/L$，同时伴有中性粒细胞和血小板的增多。②继发性红细胞增多：多由于缺氧和红细胞生成素增加所致。生理性红细胞生成素代偿性增加，见于胎儿及新生儿、高山地区居民和登山运动员等。病理性增加，则见于严重的慢性心、肺疾患，如阻塞性肺气肿、肺源性心脏病等。

（2）红细胞数减少

1）生理性减少：见于婴幼儿及 15 岁以下的儿童，部分老年人，妊娠中、晚期等。

2）病理性减少：根据病因和发病机制不同分为红细胞生成减少、破坏和丢失过多。①红细胞生成减少：可见于骨髓造血功能减退如再生障碍性贫血、单纯红细胞再生障碍性贫血、抗肿瘤药物治疗以及 X 线、钴、镭核素照射等；造血原料不足常见铁、叶酸、$VitB_{12}$ 等物质的缺乏或者利用障碍，如缺铁性贫血、铁粒幼细胞性贫血、营养性巨幼细胞贫血、恶性贫血等。②红细胞寿命缩短或破坏增多：可见于红细胞内在异常，分为遗传性和获得性因素，前者见于红细胞膜缺陷（如遗传性球形红细胞增多症、遗传性椭圆形红细胞增多症、口形红细胞增多症等）、酶缺陷（如丙酮酸激酶缺陷症、葡萄糖 -6- 磷酸脱氢酶缺陷症即蚕豆病）和血红蛋白生成异常（如镰状细胞贫血、地中海贫血、不稳定遗传性疾病等），后者见于阵发性睡眠性血红蛋白尿；红细胞外在异常，可分为免疫性、机械性、化学与物理因素、感染和生物因素和脾功能亢进。③红细胞丢失：可见于急性失血性贫血和慢性失血性贫血。

2. 血红蛋白测定 血红蛋白的生理及病理变化与红细胞计数相似，由于红细胞平均血红蛋白含量不同，红细胞与血红蛋白的减少程度可不一致，但对贫血程度的判断上，血红蛋白测定更优于红细胞计数。Hb<120g/L（女性 <110g/L）为轻度贫血；Hb<90g/L 为中度贫血；Hb<60g/L 为重度贫血；Hb<30g/L 为极重度贫血。

3. 血细胞比容测定

（1）HCT 增高：常见于①血浆容量的减少，如各种病因所致的血液浓缩：剧烈呕吐、严重腹泻、大面积烧伤等；②红细胞增多，如真性红细胞增多症、缺氧、EPO 增多等。

（2）HCT 减低：常见于①血浆容量增加：妊娠、原发性醛固酮增多症及补液过多等；②红细胞减少，如各种贫血、出血。

（3）作为临床补液的参考：脱水患者尤其是婴幼儿其 HCT 均升高。补液时可将 HCT 作为监测指标，当 HCT 恢复正常，即表示血容量得到纠正。

4. 红细胞平均指数 MCV、MCH、MCHC 的主要意义在于贫血的分类和早期检测诊断贫血的原因，其在贫血分类中的意义见表 5-4。

表 5-4 根据红细胞平均值对贫血的分类

贫血形态学分类	MCV/fl	MCH/pg	MCHC/(g/L)	疾病
正细胞性贫血	80~92	27~31	320~360	急性失血和溶血性贫血、再生障碍性贫血
大细胞性贫血	>100	>34	320~360	叶酸、维生素 B_{12} 缺乏所引起的贫血
单纯小细胞性贫血	<80	<27	320~360	慢性炎症、慢性肝肾疾病性贫血
小细胞低色素性贫血	<80	<27	<320	慢性失血性贫血、缺铁性贫血及铁利用障碍性贫血

5. 网织红细胞计数　网织红细胞(Ret)是临床上用于反映骨髓红细胞造血的一项重要指标。

(1)骨髓红细胞造血功能:增多见于溶血性贫血、放疗和化疗后、红系无效造血等。减少见于再生障碍性贫血、单纯红细胞再生障碍性贫血等。

(2)贫血疗效的观察:贫血治疗过程中,如 Ret 增高,表明治疗有效。

(3)骨髓移植的监测指标:骨髓移植后 21d,如 $Ret>15 \times 10^9/L$,表示无移植并发症,若 $Ret<15 \times 10^9/L$,说明可能失败。

【白细胞计数及分类计数的检测】

（一）概述

人体外周血中的白细胞包括粒细胞、淋巴细胞和单核细胞,它们通过不同方式和机制消灭病原体、消除过敏原和参加免疫反应,是机体抵御病原微生物等异物入侵的主要防线。其中粒细胞根据胞质中颗粒的特点分为:中性、嗜酸性和嗜碱性粒细胞。中性粒细胞所占比例最大,具有黏附、趋化、吞噬和杀菌等功能;嗜酸性粒细胞除了黏附、趋化、吞噬等作用外,还具有杀伤细菌和寄生虫、调节超敏反应等功能;嗜碱性粒细胞主要参与超敏反应。淋巴细胞分成三大类:T 淋巴细胞、B 淋巴细胞和自然杀伤细胞(natural cell,NK)。T 细胞具有介导细胞免疫和免疫调节作用,B 细胞具有介导体液免疫、递呈抗原及免疫调节作用,NK 细胞在机体抗病毒和抗肿瘤方面起着重要作用。单核巨噬细胞具有强大的吞噬功能,参与杀菌、免疫及抗肿瘤作用。

（二）原理（血细胞分析仪法）

以流式细胞术和光散射技术为基础联合应用其他技术进行检测。仪器在排除红细胞干扰(如溶血或使红细胞成为"影细胞"等)的情况下,使单个细胞随着流体动力聚集的鞘流液通过激光照射的检测区时,从低角度和高角度两种角度检测散射光,前者又称前向散射光,主要反映细胞的数量和体积大小;后者又称高角度散射光,主要反映细胞内部结构;仪器综合高低角度散射光信息对细胞进行计数和分类。不同品牌的仪器联合应用不同的方法进行白细胞分类,其主要原理有:①容量、电导、光散射(VCS)技术;②多角度偏振光法技术;③阻抗、射频和特殊稀释液处理的联合应用技术;④光散射与核酸荧光染色技术的联合应用;⑤光散射和过氧化酶染色技术的联合应用。

（三）检测方法

检测方法,同红细胞检测。

（四）参考范围

白细胞计数无性别差异,手工法参考值范围为成人:$(4\sim10)\times10^9/L$;新生儿:$(15\sim20)\times10^9/L$;6 个月 ~2 岁:$(11\sim12)\times10^9/L$。白细胞分类计数见表 5-5。

表 5-5　成人白细胞分类计数参考值

细胞	比值	百分率 /%	绝对值 /(×10⁹/L)
中性杆状核粒细胞(Nst)	0.01~0.05	1~5	0.04~0.50
中性分叶核粒细胞(Nsg)	0.50~0.70	50~70	2.00~7.00
嗜酸性粒细胞(E)	0.005~0.05	0.5~5	0.05~0.50
嗜碱性粒细胞(B)	0~0.01	0~1	0~0.10
淋巴细胞(L)	0.20~0.40	20~40	0.80~4.00
单核细胞(M)	0.03~0.08	3~8	0.12~0.80

（五）临床意义

白细胞总数的增多或减少主要受中性粒细胞数量变化的影响,其临床意义参见白细胞分类计数中临床意义相关内容。

1. 中性粒细胞　由于中性粒细胞占白细胞总数的 50%~70%,其增高和减低直接影响白细胞总数的变化。两者增减的意义一般情况下是一致的,但也有不一致的情况,需具体问题具体分析。

(1)增多

1)生理性增多:外周血白细胞及中性粒细胞一天内不同时间存在着变化,下午较上午为高。剧烈运动、严寒和妊娠后期及分娩时,均可使其暂时性升高。初生儿外周血白细胞主要为中性粒细胞。到第6~9d逐渐下降至与淋巴细胞大致相等,以后淋巴细胞逐渐增多,整个婴儿期淋巴细胞数均较高,可达70%。到2~3岁后,淋巴细胞逐渐下降,中性粒细胞逐渐上升,到4~5岁两者又基本相等,形成中性粒细胞和淋巴细胞变化曲线的两次交叉。

2)病理性增多:在病理情况下,中性粒细胞增多可见于下列几种情况:①急性感染,特别是化脓性感染,是白细胞数及中性粒细胞增多最常见的原因。轻度感染时,白细胞总数可正常,但分类可见分叶核粒细胞增高;中度感染时,白细胞总数 $>10 \times 10^9$/L,可伴有轻度核象左移;严重感染时总数常明显增高,可 $>20 \times 10^9$/L,且伴有明显核左移和中毒改变。②严重的损伤或大量血细胞破坏:见于严重外伤、大面积烧伤、术后、心肌梗死和急性溶血等。③急性大出血:常达 20×10^9/L,常出现于红细胞数和血红蛋白量下降前。④急性中毒:见于急性化学物质,如铅、汞及药物等中毒;代谢性中毒,如糖尿病酮症酸中毒。⑤其他:如慢性粒细胞性白血病和各种恶性肿瘤的晚期。

(2)减少:可见于下列几种情况,①感染:见于革兰氏阴性杆菌,如伤寒、副伤寒杆菌感染及病毒感染,如流感时,如无并发症,白细胞均减少;②血液病:如再生障碍性贫血;③慢性理化损伤:长期电离辐射(X线)、长期服用某些化学药物(氯霉素)或长期接触某些化学物质(苯、铅等);④自身免疫性疾病:如系统性红斑狼疮;⑤脾功能亢进。

2. 淋巴细胞

(1)增多:主要见于①病毒或细菌所致的急性传染病:如风疹、流行性腮腺炎、传染性淋巴细胞增多症;②慢性感染:如结核病;③肾移植术后如发生排斥反应时,于排斥前期,淋巴细胞的绝对值增高;④淋巴细胞白血病、白血病性淋巴肉瘤;⑤再生障碍性贫血、粒细胞缺乏症,由于中性粒细胞显著减少,导致淋巴细胞比值相对增高。

(2)减少:主要见于长期接触放射线及应用肾上腺皮质激素时。严重化脓性感染时,由于中性粒细胞显著增加,导致淋巴细胞比值相对减低。

3. 单核细胞 正常儿童外周血中的单核细胞较成人稍多,平均为9%,出生后2周的新生儿可呈生理性单核细胞增多,可达15%或更多。单核细胞增多可见于①感染:如亚急性感染性心内膜炎、疟疾、活动性肺结核等;②血液病:如单核细胞白血病、恶性组织细胞病和淋巴瘤等。

4. 嗜酸性粒细胞

(1)生理变化:在劳动、寒冷、饥饿、精神刺激等情况下,嗜酸性粒细胞减少。因此,正常人嗜酸性粒细胞白天较低,夜间较高。上午波动较大,下午比较恒定。

(2)病理变化:

1)增多见于①过敏性疾病:如支气管哮喘、食物过敏、荨麻疹等;②寄生虫原虫感染:如钩虫病、绦虫病、包囊虫病等;③皮肤病:如银屑病、湿疹、疱疹样皮炎等;④血液病:如慢性粒细胞白血病;⑤传染病:如猩红热;⑥恶性肿瘤,如霍奇金病。

2)减少见于伤寒、副伤寒、手术后严重组织损伤以及长期应用肾上腺皮质激素后。

3)嗜酸性粒细胞计数的其他应用:观察急性传染病的预后和观察大手术和烧伤患者的预后。

5. 嗜碱性粒细胞 增多常见于慢性粒细胞白血病、溃疡性结肠炎、超敏反应等。

6. 白细胞形态的异常与疾病的关系

(1)中性粒细胞的毒性变化:在某些物理、化学及生物学(特别是严重化脓性感染)等致病因素的作用下,中性粒细胞可产生中毒性改变,常见下列形态学的改变:大小不均、中毒颗粒、空泡、Dohle bodies、核变性、核溶解,上述这些毒性变化可单独出现,亦可同时出现。观察中性粒细胞的毒性变化,对估计疾病的预后有一定帮助。

(2)中性粒细胞的核象变化:中性粒细胞的核象反映粒细胞的成熟程度,而核象变化则可反映某些疾病的病情和预后。

1)核左移:正常时外周血中性粒细胞以 3 分叶居多,杆状核与分叶核之间的正常比值为 1:13,如杆状核粒细胞增多,或出现杆状核以前更幼稚阶段的粒细胞,称核左移。常见于感染,尤其是化脓性细菌引起的急性感染,核左移时常伴有明显的中毒颗粒、空泡变性、核变性等毒性改变。也可见于急性中毒、急性溶血、急性失血等。核左移伴有白细胞总数增高者称再生性核左移,表示机体的反应性强,骨髓造血功能旺盛,能释放大量的粒细胞至外周血中;核左移伴白细胞总数不增高或减低称退行性核左移,表示机体的反应性差,骨髓释放受抑制。核左移分为轻、中、重三度。杆状核粒细胞 >6%,称轻度左移;杆状核粒细胞 >10% 并伴有少数晚幼粒细胞者为中度核左移;杆状核粒细胞 >25% 并出现更幼稚的粒细胞时,为重度核左移。

2)核右移:病理情况下,中性粒细胞的分叶过多,若 5 叶者超过 3% 时,称核右移。此时常伴有白细胞总数减少。核右移是由于造血物质缺乏,使脱氧核糖核酸合成障碍或造血功能减退所致。主要见于营养性巨幼细胞贫血、恶性贫血和应用抗代谢药物治疗后。在炎症的恢复期,可出现一过性核右移现象,如在疾病进行期突然出现核右移,则提示预后不良。

(3)淋巴细胞形态学变化:反应性淋巴细胞,在传染性单核细胞增多症、流行性出血热等病毒感染或过敏原等因素刺激下,可使淋巴细胞增生,并出现某些形态学变化,称反应性淋巴细胞。反应性淋巴细胞中的异型淋巴细胞,Downey 将其按形态特征分为三型,正常人外周血中偶见此种细胞,但不超过 2%。在传染性单核细胞增多症时,异型淋巴细胞可高达 10% 以上。

Ⅰ型(空泡型):亦称浆细胞型,最多见。胞体比正常淋巴细胞稍大,多为圆形。核呈圆形、椭圆形或不规则形,常偏位。染色质粗糙,呈粗网状或小块状,排列不规则。胞质较丰富,染深蓝色,含空泡或呈泡沫状。

Ⅱ型(不规则型):亦称单核细胞型。胞体较大,外形不规则,似单核细胞,可有多个伪足。核圆形或不规则形,染色质较粗糙致密。胞质量丰富,染淡蓝或灰蓝色,有透明感,边缘处着色较深蓝色。可有少数嗜天青颗粒,一般无空泡。

Ⅲ型(幼稚型):亦称未成熟细胞型。胞体较大,核呈圆形或椭圆形,染色质细致呈网状排列,似幼稚细胞,可见 1~2 个核仁。胞质量较少,染深蓝色,多无颗粒,一般无空泡。

【血小板计数及相关参数的检测】

(一)概述

血小板(PLT)是由骨髓中成熟的巨核细胞(megakaryocyte)的胞质分割而生成。外周血液中血小板的数量受血小板生成素(thrombopoietin,TPO)的调节。

血小板能借助其黏附、聚集和分泌功能参与主要涉及血管和血小板的一期止血(primary hemostasis)过程,然后通过其分泌多种促凝因子、提供血液凝固催化表面及血块收缩作用,促进血液凝固。因此,血小板在止血与凝血,以及在动脉粥样硬化、炎症反应和免疫反应等病理生理过程中起重要作用。血小板计数的适应证为:不明原因的出血;排除出血性疾病;监测患者的化疗和放疗过程;疑为骨髓疾病(全骨髓萎缩、骨髓增生);疑为血小板破坏增加、血小板消耗过多或反应性血小板增多。

(二)原理

血小板检测与红细胞检测共用同一通道,不同的仪器其检测原理也不同,主要有鞘流电阻抗法、流式细胞核酸染色联合光散射法、单克隆抗体荧光染色法等。

(三)检测方法

检测方法,同红细胞检测。

(四)参考范围

血小板参考值无性别、年龄差异,手工法参考值范围为 $(100\sim300)\times10^9/L$。

(五)临床意义

1. 生理性变化

(1)日间变化:正常人血小板下午比早晨高,剧烈运动或饱餐后较高。血小板数在一天之内约有 6%~10% 的增减。

(2)月经前较低,月经后增高。

(3)妊娠中晚期增高,分娩后降低。如产后出血,则分娩后降低不明显。

(4) 季节变化:春季较冬季低。

(5) 地域变化:平原居民较高原居民低。

2. 病理性变化

(1) 血小板增多:是指外周血中血小板数 >400×10⁹/L。常见于,①原发性血小板增多症;②骨髓增生性疾病:如真性红细胞增多症、慢性粒细胞白血病、部分骨髓增生异常综合征患者等;③感染和出血:如急性化脓性感染、外科手术、急性大出血、急性溶血等;④其他:如烧伤、心脏疾病、肝硬化及肾衰等。不明原因的血小板增多者,约 50% 来源于恶性疾病。

(2) 血小板减少:是指外周血中血小板数 <100×10⁹/L。常见于,①血小板生成减少:如急性白血病、再生障碍性贫血、急性放射病和恶性肿瘤骨髓转移等;②血小板破坏增多:常见于原发性血小板减少性紫癜(ITP)、脾功能亢进和某些自身免疫性疾病;③血小板消耗过多:如 DIC 等;④遗传性疾病:如巨大血小板综合征、新生儿血小板减少症等。

（莫　非）

第二节　尿液分析(尿常规检验)

尿液是血液经过肾小球滤过、肾小管和集合管的重吸收和排泌所产生的终末代谢产物,尿液的组成和性状可反映机体的代谢状况,并受机体各系统功能状态的影响。尿液检验又称尿液分析(urinalysis),是一简便、安全、无创伤性的常规检验项目,是运用理学、化学、显微镜及分析仪(渗透压仪、折射率仪、尿液分析仪及流式细胞仪)等手段对尿液进行分析。对泌尿系统疾病、肝脏疾病、代谢性疾病(如糖尿病)的诊断、治疗及疗效监测有重要价值。

尿常规检测主要包括尿液理学和化学检验,其中理学检验包括尿量、颜色和透明度、气味、比重和尿渗量等,化学检验包括酸碱度、蛋白质、葡萄糖、酮体、尿胆红素、尿胆原以及尿亚硝酸盐等。随着先进检验技术的应用,尿液分析仪已成为临床实验室最常用和最重要的检测仪器,具有操作简便、检测迅速、精密度高、结果偏差少和使用安全等特点,应用于临床的尿液分析仪有两类——尿干化学分析仪和尿沉渣分析仪。

【尿液理学检查】

(一) 概述

尿液的理学检查包括尿液量、颜色、透明度及比重。

1. 尿量　是指 24h 内排出体外的尿液总量,有时也指每小时排出的尿液量。尿量的变化主要取决于肾小球的滤过、肾小管的重吸收和肾脏浓缩 - 稀释功能,也受精神因素、饮水量、活动量、年龄、药物应用和环境(气温、湿度)等因素的影响。因此,即使是健康人 24h 尿量的变化也较大。小儿尿量按 ml/kg 体重计算,明显高于成人。

2. 颜色和透明度　正常人尿液因含有尿色素、尿胆素、尿胆原及卟啉等物质,肉眼观察多呈淡黄色或橘黄色,病理情况下可呈不同的颜色。尿液颜色的改变也受食物、药物和尿量的影响。正常尿液清晰透明。由于含有少量上皮细胞、蛋白等物质,尿液放置后可见微量絮状沉淀。尿液浑浊度与某些盐类结晶、尿液酸碱度、温度改变有关,还与含有混悬物质的种类和数量有关。

3. 尿比重　尿比重是指在 4℃条件下尿液与同体积纯水的重量之比,尿比重又称尿比密,常用比重计检测。尿比重与尿液的溶质成正比,受年龄、饮水量、排尿量、出汗量及饮食、气温的影响。尿比重的高低因尿中水分、盐类及有机物的含量与溶解度而异,与尿中溶质(氯化钠等盐类、尿素、肌酐)的浓度成正比。尿比重在一定程度上反映了肾脏的浓缩和稀释功能。

(二) 原理

通过用肉眼观察、判断尿液的颜色、透明度等。尿比重采用尿液干化学分析仪法。

（三）检测方法

1. 操作　将新鲜尿液收集在一次性尿杯中,装入 10ml 尿液专用刻度离心管,肉眼仔细观察尿液的颜色及透明度。

2. 结果报告

（1）尿液的颜色,以淡黄色、深黄色、红色、淡红色、乳白色、浓茶色、咖啡色等报告。

（2）尿液的透明度,以透明、微浑、浑浊等报告。

（四）参考范围

健康人尿液颜色和透明度:淡黄色、透明。

（五）临床意义

尿液颜色和透明度可随生理或病理性因素而变化。

1. 生理变化　①大量饮水、寒冷时尿量增多则尿色淡;饮水少、运动、出汗等时尿量少而尿色深。食用大量胡萝卜、木瓜等可使尿液呈深黄色,食用芦荟则尿液呈红色。②女性月经血污染也可使尿液呈红色。③药物对尿液颜色也有一定的影响。

2. 病理变化

（1）血尿:尿液内含有一定量的红细胞时称血尿（hematuria）。由于出血量不同,尿液外观可呈淡红色云雾状、洗肉水样或混有血凝块。每升尿液所含血量超过 1ml 即可出现淡红色,称肉眼血尿（macroscopic hematuria）。在排除女性月经血的污染之外,引起血尿的原因见于:①泌尿系统疾病:肾结核、肾肿瘤、肾或泌尿道结石、急性肾小球肾炎、肾盂肾炎、膀胱炎。②生殖系统疾病:如炎症、肿瘤、出血（如前列腺炎、输卵管炎、宫颈癌等）。尿三杯试验可估计血尿来源（出血部位）。③出血性疾病:如血小板减少性紫癜、血友病等。④药物影响。⑤其他:如感染性疾病、结缔组织疾病、心血管疾病、内分泌代谢疾病、某些健康人剧烈运动后的一过性血尿等。

（2）血红蛋白尿:血管内溶血时血浆游离血红蛋白增多,超过珠蛋白结合能力（约 1.3g/L）,因其相对分子质量较小,可通过肾小球滤出而形成血红蛋白尿。尿液呈暗红色、棕红色,甚至酱油色,隐血试验阳性,镜检无红细胞,常见于蚕豆病、阵发性睡眠性血红蛋白尿（PNH）及血型不合的输血反应、阵发性寒冷性血红蛋白尿（paroxysmal cold hemoglobin,PCH）、行军性血红蛋白尿、免疫性溶血性贫血等。

（3）胆红素尿:含有大量结合胆红素的尿液称胆红素尿,外观呈深黄色,常见于梗阻性黄疸及肝细胞性黄疸。但尿液不宜放置过久,否则胆红素易被氧化为胆绿素使尿液变为棕绿色。

（4）乳糜尿:由于泌尿系统淋巴管破裂或深部淋巴管阻塞致使乳糜液或淋巴液进入尿液中。乳糜尿常见于丝虫病,也可见于结核、肿瘤、肾病综合征、肾小管变性、胸腹部创伤或某些原因引起肾周围淋巴循环受阻,如肾盂或输尿管破裂时,淋巴管阻塞而致乳糜液进入尿液。

（5）脓尿和菌尿:如尿内含有大量脓细胞或细菌等炎性渗出物时,排出的新鲜尿即可浑浊。

（6）结晶尿:正常人尿液含有因食物代谢产生的钙、磷、镁、尿酸等物质形成的结晶。这类浑浊尿可通过加热、加酸进行鉴别。如果患者长期排出盐类结晶尿,则易导致感染或形成结石,应进行临床干预。

（7）尿液无色或黄色变浅:常见于尿崩症、糖尿病等。

【尿液化学检查】

（一）概述

人的泌尿系统包括肾、输尿管、膀胱和尿道等部分,是机体排泄代谢终产物和多余水分的重要系统,对控制体液各成分浓度、保持组织液的电解质与水的平衡十分重要。肾通过形成尿液排泄不挥发性的代谢废物、异物,同时维持体内水、盐代谢及酸碱平衡,以保证新陈代谢的正常进行。由于血液与全身各组织、器官的密切关系,因此任何系统的病变影响血液成分或肾脏功能时,均可以引起尿液成分的改变,如内分泌及代谢疾病,肝胆疾病,血液系统疾病等。

（二）原理（尿液干化学分析仪法）

临床常用的尿液分析仪检测试带主要包括 pH、比重、蛋白质、葡萄糖、白细胞、隐血、酮体、亚硝酸盐、胆红素、尿胆原 10 个项目。随着临床需要和技术进步,其他一些项目（如 Vit C、肌酐等）也有增加或使用。

试剂条内包含有能与尿液中相应成分发生反应的化学物质,当尿液中成分与各检测模块发生化学反应时,试带发生颜色变化,颜色的深浅与光的吸收和反射相关,也与尿液中相应的被检成分的浓度成比例关系,吸收光值越大,反射光值越小,其被检物的浓度越高。

（三）检测方法

各类仪器操作步骤不尽相同,操作前仔细阅读仪器操作说明书,建立标准操作程序并按此程序进行操作。

（四）参考范围

健康人在常规饮食情况下,尿液干化学仪各项目参考区间见表 5-6。

表 5-6　干化学分析仪检测项目参考区间

测定项目	参考区间	测定项目	参考区间
酸碱度（pH）	4.5~8.0	尿胆红素（BIL）	阴性
蛋白质（PRO）	阴性	尿胆原（URO）	阴性或 ±
比重（SG）	1.015~1.025	隐血（BLO）	阴性
葡萄糖（GLU）	阴性	白细胞酯酶（LEU）	阴性
酮体（KET）	阴性	维生素 C（VitC）	20~100mg/L
亚硝酸盐（NIT）	阴性		

（五）临床意义

尿液化学检验项目临床意义见表 5-7。

表 5-7　尿液干化学分析仪检测的临床应用

指标	临床应用
比重（SG）	监测泌尿系统结石患者尿液的物理变化。
酸碱度（pH）	1. 了解体内的酸碱平衡 2. 监测 pH 变化 3. 检测 pH 变化对试剂带其他模块反应的影响
蛋白质（PRO）	1. 健康体检,筛检早期患者 2. 主要用于肾脏疾病的诊断、治疗观察、预后判断,监测尿蛋白的变化
葡萄糖（GLU）	1. 健康体检,筛检早期患者 2. 用于尿糖检测 3. 监测糖尿病患者和孕妇尿糖的变化
酮体（KET）	监测糖尿病酮症酸中毒和其他酮症的情况
胆红素（BIL）	1. 健康体检,筛检早期患者。 2. 鉴别黄疸 3. 作为对肝脏有毒的化学药品中毒的检验项目
亚硝酸盐（NIT）	用于菌尿症的筛检
尿胆原（URO,UBG）	1. 健康体检,筛检早期患者 2. 鉴别黄疸 3. 作为对肝脏有毒的化学药品中毒的检验项目
白细胞（WBC,LEU）	用于泌尿系统感染的检测
红细胞（RBC,ERY,OB）	1. 健康体检,筛检早期患者 2. 泌尿系统疾病检测 3. 血管内溶血疾病的检测

【尿液有形成分检查】

(一) 概述

尿有形成分 (尿沉渣) 是来自肾脏或尿道脱落、渗出的细胞和肾脏发生病理改变而形成的各种管型、结晶、以及感染的微生物、寄生虫等。通过尿有形成分检验可以了解泌尿系统各部位的变化,对泌尿系统疾病的定位、诊断、鉴别诊断及预后判断等有重要意义,同时也可发现在一般性状检查或化学试验中不能发现的病理变化,对减少漏诊、误诊有重要的意义。

目前,尿沉渣检验有传统的显微镜法和尿沉渣自动分析仪法,显微镜检验可采用经离心后尿液直接涂片进行检查,也可以采用尿液有形成分分析仪即数字影像拍摄、图像识别分析与处理技术、流式细胞术、光散射等技术和原理对尿液中细胞、管型、结晶、细菌等有形成分进行分析,还可根据临床病情需要选择普通光学镜检法、暗视野显微镜法、相差显微镜法、偏振光显微镜法、扫描电镜法、透视电镜法或染色法 (组织化学染色法、荧光抗体染色、酶免疫化学染色法等) 等不同方法进行检查。

(二) 原理 (尿液有形成分自动分析仪法)

该仪器主要有两类,一类是基于显微镜影像分析原理,另一类是基于流式细胞技术分析原理。前者是利用机器视觉技术和自动显微镜影像分析原理,对尿液有形成分进行检测,后者是集半导体激光技术、鞘流技术和核酸荧光染色技术为一体的尿液有形成分分析系统,其检测特点是短时间内快速检测分析尿液中的有形成分,并通过收集、储存和处理数据,进行多参数的定量分析。

(三) 检测方法

各类仪器操作步骤不尽相同,操作前仔细阅读仪器操作说明书,建立标准操作程序并按此程序进行操作。

(四) 参考范围

各个仪器参考值不一样,手工离心镜检法参考值为:红细胞 0~3/HPF,白细胞 0~5/HPF,管型 0~ 偶见 /LPF,上皮细胞和结晶可见。

(五) 临床意义

1. 红细胞　离心后的尿液中如果每高倍镜视野 (HPF) 可见 1~2 个红细胞即为异常,称血尿 (hematuria)。肉眼外观未能见到血色,而镜下红细胞 >3/HPF,称镜下血尿 (microscopic hematuria)。根据尿液红细胞的形态可将血尿分为 3 种,即非均一性红细胞血尿、均一性红细胞血尿和混合性血尿。

(1) 非均一性红细胞血尿:常伴有尿蛋白质增多和颗粒管型、红细胞管型、肾小管上皮细胞等,见于急性或慢性肾小球肾炎、肾盂肾炎、红斑狼疮性肾炎、肾病综合征。

(2) 均一性红细胞血尿:以红细胞增多为主,而蛋白质不增多或增多不明显,见于暂时性镜下血尿、泌尿系统疾病、生殖系统疾病和其他各种原因引起的出血性疾病等。

2. 白细胞　每高倍视野大于 5 个即为白细胞尿,新鲜尿液中白细胞主要为中性粒细胞,也可出现淋巴细胞和单核细胞。活的中性粒细胞在尿液中有运动和吞噬能力,能吞噬细菌、真菌、红细胞、胆红素结晶等。

尿液中白细胞增多主要见于泌尿系统炎症:①肾盂肾炎、膀胱炎、尿道炎、前列腺炎等疾病的急性期;②肾移植术后、慢性炎症、新月形肾小球肾炎、应用抗生素和抗癌药物引起的间质性肾炎以淋巴细胞、单核细胞为主;③过敏性炎症、变态反应性疾病引起的泌尿系统炎症可见嗜酸性粒细胞增多,急性肾小管坏死时单核细胞减少或消失;④女性生殖系统炎症分泌物污染尿液时,也可见白细胞增多。

3. 上皮细胞　尿液中的上皮细胞来源于肾小管、肾盂、肾盏、输尿管、膀胱和尿道等,按组织学和形态学进行分类有肾小管上皮细胞、移行上皮细胞 (表层移行上皮细胞、中层移行上皮细胞、底层移行上皮细胞) 和鳞状上皮细胞。

(1) 肾小管上皮细胞:尿液出现肾小管上皮细胞多见于肾小管病变,肾小管上皮细胞可发生脂肪变性,胞质内有较多的脂肪颗粒,称脂肪颗粒细胞;肾小管上皮细胞内出现微褐色的含铁血黄素颗粒,普鲁士蓝染色为蓝色的颗粒,称含铁血黄素颗粒细胞,提示血管内溶血所致的血红蛋白尿、肾慢性出血、肾梗死、慢性心力衰竭等。

(2)移行上皮细胞:移行上皮细胞增多提示相应部位的病变,如膀胱炎时可见大量的大圆上皮细胞;肾盂肾炎时可见大量尾形上皮细胞。

(3)鳞状上皮细胞:正常尿液中可见少量鳞状上皮细胞,如大量增多并伴有白细胞增多,则提示有炎症。女性患者则应排除阴道分泌物混入的位于阴道表层的扁平上皮细胞。

4. 吞噬细胞 尿液的吞噬细胞可见于泌尿系统的急性炎症,如急性肾盂肾炎、膀胱炎、尿道炎等,且常伴白细胞增多,并伴有脓细胞和细菌。尿液吞噬细胞的多少常与炎症程度有密切关系。

5. 管型 管型是蛋白质、细胞及其崩解产物在肾小管、集合管内凝固而成的圆柱形聚体,是尿沉渣中最有诊断价值的病理性成分。由于组成管型的成分不同,尿液中可见到形态各异的管型,管型类型、性质对各种肾炎的判断有重要的参考意义。管型有透明管型、颗粒管型、细胞管型、蜡样管型、脂肪管型和宽大管型(肾衰竭管型),不同类别管型的出现均提示肾脏有损害。

【尿液分析的临床应用评价】

(一)概述

尿液检查对泌尿系统疾病及其他系统疾病如糖尿病、黄疸性疾病、急性胰腺炎、多发性骨髓瘤等疾病的诊断及疗效观察具有重要价值,在临床上应用广泛。

(二)泌尿系统疾病

1. 泌尿系统感染 根据感染的部位可分为上尿路感染和下尿路感染,前者是指肾盂肾炎,后者主要是指膀胱炎、尿道炎。急性期患者多有尿频、尿急、尿痛等膀胱刺激症状,尿液检查中与感染有关的项目包括透明度、亚硝酸盐、蛋白质、白细胞(白细胞酯酶)、红细胞(隐血)等,这些指标出现异常,有助于泌尿系统感染的诊断。

(1)急性肾盂肾炎:泌尿系统最常见的感染性疾病,患者有不同程度的畏寒、发热、腰痛、尿频和尿急等膀胱刺激症状。尿液检查:外观常呈不同程度混浊,偶见微量蛋白尿,尿白细胞增多,红细胞多少不定,形态均一,常可发现白细胞管型。尿液经结晶紫、沙黄染色检查,可找到闪光的含脂肪颗粒细胞,亚硝酸盐还原试验可阳性。

(2)慢性肾盂肾炎:除急性复发者外,一般症状轻微或无任何症状。尿液检查:呈间歇性异常,外观可浑浊,蛋白常为 +~+++,镜检除白细胞增多外,红细胞一般量少、形态均一,可出现透明管型、颗粒管型和白细胞管型。

(3)膀胱炎、尿道炎:患者有发热、尿频、尿急、尿痛等症状。尿液检查:外观浑浊可有絮状沉淀,蛋白量不多,为组织性蛋白尿。镜检白细胞大量增多,无管型,红细胞一般少量且形态均一。

2. 肾小球肾炎 是指各种病因引起双侧肾脏弥漫性或局灶性不同病理改变的肾小球病变,临床症状以水肿、高血压、血尿和蛋白尿为主要表现。尿液检查中与肾脏疾病有关的项目包括颜色、透明度、酸碱度、比重、隐血或红细胞、白细胞、管型、蛋白质等,这些项目有助于肾脏疾病的诊断和鉴别诊断。

(1)急性肾小球肾炎:患者有水肿、高血压、尿量减少,甚至无尿等症状。尿液检查:外观呈浑浊、可有肉眼血尿,95% 病例呈持续轻、中等度蛋白尿,镜检可见大量红细胞(形态呈非均一性),白细胞亦常增多,可见透明管型、颗粒管型、红细胞管型和上皮细胞管型。

(2)慢性肾小球肾炎:病变累及肾小球和肾小管,是一组常见的肾脏疾病,临床表现有不同程度贫血、轻度水肿和持续性高血压。尿液检查:尿蛋白常为 +~+++,多属混合性蛋白尿,镜检红细胞增多,常呈镜下血尿(形态非均一性),白细胞一般少量,但并发尿路感染时,白细胞可增多,可见大量透明管型、颗粒管型和细胞管型,可出现蜡样管型、脂肪管型。

3. 肾病综合征 是由多种原因和多种病理类型引起的肾小球疾病中的一组临床综合征,临床表现以大量蛋白尿、低蛋白血症、水肿伴或不伴有高脂血症为特征。尿液检查:蛋白含量很高,定性多为 +++~++++,病变早期滤过膜改变不严重,滤出的大分子量蛋白较少,尿中以中、小分子蛋白为主,即滤过膜对蛋白质的滤出尚有选择性,此时排出的蛋白尿称选择性蛋白尿,病变加重时,IgG、IgM 等大分子量蛋白也大量滤出。镜检时红细胞和白细胞少见,可见颗粒性管型、透明管型和脂肪管型。由于肾病综合征发病原因不同,病程轻重亦各异,因此尿液也有各种变化。

4. 其他肾脏疾病 肾结核、肾结石、泌尿系肿瘤、肾移植术后等均可引起尿液成分的改变,可表现为血尿、白细胞尿、蛋白尿。肾移植术后如尿中以淋巴细胞为主或同时出现肾小管上皮细胞和闪光细胞,提示排斥反应的发生。常见泌尿系统疾病的尿液改变见表5-8。

表5-8 常见泌尿系统疾病的尿液改变

病名	蛋白定性	红细胞	白细胞	管型
急性肾小球肾炎	+~++	变形红细胞	增多	细颗粒和透明管型,红细胞和肾上皮细胞管型亦可见
慢性肾小球肾炎	+~+++	变形红细胞	少量	常见透明、颗粒管型,可见脂肪,蜡样管型
急性肾盂肾炎	±~++	多少不一,形态正常	增多	白细胞管型
慢性肾盂肾炎	±~++	多少不一,形态正常	增多	透明、白细胞、颗粒管型
肾病综合征	+++~++++	少量,形态可异常	少量	颗粒、透明和脂肪管型。
膀胱炎、尿道炎	±~+	一般少,有出血者增多,形态正常	增多	一般无,偶见透明管型

(三)糖尿病

糖尿病肾病是糖尿病患者主要的并发症之一。糖尿病时,尿液检查尿糖可呈阳性,比重可能降低,但肾糖阈增高时,即使血糖达到糖尿病诊断标准,尿糖可呈阴性。因此,尿糖不能作为糖尿病的诊断标准。糖尿病酸中毒时或昏迷时,尿酮体阳性,其报告有临床诊断价值。

尿液中微量清蛋白检测可提示糖尿病肾病的出现及分期,同时检测尿肌酐,计算尿清蛋白/肌酐比值,可用作早期糖尿病肾病的预测指标,糖尿病肾病的尿液检测结果与慢性肾小球损害相似。

(四)黄疸

黄疸是高胆红素血症的临床表现,即血中胆红素浓度增高使巩膜、皮肤、黏膜以及其他组织和体液发生黄染的现象。黄疸时,尿液颜色、尿胆红素及尿胆原检查对黄疸的诊断和鉴别诊断有一定价值,见表5-9。

表5-9 黄疸时血、尿及粪便相关检查结果变化

标本	指标	正常	溶血性黄疸	肝细胞性黄疸	梗阻性黄疸
血液	总胆红素	N	↑	↑	↑
	间接胆红素	N	↑	↑	N/↑
	直接胆红素	N	↑/N	↑	↑
尿液	颜色	浅黄色	深黄	深黄	深黄
	尿胆原	−/±	++	+	−/↓
	胆红素	−	−	+	+
粪便	颜色	黄褐色	深色	黄褐色/变浅	变浅/白陶土色
	粪胆素	N	↑	N	↓/−

N:正常 −:阴性 ±:弱阳性 +:阳性

(五)安全用药

肾脏是机体的主要排泄器官,容易受到药物的影响。一些药物可对肾脏产生直接毒性作用或通过过敏反应造成肾脏损伤。某些抗生素类如庆大霉素、卡那霉素、多黏菌素B、磺胺,抗肿瘤药如顺铂、氨甲蝶呤,解热镇痛药如非那西丁、阿司匹林,违禁药品如海洛因等均对肾脏有一定毒性作用,用药前及用药过程中随时观察尿液成分的改变,确保用药安全。

（六）中毒与职业病

大多数重金属化合物（如铅、镉、铋、汞等）都有肾毒性，均可引起肾损害。短期大量摄入引起急性肾脏病变，长期小量接触，会发生慢性肾脏病变。检验尿液中重金属排出量及其他尿液成分的异常，对劳动保护与职业病的诊断及预防有一定价值。

（七）健康评估

收集尿液标本方便、对人体无害，通过尿液分析可以筛查有无泌尿系统、肝胆系统疾病和代谢性疾病（如糖尿病）等，有助于发现亚健康人群，以达到早期诊断、早期预防、早期治疗的目的，提高生活质量。

（莫　非）

第三节　粪便常规检验

粪便是食物在体内被消化吸收营养成分后剩余的产物，其成分较为复杂。粪便检验（stool test）对许多疾病，特别是寄生虫病、消化系统疾病的诊断以及消化道肿瘤的过筛有重要的临床价值，是临床上最常见的检验项目之一。

粪便检验的主要目：①了解消化道以及肝脏、胆道、胰腺等附属消化器官有无炎症、出血、溃疡、肿瘤及寄生虫感染等；②根据粪便的性状与组成了解消化状况，借以间接判断胃肠、肝胆、胰腺的功能状态；③分析有无肠道致病菌，以协助诊断肠道传染病。

粪便检查内容主要包括：①一般检查（粪便常规）：包括理学检查和显微镜检查；②特殊检查：包括粪便隐血试验、胆色素及脂肪检查等化学检查和病原生物学检查等。在传统检验项目的基础上，现代粪便检验引入了免疫学技术、分子生物学技术和自动化检验技术等，为粪便的病原生物学、细胞学检验提供了灵敏度和特异性高的方法。

【粪便理学检查】

（一）概述

粪便的理学检查包括量、颜色和性状及观察有无寄生虫。粪便量随食物种类、食量及消化器官功能而异，一般情况下对粪便量不进行检查和报告，医生在问诊时要求询问和了解患者粪便量的多少和次数。健康人粪便呈黄褐色，婴儿粪便因含未转变的胆绿素而呈黄绿色或金黄色。粪便颜色易受食物及药物等因素影响。

健康成人粪便为成形柱状软便，病理情况下，粪便性状可发生黏液便、鲜血便、脓便及脓血便、柏油样便等改变。如果有寄生虫感染，肉眼就能在粪便中发现较大的虫体有蛔虫、蛲虫、绦虫节片等。较小的虫体将粪便过筛冲洗后可发现，常见的有钩虫、鞭虫等；绦虫患者驱虫后，应仔细查找头节。

（二）原理（肉眼观察法）

粪便一般性状检查主要通过肉眼观察法，用竹签挑取新鲜粪便内、外多处，仔细观察其颜色、性状、有无脓血及黏液、有无寄生虫体、节片和异物等，必要时将粪便淘洗后再仔细检查有无寄生虫体。根据观察到的具体情况准确报告。

（三）检测方法

1. **操作**　取蚕豆大小或1勺（专用粪便勺）新鲜粪便收集在专用粪便杯中观察。

2. **结果报告**

（1）粪便的颜色：肉眼观察粪便后，根据所见颜色可报告为黄色、褐色、灰白色、绿色、红色、柏油样等。

（2）粪便的性状：肉眼观察后，根据粪便具体情况可报告为软、硬、糊状、泡沫样、稀汁样、血水样、血样、黏液血样、黏液脓样等。

（四）参考范围

健康人粪便呈黄褐色，婴儿粪便因含未转变的胆绿素而呈黄绿色或金黄色。

健康人粪便为成形柱状软便,婴儿粪便较稀软。

（五）临床意义

粪便颜色及性状改变的临床意义见表 5-10 和表 5-11。

表 5-10　粪便颜色改变及可能的原因

颜色	食物原因或药物原因	病理原因
鲜红色	服用西红柿和西瓜	肠道下段出血,如痔、肛裂、直肠癌等
暗红色	食用大量咖啡、可可、巧克力等	阿米巴痢疾、肠套叠等
灰白色	钡餐造影服用硫酸钡,食入脂肪过量或金霉素	胆道梗阻、肠结核
绿色	食用大量绿色蔬菜或甘汞	乳儿肠炎因胆绿素来不及转变为粪胆素呈绿色
黑色	食用铁剂、动物血、肝脏、活性炭及某些中药	上消化道出血
黄色	乳儿便,服用大黄、山道年	胆红素未氧化及脂肪不消化

表 5-11　粪便性状改变及临床意义

粪便	特点	临床意义
稀汁便	脓样,含有膜状物	假膜性肠炎
	洗肉水样	副溶血性弧菌食物中毒
	红豆汤样	出血性小肠炎
	稀糊或稀汁样	急性（胃）肠炎
米泔样便	白色淘米水样,含有黏液片块,量多,脓细胞少见	霍乱、副霍乱
黏液便	小肠病变,黏液混于粪便中,大肠病变黏液附着在粪便表面	肠道炎症或受刺激、肿瘤或便秘、某些细菌性痢疾
溏便	粥样、内容粗糙	消化不良、慢性胃炎、胃窦潴留
胨状便	黏胨状、膜状或纽带状物	过敏性肠炎、慢性细菌性痢疾
鲜血便	鲜红色,滴落于排便之后或附在粪便表面	直肠癌、直肠息肉、肛裂或痔疮
脓血便	脓样、脓血样、黏液血样、黏液脓血样。阿米巴性痢疾的粪便呈稀果酱样,暗红色,有特殊的腥味,以红细胞为主。菌痢时以黏液及脓细胞为主	细菌性痢疾、阿米巴痢疾、结肠癌、肠结核、溃疡性结肠炎
乳凝块	黄白色乳凝块或蛋花样	婴儿消化不良、婴儿腹泻
变形便	球形硬便	习惯性便秘、老年人排便无力
	细条、扁片状	肠痉挛、直肠或肛门狭窄
	细铅笔状	肠痉挛、肛裂、痔疮、直肠癌

【粪便显微镜检查】

（一）概述

粪便显微镜检查是粪便常规检查中最重要的检查内容,通过显微镜检查可以发现粪便中的病理有形成分。最常用的方法是生理盐水直接涂片法。随着检验技术的发展,粪便沉渣自动分析仪在临床的应用已逐渐普及,仪器在整个检测过程中完全密闭符合生物安全要求,检测的项目全面、检测速度快、检测的结果较准确。

（二）原理（手工显微镜法）

将粪便与生理盐水混合制成涂片,显微镜下观察其有形成分变化。

（三）检测方法

1. **制备涂片** 取洁净载玻片 1 张加生理盐水 1~2 滴,用竹签挑取外观异常的粪便少许,与生理盐水混匀涂开呈薄膜状,厚度以透过字迹为度,加盖玻片。

2. **显微镜检查** 先用低倍镜观察全片,观察有无寄生虫卵、原虫滋养体以及其他可疑异常成分;再用高倍镜观察有无血细胞、吞噬细胞、上皮细胞等,并对可疑虫卵、滋养体进行鉴别,对病理成分进行计数。

3. **报告结果** ①寄生虫卵、原虫滋养体和包囊:未找到者注明"未找到寄生虫虫卵、原虫滋养体和包囊";若找到,则找到几种报告几种,并报告所鉴定虫体或虫卵的完整种名和署名。②细胞:未找到者注明"未发现 ×× 细胞";发现异常细胞应写明细胞名称,并以(最低~最高)/HPF、平均值 /HPF 或"+~++++"方式报告。

（四）参考范围

健康人粪便中无红细胞,不见或偶见白细胞,无寄生虫卵、原虫滋养体和包囊,可有少量食物残渣。

（五）临床意义

1. 在粪便中查检出寄生虫体、虫卵、原虫滋养体和包囊即可确诊。

2. 细胞

(1)白细胞:白细胞多出现于黏液及脓血标本中,且以中性粒细胞为主。见于小肠炎症、细菌性痢疾及溃疡性结肠炎、过敏性肠炎。肠道寄生虫感染(尤其是钩虫病及阿米巴痢疾时),粪便中可见较多的嗜酸性粒细胞,且常伴有夏科 - 莱登结晶(Charcot-Leyden crystals)。

(2)红细胞:粪便中出现红细胞提示肠道下段炎症或出血,见于痢疾、溃疡性结肠炎、结肠癌、痔、肛裂等。

(3)大吞噬细胞:在细菌性痢疾时,常可见到较多的吞噬细胞,因此,可将其作为急性细菌性痢疾的诊断依据,吞噬细胞也可见于急性出血性肠炎,偶见于溃疡性结肠炎。

(4)上皮细胞:为肠黏膜上皮细胞。正常情况下,少量脱落的柱状上皮细胞大多被破坏,故粪便中很难发现,增多见于结肠炎、假膜性肠炎。

(5)肿瘤细胞:取乙状结肠癌、直肠癌患者的血性粪便的血液或黏液部分,涂片染色,可以找到成堆癌细胞。

【粪便隐血检查】

（一）概述

上消化道出血时,红细胞被消化而分解破坏,显微镜检查不到红细胞;胃肠道少量出血时(每日出血量<5ml),粪便外观的颜色可无明显变化,显微镜也很难发现红细胞,这种肉眼及显微镜均不能证明的出血称隐血。利用化学或免疫学等方法来检查隐血的方法,称隐血试验,临床上常应用单克隆抗体胶体金法的隐血试验来证实隐血的存在。

（二）原理(单克隆抗体胶体金法)

试带膜中含有分布均匀的胶体金(Au)标记的羊抗人 Hb 单克隆抗体(Au- 羊抗人 HbMcAb)和无关的金标记鼠 IgG。羊抗人 Hb 多克隆抗体和羊抗鼠 IgG 抗体分别固定于试带膜的测试区和质控参照区(上端);检测时将试带下端浸入被检粪便的悬液中,粪便悬液通过层析作用,沿着试带上行,如粪便中含有血红蛋白,在上行过程中与胶体金标记羊抗人 Hb 单克隆抗体结合,待行至羊抗人 Hb 多克隆抗体线时(测试区),形成 Au- 羊抗人 HbMcAb- 粪 Hb- 羊抗人 Hb 多克隆抗体复合物,在试带上测试区显现 1 条紫红色线,即为隐血试验阳性。试带上无关的金标记鼠 IgG 随粪便悬液上行至羊抗鼠 IgG 抗体处时,与之结合形成又1 条紫红色线,为阴性对照线(质控线)。

（三）检测方法

1. **处理标本** 取洁净干燥的小试管加入 0.5ml 蒸馏水(或载玻片 1 张,滴加 2~3 滴蒸馏水),取粪便10~50mg,调成均匀混悬液。

2. **测试** 将测试带的反应端浸入粪便混悬液中。

3. **观察结果** 5min 内观察试带上有无颜色变化。

4. 判断结果　①反应线和质控线同时呈现红色为阳性;②只有质控线呈现红色为阴性;③反应线与质控线均不呈红色,说明试带失效;④反应线呈红色,而质控线不呈红色,结果无效,应重新检查。

(四)参考范围

健康人粪便隐血为阴性

(五)临床意义

1. 消化道出血的重要指标之一　消化道疾病如消化道溃疡,药物(如阿司匹林、糖皮质激素、吲哚美辛等)对胃黏膜的损伤、肠结核、克罗恩病、溃疡性结肠炎、钩虫病、结肠息肉以及消化道肿瘤(如胃癌、结肠癌等),粪便隐血试验常为阳性。

2. 消化道溃疡的疗效判断　消化道溃疡经治疗后粪便颜色已趋正常,但隐血试验阳性仍可持续5~7d,隐血试验转为阴性可作为判断出血完全停止的可靠指标。

3. 作为消化道肿瘤的过筛指标　隐血试验可作为消化道恶性肿瘤普查的一个筛选指标,其连续检测对早期发现结肠癌、胃癌等恶性肿瘤有重要的价值。以胃癌为例,早期胃癌诊断符合率为20%,晚期符合率高达95%。

(程树强)

第四节　体液常规检验

体液常规检验是指对某些疾病有较大筛选诊断价值的一般性检验,包括脑脊液、浆膜腔积液、胃液、关节腔积液与十二指肠引流液和羊水等检验。在此,我们主要针对脑脊液和浆膜腔积液的常规检验进行介绍。

脑脊液(cerebrospinal fluid)检验除了常规检验项目外,某些化学、免疫学等检验内容也纳入了脑脊液检验中,其检验结果不仅对中枢神经系统感染性疾病、脑血管病有诊断价值,而且对脱髓鞘病和脑肿瘤的诊断和辅助诊断也有一定的价值。浆膜腔积液检验着重探讨渗出液和漏出液的鉴别。常规检验项目对鉴别渗出液和漏出液尚有一定的局限性,但许多新的检验指标的出现为各种积液的诊断和鉴别诊断提供了有价值的实验室依据。体腔液检验所提供的信息,需要结合病史、体检及影像学检查结果,才能得到准确的诊断。

【脑脊液常规检验】

(一)概述

脑脊液是存在于脑室和蛛网膜下隙内的一种无色透明的液体,70%来自脑室脉络丛主动分泌和超滤所形成的液体,30%由大脑和脊髓细胞间隙所产生。脑脊液具有重要的生理作用:缓冲消除外力对脑组织和脊髓的损伤、调节颅内压、调节神经系统碱贮量、转运生物胺类物质,参与神经内分泌调节等功能。脑脊液检验对诊断和鉴别诊断中枢神经系统感染性疾病、脑血管病和脱髓鞘病有重要价值,对脑肿瘤也有辅助诊断价值,其常规检验包括:颜色、透明度和脑脊液显微镜检验。

(二)原理

1. 肉眼观察脑脊液的外观,包括颜色和透明度。

2. 脑脊液的显微镜检查　①清亮或微浑的脑脊液标本,可以直接计数细胞总数,或稀释后再直接计数,将结果乘以稀释倍数;②可采用直接计数法计数白细胞,或稀释后再直接计数,将结果乘以稀释倍数;③白细胞直接计数后,在高倍镜下根据白细胞形态特征进行分类计数,也可采用 Wright 染色后,油镜下分类计数。

(三)检测方法(显微镜计数法)

1. 操作

(1)直接计数法:清晰或微浑的脑脊液标本,混匀后可直接充入上、下 2 个计数室,计数 2 个计数室四角和中央共 10 个大方格内的细胞总数。

(2)稀释计数法:浑浊的脑脊液标本,需用生理盐水或红细胞稀释液稀释后充计数室,计数 2 个计数室四角和中央共 10 个大方格内的细胞总数,结果乘以稀释倍数。

2. 结果报告

(1)肉眼观察脑脊液颜色变化,分别以无色、乳白色、红色、棕色或黑色、绿色等描述。肉眼观察脑脊液透明度变化,分别以"清晰透明""微浑""浑浊"等描述。

(2)细胞计数结果按照 $XXX \times 10^6$/L 报告。

(四) 参考范围

正常脑脊液:无红细胞、白细胞极少。成人白细胞:$(0\sim8)\times10^6$/L,儿童白细胞:$(1\sim15)\times10^6$/L,主要为单个核细胞,淋巴细胞与单核细胞之比为 7:3。

(五) 临床意义

脑脊液白细胞达 $(10\sim50)\times10^6$/L 为轻度增高,$(50\sim100)\times10^6$/L 为中度增高,大于 200×10^6/L 为显著增高。脑脊液血细胞增高的程度及临床意义见表 5-12。

表 5-12 脑脊液血细胞增高的临床意义

增高程度	细胞	临床意义
显著	中性粒细胞	化脓性脑膜炎
	红细胞	蛛网膜下隙出血或脑出血、穿刺损伤
轻度或中度	早期中性粒细胞、后期淋巴细胞	结核性脑膜炎,且有中性粒细胞、淋巴细胞、浆细胞同时存在的现象
	嗜酸性粒细胞	寄生虫感染
正常或轻度	淋巴细胞	浆液性脑膜炎、病毒性脑膜炎、脑水肿

【浆膜腔积液常规检查】

(一) 概述

人体的胸膜腔、腹膜腔和心包膜腔统称为浆膜腔。当浆膜出现炎症、恶性肿瘤浸润或低蛋白血症、循环障碍等病变时,浆膜腔内液体生成增多并积聚而形成浆膜腔积液,因其发生部位不同而分为胸膜腔积液(胸腔积液)、腹膜腔积液(腹腔积液)和心包膜腔积液(心包腔积液)。根据病因和性质,将浆膜腔积液分为漏出液(transudate)和渗出液(exudate)。

(二) 原理(显微镜计数法)

1. 肉眼观察浆膜腔积液的外观,包括颜色、透明度和凝块。

2. 浆膜腔积液的显微镜检查 同脑脊液显微镜计数。

(三) 检测方法

1. 肉眼观察用清晰透明、微浑、浑浊描述。

2. 浆膜腔积液标本(采集时不加抗凝剂)静置数分钟肉眼观察,用有凝块或无凝块描述。

3. 细胞计数同脑脊液显微镜计数。

(四) 参考范围

清晰透明无凝块。红细胞:无。白细胞:漏出液 $<100\times10^6$/L,渗出液 $>500\times10^6$/L。

(五) 临床意义

1. 浆膜腔积液的透明度常与其所含的细胞、细菌、蛋白质等的多少有关。渗出液因含有大量细菌、细胞而呈不同程度的浑浊,乳糜液因含有大量脂肪而浑浊。漏出液因其所含细胞、蛋白质较少,且无细菌而清晰透明。漏出液一般不易凝固或无凝块。渗出液由于含有较多的纤维蛋白原和细菌,细胞破坏后释放凝血活酶,可自行凝固。但如果渗出液中含有纤维蛋白溶酶时,可溶解纤维蛋白,也可不出现凝块。

2. 浆膜腔积液细胞数增高及细胞分类的意义见表 5-13 和表 5-14。

表 5-13 浆膜腔积液细胞数增高的临床意义

细胞	数量/（×10⁶/L）	临床意义
红细胞	>100 000	创伤、穿刺损伤、恶性肿瘤、肺栓塞，以恶性肿瘤最常见
淋巴细胞	>200	结核性、恶性浆膜腔积液
中性粒细胞	>1 000	化脓性浆膜腔积液、细菌性肺炎、肺梗死、胰腺炎、膈下脓肿、腹膜炎

表 5-14 浆膜腔积液细胞分类计数增高的临床意义

细胞	临床意义
中性粒细胞	化脓性浆膜腔积液、早期结核性浆膜腔积液，肺梗死、膈下脓肿、腹膜炎所致浆膜腔积液
淋巴细胞	结核性浆膜腔积液，肿瘤、病毒、结缔组织疾病等所致浆膜腔积液
浆细胞	充血性心力衰竭、恶性肿瘤或多发性骨髓瘤浸润浆膜所致浆膜腔积液
嗜酸性粒细胞	胸膜腔积液见于血胸和气胸、肺梗死、真菌或寄生虫感染、间皮瘤，过敏综合征。腹膜腔积液见于腹膜透析、血管炎、淋巴瘤、充血性心力衰竭等
间皮细胞	主要见于漏出液，见于炎症、淤血、肿瘤所致浆膜腔积液
恶性细胞	恶性肿瘤所致浆膜腔积液
其他细胞	组织细胞见于炎性浆膜腔积液，含铁血黄素细胞见于陈旧性血性浆膜腔积液

（程树强）

第五节 肝胆疾病的生物化学检验

肝脏是体内最大的实体性腺体器官，具有合成与分泌、加工与储存、生物转化、激素灭活等功能。肝脏的双重输入（肝动脉和门静脉）、输出通道（肝静脉和胆道）有利于物质转运。肝脏的细胞表面大量微绒毛、细胞膜、线粒体、高尔基复合体等亚细胞结构有利于物质交换和能量代谢。此外，肝脏具有活性较高、较完备的酶体系，参与蛋白质代谢、脂类代谢、糖代谢等生物转化过程。正常情况下肝脏在消化、吸收、排泄、生物转化及各类代谢过程中互相配合，有条不紊地进行。当肝脏受到体内外各种致病因子侵犯而发生病变或肝内、外胆道梗阻时，易引起肝细胞内物质代谢紊乱，导致血液中某些生物化学成分的改变。临床实验室通过检测相应生物化学指标评价肝脏生理或病理状况。所测指标对于肝胆疾病预防、早期诊断、治疗决策及预后评估都具有重要的价值。

【肝脏的生化功能】

（一）合成与分泌

合成除 γ- 球蛋白以外的几乎所有的血浆蛋白质，如白蛋白、纤维蛋白原、凝血因子和转运蛋白等。肝脏还可以合成并分泌胆汁酸，此为肝脏特有的功能，调节体内胆固醇水平并促进脂类和脂溶性物质的消化、吸收。

（二）加工与储存

能将从肠道吸收经门静脉进肝脏的营养物质进行加工。

（三）生物转化

通过化学修饰增加其极性或水溶性，将来自体内外非营养物质在肝内转化为易随胆汁或尿液排出体外的过程称生物转化（biotransformation）。氧化、还原、水解反应为第一相反应，结合反应为第二反应。通过生物转化有利于非营养物质溶解度的增加和毒性的降低，更易于排出体外。生物转化具有解毒和致毒双重性。

（四）激素灭活

肝脏是多种激素（如甲状腺素、类固醇激素等）降解的主要部位，借此可以调节血浆激素水平，这一过程称为激素的灭活。

【肝胆疾病的主要代谢紊乱】

（一）蛋白质代谢异常

肝脏在蛋白质代谢中的作用主要表现为：①合成和分泌血浆蛋白质：除 γ- 球蛋白外，几乎所有的血浆蛋白均由肝脏合成；②转化和分解氨基酸：除亮氨酸、异亮氨酸和缬氨酸等支链氨基酸外，其余氨基酸尤其是苯丙氨酸、酪氨酸和色氨酸等芳香族氨基酸大多在肝内转变；③合成尿素以解氨毒。

在肝功能受到损害时，蛋白质代谢发生异常，主要表现为：①血浆蛋白浓度降低：降低的程度取决于肝损害的类型、严重程度和持续时间。在急性肝损害时，血浆总蛋白浓度变化不大，这与肝脏强大的储备功能和蛋白质相对较长的半衰期有关。慢性肝病时，血浆白蛋白降低，总蛋白降低，而 γ- 球蛋白升高，出现白蛋白与球蛋白的比值（A/G）降低，甚至倒置。白蛋白的合成不足导致血浆胶体渗透压降低，也是肝硬化患者容易出现水肿和腹水的重要原因。肝细胞严重损害时，部分凝血因子的合成减少，肝病患者有出血倾向。②血氨升高，血尿素降低：晚期肝病患者尿素合成能力低下，血浆尿素水平呈低值，而氨清除障碍造成高氨血症，是肝性脑病的重要诱因。③血浆氨基酸比例失调，表现为支链氨基酸和芳香族氨基酸的比值（支 / 芳）下降。

（二）糖代谢异常

轻度的肝损害往往很少出现糖代谢紊乱，当肝细胞发生严重的弥漫性损害时，肝脏糖原合成障碍，进食后不能及时地把摄入的葡萄糖合成肝糖原，可发生血糖升高。肝疾病对糖代谢的影响主要表现为：①丙酮酸含量升高：糖分解的磷酸戊糖途径和糖酵解途径相对增强，而有氧化及三羧酸循环运转失常，导致血中丙酮酸含量显著上升，血糖浓度不能维持正常水平；②血糖平衡紊乱：血糖浓度难以维持正常水平，进食后易出现一过性高血糖，空腹时又易出现低血糖，表现为糖耐量曲线异常，呈现低平型、高峰型、高坡型等；③血清半乳糖浓度增高：半乳糖代谢是肝特有的功能，检测半乳糖清除率可反映肝代谢能力，也可用于测定肝血流量。

（三）脂质代谢异常

1. 脂质的消化吸收异常　肝脏分泌的胆汁酸盐是较强的乳化剂，在小肠内，胆汁酸盐使脂肪及胆固醇酯等疏水脂质乳化成细小微团，增加消化酶对脂质的接触面积，有利于脂肪及类脂的消化。脂肪及类脂的消化产物可与胆汁酸盐反应，乳化成更小的微团，易于穿过小肠黏膜细胞表面的屏障，为肠黏膜细胞所吸收。在肝炎、肝硬化等疾病中，肝实质细胞的损伤使胆汁酸代谢紊乱，引起胆汁中的胆汁酸含量下降和胆汁分泌减少。

2. 脂质分解、合成和改造异常　发生肝脏疾病时，肝内脂肪氧化分解降低，合成增加或磷脂合成障碍。因此，过多的脂肪在肝内堆积，形成脂肪肝。糖代谢异常，脂肪动员增加，导致酮血症。肝脏损伤时，肝脏降解低密度脂蛋白的能力下降，出现血浆脂蛋白电泳谱中低密度脂蛋白积累。

（四）胆红素代谢异常

1. 胆红素（bilirubin）来源与生成　胆红素是体内的铁卟啉化合物如血红蛋白、肌红蛋白、细胞色素、过氧化物酶及过氧化氢酶等在体内代谢生成，其来源有：①衰老的红细胞破坏、降解，此为主流胆红素，约占 80%；②无效红细胞生成；③非血红蛋白的血红素蛋白质（细胞色素、过氧化物酶、过氧化氢酶等）分解，后两者为分流胆红素，约占 20%。

胆红素的生成过程：衰老的红细胞在单核巨噬细胞系统被破坏，从血红蛋白中去除珠蛋白而分离出血红素，血红素在 O_2、NADPH 和血红素加氧化酶的作用下生成胆绿素和 CO 还有铁，胆绿素在胆绿素还原酶的作用下形成胆红素Ⅸa。此时的胆红素的性质为未结合胆红素，也称游离胆红素或间接胆红素，亲脂疏水，对大脑具有毒性作用。

胆红素的转运：其运输形式主要是清蛋白复合体，少部分为 $α_1$- 球蛋白，竞争结合剂如磺胺药、水杨酸、胆汁酸等。胆红素的转运增加胆红素在血浆中的溶解度,便于运输。另外,限制胆红素自由通过生物膜产生毒性作用。

2. 胆红素在肝细胞的摄取、转化及排泄

(1)摄取:肝细胞摄取胆红素的有效性取决于肝细胞膜上的特异载体蛋白和肝细胞内的两种受体蛋白(Y蛋白和Z蛋白),肝内以"胆红素-Y蛋白"或"胆红素-Z蛋白"的形式送至内质网。

(2)转化:在肝细胞的滑面内质网上,葡萄糖醛酸基转移酶与尿苷二磷酸-α-葡萄糖醛酸(uridine diphosphate glucuronic acid,UDPGA)发生结合反应,产物为胆红素葡萄糖醛酸单酯和双酯。此转化过程增加水溶性、利于从胆道排出,不易透过细胞膜脂质层,起到解毒作用。

(3)排泄:结合胆红素以毛细胆管膜上的载体为中介,逆浓度梯度,能量依赖,主动转运。从肝细胞毛细胆管排泄入胆汁中,再随胆汁排入肠道。

胆红素是血液循环中衰老细胞在肝、脾及骨髓的单核巨噬细胞系统中的分解和破坏的产物,有结合胆红素和未结合胆红素之分,两者之和为总胆红素。未结合胆红素和结合胆红素的区别如下(表5-15)。

表5-15 未结合胆红素与结合胆红素的区别

分类	未结合胆红素	结合胆红素
别名	间接胆红素	直接胆红素
与葡萄糖醛酸结合	未结合	结合
与重氮试剂反应	慢或间接反应	迅速、直接反应
溶解度	小	大
经肾随尿排出	不能	能
细胞毒作用	大	无

3. 胆素原肠肝循环 肠道中有少量的胆素原可被肠黏膜细胞重吸收,经门静脉入肝,其中大部分再随胆汁排入肠道,形成胆素原肠肝循环(bilinogen enterohepatic circulation)。胆红素代谢过程如图5-1。

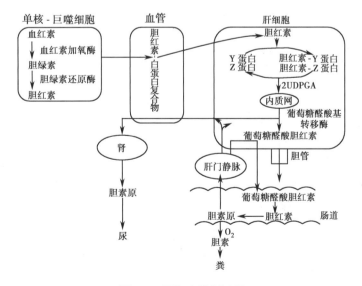

图5-1 胆红素代谢过程

4. 胆红素代谢异常和黄疸 高胆红素血症(hyperbilirubinemia)指凡能引起胆红素生成过多,或肝细胞对胆红素的摄取、结合和排泄过程发生障碍等因素均可使血中胆红素增高,而出现高胆红素血症。

胆红素是金黄色色素,当血清中浓度较高时,则可扩散入组织,组织被染黄,称黄疸(jaundice)。黄疸分类依据较多,根据肉眼可否见到黄染现象分为显性黄疸和隐性黄疸,显性黄疸 ≥ 34.2μmol/L,且有黄染现象,隐性黄疸 <34.2μmol/L,但外观看不出;根据发病原因可分为溶血性、肝细胞性和梗阻性黄疸;根据病变部位可分为肝前性、肝性和肝后性黄疸;根据血中升高的胆红素的类型分为高未结合胆红素黄疸及高结合胆红素性黄疸。黄疸的成因及发生机制如下:

(1)胆红素形成过多

1)病因:包括溶血性和非溶血性。

2)代谢特点:总胆红素升高,结合胆红素仅为总胆红素的 20%。未结合胆红素不能由肾小球滤过,尿胆红素阴性。肝最大限度地处理和排泄胆红素,肠道中形成的胆素原增多,粪便颜色加深。尿中胆素原排出的也相应增加,尿胆红素阴性。

(2)肝细胞处理能力下降(肝细胞性黄疸)

1)病因:胆红素摄取、结合、转运障碍。

2)代谢特点:总胆红素升高,结合胆红素占总胆红素的 35% 以上。结合胆红素可由肾小球滤过,尿胆红素阳性。结合胆红素在肝内生成减少,粪便颜色变浅。肠吸收的胆素原不能有效随胆汁排出;结合胆红素排泄障碍,不能排入肠道,尿中胆素原减少。

(3)胆红素排泄障碍

1)病因:胆道梗阻致胆红素排泄障碍。

2)代谢特点:血中结合胆红素含量增高,总胆红素升高,结合胆红素占总胆红素的 50% 以上。结合胆红素能被肾小球滤过,尿胆红素阳性。胆汁随胆汁排泄障碍,粪胆素原减少或消失,粪便颜色变浅或呈灰白色。尿胆素原相应减少。

(五) 胆汁酸的代谢异常

胆固醇在体内代谢的主要去路是转化成胆汁酸(bile acids,BA),胆汁酸包括初级胆汁酸和次级胆汁酸。初级胆汁酸指在肝细胞的胞液和微粒体中,肝细胞以胆固醇为原料直接合成的胆汁酸,包括胆酸(cholalic acid,CA)、鹅脱氧胆酸(chenodeoxy cholalic acid,CDCA)及相应结合型胆汁酸。次级胆汁酸是在肠道细菌作用下初级胆汁酸 7α- 羟基脱氧后生成的胆汁酸。胆汁酸随胆汁排入肠腔后,通过重吸收经门静脉又回到肝,在肝内转变为结合型胆汁酸,经胆道再次排入肠腔的过程为胆汁酸肠肝循环。胆汁酸肠肝循环过程如图 5-2。

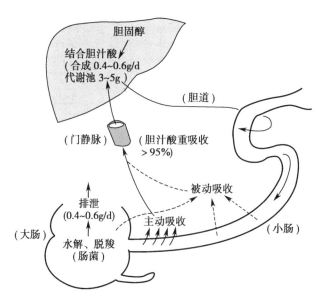

图 5-2　胆汁酸肠肝循环过程

胆汁酸的合成、分泌、重吸收及加工转化等均与肝、胆、肠等密切相关,肝、胆、肠的疾病必然会导致胆汁酸的代谢异常。因此,血清胆汁酸测定对于诊断肝胆系统和肠道疾病具有重要临床意义。

1. 肝胆疾病胆汁酸的代谢异常

(1) 急性肝炎:肝细胞摄取胆汁酸减少、合成胆汁酸下降,导致胆汁中的胆汁酸浓度降低,而血清中的胆汁酸浓度急剧升高。

(2) 慢性肝炎:肝细胞摄取胆汁酸障碍和肝内胆汁淤积,导致血清胆汁酸浓度升高。血清胆汁酸水平可作为检测慢性肝炎中肝损伤的一个敏感指标,用来区分活动性与非活动性肝炎。

(3) 肝硬化:肝硬化时,肝细胞受损、肝实质细胞数量减少以及门静脉系统分流等因素,导致尽管胆汁酸合成总量有所下降,但是血清胆汁酸水平仍然升高(血清总胆汁酸 >30μmol/L),以肝硬化后期最为明显。

(4) 胆汁淤积:在肝内胆汁淤积和肝外胆道梗阻导致胆汁淤积时,胆汁分泌下降,胆汁酸的分布改变,使得血清和尿液中的胆汁酸浓度显著升高,并在此后长期的阻塞过程中基本保持不变。

2. 肠道疾病、高脂血症、遗传性缺陷等所致的胆汁酸代谢异常。

【肝胆疾病的生物化学检测指标】

反映肝胆疾病的常用的生物化学检测指标有很多种,以下仅介绍一些临床上常用的检测项目。

(一) 蛋白质代谢及功能检查

1. 总蛋白、白蛋白、及白蛋白/球蛋白比值(A/G)测定

(1) 检测依据:90% 以上的血清总蛋白(serum total protein, STP)及全部的血清清蛋白(albumin, A)在肝脏合成。当肝细胞受损时,血清蛋白合成下降或蛋白质组分发生改变。

(2) 方法:①总蛋白测定(双缩脲法、染料结合法、物理法等);②白蛋白测定(溴甲酚绿法、沉淀法);③ A/G 比值;④血清蛋白电泳。

参考范围:①总蛋白:60~84g/L;②白蛋白:35~50g/L;③球蛋白:23~35g/L;④ A/G 比值:(1.5~2.5)/1。

(3) 临床意义:①急性肝炎时,蛋白合成代谢变化不大,血清蛋白质可在正常范围内;②慢性肝炎中度以上、肝硬化、(亚急性及慢性)重型肝炎时白蛋白下降,γ- 球蛋白升高,A/G 下降甚至倒置;③血清蛋白电泳图谱是为了了解血蛋白全貌的有价值的方法,为某些疾病提供价值的诊断指标。

2. 血清前白蛋白

(1) 检测依据:前白蛋白(prealbumin, PA)是肝脏合成的一种糖蛋白,由 4 个相同的亚基组成,参与 T_3、T_4、维生素和视黄醇蛋白的合成,是由肝细胞合成的快速转运蛋白之一。

(2) 方法:免疫比浊法。

参考范围:0.28~0.35g/L。

(3) 临床意义:PA 的检测可特异性的反映肝损伤,是药物中毒引起肝损害的敏感指标,其特异性和敏感性高于其他肝功能检测。除了作为一种灵敏的营养蛋白质指标,PA 在急性炎症、恶性肿瘤、肝纤维化或肾炎时其血浓度下降。

3. 血清胆碱酯酶

(1) 检测依据:胆碱酯酶(cholinesterase, ChE)是一种催化酰基胆碱水解的酶类,又称酰基胆碱水解酶。分为两种形式,一种为存在于中枢神经灰质、神经节处等,主要作用于乙酰胆碱,为真性胆碱酯酶或乙酰胆碱酯酶;另一种为存在于中枢神经白质、血浆、肝、胰、肠系膜和子宫等处,其生理作用尚未阐明,为假性胆碱酯酶或丁酰胆碱。肝细胞病变程度越重,肝细胞合成 ChE 越少,ChE 活力下降亦越明显。

(2) 方法:连续监测法。

参考范围:5 000~12 000U/L。

(3) 临床意义:血清 ChE 活性增加主要见于肾病综合征。肝脏疾病如急性病毒性肝炎、慢性肝炎、亚急性重型肝炎患者,特别是肝性脑病患者和肝外胆道梗阻性黄疸患者等,ChE 会出现不同程度的下降。

4. 甲胎蛋白(α1-fetoprotein, AFP)测定

(1) 检测依据:甲胎蛋白分子量为 68 000kD,半衰期为 4.5d,是一种糖蛋白,是早期发现和诊断肝癌最特异的检验项目。

(2) 方法:酶联免疫吸附法、放射免疫分析法等。

参考范围:成人 10~30μg/L;>400μ/L 作为肝癌诊断标准。

(3)临床意义:①原发性肝细胞肝癌的诊断标准:血清 AFP 测定值超过 400μ/L(400ng/ml);②活动性急、慢性肝炎,肝硬化或者其他肝病患者的诊断。

5. **铜蓝蛋白测定**

(1)检测依据:铜蓝蛋白(ceruloplasmin,Cp)具有氧化酶活性。

(2)方法:连续检测法。

参考范围:52.9~167.7IU/L。

(3)临床意义:肝豆状核变性(Wilson 病)和遗传性色素沉积症。

(二)血氨的测定

1. **检测依据** 体内各组织各种氨基酸分解代谢产生的氨以及由肠管吸收进来的氨进入血液。通常血氨升高是由含氮的物质吸收增多和体内排出减少。慢性肝病时常出现血氨增高的情况。

2. **方法** ①直接法:不需从全血中分离氨,包括酶法和氨电极法。②间接法:先从全血中分离出氨再进行测定,包括微量扩散法、离子交换法。还有较新的干化学法。③应用较多方法:谷氨酸脱氢酶速率法。

参考范围:18~72μmol/L(酶法)。

标本采集要求(检测准确性主要取决于样本采集是否符合要求):很易受环境中 NH_4^+ 所污染,应注意标本采集、检测时的污染,立即分离血浆,尽快检测。

3. **临床意义** 主要用于肝昏迷的监测和处理:①高血氨有神经毒性,容易引起肝性脑病;②可用于儿童 Reye 综合征的诊断;③血氨降低见于低蛋白饮食、贫血。

(三)胆红素的测定

1. **检测依据** 胆红素是胆色素的一种,是人体胆汁中的主要色素,是人体内铁卟啉化合物的主要代谢产物。胆红素是临床上判定黄疸的重要依据,也是肝功能的重要指标。

2. **方法** 重氮盐改良 J-G 法、胆红素氧化酶法最常用。

参考范围:①总胆红素:成人,3.4~17.1μmol/L;新生儿(0~1d,34~103μmol/L;1~2d,103~171μmol/L;3~5d,68~137μmol/L);②直接胆红素:0~6.8μmol/L;③间接胆红素:1.7~10.2μmol/L。

3. **临床意义** ①判断有无黄疸、黄疸程度及演变过程:隐性黄疸(17.1~34.2μmol/L);轻度黄疸(34.2~171μmol/L);中度黄疸(171~342μmol/L);重度黄疸(>342μmol/L)。②根据胆红素的量可初步推断黄疸的原因:溶血性黄疸(<85.5μmol/L);肝细胞性黄疸(17.1~171μmol/L);阻塞性黄疸(171~265μmol/L);完全阻塞性黄疸(>342μmol/L)。

(四)血清总胆汁酸及结合胆酸的测定

1. **检测依据** 胆汁酸是肝细胞以胆固醇为原料而合成,是清除胆固醇的主要方式。因胆汁酸的生成、代谢与肝脏有密切关系,胆汁酸的测定能反映肝脏合成、分泌、摄取功能及胆道排泄功能,故血清胆汁酸水平是反映肝胆疾病的重要指标。

2. **方法** 常用的测定方法有高效液相色谱法、放射免疫分析法、酶免疫分析法。酶法中又可分为酶荧光法、酶比色法和酶循环法。酶比色法可用于手工操作亦可用于自动分析,应用较广。酶循环法具有高敏感度、高特异性,故成为目前推荐检测血清总胆汁酸的方法。

参考范围:①总胆汁酸:(4.9 ± 2.38)μmol/L;②餐后 2h TBA:(8.22 ± 2.91)μmol/L(酶法)。

3. **临床意义** 血清总胆汁酸的测定是反映肝细胞损害的一个敏感指标,它不仅用于临床诊断,而且还能反映病情和估计疾病的预后。生理性胆汁酸增高见于进食后一过性升高;病理性胆汁酸增高见于肝细胞损害(急慢性肝炎、肝硬化、肝癌等),反之见于肝实质细胞性病变,其降低程度与肝损害的严重程度呈正相关。

(五)酶学的测定

肝脏是人体含酶最丰富的器官,对全身代谢及生物转化中都起重要作用,常用于临床诊断的约 10 余种。按与肝胆疾病的关系分四大类:反映肝实质细胞损伤的酶类如有一定组织特异性的丙氨酸氨基转移酶、天门冬氨酸氨基转移酶;反映胆汁淤积的酶类如由胆汁排出的碱性磷酸酶、γ- 谷氨酰基转移酶、5'- 核苷酸酶;反应肝纤维化的酶类如单胺氧化酶、脯氨酰羟化酶;反应肝癌的酶如岩藻糖苷酶。

1. 血清转氨酶及其同工酶测定

（1）检测依据：丙氨酸氨基转移酶（alanine aminotransferase，ALT），俗称谷丙转氨酶，主要存在于肝脏，其次是骨骼肌、肾脏、心肌等组织。天门冬氨酸氨基转移酶（aspartate aminotransferase，AST），俗称谷草转氨酶，主要分布在心肌，其次是肝脏、骨骼肌、肾脏。肝细胞中，ALT 主要存在于胞质，AST 主要存在于线粒体，血浆中浓度很低，当肝细胞受损时，两酶释放入血浆使血浆中含量升高。中等程度肝损伤，ALT 漏出率大于 AST，ALT 测定反映肝损伤灵敏度较 AST 高。但严重肝损伤是，肝细胞线粒体膜损伤，AST 释放，血清 AST/ALT 比值升高。

（2）方法：转氨酶的测定方法有许多种，其中以赖氏法最常用。目前，国内外实验室多采用连续监测法进行测定。

参考范围：① ALT：男性：5~40U/L；女性：5~35U/L（37℃）；② AST：8~40U/L（37℃）。

（3）临床意义：①急性肝损害时，血清 ALT 水平可在临床症状（如黄疸）出现之前就急剧升高，且 ALT>AST。②急性肝炎时 DeRitis（AST/ALT 之比）比值 <1，肝硬化时 DeRitis 比值 ≥ 2，肝癌时 DeRitis 比值 ≥ 3。③重症肝炎时，血中 ALT 逐渐下降，而胆红素却进行性升高，出现"酶胆分离"现象。④胆道梗阻时，ALT 中度升高，梗阻缓解后 1~2 周即可恢复正常，AST 亦可升高。⑤慢性肝炎，特别是肝硬化时，AST 升高程度超过 ALT。

2. 碱性磷酸酶（alkaline phosphatase，ALP）及其同工酶测定

（1）检测依据：ALP 在碱性环境中能水解磷酸酯产生磷酸，其含量以肝脏最多，其次是肾、胎盘、小肠、骨骼。血清中 ALP 以游离形式存在，极少量为结合形式。血清中 ALP 主要来源于肝脏、骨骼，因此常作为肝脏疾病的检查指标之一。ALP 经肝胆系统排泄，ALP 产生过多或排泄受阻时，血清中 ALP 升高。

（2）方法：ALP 的测定方法有两大类（化学法和连续监测法）。目前应用较多的方法为连续监测法。

参考范围：①男性：1~12 岁，<500U/L；12~15 岁，<750U/L；25 岁以上，40~150U/L。②女性：1~12 岁，<500U/L；15 岁以上，40~150U/L。

（3）临床意义：①肝胆疾病、阻塞性黄疸、急性或慢性黄疸性肝炎、肝癌等血清 ALP 均不同程度的增高。②骨骼疾病时，成骨细胞内所含高浓度的 ALP 释放，引起血清 ALP 活性增高。③营养不良、严重贫血、重金属中毒等 ALP 也有不同程度的升高。④肝胆系统疾病：各种肝内外胆管阻塞性疾病，ALP 明显升高，与血清总胆红素（serum total bilirubin，STB）升高平行。⑤同时测定 ALP、STB、转氨酶有助于黄疸的鉴别诊断（表 5-16）。

表 5-16　测定 ALP、STB、转氨酶对黄疸的鉴别

疾病	ALP	STB	转氨酶
胆汁淤积型黄疸	↑↑	↑↑	↑
肝细胞型黄疸	→/↑	↑	↑↑
局限性胆道阻塞	↑↑	→/↑	↑

注：→/↑表示轻度升高；↑表示升高；↑↑表示显著升高。

3. γ-谷氨酰基转移酶（γ-glutamyltransferase，γ-GT 或 GGT）及其同工酶测定

（1）检测依据：γ-GT 主要存在于细胞膜和微粒体上，参与谷胱甘肽代谢。肝、肾 γ-GT 含量丰富。血清中 γ-GT 主要来自肝胆系统。肝内合成 γ-GT 亢进或胆汁排出 γ-GT 受阻时，血清 γ-GT 增高。

（2）方法：多采用连续监测法。

参考范围：①男性：11~50U/L；②女性：7~32U/L

（3）临床意义：γ-GT 是肝胆疾病检出阳性率最高的酶，主要用于胆汁淤滞及肝占位性病变的诊断。①阻塞性黄疸患者血清 γ-GT 均显著升高，其幅度与阻塞程度呈正相关；②病毒性和肝硬化患者 γ-GT 亦可

呈中度升高;③γ-GT 显著性升高是酒精性肝病的重要特征;④肝癌患者 γ-GT 活性显着升高,动态观察可监测疗效、判断预后。

4. 血清 5'- 核苷酸酶(5'-nucleotidase,5'-NT)的测定

(1)检测依据:5'-NT 是一种对底物特异性不高的水解酶,可作用于多种核苷酸,能特异性地催化核苷酸 5'-NT 和次黄嘌呤核苷酸。在人体组织中广泛存在,如肝、胆、肠、脑、心、胰等。定位于细胞质膜上,在肝内此酶主要存在胆小管和窦状隙膜内,而 5'-NT 要释放入血必须要经肝胆系统内的高浓度胆汁酸去垢处理,因此患者一旦患有肝胆疾病,血清中的 5'-NT 水平就会出现异常。

(2)方法:多采用连续监测法。参考范围:健康成年人血清:0~11U/L。

(3)临床意义:① 5'-NT 活性增高:各种肝胆疾病,且与病情严重程度呈正相关;② 5'-NT 是诊断肝肿瘤及消化道肿瘤的非常灵敏的酶学指标,可提高 AFP 阴性肝癌的检出率;③协助判断 ALP 升高是肝胆系统疾病还是骨骼系统疾病,在骨骼系统疾病中一般不升高;④有助于鉴别诊断肝细胞性黄疸和阻塞性黄疸,后者 5'-NT 明显高于前者。

5. α-L- 岩藻糖苷酶(α-L-fucosidase,AFU)测定

(1)检测依据:AFU 是一种广泛存在于机体组织细胞中的溶酶体酸性水解酶,参与岩藻糖基的糖蛋白、糖脂等生物活性大分子的分解代谢。

(2)方法:荧光法和比色法两类。前者临床难以常规应用,后者根据所选用底物不同,可将比色法改为速率法。

参考范围:(27.1±12.8)U/L(速率法)。

(3)临床意义:① AFU 是原发性肝癌的诊断标志物。AFU 和甲胎蛋白(AFP)联合应用,可提高原发性肝癌的阳性诊断率。②慢性肝炎和肝硬化患者血清 AFU 也增加,但一般仅轻度升高。

6. 单胺氧化酶(monoamine oxidase,MAO)的测定

(1)检测依据:MAO 为一种含铜的酶,分布在肝、肾、胰、心等器官,血清 MAO 活性与结缔组织增生呈正相关,通过 MAO 活性测定来观察肝脏纤维化程度。

(2)方法:比色法、荧光法和生物发光法。

参考范围:12~40U/ml。

(3)临床意义:肝硬化时,MAO 活性明显升高。某些肝外疾病如糖尿病、系统硬化症等 MAO 测定也可升高。

(六)肝纤维化检验项目

1. 检测依据　诊断肝纤维化需要进行肝纤四项检查。肝纤四项包括Ⅲ型前胶原(type Ⅲ procollagen,PC Ⅲ)、Ⅳ型胶原(type Ⅳ collagen,Ⅳ-C)、层粘连蛋白(laminin,LN)和透明质酸(hyaluronic acid,HA)。肝纤四项检查主要用来诊断慢性患者病情发展状况和治疗效果,是衡量炎症活动度、纤维化程度的重要诊断依据。

2. 方法　双抗体夹心法。

参考范围:层粘连蛋白 <130μg/ml;Ⅲ型前胶原 <120μg/L;Ⅳ型胶原 <75μg/L;透明质酸酶 <110mg/L。

3. 临床意义

(1)血清 PC Ⅲ水平与肝纤维化病变程度呈密切相关,反映肝纤维合成状况和炎症活动性,早期即显著升高。持续 PC Ⅲ升高的慢性活动性肝炎提示病情可能会恶化,并向肝硬化发展,PC Ⅲ下降至正常预示病情缓解。其他器官纤维化时,PC Ⅲ也升高,无特异性。

(2)随着肝纤维化的程度,Ⅳ-C 胶原在血清中的含量逐步升高。

(3)LN 与肝纤维化程度和门静脉高压呈正相关,LN 水平在纤维化后期显著升高。

(4)血清 HA 在急性肝炎、慢性迁延性肝炎时轻度升高,在慢性活动性肝炎时显著升高,在肝纤维化时极度升高。血清 HA 水平是反映肝损害严重度、判断有无活动性肝纤维化的定量指标。

(任婷婷)

第六节　肾脏疾病的生物化学检验

肾脏（kidney）为成对的略呈蚕豆形的实质性器官，不仅是机体内重要的排泄器官，而且是重要的内分泌器官，对于机体内环境的维持稳定有重要的作用。

肾单位（nephron）是肾脏的基本结构和功能单位。每个肾单位由肾小体和肾小管组成。肾小体由中央部的肾小球（glomerulus）和包绕在其外的肾小囊组成。肾小球由入球小动脉反复分支形成一团盘曲的毛细血管袢。肾小管（renal tubule）长而弯曲，由近端小管、髓袢细段、远端小管组成。多个肾单位汇集于一支集合管，多个集合管汇入一乳头管后开口于肾盂，最后形成尿液，经肾盂、肾盏、输尿管而进入膀胱。肾单位结构见图 5-3。

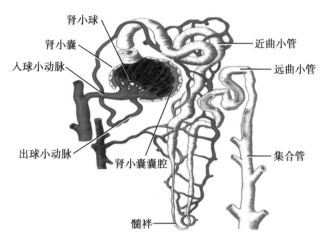

图 5-3　肾单位结构

肾动脉由腹主动脉分出，肾脏丰富的血液供应，以及肾血管的双毛细血管网结构，对于肾脏泌尿功能的发挥有着重要意义。

肾脏的基本功能包括泌尿功能和内分泌功能，肾脏还是糖异生的重要场所。各种原因引起肾功能损害时，肾脏泌尿功能减退或丧失，并导致血液和尿液生物化学的改变，常见的临床生物化学变化有蛋白质及其代谢物异常、血脂异常、凝血因子异常、水平衡失调和酸碱平衡失调。肾脏疾病的生物化学检验在指导肾脏疾病诊断和治疗方面有重要的价值。

【肾脏的基本功能】

（一）肾脏的泌尿功能

泌尿功能是指肾脏根据各种物质在机体中的作用，对流经肾脏血液中的物质采用肾小球滤过、肾小管重吸收和排泌的方式进行处理，并生成尿液排出体外。

肾脏对物质的选择性排泄作用包括排泄机体代谢终产物（如蛋白质代谢产生的尿素、核酸代谢产生的尿酸、肌肉肌酸代谢产生的肌酐和血红素的降解产物等）、进入体内的外源性异物（药物、毒物等）、摄入量超过机体需要的物质（如葡萄糖等）、保留体内所需的物质（如蛋白质、氨基酸、葡萄糖、血细胞等）。其过程包括肾小球滤过、肾小管重吸收和排泌。

1. 肾小球滤过作用　肾小球滤过（glomerular filtration）是指血液流经肾小球毛细血管网时，血浆中的水和小分子溶质，包括小分子量血浆蛋白，通过肾小球滤过膜滤入肾小囊形成原尿的过程。决定肾小球滤过作用的主要因素是滤过膜的总滤过面积和通透性、有效滤过压和肾血流量。

清除:血液流经肾脏时,血浆中的某些物质通过肾小球滤过或肾小管处理排出体外,此过程称肾脏对血浆中物质的清除。

肾清除率:表示肾脏在单位时间内(min)将多少毫升(ml)血浆中的某物质全部清除而由尿排出。

肾小球滤过率(glomerular filtration rate,GFR):单位时间内两肾生成的滤液的量称GFR。

肾小球滤过膜是肾小球滤过功能的结构基础,由毛细血管内皮细胞层、非细胞性基膜层和肾小囊上皮细胞层组成。具有一定的孔径屏障(size barrier)和电荷屏障(charge barrier)作用,既对分子量 <40kD 的小分子物质有极高的通透性,又对分子量 >70kD 的大中分子物质有极高的截留作用。故原尿除不含血细胞和大分子血浆蛋白质外,其余成分和血浆相同。

2. 肾小管和集合管的转运作用 泌尿过程中,肾小球滤过生成的原尿需经过肾小管和集合管进行物质转运(重吸收和排泌),最后形成终尿。

(1)肾小管不同部位重吸收功能不同:①近曲小管是物质重吸收最重要的部位,主要吸收原尿中的葡萄糖、水、Na^+、HCO_3^- 等;②髓袢在尿液浓缩与稀释中有重要作用,主要重吸收一部分水和氯化钠等;③远曲小管和集合管在抗利尿激素和醛固酮调节下,继续重吸收水、Na^+、HCO_3^- 等,参与水、电解质及酸碱平衡等的调节。

(2)肾小管不同部位的排泌功能不同:①近端小管具有排泄酚红、青霉素、某些用于泌尿系统造影剂等进入机体的异物,以及弱碱(奎宁等)和弱酸(水杨酸等)的功能;②远曲小管在醛固酮的作用下,在分泌 H^+、NH_3 的同时,与原尿中 Na^+、HCO_3^- 进行交换,在排酸保碱、调节电解质和酸碱平衡方面起重要作用。

(二)肾脏对体液平衡的调节作用

1. 肾脏对水、电解质及渗透压的调节 肾脏对水、电解质的调节主要受神经和体液因素(抗利尿激素和醛固酮)的影响,以保证体内水和电解质的动态平衡、血浆渗透压及胞外容量等的相对恒定。成人每天生成原尿 180L,但最终尿量只有 1.5L。

2. 肾脏对酸碱物质的调节 通过分泌 H^+ 将酸排出体外、分泌 NH_4^+ 再生新 HCO_3^-、重吸收 HCO_3^- 等基本方式实现排酸保碱的尿液酸化过程。远端小管及集合管的酸化能力较近端小管强。近端小管、远端小管和集合管均参与尿液酸化过程。

(三)肾脏的内分泌功能

肾脏分泌的激素包括:①血管活性物质:主要包括参与全身血压和水、电解质代谢调节的肾素 - 血管紧张素 - 醛固酮系统、前列腺素 - 激肽缓激肽系统等;②参与钙、磷代谢的调节和红细胞生成的过程等的 $1,25-(OH)_2D_3$、促红细胞生成素等。此外,肾脏还是许多肽类激素和内源性活性物质,如胰岛素、泌乳素、生长激素、胃泌素等的降解场所,肾脏还是糖原异生的场所。

【肾脏疾病的主要临床生物化学变化】

(一)蛋白质及其代谢物异常

1. 氮质血症(azotemia) 指血液中尿素、肌酐、尿酸等非蛋白含氮物质(nonprotein nitrogen,NPN)含量显著升高,是肾功能衰竭的重要临床表现之一。其发生的主要病因和机制是:①肾脏排泄功能障碍:各种肾前性、肾性、肾后性等原因引起的肾脏泌尿功能障碍,均可造成体内蛋白质代谢产物堆积,出现氮质血症;②体内蛋白质分解增加:如肾功能衰竭时,感染、组织损伤时,体内蛋白质分解代谢加强,血非氮物质含量增加。

2. 蛋白尿(proteinuria) 正常情况下,肾小球滤过膜对蛋白质的滤过有选择性,其滤液中的蛋白质主要为小分子蛋白,且 95% 以上被肾小管重吸收。若尿蛋白 >150mg/24h,则称蛋白尿;若尿蛋白 >3.5g/24h,则称大量蛋白尿。蛋白尿形成的主要类型有肾小球性蛋白尿、肾小管性蛋白尿、组织性蛋白尿、溢出性蛋白尿、体位性蛋白尿等。

3. 低蛋白血症(hypoproteinemia) 血浆总蛋白低于 60g/L,或白蛋白浓度低于 30g/L,则可诊断为低蛋白血症。肾脏疾病引起的低蛋白血症主要病因是长期大量蛋白质丢失,此外肾脏疾病(如尿毒症等)引起的蛋白摄入不足或吸收不良、蛋白质合成障碍和蛋白质分解加速也是重要病因。

（二）凝血因子异常

肾功能损害的病因和阶段不同,凝血与抗凝因子会出现不同的变化,临床可表现为高凝状态和出血倾向。

1. 高凝状态 是肾病综合征的临床表现之一。主要机制是:①血浆凝血因子浓度常明显增高;②抗凝血酶Ⅲ从患者尿中大量丢失而严重减少;③血小板聚集力亦增高;④聚集的血小板释放 β- 血栓球蛋白,抑制血管内皮前列腺素分解而加重高凝状态。

2. 出血倾向 急性和慢性肾功能衰竭患者均有明显的出血倾向,临床表现为鼻出血、皮下瘀斑、牙龈出血等。发生的主要机制是:①体内蓄积的毒性物质抑制了血小板的功能;②毒性物质使骨髓造血功能下降,血小板生成减少;③酸中毒时毛细血管脆性增加;④凝血酶原生成受到抑制。

（三）血脂异常

高脂血症(hyperlipemia,HP)是人体脂质代谢异常,血浆中脂质浓度超过参考范围的病症。引起高脂血症的肾脏疾病主要有肾病综合征、糖尿病肾病和尿毒症等。是肾病综合征的主要临床表现之一,脂代谢异常的主要特点为:①各种脂质成分均发生变化;②脂质异常通常与蛋白尿和低蛋白血症的程度有关。

（四）水平衡失调

1. 尿量异常

(1)少尿与无尿:尿量 24h 少于 400ml,或每小时少于 17ml 时,称少尿(oliguria);24h 尿量少于 100ml,则称无尿(anuresis)或尿闭。各种原因引起的肾脏泌尿功能障碍均可导致少尿或无尿。

(2)多尿(polyuria):指在不用任何药物的情况下,24h 尿量超过 2 500ml。精神、神经性因素,内分泌疾病,肾小管功能障碍等都可能导致多尿。

(3)夜尿(nocturia)增多:夜尿指 18 点至次日 6 点的尿量,健康年轻人白天尿量与夜间尿量之比为(3~4):1,随年龄增长,比值减少,到 60 岁时比值为 1:1,如夜尿量超过全天总量的 1/2(或多于 750ml)即为夜尿增多。常视为肾小管功能不全的早期症状。

2. 水肿(edema) 是指过多的液体积聚在人体组织间隙使组织肿胀。由于肾脏功能障碍造成的机体水肿称肾源性水肿,是全身性水肿的主要原因之一。肾源性水肿依据产生机制可分为肾炎性水肿(以肾小球滤过率明显下降为主)和肾病性水肿(以蛋白尿导致低蛋白血症为主)

（五）电解质平衡失调

1. 低钠血症 肾功能衰竭时,主要是低钠血症,高钠血症较少见。主要原因是水摄入过多,引起体液(特别是细胞外液)增加,Na^+ 被稀释。

2. 高钾血症 是肾功能衰竭最严重的并发症,也是主要死亡原因之一。引起高钾血症的主要原因是钾排出减少、内生和摄入增加,以及酸中毒所致。

3. 低钾血症 在急性肾功能衰竭多尿期,大量 K^+ 随尿排出,如补充不足导致。慢性肾功能衰竭时低钾血症较少见。

4. 高磷血症 主要因肾功能衰竭时磷酸盐排泄障碍所致。

5. 低钙血症 由于磷从肾脏排泄障碍而使肠道排泄增加,并与钙结合不易被吸收的磷酸盐,钙吸收降低而易形成低钙血症。此外,结合钙随蛋白丢失、肾功能不全时,活性维生素 D 减少也可引起低钙血症。

（六）酸碱平衡紊乱

不论肾小球疾病还是肾小管疾病,均能引起肾脏排酸保碱功能障碍,导致肾性代谢性酸中毒。包括肾功能衰竭和肾小球性酸中毒。

【肾脏疾病的生物化学检测指标】

主要介绍肾脏泌尿功能的检查,包括:肾小球功能检查、肾近端小管功能检查、肾远端小管检查、肾血流量检测。

（一）肾小球功能检查

1. 肾清除试验

(1)检测依据:肾清除率(clearance,Cx)表示肾脏在单位时间内将某物质(x)从一定量血浆中全部清除并由尿排出时被处理的血浆量(ml),它是衡量肾脏清除血浆中物质,生成尿液能力的指标。

(2)方法:依据某物质单位时间内从血浆中被清除的总量＝某物质单位时间从尿中排出的总量,推导公式表示如下:$Cx=(Ux \times V)/Px$,式中 Cx 为某物质清除率(ml/min),V 为每分钟尿量(ml/min),Ux 为尿中某物质的浓度(mmol/L),Px 为血浆或血清中某物质的浓度(mmol/L)。

由于个体的大小、高矮、胖瘦、年龄等均存在较大的差异,影响结果的判断。因此,应将结果以标准体表面积 $1.73m^2$(中国人为 $1.61m^2$)进行标准化计算。

标准化的肾清除率:$Cx'=[(Ux \times V)/Px] \times (1.73/A)$

个体体表面积(A):$\lg A(m^2)=0.425\lg[$体重$(kg)]+0.725\lg[$身高$(cm)]-2.144$

(3)临床意义:肾清除试验是反映肾脏泌尿功能最直接、最敏感的试验。应用不同物质进行肾清除试验,可测定肾小球滤过率、肾小管对各物质的重吸收和排泌量、肾血流量等。例如,菊粉是反映肾小球滤过功能的"金标准",肌酐反映肾小球滤过功能,β_2 微球蛋白清除率为 0,反映肾小管重吸收功能,对氨基马尿酸的清除率可反映肾血流量等。

2. 肾小球滤过功能检查

(1)内生肌酐清除率:

1)检测依据:内生肌酐为人体肌肉中磷酸肌酸的代谢产物,是人体内肌酐的主要来源。在严格控制饮食情况下,同一个体每天内生肌酐生成量与尿液排出量相等且相对恒定。肌酐主要从肾小球滤过,不被肾小管重吸收,仅少量由近端肾小管排泌。内生肌酐清除率(endogenous creatinine clearance,Ccr)指肾脏单位时间内(min)将肌酐从一定血浆中全部清除并由尿排出时被处理的血浆量(ml)。

2)方法:依据肾清除试验原理,收集一段时间内的尿量,同时测定血和尿中肌酐浓度,依据公式可计算 Ccr。$Ccr(ml/min)=[$尿肌酐浓度$(umol/L) \times$ 每分钟尿量$(ml/min)]/$血肌酐浓度$(umol/L)$,标准化 $Ccr[ml/(min \cdot 1.73m^2)]=Ccr \times$ 标准体表面积$(1.73m^2)/$个体体表面积(A)。

参考范围:成年男性标准化 Ccr 为 85~125ml/(min·1.73m²);成年女性标准化 Ccr 为 75~115ml/(min·1.73m²)

3)临床意义:GFR 是临床评价肾脏功能的重要指标,可以用来反映总体肾组织的功能。Ccr 降低能较早、准确地反映肾小球滤过功能损伤,并估计损伤程度。临床上用 Ccr 代替 GFR,可将肾功能分为 4 期,一期:51~80ml/min(代偿期);二期:20~50ml/min(失代偿期);三期:10~19ml/min(肾衰期);四期:<10ml/min(尿毒症期)。另外,Ccr 可指导临床治疗,临床上常依据 Ccr 结果制订治疗方案并调整手段,如当 Ccr 出现异常时,及时调整由肾脏代谢或以肾脏排出为主的药物。

(2)血清肌酐(serum creatinie,Scr):

1)检测依据:肌酐为肌肉中磷酸肌酸的代谢产物,肌酐主要从肾小球滤过,仅少量由近端小管排泌,不被肾小管重吸收,其血浆浓度取决于肾脏排泄能力,一定程度上可反映肾小球滤过功能。

2)方法:Jaffe 法(苦味酸法)、酶法、高效液相色谱法。

参考范围:①成年男性 59~104μmol/L;成年女性 45~84μmol/L(酶法)。②成年男性 62~115μmol/L;成年女性 53~97μmol/L(苦味酸法)。

3)临床意义:

a. 血肌酐增高:见于各种肾病、肾功能衰竭、心肌炎、肌肉损伤等。肾功能不全的代偿期肌酐可不增高或轻度增高;肾功能衰竭失代偿期肌酐中度增高(可达 442.0μmol/L);尿毒症时可达 1.8mmol/L,为尿毒症的诊断指标之一。

b. 血肌酐降低:见于进行性肌肉萎缩、白血病、贫血、肝功能障碍及妊娠等。

(3)估算肾小球滤过率:

1)方法:以血肌酐为基础,根据患者年龄、性别、身高、体重、种族等参数,采用公式计算肾小球滤过率估算值(estimated glomerular filtration rate,eGFR)。

2)临床意义:评价肾脏功能,特别是慢性肾功能衰竭患者。

(4)血清尿素:

1)检测依据:尿素为体内蛋白质的终末小分子代谢产物,血清尿素(serum urea,Urea)的浓度取决于机体蛋白质的分解代谢速度、食物中蛋白质摄取量及肾脏的排泄能力。尿素可自由通过肾小球滤过膜滤过原尿,但约50%可被肾小管重吸收。在食物摄入及体内分解代谢比较稳定的情况下,其血浓度取决于肾脏排泄能力。

2)方法:血尿素测定的方法可大致分为两类:①尿素酶法:利用尿素酶催化血尿素水解生成氨,氨可用纳氏试剂、酚-次氯酸盐或酶偶联反应显色测定;②直接法:血尿素直接和某试剂作用,测定其产物。最常见方法为二乙酰一肟法。

参考范围:血清尿素 2.9~8.2mmol/L。

3)临床意义:

a. 器质性肾功能损伤时血尿素增高,如各种原发性肾小球性肾小球肾炎、肾盂肾炎等慢性肾功能衰竭。血尿素不能作为早期肾功能的指标,但对慢性肾功能衰竭尤其是尿毒症患者,血尿素增高程度通常与病情严重一致。

b. 血尿素增高还见于肾前性和肾后性因素,前者包括严重脱水、大量腹水等导致的血容量不足,肾血流量减少导致的少尿。后者见于如输尿管结石等疾病引起的尿路阻塞。

c. 血尿素可作为肾功能衰竭透析充分性的判断指标。

(5)血胱抑素:

1)检测依据:血胱抑素C(cystatin C,CysC)是分子量为13kD的低分子量蛋白质,在机体内几乎所有组织的有核细胞均能持续恒定地产生,可自由地透过肾小球滤过膜,在近曲小管全部重吸收并迅速代谢分解;CysC不和其他蛋白形成复合物,其血清浓度变化不受炎症、感染、肿瘤及肝功能等因素的影响,与性别、饮食、体表面积、肌肉量无关,是一种反映GFR变化的理想的内源性标志物。

2)方法:多采用胶乳颗粒增强免疫浊度法检测。

参考范围:血 CysC 为 0.6~2.5mg/L。

3)临床意义:血 CysC 浓度与肾功能损害程度高度相关,能够准确反映人体 GFR 的变化。可用于糖尿病肾病肾脏滤过功能早期损伤的评价、高血压肾功能损害早期诊断、肿瘤化疗中肾功能的检测等。

3. 肾小球屏障功能检查

(1)尿总蛋白:

1)检测依据:尿总蛋白(urine total protein,UTP)测定包括总蛋白的定性和定量检查。

2)方法:①尿蛋白定性,目前临床上主要用试带法(干化学法),根据阳性程度不同可大致估算蛋白质的质量;② 24h 尿蛋白定量,目前主要采用双缩脲比色法和邻苯三酚钼络显色法;③随机尿蛋白/肌酐比值。

参考范围:①尿蛋白定性:阴性;② 24h 尿蛋白定量:<150mg/24h 或 <100mg/L;③随机尿蛋白/肌酐比值:<45mg/mmol Cr。

3)临床意义:

a. 尿蛋白阳性或增高:可见于病理性蛋白尿,如肾小球性蛋白尿、肾小管性蛋白尿、溢出性蛋白尿等;也可见于生理性蛋白尿,如体位性蛋白尿、发热、情绪激动等。

b. 通过定量可将蛋白尿分为:轻度蛋白尿(<1g/d)、中度蛋白尿(1~3.5g/d)、重度蛋白尿(>3.5g/d)。

(2)尿微量白蛋白:

1)检测依据:尿微量白蛋白(microalbumin,mAlb)是指尿蛋白总量虽在参考区间之内,但用敏感的免疫学可检出白蛋白排泄量增加。

2)方法:胶乳免疫浊度法。

参考范围:尿 mAlb 排出量 <30mg/L 或 300mg/24h;随机尿 mAlb<300mg/g Cr。

3)临床意义:mAlb 检测有助于肾小球病变的早期诊断,在肾脏疾病早期,尿常规阴性时,尿 mAlb 含量可发生变化。微量白蛋白尿(MAU)已确定为肾脏疾病预后及死亡的独立预测因子。

(3)尿蛋白选择性指数:

1)检测依据:正常情况下,肾小球滤过膜对血浆蛋白能否通过具有一定的选择性。病情较轻时,尿中

仅有少量中大分子蛋白质(白蛋白为主),称选择性蛋白尿。病情较重时,尿中还有大量大分子蛋白质排出则称非选择性蛋白尿

2)方法:目前临床上多采用尿 IgG(分子量为 150kD)和尿 Tf(分子量 79kD)的清除率比值作为尿蛋白选择性指数(selective proteinuria index,SPI)。尿蛋白选择性指数 =(尿 IgG/ 血 IgG)/(尿 Tf/ 血 Tf)

参考范围:SPI ≤ 0.1,高度选择性蛋白尿;SPI>0.2,非选择性蛋白尿。

3)临床意义:尿蛋白选择性指数可反映肾小球滤过膜的通透性,在某种程度上与肾小球疾病的病理组织学改变有一定的关系。可预测治疗反应及估计预后,选择性指数高者预后好,反之预后差。SPI<0.1 者,表明肾小球损害较轻,治疗反应和预后大多较好。SPI>0.2 者,表明肾小球损害较重,预后大多不良。

(二)肾近端小管功能检查

1. 肾近端小管重吸收功能检查

(1)β_2- 微球蛋白:

1)检测依据:β_2- 微球蛋白(β_2-microglobulin,β_2-MG)由人体有核细胞,特别是淋巴和肿瘤细胞产生的一种小分子球蛋白。可以从肾小球自由滤过,约 99% 被近端肾小管上皮细胞重吸收并分解破坏;故正常情况下 β_2-MG 由尿排出的量极低。

2)方法:血清和尿液 β_2-MG 目前可采用免疫比浊法、ELISA 法测定。

参考范围:尿 β_2-MG<0.3mg/L,或以尿肌酐校正 <0.2mg/g Cr;血 β_2-MG 1.28~1.95mg/L。

3)临床意义:

a. 尿 β_2-MG 测定主要用于检测近端小管的功能,是反映近端小管受损的非常灵敏和特异的指标。急性肾小管损伤或坏死、慢性肾功能衰竭、尿路感染时其含量增加。

b. β_2-MG 清除率是鉴别轻度肾小管损伤的良好指标。

c. 血清 β_2-MG 可反映肾小球滤过功能。GFR 及肾血流量降低时,血清 β_2-MG 升高与 GFR 呈直线相关,并且较血肌酐浓度增高更早、更显著。

d. 系统性红斑狼疮(SLE)活动期、造血系统恶性肿瘤、慢性淋巴细胞白血病时生成明显增多,血、尿 β_2-MG 均升高。

(2)α_1- 微球蛋白:

1)检测依据:α_1- 微球蛋白(α_1-microglobulin,α_1-MG)是肝细胞和淋巴细胞产生的一种糖蛋白。α_1-MG 有游离型及与免疫球蛋白、白蛋白结合型。结合型不能通过肾小球滤膜,游离型可自由透过肾小球滤膜,原尿中 α_1-MG 绝大部分被肾小管重吸收降解,尿中含量极微。

2)方法:血清和尿液 α_1-MG 目前可采用免疫比浊法测定。

参考范围:血清 32~75μg/ml,尿液标本 ≤ 20μg/ml。

3)临床意义:

a. 尿 α_1-MG 增高见于各种原因所致的肾小管功能损伤;且肾小管对 α_1-MG 重吸收障碍先于 β_2-MG,因此尿 α_1-MG 比 β_2-MG 更能反映肾脏早期病变,是肾近端小管损伤的标志性蛋白。

b. 血 α_1-MG 增高也见于肾小球滤过率下降所致,如肾小球肾炎、间质性肾炎等,血 α_1-MG、β_2-MG 与血肌酐呈明显正相关。

c. 血 α_1-MG 降低见于肝炎、肝硬化等肝实质性疾病。

(3)视黄醇结合蛋白:

1)检测依据:视黄醇结合蛋白(retinol-binding protein,RBP)是肝脏合成分泌至血液中的一种低分子量蛋白。游离 RBP 可被肾小球滤过,但在近曲小管几乎全部被重吸收分解,正常人尿中 RBP 排量极少。

2)方法:血液和尿液 RBP 目前可采用免疫学方法测定。

参考范围:成人尿 RBP 为 0.04~0.18μg/L;RBP/sCr<26.2μg/mmol。

3)临床意义:尿液 RBP 排量与小管间质损害程度明显相关,可作为监测病程、指导治疗和判断预后的一项灵敏的生物化学指标。

（4）尿钠和滤过钠排泄分数：

1）检测依据：尿钠排泄量多少取决于胞外液量及肾小管重吸收的变化。滤过钠排泄分数（filtration sodium excretion fraction, FeNa）指尿钠排出部分占肾小球滤过钠总量的比率。

2）方法：分别检测血清钠、血肌酐和尿钠、尿肌酐浓度，按下式计算：FeNa（%）= 尿钠排出量 / 滤过钠总量 = [（尿钠 / 血钠）/（尿肌酐 / 血肌酐）] × 100

式中尿钠和血钠的单位为 mmol/L，血肌酐和尿肌酐的单位为 μmol/L。

参考范围：尿钠浓度 <20mmol/L；FeNa：1~2。

3）临床意义：

a. FeNa 可作为估计肾小管坏死程度的指标：急性肾功能衰竭时，肾小管功能受损，不能很好地重吸收钠，故尿钠浓度 >40mmol/L，FeNa>2。

b. 鉴别急性肾功能衰竭和肾前性氮质血症，肾前性氮质血症的肾小管没有损坏，但血容量不足，钠滤过量减少，且肾小管最大限度地重吸收钠，以维持血容量，故尿钠浓度 <20mmol/L，FeNa<1。

c. 预后判断：若尿钠在 20~40mmol/L 之间，则表明患者正在由肾前性氮质血症向急性肾功能衰竭发展。

2. 肾近端小管排泄功能检查

（1）检测依据：评价肾小管排泄功能的试验主要是酚红排泄试验（phenolsulfon phthalein excretion test, PSP）和对氨基马尿酸最大排泄率试验（tubular maximal PAH excretory capacity, TmPAH）。

（2）方法：尿中酚红排出量可作为判断近端小管排泌功能的指标。试验时静脉注射 6g/L 的酚红 1ml，测定 2h 内酚红排泄量，计算酚红排泄量。

（3）临床意义：

1）PSP 排泌量减少：可见于各种肾前性、肾性和肾后性因素。

2）PSP 排泌量增加：可见于低蛋白血症、肝胆疾病、甲亢等。

3. 肾近端小管细胞损伤检查

（1）检测依据：N- 乙酰 - β -D 氨基葡萄糖苷酶（N-acetyl- β -D-glucosaminidase, NAG）是一种广泛分布于哺乳动物身体各组织细胞中的溶酶体水解酶，与黏多糖类及糖蛋白代谢有关。在近曲小管上皮细胞中含量较高。NAG 分子量约为 140kD，不能通过肾小球屏障，故尿中 NAG 主要来自肾近曲小管上皮细胞。此酶在尿中稳定，是反映肾小管实质细胞损害的指标。

（2）方法：一般以酶法测定其活性。

参考范围：成人尿 NAG 为 <22IU/g Cr。

（3）临床意义：NAG 是诊断肾脏早期损害的灵敏指标，方法简便，快速采样方便，无创伤性。

（三）肾远端小管功能检查

1. 尿液浓缩稀释试验

（1）尿比重与尿渗量：

1）尿比重是指 4℃条件下尿液与同体积纯水的重量之比，它取决于尿中溶解物质的浓度，与固体总量成正比。尿渗量（urine osmolality, Uosm）指溶解在尿中具有渗透作用全部溶质微粒总数量（含分子和离子）。尿比重和 Uosm 都能反映尿中溶质的含量，但尿比重易受溶质微粒大小和性质的影响，因而测 Uosm 比尿比重更能反映肾浓缩和稀释能力。

2）方法：目前尿比重多采用化学试带法；Uosm 多采用尿液冰点下降法，也可用蒸气压渗透压计算法测定。

参考范围：成人尿比重为 1.015~1.025，晨尿常 1.020 左右；成人 Uosm 为 600~1 000mOsm/（kg·H_2O）；成人血浆渗量（Posm）275~305mOsm/（kg·H_2O）；Uosm 与 Posm 比值为（3 : 1）~（4 : 1）；禁水 8h 后，晨尿 Uosm>700~800mOsm/（kg·H_2O）。

3）临床意义：

a. 尿比重的高低与饮水量和当时的尿量有关，主要取决于肾脏的浓缩功能。尿比重增高可见于脱水、糖尿病、急性肾炎等；尿比重降低可见于尿崩症、慢性肾炎等。尿比重只可作为初筛试验。

b. Uosm 测定作为肾脏浓缩与稀释功能检验指标，优于尿比重测定。Uosm 下降，反映肾小管浓缩功能减退。尿、血渗量可以直接反映尿中溶质浓缩的倍数，肾小管重吸收水的能力越强其比值越大。

（2）渗量溶质清除率：

1）检测依据：渗量溶质清除率（osmotic clearance，Cosm）表示单位时间内肾脏能将多少血浆中的渗透性溶质清除出去。

2）方法：依据肾清除试验原理，同时测定血浆和尿渗量，可计算出渗量溶质清除率。

参考范围：空腹时为 2~3ml/min。

3）临床意义：Cosm 反映了肾脏维持水及溶质之间的平衡，正常情况下其值相当稳定，数值降低说明远端小管清除渗透性溶质能力降低。

（3）自由水清除率：

1）检测依据：自由水清除率（free water clearance，CH2O）指单位时间内从血浆中清除到尿中不含溶质的水量。任何尿液可视为等渗量和纯水两个部分，即尿量 = 等渗尿尿量 + C_{H_2O}。浓缩尿量 = 等渗尿量 – 被吸收纯水量；稀释尿量 = 等渗尿量 + 血浆中清除的纯水量。由于正常人排出的均为含有溶质的浓缩尿，故 C_{H_2O} 为负值。

2）方法：依据肾清除试验原理，同时测定血浆和尿渗量可计算出。

参考范围：正常人禁水 8h 后，晨尿 C_{H_2O} 为 –100~–25ml/h。

3）临床意义：C_{H_2O} 是判断远端小管浓缩与稀释功能的灵敏指标，常用急性肾功能衰竭的早期诊断和病情观察。C_{H_2O} 持续等于或接近于 0，则表示肾不能浓缩和稀释尿液，排等渗尿是肾功能严重损害的表现。

2. 肾小管性酸中毒检测

（1）氯化铵负荷（酸负荷）试验：

1）方法：给患者服用一定量的酸性药物氯化铵，使机体产生急性代谢性酸中毒，增加远端小管排泌 H^+ 的量。通过观察 pH 的变化，即可判断有无远端小管酸化功能障碍。

参考范围：服用氯化铵 2h 后，尿 pH<5.5。

2）临床意义：尿 pH>5.5 者提示远端小管肾小管酸化功能减弱，为 Ⅰ 型肾小管酸中毒。对已有明显代谢性酸中毒者，不宜做此试验；对于肝功能不全者，宜改做氯化钙试验。

（2）HCO_3^- 负荷（碱负荷）试验

1）方法：服用一定量的碱性药物碳酸盐，使尿液碱化，以增加肾小管重吸收 HCO_3^- 的负担。当近端小管受损时，其重吸收 HCO_3^- 的功能减退。通过观察 HCO_3^- 的排泄分数，有助于近端小管酸中毒的诊断。HCO_3^- 的排泄分数 = [（尿 HCO_3^-/ 血 HCO_3^-）/（尿肌酐 / 血肌酐）] × 100%。

参考范围：正常人尿液中几乎无 HCO_3^-，其排泄分数为 ≤ 1%。

2）临床意义：Ⅱ 型肾小管酸中毒 >15%；Ⅰ 型肾小管酸中毒 <5%。

3. 尿肾小管组织蛋白检测

（1）检测依据：T-H 糖蛋白（Tamm-Horsfall glycoprotein，THP）是肾小管髓袢厚壁升支及远曲小管细胞合成、分泌的一种糖蛋白，具有阻止水的重吸收而参与原尿稀释 - 浓缩功能。正常情况下，该蛋白只存在于上述细胞管腔面胞膜上，而不暴露于免疫系统。当肾小管间质发生病变时，THP 可漏入组织间质引起免疫反应而产生抗 THP 抗体。

（2）方法：RIA 法。

参考范围：12.4~61.6mg/24h。

（3）临床意义：尿 THP 检测可用于诊断、检测肾远曲小管损伤（如肾损伤、肾移植排斥反应等）。尿 THP 升高见于肾盂肾炎、肾病综合征等，降低见于肝硬化、肾病等，THP 是形成管型的主要基质。

（四）肾血流量检测

肾血流量（renal blood flow，RBF）或肾血浆流量（renal plasma flow，RPF）是指单位时间内流经肾脏的全血或血浆量。目前多采用对氨基马尿酸清除试验和放射性核素法检测。

（任婷婷）

第七节 血栓与止血检验

正常情况下,机体的凝血与抗凝系统保持着动态平衡。止血的机制包括血管壁、血小板、凝血系统、抗凝血系统、纤维蛋白溶解系统各因素的动态平衡和综合作用,以上任何一个因素异常都可以引起出血性与血栓性疾病。目前临床上常用初筛的凝血检查包括:活化的部分凝血活酶时间(activated partial thromboplastin time,APTT)、凝血酶原时间(prothrombin time,PT)、凝血酶时间(thrombin time,TT)、纤维蛋白原(fibrinogen,FIB)等;对凝血因子有缺陷的出血性疾病(如血友病)确诊需进行凝血因子活性测定。当出现出血和栓塞等风险时,怎样筛查手术中和术后出血的原因,这些传统的凝血指标检测就有一定的局限性,通过血栓弹力图(thrombelastograph,TEG)可监测血液凝固的动态过程和纤溶整个过程。

【活化部分凝血活酶时间测定】

(一)概述

活化的部分凝血活酶时间(activated partial thromboplastin time,APTT)是一个基础的内源性凝血途径筛查试验(因子Ⅻ、Ⅺ、Ⅸ、Ⅷ、Ⅹ、Ⅴ、Ⅱ和Ⅰ)。APTT主要用于发现先天或后天获得的这些因子缺乏,以及肝素疗法的监测。APTT比其他的基础筛查试验(如复钙时间,部分凝血活酶时间)具有更高的灵敏度和更好的重复性。

(二)原理

37℃条件下,在待检血浆中加入足够量的活化接触因子激活剂(如白陶土、鞣花酸等)和部分凝血活酶(代替血小板的磷脂),再加入适量的钙离子,可激活FⅫ而启动内源凝血途径,使乏血小板血浆凝固。从加入钙离子到血浆凝固所需的时间即为APTT。APTT对内源性凝血途经(因子Ⅻ、Ⅺ、Ⅸ、Ⅷ、Ⅹ、Ⅴ、Ⅱ和Ⅰ)敏感。该试验对血小板异常的定量和定性分析,因子Ⅶ和ⅩⅢ缺乏不敏感。

(三)检测方法

1. 标本要求 最适量3ml,最小量2ml;当采集量过少、抗凝剂错误、血液凝固等情况下,标本不合格,及时与临床联系;血浆20℃可保存4h,如果用于监测肝素治疗,血浆在20℃可保存2h,不要将血浆置于2~8℃保存。

2. 操作(血凝仪法)

(1)常规静脉采血2ml,109mmol/L枸橼酸钠抗凝,混匀,3 000r/min离心10min,分离乏血小板血浆。

(2)将活化部分凝血活酶试剂、0.025mol/L氯化钙溶液置于仪器相应的试剂架上,将反应杯置于相应位置,将正常人混合血浆、受检血浆置于样本架上。

(3)设置仪器检测程序,启动检测即可。

(四)参考范围

测定的方法不同、试剂不同结果差异较大,因此必须设立正常对照组,测定值与正常对照值比较,延长超过10s以上为异常。

(五)临床意义

为内源性凝血途径检查的筛选试验;又是监测肝素的首选指标,APTT比其他的基础筛查试验(如复钙时间,部分凝血活酶时间)具有更高的灵敏度和更好的重复性。

1. 延长

(1)先天缺乏:如果凝血酶原时间(PT)正常,可能是下列因子缺乏:因子Ⅷ、因子Ⅸ、因子Ⅺ、因子Ⅻ;如果这些因子都是正常的,则应考虑下列物质缺乏:Fletcher因子及高分子量激肽原(high molecular weight kininogen,HMWK);临床上遗传性因素引起的凝血因子缺乏常见于血友病A、血友病B以及凝血因子Ⅺ缺乏症。

（2）获得性缺乏和异常情况：见于严重肝脏疾病、依赖维生素 K 凝血因子缺乏症,消耗性凝血病,循环中的抗凝物(抗凝血酶原酶或因子抑制物),使用肝素或口服抗凝药物。

2. 缩短 见于高凝状态(如血栓前状态或血栓性疾病、DIC 早期、口服避孕药等)和血栓性疾病。

3. 普通肝素治疗监测 APTT 是监测普通肝素治疗时安全有效用药的首选指标,通常以 APTT 值维持在正常对照值的 1.5~2.5 倍为宜。

【凝血酶原时间测定】

（一）概述

凝血酶原时间(prothrombin time,PT)是一个基础的凝血筛选试验,常用来评价先天的和 / 或后天获得的外源性凝血途径(因子 I、II、V、VII、X)。

（二）原理

于 37℃条件下,在待检血浆中加入过量的含钙组织凝血活酶(含 III 因子、脂质),钙化的血浆在组织因子存在时激活 X 成为 Xa,在 Xa 作用下凝血酶原转变为凝血酶,使纤维蛋白原转变为纤维蛋白,测定血浆凝固所需的时间即为凝血酶原时间测定,与正常人凝血酶原时间比较,综合反映外源性凝血系统中因子(I、II、V、VII、X)的水平。

（三）检测方法

1. 标本要求 最适量 3ml,最小量 2ml;当采集量过少、抗凝剂错误、血液凝固等情况下,标本不合格,及时与临床联系;血浆 20℃可保存 4h,如果用于监测肝素治疗,血浆在 20℃可保存 2h,不要将血浆置于 2~8℃保存。

2. 操作(血凝仪法)

（1）常规静脉采血 3ml,109mmol/L 枸橼酸钠抗凝,混匀,3 000r/min 离心 10min,分离乏血小板血浆。

（2）将含钙组织凝血活酶试剂置于试剂架上,将反应杯置于相应位置,将正常人混合血浆、受检血浆置于样本架上。

（3）设置仪器检测程序,启动检测即可。

（四）参考范围

PT 测定采用 PT 比值、凝血酶原时间比值(PT ratio,PTR)及国际标准化比值(international normalized ratio,INR)三种方式进行结果报告。不同的实验室,由于仪器和技术不同,其参考值范围也会不同,所以每个实验室必须在技术和使用仪器的基础上定义自己的正常参考值。

1. PT 比值 男性为 11.0~13.7s;女性为 11.0~14.3s;男女平均(12.0 ± 1.0)s。受检者血浆测定值较正常对照值延长 3s 以上有临床意义。

2. PTR 值 PTR= 受检血浆 PT 值(s)/ 正常参考血浆 PT 值(s);参考范围:0.85~1.15。

3. INR 值 INR=PTR^{ISI}。参考范围:INR 值依试剂的国际敏感指数(international sensitivity index,ISI)不同而异。

（五）临床意义

为外源性凝血途径检查的筛选试验,是综合反映凝血因子 I、II、V、VII、X、含量及活性的指标。PT 还被广泛用于监测抗凝治疗(warfarin),因为它的灵敏度可反映依靠维生素 K 的因子 II,VII 和 X 的浓度变化。

1. 延长 I、II、V、VII、X 因子先天性缺乏和低(无)纤维蛋白原血症;DIC 的低凝期及继发性纤溶亢进期;原发性纤溶症;维生素 K 缺乏症;肝脏疾病(肝硬化、肝炎、黄疸);循环血液中有抗凝物质;纤维蛋白降解产物(FDP)增多;口服香豆素类抗凝药;肠道重吸收紊乱;新生儿出血性疾病等。

2. 缩短 血栓前状态或血栓性疾病、DIC 早期、口服避孕药等。

3. 口服抗凝剂(如华法林、双香豆素等)治疗监测 世界卫生组织推荐用 INR 值作为监测口服抗凝剂治疗患者,国人的 INR 以 2.0~2.5 为宜,一般不超过 3.0。

【凝血酶时间测定】

（一）概述

凝血酶时间(thrombin time,TT)是一个快速而简易地评价纤维蛋白形成的试验,XIII 因子缺乏时,TT

保持正常。当 PT,APTT 延长,不能解释结果时,在进行其他试验之前,应先测定 TT,再做其他确诊测试。

（二）原理

在 37℃条件下,于受检者血浆中加入标准化凝血酶试剂,后者使血浆纤维蛋白原转变为不溶性纤维蛋白,测定 PPP 血浆凝固所需的时间即为 TT 测定,是检测凝血途径常用的筛查试验。

（三）检测方法

1. 标本要求 最适量 3ml,最小量 2ml;当采集量过少、抗凝剂错误、血液凝固等情况下,标本不合格,及时与临床联系;血浆 20℃可保存 4h,如果用于监测肝素治疗,血浆在 20℃可保存 2h,不要将血浆置于 2~8℃保存。

2. 操作（血凝仪法）

(1)常规静脉采血 3ml,109mmol/L 枸橼酸钠抗凝,混匀,3 000r/min 离心 10min,分离乏血小板血浆。

(2)将凝血酶试剂置于仪器试剂架上,将反应杯置于相应位置,将正常人混合冻干血浆、受检血浆置于样本架上。

(3)设置仪器检测程序,启动检测即可。

（四）参考范围

由仪器记录血浆凝固时间,参考值 16~18s。

（五）临床意义

反映血浆中纤维蛋白的减少和 FDP 的增多,可作为异常纤维蛋白原的筛选试验。

1. 延长 血液循环中纤维蛋白(原)降解产物(FDP)(如 DIC 继发纤溶亢进、溶栓治疗后);肝素或类肝素物质增多;AT-Ⅲ活性增高;纤维蛋白原严重减少(如先天性无纤维蛋白血症、严重肝脏疾病)等。异常 FDP(骨髓瘤,风湿性关节炎)。

2. 缩短 见于高凝状态、某些异常纤维蛋白血症。

3. 溶栓治疗监测 溶栓治疗时,一般维持 TT 值在正常对照值的 1.5~2.5 倍为宜,不宜超过正常对照值的 3 倍。

【纤维蛋白原测定】

（一）概述

纤维蛋白原(fibrinogen,FIB)是一种分子量为 340kDa 的糖蛋白,正常血浆中的浓度范围是 2~4g/L(200~400mg/dl),它在肝脏(1.7~5g/d)和巨核细胞内合成,纤维蛋白原合成受 β 链上遗传基因密码控制,这些基因存在多态性,血浆纤维蛋白原水平存在个体差异,半衰期是 3~5d。

纤维蛋白原由 6 条链组成:2Aα,2Bβ 和 2γ,凝血酶(因子Ⅱa)将纤维蛋白原分子裂解成两个纤维蛋肽 A 片段(从 Aα 链)和两个纤维蛋肽 B 片段(从 Bβ 链),纤维蛋白单体由此产生,然后聚合,最后被因子ⅩⅢa 稳定,首先是两个纤维蛋白单体由两条 γ 链稳定,这个稳定源于 D-二聚体,降解产物是特定的纤维蛋白碎片。纤维蛋白原能被纤维蛋白溶酶降解。纤维蛋白原水平增高见于糖尿病,炎症应激反应,肥胖症。纤维蛋白原水平降低见于 DIC,纤维蛋白溶解。不仅如此,纤维蛋白原也被用于心血管意外的致病性研究。

原理:常用的 Clauss 法,在过量的凝血酶存在下,血浆 FIB 可转变为稳定的交联纤维蛋白,受检血浆加入凝血酶后的凝固时间与 FIB 含量呈负相关。从国际标准品 FIB 参比血浆测定的标准曲线中可获得 FIB 浓度。

（二）检测方法

1. 标本要求 最适量 3ml,最小量 2ml;当采集量过少、抗凝剂错误、血液凝固等情况下,标本不合格,及时与临床联系;血浆 20℃可保存 4h;如果用于监测肝素治疗,血浆 20℃仅保存 2h;不要将血浆置于 2~8℃保存。

2. 操作（血凝仪法）

(1)常规静脉采血 3ml,109mol/L 枸橼酸钠抗凝,混匀,3 000r/min 离心 10min,分离血浆。

(2)将含凝血酶试剂置于仪器试剂架上,将反应杯置于相应位置,将纤维蛋白标准品,受检血浆置于样本架上。

（3）设置仪器检测程序，启动检测即可。

（三）参考范围

由仪器自动记录血浆凝固时间，并换算出纤维蛋白原含量；2~4g/L。

（四）临床意义

可作为溶栓治疗的重要监测指标。

1. 增高　见于脑血栓、心肌梗死、恶性肿瘤、感染症（如胆囊炎、肺炎、肾炎、风湿性关节炎）、糖尿病、肥胖症、手术及放疗后等。

2. 减低　见于严重肝病、继发性纤溶（DIC）、大量失血、先天性纤维蛋白原缺乏症等。

3. 溶栓治疗、去纤维蛋白原治疗监测　采用尿激酶、链激酶等溶栓治疗，或采用蛇毒制剂进行去纤维蛋白原治疗时可选用 FIB 含量测定作为治疗监测指标之一，一般维持含量在 1.2~1.5 较为适宜。

【凝血因子活性检测】

（一）概述

凝血因子活性测定是对人体内的各种凝血因子进行活性测定，凝血因子在血液凝固过程中，起着非常重要的作用，测定各个凝血因子的活性，有助于判断血友病的类型，血友病的轻重程度以及某些病理情况下的凝血状况。

原理：凝血活性测定（一步法乏因子血浆纠正试验）凝血因子活性是通过其纠正乏因子血浆的能力而测得，将待测血浆按一定的比例分别与缺乏 Ⅷ、Ⅸ、Ⅺ、Ⅻ因子基质血浆混合，按 APTT 测定方法进行检测，通过比较参考血浆与受检血浆纠因子血浆引起异常 APTT 的能力，检测各凝血因子促凝活性。将受检血浆测定结果与参考血浆测定结果进行比较，可分别计算得到受检血浆因子 Ⅷ（F Ⅷ：C）、Ⅸ（F Ⅸ：C）、Ⅺ（F Ⅺ：C）、Ⅻ（F Ⅻ：C）促凝活性相当于正常人的百分率。

（二）检测方法

1. 空白管测定　取基质血浆、咪唑缓冲液、活化部分凝血活酶试剂各 0.1ml，混匀后置 37℃水浴中预热 3min，加入 0.1ml 37℃预温的 0.025mol/L 氯化钙溶液，混匀并立刻启动秒表，观察结果并记录纤维蛋白丝出现的时间。

2. 标准曲线制备　参考血浆用咪唑缓冲液按 1：10、1：20、1：40、1：80、1：160 稀释度进行倍比稀释；取 0.1ml 上述各稀释度血浆分别与 0.1ml 乏因子 Ⅷ、Ⅸ、Ⅺ、Ⅻ基质血浆、0.1ml 活化部分凝血活酶试剂混合，置 37℃水浴中温浴 3min，分别加入 0.1ml 37℃预温的 0.025mol/L 氯化钙溶液，快速混匀并启动秒表，观察结果并记录纤维蛋白丝出现的时间，以 1：10 稀释的标本为 100% 促凝活性，以稀释度对数（换为因子活性水平）为横坐标，血浆凝固时间为纵坐标，在双对数纸上绘制标准曲线，计算回归方程。

3. 受检血浆检测　在常规采集静脉血，经 109mmol/L 枸橼酸钠溶液（pH 7.5）抗处理，离心分离血浆，用咪唑缓冲液做 1：20 稀释，测定方法同标准曲线制备方法。每份标本测定 2 次，取平均值。

（三）参考范围

F Ⅷ：C 为（103.0 ± 25.7）%；F Ⅸ：C 为（98.1 ± 30.4）%；F Ⅺ：C 为（100.0 ± 18.4）%；F Ⅻ：C 为（92.4.0 ± 20.7）%。

（四）临床意义

1. 增高　主要见于高凝状态、血栓性疾病，尤其是静脉血栓形成性疾病（如深静脉血栓形成）、肾病综合征、口服避孕药、妊娠高血压综合征、恶性肿瘤等。

2. 减低

（1）F Ⅷ：C 减低见于血友病 A，根据 F Ⅷ：C 水平可分为重型（≤ 1%）、中型（>1%~5%）、轻型（>5%~≤ 25%）、亚临床型（>25%~45%）；其次见于血管性血友病、DIC 以及因子Ⅷ抑制物的存在。

（2）F Ⅸ：C 减低主要见于血友病 B，其次见于肝脏疾病、依赖维生素 K 凝血因子缺乏症以及 DIC 等。

（3）F Ⅺ：C 减低见于先天性因子Ⅺ缺乏症、肝脏疾病和 DIC 等。

（4）F Ⅻ：C 减低见于先天性因子Ⅻ缺乏症、肝脏疾病和 DIC 等。

【血栓弹力图】

传统凝血检测 PT、APTT 等只能反映凝血全过程中片段性、部分性变化，常受肝素类物质影响，难以准确预测血栓风险及判断预后。血栓弹力图检测能够全面展现血凝块发生发展的全过程,从凝血因子的激活到牢固的血小板纤维蛋白凝块形成,再到纤维蛋白溶解,展示患者凝血状况的全貌和血凝块形成的速率、血凝块的强度及血凝块的纤溶水平。在临床实践中,血栓弹力图能预测术前出血和栓塞风险,筛查术中和术后出血原因,快速止血,指导临床开展预防性、治疗性成分输血,评估输血效果,监测临床用药效果,预防血栓和治疗栓塞等,广泛应用于产科、骨科、ICU、体外循环、器官移植等科室疾病的诊疗中,已成为围手术期监测凝血功能的最重要指标。

(一)概述

1984年,德国人Harter发明了一种仪器,能监测血液凝固的动态变化和纤溶整个过程,即血栓弹力图(thrombelastography,TEG)仪。该仪器能模拟人体内环境中的凝血-纤溶过程,通过物理方法将血块弹性强度转换成图形表示,提供从凝血启动到血小板聚集、纤维蛋白丝形成、血块增长、最大血凝血块形成、纤维蛋白降解至溶解的全部信息,用于直观判断血液凝集情况和原因分析。TEG仪80年代开始广泛用于临床指导术中输血,并取得了良好效果,现已成为当今围手术期监测凝血功能的最重要指标。

血栓弹力图仪主要由自动调节37℃的杯槽、圆柱形杯盖、自由转动的不锈钢悬垂丝和机电传感器构成。连接传感器的悬垂丝穿过杯盖接触血液(图5-4a)。在模拟人体37℃温度条件下,抗凝全血加入样品检测杯,检测杯在杯槽带动下以4°45′角和每9s一周的速度来回转动。当血液处于液体状态时,检测杯转动不影响杯盖和悬垂丝;当血液开始凝固时,血液中的纤维蛋白因黏附把杯子和杯盖紧密连在一起,杯子转动就会带动悬垂丝同时运动,随着纤维蛋白生成量的增加,血凝块逐渐形成,信号的振幅增加直至最大;当血凝块回缩或溶解时,杯盖与反应杯间的联结解除,反应杯的转动不再传递给悬垂丝。整个凝血过程中,悬垂丝产生的扭转力传递给机电传感器,转换成电子信号,通过A/D转换盒描绘出特定的TEG图形(图5-4b)。

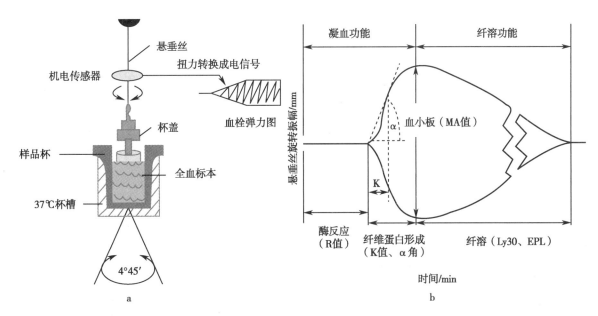

图5-4　血栓弹力图仪工作原理及模拟图形

a.血栓弹力图仪的工作原理;b.血栓弹力图模拟图形。

TEG完整地描述了从最初的纤维蛋白形成,到纤维蛋白织网并与血小板结合形成血凝块,再到血块消融,即从凝血到纤溶的整个过程。其中R时间对应"启动阶段";K时间对应"放大阶段";MA值对应"扩增阶段、凝血酶暴增";Ly30对应"纤溶阶段"。通过TEG能反映凝血因子活性、纤维蛋白原水平、血小板聚集功能和纤维蛋白溶解情况。

(二)方法学评价

1. 传统凝血试验　常规凝血功能检测为出凝血时间、PT、APTT、TT、纤维蛋白原(fibrinogen,Fg)

或 D- 二聚体等,只能反映血浆中凝血因子的活性,反映凝血过程中某一阶段或某种凝血产物,只能片段地、部分地描记凝血过程。结果常常受肝素类物质的影响。

2. TEG 是一种灵敏、快捷的凝血检测技术,能完整地监测从凝血开始,至血凝块形成及纤维蛋白溶解的全过程,反映凝血过程中血小板与凝血因子的相互作用,评估凝血过程中的凝血因子、纤维蛋白原、血小板等各组分的功能水平,更全面地评价血小板 - 纤维蛋白凝块的强度。该试验用血量少,全血、血浆和富含血小板的血浆均可用于检测,且结果不受肝素类物质的影响。检测准确、速度快,具有自动诊断功能,在临床外科、麻醉、ICU、体外循环、器官移植中广泛应用。但 TEG 也存在一定的局限性,如无法检测血管内皮细胞对凝血造成的影响,尿毒症患者的凝血功能紊乱往往由血管内皮细胞功能异常导致。TEG 能评估凝血全貌,与传统凝血试验的主要区别见图 5-5。

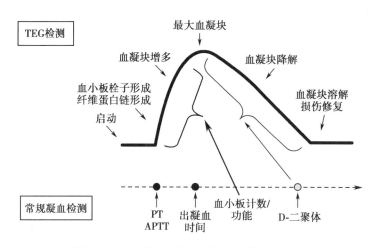

图 5-5 TEG 轨迹参数与常规凝血检测示意图

(三) TEG 正常参考值

TEG 是以时间为横坐标,振幅为纵坐标形成的图形。表 5-17 是以高岭土激活剂为例介绍了 TEG 的主要参数及参考区间。

表 5-17 TEG 的主要参数及参考区间

参数	含义	参考区间
R 值	从血样开始检测到描记幅度达 2mm 所需要的时间(min),即开始检测至第一块纤维蛋白凝块形成的潜伏期。R 值最能代表凝血酶作用,反映凝血启动过程中凝血因子的综合作用	5~10min
K 值	从 R 时间终点到描记幅度达到 20mm 所需的时间(min)。反映血块形成速度,体现的是纤维蛋白原的功能,最能代表初始的血块动力学	1~3min
α 角	从血凝块形成至描记图最大曲线弧度作切线与水平线的夹角。α 角与 K 值具有相关性,反映纤维蛋白积聚和交叉连接(血块加固)的速度,最能代表纤维蛋白原水平	53°~72°
MA 值	MA 代表描记图上的最大振幅(最大切应力系数),反映正在形成的血凝块的最大强度及血凝块形成的稳定性,主要受纤维蛋白原及血小板(作用约占 80%)的影响。MA 最能反映血小板的聚集功能,血小板质量或数量异常都会影响到 MA 值	50~70mm
Ly30	MA 值确定后,30min 内血凝块溶解或减少的速率(%),反应纤溶状态的指标	0~7.5%
EPL	预测 MA 值确定后 30min 内血凝块将要溶解的百分比(%),作用同 Ly30	0~15%
CI 值	为凝血综合指数,源自 R、K、α 和 MA,用于描述患者的整体凝血情况	−3~+3

(四) TEG 检测类型和临床意义

1. TEG 的检测方法 主要有普通检测、肝素酶对比检测、血小板聚集功能检测等。不同方法所使用的激活剂不同,作用也不同(表 5-18)。

表 5-18 不同 TEG 的检测方法

种类	激活剂	功能
普通杯检测	高岭土	评估凝血全貌
肝素酶杯检测	高岭土 + 肝素酶	判断肝素残留
血小板聚集功能检测	AA[*]、或 ADP、或 AA+ADP[**]	评估抗血小板药物,如阿司匹林、氯吡格雷药效
激活凝血检测	高岭土 + 组织因子	快速检测凝血系统功能
功能性纤维蛋白原检测	组织因子 + 血小板抑制剂	检测纤维蛋白原功能

注:[*]为花生四烯酸;[**]为二磷酸腺苷。

2. TEG 的临床意义

(1)普通 TEG 检测:TEG 图形形状和检测数值主要用于急诊科、重症医学科、手术相关科室判断患者血液凝固情况(图 5-6 和表 5-19)。常用于:①评估凝血全貌,判断凝血状态:低凝、高凝、纤溶亢进;②判定造成低凝的原因:低凝血因子、低纤维蛋白水平、低血小板数量或活性;③区分高凝的原因:高凝血因子活性、高血小板活性;④存在纤溶风险患者区分原发纤溶或继发纤溶亢进,可准确区分 DIC 阶段;⑤判断凝血相关药物,如华法林、诺其、比伐卢定、组织型纤溶酶原激活物(tissue type plasminogen activator,t-PA)、氨甲环酸等的疗效;⑥评估发生或再次发生血栓事件的风险和概率,预防术后血栓的发生;⑦术后检测:判断出血的原因,区分凝血机制的问题还是手术缝合等机械原因导致的出血;⑧指导手术、血液疾病、重症疾病等成分输血。TEG 用于机体凝血功能诊断标准,见图 5-7。

表 5-19 TEG 检测的临床意义(以高岭土激活剂为例)

TEG 数值范围	临床意义
R<4min	凝血因子活性较高,凝血功能增强
11min<R<14min	凝血因子活性较低,凝血功能不足
R>14min	凝血因子活性极低,凝血功能极低
K<1min,α>72°	纤维蛋白原水平高
K>3min,α<53°	纤维蛋白原水平低
MA>73mm	血小板功能亢进
41mm<MA<54mm	血小板功能低
MA<40mm	血小板功能极低
R<4min,MA>73mm	凝血因子活性较高,血小板功能亢进
Ly30>7.5%,EPL>15%	凝血正常或低凝为原发性纤溶亢进,凝血高凝状态下为继发性纤溶亢进
Ly30<7.5%,CI>3.0	血栓前状态
Ly30>7.5%,MA 正常或增大	继发性纤溶亢进
Ly30 ≥ 7.5%,CI>3.0	继发性纤溶亢进
Ly30 ≥ 7.5%,CI<1.0	原发性纤溶亢进
Ly30>7.5%,MA 正常或降低	原发性纤溶亢进

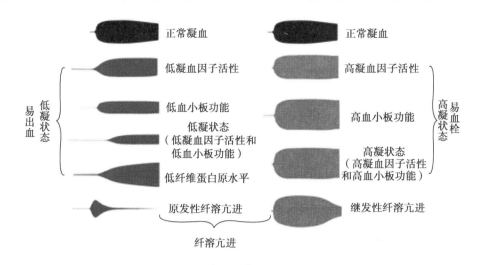

图 5-6　常见的典型 TEG 图形

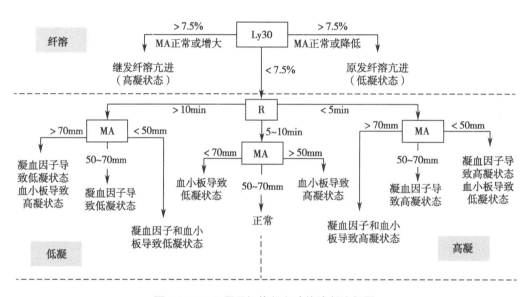

图 5-7　TEG 用于机体凝血功能诊断流程图

（2）肝素酶对比检测：主要用于透析中心、肾脏内科、神经内科、心脏内科患者判断肝素残留。使用肝素抗凝治疗者，评估肝素、低分子肝素以及类肝素药物疗效，评估是否肝素抵抗或过量，判定鱼精蛋白中和肝素的残留效果，判断低凝是否为肝素所致。对于接受体外循环手术或者肝脏移植的患者，可以比较肝素酶改性的 TEG 样品和未经肝素酶改性样品的 R 参数，如果 R 参数相同，则表明鱼精蛋白用量已足够，可以中和所有给予的肝素。

（3）血小板图试验：①用于血小板功能评定，测定患者的止血平衡以及对抗血小板治疗的反应；分析的结果可用于测定以下项目：凝血因子、血小板和纤维蛋白溶解的交叉作用；血小板抑制百分比表示血小板对于整体血块强度的影响。②对心外科术后患者，分析使用抗血小板药物后的出血原因。③对手术患者，评估服用抗血小板药物术前、术中出血的风险。④对服用抗血小板药物者，评估单独或联合使用阿司匹林、波力维，GP Ⅱb/Ⅲa 受体拮抗剂药物的疗效。

（4）纤维蛋白原功能评定：TEG 功能性纤维蛋白原分析用于确定血小板和纤维蛋白原对于患者凝血平衡的独立作用。该分析可以抑制血小板聚集，从而有可能只测定功能性纤维蛋白原对血块强度的影响（MA）。

（刘咏梅　黄吉娥）

第八节 骨髓细胞学检测

骨髓是人类出生后的主要造血器官。骨髓细胞学检查的方法很多,如细胞形态学、细胞生物化学、细胞免疫学、细胞遗传学等。其中,细胞形态学检查包括普通光学显微镜检查、相差显微镜检查、透视电镜、扫描电镜、荧光显微镜等,而最简单、最常用的是瑞氏染色后进行普通光学显微镜检查。它是诊断许多疾病(尤其是血液系统疾病)的重要手段之一。通过观察骨髓中各种血细胞的数量、形态以及有无异常细胞的存在等,从而协助造血系统疾病的诊断、鉴别诊断、疗效观察及预后判断。

【骨髓细胞学检测的临床应用】

骨髓细胞学检查是通过观察骨髓涂片中细胞的形态以及细胞间的比例关系来检查骨髓细胞质和量的变化,是诊断血液系统疾病中最常用的基本方法。

(一)临床应用

1. 诊断造血系统疾病 骨髓细胞学检查对于具有特征性细胞形态学改变的疾病具有诊断价值,如对各种类型白血病、再生障碍性贫血、巨幼细胞贫血、恶性组织细胞病、戈谢病、尼曼 - 匹克病、海蓝色组织细胞增生症、多发性骨髓瘤具有诊断价值,也常通过复查骨髓象来评价疗效或判断预后。

2. 协助诊断某些疾病 如各种恶性肿瘤的骨髓转移、淋巴瘤的骨髓浸润、骨髓增殖异常综合征、骨髓增生性疾病、缺铁性贫血、溶血性贫血、脾功能亢进和原发性血小板减少性紫癜。

3. 提高某些疾病的诊断率 利用骨髓液检验疟原虫、黑热病原虫、红斑狼疮细胞及细菌培养、染色体培养、干细胞培养等,皆可提高阳性率。

(二)适应证和禁忌证

1. 适应证

(1)外周血细胞数量、成分及形态异常,如一系、二系或三系细胞的增多和减少;外周血中出现原始、幼稚细胞等异常细胞。

(2)不明原因发热,肝、脾、淋巴结肿大。

(3)骨痛、骨质破坏、肾功能异常、黄疸、紫癜、血沉明显增加等。

(4)血液病定期复查及化疗后的疗效观察。

(5)其他:骨髓活检、造血祖细胞培养、染色体核型分析、微生物及寄生虫学检查(如伤寒、疟疾)等。

2. 禁忌证

(1)由于凝血因子缺陷引起的出血性疾病如血友病禁忌做骨髓穿刺;有出血倾向或凝血时间明显延长者不宜做骨髓穿刺,在必须明确疾病诊断时可做,但穿刺后必须局部压迫止血 5~10min。

(2)晚期妊娠的孕妇应慎做骨髓穿刺;小儿及不合作者不宜做胸骨穿刺。

【骨髓细胞学检测的方法和内容】

造血系统等疾病会导致血象中细胞的数量、形态、功能等发生变化,外周血细胞改变往往反映了骨髓病变的重要信息,因此,血细胞形态学检查应由外周血和骨髓两部分组成。

(一)血涂片检查步骤

1. 血涂片进行瑞姬染色。

2. 计数与分类 在染色良好的血涂片体尾交界处选取至少 100 个有核细胞,同时注意各种细胞(包括红细胞和血小板)的形态,同时全片观察血涂片中其他部位(尤其血膜边缘与尾部)。

3. 计算 计算出各类各阶段细胞的所占百分比,将结果填入骨髓报告单的血涂片栏中。

4. 特征描述 一般需描述血涂片中有核细胞的数量、形态、大小、染色及结构,以何种细胞为主,红细胞的形态,血小板数量与形态,有无寄生虫及其他异常细胞等。

（二）骨髓细胞学检查

1. 肉眼观察　选择血膜颜色、厚薄、骨髓小粒等适宜的骨髓片进行瑞姬染色。

2. 低倍镜观察

（1）观察骨髓涂片情况：是否符合取材标准，即骨髓涂片含有核细胞多，涂片尾部有骨髓小粒、骨髓特有细胞或油滴；涂片厚薄是否适度，细胞分布是否均匀，以及有核细胞着色是否正常，细胞是否清晰易辨。若涂片情况较差，选良好的涂片，并将情况填写记录。

（2）观察骨髓有核细胞增生程度：根据骨髓涂片中所含有核细胞多少（通常做法为在骨髓涂片中段选择几个细胞分布均匀的视野观察成熟红细胞与有核细胞比例），确定骨髓的增生程度以了解造血功能。骨髓增生程度分级常采用五级分类法（表5-20）。

表5-20　骨髓增生程度分级及标准

分级	有核细胞 红细胞	有核细胞数 一个高倍镜视野	临床意义
增生极度活跃	1∶1	>100	各种白血病
增生明显活跃	1∶10	50~100	各种白血病、增生性贫血
增生活跃	1∶20	20~50	健康人、贫血
增生减低	1∶50	5~10	造血功能低下、部分稀释
增生极度减低	1∶200	<5	再生障碍性贫血、完全稀释

（3）巨核细胞计数与分类：将骨髓涂片标准化为 $1.5cm \times 3.0cm$（$4.5cm^2$），巨核细胞的参考区间为7~35个。由于巨核细胞体积较大，数量较少（多分布于涂片尾部与边缘），故巨核细胞计数一般在低倍镜下进行，用高倍镜或油镜进行分类并观察巨核细胞及血小板形态。一般骨髓检查报告单上分为不易找到、易找到、增多三级描述。

（4）观察有无特殊细胞：全片观察有无体积较大或成堆分布的异常细胞（尤其注意观察涂片尾部及边缘部位）；如骨髓转移癌细胞、异型组织细胞、戈谢细胞、尼曼-匹克细胞等。

3. 油镜观察　选择涂片厚薄适中，细胞分布均匀的骨髓涂片，从涂片中段开始，由头部（右）向尾部（左），上下迂回渐进，观察200~500个细胞，根据细胞形态特点一一加以辨认，分别计入不同的细胞系统和不同的发育阶段，并计算它们各自的百分率；仔细观察各系统的增生程度和各阶段细胞数量和质量的变化。

（1）有核细胞的计数与分类见表5-21。

表5-21　有核细胞的计数与分类

计数的部位	选择厚薄合适且均匀、细胞结构清楚、红细胞呈淡红色、背景干净的部位进行计数，一般在体尾交界处
计数的顺序	计数时要按照一定顺序，以免出现有些视野重复或遗漏计数的现象
计数的细胞	计数细胞包括除巨核细胞、破碎细胞、分裂象以外的其他有核细胞
计数的数目	一般至少计数200个有核细胞；增生明显活跃以上者最好计数500个；增生极度减低者可计数100个

（2）观察内容：包括粒细胞、红细胞、巨核细胞、淋巴细胞、浆细胞、单核细胞系统及其他细胞的观察，应观察各系的增生程度、各阶段细胞比例及细胞形态。细胞形态观察包括细胞胞体（大小、形态）、胞核（如核形、核位置、染色质、核仁大小、核仁数量等）及胞质（如量、颜色、颗粒、空泡等）的形态特点等，对于异常细胞的观察更应仔细。

（3）注意有无特殊的病理细胞（如转移癌细胞、恶性组织细胞、骨髓瘤细胞等）或血液寄生虫（如疟原虫、黑热病小体、弓形体等)。

4. 计算各系统细胞总百分比及各阶段细胞百分比。

5. 填写骨髓细胞学检查报告单

应用简短的语言,采用图文并茂的报告方式,填写骨髓细胞形态学检查报告单,并填写诊断意见及建议。

(三) 正常骨髓象

由于骨髓标本采集部位不同、被检者个体的差异、检验人员掌握各种细胞的程度及细胞划分标准的不同,骨髓细胞发育形态演变规律见图 5-8、表 5-22。各单位健康人骨髓中各种细胞的参考范围变化较大,尤其是巨核细胞。目前关于正常骨髓象,全国尚无统一的参考范围。但大致正常骨髓象应具备以下特点:

1. 骨髓增生程度有核细胞增生活跃,粒 / 红细胞比例为 2 : 1~4 : 1。

2. 粒细胞系统占有核细胞的 50%~60%。其中原粒细胞小于 2%,早幼粒细胞小于 5%,中、晚幼粒细胞均小于 15%,成熟粒细胞中杆状核多于分叶核。嗜酸性粒细胞小于 5%,嗜碱性粒细胞小于 1%,形态大致正常。

3. 红细胞系统幼红细胞约占有核细胞的 20%,其中原红细胞小于 1%,早幼红细胞小于 5%,以中、晚幼红细胞为主,平均各约 10%,形态大致正常。成熟红细胞的大小、形态大致正常。

4. 淋巴细胞系统约占 20%,小儿偏高,可达 40%,原始淋巴和幼稚淋巴细胞极罕见,形态大致正常。

5. 单核细胞和浆细胞系统一般均小于 4%,均系成熟阶段的细胞,形态大致正常。

6. 巨核细胞系统通常在 1.5cm × 3cm 的片膜上,可见巨核细胞 7~35 个,其中原巨核细胞 0%,幼巨核细胞 0~5%,颗粒巨核细胞 10%~27%,产血小板巨核细胞 44%~60%,裸核 8%~30%,形态大致正常。血小板散在、成簇分布。

7. 其他细胞可见到极少量网状细胞、内皮细胞、组织嗜碱细胞等骨髓成分。不易见到核分裂象,不见异常细胞和寄生虫。

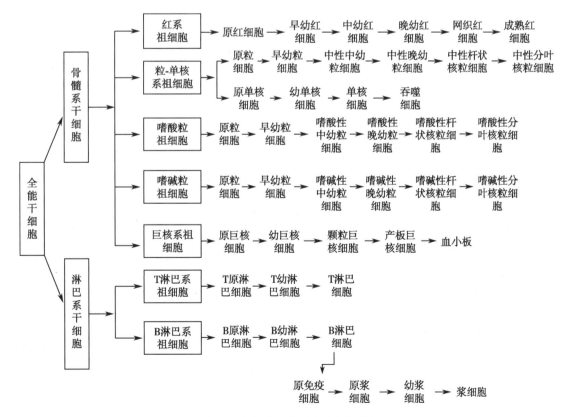

图 5-8 血细胞发育形态演变规律图

表 5-22　血细胞发育过程中形态演变规律

项目	原始→幼稚→成熟	备注
细胞大小	大→小	原始粒细胞比早幼粒细胞小,巨核细胞由小变大
核质比例	大→小	
核大小	大→小	成熟红细胞核消失
核形状	圆→凹陷→分叶	有的细胞不分叶
核染色质结构	细致、疏松→粗糙紧密	
核染色质颜色	淡紫色→深紫色	
核膜	不明显→明显	
核仁	显著可见→无	
胞质量	少→多	淋巴细胞例外
胞质颜色	蓝(嗜碱)→红(嗜酸)	或深蓝→浅蓝
胞质颗粒	无→明显	粒细胞分化为三种颗粒,有的细胞无颗粒

【血细胞的正常形态学特征】

骨髓涂片染色常用瑞氏染色或瑞姬染色,下面介绍普通光学显微镜观察瑞氏染色各系统各阶段细胞形态特点(图 5-9)。

(一) 粒细胞系统

粒细胞系统简称粒系,根据细胞发育及形态特征分六个阶段,即原始粒细胞、早幼粒细胞、中幼粒细胞、晚幼粒细胞、杆状核粒细胞和分叶核粒细胞,自中幼粒细胞及以下阶段又依据胞质中特异性颗粒的不同区分为中性、嗜酸性和嗜碱性粒细胞。粒细胞自原始经幼稚到发育成熟的过程中,其形态演变遵循着以下规律:

1. **原粒细胞**(myeloblast)　胞体直径 10~20μm,圆形或类圆形。胞核较大呈淡紫红色,圆形或类圆形,居中或略偏位;核染色质呈细颗粒状,排列均匀、平坦如一层薄沙,无浓集;核仁 2~5 个,较小,清楚,呈淡蓝色。胞质量较少,呈透明的天蓝色或深蓝色,绕于核周,有时在近核某处浆色较淡,颗粒无或有少许。根据颗粒有无等特征将原粒细胞分为Ⅰ型和Ⅱ型:Ⅰ型为典型的原粒细胞,胞质中无颗粒;Ⅱ型具有原粒细胞的特点,胞质量较少,有少量细小颗粒。

2. **早幼粒细胞**(promyelocyte)　胞体直径 12~25μm,较原粒细胞略大,圆形或椭圆形,有时可见瘤状突起。胞核大,圆形、椭圆形或一侧微凹陷,核常偏一侧或位于中央;核染色质开始聚集,较原粒细胞粗;核仁常清晰可见,有时模糊。胞质量多或较多,呈淡蓝、蓝或深蓝色,浆内含数量不等、大小不一、形态不一、紫红色的非特异性颗粒又称嗜天青颗粒、嗜苯胺兰颗粒或 A 颗粒,其颗粒分布不均匀,常近核一侧先出现,也有少许覆盖在核上。有时在早幼粒细胞中央近核处常有高尔基体发育的透亮区(称初浆)呈淡蓝色或无色。

3. **中幼粒细胞**(myelocyte)

(1) 中性中幼粒细胞(neutrophilic myelocyte):胞体直径 10~20μm,圆形。胞核椭圆形、一侧开始扁平或略凹陷,其核凹陷程度/假设圆形核直径之比常小于 1/2(表 5-23),核常偏于一侧,呈紫红色,占胞体的 1/2~2/3,核染色质聚集呈索块状,核仁常无。胞质多,呈淡红、淡蓝色,内含中等量、非常细小、大小较一致、细颗粒状、分布密集、淡紫红色或淡红色的中性颗粒,中性颗粒常在近核处先出现,而非特异性颗粒常分布于细胞边缘的胞质,由于中性颗粒非常细小,在普通显微镜下不易看清各期中性粒细胞中的中性颗粒大小及形态,因此在中性中幼粒细胞中常常只能在近核处看到均匀的浅红色区域。

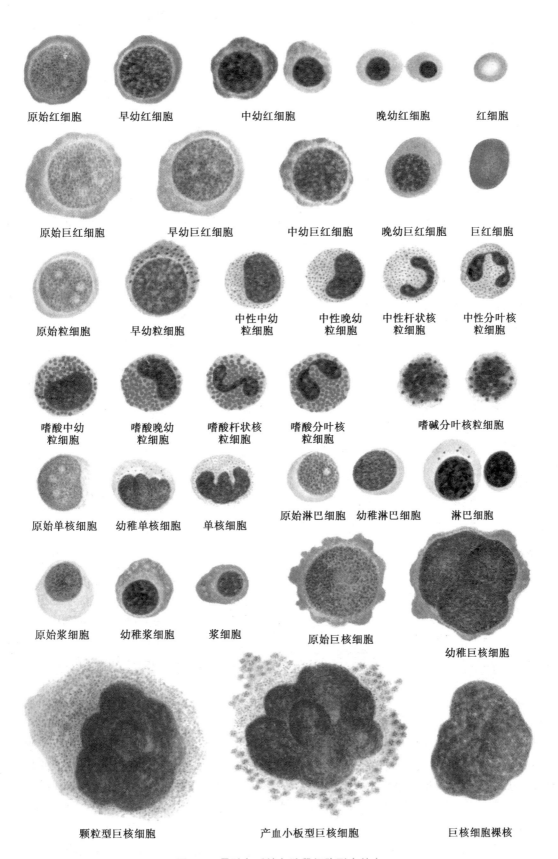

图 5-9 骨髓各系统各阶段细胞形态特点

表 5-23 中幼粒以下细胞的胞核划分标准

	核凹陷程度 / 核假设直径	核凹陷程度 / 核假设圆形直径	核最窄 / 核最宽
中幼粒细胞	/	<1/2	/
晚幼粒细胞	<1/2	1/2~3/4	>1/2
杆状核粒细胞	>1/2	>3/4	1/2~1/3
分叶核粒细胞	核丝	核丝	<1/3

(2) 嗜酸性中幼粒细胞(eosinophilic myelocyte):胞体直径 15~20μm,较中性中幼粒细胞略大,圆形。胞核与中性中幼粒细胞相似。胞质内常布满粗大、大小一致、圆形、排列紧密、橘红色、有立体感及折光性的嗜酸性颗粒,如剥开的石榴,有时嗜酸性颗粒呈暗黄色或褐色。有的胞质中除嗜酸性颗粒外,还可见紫黑色颗粒,似嗜碱性颗粒,这种嗜酸性粒细胞称双染性嗜酸性粒细胞,常出现在中幼粒细胞阶段,随着细胞的成熟变为典型的嗜酸性粒细胞。

(3) 嗜碱性中幼粒细胞(basophilic myelocyte):胞体直径 10~15μm,较中性中幼粒略小,圆形。胞核椭圆形,轮廓不清楚,核染色质较模糊。胞质内及核上含有数量不多、粗大、大小不等、形态不一、排列凌乱、深紫黑色或深紫红色的嗜碱性颗粒。

粒细胞胞浆中几种颗粒的鉴别见表 5-24。

表 5-24 粒细胞胞浆中四种颗粒的鉴别

鉴别点	非特异性颗粒	中性颗粒	嗜酸性颗粒	嗜碱性颗粒
大小	较中性颗粒粗大 大小不一	细小 大小一致	粗大 大小一致	最粗大 大小不一
形态	形态不一	细颗粒状	圆形或椭圆形	形态不一
色泽	紫红色	淡红或淡紫红色	橘红色	深紫红或深紫黑色
数量	少量或中等量	多	多	不一定、常不多
分布	分布不一,有时覆盖核上	均匀	均匀	分布不一,常覆盖在核上

4. 晚幼粒细胞(metamyelocyte)

(1) 中性晚幼粒细胞(neutrophilic metamyelocyte):胞体直径 10~16μm,圆形。胞核明显凹陷呈肾形、马蹄形、半月形,但其核凹陷程度 / 假设核直径之比小于 1/2 或核凹陷程度 / 假设圆形核直径之比为 1/2~3/4,胞核常偏一侧,核染色质粗糙呈小块,出现副染色质(即块状染色质之间的空隙),核仁消失。胞质量多,浅红色,充满中性颗粒,A 颗粒少或无。

(2) 嗜酸性晚幼粒细胞(eosinophilic metamyelocyte):胞体直径 10~16μm,圆形。胞质中充满嗜酸性颗粒,有时可见深褐色颗粒,A 颗粒常无。其他方面基本同中性晚幼粒细胞。

(3) 嗜碱性晚幼粒细胞(basophilic metamyelocyte):胞体直径 10~14μm,圆形。胞核呈肾形,轮廓不清楚。胞质内及核上有少量嗜碱性颗粒,胞质呈红色。

5. 杆状核粒细胞(stab granulocyte)

(1) 中性杆状核粒细胞(neutrophilic stab granulocyte):胞体直径 10~15μm,圆形。胞核凹陷程度 / 假设核直径之比大于 1/2 或核凹陷程度 / 假设圆形核直径之比大于 3/4,形态弯曲呈粗细均匀的带状,也可见核呈 S 形、U 形或 E 形,核染色质粗糙呈块状,副染色质明显、透亮,核两端钝圆呈深紫红色。胞质充满中性颗粒而无 A 颗粒。

(2) 嗜酸性杆状核粒细胞(eosinophilic stab granulocyte):胞体直径 11~16μm,圆形,胞核与中性杆状核粒细胞相似,胞质中充满嗜酸性颗粒。

(3) 嗜碱性杆状核粒细胞(basophilic stab granulocyte):胞体直径 10~12μm,胞核呈模糊杆状,胞质内及核上有少许嗜碱性颗粒。

6. 分叶核粒细胞(segmented granulocyte)

(1)中性分叶核粒细胞(neutrophilic segmented granulocyte):胞体直径 10~14μm,圆形。胞核分叶状,常分 2~5 叶,叶与叶之间有细丝相连或完全断开,有时核虽分叶但叠在一起,致使连接的核丝被隐蔽,这时核常有粗而明显的切痕;核染色质呈较多小块,深紫红色,副染色质明显。胞质丰富,呈淡红色,充满中性颗粒。分叶核粒细胞和杆状核粒细胞的另一种划分标准是核桥(即核最窄处小于最宽处 1/3)。

(2)嗜酸性分叶核粒细胞(eosinophilic segmented granulocyte):胞体直径 11~16μm,胞核多分为两叶,胞质充满嗜酸性颗粒。

(3)嗜碱性分叶核粒细胞(basophilic segmented granulocyte):胞体直径 10~12μm。胞核可分为 3~4 叶或分叶不明显。胞质内及核上有少许嗜碱性颗粒,浆呈红色。如果嗜碱性颗粒覆盖在核上而使核结构不清楚,难以确定为哪一个阶段细胞时,可统称为成熟嗜碱性粒细胞。

(二)红细胞系统

红细胞系统简称红系,分五个阶段,即原始红细胞、早幼红细胞、中幼红细胞、晚幼红细胞和成熟红细胞。

1. 原红细胞(pronormoblast) 胞体直径 15~25μm,圆形或椭圆形,边缘常有瘤状突起。胞核圆形、居中或稍偏于一侧,核染色质呈紫红色颗粒状,核仁 1~3 个,大小不一,染浅蓝色,边界不清楚。胞质少,深蓝色且不透明,有油画蓝感,在核周围常形成淡染区(即核周胞质色浅甚至无色);胞质中无颗粒,但因核糖核酸丰富、自行聚集而常使胞质呈蓝色假颗粒状。

2. 早幼红细胞(early normoblast) 胞体直径 10~18μm,圆形或椭圆形。胞核圆形,居中或稍偏位,核染色质浓集呈粗颗粒状,甚至小块状,核仁模糊或消失。胞质量略增多,不透明蓝色或深蓝色,无颗粒,瘤状突起及核周淡染区仍可见。

3. 中幼红细胞(polychromatic normoblast) 胞体直径 8~15μm,圆形。胞核圆形、居中,占细胞的 1/2,核染色质凝聚呈深紫红色索条状或块状,其副染色质明显、较透亮,宛如打碎墨砚感,核仁完全消失。胞质量多、无颗粒,由于血红蛋白合成逐渐增多而嗜碱性物质逐渐减少,胞质呈不同程度的嗜多色性(蓝灰色、灰红色)。

4. 晚幼红细胞(orthochromatic normoblast) 胞体直径 7~10μm,圆形。胞核圆形,居中或偏位,占细胞 1/2 以下,核染色质聚集呈数个大块或紫黑色团块状(称为炭核),副染色质可见或消失,有时胞核碎裂或正处在脱核状态。胞质量多,淡红色或灰红色,无颗粒。

5. 红细胞(erythrocyte) 胞体直径平均 7.2μm,两面呈微凹盘状,无核,胞质淡红色,中央部分淡染。

(三)巨核细胞系统

巨核细胞系统包括原巨核细胞、幼巨核细胞、颗粒型巨核细胞、产血小板型巨核细胞、裸核型巨核细胞和血小板。

1. 原巨核细胞(megakaryoblast) 胞体直径 15~30μm,圆形或不规则。胞核较大、圆形或不规则,常凹陷、折叠,胞核常 1~2 个;核染色质粗(比其他原始细胞粗)、排列紧密,分布不均匀,染呈紫红色;核仁 2~3 个,常不清晰,呈淡蓝色。胞质较少、深蓝色,周边深浓,无颗粒,常可见指状胞质突起,细胞周边常有少许血小板附着。

2. 幼巨核细胞(promegakaryocyte) 胞体直径 30~50μm,常不规则。胞核不规则、有重叠或扭曲,呈肾形或分叶状,有时呈双核甚至多核;核染色质粗颗粒状或小块状,排列紧密;核仁常无。胞质较丰富,深蓝色或淡蓝色,近核处出现少许细小的淡紫红色颗粒而使胞质呈淡红色,常有伪足状突起,有时细胞周边有少许血小板附着。

3. 颗粒型巨核细胞(granular megakaryocyte) 胞体直径 40~70μm,有时可达 100μm 以上,常不规则,胞膜完整。胞核巨大、不规则,核分叶后常重叠,核染色质呈粗块状或条状。胞质极丰富,充满大量较细小的紫红色颗粒而呈淡红色或夹杂有蓝色;早期细胞的边缘呈狭窄的嗜碱性透明区,形成外浆,而内浆充满颗粒。在血膜厚的部位,颗粒非常密集而使核、浆很难辨认;有时颗粒型巨核细胞周边有少许血小板附着,要注意与产血小板型巨核细胞加以鉴别。

4. 血小板生成型巨核细胞(platelet-producing megakaryocyte) 胞体直径40~70μm,有时可达100μm。胞核巨大、不规则,核分叶后常重叠,核染色质呈条状或块状。胞质极丰富、淡红色,颗粒可聚集呈簇(称为雏形血小板),胞膜不清晰,多呈伪足状,其内侧及外侧常有聚集的血小板。

5. 裸核型巨核细胞(naked megakaryocyte) 胞核同产血小板型巨核细胞,胞浆无或有少许胞质。裸核型巨核细胞有时是由于涂片制作时,将胞质推散所致。计算全片裸核细胞数,可估计产血小板型巨核细胞的多少。

6. 血小板(platelet) 胞体直径2~4μm,星形、圆形、椭圆形、逗点状或不规则形,胞核无,胞质淡蓝色或淡红色,中心部位有细小、分布均匀的紫红色颗粒。有时血小板中央的颗粒非常密集而类似细胞核,如巨大血小板则易误认为是有核细胞。由于血小板具有聚集性,故骨髓涂片上的血小板呈成堆存在。

(四)淋巴细胞系统

淋巴细胞系统包括原始淋巴细胞、幼稚淋巴细胞和成熟淋巴细胞(分大淋巴细胞和小淋巴细胞)。

1. 原始淋巴细胞(lymphoblast) 胞体直径10~18μm,圆形或类圆形。胞核圆形或类圆形,核膜浓厚,核染色质细致呈颗粒状,核仁1~2个、清楚,染呈淡蓝色。胞质很少,淡蓝色、透明,无颗粒,近核处可有一透明区。原始淋巴细胞分为Ⅰ型和Ⅱ型,分型方法似原粒细胞。

2. 幼淋巴细胞(prolymphocyte) 胞体直径10~16μm,圆形或类圆形。胞核圆形或类圆形,有时有凹陷,核仁模糊或消失,核染色质较原始淋巴细胞粗。胞质少,淡蓝色、透明,偶有少许深染的紫红色嗜天青颗粒。

3. 淋巴细胞(lymphocyte)

(1)大淋巴细胞:胞体直径12~15μm,圆形或类圆形。胞核椭圆形,常偏一侧,核染色质紧密而均匀,呈深紫红色,核仁消失、有时隐约可见假核仁。胞质较多,呈清澈的淡蓝色,常有少许嗜天青颗粒。

(2)小淋巴细胞:胞体直径6~9μm,圆形、类圆形或蝌蚪形等。胞核类圆形或有小切迹,核染色质紧密呈大块状,副染色质不明显(结块的边界不清楚),染色呈深紫红色,核仁消失、有时隐约可见假核仁。胞质极少(颇似裸核),呈淡蓝色,常无颗粒,有时可见胞质突起。

(五)单核细胞系统

单核细胞系统细胞同淋巴系统细胞一样,也分为原始、幼稚和成熟三个阶段。

1. 原单核细胞(monoblast) 胞体直径14~25μm,圆形或不规则,有扭曲、折叠,有时可有伪足。胞核圆形、稍凹陷或不规则,可有折叠、扭曲,核染色质纤细、疏松呈细丝网状,为淡紫红色,核仁1~3个(多数为1个)、大而清楚。胞质较其他原始细胞多,呈灰蓝色或淡蓝色,不透明、毛玻璃样,可有空泡,颗粒无或有少许。原单核细胞分为Ⅰ型和Ⅱ型,分型方法似原粒细胞。

2. 幼单核细胞(promonocyte) 胞体直径15~25μm,圆形或不规则,有时可有伪足。胞核常不规则,呈扭曲、折叠状,或有凹陷或切迹,核染色质开始聚集呈丝网状,核仁有或消失。胞质多,呈灰蓝色、不透明,可见细小紫红色的嗜天青颗粒和空泡。

3. 单核细胞(monocyte) 胞体直径12~20μm,圆形或不规则,常可见伪足。胞核不规则,常呈肾形、大肠状、马蹄形、S形、分叶形、笔架形等,核染色质疏松,可呈条索状、小块状。胞质量多,呈灰蓝色或灰红色,半透明如毛玻璃样,浆内见细小、分布均匀的灰尘样紫红色颗粒,常有空泡。

(六)浆细胞系统

浆细胞系统细胞同样分为原始、幼稚和成熟三个阶段。

1. 浆母细胞(plasmablast) 胞体直径15~25μm,圆形或椭圆形。胞核圆形,占胞体的2/3以上,偏位或居中,核染色质呈粗颗粒网状,染色呈紫红色,核仁2~5个。胞质量多,呈深蓝色、不透明,有核旁淡染区,无颗粒,可有空泡。

2. 幼浆细胞(proplasmacyte) 胞体直径12~16μm,常呈椭圆形。胞核圆形,常偏位,核染色质较原浆细胞粗,染色呈深紫红色,核仁模糊或无。胞质丰富,深蓝色、不透明,常有空泡及核旁半月形淡染区,偶有少许嗜天青颗粒。

3. 浆细胞（plasmacyte） 胞体大小不一，直径 8~15μm（小者与淋巴细胞相仿），常呈椭圆形。胞核圆形、较小，占胞体 1/3 以下，有时可见双核，核常偏位，核染色质聚集呈块状，副染色质为淡红色，形似龟背状，少数呈车轮状，核仁无（有时可见假核仁）。胞质丰富，深蓝色，不透明，有泡沫感，有时胞质均呈红色或胞质边缘呈红色（分泌黏蛋白所致），核旁常有明显的半月形淡染区，偶见少许嗜天青颗粒。

（七）其他细胞形态

正常骨髓除上述六大系列细胞以外，往往还有少量的组织嗜碱细胞、内皮细胞、组织细胞等细胞存在。

【血细胞的细胞化学染色】

细胞化学染色（cytochemical stain）是以细胞形态学为基础，结合运用化学反应的原理对血细胞内的各种化学物质（包括酶类、脂类、糖类、铁、蛋白质、核酸等）作定性、定位、半定量分析的方法。以前又称组织化学染色。细胞化学染色的种类有很多，本节主要介绍过氧化物酶染色（peroxidase，POX）、酯酶染色（non-specific esterase，NSE）、中性粒细胞碱性磷酸酶染色（neutrophilic alkaline phosphatase，NAP）、铁染色（ferric stain）及过碘酸-雪夫染色（periodic acid-Schiff reaction，PAS）等。

（一）过氧化物酶染色

1. 原理 血细胞中所含的过氧化物酶主要是髓过氧化物酶（myeloperoxidase，MPO）。过氧化物酶（POX）染色从前常用的方法是复方联苯胺法（Washburn 法）。1985 年血液学国际标准化委员会（ICSH）推荐三种方法：二氨基联苯胺法（DAB）、过氧化物酶氨基-甲基卡巴唑染色法及二盐酸联苯胺法。DAB 法的原理是：血细胞内的 POX，在过氧化氢存在的情况下，氧化二氨基联苯胺，形成金黄色不溶性沉淀，定位于细胞质内酶所在的活性部位。Washburn 法的原理是：血细胞所含的过氧化物酶催化过氧化氢，释放出新生态氧，将无色的四甲基联苯胺氧化为联苯胺蓝，与亚硝基铁氰化钠结合，形成稳定的蓝黑色颗粒，并沉淀于胞质中。

2. 结果判断 胞质中无蓝黑色颗粒者为阴性，出现细小颗粒、分布稀疏者为弱阳性，颗粒粗大而密集者为强阳性。

3. 临床意义 主要用于急性白血病类型鉴别的重要细胞化学染色方法。

（1）急性淋巴细胞白血病：白血病细胞均呈阴性。

（2）急性粒细胞白血病：白血病细胞多呈阳性。

（3）急性单核细胞白血病：白血病细胞多数呈阴性或弱阳性。

（二）酯酶染色

不同血细胞中所含酯酶的成分不同。根据酯酶特异性高低分为特异性酯酶（specific esterase，SE）和非特异性酯酶（nonspecific esterase，NSE）。特异性酯酶有氯乙酸 AS-D 萘酚酯酶（naphthol AS-D chloroacetate esterase，NAS-DCE）；非特异性酯酶根据 pH 不同，分为酸性非特异性酯酶（即酸性 α-醋酸萘酚酯酶，acid α-naphthol acetate esterase，ANAE）、碱性非特异性酯酶（即 α-丁酸萘酚酯酶，α-naphthol butyrate esterase，α-NBE）和中性非特异性酯酶。中性非特异性酯酶包括 α-醋酸萘酚酯酶（α-naphthol acetate esterase，α-NAE）和醋酸 AS-D 萘酚酯酶（naphthol AS-D acetate esterase stains，NAS-DAE）等。下面主要介绍非特异性酯酶（NSE）染色。

1. α-醋酸萘酚酯酶染色（α-NAE）染色

（1）原理：α-醋酸萘酚酯酶（α-NAE）存在于单核细胞、粒细胞和淋巴细胞中，是一种中性非特异性的脂酶。在 pH 7.4 条件下，水解 α-醋酸萘酚并释放出 α-萘酚，进而与基质液中的重氮盐偶联形成不溶性有色沉淀，定位于胞质内酶所在的部位。本试验常用的重氮盐为坚牢蓝 B 盐，形成的有色沉淀为棕黑色或灰黑色。

单核细胞系统的阳性可被氟化钠抑制，所以做 α-NAE 染色时，通常同时做氟化钠抑制试验。

（2）结果判断：染色阳性结果为胞质中出现棕黑色颗粒沉淀为阳性，无颗粒为阴性。

（3）临床意义：主要用于辅助鉴别急性白血病细胞类型。

1）急性单核细胞白血病：白血病细胞大多数呈阳性且较强，阳性反应能被氟化钠抑制。

2）急性粒细胞白血病：白血病细胞呈阴性、阳性或强阳性，阳性反应不能被氟化钠抑制。

3）急性淋巴细胞白血病：白血病细胞呈阴性或阳性，阳性反应不能被氟化钠抑制。

4）急性粒 - 单核细胞白血病：原始粒细胞呈阴性至阳性，阳性反应不被氟化钠抑制；原始单核及幼稚单核细胞呈阳性，单系细胞阳性反应能被氟化钠抑制。

2. 醋酸 AS-D 萘酚酯酶染色（NAS-DAE）和氟化钠抑制试验

（1）原理：血细胞内的醋酸 AS-D 萘酚酯酶与重氮盐偶联，形成不溶性蓝色沉淀，定位于胞质内。氟化钠抑制试验是以相同方法制备 2 份基质液，其中一份加入适量氟化钠，另一份不加氟化钠做对照。将已固定的 2 张相同标本的涂片混入这 2 种不同基质液中，分别作醋酸 AS-D 萘酚酯酶染色。用油镜观察计数 100 或 200 个被检细胞，分别计算出抑制前和抑制后的阳性率和阳性积分，计算抑制率。

（2）结果判断：染色阳性结果为胞质中出现蓝色颗粒沉淀为阳性，无颗粒为阴性。

（3）临床意义：基本同 α-NAE 染色。

3. 碱性 α- 丁酸萘酚酯酶（α-NBE）染色

（1）原理：血细胞内的 α- 丁酸萘酚酯酶（α-NBE）在碱性条件下水解基质液中的 α- 丁酸萘酚，释放出 α-萘酚，后者与基质液中的重氮盐偶联形成不溶性的有色沉淀，定位于细胞质内酶所在的部位。本试验常用的重氮盐为坚牢紫酱 GBC，形成的有色沉淀为红色。α-NBE 主要存在于单核细胞中，其阳性产物能被氟化钠抑制，而其他细胞系列的阳性产物不能被氟化钠抑制。

（2）结果判断：阳性结果为胞质中出现红色颗粒，阴性无颗粒。

（3）临床意义：与 α-NAE 染色的临床意义相同。

4. 酸性 α- 醋酸萘酚酯酶（ANAE）染色

（1）原理：血细胞内的酸性 α- 醋酸萘酚酯酶（ANAE）在 pH 弱酸性条件下水解基质液中的 α- 醋酸萘酚，释放出 α- 萘酚，与重氮盐六偶氮付品红形成不溶性的红色沉淀，定位于细胞质内酶所在的部位。

（2）结果判断：阳性结果为胞质中出现红色颗粒。

（3）临床意义

1）可粗略鉴别 T、B 淋巴细胞：成熟 T 淋巴细胞呈点样颗粒或块状阳性反应，点样反应是成熟 T 淋巴细胞的标志；而 B 淋巴细胞大多呈阴性，偶见稀疏、弥散的细小颗粒。ANAE 染色也可用来检测正常生理状态或某些病理情况下机体的细胞免疫功能。

2）鉴别其他急性白血病细胞类型：基本同 α-NAE 染色。

3）其他：多发性骨髓瘤、多毛细胞白血病细胞多为阳性；恶性组织细胞病呈强阳性；霍奇金淋巴瘤 RS 细胞呈阳性。

（三）中性粒细胞碱性磷酸酶（NAP）染色

NAP 染色的方法有 Gomori 钙 - 钴法和 Kaplow 偶氮偶联法。前者操作较繁琐，且所需时间长，而后者的试剂盒操作方便，染色时间短，故目前国内常用偶氮偶联法。

1. 原理 成熟中性粒细胞碱性磷酸酶在 pH 9.6 左右的碱性环境中，能水解磷酸萘酚钠，释放出磷酸与萘酚，萘酚与重氮盐（如固酱紫）偶联，生成不溶性有色沉淀，并定位于胞质中。

2. 结果判断 NAP 主要存在于中性成熟粒细胞（包括中性杆状核粒细胞和分叶核粒细胞），故成熟中性粒细胞呈阳性反应（坚牢蓝 RR 阳性为紫黑色颗粒，坚牢紫酱 GBC 为棕红色沉淀），其他细胞基本呈阴性。NAP（+）：1 分；NAP（++）：2 分；NAP（+++）：3 分；NAP（++++）：4 分。

3. 参考区间 阳性率 <40%；NAP 的积分值为 30~130 分。

4. 临床意义 不同疾病其 NAP 活性有变化。而且有些生理性因素可使酶活性发生改变，如应激状态、月经前期、妊娠期、新生儿等可使 NAP 活性增加。

（1）NAP 积分增加：见于细菌性感染、类白血病反应、再生障碍性贫血、某些骨髓增殖性疾病（如骨髓纤维化、真性红细胞增多症、原发性血小板增多症）、慢性粒细胞白血病急变期、急性淋巴细胞白血病、慢性淋巴细胞白血病、恶性淋巴瘤、骨髓转移癌、肾上腺糖皮质激素及雄激素治疗后等。

（2）NAP 积分下降：慢性粒细胞白血病慢性期、阵发性睡眠性血红蛋白尿症、骨髓增生异常综合征、恶性组织细胞病等。

(3)NAP染色对下列疾病的鉴别诊断有一定参考价值:①慢性粒细胞白血病与中性粒细胞类白血病反应的鉴别:前者无继发感染时,NAP活性明显下降,积分值常为零。但急性变时常明显增高。类白血病反应时则显著增高。②PNH与再生障碍性贫血的鉴别:前者NAP活性常降低,后者NAP活性常增高。③急性白血病细胞类型的鉴别:急性淋巴细胞白血病时活性增高,急性粒细胞白血病时活性降低。④细菌与病毒性感染的鉴别:化脓性感染时NAP活性明显增高,急性感染高于慢性感染,球菌感染高于杆菌感染,病毒性感染或寄生虫感染时无明显变化。

(四)铁染色(ferric stain)

正常人骨髓中的贮存铁以铁蛋白和含铁血黄素的形式贮存,主要存在于骨髓小粒和幼红细胞中。

1. 原理　骨髓细胞外铁及细胞内铁在酸性条件下与亚铁氰化钾发生普鲁士蓝反应,形成蓝绿色的亚铁氰化铁沉淀。胞质中含有铁粒的中、晚幼红细胞,称铁粒幼红细胞;含铁粒的成熟红细胞,称铁粒红细胞。

2. 结果判断　幼红细胞核染成鲜红色,胞质呈淡黄色,铁粒呈蓝绿色。

(1)细胞外铁:细胞外铁主要存在于骨髓小粒的巨噬细胞中,低倍镜观察涂片,注意尾部和骨髓小粒附近,寻找蓝绿色的颗粒,呈弥漫性、颗粒状、小珠状或块状。根据胞质内铁粒的大小及量将细胞外铁分为(−)、(+)、(++)、(+++)、(++++)五级标准。

(−)全片无铁粒可见,只见细胞基底经染色后所呈现的黄棕色。

(+)全片有少数针尖大小的蓝绿色铁颗粒或偶见少数小珠(比嗜酸性粒细胞的颗粒大者称小珠)。

(++)全片有较多的铁颗粒和小珠。

(+++)全片有许多铁颗粒、小珠和少数小块。

(++++)全片有极多铁颗粒、小珠,并有许多深蓝色小块,密集成堆。

(2)细胞内铁:细胞内铁是指存在于中幼红细胞、晚幼红细胞及红细胞中的铁(包括铁粒幼红细胞、铁粒红细胞)。在油镜下计数100个有核红细胞,记录胞质内含蓝绿色铁粒细胞(铁粒幼红细胞)的百分率。胞质内有蓝绿色铁颗粒为阳性,无颗粒为阴性,胞质内含有铁颗粒6个以上,铁粒围绕核周1/2以上均为环形铁粒幼红细胞。

3. 参考区间

(1)细胞外铁:(+)~(++)

(2)细胞内铁:铁粒幼红细胞阳性率在12%~44%。以Ⅰ型为主。

4. 临床意义　铁染色是临床应用最广泛的细胞化学染色之一,主要用于缺铁性贫血和环形铁粒幼红细胞增多性贫血的诊断和鉴别诊断。

(1)缺铁性贫血:其细胞外铁阴性,细胞内铁阳性率明显下降或为零。经铁剂治疗有效后,其细胞内铁、外铁增多。因此铁染色可作为诊断缺铁性贫血及指导铁剂治疗的重要方法。

(2)铁粒幼细胞性贫血:铁粒幼红细胞增多。其中的环形铁粒幼红细胞增多,有时可见到铁粒红细胞,细胞外铁也明显增多。因此铁染色可作为诊断本病的重要方法。

(3)骨髓增生异常综合征:伴环形铁粒幼红细胞增多的难治性贫血,其环形铁粒幼红细胞大于15%,细胞外铁也常增加。

(4)非缺铁性贫血:溶血性贫血、巨幼细胞贫血、再生障碍性贫血、多次输血后和白血病等,细胞外铁和细胞内铁正常或增加;感染、肝硬化、慢性肾炎、尿毒症、血色病等,细胞外铁明显增加而铁粒幼红细胞可减少。

(五)过碘酸 - 雪夫反应(PAS染色)

1. 原理　过碘酸是氧化剂,使含乙二醇的多糖类物质氧化,形成双醛基。醛基与雪夫试剂中的无色品红结合,形成紫红色化合物,附着在含有多糖类的胞质中。红色的深浅与细胞内能反应的乙二醇基的量成正比。

2. 结果判断　阳性结果为胞质内出现红色颗粒、块状或呈弥漫状红色。

3. 临床意义

(1)红细胞系:①红血病或红白血病时,幼红细胞可呈阳性反应,有时阳性反应强且阳性率高,有时红细胞也呈阳性反应。②缺铁性贫血、珠蛋白生成障碍性贫血以及骨髓增生异常综合征时,幼红细胞可呈阳性反应。有时红细胞也可呈阳性反应。③巨幼细胞贫血、溶血性贫血、再生障碍性贫血和白血病等疾病时,幼红细胞为阴性反应,有时仅个别幼红细胞呈阳性反应。

(2)白细胞系统:急性淋巴细胞白血病时,白血病性原始淋巴细胞的阳性反应物质为红色粗颗粒状或红色块状,底色不红;急性粒细胞白血病时,白血病性原始粒细胞的阳性反应物质呈均匀分布的红色细颗粒状或呈均匀红色;急性单核细胞白血病时,白血病性原始单核细胞的阳性反应物质呈红色细颗粒状,弥散分布,有时在胞质的边缘处颗粒较粗大。

(3)其他细胞:①帮助鉴别不典型巨核细胞和霍奇金细胞或 Reed-Sternberg 细胞,前者呈强阳性反应,后者呈弱阳性或阴性反应;②帮助鉴别戈谢细胞和尼曼 - 皮克细胞,前者呈强阳性反应,后者是弱阳性反应,且空泡中心为阴性反应;③帮助鉴别白血病细胞和腺癌骨髓转移的腺癌细胞,后者呈强阳性反应,阳性反应物质为红色细颗粒状或粗颗粒状,有时呈红色块状。

(杨 芳)

第九节 临床微生物检验

病原微生物侵入机体,在体内生长、繁殖,引起相应组织或器官病理反应,即感染,若发生明显的临床症状,即感染性疾病。世界卫生组织(WHO)2018 年 6 月公布的全球前十位死亡原因中,感染性疾病占了三位,包括下呼吸道感染、腹泻和结核病,感染性疾病仍是导致人类死亡,尤其是低收入国家致死亡的主要原因之一。

大部分感染性疾病患者是因为出现了症状而到医院就诊,临床医生可通过这些症状和体征对疾病进行初步诊断。为感染性疾病的确诊提供病原学证据,即从临床采集的标本中找到致病微生物,并对其种类进行鉴定,从病原学角度判断检出微生物与感染性疾病之间是否存在因果关系。

【概述】

(一)微生物的分类和命名

微生物(microorganism)是指一群肉眼看不见,必须借助显微镜放大数百倍、数千倍甚至数万倍才能观察到的微小生物的总称,具有体形微小、结构简单、繁殖迅速、容易变异等特点。能够导致人或其他动植物致病的微生物称病原微生物(pathogenic microorganism)。

根据生物学特征微生物可分为 8 类,包括:细菌、真菌、病毒、放线菌、支原体、衣原体、立克次氏体、螺旋体。根据微生物的结构、化学组成及生活习性等差异可分成三大类:非细胞型微生物、原核细胞型微生物、真核细胞型微生物。

1. 非细胞型微生物 没有典型的细胞结构,亦无产生能量的酶系统,只能在活细胞内生长繁殖。病毒属于此类型微生物。

2. 原核细胞型微生物 细胞核分化程度低,仅有原始核质,没有核膜与核仁;细胞器不完善。这类微生物种类众多,有细菌、螺旋体、支原体、立克次氏体、衣原体和放线菌。

3. 真核细胞型微生物 细胞核的分化程度较高,有核膜、核仁和染色体;胞质内有完整的细胞器(如内质网、核糖体及线粒体等)。真菌属于此类型微生物。

根据生物学的分类系统,微生物的主要分类单位依次为:界、门、纲、目、科、属、种。其中,种是最基本的分类单位,具有完全或极多相同特点的微生物构成同种,性质相似、相互有关的各种组成属。微生物的名称由属名和种名组成,即双命名法。拉丁文名称属名在前、种名在后,斜体书写;中文名称种名在前、属名在后。如 *Escherichia coli*,中文名:大肠埃希菌。

(二)各类微生物的特点

1. 细菌 细菌(bacterium)是个体微小,结构简单,以二分裂方式进行繁殖的原核细胞型微生物。按其形态不同,可分为球菌、杆菌和螺形菌三类。测量细菌大小的单位是微米(μm),球菌直径或杆菌横径一般为 0.5~1μm。通过经典染色方法革兰氏染色法可将细菌分为革兰氏阳性菌(G^+ 菌,紫色)和革兰氏阴性菌(G^- 菌,红色)。

细菌细胞的结构包括一般结构(外→内:细胞壁、细胞膜、细胞质、核质)和特殊结构(荚膜、鞭毛、菌毛、芽孢)。革兰氏阳性菌的细胞壁主要由肽聚糖、磷壁酸和蛋白质组成,革兰氏阴性菌的细胞壁主要由肽聚糖和外膜(脂多糖、脂质双层和脂蛋白)组成。其中,肽聚糖(peptidoglycan)是细菌细胞壁的特有成分、是革兰氏阳性菌细胞壁的主要成分;磷壁酸(teichoic acid)是革兰氏阳性菌细胞壁的特有成分,是细菌重要的表面抗原,膜磷壁酸具有黏附作用;外膜(outer membrane)是革兰氏阴性菌细胞壁的主要成分、特有成分;脂多糖(lipopolysaccharide,LPS)是革兰氏阴性菌的内毒素(endotoxin)。细菌细胞膜是典型的脂质双层单位膜结构,某些细菌的细胞膜内褶形成囊性结构,称中介体(mesosome),中介体扩大了细胞膜的表面积,与细胞代谢和核酸复制有关。细菌只有唯一的细胞器——核糖体,位于细胞质内。细菌的核质存在于细胞质的某一区域中,为环状双链 DNA 分子,没有核膜和核仁。细胞内有核质外的遗传因子,称质粒,质粒是裸露的环状双链 DNA 分子,能进行自我复制,有时能整合到核 DNA 中去。质粒 DNA 在遗传工程研究中很重要,常用作基因重组与基因转移的载体。细菌重要的四个特殊结构:①荚膜(capsule):存在于某些细菌外表面的一层边界明显的黏液性物质,其化学成分为水和多糖。荚膜具有保护细菌抵御不良环境、抗白细胞吞噬、黏附作用等。②鞭毛(flagellum):存在于某些细菌表面的细长、弯曲的丝状物,由鞭毛蛋白构成。鞭毛是细菌的运动器官,有鞭毛的细菌具有动力,赋予细菌快速运动的能力有助于细菌在体内的扩散,鞭毛蛋白具有的抗原性可用于鉴别细菌。③菌毛(pilus/fimbriae):是存在于某些细菌表面的比鞭毛更细、更短而直硬的丝状物。根据菌毛的形态、结构和功能,可分为普通菌毛和性菌毛两类,前者与细菌吸附和定植有关,后者为中空管状,与传递遗传物质有关。④芽孢(spore):是细菌的休眠形式,对不良环境有较强的抵抗能力,使细菌在恶劣环境中得以生存。当环境条件适宜时,芽孢可出芽形成繁殖体。

细菌在充足的营养物质、适宜酸碱度和温度以及必要的气体条件下,可生长繁殖。充足的营养物质主要包括水、无机盐、碳源、氮源、生长因子等;环境的酸碱度对细菌的生长影响很大,大多数病原性细菌适宜的 pH 为 7.2~7.6;人类的病原性细菌的最适温度与人的体温相同,即 37℃;细菌生长需要的气体主要是氧气和二氧化碳,根据细菌对氧气的需求不同,可分为需氧菌、微需氧菌、兼性厌氧菌、厌氧菌 4 类。细菌个体以无性二分裂方式繁殖,繁殖速度很快,在适宜的环境条件下大多数细菌 20~30min 繁殖一代。将一定数量的细菌接种于适宜的培养基中培养,定时检测其中的细菌数量,以时间为横坐标,以细菌数量的对数为纵坐标,绘制出的一条曲线称细菌的生长曲线(growth curve),以反映细菌群体在体外培养时的生长规律。根据曲线的特点细菌的生长繁殖可分为:迟缓期、对数期、稳定期和衰退期 4 个阶段。

不同细菌具有不同的酶系统,对各种营养基质的分解能力不同,并产生不同的产物。利用生物化学方法检测细菌对各种物质的分解能力及产物的差异,以鉴别或鉴定细菌的方法称细菌的生化反应。临床细菌鉴定常用的生化试验包括:糖(醇、苷)类发酵试验、蛋白质与氨基酸的代谢试验、碳源利用试验、氮源利用试验、多种酶类试验等。

细菌利用分解代谢的产物和能量不断合成菌体自身成分,同时还可合成一些在医学上具有重要意义的合成代谢产物。包括:①热原质(pyrogen):细菌在代谢过程中合成的能引起人体或动物体发热反应的物质;主要成分是革兰氏阴性菌细胞壁的脂多糖。②毒素(toxin):细菌在生长过程中产生的毒性代谢产物,在细菌致病性中发挥重要作用,包括内毒素和外毒素两种类型。③侵袭性酶(invasive enzyme):某些细菌产生的酶类物质,可降解或损伤机体组织细胞,破坏宿主的防御机能,促使细菌或毒素从入侵部位向周围侵袭扩散。④抗生素(antibiotics):是某些微生物在代谢过程中产生的少量即能抑制或杀死其他微生物或肿瘤细胞的物质。⑤细菌素(bacteriocin):某些细菌在代谢过程中合成的一类具有抗菌作用的蛋白质,其抗菌作用谱狭窄,仅对与产生菌有亲缘关系的细菌有杀伤作用。因此,细菌素一般不用于临床抗菌治疗,常用于细菌的分型和流行病学调查。⑥维生素,如寄居在肠道的大肠埃希菌能合成维生素 B 和 K,供给人体吸收利用。⑦色素:某些细菌在适宜条件下能合成不同颜色色素,分脂溶性色素和水溶性色素两种,主要用于细菌的分类与鉴定。

细菌的遗传物质包括细菌染色体、质粒、转位因子、整合子、前噬菌体等。细菌的遗传性使得细菌的遗传物质得以稳定遗传给后代,不同种的细菌其基因组结构具有特异性,可运用分子生物学技术测定细菌的特异性基因序列,鉴别或鉴定细菌。细菌遗传物质的改变可导致遗传性变异,如形态结构变异、毒力变异、耐药性变异等对临床具有重要意义。

2. 真菌 真菌(fungus)属于真核细胞型微生物,真菌细胞具有典型结构的细胞核,有核膜和核仁,胞质内有完整的细胞器,细胞壁含有几丁质和 β- 葡聚糖。不同种类的真菌,其大小、形态、结构和化学组成均有较大的差异。

根据形态和组成,真菌可分为单细胞真菌和多细胞真菌。单细胞真菌主要是酵母菌和酵母样菌,菌细胞呈圆形或椭圆形,在固体培养基上形成类似细菌菌落的酵母型或类酵母型菌落。多细胞真菌由菌丝和孢子组成。菌丝由孢子出芽生长成丝状,并形成分支,交织成团长成菌丝体。菌丝因结构不同分为有隔菌丝和无隔菌丝;或根据其在培养基的着生情况和功能可分为营养菌丝和气生菌丝;或根据形态不同菌丝可分为螺旋状、球拍状、鹿角状、结节状或关节状等,菌丝的形态特征有助于真菌的鉴别。孢子是真菌的繁殖器官,分为无性孢子和有性孢子,无性孢子由菌丝直接分化或出芽形成,是病原性真菌的主要繁殖方式;有性孢子多见于非致病性真菌。

真菌的营养要求不高,常用沙保弱(Sabouraud)培养基培养,pH 4.0~6.0,需要较高的湿度与氧气。在培养基上形成的菌落类型主要有两种:①酵母型菌落,是单细胞真菌形成的菌落类型,菌落形态与细菌菌落相似,光滑、湿润、边缘整齐,如新生隐球菌的菌落属于该种类型菌落;某些单细胞真菌的菌细胞可出芽形成芽管,芽管延长不与母细胞脱离,形成假菌丝,假菌丝可向培养基内部生长,形成的菌落为类酵母菌落,如假丝酵母菌可形成此种菌落。②丝状菌落,是由多细胞真菌的菌落形成,由菌丝体和分生孢子组成,一般呈絮状、粉状或绒毛状,常常有丰富的颜色。丝状菌落的形态、结构和颜色特征常可作为鉴别多细胞真菌的依据。

二相真菌 / 双相型真菌(dimorphic fungus)在体内或含有动物蛋白的培养基上、35~37℃的条件下培养,可形成酵母型菌落;在普通培养基上、22~28℃的条件下培养,可形成丝状菌落,如马尼菲青霉菌、粗球孢子菌、副球孢子菌和申克孢子丝菌等。

3. 病毒 病毒(virus)是一类非细胞型微生物,没有细胞的形态和结构,缺乏完成的酶系统和能量,需要寄生在活的敏感宿主细胞内才能进行增殖。病毒的特点:①体积小,能通过细菌滤器;②无细胞形态和结构,只含有一种类型的核酸;③严格细胞内寄生,以复制的方式繁殖;④有水平传播和垂直传播两种传播方式;⑤耐冷不耐热,对抗生素不敏感。

病毒个体微小,测量其大小的单位是纳米(nm),须用电子显微镜放大几千或上万倍可见病毒颗粒。病毒颗粒形态多样性,多呈球形或近似球形,少数为杆状、丝状或子弹状。病毒的结构:①核心(core),位于病毒颗粒的中央,为病毒核酸构成,一种病毒只含有一种核酸(DNA 或 RNA)。②衣壳(capsid),核酸外围的蛋白质外壳。衣壳由一定数量的壳粒(capsomere)组成,称形态亚单位。壳粒的排列呈现三种对称型:螺旋对称型、二十面立体对称型、复合对称型。③包膜(envelope):围绕在核衣壳外的脂质双层膜,表面的钉状突起称包膜子粒(peplomere)或刺突(spike)。核酸和衣壳构成核衣壳(nucleocapsid),有些病毒的核衣壳就是病毒体,也称裸露病毒(naked virus);有些病毒的核衣壳外另有一层包膜,称包膜病毒(enveloped virus)。包膜的主要成分是脂类,对脂溶剂敏感,乙醚因能破坏包膜而灭活病毒,乙醚敏感试验常被用于鉴定病毒是否有包膜。

病毒的增殖方式是复制或称自我复制(self replication),从病毒吸附宿主细胞开始,经过基因复制、蛋白质合成到释放出成熟病毒颗粒的过程,称病毒的一个复制周期。病毒的复制周期可分为六个阶段。

(1)吸附(adsorption):病毒体表面的蛋白质与易感细胞表面受体的特异性结合。

(2)穿入(penetration):吸附在易感细胞的病毒进入细胞内的过程,穿入方式包括:病毒胞饮、包膜融合、直接穿入。

(3)脱壳(uncoating):多数病毒穿入时,已在宿主细胞溶酶体酶的作用下脱去衣壳,少数需病毒特异性的脱壳酶参与。

（4）生物合成（biosynthesis）：包括基因组复制和蛋白质合成两个过程，此期检测不到完整病毒体又称隐蔽期。①双股 DNA 病毒：合成 DNA 及病毒蛋白质；②单股 DNA 病毒：先形成复制中间型，再进行半保留复制；③ RNA 病毒：一般先形成复制中间型，再完成转录及转译。

（5）组装（assembly）与成熟：子代病毒的衣壳蛋白对病毒核酸进行包装形成核衣壳，并对一些蛋白质进行切割加工，使组装好的病毒发育为有感染性的病毒体。

（6）释放（release）：成熟病毒体向细胞外释放方式主要有两种：出芽释放和裂解释放。

4. 放线菌　放线菌（actinomycete）是一类主要呈菌丝状生长和以孢子繁殖的原核细胞型微生物。大多数有发达的分枝菌丝，菌丝纤细，可分为：营养菌丝，又称基质菌丝，可伸入培养基内吸收营养物质，有的可产生不同的色素，是菌种鉴定的重要依据；气生菌丝：叠生于营养菌丝上。放线菌革兰氏染色阳性，无芽孢、荚膜和鞭毛。在脓汁标本中可见硫磺样颗粒（sulfur granule），将其压片或组织切片，镜下可见放射状排列。放线菌在自然界中分布很广，主要以孢子繁殖。放线菌 DNA 与鸟嘌呤和胞嘧啶含量高，有的放线菌的 G+C 含量可高达 70%。目前广泛应用的抗生素约 70% 是各种放线菌所产生。放线菌大多存在于正常人口腔、上呼吸道、胃肠道等与外界相通的腔道，当机体抵抗力减弱、拔牙等，引起软组织的化脓性炎症，常伴有多发性瘘管形成。

5. 支原体　支原体（mycoplasma）是最小的、最简单的、能在无生命的人工培养基上生长繁殖的原核细胞型微生物。支原体细胞中唯一的细胞器是核糖体，缺乏细胞壁，形态高度不规则，能通过细菌滤器。

支原体是能够在人工培养基上缓慢生长繁殖的原核细胞型微生物，在含 1% 琼脂的培养基上形成煎蛋样或桑葚样菌落。支原体在复制和生存中显示了有限的代谢和生理途径，以至于对宿主氨基酸、核苷酸、脂质和固醇等生物合成前体的严格依赖性。对 β- 内酰胺类抗生素不敏感。绝大多数支原体分离自呼吸道和泌尿生殖道黏膜。已发现的人类支原体有 14 个种，其中肺炎支原体（*M.pneumonia*）、人型支原体（*M.hominis*）、穿透支原体（*M.penetrans*）、生殖支原体（*M.genitalium*）及解脲支原体（*U.urealyticum*）是临床常见的致病性支原体，可引起社区获得性肺炎、盆腔炎症性疾病等。

6. 衣原体　衣原体（chlamydia）是一类能通过细菌滤器、在细胞内寄生、有独特发育周期的原核细胞型微生物。基本形态为圆球形与椭圆形，体积大于病毒，直径约 250~500nm，光学显微镜下可以查见。含微量的细胞壁，但无肽聚糖，由二硫键连接的多肽作为支架。

衣原体在活细胞内以二分裂方式繁殖，独特的发育周期中可观察到具有不同形态、结构等特性的两种颗粒，即原体（elementary body，EB）和网状体 / 始体（reticulate body，RB）。原体为直径 0.2~0.4μm 的小球形颗粒，有胞壁，内有核质和核糖体，是发育成熟的衣原体，为细胞外形式。原体具有高度的感染性，在宿主细胞外较稳定，无繁殖能力，通过吞饮作用进入胞内，在空泡中逐渐发育，增大成为直径 0.5~1.0μm 的网状体。网状体呈圆形或椭圆形，电子致密度较低，无胞壁，代谢活泼，以二分裂方式繁殖，为细胞内形式，无感染性。含有大量子代原体和网状体的空泡称包涵体。成熟的原体从宿主细胞中释放，感染新的易感细胞，开始新的发育周期。对人类致病的衣原体主要包括沙眼衣原体、肺炎嗜热衣原体和鹦鹉热衣原体，常见外源性感染眼结膜、呼吸道或外生殖器，也可引起内源性感染或垂直感染。

7. 螺旋体　螺旋体（spirochete）是一类菌体细长、柔软、弯曲呈螺旋状和运动活泼的原核细胞型微生物。螺旋体的基本结构和生物学性状与细菌类似，如有细胞壁、核质、以二分裂方式繁殖和对抗生素敏感等，故分类学上将其归于广义的细菌学范畴。其胞壁与胞膜之间有弹性轴丝，借助它的屈曲和收缩能活泼运动。用暗视野显微镜观察含活菌的新鲜标本，可看到运动活泼的螺旋体。

螺旋体广泛分布在自然界和动物体内，分 5 个属：包柔氏螺旋体属（*Borrelia*，又名疏螺旋体属）、密螺旋体属（*Treponema*）、钩端螺旋体属（*Leptospira*）、脊螺旋体属（*Cristispira*）、螺旋体属（*Spirochaeta*）。不同种类螺旋体的螺旋大小、数目、疏密及规则程度可有不同。疏螺旋体属有 5~10 个稀疏而不规则的螺旋，其中对人致病的有回归热螺旋体及奋森氏螺旋体，前者引起回归热，后者常与棱形杆菌共生，共同引起咽峡炎、溃疡性口腔炎等；密螺旋体属有 8~14 个较细密而规则的螺旋，对人有致病的主要是梅毒螺旋体、雅司螺旋体、品他螺旋体，引起梅毒、雅司病及斑点病；钩端螺旋体属螺旋数目较多，螺旋较密，比密螺旋体更细密而规则，菌体一端或两端弯曲呈钩状，本属中有一部分能引起人及动物的钩端螺旋体病。

8. 立克次体 立克次体(rickettsia)为一类介于细菌与病毒之间、与节肢动物有密切关系的严格细胞内寄生原核细胞型微生物。单个立克次体细胞大小为$(0.3\sim0.6)\,\mu m \times (0.8\sim2.0)\,\mu m$,一般不能通过细菌滤器,在光学显微镜下清晰可见,具有多形性,基本形态球状、杆状或丝状。酶系统不完善,又缺乏细胞器,因此大多数不能用人工培养基培养,须用鸡胚、敏感动物及动物组织细胞进行培养,以二分裂方式繁殖。宿主一般为虱、蚤等节肢动物,并可传至人或其他脊椎动物,成为胞内感染菌,引起人兽共患性疾病,大多为自然疫源性疾病。对氯霉素和四环素等抗生素敏感,但磺胺类抗菌药物却可刺激其生长、繁殖。与人类致病相关的立克次体常见于立克次体属(*Rickettsia*)、东方体属(*Orientia*)及埃立克体属(*Ehrlichia*),以节肢动物为媒介引起人类斑疹伤寒、洛杉矶斑点热及恙虫病等疾病。

【 病原性细菌的检查 】

病原性细菌的检查即从标本中分离出可疑病原菌,确证其与疾病有因果关系,及时、准确地为临床提供感染病原菌的种属、敏感的抗生素等实验室信息,以便患者得到及时、有效的治疗。细菌学检验的流程主要包括标本采集、送检、分离培养和药物敏感试验等环节。

(一) 细菌学检验的基本原理

1. 确认病原菌和感染性疾病之间的关系遵循科赫法则。随着微生物学的发展,发现科赫法则有一定的局限性,因此对其内容进行了补充和发展:①确认某一疾病可能是微生物感染疾病,即可在感染性疾病个体中发现特定微生物;②可从感染性疾病标本中分离和纯培养到所怀疑的病原微生物;③可发现因接触感染人群而发病的第二代感染人群。

2. 细菌鉴定的基本原理,即将细菌按照其生物学性质进行分类,在种的水平上识别出待检病原菌,并作出鉴定报告。

(二) 细菌学检查的基本方法

细菌鉴定的基本内容和方法包括:形态学鉴定、分离培养、生化反应鉴定、免疫学鉴定、分子生物学鉴定。

1. **形态学鉴定** 通过形态学检查以快速了解标本中有无细菌和大致的菌量,并根据细菌的形态、结构和染色性等特征初步确定其类别或种属。

2. **细菌的分离培养** 通过分离培养获得细菌的纯培养物进行后续的鉴定,才能对细菌感染性疾病进行病原学诊断。为了获得细菌的纯培养物,要根据标本的来源选择合适的培养基,并根据培养目的采用不同的分离和培养方法。

3. **生化反应** 利用生物化学的方法检测细菌对不同底物的分解情况以鉴定细菌。生化鉴定可采用手工方法、半自动或自动化仪器进行鉴定。生化鉴定是目前应用广泛的鉴定方法。

4. **免疫学方法鉴定** 即用已知抗体检测抗原,或用已知抗原检测抗体。常用的方法包括:凝集反应、免疫荧光技术、酶免疫检测等。免疫学方法应用于多种病原菌的鉴定和分型。

5. **病原菌的基因鉴定** 从临床标本中直接提取病原菌的核酸,采用 PCR 技术、DNA 指纹技术、探针技术和基因芯片等技术进行分析,是传统细菌鉴定的有益补充。

6. **质谱鉴定技术** 质谱技术主要通过分析图谱完成鉴定过程,并凭借其高通量、快速等优点逐渐广泛应用于细菌及其他微生物领域。

(三) 临床细菌检查的一般程序及注意事项

1. **临床细菌检查的一般程序**

(1)正确留取临床标本。

(2)直接镜检或将标本接种于适宜培养基,在适当环境中培养。

(3)若培养一定时间后无菌或无病原菌生长,报阴性结果;若有菌或有病原菌生长,将培养物分离培养。

(4)将可疑阳性菌落进行纯培养,获得其纯培养物。

(5)鉴定病原菌。

(6)病原菌的药物敏感试验。

(7)综合分析鉴定结果和药敏试验结果,发出临床报告。

2. 细菌鉴定工作的原则及注意事项

（1）必须用纯的细菌培养物进行鉴定试验：无论是采用形态学、生化反应、血清学或是质谱鉴定，若是用混合菌进行试验，得出的结果无法进行分析。目前，常用的分离纯化方法是平板划线分离法，首先划线分离得到病原菌的单菌落，再由单菌落得到大量纯培养物。

（2）选择适当的鉴定试验：需要根据标本来源和病原菌的特征选择合适的鉴定试验，并要了解各种试验的敏感性和准确性，对病原菌尽可能快速地作出正确鉴定。

（四）微生物检验的新技术和细菌检验的自动化

1. 自动血培养检测系统 自动血培养检测系统的基本原理是检测细菌和真菌生长时所释放的二氧化碳来作为血液中有无微生物存在的指标。检测技术有放射标记、颜色变化（CO_2 感受器）、荧光技术和压力检测等。自动化血培养仪通常是培养、震荡和检测一体化，接种血液标本的血培养瓶在震荡、培养的同时，连续、自动地检测瓶中的 CO_2 浓度，并绘制出其变化曲线，一旦出现阳性结果，即自动发出警报。与手工系统相比，血培养仪提高了阳性检出率，灵敏度高、重复性好、操作简便，能缩短检验周期。

2. 全自动细菌鉴定系统 自动化的微生物鉴定系统在临床微生物实验室的应用，为微生物检验工作者对病原菌的快速诊断和药敏试验提供了有力工具。鉴定系统的工作原理因不同的仪器和系统而异。不同的细菌对底物的反应不同是生化反应鉴定细菌的基础，而试验结果的准确度取决于鉴定系统配套培养基的制备方法、培养物浓度、孵育条件和结果判定等。大多鉴定系统采用细菌分解底物后反应液中 pH 的变化，色原性或荧光原性底物的酶解，测定挥发或不挥发酸，或识别是否生长等方法来分析鉴定细菌。

3. 自动药敏检测系统 药敏检测系统的基本原理是将抗生素微量稀释在条孔或条板中，加入菌悬液孵育后，放入仪器或在仪器中直接孵育，通过测定细菌生长的浊度，或测定培养基中荧光指示剂的强度或荧光原性物质的水解，观察细菌的生长情况。在含有抗生素的培养基中，浊度的增加提示细菌生长，根据判断标准解释敏感或耐药。

4. 质谱鉴定仪 质谱鉴定仪基于基质辅助激光解吸电离 / 飞行时间检测技术（matrix-assisted laser desorption/ionization time of flight mass spectrometry，MALDI-TOF）而建立的细菌鉴定系统。其原理是：细菌细胞电离后，带电样本通过电场进入飞行时间检测器，离子依质荷比不同而分离，最终可以在飞行管的末端检测到每个离子的丰度，形成指纹图谱，通过软件对这些指纹图谱进行处理并和数据库中的各种已知细菌的标准指纹图谱进行比对，从而完成对细菌的鉴定。

（五）临床常见革兰氏阳性菌的一般鉴定程序

临床常见革兰氏阳性菌的一般鉴定程序如图 5-10 所示。

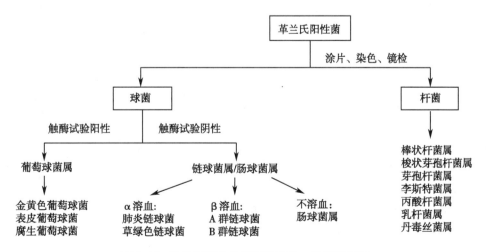

图 5-10　临床常见革兰氏阳性菌的一般鉴定程序

（六）临床常见革兰氏阴性菌的一般鉴定程序

临床常见革兰氏阴性菌的一般鉴定程序如图 5-11 所示。

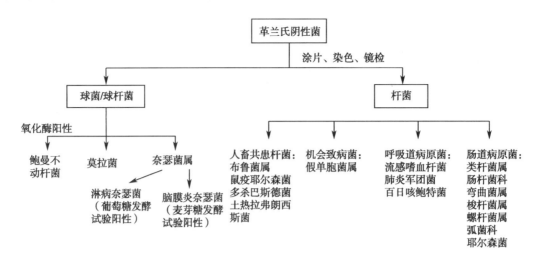

图 5-11 临床常见革兰氏阴性菌的一般鉴定程序

【病原性真菌的检查】

真菌的检验方法包括形态学检查、分离培养和鉴定、免疫学试验等。

(一)真菌的形态学检查

真菌的形态学检查方法包括:直接镜检和染色镜检。

1. 直接镜检 标本不需经染色处理,直接置于显微镜下观察。镜检若发现真菌菌丝或孢子可初步判定为真菌感染,但不能确定真菌的种类。若直接镜检阴性,也不可否定真菌感染的可能性,需反复检查或通过其他方法检查才可确诊。

2. 染色镜检 标本经染色后镜检可以更清楚观察到真菌的形态和结构,提高阳性检出率。常用的真菌染色法包括:革兰氏染色法、乳酸酚棉兰染色、墨汁染色、荧光染色、糖原染色等。

(二)真菌的分离培养与鉴定

1. 真菌的分离培养 绝大多数真菌均可进行人工培养,且营养要求不高。在不同培养基上真菌菌落的形态特征变化很大,一般以在沙保弱培养基上的生长现象来描述真菌菌落的形态特征。真菌生长形成菌落后,主要观察的生长现象包括:生长速度、菌落大小、表面形态、菌落性质、颜色、边缘和底部的特征。

2. 真菌的鉴定试验

(1)毛发穿孔试验:某些菌种的皮肤癣菌通过特殊的菌丝附属器——穿孔器使毛发穿孔,由此可鉴别某些皮肤癣菌的菌种。

(2)明胶液化试验:某些真菌具有明胶酶,可将明胶蛋白分解成小分子物质而导致其在低温下也不能凝固,可用于鉴别着色真菌、链丝菌和放线菌等。

(3)芽管形成试验:白假丝酵母菌在动物血清中孢子伸长形成芽管,通过芽管的观察可鉴定酵母样真菌。

(4)厚膜孢子形成试验:白假丝酵母菌在玉米粉聚山梨酯-80琼脂培养基上可形成厚膜孢子,通过显微镜观察在菌丝顶端的1~2个厚膜孢子可鉴定白假丝酵母菌。

(5)酚氧化酶试验:酚氧化酶能催化单酚羟基为二酚,进一步将其氧化成醌,醌又可自然氧化成黑色素。酚氧化酶为新生隐球菌所特有,可用于新生隐球菌的鉴定。

(6)脲酶试验:某些真菌可产生脲酶,脲酶可分解尿素产生大量氨,pH升高使酚红指示剂呈红色。借此试验可鉴别石膏样癣菌、犬小孢子菌、新生隐球菌等。

(7)糖同化或发酵试验:某些真菌在不含碳源而仅含氮源的合成固体培养基上不能生长,当培养基中加入了该菌能利用的碳水化合物时则可生长。该试验是检测真菌对糖类中碳源的利用能力,一般对双糖类发酵的真菌都能同化或利用该糖的碳源,主要用于鉴定酵母菌的菌种。

（三）其他非培养检验技术

真菌的非培养检验技术主要有免疫学试验、分子生物学试验等。

1. 免疫学检验技术 与其他微生物相比，真菌产生的抗体的速度慢、滴度低，易引起严重变态反应。真菌的感染在不能获得病原学证据的情况下，可进行免疫学检验以辅助诊断。

（1）皮肤试验：提取真菌抗原进行皮肤试验，观察皮肤的过敏现象。

（2）血清学测定：采用乳胶凝集试验、酶联免疫试验、补体结合试验、荧光抗体试验或放射免疫试验测定血清中相应抗体的水平。

2. 分子生物学检验技术 应用分子生物学技术检测标本中真菌的方法有 DNA 探针杂交、PCR、脉冲场凝胶电泳分析（PFGE）等。目前序列分析最常选用的目的片段是 rDNA 复合体，临床常用的有：18SrRNA、ITS、P450、gp43、26SITS 等。

3. G 试验和 GM 试验 G 试验和 GM 试验是目前临床最常用的早期诊断侵袭性真菌感染的方法。

（1）G 试验：G 试验检测真菌的细胞壁成分（1,3）-β-D 葡聚糖。人体吞噬细胞吞噬真菌后能持续释放该物质，在血液及体液中（1,3）-β-D 葡聚糖含量增高。该试验可早期诊断常见的侵袭性真菌感染，如侵袭性念珠菌病、侵袭性曲霉菌病及肺孢子菌肺炎等，但不能用于检测隐球菌和接合菌感染。

（2）GM 试验：GM 试验检测的是半乳甘露聚糖（GM）。GM 是广泛存在于曲霉菌细胞壁的一种多糖，细胞壁表面菌丝生长时，GM 是最早释放的抗原。GM 试验阳性是侵袭性曲霉菌感染的早期依据。

（四）药物敏感试验

1. 临床常用的抗真菌药物

（1）根据化学结构分类：①多烯类：包括两性霉素 B、制霉菌素、曲古霉素等；②吡咯类：酮康唑、伊曲康唑、氟康唑、伏立康唑、克霉唑、益康唑等；③其他类：如氟胞嘧啶等。

（2）根据作用机制分类：①作用于真菌细胞膜：包括两性霉素 B、制霉菌素、氟康唑、伊曲康唑、伏立康唑、酮康唑及克霉唑等；②作用于真菌细胞壁：包括尼可霉素 Z、卡泊芬净、普拉米星等；③作用于真菌核酸干扰真菌 DNA 合成，如 5- 氟胞嘧啶等。

2. 抗真菌药物敏感方法 目前，广泛认可的抗真菌药敏实验标准化方法是美国实验室标准化协会（CLSI）发布的最新方法，推荐的抗真菌药敏试验方法主要有稀释法、纸片扩散法。

【病毒性疾病的检查】

病毒检验技术包括病毒的形态学检查、分离培养与鉴定、病毒蛋白质和免疫应答产物抗体的免疫学检测技术、病毒核酸分子生物学检测技术等。

（一）病毒的形态学检查

病毒体积微小，多数病毒需借助电子显微镜才能观察到。光学显微镜一般用于观察病毒在宿主细胞增殖后出现的细胞病变效应和包涵体，包涵体的特征对病毒的诊断有一定价值。

1. 包涵体的观察 将细胞或组织切片制作成涂片后进行染色，一般采用吉姆莎或苏木精 - 伊红染色，在光学显微镜下可观察到胞质内包涵体（常见 RNA 病毒）和胞核内包涵体（常见 DNA 病毒）。①狂犬病毒在脑组织海马回细胞的胞质内形成包涵体，镜下见胞质内椭圆形或圆形的嗜酸性小体，称内基小体（Negri body），具有诊断价值；②巨细胞病毒（CMV）感染的宿主细胞的胞核内的巨大嗜酸性包涵体，呈"猫眼"状；③麻疹病毒感染细胞后可在胞核内和胞质内均形成包涵体。

2. 电子显微镜直接观察 含有高浓度病毒颗粒的标本，可直接在电镜下观察病毒颗粒的大小和形态结构以及在组织细胞中的位置。

（1）负染色技术：负染色技术是以重金属盐染液中的金属原子作为电子染料，电子光束可通过低密度的病毒颗粒而不能通过金属背景，即背景色暗而凸显病毒颗粒的大小、形态和结构，常用磷钨酸盐负染色技术。该技术具有高度反差、分辨力高、操作简便、不要求高纯度的标本制备等优点，但要求病毒含量较高（≥ 10^7 病毒颗粒 /ml），需要病毒游离于组织液或细胞液中，被检病毒最好有较典型的形态特征。

（2）超薄切片电镜技术：该技术首先需将组织切成 10~100nm 厚度的超薄切片，经过固定、包埋、染色等一系列操作程序后在电镜下观察,可观察到病毒的形态和大小、排列特点以及细胞的病理变化,有助于病毒鉴定,但因该项技术制作周期长、操作复杂而限制了其应用。

3. 免疫电镜技术 免疫电镜技术(IEM)是将病毒与特异性抗体结合,在电镜下可清晰观察到凝聚的病毒颗粒,以提高病毒的检出率和特异性。常用的方法包括抗原抗体作用的直接电镜技术和酶标记或胶体金标记免疫电镜技术。

(二)病毒的培养与鉴定技术

病毒的分离培养和鉴定是病原学诊断的"金标准",但因方法复杂、对实验室和技术人员要求高,且需时较长,适用于病毒的实验室研究或流行病学调查。一般在下述情况下需要进行病毒的分离培养和鉴定:①需对病毒性疾病进行病原学的鉴别诊断;②发现新的病毒性疾病或再现病毒性疾病;③病程长且诊断困难的患者疑似病毒感染时,病毒的鉴定对诊治具有指导性意义;④检测病毒减毒活疫苗效果;⑤病毒性疾病的流行病学调查;⑥病毒生物学特性的研究。

1. 病毒的培养 病毒都是严格行细胞内寄生,病毒的培养方法包括:细胞培养、鸡胚培养、动物培养。

(1)细胞培养:不同种类病毒需用其敏感的细胞培养,常用的细胞有:原代细胞、二倍体细胞、传代细胞。不同细胞具有各自优缺点,其中传代细胞是目前应用最常用于病毒的分离培养、病毒抗原的大量生产和抗病毒药物筛选等研究。

(2)鸡胚培养:鸡胚具有广泛的易感性,具有操作简单、易于控制、来源充足等优点,适用于病毒分离培养、疫苗生产、抗原大量制备、抗病毒药物研究等。不同病毒需选择适宜的鸡胚胚龄和接种部位,常用的鸡胚接种部位包括:羊膜腔、绒毛尿囊膜、尿囊腔、卵黄囊等。如流感病毒可采用尿囊腔和羊膜腔接种,单纯疱疹病毒接种绒毛尿囊膜,流行性腮腺炎病毒接种尿囊腔和羊膜腔,流行性乙型脑炎病毒接种卵黄囊。

(3)动物接种:因动物接种花费大、实验室条件要求高,较少采用。不同病毒需选择敏感动物和适宜接种部位、方式进行接种。常用的实验动物为豚鼠、家兔、猴、小鼠和大鼠等。

2. 病毒的鉴定

(1)病毒在培养细胞中的鉴定指标:

1)细胞病变:病毒在敏感细胞内增殖时可引起特有的细胞改变,称细胞病变效应(CPE),可作为病毒增殖的指标。常见的形态学改变包括:细胞圆缩、分散、溶解,形成多核巨细胞,细胞肿胀、颗粒增多,形成包涵体等。

2)红细胞吸附和红细胞吸附抑制试验:病毒颗粒表面具有血凝素刺突的病毒感染细胞后,细胞膜表面可表达血凝素,因此可吸附鸡、豚鼠或猴红细胞,而出现红细胞吸附现象。若加入相应的血凝素抗体后,红细胞吸附现象被抑制,此试验可作为病毒鉴定的依据。

3)干扰现象:某些病毒感染细胞后不出现细胞病变,但能干扰在其后感染同一细胞的另一病毒的增殖,而抑制后一种病毒造成的细胞病变,称干扰现象,以检测病毒的存在。

4)细胞代谢的改变:病毒感染细胞后可致细胞代谢的改变,表现为培养液 pH 的改变,可作为病毒增殖的指征。

(2)病毒感染性测定和病毒数量测定:

1)50% 组织细胞感染量测定($TCID_{50}$):$TCID_{50}$ 指能引起半数组织细胞感染的最高病毒稀释度,该指标是观察细胞病变,反映病毒的感染性和毒力。

2)红细胞凝集试验:将含有血凝素的病毒液作不同稀释倍数,与动物红细胞反应观察红细胞凝集现象,以血凝反应的最高稀释度作为血凝效价,可半定量检测病毒颗粒的含量。

3)空斑形成试验:将适宜稀释度的病毒液接种于单层细胞中,一个病毒体增殖使细胞裂解,最终形成肉眼可见的细胞空斑,通过空斑形成单位(PFU)可计算出病毒液中的活病毒数量。

4)中和试验:病毒在细胞培养中被特异性抗体中和而失去感染性的一种试验,可用于病毒的鉴定、分型和病毒液的半定量检测。

（三）病毒的非培养检验技术

病毒的分离培养技术还不能广泛应用于临床诊断，而非培养检验技术发展迅速，能直接检测标本中的病毒成分和特异抗体，有助于病毒性疾病的早期诊断，是目前临床病毒学检验的重要手段。

1. 免疫学检验技术

（1）抗原检测：采用免疫学标记技术直接检测标本中的病毒抗原进行早期诊断，常用的方法包括：免疫荧光技术、酶免疫组化技术、ELISA、免疫胶体金技术、乳胶凝集试验、发光免疫技术等。

（2）抗体检测：病毒抗体检验方法和原理与抗原检测相同，通常需根据病毒种类、实验室条件进行选择，如 IgM 特异抗体检测、IgG 特异抗体检测。

2. 分子生物学检验技术　分子生物学技术具有快速、简便、特异、敏感等特点，在对病毒感染个体病毒载量、分析病毒感染类型、检测病毒耐药基因等方面具有优势，已被广泛应用于临床标本中的 HBV、HCV、HPV、HIV 的直接检测。常用的技术包括：①核酸杂交技术，常用于病毒检测的核酸杂交技术有斑点杂交、原位杂交、DNA 印迹和 RNA 印迹；②聚合酶链反应技术；③基因芯片技术；④基因测序技术。

（江　滟）

第十节　临床输血检验

输血作为临床一种特殊的治疗手段，在医疗实践发展中发挥着重要作用。运用科学技术手段和规范管理措施，围绕将献血者血液制品输给患者这一临床救治中心，进行研究、开发和应用。目前已发展成一门新兴学科临床输血学。主要包括基础输血、临床输血、输血技术、献血服务、输血管理等内容。随着输血基础研究的不断深入和临床输血实践经验的不断积累，临床对输血指征的掌控也更加严格和规范，输血不良反应及其并发症也越来越少。

人类红细胞 ABO 血型的发现是现代输血的开端，开启了输血医学的大门，确立了输血在临床治疗上的地位。人类红细胞血型系统极为复杂，迄今已确认红细胞血型系统 36 个，如 ABO、Rh、MNS、P1PK、Kell、Lewis、Duffy、Kidd、Diego 等，其中，ABO 和 Rh 血型系统最为重要，与临床输血密切。

【概述】

（一）ABO 血型系统

1. ABO 血型系统的抗原、抗体　ABO 血型系统是人类发现的第一个红细胞血型系统，也是临床上最重要的血型系统之一。ABO 血型基因位于人类第 9 号染色体（9q34.2）上，常染色体显性遗传。ABO 血型抗原是糖蛋白，其血清学特异性取决于糖链末端 3 个糖分子的结构。ABO 血型受控于 3 个等位基因，即 A、B、O 基因，其中 A、B 是显性基因，O 是隐性基因。ABO 基因通过编码糖基转移酶控制 ABO 血型抗原的生物合成。H 抗原是 A、B 抗原的前体物质。H 抗原受控于 19 号染色体上的 H 基因，H 基因编码产生的 L- 岩藻糖基转移酶（简称 H 酶）将一个岩藻糖分子连接到糖蛋白前体物质链末端的半乳糖上，形成 H 抗原（体液中称 H 物质）。A 基因编码产生 N- 乙酰基半乳糖胺转移酶（简称 A 酶），将一个 N- 乙酰基半乳糖胺分子连接到 H 抗原末端的半乳糖上，形成 A 抗原。B 基因编码产生 D- 半乳糖基转移酶（简称 B 酶），将一个半乳糖分子连接到 H 抗原末端的半乳糖上，形成 B 抗原。O 基因编码的糖基转移酶无活性，无法转移糖分子到前体物质 H 抗原上，无法形成 A 抗原和 B 抗原，所以红细胞上含有大量的 H 抗原。正常 A 型和 / 或 B 型成人，红细胞上的 H 抗原大部分被转化成 A 和 / 或 B 抗原，红细胞上 H 抗原量较少。

ABO 血型遗传符合孟德尔遗传学规律，子代从亲代各获得一半的遗传基因，产生相应的血型抗原。抗原、抗体存在着规律性，A 型个体血清中存在抗 -B，B 型个体血清中存在着抗 -A，临床必须采用 ABO 血型正反定型，以避免误定血型。

ABO 抗原几乎存在于人体各种细胞上,大部分抗原存在于红细胞、粒细胞、淋巴细胞或血小板中的某种成分上,其表达与人体的生命周期有关。在胚胎 5~6 周时,心血管上皮细胞即可检测出 ABO 抗原,妊娠期胎儿抗原量增长较慢,只有成熟器官表达较强。新生儿 ABO 抗原的抗原性相当于成人的 25%~50%,出生 18 个月后抗原性逐渐增加,20 岁达高峰,以后逐渐降低,个别老年人 ABO 抗原减弱。因此,应特别注意新生儿和老年人的 ABO 血型鉴定。

2. ABO 亚型 ABO 亚型隶属于 ABO 血型系统,因其 A 和 / 或 B 抗原结构或抗原位点数有所改变,导致抗原表达数量减少,常规血清学检测呈现弱反应,甚至不能检出,需要采用吸收放散试验或者分子生物学试验予以验证。ABO 血型系统中 A 亚型较多见,主要为 A_1 和 A_2,A 型人群中 A_1 最为常见,A_1 和 A_2 亚型的抗原性都很强,在盐水介质中能与抗 -A 发生很强的凝集现象,但二者却存在着质和量的差异:① A_1 型红细胞上有 A_1 和 A 抗原,A_2 型红细胞上只有 A 抗原;②个别 A_2 型血清中存在有抗 -A_1。③ A_1 型的抗原性明显强于 A_2 型。B 亚型相对少见且抗原较弱,临床意义不大。

(二) Rh 血型系统

1. Rh 血型抗原、抗体 Rh 血型系统是仅次于 ABO 血型系统的与临床密切相关的血型系统。Rh 血型系统最为复杂,抗原数目多达 54 个,与临床关系最密切的抗原有 5 个,即 D、E、C、c、e。*RH* 基因位于 1p34-36.9 上,由两个紧密连锁基因 *RHD* 和 *RHCE* 构成,前者编码 D 抗原,后者编码 Cc、Ee 抗原。Cc 与 Ee 抗原可以产生不同的组合,如 CE、ce、cE、Ce。Rh 血型系统因基因突变、基因重排等可以产生许多新的 Rh 表型,因此 Rh 血型系统非常复杂,其中 D 抗原的抗原性最强,临床意义仅次于 ABO。红细胞上含有 D 抗原者称 Rh 阳性,不含有 D 抗原者称 Rh 阴性。使用标准血清 -D、抗 -C、抗 -c、抗 -E、抗 -e,能够检出 5 种常见的 Rh 抗原,称 Rh 表型。一般情况下通过 *RH* 基因型可以推测其表型,如基因型为 *DCE/Dce*,其表型为 CcDEe;但通过 Rh 表型很难推测其基因型,表型相同者基因型可能不同,如 CcDEe 个体的基因型可能是 *DCE/Dce* 或 *DcE/DCe*;RhD 阳性无法确定是 *DD* 纯合子基因,还是 *Dd*(*D/–*) 杂合子基因。Rh 抗原一般存在着剂量效应,纯合子的抗原性明显强于杂合子。Rh 血型系统抗体,除偶见天然抗 -E、抗 -Cw,基本上都是免疫性的 IgG 抗体。Rh 抗原阴性的个体,因反复输血、妊娠等免疫刺激产生 IgG 抗体,如抗 -D、抗 -E、抗 -C、抗 -c、抗 -e 或两种以上合并的抗体等,在临床可引起严重的引起新生儿溶血和迟发性溶血反应。

2. D 变异型 D 抗原表位结构较为复杂,每个红细胞上 D 抗原数量高达 1 万 ~3 万,因基因缺失、基因交换、碱基变异(突变、缺失、mRNA 拼接位点变异)等均可导致 D 抗原表达的质或量发生改变或降低,通称为 D 变异型,如弱 D、部分 D、Del 等。D 变异型个体因 D 抗原数量或表位的变化,单一单克隆试剂可能无法检测到抗原,出现假阴性。因此,需要应用不同厂家或不同批号的试剂验证 Rh 阴性真伪。D 变异型个体,由于红细胞上依然存在着 D 抗原,可以刺激 Rh 阴性个体产生抗 -D,因此该个体若作为献血者时,应视其为 Rh 阳性,作为受血者时,应视其为 Rh 阴性。Rh 阴性者主要是 *RHD* 基因缺失或无效,在欧洲人中通常是 *RHD* 基因缺失,*RHCE* 基因通常表现为 ce。而在亚洲人和非洲人中,部分 Rh 阴性个体携带有无功能的沉默 *RHD* 基因,*RHCE* 基因通常表现为 Ce 抗原表型。

【血型鉴定】

人类血型系统纷繁复杂,血型不合的输血可导致同种免疫反应,出现急性、迟发性溶血反应及输注无效等严重的输血不良反应。ABO、Rh 血型系统是两个重要的红细胞血型系统,抗原性强,与临床输血关系最为密切,输血前一般常规检查 ABO、RhD 血型。ABO 血型的判断需要结合红细胞上的抗原和血浆中的抗体综合判断,因此 ABO 血型鉴定要同时鉴定红细胞上的抗原和血浆中的抗体;采用特异性抗体(标准血清)检查红细胞上未知的血型抗原称正定型;采用已知血型的标准红细胞检查血清中未知的血型抗体称反定型。Rh 血型系统的抗体多为免疫性抗体,归属到不规则抗体鉴定中,因此常规仅需鉴定红细胞上的 D 抗原。血清学鉴定血型有异常时结合分子生物学技术进行基因分型。

(一) 血清学检测

1. 实验原理 利用抗原抗体特异性反应的原理,使用已知的标准血清抗体鉴定红细胞上未知的抗原(又称正定型);使用已知抗原阳性的标准红细胞鉴定血清中的血型抗体(又称反定型)。

2. **检测方法** 临床上一般使用生理盐水、凝胶等介质通过试管法、微量板法和微柱凝胶卡法等进行检查。

3. **结果判读** 根据红细胞上是否含有 ABO 抗原进行 ABO 血型正定型。红细胞上含有 A 抗原即为 A 型,含有 B 抗原即为 B 型,含有 A、B 两种抗原即为 AB 型,不含有 A、B 抗原即为 O 型。ABO 血型系统存在天然抗体,即 A 型人体内存在抗 -B 抗体;B 型人体内存在抗 -A 抗体;O 型人体内即存在抗 -A 又存在抗 -B 抗体;AB 型人体内即不存在抗 -A 也不存在抗 -B。结合红细胞上的抗原类型和血浆或血清内抗体类型共同判定血型。D 抗原的鉴定判读较简单,有凝集为 D 阳性,无凝集为 D 阴性,需要注意的是 D 阴性时需要应用不同厂家或批号的试剂予以证实抗原有无。排除弱 D、部分 D 或 Del 等 D 变异型。血型鉴定结果判断,见表 5-25。

表 5-25 血型鉴定结果判断

正定型(标准血清 + 备检红细胞)			反定型(标准红细胞 + 备检血清)			RhD 血型	血型
抗 -A	抗 -B	抗 -AB	Ac	Bc	Oc	抗 -D	
+	–	+	–	+	–	+	A 型 D 阳性
–	+	+	+	–	–	+	B 型 D 阳性
–	–	–	+	+	–	–	O 型 D 阴性
+	+	+	–	–	–	+	AB 型 D 阳性

备注:+ 为凝集;– 为无凝集。

(二)分子生物学鉴定

临床分子生物学技术作为血清学技术的补充,二者各有优势,不能相互取代。例如,血型血清学无法明确判定的 ABO 亚型,为避免新生儿溶血症(hemolytic disease of vewborn, HDN)而开展的无创性产前血浆胎儿游离 DNA 检测,某些血型基因遗传多态性调查,亲子鉴定和法医学鉴定等,均可通过分子生物技术进一步确认。血型分子生物学检测方法很多,序列特异性引物 PCR 技术(PCR-sequence specific primer, PCR-SSP)、限制性内切酶片段长度多态性 PCR 技术(PCR-restriction fragment length polymorphism, PCR-RFLP)临床比较常用。

(三)临床意义

1. **用于输血前检查** 输血前先鉴定供受者的 ABO 和 RhD 血型,以便进行同型配血和输血。避免 ABO 血型不合引起的急性溶血反应。Rh 系统血型不合造成的溶血多为迟发型溶血反应,但 Rh 系统不存在天然抗体,故 Rh 阴性受血者第一次输血时,往往不会发生 Rh 血型不合的溶血反应,但接受了 Rh 血型不合的血液后,可能会产生免疫性抗体,再次输入不相合血液后发生严重溶血反应。同时受血者若为女性,产生免疫性抗体后可能会导致不孕。

2. **移植前检查** 器官移植和干细胞移植最好选择供受体 ABO 同型,避免受体内的血型抗体作用于移植物血管内皮表面的 ABO 血型抗原,降低超急性排斥反应,增加移植成功概率。

3. **诊断新生儿溶血症** 孕期筛查父母 ABO 血型、母体内抗体效价可预测新生儿溶血病的发生。胎母 ABO 血型不合所致的新生儿溶血较为常见,可发生在第一胎,一般病情较轻。Rh 血型系统所致的新生儿溶血症一般不发生在第一胎,但第一胎若为 Rh 阳性,在分娩时胎儿的红细胞有一定数量经胎盘进入母体,刺激母体产生抗体。再次怀孕时,此抗体可以通过胎盘进入胎儿体内,引起新生儿溶血病。

4. **ABO 血型鉴定的其他用途** ABO 血型鉴定还可用于血型遗传学研究、法医学鉴定、亲子鉴定以及某些疾病的相关调查等。

【抗体筛查与鉴定】

输血治疗前除了必须要进行 ABO、RhD 血型鉴定和交叉配血试验外,还需要进行不规则抗体的筛查,以避免不规则抗体引起的输血反应,尤其是短期内实施了大量输血或有妊娠史、输血史的患者。

（一）不规则抗体筛查

1. **原理** 基于抗原抗体的凝集反应,在多种介质(如生理盐水、酶、抗人球蛋白等)中,用一组包含有 3 人份的 O 型筛选红细胞与待检血清反应,根据反应结果判断待检血清中是否存在 IgM 和 / 或 IgG 型不规则抗体。IgM 抗体在盐水介质中发生凝集反应;IgG 抗体在酶、抗人球蛋白等介质中出现凝集。

2. **检测方法** 使用试管法或微柱凝胶法,在不同介质条件下观察与判断结果。为排除自身抗体干扰,需要增加自身对照试验。

3. **结果判读** 任何一种筛选红细胞发生凝集或溶血反应,即视为阳性结果,说明血清中存在不规则抗体,应进一步进行不规则抗体鉴定。自身对照阳性反应,说明血清中存在着自身抗体。

4. **临床意义** 通过不规则抗体筛选,尽可能发现受血者血液中的不规则抗体,有效避免抗原阳性红细胞输注引起的输血反应。孕妇产前不规则抗体筛查可以及时有效地对新生儿溶血症进行早期预防和治疗。

（二）不规则抗体鉴定

1. **原理** 基于抗原抗体的凝集反应谱细胞(10~16 人份 O 型红细胞)与待检者血清在生理盐水、酶、抗人球蛋白等介质中反应,根据反应结果可鉴定待检血清中的 IgM 或 IgG 型不规则抗体的特异性。试剂谱红细胞上应尽可能多地涵盖常见的具有临床意义的抗原,尽可能检出临床上常见的抗体,甚至某些稀有抗体。不同批号不同厂家的谱红细胞表型分布各具特点,临床可同时应用不同的谱红细胞进行检测,以避免不规则抗体的漏检。

2. **检测方法** 同不规则抗体筛查。

3. **结果判读** 依据谱红细胞抗原反应格局表,应用阴性排除原则判断抗体的特异性。单特异性抗体比较容易判断结果,而多特异性抗体或存在自身抗体时,鉴定相对较难,必要时通过红细胞吸收放散试验予以排除或确认。

4. **临床意义** 通过不规则抗体鉴定,确定不规则抗体的类型,选择抗原阴性的红细胞进行输注,有效避免不规则抗体引起的溶血反应。

【 交叉配血 】

交叉配血试验(cross matching test)是在血型鉴定的基础上,进一步检测受血者和供血者血液中是否含有不相配合的抗原和抗体成分,临床上一般选择 ABO、RhD 同型配合性的血液进行输血治疗。

1. **原理** 抗原抗体的凝集反应,包括主侧、次侧交叉配血试验。主侧配血试验:检测受血者血清或血浆中是否含有针对供血者红细胞的抗体;次侧配血试验:检测供血者血清或血浆中是否含有针对受血者红细胞的抗体。交叉配血的目的就是进一步避免因血型鉴定错误,或者因不规则抗体引起的输血反应。

2. **检测方法** 临床常用的配血技术有盐水法、凝聚胺法、抗人球蛋白法、酶法、微柱凝胶法等,其中盐水法仅能检出 IgM 抗体参与的抗原抗体反应,凝聚胺、抗人球蛋白、酶等介质可检测 IgG 抗体。临床选用的方法必须要同时检出 IgM 和 IgG 抗体。因此除了选取盐水法配血外,还必须选一种能检测出 IgG 抗体的配血方法,以提高反应敏感性。

3. **结果判读** 抗原抗体结合后可出现肉眼可见的凝集或溶血现象。通过主、次侧交叉配合试验,可判断供受血者血液中有无相互反应的红细胞血型抗原和抗体。主、次侧红细胞均不发生凝集或溶血,表示交叉配血结果相合。

4. **临床意义** 人类红细胞血型系统有很多,但目前根据技术规范临床上常规检测 ABO 血型系统和 RhD,有多种血型因其抗原性弱,临床意义不大,并未列入常规检测,加上不同检测血型的血清学方法都可能有不同程度的漏检,因此交叉配血是避免血型鉴定错误或不规则抗体引起输血反应的最后一道关。为保证交叉配血结果准确可靠,临床输血相关的医务人员应具备高度的责任心,避免人为差错事故的发生。

（黄吉娥）

第十一节 体液免疫检测

机体参与免疫应答的免疫效应物质包括体液中存在的免疫球蛋白、补体等可溶性成分。在不同疾病或生理状态下，这些效应成分的含量会发生变化，其变化可反映机体的体液免疫功能，结合临床表现，有助于感染性疾病，增生性疾病和免疫缺陷性疾病等的鉴别诊断、疾病监控及预后判断。

【免疫球蛋白检测】

（一）概述

免疫球蛋白（immunoglobulin, Ig）是由浆细胞合成和分泌的一组具有抗体活性的蛋白质，存在于机体的血液、体液、外分泌液和部分细胞的细胞膜上。Ig 由两条重链和两条轻链通过二硫键连接而构成，按重链的不同，Ig 可分为 IgG、IgA、、IgM、IgD、IgE 五类。Ig 的轻链分为 κ 和 λ 两个类别。

（二）检测方法

血清免疫球蛋白 IgG、IgA 及 IgM 定量测定方法一般有单向免疫扩散法、火箭免疫电泳法、酶联免疫吸附试验（ELISA）、免疫比浊法、放射免疫分析法等，临床常用单向免疫扩散法和免疫比浊法来测定血清免疫球蛋白含量。

血清 IgD 和 IgE 的含量检测常用的方法有放射免疫分析法、乳胶颗粒免疫比浊分析法、化学发光免疫分析法及 ELISA 等，在临床用得最多的是 ELISA 和化学发光免疫分析法。

（三）IgG

IgG 作为血清中最主要的抗体成分，约占人体血清中总免疫球蛋白含量的 75%。是唯一能通过胎盘的 Ig，IgG 是血液和细胞外液中的主要抗体，也是机体再次免疫应答的主要抗体，大多数抗感染抗体与自身抗体都为 IgG 类。

1. 参考范围 16 岁以上成年人 IgG 临床参考范围为：7.0~16.6g/L。

2. 临床意义 胎儿出生前可从母体获得 IgG，出生后母体 IgG 逐渐减少，3~4 个月新生儿 IgG 水平最低，而后新生儿逐渐合成 IgG，血中 IgG 增加，16 岁前达到成人水平。

IgG 多克隆性增高常见于各种慢性感染、慢性肝病、淋巴瘤以及自身免疫病等；IgG 单克隆性增高主要见于免疫增殖性疾病，如 IgG 型分泌型多发性骨髓瘤。

IgG 降低则见于各种先天性及获得性体液免疫缺陷病、联合免疫缺陷病、重链病、轻链病、肾病综合征、病毒感染、使用免疫抑制剂及代谢性疾病等。

（四）IgA

IgA 在正常人血清中的含量仅次于 IgG，占血清免疫球蛋白含量的 10%~20%。新生儿血清中无 IgA 抗体，但可从母乳中获得分泌型 IgA。IgA 分为血清型 IgA 和分泌型 IgA，其中血清型 IgA 含量占总 IgA 的 85% 左右，虽然血清型 IgA 虽有 IgG 和 IgM 的某些功能，但在血清中并不显示重要的免疫功能；分泌型 IgA 存在于分泌液中，如唾液、泪液、初乳、鼻和支气管分泌液、胃肠液、尿液、汗液等，是机体黏膜局部抗感染免疫的主要抗体，故又称黏膜局部抗体。

1. 参考范围 16 岁以上成年人血清 IgA 临床参考范围为：0.7~3.5g/L。

2. 临床意义 儿童 IgA 水平低于成人，16 岁前达到成人水平。IgA 多克隆升高见于 SLE、类风湿性关节炎、肝硬化、肾脏疾病等，在中毒性肝损伤时，IgA 升高水平与炎症程度相关；单克隆增高见于 IgA 型多发性骨髓瘤。IgA 降低见于反复呼吸道感染、非 IgA 型多发性骨髓瘤、重链病、轻链病、原发和继发性免疫缺陷、代谢病和自身免疫病等。

（五）IgM

IgM 是初次体液免疫应答中最早出现的抗体，血清中检出 IgM，提示新近发生感染，可用于感染的早期诊断。分泌型 IgM 为五聚体,是分子量最大的 Ig,沉降系数为 19S,称巨球蛋白,一般不能通过血管壁,主要存在于血液中。

1. **参考范围** 16 岁以上成年人 IgM 临床参考范围为:0.5~2.6g/L。

2. **临床意义** 胎儿自 20 孕周开始合成 IgM,随年龄增加 IgM 水平不断升高,8~16 岁前达到成人水平。IgM 增高见于肝硬化、类风湿性关节炎、SLE 等。抗原特异性 IgM 升高可辅助诊断病原体引起的感染。宫内感染可能引起 IgM 升高,脐血中 IgM>0.2g/L 时,提示有宫内感染。IgM 单克隆性升高见于原发性巨球蛋白血症。IgM 降低见于 IgG 型重链病、IgA 型多发性骨髓瘤、先天性免疫缺陷病、淋巴系统肿瘤、肾病综合征、代谢性疾病及免疫抑制剂使用后等。

(六) IgD

正常人血清中 IgD 含量很低,仅占血清免疫球蛋白总量的 0.2%。IgD 可在个体发育的任何时间产生,半衰期 2.8d。血清 IgD 的生物学功能尚不清楚,膜结合型 IgD(mIgD)构成 BCR,是 B 细胞分化发育成熟的标志,未成熟的 B 细胞仅表达 mIgM,成熟 B 细胞可同时表达 mIgM 和 mIgD,称初始 B 细胞(native B cell);活化的 B 细胞或记忆 B 细胞其表面的 mIgD 逐渐消失。

目前 IgD 的生物功能尚未完全阐明,血清中 IgD 升高主要见于妊娠末期,IgD 型骨髓瘤,甲状腺炎和大量吸烟。IgD 降低见于原发性无丙种球蛋白血症、肺硅沉着病(矽肺)、细胞毒药物治疗后。

(七) IgE

IgE 是正常人血清中含量最少的免疫球蛋白,主要由黏膜下淋巴组织中的浆细胞分泌。其重要特征为糖含量高达 12%。IgE 为亲细胞抗体,可引起 I 型超敏反应。此外,IgE 可能与机体抗寄生虫免疫有关。检测血清中的总 IgE 和特异性 IgE 对 I 型变态反应和过敏原的确定有重要意义。

1. **总 IgE 参考范围** 16 岁以上成人血清 IgE 临床参考范围为:0.1~0.9mg/L。

2. **总 IgE 检测的临床意义** 新生儿 IgE 水平非常低,随着年龄的增长,IgE 的水平随之增高,学龄前儿童 IgE 可接近成人水平,青春期水平最高,30 岁后逐渐下降,老年人 IgE 水平处于较低的水平,这可能与老年人 Th 细胞功能低下,Ts 细胞功能相对较高有关。IgE 升高见于 I 型变态反应性疾病,如特发性哮喘、特发性皮炎、过敏性鼻炎等,也可见于非变态反应性疾病,如 IgE 骨髓瘤、寄生虫感染等,还可见于急性或慢性肝炎、SLE、类风湿关节炎等疾病。IgE 降低见于原发性无丙种球蛋白血症、肿瘤及化疗药物应用后。

3. **特异性 IgE 检测** 机体中的抗原特异性 IgE 参与了 I 型变态反应性疾病的发生发展,检测抗原特异性 IgE 对确定变应原、病程监测及预防有重要意义。

(1)检测方法:免疫印迹法和酶联免疫吸附试验等。

(2)临床意义:商品化的试剂盒提供了多种特异性的变应原,包括食物、吸入物以及药物过敏原,利用这些特异性变应原可以检测血清中针对这些抗原的特异性 IgE,从而找出可能的变应原。

(八) M 蛋白

M 蛋白(M protein)是浆细胞或 B 淋巴细胞单克隆大量增殖时所产生的一种异常增多的理化性质均一的免疫球蛋白。其氨基酸组成及排列顺序十分均一,空间构象、电泳特征也完全相同。本质为免疫球蛋白或其片段(轻链、重链等)。这些 M 蛋白大多无抗体活性,所以又称副蛋白(paraprotein)。对 M 蛋白种类及含量的动态监测,可为免疫增殖病的病情和疗效判断提供依据。

1. **检测方法** 血清区带电泳可检出 M 蛋白;血清免疫球蛋白定量测定可对 M 蛋白定量;免疫电泳和免疫固定电泳可鉴定 M 蛋白的类型。

2. **临床意义** M 蛋白的检出提示单克隆免疫球蛋白增殖病的发生,例如多发性骨髓瘤时可见 M 蛋白,依 M 蛋白的类型不同而将多发性骨髓瘤分为不同型别。

(九) IgG 亚类测定

IgG 可分为四个亚类,即 IgG1~IgG4。各亚类激活补体的能力不同,在各生物学功能中的活性也有所不同。近年来的研究发现,在不同疾病或生理状态下,各 IgG 亚类的水平有所变化。

1. **检测方法** 可使用单向免疫扩散试验、ELISA 及免疫散射比浊法进行检测,其中免疫散射比浊法因检测速度快,灵敏度高,准确性好,自动化程度高等优点,在临床广泛应用。

2. 临床意义

（1）年龄：IgG 亚类在不同年龄、种族以及不同测定方法的情况下，检测结果都存在差异。IgG 亚类的含量随年龄的不同而变化。在儿童时期，男性 IgG 亚类缺陷比女性常见，其比例为 3 : 1 ；成年男女的比例为 4 : 2 。儿童中 IgG2 缺陷最常见，成年人 IgG1 和 IgG3 缺陷最常见。

（2）IgG 亚类缺陷：临床上可表现为反复呼吸道感染、腹泻、中耳炎、鼻窦炎、支气管扩张以及哮喘等。有些患者 IgG 亚类异常，但总 IgG 正常甚至还偏高，因此认为 IgG 亚类测定比总 IgG 测定更有价值。IgA 缺乏症常伴有 IgG2 缺陷。某些病毒感染时 IgG1、IgG2、IgG3 显著下降。肾病综合征出现低 IgG 血症时，IgG 亚类并非成比例降低，以 IgG1 下降为主，而 IgG3 代偿性增高。糖尿病患者以 IgG1 下降为主。

（3）IgG 亚类异常增高：可见于 I 型超敏反应，如变应原可刺激机体使 IgG4 含量增加。

（十）尿中游离轻链的检测

与重链结合成免疫球蛋白的轻链称结合轻链，未与重链结合的轻链称游离轻链。游离轻链的量最终取决于 B 细胞的合成分泌与肾脏清除的动态平衡结果，临床上多种疾病都可导致血清中游离轻链浓度异常，例如：免疫抑制，自身免疫，肾脏清除率降低及浆细胞病等。

游离轻链通过肾小球滤过而从血液中快速清除，然后被近端肾小管重吸收和分解，因此游离轻链的检测可以实时评估病情进展，研究表明，大量的游离轻链可以被肾脏吸收，所以只有非常少的游离轻链逃过近端肾小管的重吸收，在正常的尿中含有极少量的游离轻链。若血清中游离轻链增加，易从尿中排出，即本 - 周蛋白（Bence Jones protein，BJP）。尿中游离轻链的检测对轻链病诊断不可缺，并对其他免疫球蛋白病的诊断，鉴别及预后判断有一定作用。

1. **检测方法** 尿中游离轻链的检测可使用凝集 - 溶解试验、血清蛋白电泳、免疫固定电泳及免疫比浊法等。其中免疫比浊法检测游离轻链具有高敏感性、高特异性、高检测速率的优点，并能进行定量检测，可同时检测 κ 型和 λ 型轻链的水平以及两者的比值，有利于鉴别诊断和监测病情的变化。

2. **临床意义** κ 型游离轻链或 λ 型游离轻链中某一个指标浓度异常增高和比值异常，常提示有单克隆类疾病，如多发性骨髓瘤，巨球蛋白血症，原发性淀粉样变性，轻链沉积病等。

κ 型或 λ 型游离轻链同时增高，可能的原因有感染，肾功能受损或结缔组织类疾病。

【补体系统检测】

补体（complement，C）是存在于人和脊椎动物血清及体液中的一组具有酶活性的糖蛋白，与其调节因子和相关膜蛋白共同组成补体系统。补体系统参与机体的免疫调节剂免疫应答过程，补体系统功能下降或补体成分的减少对某些疾病的诊断与疗效观察具有重要意义。

（一）检测方法

血清总补体溶血活性测定采用 CH50 试验（免疫溶血试验）。血清补体成分 C1q、C3、C4 常采用 ELISA 或免疫比浊法测定。

（二）参考范围

CH50（试管法）：50~100kU/L。成人 C1q：0.025~0.05g/L（免疫比浊法）。成人 C3：0.8~1.5g/L（免疫比浊法）。成人 C4：0.2~0.6g/L（免疫比浊法）。

（三）临床意义

1. 血清总补体溶血活性主要反映补体经典途径相关成分（C1~C9）的综合水平。在急性炎症、组织损伤或恶性肿瘤时，CH50 增高。在遗传性补体成分缺乏、重症营养不良、肝炎、肝硬化等疾病时，CH50 降低；此外在自身免疫病活动期及某些免疫复合物疾病时，由于补体的消耗，CH50 也会降低。

2. C1q 是补体 C1 的重要组成成分，在骨髓炎、类风湿性关节炎、痛风、过敏性紫癜时可见升高。在 SLE、混合结缔组织病、肾病综合征、重度营养不良、肾小球肾炎时可见降低。

3. C3 是补体经典途径及旁路途径的关键物质，在补体系统各组分中含量最高，也是一种急性时相反应蛋白。C3 增高常见于一些急性时相反应，如急性炎症、肿瘤、排斥反应、急性组织损伤等。C3 降低见于自身免疫病活动期、慢性活动性肝炎、慢性肝病、肾小球肾炎及先天性补体缺乏等。

4. C4 是补体经典途径中的成分，活化时被水解为 C4a、C4b，在补体活化、促进吞噬、中和病毒等方面发挥作用。C4 升高见于各种传染病、急性炎症和组织损伤等。C4 降低见于自身免疫性疾病、IgA 型肾病、遗传性 IgA 缺乏症等。

（谷俊莹）

第十二节　细胞免疫检测

用体外方法对机体免疫细胞，包括 T 细胞，B 细胞、NK 细胞、单核巨噬细胞、树突状细胞、粒细胞、红细胞和肥大细胞等，分别进行鉴定、计数和功能测定，是观察机体免疫状态的重要手段。临床上各种免疫疾病均可出现不同淋巴细胞群数量和功能的变化，对它们进行检测可以判断机体细胞免疫功能。

【淋巴细胞的分类计数】

人体淋巴细胞分为 T、B 和 NK 等细胞群，他们分别又分为若干亚群，各有其特异的表面标志和功能。正常情况下，机体各类淋巴细胞的数量保持相对稳定，一些免疫性疾病或异常原因均可导致这些细胞数量的变化。临床上常借助不同淋巴细胞表面所特有的表面标志，对各类淋巴细胞及其亚群进行细胞的数量检测，为相关疾病的诊断、治疗、疗效评估等提供依据。

（一）检测方法

免疫组织化学法、微量淋巴细胞毒试验及流式细胞术等均可用于淋巴细胞的分类计数。目前常用的是流式细胞术，采用适当的荧光素（单色、双色、三色等）标记淋巴细胞上的分化群（cluster of differentiation，CD）分子的特异性单克隆抗体，对淋巴细胞进行直接荧光染色，通过流式细胞仪测定，即可快速准确地检测出相应淋巴细胞的阳性百分率、细胞荧光强度和绝对细胞数。

（二）参考范围

淋巴细胞分类计数测定结果参考值见表 5-26。

表 5-26　淋巴细胞分类计数测定结果参考值

淋巴细胞及其亚群	特异性分化抗原	参考值（流式细胞术）
辅助性 T 细胞	$CD3^+CD4^+CD8^-$	28%~58%
细胞毒性 T 细胞	$CD3^+CD4^-CD8^+$	19%~48%
$CD4^+/CD8^+$	/	(0.9~2.0)/1
B 淋巴细胞	$CD19^+$	(11.74 ± 3.37)%
NK 淋巴细胞	$CD3^-CD56^+CD19^+$	(13.8 ± 5.9)%

（三）临床意义

1. $CD3^+$ 细胞减少见于自身免疫病如 SLE、类风湿性关节炎等；$CD3^+CD4^+$ 细胞减少见于恶性肿瘤、遗传性免疫缺陷症、艾滋病及应用免疫抑制剂者；$CD3^+CD8^+$ 细胞减少见于自身免疫性疾病或变态反应性疾病；CD4/CD8 比值增高见于自身免疫性疾病、病毒性肝炎、变态反应等；CD4/CD8 比值降低见于艾滋病（常 <0.5），恶性肿瘤进行时或复发时。在器官移植后如 CD4/CD8 比值增高预示可能发生排斥反应。

2. B 淋巴细胞升高见于急性淋巴细胞白血病（B 淋巴细胞型，且有 SmIg，HLA-D 表达），慢性淋巴细胞白血病和淋巴瘤等；B 淋巴细胞降低见于无丙种球蛋白血症、化疗或使用免疫抑制剂后。

3. NK 细胞活性可作为判断机体抗肿瘤、抗病毒感染的指标之一。在血液系统肿瘤、实体瘤、免疫缺陷病、艾滋病和某些病毒感染患者，NK 细胞活性降低；在宿主抗移植物反应后，NK 细胞活性增高。

【淋巴细胞增殖试验】

淋巴细胞在体外受到有丝分裂原或特异性抗原刺激后,可引起细胞内蛋白质核酸合成增加和细胞增殖,向淋巴母细胞转化,故该试验又称为淋巴细胞转化试验(lymphocyte transformation test,LTT)。淋巴细胞转化率的高低可直接反映机体的细胞免疫水平。

常用于体外刺激淋巴细胞增殖反应的刺激物,可分为非特异性有丝分裂原和特异性抗原,前者包括植物血凝素,刀豆蛋白,美洲商陆等,后者包括白喉类毒素,破伤风类毒素,纯蛋白衍生物和白假丝酵母菌等。

(一)检测方法

常用形态学法,^{3}H-TdR 掺入法或 MTT 比色法。其中形态学法是以显微镜计数淋巴细胞及转化的母细胞数,求出转化的百分率,受操作者主观影响较大。^{3}H-TdR 掺入法需使用放射性核素,对环境有污染。目前最常用的是 MTT 比色法,MTT 是一种可溶性四氮唑盐类黄色染料。淋巴细胞受到刺激增殖,活细胞可摄取 MTT,在细胞内 MTT 被线粒体琥珀酸脱氢酶还原为不溶于水的蓝紫色结晶 formazan,沉积于细胞内或细胞周围,其生成量与细胞增殖水平呈正相关。将细胞裂解并用有机溶剂如二甲亚砜溶解后,用酶标仪测定细胞培养物的 A_{490nm} 值,即可间接定量分析细胞增殖水平,以刺激指数(SI)判断淋巴细胞增殖程度。

(二)参考范围

1. 形态学法 T 淋巴细胞转化率为(60.1 ± 7.6)%。

2. ^{3}H-TdR 掺入法 T 淋巴细胞刺激指数(SI)<2。

3. MTT 法 各实验室需建立自己的参考值。

(三)临床意义

T 淋巴细胞转化率降低见于免疫缺陷性疾病如恶性肿瘤,某些病毒感染,大面积烧伤,多发性神经炎等疾病。T 淋巴细胞转化率增高见于甲状腺功能亢进症、甲状腺炎、重症肌无力、慢性活动性肝炎、系统性红斑狼疮活动期及器官移植排斥反应等。

【细胞因子检测】

细胞因子(cytokine,CK)是一类由免疫细胞(如淋巴细胞、单核巨噬细胞等)和组织细胞(成纤维细胞、内皮细胞等)产生的高活性、多功能的小分子蛋白质,在细胞间发挥相互调控作用,属于分泌性蛋白质。细胞因子检测是判断机体免疫功能的一个重要指标。

常见的细胞因子有白细胞介素(IL-2、IL-4、IL-6、IL-8、IL-10 等)、肿瘤坏死因子、干扰素、集落刺激因子、红细胞生成素等。

(一)检测方法

细胞因子的检测方法包括生物学检测法,是根据细胞因子特定的生物活性设计的检测方法,可以检测细胞因子的生物学活性;还可以用分子生物学方法测定细胞因子的 DNA 或 mRNA 水平。临床上常用的是免疫学的方法,如 ELISA、^{3}H-TdR 掺入法等,可以测定细胞因子的蛋白含量。

(二)临床意义

1. IL-2 检测 白介素 2(IL-2)主要由活化 T 细胞产生,主要促进淋巴细胞生长、增殖、分化,对机体的免疫应答和抗病毒感染有重要作用。IL-2 增高见于自身免疫性疾病、再生障碍性贫血、多发性骨髓瘤、移植排斥反应等;降低见于免疫缺陷病、恶性肿瘤、1 型糖尿病、某些病毒感染等。

参考范围 5~15kU/L(^{3}H-TdR 掺入法)

2. 肿瘤坏死因子检测 肿瘤坏死因子(tumor necrosis factor,TNF)包括 TNF-α 及 TNF-β 两型。前者来源于单核细胞、吞噬细胞,后者来源于 T 淋巴细胞,两型生物活性类似,都有引起肿瘤组织出血、坏死和杀伤作用,以及对免疫细胞具有调节、诱生作用。TNF 水平增高对某些感染性疾病如细菌性脑膜炎的病情观察有一定价值。

参考范围(4.3 ± 2.8)μg/L(ELISA 法)

3. 干扰素检测 干扰素(interferon,IFN)是宿主细胞受病毒感染后产生的一种非特异性防御因子,具有抗病毒、抗肿瘤、免疫调节、控制细胞增殖的作用。血液中 IFN 增高见于 SLE、非活动性类风湿关节炎、恶性肿瘤早期、急性病毒感染、再生障碍性贫血等；降低见于乙肝及携带者、哮喘、活动性类风湿性关节炎等。

参考范围 1~4kU/L（ELISA）。

（谷俊莹）

第十三节　感染免疫检测

感染免疫是病原微生物入侵机体后，其攻击力与机体抵抗力之间相互抗衡的过程。病原体侵入机体后引起感染过程，同时作为抗原物质，又刺激机体产生免疫应答，导致机体清除病原微生物或引起组织病理损伤和脏器功能损害。感染的发展结局取决于机体的免疫功能状态以及病原体侵袭力的高低等因素。

感染由病原生物引起，标本中检出病原生物的抗原表明病原生物的存在。病原生物进入机体，诱发机体免疫应答，产生针对病原生物抗原的特异性抗体，其中 IgM 类抗体出现早、消失快，常作为感染早期或急性期的指标，而 IgG 类抗体出现较晚，持续时间长，常作为流行病学调查的指标，如果恢复期血清与急性期血清中 IgG 类抗体效价相比有 4 倍以上增高可作为辅助诊断依据。因此感染性疾病的免疫学检验包括病原体抗原的检出和宿主血清特异性抗体的检测。

【抗链球菌溶血素"O"试验】

链球菌溶血素"O"（streptolysin "O"）是 A 族溶血性链球菌的重要代谢产物之一，对所有真核细胞的细胞膜、细胞质及细胞器均有毒性，其刺激机体产生的特异性抗体称为抗链球菌溶血素"O"（anti-streptolysin "O"，ASO）。

（一）检测方法

临床上常用间接凝集试验（胶乳凝集试验）或胶乳增强免疫透射比浊法测定 ASO。羟化聚苯乙烯颗粒上交联的链球菌溶血素"O"可与血清中的 ASO 发生特异性的结合，使羟化聚苯乙烯颗粒出现肉眼可见的凝集。将血清作倍比稀释后进行检测可以对血清中的 ASO 进行半定量检测。

（二）临床意义

ASO 升高常见于 A 群溶血性链球菌感染引起的疾病，如感染性心内膜炎、扁桃体炎、风湿热及链球菌感染后肾小球肾炎等。溶血性链球菌感染一周后，ASO 即可升高，并可持续几个月或几年，因此不能将 ASO 作为近期感染的指标。

【肥达反应】

肥达反应（Widal reaction）可用于伤寒、副伤寒的辅助诊断，其实质为凝集反应。

（一）检测方法

试验中所用抗原有伤寒沙门菌鞭毛抗原"H"，伤寒沙门菌菌体抗原"O"，甲型副伤寒沙门菌鞭毛抗原"A"，乙型副伤寒沙门菌鞭毛抗原"B"及丙型副伤寒沙门菌鞭毛抗原"C"。颗粒性抗原与其相应抗体在一定的电解质存在的条件下发生结合，出现肉眼可见的凝集现象。将患者血清作倍比稀释，可以测定血清中特异性抗体的效价。

（二）临床意义

正常人群血清的"O"抗原凝集效价 <1∶80，"H"抗原凝集效价 <1∶160，"A""B""C"抗原的凝集效价 <1∶80。当伤寒发病早期或沙门菌属其他菌种感染时，待检血清中抗"O"抗体效价升高，抗"H"抗体效价正常；如果为疾病早期、以往患过伤寒、副伤寒或是进行过预防接种，待检血清抗"O"抗体效价正常，抗"H"抗体效价升高；当血清中抗"O"抗体效价升高，抗"H"抗体效价升高时，患者患伤寒的可能性大；当血清中抗"O"抗体效价升高，抗"A""B""C"任何一项抗体效价升高时，患者可能分别为"甲""乙""丙"副伤寒。

肥达反应单份血清抗体效价高于当地平均水平,双份血清抗体效价有 4 倍以上增高时,诊断价值较大。免疫抑制剂使用者、免疫功能低下或是早期使用抗生素者,肥达反应可以呈阴性。

肥达反应为经典的用于伤寒、副伤寒辅助诊断的血清学试验,由于方法学的限制,其灵敏度较差,目前已使用灵敏度更高的免疫荧光法等方法对血清中的伤寒沙门菌、副伤寒沙门菌的特异性抗体进行检测。

【甲型肝炎病毒血清 IgM 测定】

甲型肝炎病毒(HAV)是一种粪 - 口途径传播的病毒,感染人体后,机体可产生抗 -HAV IgM、IgG、IgA、IgE 等抗体。目前主要以粪便中病毒抗原的检出和抗 -HAV 总抗体或血清中抗 -HAV IgM 为 HAV 感染的特异性诊断指标。临床上最为常用的项目是检测患者血清抗 -HAV IgM。

(一)检测方法

酶联免疫吸附试验(ELISA)或固相放射免疫分析法。

(二)临床意义

血清中抗 HAV IgM 出现于甲型肝炎的早期(发病后数日),效价迅速升高至峰值,持续 2~4 周,发病后 1~2 个月效价及阳性率下降,于 3~6 个月消失。因此,抗 HAV IgM 阳性,尤其是抗体效价较高时,表明急性 HAV 感染或复发。

【乙型肝炎病毒血清标志物测定】

乙型肝炎病毒(HBV)感染后,患者血清中会出现多种乙肝病毒相关抗原、抗体,对这些血清标志物进行检测有助于对患者感染时期、感染状态、传染性等进行分析。

(一)检测方法

临床上常使用 ELISA、放射免疫分析等方法检测乙肝病毒相关抗原、抗体。

(二)临床意义

1. 乙型肝炎病毒表面抗原(HBsAg)测定 HBsAg 是检测 HBV 感染的主要标志之一。HBsAg 主要在感染 HBV 1~2 个月后出现在患者血清中,也可在乙肝患者的体液和分泌物如唾液、精液、乳汁、阴道分泌物中检出,可维持数周、数月至数年。血清 HBsAg 阳性提示 HBV 感染。可见于乙型肝炎潜伏期和急性期;慢性活动性肝炎、慢性迁延性肝炎、乙肝后肝硬化、肝癌等;还可见于乙肝病毒携带者。

2. 抗乙型肝炎病毒表面抗原抗体(抗 -HBs)测定 抗 -HBs 是 HBsAg 的中和抗体,是一种保护性抗体,能清除病毒,防止乙肝病毒的感染,抗体可持续多年,其效价与保护性作用平行。

抗 -HBs 阳性表示既往感染过 HBV 或是注射过乙肝病毒疫苗,对 HBV 有一定免疫力;如抗 -HBS 与 HBsAg 以免疫复合物形式出现,提示其可能参与对肝细胞的免疫病理损伤。

3. 乙型肝炎病毒 e 抗原(HBeAg)测定 HBeAg 较 HBsAg 稍晚出现。HBeAg 阳性提示病毒正在复制,且有较强传染性;HBeAg 持续阳性提示易发展为慢性乙肝;孕妇 HBeAg 阳性者母婴垂直传播率可高达 90%;HBeAg 检测可作为抗病毒药物疗效观察指标。

4. 抗乙型肝炎病毒 e 抗原抗体(抗 -HBe)测定 抗 -HBe 是 HBeAg 的对应抗体,但其无保护性作用。急性乙肝患者血清抗 -HBe 阳性提示病毒复制减少或终止,病情恢复;慢性乙肝患者抗 -HBe 阳性提示病毒复制减少,但不代表病情恢复,甚至可能出现 HBV-DNA 整合现象;慢性乙肝患者如出现抗 -HBe 阴性而 HBV-DNA 阳性,提示可能出现前 C 区变异株。

5. 乙型肝炎病毒核心抗原(HBcAg)、抗乙型肝炎病毒核心抗原抗体(抗 -HBc)测定 HBcAg 存在于乙型肝炎病毒颗粒中,少数游离的 HBeAg 也与高滴度的抗 -HBc 结合形成免疫复合物,在血清中一般检测不到,需用去垢剂处理后再行检测。HBeAg 阳性提示 HBV 复制,患者具有传染性。

抗 -HBc 是 HBcAg 的对应抗体,不是中和抗体,有 IgG、IgA 和 IgM 三类。目前临床检测的主要是总抗 -HBc 和抗 -HBc IgM。高效价的抗 -HBc 阳性提示肝内 HBV 正在复制,低效价则提示既往感染。抗 -HBc IgM 提示为感染早期,有特异性肝损伤,是急性乙肝诊断的特异性指标;慢性乙肝活动期抗 -HBc IgM 也可呈阳性,缓解期可转为阴性。

6. 乙型肝炎病毒前 S1 蛋白和抗前 S1 蛋白抗体(PreS1 和抗 -PreS1)测定及乙型肝炎病毒前 S2 蛋白和抗前 S2 蛋白抗体(PreS2 和抗 -PreS2)测定 PreS1 和 / 或 PreS2 阳性提示 HBV 复制活跃,患者具有较强的传染性。抗 PreS1、抗 PreS2 是 HBV 的中和抗体,在急性期和恢复期出现,提示病毒正在或已被消除,是预后良好的指标。

7. 乙型肝炎病毒血清标志物联合检测的意义 临床上常同时检测血清 HBsAg、抗 HBS、HBeAg、抗 -HBe 及抗 -HBc 五项,俗称"两对半",又称乙肝五项,用于检查患者是否感染乙型肝炎病毒及感染的具体情况,能反应机体抗原、抗体的携带模式,推测机体的免疫情况。见表 5-27。

表 5-27 HBV 血清标志物联合检测的临床意义

模式	HBsAg	抗 -HBs	HBeAg	抗 -HBe	抗 -HBc	临床意义
1	+	–	+	–	+	急性或慢性乙肝,高传染性
2	+	–	–	–	+	急、慢性乙肝或 HBsAg 携带者
3	+	–	–	+	+	急性乙肝趋向恢复或慢性乙肝,弱传染性
4	–	+	–	–	–	急性感染恢复期或既往感染,有免疫力
5	–	–	–	+	+	乙肝恢复期,弱传染性
6	–	–	–	–	+	急性感染"窗口期"或既往感染
7	–	+	–	–	–	疫苗接种后或 HBV 感染康复后
8	–	+	–	+	+	急性感染康复期,开始产生免疫力
9	–	–	–	–	–	非乙肝病毒感染

【丙型肝炎病毒(HCV)抗体测定】

丙型肝炎病毒感染后机体会产生多种抗体,其中抗 -HCV 是一种非保护性抗体,包括 IgM 及 IgG 两类。

(一)检测方法

临床常用 ELISA 测定抗 -HCV。

(二)临床意义

抗 -HCV IgM 阳性常见于急性 HCV 感染,是诊断丙型肝炎的早期敏感指标;在慢性 HCV 感染时,抗 -HCV IgM 阳性提示病情处在活动期;抗 -HCV IgM 阳性也是判断 HCV 传染性的指标。

抗 -HCV IgG 于发病后 1~3 个月出现,维持时间长,病愈后可持续数年阳性。

【TORCH 感染的免疫学检测】

"TORCH"是优生优育筛选项目,其中"T"代表弓形体(*Toxoplasma gondii*),"R"代表风疹病毒(rubella virus)、"C"代表巨细胞病毒(cytomegalovirus)、"H"代表单纯疱疹病毒(herpes simplex virus)、"O"(other infections)指其他相关病原体,如梅毒螺旋体、柯萨奇病毒、衣原体或支原体等的感染。这是一组可以通过宫内感染直接影响胎儿发育,并引起相似临床症状和体征如围产期感染、流产、死胎、早产、先天性畸形和智力障碍等的病原体。

(一)检测方法

TORCH 感染的免疫学检测包括检测特异性抗体(包括 IgG 类、IgA 类和 IgM 类)以及病毒抗原。常用的检测方法为 ELISA、直接 / 间接免疫荧光素标记或酶标记等免疫组化技术。

(二)临床意义

特异性抗体的定性或定量检测,对临床感染的分期诊断,区别先天性或获得性感染,区别急性或既往感染有重要意义。

1. IgM 类抗体阳性一般代表急性感染或继发活动性感染。IgM 不能通过胎盘,因此一旦脐血中特异性 IgM 类抗体阳性,可诊断为先天性感染或宫内感染。

2. IgM 类抗体阳性或 IgG 类抗体由阴转阳提示原发感染。若 IgG 类抗体效价有 4 倍以上增高,提示复发性感染或潜伏病毒的激活感染。

3. 婴儿血中 IgG 类抗体一般来自母体,如抗体效价持续高水平或呈上升趋势,提示是新生儿自身产生的抗体。

4. 如只检测到 IgG 类特异性抗体,一般仅提示既往感染,除非其恢复期血清抗体效价高于急性期 4 倍及以上,方有诊断价值。

5. 在早孕期(孕周 ≤ 15 周)如风疹病毒抗体 IgG 类或 IgM 类有阴性转为阳性者,提示风疹病毒原发感染,胎儿可能发生先天性风疹综合征,造成畸形、死胎、流产或出生后死亡。抗风疹病毒 IgM 类抗体阳性,提示患者有近期感染。风疹病毒再次感染者,抗风疹病毒 IgM 类抗体也呈阳性,但效价低持续时间短。抗风疹病毒 IgG 类抗体出现晚,持续时间可长达数十年,常用作人群感染风疹病毒状况调查指标。

【人类免疫缺陷病毒(HIV)感染的检测】

HIV 感染引起获得性免疫缺陷综合征,机体会产生多种抗体,根据检测方法、检测的抗体类型及临床意义可以将 HIV 抗体的检测分为初筛试验及确证试验。

(一)初筛试验

HIV 抗体检测一般采用 ELISA 方法检测待测血清或血浆标本,用于 HIV 感染的流行病学调查和现症患者的初筛。ELISA 法是标准的 HIV 抗体筛选方法,初试阳性者应重新取样双孔复试,复试阳性者应按"全国 HIV 检测管理规范"送有关实验室作确证实验,如免疫印迹试验。

(二)确证试验

HIV 抗体检测的确证试验方法是免疫印迹试验。将 HIV 特异性蛋白抗原先作电泳分离,将电泳后的蛋白区带转印到硝酸纤维膜上,加上待检血清,血清中 HIV 抗体与膜上的 HIV 抗原结合,再与酶标二抗结合,最后加底物显色。根据显色条带,能明确血清中有针对哪些抗原分子的抗体,如抗 gp120,抗 gp41 和抗 p24 等抗体的存在可以确定 HIV 的感染。

【梅毒螺旋体(*Treponema pallidum*,TP)感染的检测】

梅毒螺旋体感染引起梅毒,梅毒螺旋体病原培养困难,检测方法仍以免疫学检测为主,可分为非密螺旋体抗原试验和密螺旋体抗原试验两类。

(一)非密螺旋体抗原检测试验

梅毒螺旋体感染后,机体会出现抗心磷脂抗体,这是一种非特异性抗体,又称反应素,没有保护性作用。使用非密螺旋体抗原对反应素进行检测属于非特异性试验,是诊断梅毒的初筛试验。

1. **快速血浆反应素环状卡片试验**(rapid plasma reagin circle card test,RPR) 用从牛心肌提取的心拟脂,加入一定量的卵磷脂和胆固醇作为抗原,用活性炭颗粒吸附,在白色底板出现明显黑色凝集颗粒为阳性。试验结果用肉眼很容易判断,不需显微镜,也易于推广。可将标本倍比稀释进行半定量试验。对评价疗效和判断是否再感染有价值。

2. **甲苯胺红不加热血清试验**(toluidine red unheated serum test,TRUST) 将非密螺旋体抗原悬浮于特制的甲苯胺红溶液中,加入待检血清后,摇动白色纸卡,观察有无红色凝聚物出现。

初期梅毒病灶出现后 1~2 周时,阳性率为 53%~83%,二期梅毒的阳性率可达 100%,晚期梅毒的阳性率 58%~85%,胎传梅毒的阳性率为 80%~100%。除梅毒患者外,一些非梅毒疾患也可暂时或长期地存在反应素。例如麻风、结核、传染性单核细胞增多症、红斑狼疮、类风湿性关节炎、雅司、回归热以及一些发热性疾病。此外,在孕妇、老年人和吸毒者有生物学假阳性反应。

(二)密螺旋体抗原试验

用密螺旋体抗原检测患者血清中特异性抗体,特异性高,可作为梅毒的确认试验。

1. **梅毒螺旋体抗体明胶颗粒凝集试验**(treponema pallidum particle assay,TPPA) 超声裂解梅毒螺旋体 Nichols 株抗原致敏明胶颗粒,血清若含有抗体则与明胶颗粒发生肉眼可见的凝集。

2. **梅毒酶联免疫吸附试验**(treponema pallidum enzyme-linked immunoabsorbent assay,TP-ELISA) 超声裂解梅毒螺旋体 Nichols 株抗原包被聚苯乙烯酶标板,检测待测血清中的密螺旋体抗体(IgG 类或 IgM 类)。此法可用于各期梅毒诊断,灵敏度为 96%,对感染血清灵敏度为 95%。ELISA 试剂具有价廉、保存时间久且稳定(4 个月)等优点,是目前梅毒血清学诊断试验的首选方法。

(谷俊莹)

第十四节 移植免疫检测

移植已成为多种器官终末期功能衰竭的有效治疗方法。移植术后,宿主免疫系统识别移植物抗原并引发免疫应答,称宿主抗移植物反应(host versus graft reaction,HVGR);移植物中的淋巴细胞也可识别宿主的组织抗原并产生免疫应答,称移植物抗宿主反应(graft versus host reaction,GVHR)。移植排斥反应的强弱决定了移植物能否在受者体内正常存活。

引起移植排斥反应的抗原称移植抗原或组织相容性抗原。在移植排斥反应中发挥主要作用的组织抗原是主要组织相容性抗原(major histocompatibility antigen),其编码基因是主要组织相容性(基因)复合体(major histocompatibility complex,MHC)。主要组织相容性抗原也称 MHC 抗原/分子。MHC 抗原高表达于白细胞(主要是淋巴细胞和单核巨噬细胞),又被称为人类白细胞抗原(human leukocyte antigen,HLA)。HLA 抗原是诱发移植排斥反应最重要的同种(异型)抗原。供、受者间 HLA 抗原型别不同,可导致宿主抗移植物反应(包括超急性、急性和慢性排斥反应)和移植物抗宿主反应,后者是造血干细胞移植的主要并发症。

HLA 复合体至少包括四个与移植有关的基因位点,即 HLA-A、HLA-B、HLA-C、HLA-D,其中 HLA-D 区又分为 HLA-DR、HLA-DP、HLA-DQ 等亚区。不同 HLA 基因座位产物对移植排斥的影响各异。一般而言,HLA-DR 对移植排斥最为重要,其次为 HLA-B 和 HLA-A。

临床移植成败在很大程度上取决于移植排斥反应的防治。为达到严格选择供者、抑制免疫应答、诱导移植耐受,有效防治移植排斥反应的目的,需要在移植前对供、受者进行组织相容性检测(组织配型)以及在移植后对排斥反应进行监测。

【组织配型】

供受者之间组织相容性程度越高,移植物存活的概率就越大,供者移植物能否在受者体内正常存活,很大程度取决于供受者间组织配型的正确性。

(一)红细胞血型检测

移植前首先要对供、受者进行 ABO、Rh 血型鉴定。人红细胞血型抗原属重要的同种异型抗原,广泛分布在多种组织细胞表面,故供、受者 ABO、Rh 血型应相同,或至少符合输血原则。

(二)HLA 分型

HLA 型别匹配程度是决定供、受者间组织相容性的关键因素,必须通过组织配型选择合适的供者,以减少排斥反应的发生。

1. **血清学方法** 补体依赖的微量细胞毒试验(complement dependent cytotoxicity,CDC)简称微量细胞毒试验,是应用最为广泛的传统血清学方法,可以检测 HLA-A、B、C 及 DR、DQ 型别。实验中需使用微量细胞毒试验血清学分型板(含有各种已知抗 HLA 标准血清的微孔板)或 HLA 单克隆抗体分型板(HLA 单抗代替标准抗血清)、兔血清或冻干补体以及伊红染或荧光(CFDA 及 EB)染料。

待检淋巴细胞加入血清板,则与相应的 HLA 抗体结合,继而在补体作用下细胞被溶解,溶解的细胞即带有与此抗体相应的抗原,可被加入的台盼蓝或伊红着染;活细胞则不着色。如果使用荧光染料染色,在荧光显微镜下活细胞呈绿色(CFDA 与细胞膜结合呈现绿色),死细胞呈现红色(EB 可通过破损细胞膜进入细胞内与 DNA 结合,呈现红色)。结果的判断是通过染料着色(死亡)细胞占全部检测细胞的百分比,给出相应的计分,目前常采用读数计分标准(表 5-28)。

在 T 淋巴细胞和 B 淋巴细胞膜上都存在 HLA-A、B、C 抗原,所以 HLA-A、HLA-B、HLA-C 分型可以使用 T 淋巴细胞或总淋巴细胞(包括 T、B 淋巴细胞)。B 淋巴细胞膜上含有丰富的 HLA-DR、HLA-DQ 抗原,所以 HLA-DR、HLA-DQ 分型需要从总淋巴细胞中分离出 B 淋巴细胞进行鉴定。

表 5-28 CDC 试验读数计分标准

死亡细胞(%)*	计分	意义
/	0	未试验或无法读数
0~10	1	阴性
11~20	2	阴性可疑
21~40	4	阳性可疑
41~80	6	阳性反应
>80	8	强阳性反应

注:* 指死亡细胞占全部检测细胞的百分比。

无法用血清学分型确定抗原特异性时,可用基因分型方法(如 PCR-SSP)再鉴定。造成血清学分型失败的原因主要有:①因交叉反应无法指定抗原特异性或亚型;②抗原反应弱,无法指定抗原特异性;③细胞活性低导致本底高而无法判断;④非特异性反应。

2. 细胞学方法 HLA 细胞学分型法是混合淋巴细胞培养(mixed lymphocyte culture,MLC)或称混合淋巴细胞反应(mixed lymphocyte reaction,MLR),常用 ^{3}H-TdR 掺入法测定细胞增殖强度,可以检测 HLA-DP 型别。

(1)双向 MLC 分型法:供、受者双方淋巴细胞都有刺激作用和应答能力,其中一方的 HLA 型别是已知的,若 HLA 型别不匹配,则双方淋巴细胞均受到刺激、并活化增殖。

(2)单向 MLC 分型法:用丝裂霉素 C 或 X 线照射等方法处理一方细胞(已知 HLA 型别),使其失去应答能力,保持刺激能力,作为刺激细胞,根据反应细胞是否对刺激细胞发生应答而增殖,判断受检细胞的 HLA 型别。细胞分型法的分型细胞来源困难、制备繁琐,试验耗时较长,不适于临床常规检验。

3. 分子生物学分型法 在常规 HIA 分型、血清学分型不理想、骨髓移植要求 HLA 精确分型等情况下,可采用分子生物学方法对 HLA 进行基因分型。基因分型有多种方法,如聚合酶链反应限制性片段长度多态性(PCR-restriction fragment length polymorphism,PCR-RFLP)分型法、序列特异性寡核苷酸探针(PCR-sequence specific oligonucleotide probes,PCR-SSO)分型法、序列特异性引物聚合酶链反应(PCR-sequence specific primers,PCR-SSP)、DNA 指纹图谱分析、DNA 或 PCR 产物测序分型法等。

(三)受者群体反应性抗体检测

群体反应性抗体(panelreactive antibody,PRA)代表受者血液循环中的抗 HLA 抗体,反映受者对 HLA 抗原致敏程度,是各种组织器官移植术前筛查致敏受者的重要指标,与移植排斥反应和存活率密切相关。如果受者曾经接受器官移植或者输血、多次妊娠而接触过不同型别 HLA 抗原,则易产生高水平的 PRA。检测受者术前的 PRA 水平,亦可帮助临床医生选择移植供者和决定移植的手术时机,有助于降低超急性排斥反应和急性排斥反应的发生,提高移植物的存活率。

检测 PRA 的方法主要有 ELISA、流式细胞术分析法和微量细胞毒试验法。其中 ELISA 是最常用的检测方法。用纯化的包括当地人种绝大部分的 HLA 特异性抗原(HLA Ⅰ类混合抗原和 HLA Ⅱ类混合抗原)包被酶标板,检测时将待检血清加入并孵育一定时间,加入酶标记的抗人 IgG 或 IgM 的单克隆抗体,再加入底物显色,根据颜色的深浅,可测定出 HLA 抗体的特异性(抗 HLA Ⅰ类抗原和 / 或 HLA Ⅱ类抗原)和含量水平。此方法简单易行,不需供者细胞,敏感性高,能检测抗 HLA I 类或抗 HLA Ⅱ类抗原 IgG 抗体,同时完成定性和定量检测。

(四)交叉配型

交叉配型是检测供受者间组织相容性的常规方法。即使在检测供受者间 HLA 抗原型别完全一致的情况下,仍需做交叉配型。交叉配型主要检测供、受者间同种反应性 T 细胞的反应性以及受者或供者血清是否预存抗对方淋巴细胞细胞毒抗体,以评估供、受者间实际的组织相容性程度,这对预防 HVGR 和

GVHR 非常重要。

1. 检测方法

(1)供、受者间同种反应性 T 细胞的反应性检测:采用混合淋巴细胞培养(MLC)法。将供者和受者淋巴细胞互为反应细胞,进行两组单向混合淋巴细胞培养。两组中任一组反应过强,均提示供者选择不当,对骨髓移植尤为重要。

(2)受者或供者血清预存细胞毒抗体检测:方法为微量淋巴细胞毒试验(包括总淋巴细胞交叉配型、T 细胞交叉配型和 B 细胞交叉配型)和流式细胞术交叉配型(补体依赖的 Flow-PRA 法)。取受者血清和供者淋巴细胞进行反应,通常检测受者体内是否预存抗供者淋巴细胞抗体(主要为抗供者 HLA 预存细胞毒抗体);将供者血清与受者淋巴细胞进行反应,检测供者有无抗受者 HLA 抗体,反映供者同种反应性 B 细胞(包括同种反应性 T 细胞)对受者 HLA 抗原的应答程度,在骨髓移植时进行此项检测具有一定的临床意义。通常只进行受者血清针对供者 HLA 预存抗体的检测。阳性反应预示供者移植物不适用于受者,可能发生超急性排斥反应。

2. 临床意义 可直接判定供受者间实际的组织相容性程度。供、受者 HLA 配合差,但交叉配型为阴性,仍可实施移植。如果交叉配型阳性,即使供、受者 HLA 配合好,也不宜进行移植,否则将发生急性或超急性排斥反应。

【移植排斥反应的监测】

临床上,排斥反应发生时受者体内的免疫应答发生一系列变化,加强移植后的免疫监测能及时发现机体排斥反应的发生,便于进行早期诊断和鉴别诊断,对及时采取防治措施具有重要意义。目前已建立多种免疫监测的实验方法,但单项指标仍缺乏特异性,一般需结合多项指标及临床表现进行综合分析。

(一) PRA 检测

PRA 是监测移植排斥反应最常用和最可靠的检测指标,当 PRA 水平明显升高时,提示发生移植排斥反应。应该动态检测抗体的波动性,一般为每月检测一次。对于首次移植失败、术前有输血史和妊娠史的受者,更应密切监测。

(二) T 细胞和炎症相关因子检测

1. 外周血 T 淋巴细胞检测

(1)检测方法:常用免疫荧光法或流式细胞术监测受者外周血 T 细胞及其亚群 $CD4^+$、$CD8^+$T 细胞数量及比值。

(2)临床意义:通常 $CD4^+$T 细胞数量总数和 CD4/CD8 比值升高,预示可能发生移植排斥反应,巨细胞病毒感染时此比值降低。此外,T 细胞表面某些 CD 分子也可作为免疫状态监测的指标,如选择 T 细胞早期活化标志 CD69 作为移植受者新的免疫状态监测指标,对早期预测排斥反应的发生具有一定临床意义。

2. 炎症相关因子检测 外周血细胞因子如 IL-2、IL-6、IFN-γ、黏附分子(LFA-1、ICAM-1、VCIM-1 等)、细胞毒效应分子(穿孔素、颗粒酶等)、C 反应蛋白(CRP)、β_2- 微球蛋白(β_2-M)和尿微量白蛋白等含量的变化为预测排斥反应发生及推测预后提供参考依据,但需排除感染(如巨细胞病毒感染)等因素的影响。在移植排斥反应中,这些细胞因子水平均可升高,但目前尚无公认的诊断标准。

(三) 免疫抑制剂血药浓度监测

移植术后的患者,需常规应用 CsA、FK506、麦考酚吗乙酯(MMF)等免疫抑制剂,这些药物的治疗窗窄、效用强度大,加上患者本身的个体差异、用药时间和次数、合并用药等因素的影响,致使不同受者甚至是同一受者不同时期的血药浓度有很大差异。因此,对移植受者需常规监测血药浓度,根据指标变化并结合患者的临床表现,调整给药剂量,从而预防和抑制排斥反应,减少药物毒副作用。

常用检测方法为酶免疫分析法,包括其多种衍生方法(如微粒子化学发光免疫分析法)、放射免疫分析法(RIA)、荧光偏振免疫法(FPIA)、高效液相色谱分析法(HPLC)等多种方法。酶免疫分析法可在全自动分析仪上进行,应用较为广泛。

(谷俊莹)

第十五节　自身免疫病检测

正常情况下自身耐受和自身免疫维持在一个相辅相成的合理水平。当某种原因使自身免疫应答过分强烈时，会导致相应的自身组织器官损伤或功能障碍，称自身免疫病（autoimmune disease，AID）。自身免疫病可以按抗原是否具有器官特异性分为：器官特异性自身免疫病，如糖尿病、多发性硬化症、甲状腺炎等；器官非特异性自身免疫病，如系统性红斑狼疮、类风湿性关节炎等。还可以按发病部位的解剖系统、发病原因等进行分类。

自身免疫病具有以下基本特征：①血中检出高效价自身抗体或／和自身反应性淋巴细胞；②自身抗体或／和自身反应性淋巴细胞作用于表达相应抗原的组织细胞造成损伤；③可复制动物模型，并通过患病动物的血清和相应致敏淋巴细胞使疾病被动转移；④疾病转归与自身免疫应答强度密切相关；⑤反复发作和慢性迁徙，糖皮质激素可缓解；⑥多数病因不清，女性易感，有遗传倾向。

自身免疫病的检验多检测血清中的自身抗体，也可检测淋巴细胞、免疫复合物和补体等。

【自身抗体的检测】

自身抗体（autoantibody）是指抗自身细胞内、细胞表面和细胞外抗原的免疫球蛋白，是自身免疫和自身免疫病重要特征之一，某些自身免疫病伴有特征性的自身抗体（谱）。自身抗体在自身免疫病的诊断和疗效评价方面具有重要意义。一种自身免疫病可检出多种自身抗体，一种自身抗体可涉及多种相关自身免疫病，因此临床往往需结合多种免疫学指标做出综合判断。

自身抗体是自身免疫性疾病的重要标志，高滴度存在于自身免疫性疾病患者，与疾病的活动性相关，并且参与疾病的免疫病理性损伤。自身抗体的检测方法有间接免疫荧光法、ELISA、放射免疫法、对流免疫电泳法、免疫双扩散法及免疫印迹法等。

（一）抗核抗体的检测

抗核抗体（antinuclear antibody，ANA）是以真核细胞（如 Hep2 细胞、肝细胞）的各种细胞核成分为靶抗原所检测的自身抗体的总称。ANA 是一种广泛存在的自身抗体，ANA 主要是 IgG 类，也有 IgM 类、IgA 类、IgD 类及 IgE 类。ANA 无器官特异性和种属特异性，可以与不同来源的细胞核反应。ANA 主要存在于血清中，也可存在于其他体液如滑膜液、胸水或尿液中。

1. 检测方法　常用间接免疫荧光法或 ELISA 检测总的 ANA 进行筛查，阳性者再进一步检测个别 ANA，对鉴别诊断、疗效评价及预后均有重要意义。间接免疫荧光法中常用 Hep2 细胞、猴肝切片或印片作为细胞核基质，加入患者血清及荧光标记的二抗，最后在荧光显微镜下观察细胞核及细胞质有无荧光反应为阳性反应。如将患者血清进行稀释，可以测定抗体效价，ANA 效价 ≥ 1 : 80 时，对 AID 诊断有较大的参考价值。

2. 临床意义　检测 ANA 是诊断红斑狼疮的重要指标，但是 ANA 并非红斑狼疮所特有，药物诱导性狼疮、混合结缔组织病、皮肌炎等疾病时，ANA 也可呈阳性。ANA 是活动性 SLE 非常敏感的指标，阳性率 >99%，ANA 阴性基本上可以排除 SLE，此外，ANA 效价、荧光着色模型及不同类型的 ANA 的检测对 SLE 与其他系统性自身免疫病的鉴别诊断、SLE 病情观测等也有重要意义。

但 ANA 特异性较差，ANA 阳性可出现在风湿性疾病、SLE、多发性肌炎、干燥综合征、硬皮病、血管炎、RA 等，部分正常的健康人、老年人、风湿性疾病患者亲属、孕妇等也可出现阳性。

ANA 的滴度及荧光核型对 SLE 等疾病的自身抗体检测具有重要意义。

（1）均质型（homogeneous，H）：自身抗体主要抗原成分主要为 DNA、组蛋白和核小体等。高滴度均质性主要见于 SLE 患者，低滴度均质性主要见于 RA、慢性肝脏疾病、传染性单核细胞增多症或药物诱导性狼疮等。

（2）斑点型（speckled，S）：自身抗体主要抗原成分为 Sm、uRNP、SS-A、SS-B、Ku、Ⅰ和Ⅱ型周期蛋白等。常见于 MCTD、SLE、硬皮病、SS 等自身免疫病。

（3）核膜型（membranous，M）：自身抗体主要抗原成分主要为板层素、gp120 等。常见于慢性活动性自身免疫性肝病。

（4）核仁型（nucleolar，N）：自身抗体主要抗原成分主要为 SCL-70、PM-SCL、RNA 多聚酶、原纤维蛋白等。核仁型在硬皮病中出现率最高，尤其高滴度对诊断硬皮病有特异性，也可见于重叠综合征和雷诺现象者。

（二）抗双链 DNA 抗体的检测

1. 检测方法　目前国内外临床常规检测抗 dsDNA 抗体最常用的方法是间接免疫荧光法。短膜虫或马疫锥虫的动基体内含有天然纯 dsDNA，未经人工处理，不含组蛋白与 ssDNA，抗原性纯一特异，因此可使用短膜虫或马疫锥虫作为底物检测抗 dsDNA。阳性时可见动基体显示清晰的荧光。该方法特异性强，敏感性高。

2. 临床意义　抗 dsDNA 抗体是 SLE 患者的特征性标志抗体之一。抗 dsDNA 抗体诊断 SLE 的特异性可达 95%~100%，但其敏感性仅为 30%~50%，因此抗 dsDNA 抗体阴性不能排除 SLE 的诊断。其抗体滴度与疾病的活动程度及肾损伤有相关性，抗体滴度的动态测定为监控治疗提供了有效的实验室手段。

（三）抗 ENA 抗体谱的检测

盐水可提取性核抗原（extractable nuclear antigen，ENA）主要成分是核酸与核蛋白，不含染色质成分。ENA 参与细胞内 DNA 复制、RNA 转录、蛋白翻译合成等功能，无种属差异以及组织不均一性。抗 ENA 抗体是 ANAs 中范围最广、最为重要的一组抗体，与疾病活动性大多无相关。

1. 检测方法　抗 ENA 抗体常用检测方法包括双向免疫扩散、对流免疫电泳、免疫印迹法、ELISA 及酶免疫斑点法等。免疫印迹法是将 ENA 进行 SDS-PAGE 电泳，使各抗原组分按分子大小分离，再将之转印至硝酸纤维素膜，最后用酶标抗体进行检测和分析。抗 ENA 多肽抗体谱检测试剂盒提供含 Sm、u1RNP、SS-A、SS-B、Jo-1、Scl-70 和 Rib 七种抗原的印迹膜，可在同一固相上做多项分析检测，灵敏度高，特异性强。

2. 临床意义

（1）抗 Sm 抗体：是 SLE 的标记性抗体，阳性率 20%~40%。

（2）抗 u1RNP 抗体：是 MCTD 的标志性抗体，阳性率达到 95%~100%，在其他结缔组织病的阳性率较低。

（3）抗 SS-A 抗体：在干燥综合征（SS）患者的阳性率 40%~95%，也见于 SLE（阳性率 20%~60%）及原发性胆汁性肝硬化（阳性率 20%）。

（4）抗 SS-B 抗体：几乎仅见于女性患者，常伴随抗 SS-A 抗体出现。可见于 SS（阳性率 30%），SLE（阳性率 10%~20%）。

（5）抗 Scl-70 抗体：是进行性系统性硬化症（弥散型）的标志性抗体，25%~75% 的患者抗 Scl-70 抗体阳性。

（6）抗 Jo-1 抗体：多见于多发性肌炎（伴间质性肺纤维化），阳性率 25%~35%。

（7）抗 Rib 抗体：是 SLE 特异性抗体之一（阳性率 10%~20%），可能与 SLE 的精神症状有关（存在争议）。

（四）与小血管炎相关的自身抗体检测

抗中性粒细胞胞浆抗体（anti-neutrophil cytoplasmic autoantibodies，ANCA）代表一组抗中性粒细胞胞浆特定的成分为靶抗原的抗体谱。其靶抗原成分包括：丝氨酸蛋白酶 3（PR-3）、髓过氧化物酶（MPO）、杀菌/通透性增加蛋白（BPI）、丝氨酸蛋白酶、人白细胞弹性蛋白酶（HLE）、乳铁蛋白（LF）、组织蛋白酶 G（CG）、β 葡萄糖醛酸酶、溶菌酶等。

1. 检测方法　临床上常用的 ANCA 检测方法主要有间接免疫荧光法（IIF）和酶联免疫吸附法（ELISA）。

在显微镜下观察，常见到三种结合类型：C-ANCA 为胞质中细颗粒类型，主要靶抗原为 PR-3；P-ANCA 呈现核周染色，其靶抗原主要为 MPO；A-ANCA 或 X-ANCA 是前两者的混合物，又称非典型 ANCA。

2. 临床意义　ANCA 是与临床多种小血管炎性疾病密切相关的自身抗体，对系统性血管炎、炎症性肠病等疾病的诊断与鉴别诊断具有重要意义。

（五）与 RA 相关自身抗体的检测

1. 类风湿因子（rheumatoid factor，RF） RF 为抗变性 IgG Fc 段的自身抗体，主要是 IgM 型。RF 与体内变性 IgG 结合形成免疫复合物，激活补体或被吞噬细胞吞噬，产生炎性介质导致组织炎性损伤，使患者发生骨关节炎及血管炎。

（1）检测方法：目前常用的检测方法为胶乳颗粒凝集试验、速率散射比浊法或 ELISA。胶乳颗粒凝集试验可进行定性或半定量检测，敏感性和特异性不高，测定的是 IgM 类 RF。速率散射比浊法测定的也是 IgM 类 RF，相对于胶乳颗粒凝集试验，准确、快速且可定量。ELISA 可测定不同类型的 RF，方法简便、准确，并且可以定量。

（2）临床意义：RF 滴度可随病情变化而改变，与疾病预后相关；作为类风湿关节炎（RA）的筛选试验有一定的价值，至少 75% 的患者 RF 阳性。RF 阳性是美国风湿病学会（ACR）RA 诊断标准之一。但 RF 对于 RA 而言并不具特异性，RF 阴性并不能排除 RA，而 RF 阳性也不能确诊 RA。

2. 抗环瓜氨酸肽（cycle citrullinated peptide，CCP）抗体 抗 CCP 抗体所针对的靶抗原是 APF、AKA、AFA 的共同抗原决定簇，是由 19 个氨基酸残基组成的瓜氨酸多肽链。

（1）检测方法：常用 ELISA 法检测。

（2）临床意义：抗 CCP 抗体对 RA 诊断的特异性高（90.4%~98%），敏感性约 80%，有助于 RA 的早期诊断。该抗体可先于 RA 临床表现，90% 以上的血清抗 CCP 抗体阳性的未分类的关节炎在 3 年内进展为 RA。抗 CCP 抗体与 RA 的活动性及预后相关，浓度高往往提示预后不佳，发生关节侵蚀的危险大，目前是 RA 最好的独立参数预测指标。

（六）与自身免疫性肝病相关自身抗体的检测

自身免疫性肝病是与自身免疫密切相关的特殊类型的肝病，其诊断和治疗完全不同于一般的慢性病毒性肝炎。在多种累及肝胆疾患的自身免疫疾病中，自身抗体在发病机制中起重要作用，自身免疫性肝病具有相对特异性自身抗体谱。自身抗体的检测对自身免疫性肝病的诊断及鉴别诊断具有重要意义。

1. 原发性胆汁性肝硬化（primary biliary cirrhosis，PBC） 原发性胆汁性肝硬化女性常见，患者可出现胆酶升高（ALP、γ-GT）为主，ALP/AST >3；IgM 明显升高，胆汁酸、血脂及胆固醇升高等。患者血清中可出现多种自身抗体如 M2/AMA、抗 Sp100 抗体、gp210 抗体、核孔蛋白 p62 抗体等。

（1）抗线粒体抗体（AMA）：AMA 有许多亚型，是 PBC 的非特异性抗体。PBC 时，AMA-M2 阳性率达到 96%，在疾病早期甚至肝功能正常无症状期即可呈阳性。

（2）其他与 PBC 相关自身抗体：抗 gp210 抗体阳性率 10%~41%，20%~47%AMA 阴性的 PBC 患者血清中存在这种抗体，阳性提示患者预后不良。p62 抗体与病情进展有关，阳性率 23%~32%。抗核板层素 B 受体（LBR）抗体特异性达到 100%。

2. 自身免疫性肝炎（autoimmune hepatitis，AIH） AIH 相关的自身抗体是 AIH 诊断和分型的重要依据和必备条件。包括抗核抗体（ANA）、抗平滑肌抗体（SMA）、抗肝肾微粒体抗体（LKM）、抗肝细胞溶质蛋白 1 抗体（LC-1）、抗可溶性肝抗原抗体（SLA）及抗肝胰抗体（LP）等。

自身免疫性肝炎可分为三型，其中 Ⅰ 型最常见，约占 AIH80%。患者血清中可出现抗平滑肌抗体（SMA）及 ANA，两者常同时出现（85%~90%），ANA 及 SMA 公认是诊断 Ⅰ 型 AIH 的特异性抗体。Ⅱ 型 AIH 患者血清中可出现抗 LKM-1，抗 LC-1 较少见。Ⅲ 型 AIH 患者血清中可检出 SLA 及 LP 等。

3. 原发性硬化性胆管炎（primary sclerosing cholangitis，PSC） PSC 的病变特征为胆管广泛炎症纤维化、梗阻、狭窄，进而发生胆汁性肝硬化，临床特点为阻塞性黄疸。PSC 血清免疫球蛋白常增高，以 IgM 多见。抗中性粒细胞胞质抗体（ANCA）阳性在 PSC 高达 87%。血清中可发现 ANA 和 SMA，但滴度都比较低，一般没有抗线粒体抗体，这一点与 PBC 相反。

【其他相关的免疫学检测】

（一）免疫球蛋白、补体及免疫复合物检测

自身免疫病患者因为体内产生大量自身抗体，血清中免疫球蛋白含量往往高于正常值，尤其是 IgG 升高明显。免疫球蛋白的量的波动往往与疾病的活动性有关,对血清或体液中的免疫球蛋白含量进行动态监测,可协助判断疾病进程。

在自身免疫病发病过程中,补体可通过经典或替代途径参与。在疾病活动期会消耗大量补体,其总补体活性及补体单个成分含量均会降低;在疾病缓解期,补体活性或含量又可逐步恢复正常。但在自身致敏淋巴细胞引起的自身免疫性损伤疾病中,补体活性或含量无明显变化。在自身免疫病的活动期还有免疫复合物增加的情况,在病程中对免疫复合物进行检测,对了解疾病进程及疗效有重要意义。

(二)淋巴细胞检测

在免疫缺陷或免疫失调时,容易发生自身免疫病,因此检测淋巴细胞数量及淋巴细胞亚群比例有一定意义。常用流式细胞术对淋巴细胞总数、T 淋巴细胞、B 淋巴细胞分类计数及 CD4/CD8 比值等进行测定。

SLE、RA 和自身免疫性溶血性贫血等疾病时 CD4/CD8 比值升高,原发性胆汁性肝硬化患者 CD4/CD8 比值降低。

(三)狼疮细胞试验

狼疮细胞(lupus eryhematosus cells,LE cells)是细胞质内含有大块聚合 DNA 的中性粒细胞。狼疮患者血液中的抗核抗体可诱导狼疮细胞的形成,又称"LE 因子"。患者血清与正常人中性粒细胞共同培养,可使后者转变为狼疮细胞,称"狼疮细胞试验"。SLE 患者有 75%~80% 狼疮细胞试验阳性,其他结缔组织病时偶见阳性。

(四)细胞因子检测

自身免疫病的发生与机体免疫调节紊乱有关,尤其表现为 Th1 细胞和 Th2 细胞失衡。Th1 细胞活化可分泌 IL-2、IFN-γ、TNF-β 等细胞因子,促进 T_{TDH}、$CD8^+CTL$ 产生;Th2 细胞活化大量分泌 IL-4、IL-5、IL-10、IL-13 等细胞因子,促进 B 细胞活化,生成大量自身抗体。这些异常表达的细胞因子参与自身免疫病的发生发展,因此在疾病进程中对细胞因子进行检测,有助于研究疾病发生、发展的机制。

（谷俊莹）

第六篇

临床基本操作

临床基本操作项目很多，主要用于诊断和治疗，是每个临床医生都应该掌握的基本技能，也是职业医师考试的重要内容。通过病史询问和体格检查，再结合实验室和其他辅助检查（心电图、影像学）结果，经过临床分析得出正确诊断、及时了解病情变化，制订或调整治疗计划。也有一些操作为治疗所用，例如动脉压迫止血、环甲膜穿刺或切开术、心肺复苏术等。有一些操作具有诊断和治疗的双重目的，例如体腔穿刺术。当患者就诊时，有需要急救的紧急临床情况，如骨折、血（气）胸、出血、中毒等，也应立即采取相应措施进行处理。

在教学过程中，强调临床医学与基础医学相结合，例如，体格检查需要必要的解剖学基础和生理学知识。同时，要熟悉各种疾病的临床表现、诊断依据和治疗要点，掌握各种临床基本技能的适应证、禁忌证、物品准备、操作方法、操作注意事项，借助现代教育技术，例如模拟技术、虚拟技术、网络技术等，通过早期接触临床，将课堂教学与现场操作相结合，不断实践，以掌握各种临床基本操作。

第一章

无 菌 术

无菌术是临床医学的一个基本操作规范,是针对微生物及其感染途径所采取的一系列防御措施,其内容包括灭菌法、消毒法、操作规范及管理制度。通过学习无菌术理论知识与反复实践相结合,以培养无菌意识,在临床工作中树立严格的无菌观念。

第一节 概 述

【学习无菌术的意义】

由于有致病微生物的存在,易造成患者死于各种感染。在外科手术和各种操作中,如果没有无菌操作技术,大量致病微生物会通过空气、飞沫、接触等途径进入人体,从而引起患者的感染。在青霉素用于预防和治疗感染之前,人们对于感染的预防措施和治疗方法较为局限,能掌握的手术无菌术技术手段较少,术后造成感染导致患者死亡率非常高。

临床相关专业的学生学习无菌术至关重要,必须在学习过程中掌握无菌术的概念、组成及其在外科临床工作中的重要性。树立无菌观念,熟悉手术中的无菌操作原则,才能为以后临床工作打下坚实的基础。一定要把无菌术视为重中之重,每一次无菌术实验都是在学习无菌技术,只有养成良好的无菌操作习惯,我们才能避免以后在临床工作中造成患者发生感染。无菌术是外科治疗成败的关键,是直接关系患者生死的大事。

【牢记无菌术相关知识】

1. 学习理论知识与熟练掌握操作步骤相结合。

2. 要培养牢固无菌意识,树立严格的无菌观念,所涉及相关操作时,要反复思考无菌操作的原则及相关要求。

3. 控制好自己双手的接触范围,保护好无菌区域。

4. 牢记并遵守操作区工作规章制度。

(王铁牛 陈 科 刘 健)

第二节 灭菌及消毒（抗菌法）和无菌操作制度

【灭菌术】

杀灭一切活的微生物的方法称灭菌术（sterilization）。灭菌术可杀灭包括细菌芽孢在内的各种微生物。灭菌术分物理灭菌法和化学灭菌法，以物理灭菌法为主。常用的物理灭菌法有高温、紫外线、电离辐射等。其中以高温灭菌法最为普遍，主要用于杀灭手术器械、布单、敷料和容器等物品上的微生物。高温灭菌法包括高压蒸气灭菌法、煮沸灭菌法以及火烧灭菌法。火烧灭菌法易使器械损坏，且效果不太可靠，除紧急情况下，不宜采用。紫外线灭菌法主要用于手术室、换药室内的空气灭菌，但紫外线对眼睛和皮肤有一定刺激，应注意防护，以免引起结膜炎和皮炎。电离辐射主要用于药物、塑料注射器和缝线等的灭菌，但对纺织物品无效。

（一）高压蒸气灭菌法

应用最遍及，灭菌效果可靠。高压蒸气灭菌器可分为下排气式和预真空式两类。后者的灭菌用时短，对需灭菌的物品的危害细微，但价格高。当前在国内广泛运用的为下排气式灭菌器，灭菌时间较长。这种灭菌器的款式许多，有手提式、立式和卧式等多种。但其基本布局和原理一样，由一个高压锅炉构成，蒸气进入消毒室内，积累而发生压力。蒸气的压力增高，温度也随之增高。蒸气压力为 1.05kg/cm^2（或 15 磅／吋^2），温度达到 121℃，时间持续 30min，即能杀死包括具有顽强抵抗力的细菌芽孢在内的所有微生物，达到灭菌目的。高压蒸气灭菌器的运用方法如下：将需灭菌的物品放入灭菌室内，紧锁灭菌器门。先使蒸气进入夹套，在到达所需的操作压力后，将冷凝水泄出器前面的冷凝阀旋开少量，再将总阀敞开，使蒸气进入灭菌室。冷凝阀的敞开是使冷凝水和空气从灭菌室内排出，以保证灭菌室所需的温度。此时可看到夹套的蒸气压力降低，灭菌室的压力上升。在灭菌室温度表到达预选温度时，开始计算灭菌时间。灭菌结束后，让灭菌室内的蒸气天然冷却或予以排气。在灭菌室压力表降低到"0"位 1~2min 后，将门打开。再等 10~15min 后取出已灭菌的物品。因为余热的效果和蒸发，灭菌包即能干燥。对于物品灭菌后使用织物材料包装的无菌物品，一般为 14d；对于医用纸袋包装的无菌物品，保存有效期可至 1 个月；特定条件下，对于使用一次性医用皱纹纸、医用无纺布包装的无菌物品，保存有效期可至 3 个月；对于使用硬质容器包装的无菌物品，保存有效期可至 6 个月。

（二）煮沸法

此法是将被灭菌的物品全部浸没于水面之下，从煮沸时开始计算煮沸时间，持续 15~20min，可杀灭一般细菌，继续煮沸达 1h 以上，可杀灭带芽孢的细菌。此法灭菌的缺点有三：①杀灭带芽孢细菌的煮沸时间较长，必须在 60min 以上；②水的沸点受气压高低的影响，海拔每增高 300m，煮沸的时间要延长 2min；③易致金属器械生锈，为克服这些缺点，可用 2% 苏打水代替普通水进行煮沸，此液的沸点为 105℃，在海拔平面为零时，其煮沸时间仅为上述的 1/2，且可防金属器械生锈。如煮沸时加 1%~2% 碳酸氢钠或 0.5% 软肥皂等碱性剂，可溶解脂肪，增强杀菌力。

此法适用于金属器械、玻璃、搪瓷及橡皮类等物品；不适用于锐利器械、布类及不耐高温的物品，针对芽孢则需较长时间。炭疽杆菌芽孢需煮沸 30min，破伤风芽孢需 3h，肉毒杆菌芽孢需 6h。

（三）火烧法

火烧法灭菌具有灭菌效果不可靠及容易损坏器械的缺点，仅用于紧急情况下的金属器械及搪瓷类物品，一般不宜使用。

（四）辐射灭菌

有非电离辐射与电离辐射两种。非电离辐射包括紫外线、红外线和微波，电离辐射包括丙种射线的高能电子束（阴极射线）。红外线和微波的杀菌机制是产生高热。电离辐射设备价格昂贵，对物品及人体会产生一定伤害,故使用较少。紫外线波长范围为 2 100~3 280Å,有效杀灭微生物的波长为 2 000~3 000Å,以 2 500~2 650Å 作用最强。对紫外线耐受力以真菌孢子最强,细菌芽孢次之,细菌繁殖体最弱,仅少数例外。紫外线穿透力差,3 000Å 以下者不能透过 2mm 厚的普通玻璃。空气中的尘埃及相对湿度可降低其杀菌效果。对水的穿透力随深度和浊度而降低。但因使用方便,对药品无影响,故广泛运用于空气及一般物品表面灭菌。照射人体能引起皮肤红斑、紫外线眼炎和臭氧中毒等,所以使用时,人员应避开工作区域或采用用相应的保护措施。

(五)甲醛蒸气熏蒸法

此法是用 24cm 有蒸格的铝锅,在其格上放置被消毒的物品,在格下放置一量杯。消毒时先在量杯中加入高锰酸钾 0.5g,再加入 40% 甲醛溶液 5ml,然后放上蒸格及被消毒的物品,熏蒸 1h 则达到消毒的目的。此法适用于丝质缝线、膀胱镜及特殊的穿刺针头等。

(六)药液浸泡消毒法

此法是将被消毒的物品全部淹没浸泡于消毒液中。物品浸泡时必须注意:①浸泡前应先擦净器械上的油污,有关节(或轴节)者应张开;②有管腔的物品,必须使管腔内充满浸泡液,注射器浸泡消毒时,必须将内筒拉出,分别浸泡;③浸泡时间必须充足,一般浸泡消毒液(如 0.1% 新洁尔灭液、0.1% 洗必泰液、70%~75% 乙醇、10% 甲醛液及 0.1% 米他芬等)需浸泡 30min。特制的器械浸泡消毒液需浸泡 15min。浸泡消毒的物品使用时也必须注意:①拿取浸泡消毒物品时,必须严格遵守无菌操作;②浸泡消毒物品使用前,必须先用无菌生理盐水冲洗干净;③使用后的物品必须洗净及用碘酒、酒精液表面消毒后,才能重新放入浸泡消毒液中浸泡消毒。

【消毒(抗菌术)】

杀灭致病微生物的方法称抗菌术。抗菌术在临床上我们也常称消毒法,即采用化学方法来杀灭致病微生物,细菌的特殊形态芽孢是无法用消毒方法来杀灭的。消毒法一般包括清洗和消毒两方面,清洗是用肥皂水或化学溶液,洗掉物品和皮肤上的污垢和附着的细菌,利用消毒剂与细菌的接触,提高杀菌效果。消毒是用消毒剂浸泡或涂擦等化学方式来杀死细菌,常用的化学消毒剂有碘酊、乙醇、聚维酮碘、戊二醛等。常用的消毒药品和使用情况如表 6-1-1 所示。

表 6-1-1　常用的消毒药品及使用方法

消毒药物	配比浓度	应用范围及部位	作用时间
聚维酮碘	0.5%~2%	用于手术部位皮肤及注射部位皮肤、手、口腔黏膜的消毒	3min
皮肤泡沫消毒剂	乙醇 35%、氯己定 45%	用于外科手消毒	待干
3M 免洗消毒剂	5g/L(0.5%w/v)	快速手消毒	待干
洗必泰液	4%	用于外科手消毒	待干
灭菌王	0.5%~1%	用于外科手消毒	待干
新洁尔灭	0.1%	用于外科手消毒	待干
碘酊	5%	用于皮肤消毒(需乙醇脱碘)	1~2min
氢氧化钠溶液	1mol/L	朊毒体	60min
乙醇	70%(重量计)或 75%(容量计)	用于皮肤消毒	3min
84 消毒液	0.5ml 原液:1 000ml 水(0.05%)	用于地面、物体表面的消毒	10min
	1ml 原液:1 000ml 水(0.1%)	1. 用于细菌芽孢、肝炎病毒、传染性疾病污染物消毒 2. 浸泡细菌繁殖体污染物品的消毒	60min

【手术室的无菌操作规章制度】

手术室是无菌设施的重要组成部分,应包括几个重要部分:①卫生通道用房(换鞋处、更衣室、淋浴间、风淋室等);②手术用房;③手术辅助用房(洗手间、麻醉间等);④消毒供应用房(消毒间、器械存放间等);⑤办公用房(医生办公室、工作人员休息室等)。

(一)手术室的分区

根据洁净程度划分,手术室可分为有菌区和无菌区。有菌区包括卫生通道用房、办公室用房等,无菌区包括手术用房、手术辅助用房。有菌区和无菌区需做严格隔离,并需有醒目的标志以作区分。无菌区还可划分为相对无菌区和绝对无菌区。摆放手术器械及敷料用物一侧视为绝对无菌区,未戴口罩、帽子,穿手术衣者禁止在此区穿行,摆放麻醉设备用物一侧可视为相对无菌区。

(二)手术室的管理规则

1. 进入手术室的人员必须先更换洗手衣、裤、拖鞋,戴手术帽及口罩。临时出手术室时,需换穿外出用衣裤和鞋。戴帽子的要求是必须将全部头发遮盖住,口罩要求遮住口、鼻,参加手术人员应在进入洗手间前做必要的指甲修剪,不能佩戴戒指、手表、手链、耳环、项链等饰品。

2. 手术室内需保持安静,严禁吸烟及大声喧哗,禁止使用移动电话。

3. 手术室应尽量减少参观人员进入,参观者需规范穿着:穿参观衣、裤、鞋,配戴口罩、帽子,且只允许在指定地点参观,不得靠手术台太近或太高,原则上参观人员距离手术台不能小于40cm,不得触碰手术人员与手术用物,如参观的是感染手术,不得再进入其他手术间。

4. 择期手术需提前一天送手术通知单,并注明所需特殊体位及备用特殊手术器械,急诊手术可临时送手术通知单。

5. 无菌手术间和行感染手术的手术间应相对固定,做接台手术的顺序,应先做无菌手术,后做污染,最后做感染手术,无菌手术与污染手术严禁同一时间在同一手术间内进行。每次手术完毕后,应彻底洗刷地面、清除污液、敷料及杂物。

6. 手术完毕后应及时清洁或消毒处理用过的器械及物品。对具有传染性患者使用过的手术器械及废物应做特殊处理,手术间更需按要求特殊处理。

7. 手术室内需定期进行空气消毒,原则上一周应做一次彻底的清洁。

8. 手臂上有化脓性感染的人员及呼吸道炎症的人员不能进入手术室。

9. 手术室外的推车、担架、布单原则上禁止进入手术室。需在隔离区安排手术患者换乘手术室推床。

(三)手术中的无菌操作制度

虽然无菌设施以及各项消毒灭菌技术为手术提供了一个无菌操作的环境,仍然需要执行遵守规章及制度来保持这种无菌环境,确保已消毒灭菌的物品和手术区不会受到污染,因此在整个手术过程中,应严格遵循以下无菌操作原则:

1. 手术人员洗刷手以后,刷洗范围内的手和手臂不准再接触任何有菌物品。穿无菌手术衣和戴无菌手套后,背部、腰部以下和肩部以上都应认为是有菌地带,不能接触,手术台面以下的敷单也不能接触。

2. 不准在手术人员背后传递器械及手术用品,手术人员不准自己拿取手术器械,应由器械护士传递。掉落到无敷单或手术台边以外的器械物品视为污染,不能拾回再用。

3. 手术过程中同侧手术人员需调换位置时,应背靠背进行交换。出汗较多或颜面被血液污染,应将头偏向一侧,由其手术室巡回人员帮助清除,以免落入手术区内造成污染。

4. 手术中如果手套破损或接触到有菌地方,应立刻更换无菌手套,前臂或肘部触碰到有菌地方,应更换无菌手术衣或加套无菌套袖。如果无菌敷单已被湿透,其无菌隔离作用不再可靠,应加盖干的无菌敷单。

5. 手术开始前要清点器械、敷料。手术结束后,检查胸、腹等体腔,认真核对器械、敷料(尤其是纱布块)无误后才能关闭切口,以免异物遗留体内,产生严重后果。手术结束后也应清点器械、敷料,确保数量一致。

6. 切口边缘应用大纱布块护皮遮盖,并用巾钳或缝线固定,仅显露手术切口。切皮肤用的刀、镊等器械不能再用于体腔内操作,应重新更换。缝合皮肤之前,应在取下护皮用的纱布块后,用消毒液再次涂擦消毒皮肤一次。

7. 切开空腔器官之前,要先用纱布保护好周围组织,以防止渗漏减少污染。

8. 手术如需额外添加器械,应由巡回护士用无菌钳夹送,并记录增加物品种类及数目,以便术后核对,手术人员严禁自行取物。

9. 参观手术人员不可太靠近手术人员或站得太高,尽量减少在手术室内走动,可在医院设的隔离看台或观看现场录像转播。

10. 做接台手术时,若手套未破可由巡回护士将手术衣背部向前翻折脱去,手套的腕部随之翻转于手上,脱手套时注意手套外面不能接触皮肤。术者不需要重新刷手,仅需用消毒剂重新消毒手和手臂即可,但前一台手术为污染手术时,则需重新刷手。

（王铁牛　陈　科　李伟人）

第三节　手术刷手方法

术前手术人员的手和手臂皮肤刷手,其目的是清除手和手臂皮肤表面的暂驻细菌。方法有多种,手术人员可根据情况选择。各个医院对于刷手方法的要求在个别环节上可能略有不同,只要能保证刷手质量,应按照见习、实习所在医院要求进行合理、规范地刷手。

手术刷手的目的:通过教师示教和学生练习,掌握肥皂水刷手的方法。

手术刷手的器材:刷手设备、肥皂、无菌肥皂水、无菌毛刷、无菌小毛巾、泡手桶等。

【学生常规准备】

学生进刷手间前,需先在更衣室里更换清洁洗手衣、洗手裤和拖鞋,注意一定将洗手衣扎到裤子里,取下身上佩戴的手表与各类饰物,安要求修剪指甲、去除甲沟污垢,规范戴好口罩、帽子。戴眼镜者可用肥皂液涂擦镜片后再擦干,以防止呼出热气上升使镜片起雾导致模糊,必要时可用皮筋或布带将镜架与头部做固定,防止在操作过程中眼镜滑脱。注意在临床手术中,患上呼吸道感染、手臂皮肤破损或有化脓感染者,不宜参加手术。

【肥皂液刷手法】

此法为传统的刷手方法,作为经典,其他刷手方法都是以此为标准演变发展而来,是每个医学生必须熟练掌握的刷手方法。它的优点是成本较低、效果确切,缺点是耗时较长、操作程序较为烦琐。

1. 先用肥皂将手、前臂、肘部和上臂清洗一遍,需洗至上臂约 10cm 处,注意一定保证清洗干净。

2. 取第一个无菌毛刷蘸无菌肥皂液刷洗手和手臂,从指尖到肘上 8cm 处,共分三段,双手交替对称刷洗。刷洗顺序为:第一段从指尖,拇指桡侧、背侧、尺侧、掌侧、指间(虎口)到示指、中指、环指、小指(每个手指和指间均按拇指同样顺序刷洗)、手掌、手背、腕部掌、桡、背、尺侧面。第二段从前臂掌面、桡侧面到背、尺侧面。第三段从肘部至肘上 8cm。顺序依次为左手手掌、右手手掌、右手前臂、左手前臂、左手肘上8cm、右手肘上 8cm。刷手时间要求不少于 3min。

3. 拿住毛刷用清水冲净手和手臂上的肥皂污沫。冲洗时手朝上,从手指指尖开始冲洗,肘部朝下,冲洗的水从肘部流下,注意冲洗时手臂上的水不能反向流回手部。

4. 用第一个无菌毛刷蘸无菌肥皂液按以上方法刷手第二遍后,将毛刷放进洗手水池再用清水冲净手和手臂上的肥皂液污沫,冲洗时方法不变。

5. 取第二个无菌毛刷刷洗第三遍,方法同上,但要注意第三遍刷洗到肘上距离应要小于前一遍,但最小不能小于肘上 6cm。如此连续刷洗三遍加上冲洗时长约 12min。

6. 取一条无菌小毛巾,先擦双手,擦干双手后将小毛巾对折呈三角形,从外向内放于腕部,三角尖端指向手部,另一手抓住下垂两角,拉紧毛巾旋转,逐渐向上移动至肘上。再将小毛巾翻面对折,用同样的方法擦干另一手臂。注意小毛巾不能向手部倒退移动,握巾的手不能接触小毛巾已使用过的部分。拿开小毛巾时应注意向擦干的手臂外侧拿开。

7. 将手和手臂浸泡在盛有浓度 70% 或 75% 乙醇或 0.1% 新洁尔灭的桶内 5min,注意浸泡范围应达肘上 6cm。浸泡时各手指分开,用桶内小毛巾轻擦双手及前臂。浸泡完毕后屈曲肘部使浸泡液由肘部流入泡手桶内。双手保持拱手姿势,手臂不应下垂,手臂也不可触及桶边和未消毒的区域,如果污染应重新刷手。注意双手从泡手桶中取出后要一直保持拱手姿势,放在胸前无菌区内,注意拱手姿势需要与胸前洗手衣保持安全距离,防止接触后污染手。

【其他常用手臂消毒方法】

（一）聚维酮碘手臂消毒法

聚维酮碘为聚吡咯酮与碘的复合物。其作用广泛,将其涂擦在皮肤上,缓慢释放的新生态碘使微生物组织的氨基酸或核苷酸上的某些基团碘化,从而达到抑制或杀灭微生物的作用。具有较强和较长时间的杀菌作用。

1. 先用肥皂清洗双手及双臂至肘上 10cm,清水彻底冲净肥皂污沫。

2. 用浸泡含 0.5% 聚维酮碘的纱布或海绵块涂擦双手及前臂至肘上 8cm,共 3min,无菌水冲净。

3. 取无菌小毛巾擦干手及前臂。

4. 取含 0.5% 聚维酮碘的纱布（或海绵）两手交替依次涂擦手指、指蹼、掌、前臂至肘上 6cm,不脱碘即可穿无菌手术衣,戴无菌手套。

（二）灭菌王刷手法

灭菌王是高效复合型消毒液。首先用肥皂搓洗双手及手臂至上臂 10cm 处后清水冲净,用毛巾将手及手臂皮肤上的水完全擦干。用无菌毛刷蘸灭菌王消毒液 3~5ml 刷手和前臂至肘上 8cm,步骤方法与肥皂液刷洗法一致,时间为 3min。用无菌小毛巾擦拭干（有条件可以用无菌水先做冲洗后电热烘干）。用灭菌王（也可用纱布或海绵块浸润灭菌王后涂擦）涂抹手的第一段,待干后穿无菌手术衣和戴无菌手套。注意本品禁与肥皂、甲醛、红汞、硝酸银合用。

（王铁牛　陈科　李伟人）

第四节　穿无菌手术衣、戴无菌手套

【实验目的和物品】

实验目的:通过教师示教和学生练习,掌握穿无菌手术衣和戴无菌手套的正确的方法。

实验物品:无菌手术衣,6.5 号、7 号、7.5 号无菌手套,生理盐水。

人员配合:巡回护士配合穿无菌手术衣。

【穿无菌手术衣和戴无菌手套的方法】

手和手臂消毒仅能清除皮肤表面的细菌(暂驻菌),而在皮肤皱纹内和皮肤深层如毛囊、皮脂腺等存在的细菌(常驻菌)不易完全消灭,随着时间的推移,这些细菌会慢慢到体表,污染皮肤,所以在手和手臂消毒后还必须穿无菌手术衣和戴无菌手套,以防细菌污染手术术野造成感染。

戴好口罩、帽子,刷手完毕后,呈拱手姿势,用背部开门进手术间,感应式手术门可直接进入,进入后开始穿无菌手术衣。

（一）包背式无菌手术衣

在手术操作过程中,手术人员的背部有可能会朝向手术器械台,手术人员也可能会有相互接触,为降低以上因素造成的无菌区污染,包背式手术衣在设计上基于普通手术衣的背部增加了一块三角巾,穿后可将术者背部包裹,增加了手术衣的包裹严密性,一定程度上,彻底减少了手术中污染的机会。

穿手术衣方法如图6-1-1所示:操作者穿刷手服,拱手姿势准备穿手术衣。手必须在胸前无菌区,范围是肩以下、腰以上、两侧不得超过腋前线,自己手臂皮肤不得接触刷手服。

将手术衣一把抓起,此时手术衣所在范围必须在肩以下、腰以上、两侧不得超过腋前线。手臂不能下垂或举高超过范围。

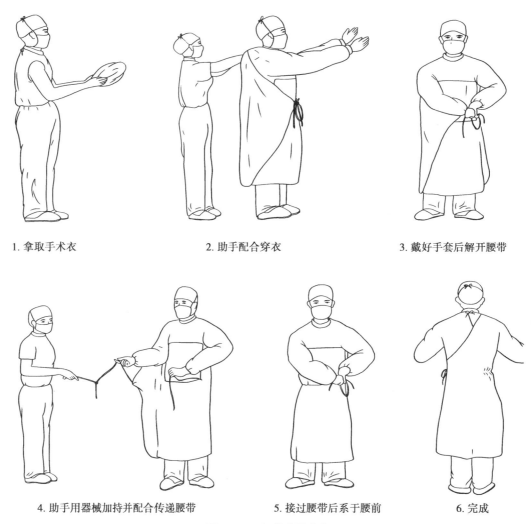

1. 拿取手术衣　　　　　　　2. 助手配合穿衣　　　　　　3. 戴好手套后解开腰带

4. 助手用器械加持并配合传递腰带　　5. 接过腰带后系于腰前　　　6. 完成

图 6-1-1　包背式手术衣

平摊后用掌心向外轻轻打开手术衣,手术衣所在范围必须在肩以下、腰以上、两侧不得超过腋前线。打开时要分清衣服的内侧,不能将外侧无菌面朝向自己。分清手术衣衣领后,将衣服下摆放下,手抓衣领轻轻抖一下,有衣袖与腰带的一面向外。将手术衣略向上抛起,不可抛得高过肩。顺势双手同时插入袖筒,手术衣不可掉落。如果掉落,则需更换手术衣。手伸向前,两手臂水平前伸不可超出肩以下、腰以上、腋前线以前的范围,助手在后面协助穿衣,使双手伸出袖口,完全暴露双手。助手在其身后系带,此时操作者保持拱手姿势。此时助手一定注意不能接触穿手术衣者手臂和胸前无菌区域的手术衣外侧面。

操作者选择合适自己手型大小的无菌手套,常用的型号从小到大分为6.5号、7号、7.5号。女同学一般选择6.5号或者7号,男同学一般选择7号或者7.5号。助手帮忙打开无菌手套,操作者拿出手套内包装,放在自己左手上。操作者用手从手套袋内捏住手套口翻折部,将两只手套一起取出。取出手套后,手套不可低于腰,分清左右手,自己的皮肤不可接触手套外面,手套不可碰到有菌物品。先将左手插入左手套内,操作者皮肤勿触及手套外面,再用已戴好手套的左手指插入右手套翻折部的内侧面,帮助右手插入手套内。手套外面不得碰到手套内面和自己皮肤,已戴手套的左手不可触碰右手皮肤。

整理手套:先将左手手套腕部翻折挂在左手拇指第一个指关节处,右手套外面不得接触左手套内面,整理袖口。右手套外面不得接触皮肤和手术衣内面。将翻折的手套口翻折过来压住手术衣袖口,右手套外面不得接触左手套内面,手术衣袖口完全压入手套中。

将右手套腕部翻折挂在右手拇指第一个指关节处,左手套外面不得接触左手套内面,整理袖口。左手套外面不得接触皮肤和手术衣内面。将翻折的手套口翻折过来压住手术衣袖口,左手手套外面不得接触右手手套内面,手术衣袖口完全压入手套中。先戴左手或右手均可。

解开系在腰一侧的带子,左右手抓住两根带子,注意此时双手不可低于腰。将右手拿的带子递给助手,助手用卵圆钳钳夹带子,穿手术衣者原地转一圈,穿手术衣者右手在身体左侧腋前线以前将助手钳夹的带子抓住,再将两根带子系在一起,双手保持拱手姿势。

(二) 传统手术衣

穿传统手术衣方法如下:

1. 取出无菌手术衣,站在较宽敞的地方。

2. 认清衣服的上下面、正反面,并注意衣服的折法。手术衣的衣襟(开口)面向前方,袖筒口对自己,提住衣领,向两边分开,轻轻抖开手术衣。

3. 将手术衣轻轻向前上方抛起,两手臂顺势伸入袖内,手向前伸。

4. 请巡回护士从身后抓住两侧的衣领角向后拉,双手前伸出袖口。

5. 稍弯腰使腰带悬空(避免手接触手术衣正面),两手交叉提起腰带中段向后传递(腰带不交叉,手不能超过腋中线),请巡回护士将腰带系好。(图6-1-2)

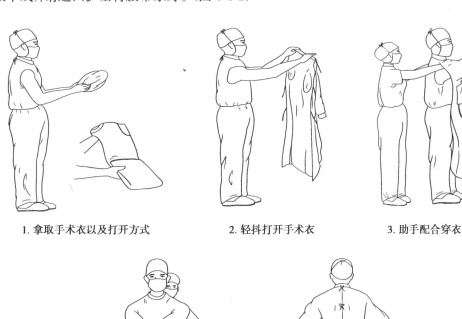

1. 拿取手术衣以及打开方式　　2. 轻抖打开手术衣　　3. 助手配合穿衣

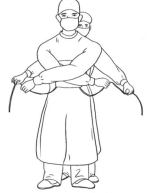
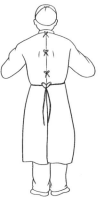

4. 手交叉向后传递腰带,助手配合系带　　5. 完毕

图 6-1-2　前交叉臂式手术衣

因传统手术衣两手交叉提起腰带中段时容易造成污染,防护效果也不如包背式手术衣,所以现阶段已经不常使用。

（三）传统戴无菌手套

1. 手术时使用的无菌手套,在进行灭菌之前已配好左右,并将手套的口部向外做部分翻折,以达戴手套的无菌要求。其基本原则是:"未戴手套的手只能接触手套翻折部的外面及手套的内面,戴手套的手只能接触手套的外面及翻折部的内面(或背面)"。步骤:①外科刷洗手,戴手套前首先要选择一副与自己手尺码一致的手套;②从翻折部的双边一侧拉开或捏紧手套口翻折部薄的一边轻轻抖开,继以手套的拇指套前,掌心相对,在右边的手套是右手的,在左边的手套则是左手的;③在分清手套的左、右后,继以左手的拇指、示指捏住左手套的翻折部及右边手套翻折部的左侧一半,使右手套的套口张开,以备右手指插入手套;④当五个手指分别对准五个手指套时,左手轻轻上提,右手继续伸进,戴上手套;⑤用戴好手套右手的示指、中指、环指伸入左手套翻折部的内面(即从左手套的外面伸入),将手套挂在右手的手指上;⑥张开左手套的套口,左手则可伸入手套,当五个手指分别对准五个手指套时,右手伸入手套翻折部内面的诸指则可推送手套口至左手腕部,使左手戴好手套。

2. 双手戴上手套后,以左手从手术衣的外面将右侧袖口折叠于手腕部的掌面,拇指压住折叠处,并用其余手指从翻折部的内面将手套的翻折部翻回,压住衣袖的袖口;用右手从手术衣的外面将左侧袖口折叠于手腕部的掌面,拇指压住折叠处,并用其余手指从翻折部的内面将手套的翻折部翻回,压住衣袖的袖口。

3. 戴手套的过程中,手套的外面不得接触手部皮肤,未戴手套的手也不得帮助拉平手套;戴好手套后并用无菌水冲净手套外面的滑石粉(图 6-1-3)。

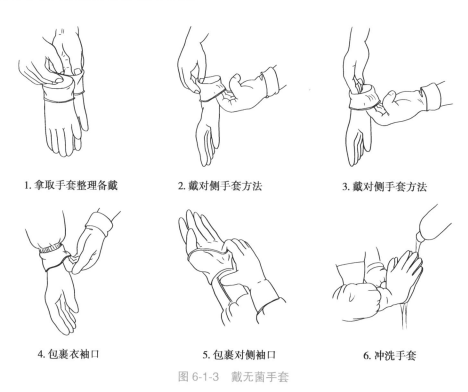

1. 拿取手套整理备戴	2. 戴对侧手套方法	3. 戴对侧手套方法
4. 包裹衣袖口	5. 包裹对侧袖口	6. 冲洗手套

图 6-1-3 戴无菌手套

（四）无接触式戴无菌手套

普通接触式方法戴无菌手套因各种原因容易发生边缘卷折造成手套污染,所以现在许多医院开始使用无接触式戴手套的方法。

此方法为无菌手术衣接触无菌手套,比消毒后的手接触无菌手套更为科学先进,能减少污染的机会。具体操作方法为:①外科刷洗手后,拿取无菌手术衣,选择宽敞处,一手提起手术衣衣领并抖开,手术衣内面朝向操作者,将手术衣向上轻掷的同时顺势将双手和前臂伸入衣袖内,并向前平行伸展;②巡回护士协助穿手术衣时不能触及穿衣者刷过的手臂,系好手术衣领带子;③双手伸入袖内,手不出袖口;④隔着衣袖左手取出右手的无菌手套,扣于右手袖口上,手套的手指向上,各手指相对;⑤放上手套的手隔着衣袖抓住手套翻折边,另一手隔着衣袖捏住另一侧的翻折边,将手套翻套于袖口上,手指迅速伸入手套内;⑥再用已戴好手套的右手,同法戴另一只手套;⑦解开腰间衣带的活结,右手捏住腰带递给巡回护士,巡回护士使用无菌持物钳夹住腰带的尾端,穿衣者原地自转一周,接传递过来的腰带并于腰间系好。

此法缺点是对术者操作要求比较高,操作时间长。学生在学习阶段不容易掌握。

(五) 接台手术时的无菌准备

1. 在施行无菌手术后,若需进行下一台手术,若手套未破,可不必重新刷手。只需用乙醇或苯扎溴铵浸泡 5min 或用聚维酮碘、灭菌王等新型消毒剂涂擦手和手臂皮肤后即可穿手术衣,戴无菌手套。应按照如下步骤脱手术衣:先脱手术衣后脱手套。脱手术衣时,先由护士解开背部衣带,将手术衣由背部向前翻折脱下,使手套的腕部随之翻转于手上,用戴手套的右手将左手手套脱至手掌部,再用左手指脱去右手手套。最后用右手在左手掌部推下左手手套。脱手套过程中不可使手套外面触及皮肤。

2. 若前一台手术为污染手术或施行手术过程中无菌手套已破,施行接台手术则需重新刷手。如果口罩、帽子已湿,应立刻更换。

(王铁牛 陈 科 李伟人)

第五节 手术区域的准备

【手术前的一般准备】

为防止皮肤表面的致病微生物进入切口内,患者在手术前一天或当天应准备皮肤,又称备皮。如下腹部手术,剃除腹部及会阴部的毛发;胸部和上肢的手术应剃除胸部及腋下毛发;头颅手术应剃除一部分或全部头发。备皮应离手术时间越近越好,备皮时一定要小心,不可损伤患者皮肤。皮肤上若留有油垢或胶布粘贴痕迹,需用松节油擦净,除去皮肤上的污垢并进行沐浴、更衣。骨科的无菌手术除常规准备皮肤外,术前每天一次,连续 3d 用 70% 乙醇消毒手术部位,并用无菌巾包裹。备皮时应注意"宁大勿小"原则,备皮范围小了会影响操作。在备皮过程中一定小心仔细,不可损伤皮肤。

【手术区皮肤消毒】

手术区皮肤消毒的目的是杀灭皮肤切口及其周围的致病微生物。一般由第一助手在刷手后未戴手套及穿手术衣之前完成。

(一) 常用消毒剂

有 2.5%~3% 碘酊、70%~75% 乙醇、聚维酮碘及苯扎溴铵等。碘酊含碘离子浓度高,对皮肤刺激较大,使用后必须使用乙醇做至少两次脱碘,操作复杂,且不能作用于婴儿皮肤、成人面部、肛门、外生殖器及供皮区的皮肤和口腔黏膜等。现在临床手术中一般使用聚维酮碘消毒,聚维酮碘因含碘离子浓度低,对皮肤刺激小,稀释后可用于新生儿皮肤和黏膜等部位的消毒,也无需乙醇脱碘,杀菌效力也和碘酊一样,所以临床广泛应用。

(二) 消毒方法

一般情况下,第一助手在手臂消毒后站在患者右侧(腹部手术为例),接过器械护士递给已夹持有三个以上数量消毒棉球的卵圆钳的钳子柄端,或盛有浸有消毒剂的棉球或小纱布块弯盘,这时注意操作者手不可接触器械护士已经戴无菌手套的手。在消毒液杯缸内,沾适量的消毒液,注意消毒卵圆钳不要触碰到消毒液未浸泡到的缸壁边缘。操作者持卵圆钳钳夹消毒棉球时,必须始终保持钳头向下,用上臂带动前臂,腕部稍用力进行手术部位的消毒。消毒完毕后不可将消毒时使用的物品放回无菌区,用过的消毒棉球、纱布应丢弃至医用垃圾桶内,卵圆钳夹持应固定至器械车外侧无菌敷单上,并应低于器械车平台高度。

(三) 消毒方式

从中心向外环形旋转展开或从头颈部方向由上至下到会阴部方向、左右交替、平行或叠瓦形涂擦,从切口中心向两侧交替展开。2.5%~3% 碘酊消毒为一遍,消毒完毕后碘酊在皮肤上颜色渐变为深棕色后达到最佳效果,用 70%~75% 乙醇至少做两遍的脱碘处理,操作与消毒顺序方法一致。聚维酮碘一般进行 3 遍,第二遍的消毒范围应小于上一遍的范围,消毒范围不能小于手术切口外 15cm,每一遍消毒不可有遗漏,消毒过外面的棉球不可返回内部消毒。

（四）消毒原则

一般的手术是由清洁区开始到相对不洁区消毒,由手术区中心(切口区)开始由上至下,由内向外,不可返回中心,该消毒方式又称离心消毒法。会阴、肛门及感染伤口等区域的手术则应由外周向感染伤口或会阴、肛门处涂擦,由外向内,该消毒方式又称向心消毒法。消毒腹部皮肤时,先将消毒液滴入脐窝内,待皮肤消毒完后,再用棉球擦拭脐窝。

（五）消毒范围

消毒范围应至少包括手术切口周围 15cm 的区域(图 6-1-4)

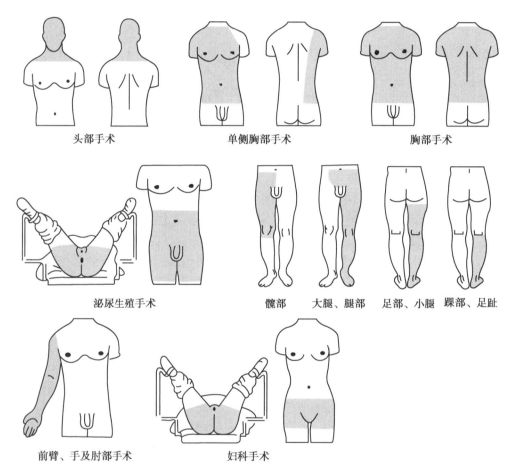

头部手术　　　　　　单侧胸部手术　　　　　　胸部手术

泌尿生殖手术　　　　髋部　　大腿、腿部　　足部、小腿　　踝部、足趾

前臂、手及肘部手术　　　　妇科手术

图 6-1-4　消毒范围示意图

1. **头部手术**　头及前额。

2. **口、唇部手术**　面、唇、颈及上胸部。

3. **颈部手术**　上至下唇,下至乳头,两侧至斜方肌前缘。

4. **锁骨部手术**　上至颈部上缘,下至上臂上 1/3 处和乳头上缘,两侧过腋中线。

5. **胸部手术(侧卧位)**　前后过中线,上至锁骨及上臂 1/3 处,下过肋缘。

6. **乳腺根治手术**　前至对侧锁骨中线,后至腋后线,上过锁骨及上臂,下过肚脐平行线。如大腿取皮,则大腿过膝,周圈消毒。

7. **上腹部手术**　上至乳头、下至耻骨联合,两侧至腋中线。

8. **下腹部手术**　上至剑突、下至大腿上 1/3,两侧至腋中线。

9. **腹股沟及阴囊部手术**　上至肚脐线,下至大腿上 1/3,两侧至腋中线。

10. **颈椎手术**　上至颅顶,下至两腋窝连线。

11. **胸椎手术**　上至肩,下至髂嵴连线,两侧至腋中线。

12. **腰椎手术**　上至两腋窝连线,下过臀部,两侧至腋中线。

13. **肾脏手术**　前后过中线,上至腋窝,下至腹股沟。

14. **会阴部手术**　耻骨联合、肛门周围及臀、大腿上 1/3 内侧。

15. **四肢手术**　周圈消毒,上下各超过一个关节。

（王铁牛　陈　科　李伟人）

第六节　铺无菌巾

　　手术区消毒后需铺无菌布单。铺盖无菌布单的目的是遮盖除手术切口范围外的皮肤组织,减少手术中污染的机会。小手术(如脓肿切开或清创等)可采用洞巾覆盖。对较大手术,须铺盖无菌巾和其他必要的布单等。原则是除手术野外,至少要有四层无菌布单遮盖。一般的铺巾方法如下:用四块无菌巾,每块对应手术切口侧向下折边,掩盖手术切口周围,每侧铺盖一块无菌巾。通常先铺相对不洁区(如会阴部、下腹部),按逆时针方向铺,即对侧,患者头侧,最后铺操作者的一侧,并用布巾钳夹住交角处,以防止移动。无菌巾铺下后,不可随便移动,如位置不准确只能由手术区向外移,而不应向内移动。根据情况再铺中单、大单。中单铺敷时对应手术切口方向也应向下折边处理,约为中单 1/8 范围,大单又称剖腹单,设计时预留有洞口,铺敷时应将洞口对应手术切口铺下,由于无法对大单进行折边处理,洞口在制作加工时布料为双层加厚。敷单折边的目的是针对手术切口周边易被血液打湿渗透的对应处理。中单、大单应先从患者头侧铺起,头端应盖过麻醉架,下端应盖过器械托盘。两侧应垂下,需超过手术台边 30cm。

　　布质无菌单具有透水性,被血液、水湿透后较易通过细菌,并且切口周围皮肤依然暴露。现在一些国内医院也使用一次性敷料。如果使用一次性敷料覆盖手术区,其铺巾方法与铺布质无菌巾基本相同。

【铺单目的】

　　除显露手术切口,遮盖患者手术切口其他部位,使手术周围环境成为一个较大的无菌区域,以避免和尽量减少手术中的污染。

【铺单原则】

　　铺单时,既要避免手术切口显露太小,又要尽量少使切口周围皮肤显露在外。过小的显露会影响术中操作,过大的显露会增加手术中的污染。铺单方向以及敷单所覆盖的范围都会影响到其作用的效果。

【铺单顺序】

　　先铺五块治疗巾:一般由第一助手行外科洗手后铺,第一块由器械护士完全展开后,第一助手接过先铺近器械车侧的器械托盘上,余下四块由器械护士做折边处理后,交第一助手铺手术切口四周。手术切口应先铺相对不洁区(如会阴部、下腹部),按逆时针方向铺第一助手对侧,再铺第一助手左手的患者头侧,最后铺第一助手自己方向的一侧。再由已经穿好无菌手术衣并戴好无菌手套的第二助手、第三助手在上方、下方各铺一块中单,最后铺盖大无菌单。

【铺单范围】

　　头端要铺盖过患者头部和麻醉架,下端应盖过器械托盘。两侧应垂下需超过手术台边 30cm。

【铺单方法】

　　以腹部铺单(巾钳固定四块治疗巾)为例,无菌包内共准备了 9 块敷单,其中,小单(治疗巾)6 块,中单

2块,大单(剖腹单)1块。

1. 第一助手刷手后,站在患者右侧,确定切口后,先铺一块无菌治疗巾于器械托盘,再铺四块无菌治疗巾于切口四周(近切口侧的治疗巾反折 1/4,反折部朝下)。

2. 器械护士按顺序传递治疗巾,近切口侧的前 3 块折边向着第一助手,第 4 块折边向着器械护士。

3. 铺近切口侧时,铺单者将第 1 块治疗巾在距皮肤 10cm 以上高度,放下覆盖手术野下方,遮盖会阴部,然后按逆时针顺序铺置于对侧、患者头侧和操作者自己侧。

4. 四块治疗巾交叉铺于手术野后,以 4 把巾钳固定。使用巾钳时,应小心操作避免夹住皮肤。如果使用手术贴膜,则可以不用巾钳,而直接使用手术贴膜将治疗巾固定于皮肤上。

5. 铺中单时,器械护士将叠好的中单在不打开的状态下,交于已经穿好无菌手术衣并戴好无菌手套的第二助手,由第二助手与站在其手术台对面的第三助手配合打开行铺单,第一块先铺患者头侧,需盖住患者头部和麻醉架。第二块铺患者下侧,需盖住器械托盘和患者足端。

6. 最后铺带孔的剖腹大单,第二助手接过第四助手传递过来的剖腹大单与第三助手配合,将开口对准切口部位,短端向头部、长端向下肢,并将其展开。铺盖时和其他助手一起,寻找到上下两角,先展开铺上端,盖住患者头部和麻醉架。按住上部,再展开铺下端,盖住器械托盘和患者足端,两侧及足端应下垂过手术床缘 30cm 以上。

7. 最后一块治疗巾可由第四助手铺至器械托盘上。

8. 如需做肋缘下切口时,患侧在铺 4 块治疗巾前,在腰背下垫一双折中单。需做腹部横切口时,两侧各垫一双折中单。

9. 第一助手铺单时,双手只接触手术单的边角部,避免接触手术切口周围的无菌手术单部分,接器械护士传递时,也需注意不能触碰到其已戴好无菌手套的手。第二助手、第三助手铺中、大单时要手握单角向内卷遮住手背,以防手碰到周围有菌物品,如麻醉架、输液管等而被污染。

10. 为了避免第一助手置放剖腹大单时因寻找单角而接触切口周围的手术单部分,第一助手在铺完治疗巾后即离去,置放中单与大单一般由第二助手、第三助手穿戴好无菌手术衣和手套后进行。

11. 除用巾钳固定四块治疗巾外,也可在手术区的皮肤上粘贴无菌塑料膜,目前多数医院采用在切口皮肤上加用一次性无菌手术膜(有的含有聚维酮碘)的方法,切开皮肤后薄膜仍黏附于伤口边缘,可防止皮肤上的常驻细菌在术中进入伤口。除此之外,用薄膜保护皮肤以避免切皮后停下手术,操作护理皮肤的繁琐,有利于手术操作及利用其不导电的性能,避免电刀切皮时灼伤周围皮肤等优点。

为了减少灭菌敷料与消毒水平的皮肤接触,铺巾前先由戴好无菌手套的器械护士,在消毒的手术区皮肤上粘贴薄膜,然后再铺盖灭菌敷料。如果教学过程中采用传统的手术巾,则应尽量妥善固定和保持干燥。也可由第一助手消毒后,铺设手术巾,再次消毒双手后,穿手术衣、戴无菌手套后,加铺一层灭菌手术薄膜,利用薄膜代替巾钳固定手术巾。铺盖完毕所有手术单后,再粘贴一层无菌薄膜。粘贴薄膜时应该注意:①避免手套与裸露的手术野皮肤接触;②粘贴时注意驱除薄膜与皮肤之间的空气,以保证薄膜与皮肤粘贴牢固;③铺设治疗巾时,应该在切口两侧留出较大的缝隙,使薄膜与皮肤有较大的接触面积,保证薄膜能够牢固地粘贴于皮肤上。

【注意事项】

1. 在铺巾前,应先确定切口部位。铺好 4 块治疗巾后,用巾钳固定,防止下滑。

2. 无菌巾铺下后,不可随意移动,如位置不准确,只能由手术区向外移,而不能向内移(以免污染手术区)。

3. 消毒的手臂不能接触靠近手术区的灭菌敷料。铺单时,双手只接触手术单的边角部。

4. 手术野四周及托盘上的无菌单为 4~6 层,手术野以外为两层以上。

5. 中单与大单的头端铺敷应盖过麻醉架,两侧和尾部应下垂超过手术台边缘 30cm。

6. 打开治疗巾、中单、大单时,勿使其接触无菌衣腰平面以下及其他有菌物品。铺无菌单时如被污染,应当即更换。

7. 铺置治疗巾(小单)不穿手术衣,不戴手套。

8. 固定最外一层无菌单或固定皮管、电灼线等不得用巾钳,以防钳子移动造成污染,可用组织钳固定。

手术过程中,一旦无菌巾、单湿透,则丧失无菌隔离作用,应该立即加盖干的无菌巾。

（王铁牛　陈　科　李伟人）

第七节　手术人员分工、职责、术中换位及器械敷料传递

【手术人员分工及职责】

参加手术的全部人员是一个团队,必须分工明确,团队构成:手术者、助手、器械护士、巡回护士、麻醉师,各司其职,术中应配合协作共同完成。参加手术的医生一般分为手术者(主刀医生)、第一助手和第二助手,较大的手术还设有第三助手。

（一）手术者职责

1. 术前应对患者病情充分了解,制订完善的手术方案,一台手术的手术者,原则上地位最高,经验最丰富,在台上具有主导性,需要对手术全面负责,其不仅在术中要完成主要的步骤,也需对参与手术人员进行指导,提高手术参与人员的业务水平。手术者应制订手术进行程序,并做主要操作,手术结束后,确定术后医嘱、书写手术记录。

2. 手术开始前,负责核对患者及手术部位,应检查术中需要的特殊器械是否备齐。具体组织、指挥全部手术过程和完成主要手术步骤,具备高度的职业道德和责任感以达到预期手术效果,保证患者安全。

3. 手术中遇到紧急情况,应与麻醉师共同商定处理方法,并及时执行。如有疑难,应及时向上级医师报告或请上级医师上台共同处理。

4. 在不影响手术及不违背保护性医疗制度的前提下,可对下级医师及参观人员扼要说明手术情况。对实习医师应有计划、有目的地进行讲解。

5. 在不影响手术的前提下,有责任指导下级医师完成一些手术步骤,逐步提高下级医师的业务操作能力。

6. 缝合手术切口前,应在器械护士、巡回护士清点纱布、器械、其他术中用物数量无误后,方可结束手术。否则应重新清理手术区域,直到查点无误为止。

7. 手术者指导第一助手书写医嘱。术后检查患者情况,向有关医护人员交代注意事项。24h 内完成手术记录。

8. 手术者往往接受上级医师委托,完成手术后,及时向上级医师报告术中、术后进展、意外和处理。

（二）第一助手职责

1. 参与制订手术方案,在手术者指导下完成各项术前准备工作。

2. 负责将所需药品、X 线片带入手术室内,协助手术者核对患者与手术部位,检查患者体位,做好切口标志。

3. 带领其他助手先于手术者到达前做好术前常规准备工作,如刷手,进行手术区皮肤的消毒和铺无菌手术单等。

4. 熟悉整个手术过程,协助手术者进行手术区术中关键步骤或在手术者指导下手术。手术中可及时向手术者提供意见和提醒手术者疏漏的事项。如手术者有特殊情况提前下台,第一助手应接替手术者完成台上工作。

5. 教学医院可安排在手术开始和结束阶段,在手术情况允许的前提下,可指导进修医师、住培医师或实习医师进行一些皮肤切开、止血、结扎、缝合等基本手术技术操作,但必须全程台上指导。

6. 术后检查患者情况,书写术后医嘱及病理检查单。患者回病房后,及时写术后首次病程记录。

（三）第二助手职责

1. 协助第一助手进行术前准备,熟悉手术步骤,配合手术者,负责显露手术野、拉钩、吸引、剪线以及维持患者体位及肢体位置等工作。

2. 术后协助第一助手包扎伤口,维持术后体位或肢体位置以及引流器具等。协助麻醉师护送患者回病房,向当班护士交代病情及注意事项。书写病理检查单、化验单等。

（四）第三助手职责

较复杂的大手术需用第三助手,主要职责与第二助手相同。必要时传递器械,暂时不用的器械要立即送还器械护士。

（五）器械护士职责

负责准备和布置器械台,供给手术过程中所需要的器械和敷料。术中送回的器械要及时擦干净备用,保持手术台面整洁。手术开始前应与巡回护士一起清点器械、敷料整理及清洁工作,同时负责登记和处理手术标本。器械护士要熟悉手术步骤,术中密切观察手术进程及手术的具体步骤。预见每一步操作步骤所需的器械、敷料,做好准备,及时将术中所需的物品传递给术者。

（六）巡回护士职责

术中密切观察患者病情及生命体征变化,及时供给所需物品,调节手术室设备。观察患者输液和尿量。与器械护士共同管理好切下的标本、皮和软骨等,病理及时送检。准确执行术中医嘱,做到"三查(操作前查、操作中查、操作后查)七对(查对床号、姓名、药名、剂量、时间、浓度、用法)"、二人核对,口头医嘱应复述一遍再执行,提醒麻醉医生记录。认真书写护理记录单、部位确认单和记账单等,录入耗材。维持手术间的干净整洁,维持室内适宜温度、湿度。监督术中无菌技术执行情况,对违反者及时纠正,严格管理参观人员。

【手术人员位置、交换器械、敷料的传递】

手术人员所采取的位置,取决于手术部位和患者体位。以腹部手术为例,手术者在患者的右侧,第一助手在正对面配合,第二助手在手术者的同侧左手位,第三助手在第一助手的同侧左手位。器械车与器械护士在手术者同侧的右手位(图6-1-5)。

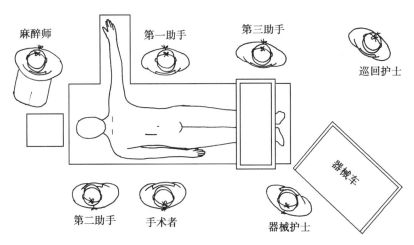

图 6-1-5　手术人员站位

手术人员进行手术时,多为站立位。在特殊手术区如头部、肛门、会阴、肢体等处,可采取坐位。

在手术中需要更换位置时,要严格遵守无菌原则。第二助手与手术者交换位置时,助手应退后一步,并向后转位,与手术者背对背交换位置。如向对侧换位,不能绕过麻醉桌侧,而应绕过器械车侧,面对手术台面与无菌器械车,遇到术中其他人员时应转身背朝向通过,注意不要碰撞他人及有菌物品。手术人员在手术进行中,如非必要,不要更换位置,不经上级医师同意不许擅自离开手术台。

手术中器械和敷料传递应严格无菌要求,各手术人员应熟练配合,动作准确、迅速。要保持手术区的整洁。手术者和助手一般不须自己拿取器械。手术者伸手后,由器械护士负责递送器械到手术者或助手的手上。用完后要放在离开伤口而靠近器械台的地方,由器械护士负责清洁整理。助手不可随意伸臂横过手术区取器械或敷料,也不允许从手术人员的背后传递任何手术中使用的物品。助手应从手术者手臂下接取器械和敷料。器械或敷料传递不应高于胸部,也不应低于手术台平面,如器械或敷料跌落于手术台平面以下或高过手术人员肩部高度应视为已污染,不准取回再用,如果有的器械手术过程中需要再次使用,应重新灭菌。

（王铁牛　陈　科　刘　健）

第二章

外科基本技术

手术是外科治疗的主要手段,术中不仅要使用手术器械,而且要熟练地运用手术基本技术,术中能否熟练执行切开、止血、结扎、分离和缝合等操作,对手术的成败有重大影响。

第一节　切开与分离

组织切开是显露手术的重要步骤,也是手术顺利进行的先决条件,使手术术野能充分地显露。良好地显露,可使手术术野的解剖关系清楚,不但操作容易、方便,也更安全。

【切开】

切开组织需使用手术刀。手术刀(scalpel,surgical blade)分刀柄及刀片两部分。有不同型号的刀柄和刀片,刀片按其形态可分为圆刀、弯刀、三角刀、钩型刀等,以适合于不同手术部位和性质的需要(图 6-2-1)。圆刀刀常用于切开皮肤、软组织和切割比较粗糙的组织,使用时,用其刀腹而不用其刀尖。选用刀片的大小则取决于切开的组织量及其深度。尖形刀用于组织或脏器切开小口(如皮肤切口置引流管、胆囊造口及膀胱造口等),钩形刀用于血管、神经的分离和表浅的脓肿或血肿的切开引流等。

使用时,先将刀片安装在相应大小的刀柄上。使用后,要把刀片从刀柄上取下,以利于灭菌、消毒及保管。装载刀片时,用持针钳(needle holder)或止血钳(hemostat)以与刀背呈锐角的方法夹住刀背的前、中 1/3 交界处,取相应的刀柄,并使刀片尾端的斜面与刀柄前端刻度的斜面线平行,然后将刀柄的远端放入刀片缺裂的宽处,并使刀片缺裂缘进入刀柄远端的侧方槽内,稍用力沿刀柄长轴向后拉,刀片即可安上(图 6-2-2)。取下时,用持针钳或止血钳夹持刀片尾端斜面的背侧,向上轻轻抬起,并向刀柄的长轴方向前推,则可卸下刀片(图 6-2-3)。切开时,常用的执刀法有下列 4 种(图 6-2-4)。

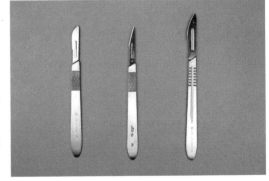

图 6-2-1　各式手术刀

(一)持弓式

是最常用的执刀法。用于切开胸、腹、四肢较长的皮肤切口及腹直肌前鞘等。该动作的力量来自整个上肢,主要力量放在腕部。

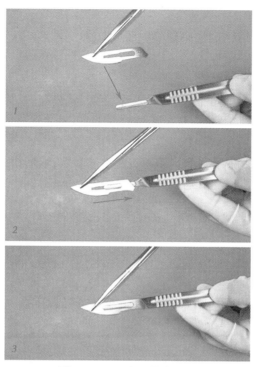

图 6-2-2 手术刀片的安装

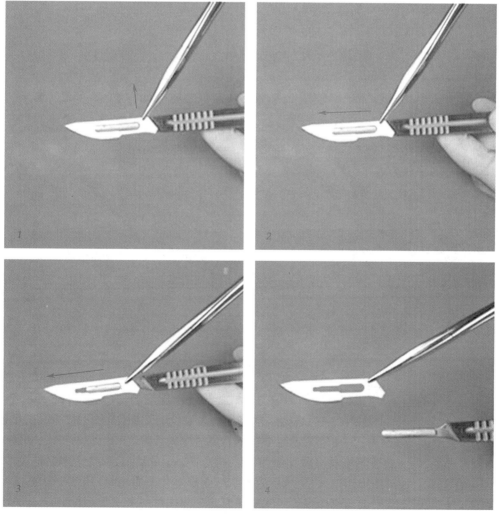

图 6-2-3 手术刀片的拆卸

（二）指压式

一般用于需要较大力量的切开，如遇坚韧的皮肤或肌腱。该法执刀较稳定，切割范围较广，主要方法是以示指压住刀背。

（三）执笔式

适用于需要轻巧、短距离的精细操作，如解剖神经、血管、腹膜等。动作和力量主要放在手指。用于短小切口及精细手术，如解剖血管、神经及切开腹膜等。

（四）反挑式

多用于浅部脓肿的切开排脓，刺破血管或胆总管等空腔脏器，切断钳夹的组织，扩大皮肤切口等，以防伤及深层组织。该法系将刀刃向上，靠指端及腕部的力量向上挑开。

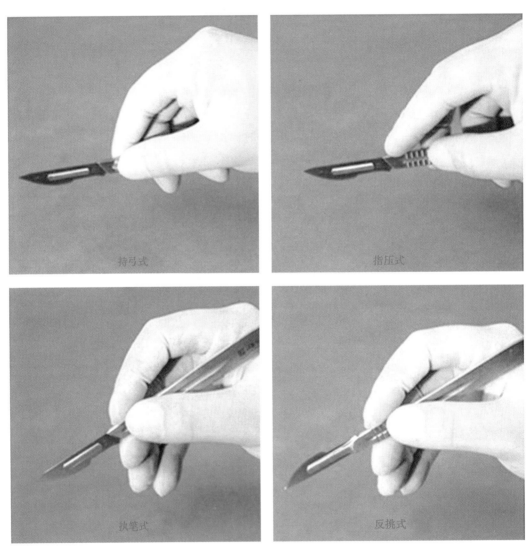

图 6-2-4　各种执刀法

切口是施行手术的途径，应根据病变的部位及术式而设计。理想的切口必须符合下述要求：①能充分显露病变的部位，有利于手术操作，并可根据手术需要适当延长。②损伤组织少，不误伤重要的神经和血管。切口应与其附近的重要神经、血管的走行平行。③要适应局部解剖和生理的特点，如腹壁切口不能切断腹壁的胸脊神经，以防腹肌萎缩及出现其他并发症。关节部位的切口，应考虑术后的关节功能，不要做直切口，最好作 N 形、S 形或横切口，以免术后瘢痕挛缩而影响关节的功能。手掌、肩部、足底的切口应避开负重部位，以免术后负重引起瘢痕疼痛等。④对颜面及颈部切口应考虑与皮纹平行，以使愈合后瘢痕较小。

切开操作的注意事项

切开皮肤时,首先固定并绷紧切口两侧的皮肤。对于较小切口,手术者用左手拇指和示指分开固定皮肤;对于较大的切口,由手术者与助手分别用左手压在切口两旁,将皮肤固定。操作时,手术者右手执刀,垂直下刀,水平走行,垂直出刀,用力均匀(图6-2-5);不能斜切,以免影响切口皮缘的对合。

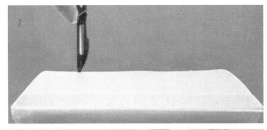
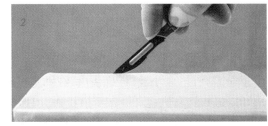
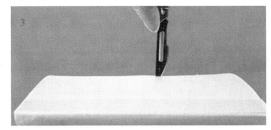

整个切口要边缘整齐,深度均匀,力求一次切开全层皮肤,不可一切再切;用拉锯式多次切开皮肤,切口多不平直或多条切痕,势必加重组织损伤,甚至影响愈合或皮肤坏死。

切开必须按解剖层次逐层切,不可一刀切入腹腔或胸腔,导致内脏破损,影响切口的分层缝合。

皮肤虽经消毒,仍有细菌存在。切开皮肤和皮下组织后,要用两块无菌巾覆盖于切口周围,隔离皮肤,保护切口。按照解剖学层次逐层切开,皮下组织的切开应与皮肤切口等长,保持切口从外到内同一长度,切口两端皮下组织可用组织剪剪开。遇有肌肉时,切开肌膜,顺肌纤维方向分开肌肉。

切开腹膜时,术者和第一助手交替提起和放开腹膜,用刀柄或手指检查提夹部位,确保无其他组织后(确定没有

图 6-2-5　皮肤的切开法

网膜和内脏被钳夹),用有齿镊向上提起腹膜,术者在提起的腹膜所形成的"帐篷"的一侧,而不是在其顶端,用刀切开一小口,然后手术者和第一助手分别用血管钳夹住腹膜切口边缘,将其提起,然后在术者左手示指、中指或术者和助手的示指深入腹腔(保护内脏)引导下,沿切口方向向上、向下切开或剪开腹膜。若腹内压较高,肠管或大网膜向外突出时,可经腹膜切口用镊子送入生理盐水纱布以保护腹内脏器,再剪开腹膜。

【分离】

分离(dissection)是显露组织的解剖部位,切除病变组织或器官的基本操作。操作时,应遵循从正常组织间隙进行分离,这样,不仅操作容易,出血少,也不易误伤邻近组织或器官。按手术需要而不要过多地分离,力求不留死腔,以免造成术后积血或积液,影响切口的愈合或造成感染。分离的方法有锐性和钝性两种。

(一)锐性分离

锐性分离(sharp dissection)使用手术刀(scalpel,surgical blade)刀刃或组织剪(scissors)操作,但必须在直视下进行。用刀刃沿组织间隙作垂直的短距离切开,或用剪刀尖伸入组织间隙,但不宜过深,看清楚后再张开剪刀分离或剪开。遇有血管应钳夹、结扎后切断。动作要准确、精细。该法对组织损伤较小,切缘整齐,常用于精细的解剖和分离致密组织,如肿瘤周围组织的分离。

(二)钝性分离

钝性分离(blunt dissection)常用于无重要神经、血管组织的部位,可在非直视下进行。该法剥离快,一般用于正常肌肉、筋膜、腹膜后、脏器间隙及肿瘤包膜外的疏松结缔组织的分离。可用刀柄、止血钳、剥离纱球、手指及纱布等逐步推开周围组织。动作粗暴或勉强分离时,容易造成重要组织结构的损伤和大面积撕裂,造成不良后果。

在实际操作中,上述两种分离法常灵活地结合使用。

(乔竹风　陈科　李伟人)

第二节　止　血

手术过程中,组织的切开、分离和切除均会导致出血。出血必须止血,止血必须彻底。妥善的止血能减少失血量,保证患者安全;并使手术野显露清楚,便于手术操作。如止血不彻底,可因大量失血或因术后组织内形成血肿,影响组织愈合,并发创口感染。常用的止血法有以下5种。

【压迫填塞止血法】

压迫填塞止血法是手术中最常用的止血方法。其原理是以一定的压力使血管破口缩小或闭合,继之由于血流减慢,血小板、纤维蛋白、红细胞可迅速形成血栓,使出血停止。压迫止血可用一般纱布压迫或采用40~50℃的温热盐水纱布压迫止血,加压需有足够的时间,一般需5min左右再轻轻取出纱布,必要时重复2~3次。注意:千万不可用纱布擦拭出血部位,反复擦拭反而加重出血。凝血机制正常而范围较小的出血,可用湿热盐水纱布压迫短时间后即能止血。

压迫止血还可用纱布填塞压迫法,因其可能酿成再出血及引起感染,不作为理想的止血手段,但是对于实质性脏器出血或组织腔隙的出血,大多系血窦或毛细血管广泛渗血,找不到明显出血点,用其他止血方法不易止血,为防止失血过多,可用无菌热盐水纱布条或纱布垫填塞压迫止血,效果较好。

【结扎止血法】

结扎止血法是手术中最常用、最可靠,也是最有效的止血法。先用血管钳夹住出血部位的血管,然后予以结扎或缝扎。

血管钳(hemostat)分直血管钳(straight clamp)和弯血管钳(kelly clamp),有长有短,种类很多。直血管钳多用于浅部止血,弯血管钳多用于深部手术术野的剥离和止血,小儿及精细手术则用蚊式血管钳(mosquito clamp)(图6-2-6)。

正确使用血管钳的方法是:以拇指和无名指分别插入钳柄的两环,中指放在无名指的前方柄上,示指轻压在轴节处起稳定和控制钳的方向,有利操作;松开血管钳的方法是用拇指持住血管钳一个环口,无名指持住另一个环口,将拇指和无名指轻轻对顶一下,并稍做旋开动作即可。

用血管钳夹出血点时,应看清出血的血管,不可盲目乱夹。如手术术野因出血看不清,可用纱布块压迫一下,待视野清楚后,再用血管钳夹住;应尽可能一次夹住,不宜钳夹过多组织,血管钳夹扣1~2齿即可。对明显可见的血管,尤其是大血管,最好先游离一小段。用两把血管钳夹住血管两侧,中间切断,然后分别结扎或缝扎;也可先穿过丝线结扎血管两端,再从中间剪断。结扎时,应将血管钳尖端露出,将需要结扎的组织完全缚在线圈内,线结要扣紧、牢靠。在深部结扎止血时,应以手指尖将一侧线压向出血处稍下结扎,不可将组织提高,以免撕破组织,加重出血。缝扎以贯穿缝合结扎法最常用而又可靠,适用于较大血管和重要部位的止血。以出血点为中心,用圆弯针将丝线从被结扎的组织中间穿过,绕过一侧,再将缝针再次穿过血管或组织,绕至另一侧,并在该侧结扎。有时此两法结合使用,即先将大血管近端作一单纯结扎,然后在其远端作一贯穿缝合结扎,更为安全可靠。

【止血带止血法】

止血带止血法适用于肢体的手术(如矫形、截肢、烧伤的切痂等手术)和外伤。其作用是暂时阻断血流,创造"干净、无血"的手术野,可减少手术中失血量并有利于精细的解剖,有时作为外伤患者的紧急止血。利用止血带的原理用手指、血管阻断带或无损伤血管钳,阻断主要的供血血管。

【电凝止血法】

电凝止血法是利用高频感应电流,通过电极棒接触电凝止血,也可以用血管钳夹住出血点,再用电极棒末端接触血管钳柄,通电止血;这时血管钳不可与其他组织接触,以免引起灼伤。此法止血迅速,适用于皮下组织的小血管出血,或用于不易结扎的渗血。其缺点为止血效果不完全可靠,凝固组织可脱落而再次

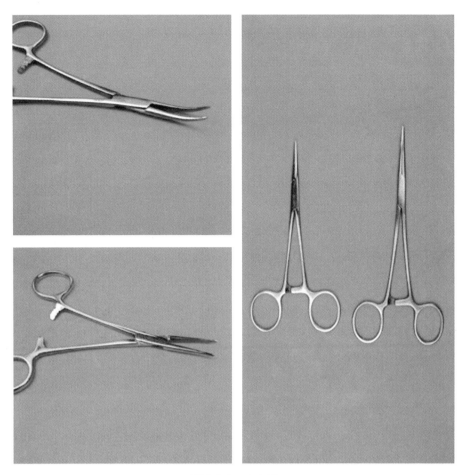

图 6-2-6 止血钳

出血。对较大血管的止血不使用此法。

【局部药物或生物止血法】

在手术创面进行充分止血后,仍有渗血时,可用局部止血法,指用止血药物或生物制品覆盖、堵塞或压迫出血处或渗出处,可达到止血目的。

(乔竹风 陈 科 李伟人)

第三节 打结与剪线

打结是外科手术最基本的技术操作之一。手术时所用结扣,要求牢固,不易松动、脱落,操作起来既简单又迅速可靠。

【线结的种类】

1. **单结(half hitch)** 是构成其他结扣的基本组成部分,仅绕一圈,不牢固,易松脱,仅用于暂时阻断,临床上一般不单独使用(图 6-2-7)。

2. **方结(square knot)** 是由方向相反的两扣组成。打结时,如第一结由右手用某一种方法进行,则第二扣以左手用同种方法打结。方法最常用,打成后愈拉愈紧,不会松开或脱落,适用于各种结所或缝扎的打结(图 6-2-8)。

3. **外科结(surgeon's or friction knot)** 即第一扣单结重绕二次,然后打第二扣,用途和三重结相同。

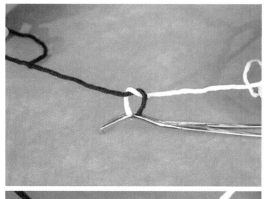

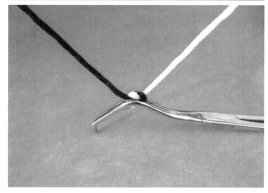

图 6-2-7 单结　　　　　　　　　　　　　　　　　　　　图 6-2-8 方结

第一扣不易松开是其优点,但比较麻烦及费时,有了方结和三重结两种打结法,常无必要应用外科结。

4. 三重结或多重结(extra half hitch on reef knot) 打成方结后,再加上一扣,此结更为牢靠,常用于较大血管和大块组织的结扎。使用肠线、尼龙线打结时,因易于松动、滑脱,均应做三重结。

5. 顺结或假结(granny knot) 构成两扣的方向完全相同,此法简单,一般作皮下组织结扎和缝扎,但较易松开,对局部线力较大的组织和重要血管的结扎,不宜使用。

6. 滑结(slip knot) 打结时,两手用力不均匀,只拉紧结扎线的一端,用另一端打结或是没有正确交换方向所致,结扎不牢靠,极易滑脱,应绝对避免使用。

【打结的方法】

1. 单手打结 左右手均可做结(根据操作者的习惯)。一般用左手捏住缝合线的一端,右手捏住线的另一端,双手互相配合操打结。简便、省线、速度快而可靠,但有时操作不当,易成滑结(图 6-2-9)。

2. 双手打结法 为最可靠的打结法,所需的线较长,常用于手术术野深部组织的结扎和缝扎。

3. 血管钳打结法 常用于缚线过短或狭小的手术术野的中、小血管结扎,有时也用于皮肤缝合的结扎。一般用左手捏住缝合针线的一端,右手用持针钳打结。

【打结与剪线的注意事项】

1. 结扎时,使两线的牵拉力量相等。同时避免向上提扎,以免滑脱,应双手平压使两侧牵拉点与结扎点在一条直线上,遵循三点一线的原则。

2. 结扎第二扣之前,第一结不能松开,需两手稍牵引缚线,或由助手用血管钳轻轻夹住第一结的基部,到第二结拉紧至第一结时,才放松血管钳。

3. 结扎第二结时,双手方向应与第一结相反,使成方结。

4. 结扎次数常与结扎内容及用线材料有关。一般用方结即可。但结扎的组织多、张力大、重要血管部位的结扎,或用肠线、尼龙线、不易扎紧等情况下,应使用三重结。

5. 剪线与用线(suture)型号及所用材料有关。遗留线头长度适宜,线头过短,线结易滑脱,线头过长,会增加组织对线头的异物反应。正确剪线法(图 6-2-10):行"靠、滑、斜、剪"步骤,顺序不可颠倒,是在直视

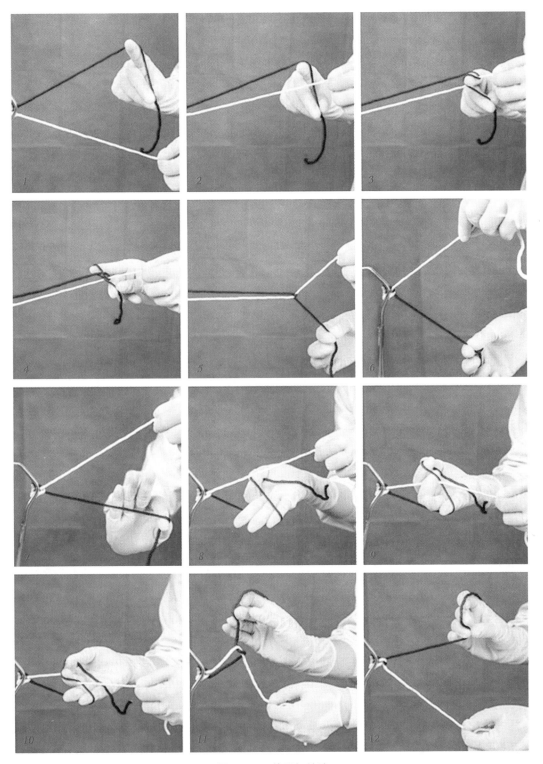

图 6-2-9　单手打结法

下,将剪刀尖端稍张开,沿拉紧的缚线滑至结扎处,稍向上倾斜,剪断缚线。剪刀倾斜角度,取决于留下线头的长短,剪刀与缚线倾斜度愈大,所留线头也愈长。剪刀向上倾斜 45°剪线,此时遗留线头约为 1mm,线头留长时,如皮肤缝合要求线头留 5~10mm,则不必行"靠、滑、斜、剪"步骤,剪刀直接在需要剪线处剪断即可。

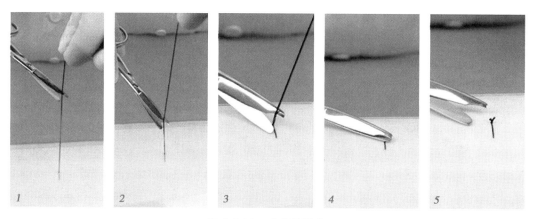

图 6-2-10 术中剪线法

(乔竹风 陈 科 李伟人)

第四节 缝合与拆线

组织切断、切开或裂开后,除特殊情况外,一般均应缝合(suture),以期达到一期愈合。在愈合能力正常的情况下,愈合是否顺利,常取决于缝合方法和操作技术是否正确熟练。

【缝合的注意事项】

1. 在彻底止血的基础上,由深至浅,按层次将组织分别对位缝合。缝合两侧所包含的组织量应相等,尤其是缝合皮肤时要对合正确,边缘不能重叠或卷曲。

2. 结扎缝线松紧要适当,以切口边缘接触为宜,过紧将影响血液循环,过松则组织对合不佳,均影响切口愈合。

3. 缝合后,各层组织之间不应当有残腔,以免积液,发生感染。

4. 缝合时,两针之间的距离,称针距,以不发生裂隙为度。例如,缝合皮肤,通常针与针的距离为1~1.5cm,进出针与切口缘的距离,称边距,以 0.5~1cm 为宜。缝合的打结应位于切口一侧,皮肤缝线剪线后,线头应保留约 1cm,以便于拆线。

5. 有的患者切口张力很大或愈合能力差,可将切口两侧进行潜行剥离或使用减张缝合。

6. 缝合的组织之间,不应夹有其他种类组织,以免妨碍愈合。

【缝合的技巧与手法】

1. 根据缝针(needle)大小和缝合要求选择合适的持针器(needle holder),于持针器前 1/3 处夹针体后1/3 弧处,持针器夹持缝针在缝合过程中缝针不晃动、松动及转向,不可将针夹在持针器中间,容易将针折断(图 6-2-11)。

2. 左手持镊子(图 6-2-12)固定或提取需缝合的组织,右手握持针器进行缝合(图 6-2-13),针尖对准进针点,依靠手腕和前臂的外旋力量原位旋转持针器,顺着缝针的弧度进针后,于对侧相应对称点穿出,用左手镊子(forceps)固定针的穿出部分,右手握持针器手心向下,夹住针的穿出部分,然后顺针的弧度拔出缝针,打结完成缝合。

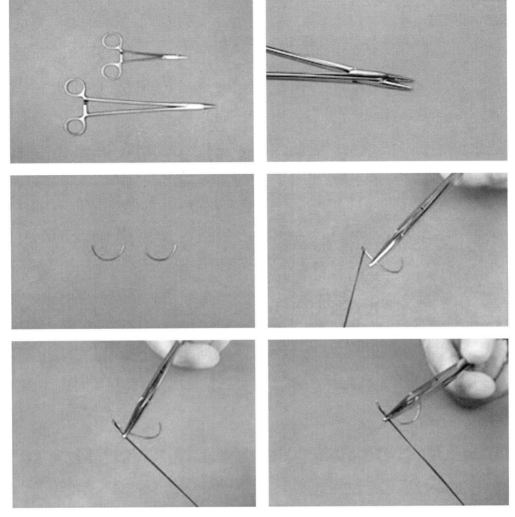

图 6-2-11　持针钳

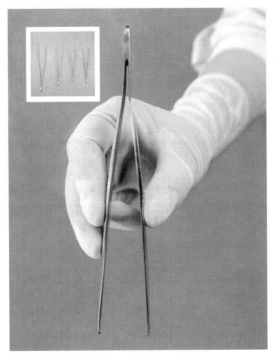

图 6-2-12　镊子的正确执法

3. 垂直进针,垂直出针,进针边距和深度与出针一致。

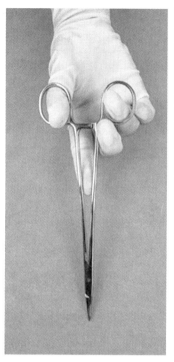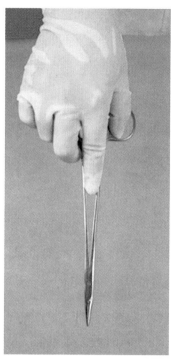

图 6-2-13 持针器的正确执法

【缝合的方法】

基本的缝合方法包括单纯对合缝合、内翻缝合和外翻缝合三类,每一类中又分间断缝合和连续缝合两种。

(一)单纯对合缝合法

单纯对合缝合法(simple suture)即将被切开的组织边缘,对正缝合。常用的单纯对合缝合法有间断式和连续式两种。间断缝合最简单,多用于皮肤、皮下组织和腱膜的缝合。双间断缝合即为"8"字缝合法。连续缝合法常用于腹膜、胃肠道吻合的内层缝合;另一种连续交锁式单纯对合缝合亦称锁边缝合,也多用于胃肠道后壁内层的吻合,有较好的止血作用。为使缝合时对合整齐,切口两边缘针穿过的距离和深度应尽量相等。

1. **单纯间断缝合(simple interrupted suture)** 应用广泛,可缝合多种组织,如皮肤、皮下组织、肌肉、筋膜、腱膜、内脏器官的缝合,尤其适用于有感染的创口或有感染可能伤口的缝合,便于及时拆线、引流,不影响邻近缝线。

2. **双间断缝合("8"字缝合)(figure of eight suture)** 缝扎牢靠省时、不易滑脱,用于腱膜、肌腱、韧带、腹直肌前鞘或较大血管的止血缝扎。包括外"8"字缝合和内"8"字缝合两种。

3. **单纯连续缝合(simple continuous suture)** 用于张力较小的胸膜或腹膜的关闭缝合。

4. **连续锁边缝合(continuous lock stitch suture/blanket stitch)** 闭合、止血效果好,用于胃肠道断端的关闭缝合,皮肤移植缝合时的边缘固定。

(二)内翻缝合法

内翻缝合法(inverting sutures)即将缝合组织的边缘向内翻,使缝合组织的外面光滑、对合良好,多用于胃肠道和膀胱的缝合或吻合,内翻缝合主要为了防止黏膜外翻导致切口不愈、术后与邻近组织器官粘连或胃肠液、尿液外漏,有减少污染、促进愈合及降低吻合口漏的作用,亦较省时间。内翻缝合种类较多,一般用做胃肠道缝合时,内层多用连续内翻缝合(Connell 缝合),外层多用间断内翻缝合。较小内翻缝合,如阑尾切除后,残端包埋可用荷包缝合法。

1. **间断垂直褥式内翻缝合（Lembert suture）** 常用于胃肠及肠肠吻合时缝合浆肌层。

2. **连续全层水平褥式内翻缝合（Connell suture）** 用于胃肠道全层缝合。

3. **荷包缝合（external purse-string suture）** 结扎时将中心内翻包埋，表面光滑，利于愈合。用于胃肠道小切口或针眼的关闭，阑尾残端的包埋、胃肠道穿孔的关闭、造瘘管在器官的固定。

4. **连续水平褥式浆肌层内翻缝合（Cushing suture）** 可用于胃肠道前后壁浆肌层的吻合。

5. **间断垂直褥式内翻缝合（Halsted suture）** 可用于胃肠道前后壁浆肌层的吻合。

（三）外翻缝合法

外翻缝合法是在缝合时将组织的边缘向外翻出，使缝合的内面保持光滑。用此法缝合腹膜，可减少腹腔内容物与缝合处的粘连；用来缝合血管，可减少血管内的血栓形成。此外，还用于松弛及皱纹多的皮肤缝合，以免皮肤内卷。外翻缝合法包括：

1. **间断垂直褥式外翻缝合（interrupted vertical mattress suture）** 阴囊、腋窝、腹股沟、颈部等较松弛的皮肤，具有较强的抗张力强度，对创缘的血液供应影响较小。

2. **间断水平褥式外翻缝合（interrupted horizontal mattress suture）** 用于血管破裂孔的修补、血管吻合渗漏处的补针加固，操作速度快，节省缝线，具有一定的抗张力条件，在缝线上放置胶管可增加抗张力强度。

间断缝合与连续缝合各有优缺点。缝合管腔组织（血管、胆道、胃肠道等）既要注意缝合间距过大而发生泄漏，又要不因缝合过密或牵拉过紧引起狭窄。

【拆线】

皮肤缝线需拆去，一般在术后第 7d 拆除，但头、面、颈部可在术后 5~6d 拆除。对年老体弱、营养不良或手术部位血液循环不良，以及关节附近张力大的缝线可在术后第 9~12d 拆除，有时可分期拆线。

拆线时，先用碘酊、酒精由内向外依次消毒切口及周围皮肤 5~6cm 两遍，待干，消毒范围应超出纱布覆盖范围，第二遍小于第一遍范围。将线结用镊子提起，把埋在皮内的线段拉出针眼之外 1~2mm，将剪尖插入线结下空隙，紧贴针眼，用剪刀在线结之下靠近皮肤处剪断缝线，随即将皮外缝线向切口方向轻轻抽出（图 6-2-14），这样可使露在皮肤外面的一段线不经皮下组织而抽出，以免皮下组织孔道遭到污染。如向背离切口方向硬拉，可能因张力原因使创口被拉开，且患者有疼痛感。抽出缝线后，局部再用酒精涂擦一次，然后用无菌纱布覆盖。有明显感染的切口，应部分或全部提早拆线。

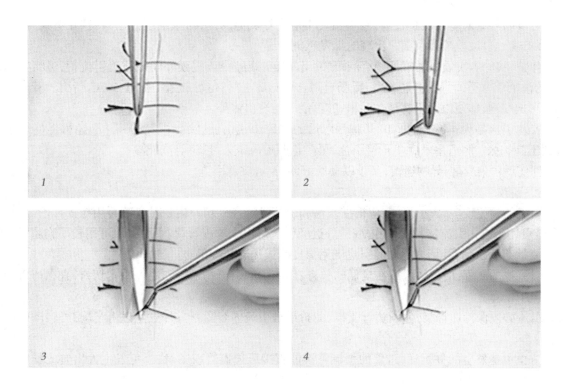

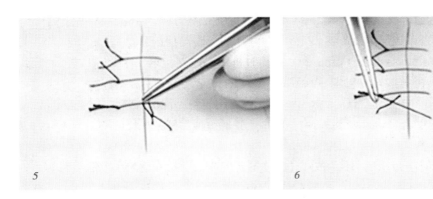

图 6-2-14　拆线

（乔竹风　陈　科　李伟人）

<h1 style="text-align:center">第五节　引　流　术</h1>

引流是使器官组织腔隙或体腔内容物引出体外的方法,主要作用是:①排除体内不适当蓄积的炎性渗出物、血液、坏死组织;②促使脓腔或手术野无效腔缩小或闭合。不必要的引流会增加感染的机会;只有正确应用引流,才能防止感染的发生和扩散,并利于吻合口部位愈合。

【适应证】

1. 脓肿或积液切开后,为使继续形成的脓液或分泌的液体不断排出,需置引流条,以便脓腔或液腔逐渐缩小。

2. 手术野污染较重,用冲洗方法仍不能预防感染的发生,可放置引流条使渗出液排出,以免积存而增加感染的机会。这种引流一般为 24~48h,如在此期间渗出已停止,可取出引流条;如超过此段时期而渗出液仍多,或呈脓性,须继续引流。

3. 切口内渗血未能彻底止住,可致切口皮下层广泛剥离,并有血浆继续渗出,特别在有死腔存在时;引流可以避免血肿或积液以及随之出现的继发感染。

4. 肝脏、胰腺等实质脏器或胆道、泌尿道手术后,在腹腔内或腹膜外间隙放置引流管,可将有刺激性或感染的渗液引流至体外,比较安全。胃肠道吻合不够满意时,也可放置引流管 5~7d,待引流管周围已发生粘连,形成窦道,即使以后仍有液体漏出,亦可沿窦道流出体外。

5. 有些引流是为了减压,例如:开胸手术后的胸腔闭式引流,除能排气、排液外,还可促使负压的恢复,有利于肺扩张。胆道手术后 T 形管引流,可防止胆道内压力过高,胆液外渗。

6. 创伤后污染严重,异物遗留,又难以彻底清创时,可放置引流。

【注意事项】

1. 引流物种类较多,大小不同,应根据病情和引流量选择。切口内少量渗液可用橡皮片引流;较多液体的引流可用烟卷式引流物;器官腔内或腔外近旁引流可用软橡皮管;胸膜腔引流可用较硬胸腔引流管引流,以免受肋骨压迫,管腔堵塞。脓腔引流则用橡皮管或凡士林纱条。

2. 引流物的放置,应依体位放在较低的位置;体腔内的引流物最好不经过手术切口,宜在切口旁另做一小戳口引出。

3. 引流必须保持通畅,勿使引流管受压、曲折或被引流内容阻塞。如发生以上情况,可转动引流管或轻轻冲洗。

4. 防止可能发生的并发症,过硬的引流管不能直接压迫血管或肠管,以免发生大出血或肠瘘。深部的引流物(管)须将露在体外部分用别针固定在皮肤上或使用缝线固定,以防掉入体腔或伤口内。

5. 引流管需长时期放置时,可根据需要用新的灭菌引流管更换。取出引流管的时间,除根据不同的引流适应证以外,还须按照引流出的液体量来决定。

6. 拔引流时,应先轻轻松动或稍加旋转,使与周围组织分离,避免造成损伤,更不要强力拔出。一般将引流管逐渐拔出,最后拔除引流管。

(乔竹风　陈　科　李伟人)

第六节　脓肿及脓肿切开引流术

化脓性感染在组织、器官或体腔出现的脓液聚积,周围有完整的脓肿壁者,叫作脓肿。致病菌常为金黄色葡萄球菌。脓肿常发生在急性化脓性感染的后期,如急性蜂窝织炎、急性淋巴结炎、疖,或因损伤后感染形成脓肿等。

【临床表现】

表浅部位的脓肿出现局限性的红、肿、热、痛和波动感。波动试验是临床上诊断表浅脓肿的一项主要检查方法:用一手示指轻压脓肿的一侧,用另一手示指在相对一侧稍加压力,或轻轻叩击,轻压的示指即感到有波动传导,然后,再在其垂直方向同样测验一次,如均有波动感,即为波动试验阳性,表示脓肿存在。但波动感与脓肿大小、位置深浅和脓肿壁厚薄有关,深部脓肿常无波动感,仅局部疼痛和压痛,其表面组织常有水肿,全身中毒症状也较明显。可做诊断性穿刺抽脓或做超声波检查来确定诊断。

【诊断】

脓肿的诊断一般不难,但有时需和结核性脓肿、继发感染的动脉瘤相鉴别。

1. **结核性脓肿**　有结核病史、病程长,详细检查多可发现原发结核病灶,如脊柱结核、胸壁结核等。局部不红、无痛、不热,故又称寒性脓肿。

2. **感染性动脉瘤**　虽有红、肿、热、痛等症状,但肿块膨胀,可触及搏动,有时可听到血管杂音,如阻断近端,则肿块缩小,搏动和杂音均消失。

【治疗】

当脓肿尚未局限时,采用局部热敷或其他物理疗法。如已有波动,穿刺抽出脓液,应手术切开引流。症状严重者,应加用适当的抗生素治疗。

【脓肿切开引流术操作方法及注意事项】

1. **消毒皮肤**　戴无菌手套,使用聚维酮碘消毒手术区域2遍,切口周围区域30cm,由内到外,消毒应由相对清洁至相对不清洁区。

2. **铺单**　无菌孔巾中心对准手术操作区域。

3. **局部浸润麻醉**　沿脓肿边界行浸润麻醉,注意局麻药不要注入脓腔。

4. 浅部脓肿在波动最明显处与皮肤纹理平行作切口,用刀尖直接刺入脓腔,然后向两端扩大切口或剪开。深部脓肿的切口应避免损伤大的血管和神经,逐层切开皮肤、皮下组织及筋膜,然后用止血钳钝性分离,直达脓腔。切口大小应相当于脓腔的直径,不要遗留死腔。一般应在脓腔最低位引流;因局部解剖关系,切口不能扩大或脓腔过大者,可在两极做对口引流,充分敞开脓腔。

5. 待脓液排尽后,以手指伸入脓腔,探查其大小、位置以及形状,据此考虑是否延长切口。

6. 脓腔内有纤维隔膜将其分隔为多个小房者,切开后,用血管钳或手指轻轻将腔内的纤维间隔分开,使其变为单一大脓腔,以利于引流,切忌用手挤压。

7. 根据脓腔大小、深浅,选用适当的引流物,如橡皮条、纱条,烟卷式引流物或橡皮管等。深部脓肿的引流物外端应加以固定,以免滑入脓腔。

8. 脓液做细菌培养和药物敏感试验以指导抗感染治疗。

9. 术后包扎,视引出物多少及时更换敷料。

(乔竹风　陈　科　李伟人)

第七节　换　药

换药又称更换敷料。其目的包括:检查了解伤口的情况,清除伤口内的分泌物,去除异物或坏死组织,保持伤口的引流通畅,尽快控制感染,促进伤口内肉芽组织生长、固定和保护伤口。

【换药适应证】

1. 伤口的拆线期。

2. 有引流的伤口。

3. 有分泌物的伤口。

4. 敷料松动或已被污染者。

5. 伤口剧痛或伤肢远端水肿者。

【无菌观念】

换药操作时必须遵循无菌原则。为了避免交叉感染,应根据伤口感染的严重程度,应依先后次序进行换药,其顺序为:①无菌伤口;②普通有菌伤口;③严重感染伤口;④特异性感染伤口。

【换药用品准备】

更换敷料前要戴好帽子和口罩,洗净双手,准备换药碗 2 只盛无菌敷料,弯盘 1 只及镊子、剪刀、酒精及盐水棉球、无菌纱布、引流条、各类药物以及胶布绷带等。对较深的伤口须另备探针及刮匙。根据伤口的需要,准备敷料。应注意节约,不要浪费。

【换药步骤】

换药时,让患者采取较舒适的体位,并能充分显露伤口,先用手揭去外层敷料,将沾污敷料内面向上放在弯盘中,再用镊子或血管钳轻轻揭开伤口内层敷料。若分泌物干结黏着,纱布与伤口粘住时,需用等渗盐水湿敷后,再沿创口走向揭开,以免增加患者疼痛和揭扯掉新的肉芽和上皮组织。揭去敷料后,注意观察伤口有无分泌物、色泽变化、有无恶臭、红肿、隆起和感染等,若有引流管,应注意观察引流管固定及渗出情况。然后用双手执镊子进行操作,一把镊子可直接接触伤口,另一把镊子专用于从换药碗中夹取无菌物品,递给接触伤口的镊子(两镊不可相碰)。以聚维酮碘或酒精棉球自内向外轻擦伤口周围皮肤两次,若为感染性伤口换药,则以聚维酮碘或酒精棉球自外向内轻擦伤口周围皮肤两次,若引流管周围有分泌物,消毒皮肤时暂不触及,需用聚维酮碘棉球擦拭管周分泌物两遍,消毒范围应超出纱布覆盖范围,第二遍小于第一遍范围,勿使消毒液流入伤口内,再用盐水棉球蘸除伤口内脓液或分泌物,要蘸拭干净。如有异物或坏死组织,要清除掉。伤口平浅,色泽红润新鲜呈细颗粒状,比较坚实,分泌物少及触之易出血者,为健康的肉芽组织。可用凡士林纱布覆盖。如肉芽生长过快或有水肿,高出创缘影响伤口上皮生长时,可用剪刀剪去,或用 2% 硝酸银烧灼,再用盐水冲净和湿敷。伤口有感染时,肉芽组织高低不平,水肿明显时,可用3%~5% 的高渗盐水湿敷。对腐败组织尚未排净,伤口恶臭、分泌物多者,此类伤口宜用消毒溶液湿敷。

较深的伤口,应采用引流物将分泌物引出。引流拔除的时间,应根据手术本身的要求和引流出来的分泌物多少而定。如果引流是为了观察手术后出血,可在观察 24h 不再出血后拔除;如果引流是为了预防消化道吻合口漏,则应待过了安全期后再拔除。在脓肿引流时若引流出来的分泌物逐渐减少,全身中毒症状也在不断减轻的情况下,可将引流物逐渐拔掉。对裂开创口,如创底浅,肉芽健康而分泌物又不多时,可用蝶形胶布粘合,具有促进伤口愈合,减少瘢痕形成的作用。

对于一端在皮肤或黏膜表面,一端通向组织深处的盲管伤口,称窦道,其管壁有较厚的瘢痕纤维组织。

如出现较多分泌物,说明深处有脓腔,应扩大伤口充分引流,或行窦道切除术,以刮匙刮净管壁不健康的肉芽组织及异物(如线结),常可促进伤口的愈合。

有脓液的伤口,每日换药1次,如脓液较多每日可换数次;如分泌物减少,肉芽组织生长良好时,可改为每1~2d换药1次。肉芽组织苍白,多提示有贫血或低蛋白血症及营养不良的存在,应设法改善全身营养状况,才能促使伤口早日愈合。

覆盖伤口,固定敷料时,应根据引流物种类或伤口渗出决定所需纱布量,盖上无菌干纱布或敷料(光滑面朝下),以胶布粘贴固定,胶布粘贴方向应与肢体或躯体长轴垂直。一般情况下,敷料宽度占粘贴胶布长度的2/3,胶布距敷料边缘约0.5cm。如创面广泛、渗液多,可加用棉垫。关节部位胶布不易固定时可用绷带包扎。放置硅胶管引流的伤口,纱布敷料覆盖时,先将纱布剪一Y形切口,夹垫于引流管与皮肤之间以免管壁折叠,皮肤受压造成坏死。

(乔竹风　陈　科　李伟人)

第八节　体表肿物切除术

【目的】

1. 明确体表肿物的性质。

2. 切除肿物以解除肿物引起的局部压迫或不适等情况,特殊部位手术如脸部等,可满足患者对美容效果的要求。

【诊断】

诊断方法:首先通过触诊了解肿块的部位,是来自表皮或皮下,肿物与周围的关系。肿物大小、形状、硬度、表面情况,根据肿块的部位及肿瘤的临床特点,一般可确诊。在诊断体表肿瘤过程中,应根据肿物的部位及其特点,判断肿瘤类型。某些体表肿瘤,临床检查难于判断其性质,或怀疑有恶变时,应在手术后将组织送病理检查,以明确诊断。

【治疗原则及适应证】

体表良性肿瘤的治疗原则是完整切除肿瘤,但需严格掌握手术指征。应做细致的检查和全面考虑。有些较小的体表良性肿瘤,不一定需要手术治疗,有些肿瘤如头面部血管瘤,手术后组织缺损较大,影响功能或外貌时,应考虑放射治疗或冷冻治疗。因此,对于体表良性肿瘤的治疗,应根据患者的年龄、肿瘤部位及肿瘤性质来选择治疗方法。体表恶性肿瘤的治疗,应根据肿瘤的部位及肿瘤的性质,一般可采取广泛切除术。若有区域淋巴结转移时,应同时施行淋巴结的清除术。头面部较小的皮肤癌可考虑放射治疗,晚期患者可考虑化疗。

【禁忌证】

1. 全身出血性疾病者。

2. 肿物合并周围皮肤感染者。

【手术步骤】

1. 以碘酒、酒精消毒皮肤后,铺盖无菌巾,沿肿瘤周围及基底作局部浸润麻醉。

2. 方法

(1)方法一:①头颈部及四肢的肿瘤,可沿皮纹作与肿瘤直径等长的皮肤切口;躯干部较大的肿瘤,可沿肿瘤的长轴选择切口。应注意避开关节及手术区域附近重要的血管及神经等部位。②逐层切开皮肤及皮下组织,直至肿瘤的包膜面,沿肿瘤包膜的周围进行分离,用血管钳或剪刀分开周围结缔组织,将整个肿瘤连同包膜,完整切除。对于囊肿而言,若分离时不慎剥破囊肿,应先用纱布擦去其内容物,以血管钳钳夹破口防止继续渗漏,然后继续将囊肿完全摘除;如囊壁破损较重无法钳夹,可予囊内容物去除干净后继续将囊肿壁全部摘除;若囊肿壁与周围组织粘连不易分离,可考虑将囊内容物取净后以石炭酸或电刀烧灼囊壁,以减少其复发的机会。如果是腱鞘囊肿,需将囊肿连同其茎部的病变组织以及周围部分正常的腱鞘与韧带彻底切除,以减少复发机会。

(2)方法二:①沿皮纹方向,以肿物为中心做梭形切口,切除宽度以缝合后皮肤平整为宜;②锐性分离,完整切除肿物。

3. 彻底止血后,间断缝合皮下组织及皮肤,缝合时可带少许基底组织以减少死腔,注意不要遗留残余组织。

4. 切口敷料要妥善包扎,根据身体不同部位按期拆线。

【注意事项】

1. 在切除较大肿瘤时,估计皮肤会遗留过多,可作梭形切口,切去少许皮肤,便于肿瘤切除后缝合皮肤。

2. 沿肿瘤包膜周围分离时,先由最易分离处着手分离,手术时随时观察肿瘤与周围组织的情况,警惕切勿损伤重要血管及神经。

3. 肿瘤切除后腔内渗血多时,或有不易消灭的残腔,应考虑放置引流条,并加压包扎,引流条于手术后 24h 左右拔除。

4. 切除肿瘤疑有恶变时,应作病理检查以确定诊断,若病理检查为恶性,需再次手术,扩大切除范围,或行相关后期治疗。

5. 术后 5~7d 拆线。

(乔竹风　陈 科　李伟人)

附表 6-2-1　拆线操作评分表

考核项目	考核内容	评分标准	分值	得分
准备(20分)	戴帽子、口罩(2分)	戴帽子、口罩,戴法正确	2	
	洗手、查看伤口(6分)	洗手(第一次)	2	
		与患者沟通,判断是否可以拆线	2	
		揭胶布、揭敷料,看伤口	2	
	洗手、物品准备(12分)	洗手(第二次)	2	
		检查物品有效期	2	
		取敷料数量适当	2	
		取物顺序	3	
		持物钳手法	3	
拆线(55分)	换药碗(盘)(8分)	拿、扣弯盘方法	4	
		弯盘摆放位置合适	4	
	镊子的用法(12分)	从弯盘取出镊子、剪刀方法	4	
		持镊、剪刀方法	4	
		区分两把镊子	4	
	消毒(8分)	范围	3	
		顺序	3	
		无空白区	2	

续表

考核项目	考核内容	评分标准	分值	得分
拆线(55分)	拆线(16分)	提起线结、贴皮肤剪线	4	
		向剪线侧拉出缝线	4	
		间断拆线、判断痊愈后全部拆除	4	
		再次消毒	4	
	覆盖纱布、固定(6分)	纱布方向正确,毛茬面不接触皮肤	2	
		纱布覆盖范围、层数符合要求	2	
		胶布长短适宜,方向、位置适当	2	
	操作后处理(5分)	患者沟通伤口愈合情况、注意事项	2	
		一次性物品丢至黄色垃圾袋	1	
		镊子弯盘等金属用品处理	1	
		洗手(第三次)	1	
其他(15分)	熟练度(5分)	非常熟练至不熟练5个等级	5	
	人文沟通及回答提问(10分)	有人文关怀、医患沟通	5	
		回答问题	5	
无菌观念(10分)	有无污染及处置(10分)	无污染,10分;有污染均补救,8分;有污染无补救,0分	10	
		严重违反无菌原则,总分扣50分		
总分		100		

附表 6-2-2　换药操作评分表

考核项目	考核内容	评分标准	标准分	得分
准备(25分)	戴帽子、口罩	戴帽子、口罩3分 戴法正确2分	5	
	洗手、查看伤口	洗手2分 揭胶布2分 揭敷料2分	6	
	洗手、物品准备	洗手2分 检查物品消毒有效期3分 取物数量适当3分 取物顺序3分 持物钳手法3分	14	
换药(50分)	换药碗(盘)	拿至床边正确3分 位置合适2分	5	
	镊子的用法	持镊方法正确3分 镊子尖向下3分 区分两把镊子4分	10	

续表

考核项目	考核内容	评分标准	标准分	得分
换药（50 分）	消毒	范围 4 分 顺序 4 分 无空白区 2 分	10	
	清洁伤口	消毒后蘸洗 2 分 盐水蘸洗正确 3 分	5	
	盖纱布固定	纱布毛光面方向正确 5 分	5	
		纱布覆盖范围、层数正确 5 分	5	
		胶布长短适宜 2 分 方向、位置适当 3 分	5	
	敷料用品的处理	一次性物品丢至黄色垃圾袋 2 分	5	
		金属用品浸泡 1 分 洗手 2 分		
其他（15 分）	整个操作熟练程度	过程熟练 5 分 过程不熟练 3 分	5	
	人文、沟通及回答提问	有人文关怀、沟通 5 分 答题 5 分	10	
无菌观念（10 分）	有、无污染	无污染 10 分 有污染但补救 8 分 有污染无补救 0 分	10	
		严重违反无菌原则扣 50 分		
总分			100	

第三章

体腔及脏器穿刺（活检）术

体腔及脏器穿刺（活检）术部分，选取了临床最基本及常用操作，这些操作对于疾病的诊断治疗均有重要价值，需认真学习掌握。以在安全范围内，用规范的手法进行系统有序地操作，在达到诊疗目的同时，能减轻患者的不适，可有效避免和及时处理各种并发症。

第一节　胸膜腔穿刺术、胸腔闭式引流术

【胸膜腔穿刺术】

（一）适应证

1. 诊断目的　原因未明的胸腔积液，取胸腔积液进行一般性状检测、化学检测、病原学检测，明确积液的性质。

2. 治疗目的

（1）通过抽液、抽气或胸腔减压，缓解胸腔大量积液、积气产生的压迫、呼吸困难等症状。

（2）向胸腔内注射药物（抗肿瘤药、硬化剂等）。

（二）禁忌证

1. 极度衰竭、病情危重难以耐受穿刺术者。

2. 有凝血功能障碍或血小板计数明显减低并有出血倾向者，在未纠正前，不宜穿刺。

3. 有精神疾病或不合作者。

4. 穿刺部位皮肤有感染。

（三）术前准备

1. 与患者及家属沟通，交代检查目的、操作过程、注意事项及可能出现的并发症，并签署知情同意书。

2. 器械准备：胸腔穿刺包、聚维酮碘、2% 利多卡因、无菌棉签或棉球、无菌手套、5ml 及 50ml 注射器、胶布、胸液检查所需试管、培养瓶等。

3. 核对患者信息，术前阅片，再次确定患病侧。

4. 术前测量患者呼吸、脉搏、血压。

5. 术者戴好口罩、帽子，术前洗手。

（四）操作步骤

1. 体位　患者取坐位，面向椅背，两前臂置于椅背上，前额伏于前臂上；不能坐起患者可取半卧位，患者前臂上举抱于枕部。

2. **穿刺点选择**　肺部叩诊,或结合影像学定位明确穿刺点,一般常取肩胛线或腋后线第7~8肋间、腋中线第6~7肋间、腋前线第5肋间,叩诊为实音处为穿刺点。包裹性积液主要由X线或超声检查定位,在皮肤上标记穿刺点。

3. **消毒(包外消毒)**　以穿刺点为中心,取聚维酮碘,由内向外进行环形消毒2次,直径15cm左右,注意不要留白,第2次消毒面积略小于第1次。

4. **开包铺巾**　术者检查穿刺包有效期,打开穿刺包的外3层,戴无菌手套,打开穿刺包最内层。覆盖消毒洞巾,洞巾中央正对穿刺点。检查穿刺包内物品,注意胸穿针针头是否变形,与注射器连接后,检查通畅性及密闭情况。

5. **麻醉**　取2%利多卡因,与助手核对药品(包括药品名称及保质期),助手打开安瓿,术者取5ml注射器抽取2~4ml,先于穿刺点处斜刺入皮下,注射形成皮丘后,再沿肋骨上缘,垂直皮肤表面,由表皮至胸膜壁层进行局部浸润麻醉。进针过程间断回抽,回抽未见胸液、血液及气体后,方可注射麻醉药,直至针锋抵抗感突然消失,回抽见胸液即停止进针,拔出麻醉针,记录麻醉进针长度以做穿刺进针参考。

6. **穿刺**　术者取穿刺针,关闭胶管后方开关或用止血钳夹闭胶管后段,保证穿刺针闭合紧密。左手示指与中指固定穿刺部位皮肤,右手持穿刺针,穿刺针针尖斜面向上,沿穿刺点处肋骨上缘缓缓刺入,进针深度参考麻醉进针长度,当针锋抵抗感突感消失时,用止血钳协助固定穿刺针,胶管末端连接注射器,打开开关或止血钳进行回抽。抽满一管后,夹闭后方胶管,排出液体或留标本送检。需抽液减压者再次连接注射器,重复上述操作,术者及助手共同计数抽取次数,以计算抽取液量。

7. **拔针**　穿刺结束嘱患者呼气后屏气,拔出穿刺针,局部消毒并稍用力压迫片刻,覆盖无菌纱布,胶布固定。

8. **术后处理**　术后复原衣物,嘱患者卧床休息,测血压、心率,并观察有无头晕、胸闷等症状。根据临床需要送检标本。按规定进行医疗垃圾分类处理,术后书写穿刺记录。

（五）注意事项

1. 操作前应了解患者心理状态,与患者充分沟通,消除顾虑以取得良好配合。对反复解释仍精神紧张者,可于术前半小时给地西泮10mg,同时予可待因30mg以镇咳止痛。嘱患者穿刺过程中切勿咳嗽、深呼吸或说话,必要时举手或手敲打椅背示意医生。

2. 操作全过程,术者及助手都应密切观察患者的反应,如患者发生头晕、面色苍白、出汗、心悸、气短、晕厥或出现连续性咳嗽等现象时,立即停止抽液,并进行相应处理。

3. 一次抽液不应过多、过快,诊断性抽液50~100ml即可;治疗性减压抽液,首次不超过600ml,以后每次不超过1 000ml;抽气一次不超过1 000ml;如为脓胸,每次尽量抽尽。

4. 留取胸液查找肿瘤细胞,需至少抽取50ml,并取得标本后立即送检,以免细胞自溶。

5. 严格无菌操作,操作中要始终保持胸膜负压,防止空气进入胸腔。

6. 避免在肩胛线第9肋间及腋后线第8肋间以下穿刺,以免损伤腹腔脏器。

7. 操作前后均要测量患者生命体征,操作后嘱患者卧床休息30min。

（六）常见并发症及处理原则

1. **胸膜反应**　表现为患者穿刺过程中出现头昏、面色苍白、出汗、心悸、胸闷、晕厥等症状。患者易发生精神紧张,为血管迷走神经反射增强所致。此时应停止操作,嘱患者平卧,吸氧,心电监护,必要时皮下注射0.1%肾上腺素0.3~0.5ml,并进行其他对症处理。

2. **气胸**　多因穿刺过深,或抽取胸液或气体时患者咳嗽等导致肺损伤。怀疑发生气胸应立即停止操作,予吸氧、心电监护并行影像学检查。少量气胸一般可自行吸收,可先行观察不做特殊处理,有症状者需行胸腔闭式引流术。

3. **复张性肺水肿**　原因为抽液抽气过快,肺组织快速复张所致。多发生于肺复张同时或其后1h内,一般不超过24h。患者表现为持续较剧烈咳嗽、呼吸困难、烦躁、心悸,继而咯大量白色或粉红色泡沫痰,甚至出现休克及昏迷。嘱患者取半卧位,吸氧、心电监护,建立静脉通道,利尿,限制液体量,必要时机械通气等处理。

4. 出血

(1)可为胸壁、肺内、胸腔内出血,多因穿刺针刺伤所致。单纯胸壁皮下出血多为少量,一般无需处理;肺损伤可引起咯血,小量咯血可自止,较严重者按咯血常规处理;如损伤肋间动脉可引起胸壁血肿或血胸,此时应立即停止操作,嘱患者半卧、吸氧、心电监护,建立静脉通道,输液维持循环稳定,必要时输血,甚至开胸探查止血,并进行其他对症处理。

(2)膈肌、腹腔脏器出血,为穿刺部位过低损伤所致,可引起膈肌、肝脏、脾脏、肾损伤,可导致失血性休克,应立即处理,必要时手术治疗。

【胸腔闭式引流术】

(一)适应证

1. 中、大量气胸,开放性气胸,张力性气胸。

2. 气胸经胸膜腔穿刺术后肺未复张者。

3. 气胸合并胸腔内感染,疑有早期脓胸者。

4. 中等量以上血胸、乳糜胸。

5. 大量胸腔积液或持续胸腔积液需彻底引流者。

6. 急、慢性脓胸,胸腔内有脓液未能排出者。

7. 伴支气管胸膜瘘或食管胸膜瘘的脓胸或脓气胸。

8. 开放胸部手术或胸腔镜手术后。

9. 在机械性通气治疗中出现气胸,但仍须进行机械辅助呼吸者。

(二)禁忌证

1. 凝血功能障碍者,血小板计数明显减低并有出血倾向者,或正在接受抗凝治疗者。

2. 肝性胸腔积液,持续引流将导致大量蛋白质及电解质丢失。

3. 结核性脓胸。

(三)术前准备

1. 核对患者信息,术前阅片,明确左右侧。

2. 与患者及家属沟通,交代操作目的、操作大致过程、可能出现的不良反应,并签署知情同意书。告知患者操作过程中勿移动、咳嗽及深呼吸。

3. 器械准备:治疗盘、胸腔闭式引流包(含尖刀片、刀柄、持针器、三角针、线剪、4号丝线、洞巾各一,中弯血管钳2把,纱布及棉球若干)、引流瓶、引流管、聚维酮碘、2%利多卡因、无菌手套、5ml及10ml注射器、胶布、生理盐水、听诊器。

4. 术前测量患者呼吸、脉搏、血压,做胸肺部视、叩、听诊。

5. 术者戴好口罩、帽子,术前洗手。

(四)操作步骤

1. 体位 患者取坐位或斜坡仰卧位。

2. 置管部位选择 通过胸肺部查体,结合胸片、胸部CT或超声检查共同确定,并在胸壁做标记。引流气体肋间切口选择前胸壁锁骨中线第2肋间,引流液体选择腋前线第4、第5肋间或腋中线第6及第7肋间。

3. 开包 检查闭式引流包有效期,打开引流包外3层,戴无菌手套,打开包最内层。

4. 引流瓶准备 助手操作,开启引流瓶包装,倒入500ml生理盐水,长管下端插入水下3~4cm,短管远离水面,或使用一次性胸腔闭式引流瓶。

5. 消毒铺巾 取棉球放入消毒杯,助手协助倒入聚维酮碘。取聚维酮碘棉球以切口处为中心,由内向外进行环形消毒3次,直径15cm,注意不要留白,范围逐渐缩小,但大于洞巾孔径。消毒完成后铺洞巾。

6. 局麻 与助手两人核对麻醉剂(药品名称及保质期),术者取10ml注射器抽取10ml麻醉剂,先于切口处斜刺入皮下,注射形成皮丘,再沿切口方向形成长度2~3cm麻醉区。边进针边间断回抽及注射麻醉剂,沿切口逐层浸润麻醉直至肋骨骨膜。再于肋骨上缘进针,直至回抽有气体或胸液即停止进针,麻醉针退出少许后,将剩余麻醉剂(约总量一半)注入以麻醉胸膜,后拔出麻醉针。

7. 切开、分离

(1)确认麻醉生效后,术者左手固定切开部位皮肤,右手持刀片在麻醉区域皮肤做一长1~2cm切口。

(2)取两把止血钳,在肋骨上缘操作,尖端在切口处交替钝性分离胸壁皮下组织、肌肉直至胸膜。

(3)止血钳尖端刺破胸膜进入胸腔,有突破感时停止用力,此时有气体逸出或液体流出,注意避免止血钳刺入过深损伤胸腔内脏器。

8. 置管

(1)用一把止血钳撑开、扩大创口,另一把止血钳沿长轴夹住引流管前端,顺着撑开的血管钳将引流管送入胸腔。

(2)调整引流管置入深度,确认所有侧孔均在胸腔内。且末端侧孔应在胸腔内3cm左右,距皮缘约5cm。

(3)退出止血钳,助手协助连接引流管和引流瓶,观察连接后水柱波动情况。

9. 缝合皮肤、固定引流管 检查各连接口连接牢固后,取三角针,缝合固定引流管,避免缝住引流管。皮肤切口局部消毒,取无菌纱布做Y形修剪后覆盖于置管处,胶布固定。

10. 术后处理 术后复原衣物,嘱患者卧床休息,测生命体征并观察有无头晕、胸痛、心悸、咳泡沫痰等症状。按规定进行医疗垃圾分类处理,术后书写记录。

观察引流瓶水柱波动情况,保持引流通畅,记录每天液体引流量,每天更换引流瓶,隔天伤口换药,及时复查胸部X线或CT明确肺复张情况及引流管位置。

(五)注意事项

1. 切开部位选择前务必仔细阅读影像学资料,再次核对患者病情,术前胸部体检,明确左右侧,定位要准确,避开浅静脉明显和局部皮肤有感染部位。

2. 局麻时胸膜麻醉应充分,除可减轻疼痛外还可减少胸膜反应发生率。

3. 引流管置入深度要事先标记好。

4. 插管后,助手应立即连接引流管与引流瓶的长管,引流管必须保持通畅。观察引流瓶,如长管内液面随患者呼吸而上下波动,即引流管通畅,如液面波动停止,则表示引流管有堵塞,应调整引流管位置或深度。

5. 细致观察引流物的性状及液量,并做好记录。

6. 首次引流液体不应超过1 000ml,避免发生肺复张后肺水肿或纵隔快速摆动移位。

7. 避免引流管打折、扭曲,引流瓶应始终低于置管平面,尽量不要夹闭引流管。

8. 更换引流瓶时,必须先用血管钳夹闭胸腔引流管,连接好新的引流瓶后方可开启。

9. 告知患者在床上进行翻身、适度肢体活动。鼓励患者术后早下床活动,有利术后恢复,从而争取早期拔管。

(六)常见并发症及处理原则

1. 胸膜反应 表现及处理均同胸膜腔穿刺术。

2. 复张性肺水肿 表现及处理均同胸膜腔穿刺术。

3. 血胸 表现及处理均同胸膜腔穿刺术。

4. 引流不畅 可因引流管插管深度不够或固定不稳,使引流管侧孔未完全在胸腔内,或血凝块堵塞引流管所致,须调整引流管位置,无效重新置管。患者体位不当也可导致,术后常取半卧位,需指导患者进行体位调整。

5. 皮下气肿 因引流管连接不牢产生漏气导致,须调整引流管连接,必要时胸带加压包扎。

6. 感染 留置引流管时间过长,引流不充分或切口处污染均可导致,加强切口局部换药,并严密观察引流液体量及性状,做好记录,做切口局部或胸液细菌培养及药敏试验,合理给予抗感染治疗,争取早日拔管。

(苗 菁 罗 妍)

第二节　腹腔穿刺术

【适应证】

1. **诊断目的**　腹水原因不明,或疑有内出血者。

2. **治疗目的**　大量腹水引起难以忍受的呼吸困难及腹胀者抽腹水减压,需腹腔内注药或腹水浓缩再输人者。

【禁忌证】

1. 有肝性脑病先兆者。

2. 广泛腹膜粘连者。

3. 棘球蚴病及卵巢囊肿者。

4. 凝血功能障碍或血小板重度减少。

5. 伴有严重电解质平衡紊乱。

6. 精神异常或不能配合者。

7. 妊娠中后期。

8. 腹腔内穿刺部位有包块者。

9. 胃肠高度胀气者。

【术前准备】

1. 核对患者信息,再次查阅病历、腹部影像学及相关辅助检查资料。

2. 与患者及家属沟通,说明操作目的、操作注意事项及可能出现的不良反应,并签署知情同意书。

3. 嘱患者术前排空小便,以免穿刺时损伤膀胱。

4. 器械准备:腹腔穿刺包、聚维酮碘、2% 利多卡因、无菌纱布 3 块,无菌棉签或棉球、无菌手套 2 副、5ml 及 50ml 注射器各 1 支、胶布、软尺、盛器,检查所用无菌试管、培养瓶、多头腹带等;如需腹腔内注射,加备所需药品。

5. 术前测量患者呼吸、脉搏、血压,腹部体检,叩诊移动性浊音,确认有腹腔积液,需放液者测量腹围。

6. 术者戴好口罩、帽子,术前洗手。

【操作步骤】

(一)体位

根据病情和需要可取坐位、半卧位、平卧位,尽量取患者舒适、能耐受较长操作时间的体位。对疑为腹腔内出血或腹水量少行诊断性穿刺者,宜取侧卧位。

(二)穿刺点选择

结合腹部叩诊浊音最明显区域及超声探查结果选择穿刺点,常选部位有以下:

1. 左下腹部穿刺点,脐与左髂前上棘连线的中外 1/3 交界处,此处可避免损伤腹壁下动脉,同时此处肠管较游离不易受损。

2. 脐与耻骨联合上缘间连线的中点上方 1cm、偏左或右 1~2cm,此处无重要器官,穿刺较安全。

3. 侧卧位时脐水平线与腋前线或腋中线交点处,此处多适于腹膜腔内少量积液的诊断性穿刺。

(三)消毒

以穿刺点为中心,取聚维酮碘,由内向外进行环形消毒 2 次,直径 15cm 左右,注意不要留白,第 2 次消毒面积略小于第 1 次。

(四)开包、铺巾

打开穿刺包外三层,戴无菌手套后,打开最内面一层,覆盖消毒洞巾,洞巾中央正对穿刺点。检查穿刺包内物品。检查腹穿针是否合格,与注射器连接后检查通畅性及密闭性。

(五)局部麻醉

取 2% 利多卡因,助手协助核对药品(药品名及保质期)并打开安瓿,术者取 5ml,注射器抽取 2~3ml,注射针先于穿刺点斜刺入皮下,注射形成皮丘后,再换垂直方向,自皮肤至腹膜壁层进行局部浸润麻醉。进针过程间断回抽,回抽未见腹水、血液后,方可推注麻醉药,直至针锋抵抗感突然消失,回抽见腹水即停止进针,拔出麻醉针,记录麻醉进针长度以做穿刺进针参考。

(六)穿刺

术者左手固定穿刺部皮肤,右手持针经麻醉处逐层刺入腹壁,待针锋抵抗感突然消失时,提示针尖已穿过腹膜壁层,可进行抽液操作,助手用消毒血管钳固定针头,并协助夹持胶管,术者抽取腹水留样送检并进行放液操作。

诊断性穿刺,可直接用 20ml 或 50ml 注射器及适当针头进行。大量放液时,可用 8 号或 9 号针头,应采取迷路式进针,即穿刺针自穿刺点,由皮肤刺入皮下后,稍向周围移动一下针尖,再刺入腹腔,以避免皮肤与腹膜壁层的针孔在一条直线上。根据具体情况调整放液速度,与助手共同做好计量并取样送检。

(七)术后处理

抽液完毕拔出穿刺针,穿刺点聚维酮碘消毒后,覆盖无菌纱布,稍用力压迫穿刺部位数分钟,用胶布固定,测量腹围、脉搏、血压、检查腹部体征。如无异常情况,送患者回病房,嘱患者卧床休息。观察患者术后反应,按规定进行医疗垃圾分类处理,术后书写穿刺记录。

【注意事项】

1. 术前嘱患者排尿,以免损伤膀胱。

2. 进针速度不宜过快,以免刺破漂浮在腹水中的乙状结肠、空肠和回肠。

3. 放腹水时若流出不畅,可将穿刺针稍作移动或稍变换体位,再行抽吸。

4. 放液不宜过快、过多,肝硬化患者一次放液一般不超过 3 000ml,过多放液可诱发肝性脑病和电解质紊乱。

5. 术中注意观察患者的反应,如有头晕、心悸、恶心、气短、脉搏增快及面色苍白等,应立即停止操作,并对症处理。

6. 大量放液时,需束以多头腹带,并在放液过程中将预先绑在腹部的多头腹带逐渐收紧,以防腹压骤降,内脏血管扩张引起血压下降或休克。

7. 如腹水为血性者,取得标本后应停止抽吸及放液。

8. 术后复原衣物,嘱患者卧床休息,取穿刺部位对侧侧卧位,以免腹水自穿刺孔处外渗,如发生腹水渗漏,可用蝶形胶布粘贴封闭。

9. 放液前后均应测量腹围、脉搏、血压、检查腹部体征,注意观察病情变化。

【常见并发症及处理原则】

1. **肝性脑病与电解质紊乱**　多因穿刺禁忌证掌握不严,或放液量过多、放液速度过快导致。此时应停止操作,予患者吸氧、心电监护,监测患者神志、生命体征、尿量,并按肝性脑病处理,注意维持水电解质、酸碱平衡。

2. **出血、周围脏器损伤**　多因患者有凝血功能障碍,或穿刺动作粗暴不规范导致。术前检查凝血功能,操作规范,动作轻柔,穿刺点选择正确即可避免。穿刺液为血性者,应立即停止操作,建立静脉通道,补液,监测生命体征,必要时输血甚至外科手术等处理。

3. **感染**　多因操作时无菌观念不严格所致。操作应避开局部皮肤感染和破损处,严格无菌操作可避免。如有发生可予合理抗感染治疗。

4. **休克**　放液量过多、速度过快可致。操作时注意控制放液速度和放液量,大量放液时,需束以多头腹带。如有发生,立即停止操作,建立静脉通道、补液、吸氧、监测生命体征等处理。

(苗 菁　罗 妍)

第三节　腰椎穿刺术

【适应证】

(一) 诊断目的

1. 需取脑脊液标本检查以诊断或鉴别诊断疾病,包括脑和脊髓炎症性、血管性疾病,中枢神经系统肿瘤,脱髓鞘疾病等。

2. 脑脊液压力检测及脑脊液动力学检查。

(二) 治疗目的

1. 鞘内给药。

2. 通过脑脊液动态变化判断病情变化及预后,指导治疗。

【禁忌证】

1. 有颅压增高表现或有脑疝征象患者。

2. 疑有后颅窝占位病变。

3. 极度衰竭、病情危重,难以耐受者。

4. 有精神疾病,躁动不安,难以配合者。

5. 穿刺部位附近有感染或开放性损伤。

6. 出血性疾病,有明显出血倾向者,在未纠正前不宜穿刺。

【术前准备】

1. 核对患者信息,术前检查眼底,头颅 CT、MRI 排除禁忌证。

2. 与患者及家属沟通,告知检查目的、操作时注意事项及可能的风险,并签署知情同意书,因穿刺操作时间较长,术前嘱患者排尿。

3. 器械准备:操作盘、腰椎穿刺包、测压管、聚维酮碘、2% 利多卡因、无菌棉签或棉球、无菌手套、5ml 注射器、胶布,检查所需试管等。

4. 再次确认患者病情,明确患者意识状态,测量患者呼吸、脉搏、血压。

5. 术者戴好口罩、帽子,术前洗手。

【操作步骤】

1. **体位**　患者取侧卧位,头部尽量向胸部屈曲,双手抱膝,双膝屈曲紧贴腹部,背部与床面垂直;或助手在患者面前协助患者保持上述体位,使脊柱尽量后突增宽椎间隙以利于进针。关节炎、脊柱侧弯患者也可取坐位进行穿刺。

2. **穿刺点**　两侧髂嵴最高点连线与后正中线交点,此处相当于第 3~4 腰椎间隙,也可在上一腰椎或下一腰椎间隙穿刺,取好穿刺点后标记。

3. **消毒**　以穿刺点为中心,取聚维酮碘,由内向外进行环形消毒 2 次,直径 15cm 左右,注意不要留白,第 2 次消毒面积略小于第 1 次。

4. **开包、铺巾**　检查腰椎穿刺包在保质期内,打开穿刺包外三层,戴无菌手套后,打开穿刺包最内面一层,覆盖消毒洞巾,洞巾中央正对穿刺点。检查穿刺包内物品是否齐全,选择穿刺针(成人使用 9 号,儿童使用 7 号),检查穿刺针通畅性。

5. **局部麻醉**　取 2% 利多卡因,助手协助核对药品(药品名及保质期)并打开安瓿,术者取 5ml 注射器抽吸 2~3ml,先于穿刺点斜刺入皮下,注射形成皮丘后,再转为垂直方向,逐层浸润麻醉,进针过程间断回抽,回抽未见血液后,方可推注麻醉药。

6. **穿刺**　术者左手固定穿刺部位皮肤,右手持穿刺针,自穿刺点垂直背部,针尖向上,穿刺针稍向头部倾斜,缓慢刺入。穿破韧带及硬脊膜时,有阻力突然消失的落空感。缓慢抽出针芯,可见脑脊液流出,成人进针深度约 4~6cm,儿童约 2~4cm。

7. 测压、收集脑脊液　穿刺成功后,将针芯插入,准备好后续所需物品后,再次拔出针芯,需测脑脊液压力者,在放液前先接上测压管测压,正常侧卧位脑脊液压力为 80~180mmH$_2$O 或 40~50 滴 /min,再用无菌试管取脑脊液标本(2~5ml)送检。

如需了解蛛网膜下腔有无阻塞,可做 Queckenstedt 试验(又称压颈试验或梗阻试验)。即测定初压后,由助手先压迫一侧颈静脉约 10s,然后再压另一侧,最后同时按压双侧颈静脉。如压迫颈静脉后脑脊液压力立即迅速升高一倍左右,解除压迫后 10~20s,又迅速降至原来水平,称梗阻试验阴性,提示蛛网膜下腔通畅;如压迫颈静脉后,不能使脑脊液压力升高,则为梗阻试验阳性,提示蛛网膜下腔完全阻塞;如施压后压力缓慢上升,放松后又缓慢下降,提示有不完全阻塞。凡颅内压增高或疑有后颅窝占位病变者,禁做此试验。

8. 拔针　插回针芯,拔出穿刺针,覆盖无菌纱布,按压 2min 左右,胶布加压固定。

9. 术后处理　术后嘱患者去枕平卧 4~6h,以免引起术后低颅压头痛,观察有无不适,嘱患者 3d 内伤口敷料保持干燥。根据临床需要送检标本,按规定进行医疗垃圾分类处理,术后书写穿刺记录。

【注意事项】

1. 严格掌握禁忌证,凡疑有颅内压升高者必须先做眼底检查,如有明显视神经盘水肿或有脑疝先兆者,禁做穿刺。

2. 穿刺时注意观察患者反应,如出现呼吸、脉搏、面色异常等,应立即停止操作,并视病情做相应处理。

3. 穿刺时穿刺针应与背部垂直,同时针尖方向略倾斜向头部,以适应椎间隙解剖结构,增加穿刺成功概率;另针尖斜面向上,避免损伤硬脊膜纤维。

4. 穿刺针进针宜缓,如进针过程中遇阻,应将穿刺针退至皮下,但不能拔出,调整角度后再进行穿刺。

5. 抽出针芯时应缓慢,以防脑脊液迅速涌出,造成脑疝。

6. 取脑脊液送检时,第一管标本不宜送检常规和细胞学检查,以免穿刺所致损伤干扰检查结果。

7. 鞘内给药时,注射药物前应先放出 3~5ml 脑脊液(拔出针芯,脑脊液自然滴出至无菌试管内),然后再缓慢注入等量药液,边推边轻缓回抽,以不断用脑脊液稀释药物,避免化学性脑膜炎发生,一般 10min 左右完成给药。

【常见并发症及处理原则】

1. **腰椎穿刺后头痛**　为最常见并发症,多见于穿刺后 24h。患者表现为平卧或头低位时,头痛较轻或不显,坐起后头痛明显加剧,多为前额、枕部跳痛,可持续 1 周,可能为穿刺时脑脊液放液过多导致脑组织牵拉移位所致。穿刺时尽量选用细针,避免多次穿刺,确保患者术后去枕平卧 4~6h,并多饮水可预防。

2. **脑疝**　为最严重并发症,在穿刺过程中或术后数小时内发生。多见于颅内压增高患者,故术前应严格掌握适应证。如高颅压患者因诊断要求必须行腰椎穿刺术,术前必须进行使用脱水剂以降低颅内压的处理。

3. **神经根损伤**　神经根损伤少见,主要表现穿刺中,突发下肢麻木或疼痛,应立即停止穿刺,一般不需特殊处理。

4. **颅内感染**　颅内感染少见,严格无菌操作即可避免。

5. **出血**　见于有凝血功能障碍或正在接受抗凝治疗的患者,可导致蛛网膜下腔出血或硬膜下腔出血,一般出血量较少,无临床症状,无需特殊处理。

（苗　菁　罗　妍）

第四节 骨髓穿刺术、骨髓活检术

【骨髓穿刺术】

(一)适应证

1. 诊断目的

(1)用于各种造血系统疾病的诊断、鉴别诊断(不明原因的各种血细胞数量或形态异常)。

(2)不明原因发热,肝、脾、淋巴结肿大,不明原因骨痛的诊断与鉴别诊断。

(3)某些寄生虫病,如疟疾、黑热病等,骨髓涂片可发现寄生虫。

(4)部分感染性疾病,骨髓培养可帮助查找病原体。

2. 治疗目的

(1)干细胞移植获取骨髓细胞。

(2)血液病治疗过程中,观察疗效,指导治疗,了解预后。

(二)禁忌证

1. 血友病等凝血功能明显异常者。

2. 妊娠晚期的妇女。

3. 小儿及不合作者。

(三)术前准备

1. 核对患者信息,与患者及家属沟通,告知检查目的、穿刺取材有可能不成功及操作中的注意事项、可能出现的并发症,并签署知情同意书。

2. 器械准备:骨髓穿刺包、聚维酮碘、2%利多卡因、无菌棉签、无菌手套、5ml及10ml或20ml注射器各一支、胶布、玻片等。

3. 术前再次确认患者病情,测量患者呼吸、脉搏、血压。

4. 术者戴好口罩、帽子,术前洗手。

(四)操作步骤

1. 体位 胸骨及髂前上棘穿刺时,取仰卧位,胸骨穿刺还需背后垫枕头,以使胸部稍突出;髂后上棘穿刺时,应取侧卧位;腰椎棘突穿刺时,取坐位或侧卧位。

2. 穿刺点选择

(1)髂后上棘:位于骶椎两侧、臀部上方骨突出部位,此处骨皮质较髂前上棘薄,骨面更平整,为最常选取的穿刺部位。

(2)髂前上棘:常取髂前上棘后上方1~2cm处,此处骨面较平,容易固定穿刺针,操作方便安全。

(3)胸骨柄:此处骨髓含量丰富,当前述部位穿刺失败时,需作胸骨柄穿刺,但此处骨质较薄,其后有心房及大血管,需严防穿透发生危险。

(4)腰椎棘突:位于腰椎棘突凸出处,极少选用。

3. 消毒 以穿刺点为中心,取聚维酮碘,由内向外进行环形消毒2次,直径15cm左右,注意不要留白,第2次消毒面积略小于第1次。

4. 开包、铺巾 检查骨髓穿刺包是否在保质期内,打开穿刺包外三层,戴无菌手套,打开最内面一层,覆盖消毒洞巾,洞巾中央正对穿刺点。检查穿刺包内物品,注意穿刺针针头是否变形,与注射器连接后,检查穿刺针通畅及密闭情况。

5. 麻醉 取2%利多卡因,助手协助核对药品(药品名及保质期),打开安瓿,术者持5ml注射器抽取3~5ml麻醉剂,用左手拇、示指固定穿刺部位皮肤,针尖先于穿刺点斜刺入皮下,注射形成皮丘后,再垂直皮肤表面,由表皮至骨膜进行局部浸润麻醉。进针过程间断回抽,回抽未见血液方注射麻醉药,直至针尖抵达骨膜。再以穿刺点为中心,在四周骨膜进行环形多点麻醉,完成后拔针。

6. 穿刺　根据麻醉进针长度,将骨髓穿刺针固定器固定在适当长度上,髂骨穿刺 1.5~2cm,肥胖者可适当调长,胸骨柄穿刺约 1cm。左手拇、示指固定穿刺部位皮肤,右手持穿刺针于骨面先垂直刺入(若为胸骨柄穿刺,穿刺针与骨面呈 30°~40° 角斜行刺入),穿刺针尖抵达骨膜后,再左右旋转,缓缓钻入骨质,当感到阻力消失,检查穿刺针固定在骨内,表示穿刺针已进入骨髓腔。

7. 抽取骨髓液　取干燥的 10ml 或 20ml 注射器,将注射器内栓向后退出少许,拔出穿刺针针芯,接上注射器,适当力度抽吸,髓液抽吸量不超过 0.2ml 为宜。取下注射器,保持注射器乳头向下,将骨髓液滴于玻片上,由助手迅速制作涂片 5~6 张,并取手指末端血制作 2~3 张外周血片,送检细胞形态学检查。需作骨髓培养者,在骨髓涂片完成后,穿刺针尾部连接 5ml 注射器,抽吸骨髓液 1~2ml 注入培养瓶内。

抽吸骨髓液时,患者多有尖锐酸痛感,应在抽吸前告知并予以安抚,避免患者挪动体位。

8. 拔针　插回针芯,轻微转动,拔出穿刺针,覆盖无菌纱布,按压 2min 左右,胶布加压固定。

9. 术后处理　术后嘱患者卧床休息,观察有无不适,嘱患者 3d 内伤口敷料保持清洁、干燥。根据临床需要送检标本,按规定进行医疗垃圾分类处理,术后书写穿刺记录。

(五) 注意事项

1. 术前应作凝血功能检查,注意血友病等有明显凝血异常者,未纠正前禁止操作。

2. 注射器与穿刺针必须干燥,以免造成溶血。

3. 穿刺针进入骨质后,避免摆动过大,以免折断。如感骨质坚硬,难以突破,应考虑大理石骨病可能,不可强行进针,及时行骨骼 X 线检查,明确诊断。

4. 为避免穿刺时穿刺针从骨面上滑脱,旋转穿刺进入骨质时,应向下的力量大于左右旋转的力量。

5. 胸骨穿刺不能垂直进针,避免用力过猛,以防穿透内侧骨板,造成心脏及大血管损伤,危及生命。

6. 抽吸骨髓液时,抽吸量不宜过多,以防骨髓液稀释,影响检查结果。

7. 如抽吸未见骨髓液,可能是穿刺针腔被穿刺损伤组织碎片填塞,也可能是进针太深或太浅致针尖未在髓腔内,可重新插上针芯,在原位稍加旋转再刺入少许或再退出少许,再行抽吸可抽出髓液。

8. 抽吸骨髓液时,注射器内栓务必先退 1cm 左右,以防拔针时因腔内负压,致抽出的髓液回吸,如再次抽吸会使髓液稀释,影响检查结果。

9. 取得骨髓液待转移至玻片前,应始终保持注射器乳头向下,滴后立即涂片,以防髓液凝固。

(六) 常见并发症及处理原则

1. 干抽或取材不佳　可更换部位再穿,其他部位穿刺失败需做胸骨穿刺,多次失败者做骨髓活检。

2. 胸骨内侧骨板穿透,心脏大血管损伤　为胸骨穿刺时用力过猛或穿刺过深所致,临床罕见,但是极度危险。穿刺时按标准、调整固定穿刺针长度非常重要,操作时缓慢旋转进针,控制用力。一旦发生,立即停止操作,建立静脉通道,心电监护,补液,必要时输血,甚至外科手术治疗。

3. 穿刺针折断　罕见,多因穿刺针进入骨质后摆动过大或患者骨质坚硬强行进针所致。防止穿刺时动作粗暴,勿强行进针即可避免。如有发生,先试用无菌血管钳夹出,无效即进行外科处理。

【骨髓活检术】

(一) 适应证

1. 多次骨髓穿刺抽吸取材失败者。

2. 血细胞减少需判定骨髓增生程度及其病因者,考虑骨髓纤维化、真性红细胞增多症、原发性血小板增多症、骨髓增生异常综合征、淋巴瘤、多发性骨髓瘤、淀粉样变性、肉芽肿病、肿瘤骨转移等,需对骨髓状态进行更细致、全面了解者。

3. 协助诊断某些骨病或骨髓疾病,如囊状纤维性骨炎、骨纤维发育异常症、畸形性骨炎(Paget 病)、骨软化症、骨髓真菌感染等。

(二) 禁忌证

同骨髓穿刺术。

(三) 术前准备

1. 核对患者信息,与患者及家属沟通,告知检查目的、操作中注意事项及可能出现的并发症,并签署知情同意书。

2. 器械准备:骨髓穿刺包、骨髓活检针、盛有 4% 甲醛固定液或 95% 乙醇的小瓶、聚维酮碘、2% 利多卡因、无菌棉签、无菌手套、5ml 注射器、胶布、消毒盘等。

3. 术前再次确认患者病情,测量患者呼吸、脉搏、血压。

4. 术者戴好口罩、帽子,术前洗手。

(四) 操作步骤

1. **体位**　髂前上棘穿刺时取仰卧位,髂后上棘穿刺时取侧卧位。

2. **穿刺点选择**　一般选用髂后上棘或髂前上棘。

3. **消毒**　具体同骨髓穿刺术。

4. **开包、铺巾**　具体同骨髓穿刺术。

5. **麻醉**　具体同骨髓穿刺术。

6. **穿刺**

(1)将活检针带有内芯的手柄插入针管。

(2)左手拇指和示指固定穿刺点皮肤,右手持活检针手柄,自穿刺点先直刺,抵达骨面后保持垂直骨面方向,左右旋转将活检针钻入骨髓腔。

(3)拔出手柄,连接好接柱(根据患者具体情况连接1~2节,使活检针管延伸1.5~2cm),后再插入内芯手柄。

(4)按顺时针方向转动骨髓活检针的手柄,使活检针深入骨髓腔约 1cm 左右,此过程可感受到活检针前端沟槽切削骨组织的摩擦感,再按顺时针方向继续转动 360°,将骨髓组织离断。

(5)保持顺时针方向旋转退针至体外。

(6)消毒,覆盖无菌纱布,局部压迫片刻止血,胶布加压固定。

7. **取材**　取出穿刺针后先取下手柄,然后取下接柱,再将手柄插入活检针的针管,用手柄前端的针芯,将骨髓标本推出针管。将标本置于盛有 4% 甲醛或 95% 乙醇的小瓶中送检。

8. **术后处理**　术后嘱患者卧床休息,观察有无不适,嘱患者 3d 内伤口敷料保持干燥。送检标本,按规定进行医疗垃圾分类处理,术后书写活检操作记录。

(五) 注意事项

1. 术前应做凝血功能检查,对有出血倾向患者尤需注意。

2. 开始进针时不宜过深,否则不易取得骨髓组织。

3. 穿刺取材时注意进针及退针均应为相同方向,"同向进,同向出",否则会导致切削分离的骨髓组织滑脱无法取出。

4. 取得的骨髓组织,以长 1cm 左右,且连续不破碎为佳(长度计算不包括骨皮质),有助于全面了解骨髓组织的情况。

5. 因骨髓活检针内径较粗,不易控制骨髓液量,不建议用此方法抽吸骨髓液涂片送检。

（苗　菁　罗　妍）

附表 6-3-1　胸膜腔穿刺术(胸腔积液)操作评分表

项目	操作要求	分值	得分
术前准备 (15分)	核对患者信息,表明身份、告知患者检查目的,简要询问过敏史、术前签署知情同意书	5	
	准备物品并备物齐全:胸腔穿刺包、聚维酮碘、2% 利多卡因、无菌棉签或棉球、无菌手套、5ml 及 50ml 注射器各一支、胶布、胸液检查所需试管及培养瓶(分别用于胸腔积液常规、生化、病原学、病理检测)等。	5	
	告知患者配合注意事项。体位要求,避免挪动,避免剧烈咳嗽,避免说话及深呼吸,有头晕、心悸、气促、欲咳嗽等不适应及时举手示意或敲击椅背	5	

续表

项目		操作要求	分值	得分
操作 (85分)	操作过程(70分)	术前测血压、脉搏、呼吸(口述)	1	
		取好体位(口述)	2	
		明确左右侧,肺部叩诊	2	
		选择穿刺点(口述),标记	2	
		戴好帽子及口罩,术前洗手(可口述)	3	
		消毒:以穿刺点为中心,聚维酮碘环形扩展消毒2次,直径至少15cm,从中心向四周展开,第2次消毒面积小于第1次	2	
		检查穿刺包,打开穿刺包外面三层	2	
		戴无菌手套,打开穿刺包最内面一层	3	
		铺巾	2	
		与助手核对麻醉剂(药品名、保质期)。	1	
		在助手协助下,术者取5ml注射器抽取2%利多卡因2~3ml。	2	
		穿刺点处先斜行进针,皮下注射形成皮丘,后注射针垂直皮肤表面,沿肋骨上缘徐徐刺入	4	
		进针过程间断回抽注射器,确认无血液及气体、胸液吸出后,注射麻醉药,逐层浸润至胸膜	3	
		突破胸膜有液体吸出后拔针,记录进针深度	2	
		检查胸腔穿刺针合格,止血钳夹闭乳胶管或关闭胶管上开关	3	
		根据麻醉时进针深度在穿刺针上估算出穿刺深度	1	
		左手固定皮肤,右手持穿刺针,在麻醉区域自穿刺点,针尖斜面向上,沿所在肋间的肋骨上缘,垂直皮肤,徐徐刺入,有落空感后停止穿刺,回抽见胸液引出。如无胸水抽出,止血钳夹闭乳胶管后再进针少许或调整方向后再回抽(未抽出胸水者扣5分,反复拔针进针者每增加1次扣1分,最多扣5分)	10	
		嘱助手用止血钳固定穿刺针	2	
		将穿刺针胶管后端连接50ml注射器,连接好后松开止血钳或打开开关,回抽胸液	3	
		注射器抽满时,需先用止血钳夹闭胶管,再取下注射器排空,之后根据需要可再次将注射器连接乳胶管,打开止血钳,重复循环上述操作(可口述)	2	
		留取标本,将胸液注入试管中。需继续放液者,术者与助手共同计数胸液液量	3	
		拔出穿刺针,局部消毒,压迫片刻,无菌敷料覆盖,胶布固定	4	
		穿刺过程注意观察患者反应,注意有无气促、胸闷、心悸、头晕、面色苍白、出汗等(观察项目可于操作结束后,由老师进行提问,如操作过程中完全未体现有观察行为者此项不得分)	3	
		术后嘱患者平卧休息,测量心率、呼吸、血压,观察术后有无不适	3	
		按规定处理穿刺后物品,清理环境,术后书写穿刺记录(口述)	5	

项目		操作要求	分值	得分
操作 (85分)	综合素质(15分)	手法规范,动作稳、准,操作流畅、无遗漏	5	
		爱护患者,操作时动作轻柔,注意术中保护患者隐私及保暖、术后衣物还原等,操作时态度认真严谨,沟通时态度亲切有礼	5	
		8min 内完成得 5 分,8min 后每增加 30s 扣 1 分,要求 10min 内完成,超过 10min 此项不得分(计时从操作开始,至报告评委操作完毕止) 实际用时:( )	5	
合计			100	

附表 6-3-2　腹腔穿刺术操作评分表

项目		操作要求	分值	得分
术前准备 (15分)		核对患者信息,表明身份、告知患者检查目的,简要询问过敏史、术前签署知情同意书	5	
		准备物品并备物齐全:腹腔穿刺包、聚维酮碘、2% 利多卡因、无菌棉签或棉球、无菌手套、5ml 及 50ml 注射器各一支、胶布、无菌试管数支(分别用于腹腔积液常规、生化、病原学、病理检测)、皮尺等	5	
		告知患者配合注意事项:体位要求,术前排空膀胱,避免挪动,有头晕、心悸、气促等不适应及时告知	5	
操作 (85分)	操作过程(70分)	术前测血压、脉搏、呼吸、腹围(口述)	2	
		腹部叩诊检查移动性浊音(体检结合口述)	1	
		取好体位(口述)	1	
		穿刺点选择(口述)	2	
		标记穿刺点	1	
		戴好帽子及口罩,术前洗手(可口述)	2	
		消毒:以穿刺点为中心,聚维酮碘从内向外环形扩展消毒两次,直径至少 15cm,第 2 次消毒面积小于第 1 次,注意不要留白	4	
		核对穿刺包,打开穿刺包外面三层	1	
		戴无菌手套,打开穿刺包最内面一层	3	
		铺巾	2	
		与助手核对麻醉剂(药品名、保质期)	1	
		在助手协助下,术者取 5ml 注射器抽取 2% 利多卡因 2~3ml。	2	
		在穿刺点处先斜行进针,皮下注射形成皮丘,后垂直皮肤表面徐徐刺入	4	
		进针过程间断回抽注射器,确认无血液及气体、腹水吸出后,注射麻醉药,逐层浸润至腹膜	3	
		突破腹膜有液体吸出后拔针,记录进针深度	2	
		检查穿刺针,止血钳夹闭乳胶管末端	2	
		根据麻醉时进针深度,在穿刺针上估算出穿刺深度	1	

续表

项目		操作要求	分值	得分
操作 (85分)	操作过程(70分)	左手固定皮肤,右手持穿刺针,在麻醉区域自穿刺点,针尖垂直皮肤刺入,如系穿刺放液,则迷路式进针,有落空感后停止穿刺,打开止血钳,回抽可见腹水。如有落空感后,回抽未见腹水,可用止血钳夹闭乳胶管后,再进针少许或调整针尖方向后再次回抽(未抽出腹水者扣4分,反复拔针进针者每增加1次扣1分,最多扣4分)	8	
		用止血钳固定穿刺针	2	
		取50ml注射器连接乳胶管,松开止血钳或打开开关抽取腹水,速度不宜过快	5	
		注射器抽满时,需先用止血钳夹闭胶管,再取下注射器排空,之后根据需要可再次将注射器连接乳胶管,打开止血钳,循环上述操作	4	
		留取标本,将腹水注入试管中,做好标记送检,需继续放液者,术者与助手共同计数抽液液量	2	
		拔出穿刺针,局部消毒,压迫片刻,无菌敷料覆盖,胶布固定	3	
		穿刺过程注意观察患者反应,注意有无气促、胸闷、心悸、头晕、面色苍白、出汗等(观察项目可操作完后由老师提问,如操作过程中未表现有观察行为者此项不得分)	2	
		术后嘱患者卧床休息,测量呼吸、脉搏、血压、腹围,观察术后有无不适。嘱患者保持伤口敷料清洁干燥3d,避免向穿刺点方向侧卧	5	
		按规定处理穿刺后物品,清理环境,术后书写穿刺记录(口述)	5	
	综合素质(15分)	手法规范,动作稳、准,操作流畅、无遗漏	5	
		爱护患者,操作时动作轻柔,注意术中保护患者隐私及保暖、术后衣物还原等,操作中时刻注意患者的反应,操作时,态度认真严谨,沟通时态度亲切,有礼貌	5	
		6min内完成得5分,6min后每增加30s扣1分,要求8min内完成,超过8min此项不得分(计时从操作开始,至报告评委操作完毕止)实际用时:(　　　)	5	
合计			100	

附表6-3-3　腰椎穿刺术操作评分表

项目		操作要求	分值	得分
术前准备 (15分)		核对患者信息,术前已排除高颅压可能,表明身份、告知患者检查目的,简要询问过敏史,术前签署知情同意书	5	
		备物齐全:操作盘、腰椎穿刺包、测压管、聚维酮碘、2%利多卡因、无菌棉签或棉球、无菌手套、5ml注射器、胶布、检查所需试管等	5	
		告知患者术中配合注意事项:体位要求、避免挪动、有不适及时告知	5	
操作 (85分)	操作过程 (70分)	术前测血压、脉搏、呼吸(口述)	2	
		协助患者取好体位(口述)	2	
		选择穿刺点(口述),标记穿刺点	2	
		戴好帽子及口罩,术前洗手(可口述)	3	
		消毒:以穿刺点为中心,聚维酮碘由内向外环形扩展消毒两次,直径至少15cm,第2次消毒面积小于第1次,注意不要留白	4	

项目		操作要求	分值	得分
操作 (85分)	操作过程 (70分)	检查穿刺包,开包,打开穿刺包外面三层	2	
		戴手套,并打开穿刺包最内面一层	3	
		铺巾,助手协助固定	2	
		与助手核对麻醉剂(药品名、保质期)	1	
		在助手协助下,术者取 5ml 注射器抽取 2% 利多卡因 2~3ml。	2	
		麻醉针自穿刺点先斜行进针,皮下注射形成皮丘,再垂直皮肤表面,自椎间隙徐徐刺入	4	
		刺入过程中间断负压回抽,确认无血液吸出,逐层浸润麻醉至刺入韧带	3	
		检查穿刺针合格	2	
		左手固定皮肤,右手持穿刺针垂直背部自皮丘处缓慢进针,注意穿刺针向头部方向倾斜,针尖斜面与身体长轴平行	4	
		进针有突破感后,拔出针芯看是否有脑脊液流出。口述进针深度:成人深度约 4~6cm。如未见脑脊液,可将针芯插入,再行进针或轻轻旋转调整方向,直至脑脊液流出(如穿刺未见脑脊液流出者扣 4 分,反复拔针进针者每增加 1 次扣 1 分,最多扣 4 分)	8	
		接上测压管测脑脊液压力	5	
		留取脑脊液 2~5ml 注入试管中,每管 1ml	2	
		脑脊液标本做好分类、标记(第一管做病原生物学检查,第二管做生化检查,第三管做一般性状和细胞学检查,第四管根据患者情况做特异性化验)	4	
		拔除穿刺针,局部消毒,压迫片刻,无菌敷料覆盖,胶布固定	3	
		穿刺时注意观察患者的反应,询问患者有无不适(观察项目操作完成后,回答评委提问,如操作过程中完全未体现有观察行为者此项不得分)	2	
		穿刺后嘱患者去枕平卧 4~6h	2	
		测量心率、呼吸、血压,观察术后有无不适	3	
		按规定处理穿刺后物品,清理环境,术后书写穿刺记录(口述)	5	
	综合素质 (15分)	手法规范,动作稳、准,操作流畅、无遗漏。	5	
		爱护患者,操作时动作轻柔,注意术中保护患者隐私及保暖、术后衣物还原等,操作中时刻注意患者的反应,操作时态度认真严谨,沟通时态度亲切,有礼貌	5	
		8min 内完成得 5 分,8min 后每增加 30s 扣 1 分,限时 10min,超过 10min 此项不得分(计时从操作开始,至报告评委操作完毕止)实际用时:(　　)	5	
合计			100	

附表 6-3-4 骨髓穿刺术操作评分表

项目	操作要求	分值	得分
术前准备 (15分)	核对患者信息,表明身份,告知患者检查的目的,简要询问过敏史,术前排除凝血功能障碍,签署知情同意书	6	
	备物齐全:骨髓穿刺包、聚维酮碘、2% 利多卡因、无菌棉签、无菌手套、5ml 及 10ml 或 20ml 注射器各 1 支、胶布、玻片等	5	
	告知患者检查目的,配合注意事项:体位要求,避免挪动,有不适及时告知	4	

续表

项目		操作要求	分值	得分
操作 (85分)	操作过程 (70分)	取好体位	1	
		穿刺点选择	2	
		戴好帽子及口罩,术前洗手(可口述)	3	
		消毒:以穿刺点为中心,聚维酮碘由内向外环形扩展消毒两次,直径至少15cm,,第2次消毒面积小于第1次,注意不要留白	4	
		核对穿刺包,打开穿刺包外面三层	2	
		戴无菌手套,打开穿刺包最内面一层	3	
		铺巾	2	
		与助手核对麻醉剂(药品名、保质期)	1	
		在助手协助下,术者取5ml注射器抽取2%利多卡因2~3ml	2	
		左手固定穿刺点周围皮肤,右手持麻醉针于穿刺点局部皮下注射形成皮丘,后注射器垂直皮肤表面徐徐刺入	3	
		刺入过程中间断负压回抽,确认无血液吸出后注射麻醉药	2	
		逐层浸润麻醉至骨膜,以穿刺点为中心,对骨膜进行多点麻醉	3	
		拔针后,记录进针深度	1	
		检查骨髓穿刺针	2	
		根据麻醉时进针深度,在穿刺针上估算出穿刺深度,调好固定器,报告穿刺针应调节的长度	5	
		沿麻醉区域自穿刺点,左手固定穿刺部位皮肤,右手持穿刺针,垂直骨面方向进针,不要旋转穿刺针(避免过多损伤软组织)	5	
		穿刺针接触骨面后,再左右旋转穿刺针进入骨质,有穿刺阻力突减感,穿刺针固定于骨内后停止穿刺	5	
		拔出穿刺针针芯置于无菌区,接上干燥的10ml或20ml注射器,将注射器内栓预先退出少许,回抽骨髓液0.1~0.2ml。如未见骨髓液,将针芯插入穿刺针,再进针少许或左右旋转后,拔出针芯再行抽吸	7	
		将抽出的骨髓液滴于载玻片上,嘱助手立即涂片4~6张,做好标记送检	3	
		插入针芯后拔针	2	
		局部消毒,压迫1~3min,无菌敷料覆盖,胶布固定	2	
		取2~3张外周血涂片,做好标记一同送检(口述)	2	
		穿刺术中、术后注意观察患者有无不适,嘱患者术后休息,保持穿刺部位敷料清洁、干燥3d	3	
		按规定处理穿刺后物品,清理环境,术后书写穿刺记录(口述)	5	
	综合素质 (15分)	手法规范,动作稳、准,操作流畅、无遗漏	5	
		爱护患者,操作时动作轻柔,注意术中保护患者隐私及保暖、术后衣物还原等,操作中时刻注意患者的反应,操作时态度认真、严谨,沟通时态度亲切,有礼貌	5	
		6min内完成得5分,6min后每增加30s扣1分,限时8min,超过8min此项不得分(计时从操作开始,至报告评委操作完毕止)实际用时:(　　　)	5	
合计			100	

第四章

插管术及相关检查技术

胃管置入术、三腔二囊管止血术、导尿术及清洁灌肠术等插管技术都是为了达到诊断、治疗、预防疾病的目的,本章节着重介绍这些插管技术的操作规范。

第一节　胃管置入及相关技术

【胃管置入术(gastric tube insertion)】

(一) 目的

1. 胃内灌注食物及给药。

2. 抽吸胃内容物或胃液。

3. 清洁胃腔。

(二) 适应证

1. 各种原因造成的无法经口进食而需鼻饲者。

2. 清除胃内毒物。

3. 进行胃液检查。

4. 胃肠减压。

5. 上消化道出血患者出血情况的观察和治疗。

6. 上消化道穿孔。

7. 部分腹部手术前准备。

(三) 禁忌证

1. 严重颌面部损伤。

2. 食管腐蚀性损伤。

3. 食管梗阻及憩室。

4. 精神异常。

5. 极度不合作的患者。

6. 鼻咽部有癌肿或急性炎症。

7. 食管静脉曲张。

（四）操作前准备

1. 患者准备

（1）核对患者：核对患者腕带、床头（尾）卡。

（2）体格检查，询问病史，向患者和家属解释置入胃管的目的、操作过程、可能的风险，查看有无操作禁忌证。

（3）了解患者的意识状态，评估患者鼻腔是否通畅，有无炎症及鼻中隔偏曲、息肉等。

（4）告知需要配合的事项（操作过程中如出现恶心、心慌等不适及时报告，指导配合做深呼吸和吞咽动作）。

2. 用物准备

（1）治疗车上层

1）鼻饲包：内含胃管 1 条、治疗碗 1 个、弯盘 1 个、30ml 或 50ml 注射器 1 个、治疗巾 1 块、镊子 1 把、压舌板 1 个、纱布 2 块、止血钳 1 把、液体石蜡棉球。

2）其他：棉签 1 包、胶布 1 卷、听诊器 1 个、无菌手套 1 副、手电筒、橡皮圈、别针、手消毒液。

（2）治疗车下层：生活垃圾桶、医用垃圾桶、锐器盒。

3. 操作者准备

（1）操作者洗手，戴帽子、口罩。

（2）了解患者病情、置管目的，观察鼻腔通气是否顺畅。

（3）掌握胃管置入操作相关知识、并发症的诊断与处理。

（五）操作方法

1. 备齐用物至患者床旁，核对患者信息。

2. 协助患者取适当体位，打开鼻饲包，取治疗巾铺于颌下，弯盘放于患者的口角处，清洁鼻腔。

3. 戴手套，测量胃管插入长度（从鼻尖到耳垂，从耳垂到剑突的距离。成人一般 45~55cm，婴幼儿 14~18cm），做好标记。

4. 用液体石蜡棉球润滑胃管前端，左手持纱布托住胃管，右手持止血钳或镊子夹持胃管前端，由鼻孔缓缓插入，当胃管达咽喉部时（10~15cm），告知患者做吞咽动作，伴随吞咽活动逐步插至胃管标记位置。

5. 判断胃管是否位于胃内

（1）将胃管插入预定长度后，用无菌注射器接于胃管末端回抽，若有胃液抽出，表明胃管已置入胃内。

（2）将导管末端放入盛有温水的治疗碗中，观察有无气泡逸出，若无气泡逸出，表示胃管未误入气管内。

（3）用无菌注射器将 10~20ml 空气注于胃管内，同时将听诊器置于患者上腹部，听到气过水音时，表明胃管已置入胃内。

6. 固定：置管完毕后，用胶布固定于鼻翼两侧及颊部。需长期鼻饲时，可将胃管末端反折，纱布包好用橡皮圈扎紧，别针固定于枕旁或患者的衣服上。

（六）注意事项

1. 有义齿患者应先取下义齿，配合者取半坐位或坐位，无法坐起者取右侧卧位，昏迷患者取去枕平卧位，头向后仰。

2. 插管时动作轻柔，以免损伤食管黏膜，尤其在通过食管 3 个狭窄部位（环状软骨水平处、平气管分叉处、食管通过膈肌处）。

3. 胃管插至 10~15cm 时（咽喉部），若患者清醒嘱其做吞咽动作；昏迷患者，为提高插管成功率，可用左手托起头部，尽量使患者下颌靠近胸骨，以增大咽喉部通道的弧度，便于胃管顺利通过（图 6-4-1）。

4. 插入胃管过程中，如果患者出现呛咳、呼吸困难、发绀等，表明胃管误入气管，应立即拔出胃管，待患者休息片刻后重插。

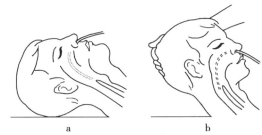

图 6-4-1　昏迷患者插管示意图

（七）并发症的预防及处理

1. 误入气管　多见不合作或不能合作的患者。不合作患者,由于咳嗽反射,可及时发现。不能合作的患者如少数昏迷者气管对刺激的反应较弱,易误入气管,不易被发现。一旦误入气管应立即拔出,操作前应积极争取患者合作,在置入胃管后和灌注前须用多种方法验证胃管在胃内。

2. 胃食管反流和误吸　胃管留置时间过长可导致食管下段括约肌松弛,引起胃酸反流,同时由于昏迷和颅脑损伤的患者多为仰卧位,不能吞咽唾液分泌物,易将反流的胃内容物误吸入呼吸道,引起肺部感染。对于胃食管反流的患者,可抬高床头,应用抑酸及促进胃动力药物。长期卧床患者应积极排痰,发生吸入性肺炎可使用抗生素治疗。

3. 鼻咽部黏膜损伤出血　插管动作粗暴或留置胃管时间过长容易导致鼻腔出血。插管时应充分润滑胃管,动作轻柔,插管时如一侧插管阻力过大,应考虑更换对侧鼻腔,避免强行插入。出血症状轻时可局部应用收缩血管药物,出血多时请耳鼻喉科协助处理。长期留置胃管者应定期观察鼻腔黏膜情况,鼻胃管应固定稳妥,减少胃管在鼻腔移动对鼻咽黏膜的摩擦,如有黏膜糜烂及时处理。

4. 恶心、呕吐　鼻腔及咽喉部神经分支对刺激较敏感,置入胃管时和置入胃管后常出现恶心、呕吐等症状。在插管时应动作轻柔,当胃管达到咽喉部时应适当加快速度使胃管顺利通过咽喉部。

【胃液采集术（gastric juice collection）】

胃液采集术是通过胃管采集胃液进行检查的一种方法。

（一）目的

1. 了解胃分泌功能和排空状况。

2. 抑酸药、抗胃泌素治疗效果评价。

3. 协助诊断胃内有无出血、细菌感染等情况。

（二）禁忌证

1. 食管肿瘤、食管狭窄,肝硬化并发食管静脉曲张、溃疡病并发出血。

2. 严重高血压、冠心病。

3. 某些传染病。

4. 不能合作者。

（三）操作前准备

1. 患者准备　术前禁饮食、禁药、禁烟 8h 以上,一般在晨间进行。向患者及家属解释操作目的、过程及操作中配合方法。

2. 评估　患者的年龄、病情、意识、鼻腔的通畅性、心理状态及合作程度。

3. 环境准备　环境清洁,无异味。

4. 操作者准备　衣帽整洁,修剪指甲,洗手,戴口罩。

5. 用物准备

（1）治疗车上层:

1）鼻饲包:内含胃管 1 条、治疗碗 1 个、弯盘 1 个、50ml 注射器 1 个、治疗巾 1 块、镊子 1 把、压舌板 1 个、纱布 2 块、止血钳 1 把、液体石蜡棉球。

2）其他:棉签 1 包、胶布 1 卷、听诊器 1 个、无菌手套 1 副、手电筒、橡皮圈、别针、手消毒液、胃液留取容器、一次性负压引流瓶（必要时）、手消毒液。

（2）治疗车下层:生活垃圾桶、医用垃圾桶、锐器盒。

（四）操作步骤

1. 备齐用物至患者床旁,核对患者信息。

2. 协助患者取适当体位,打开鼻饲包,取治疗巾铺于颌下,弯盘放于患者的口角处,清洁鼻腔。

3. 戴手套,测量胃管插入长度,成人一般 45~55cm,婴幼儿 14~18cm,做好标记。

4. 用液体石蜡棉球润滑胃管前端,左手持纱布托住胃管,右手持止血钳或镊子夹胃管前端,胃管经鼻或口插入胃内,当胃管达咽喉部时（10~15cm）,告知患者做吞咽动作,伴随吞咽活动逐步插至胃管标记位置。

5. 判断胃管是否位于胃内:将胃管插入预定长度后,用无菌注射器接于胃管末端回抽,有胃液抽出,表明胃管已置入胃内。如未能抽出胃液,可通过改变胃管深度或患者改变体位后再抽吸。

6. 固定:胃管确定在胃内后,用胶布固定于鼻翼两侧及颊部。

7. 胃液留取

(1)以 50ml 注射器接于胃管外端抽吸胃液(或用负压瓶持续吸引),抽满后注入容器内,再接管继续抽吸。

(2)嘱患者变换体位(仰、侧、俯卧及坐位),尽量将胃内液体抽吸干净,然后拔管。

(3)记录抽出的胃液量,贴标签于容器上送检,按项目要求进行胃液分析。

(五)注意事项

1. 腐蚀性毒物(强酸、强碱)中毒、食管静脉曲张和上消化道出血者,禁忌插管。

2. 有胃扩张或幽门梗阻者,宜用较粗胃管负压吸引,以防堵塞。

3. 做五肽胃泌素(或大剂量组胺)胃液分析,需于注药前留取 1h 胃液(插管后最初抽出的胃液弃掉),注药后继续抽取 1h,每 15min 胃液装一瓶,将胃液记量送检。

【胃肠减压技术】

(一)目的

1. 缓解或解除肠梗阻所致的症状。

2. 进行胃肠道手术的术前准备,以减少胃肠胀气。

3. 术后吸出胃肠内气体和胃内容物,减少腹胀,减少缝线张力和伤口疼痛,促进伤口愈合,改善胃肠壁血液循环,促进消化功能恢复。

4. 对胃肠减压吸出物的判断,观察病情变化和协助诊断。

(二)操作前准备

1. 评估患者并解释

(1)评估:患者的年龄、病情、意识、鼻腔的通畅性、心理状态及合作程度。

(2)解释:向患者及家属解释操作目的、过程及操作中配合方法。

2. 环境准备:环境清洁,无异味。

3. 操作者准备:衣帽整洁,修剪指甲,洗手,戴口罩。

4. 用物准备

(1)治疗车上层

1)鼻饲包:内含胃管 1 条、治疗碗 1 个、弯盘 1 个、30ml 或 50ml 注射器 1 个、治疗巾 1 块、镊子 1 把、压舌板 1 个、纱布 2 块、止血钳 1 把、液体石蜡棉球。

2)其他:棉签 1 包、胶布 1 卷、听诊器 1 个、无菌手套 1 副、手电筒、橡皮圈、别针、一次性负压引流瓶、手消毒液。

(2)治疗车下层:生活垃圾桶、医用垃圾桶、锐器盒。

(三)操作方法

1. 操作者洗手,戴帽子、口罩

2. 备齐用物至患者床旁,核对患者信息。

3. 协助患者取适当体位,打开鼻饲包,取治疗巾铺于颌下,弯盘放于患者的口角处,清洁鼻腔。

4. 戴手套,测量胃管插入长度(从鼻尖到耳垂,从耳垂到剑突的距离。成人一般 45~55cm,婴幼儿 14~18cm),做好标记。

5. 用液体石蜡棉球润滑胃管前端,左手持纱布托住胃管,右手持止血钳或镊子夹持胃管前端,由鼻孔缓缓插入,当胃管达咽喉部时(10~15cm),告知患者做吞咽动作,伴随吞咽活动逐步插至胃管标记位置。

6. 判断胃管是否位于胃内

(1)将胃管插入预定长度后,用无菌注射器接于胃管末端回抽,若有胃液抽出,表明胃管已置入胃内。

(2)将导管末端放入盛有温水的治疗碗中,观察有无气泡逸出,若无气泡逸出,表示胃管未误入气管内。

(3)用无菌注射器将10~20ml空气注于胃管内,同时将听诊器置于患者上腹部,听到气过水音时,表明胃管已置入胃内。

7. 固定　置管完毕后,用胶布固定于鼻翼两侧及颊部。

8. 胃管末端连接一次性负压引流瓶,妥善固定引流瓶在床旁。

(四)注意事项

1. 妥善固定胃肠减压装置,防止变换体位时加重对咽部的刺激,以及装置受压、脱出影响减压效果。

2. 观察引流物的颜色、性质、量,并记录24h引流总量。

3. 患者留置胃管期间应每日两次口腔护理,预防口腔感染和呼吸道感染。

4. 胃肠减压期间,注意观察患者水电解质及胃肠功能恢复情况。

5. 胃管不通畅时,用生理盐水冲洗,量出为入,逐渐冲洗直至通畅。但食管、胃手术后冲洗胃管有阻力时不能强行冲洗,采取相应措施冲洗胃管。每日更换一次性负压引流瓶。

6. 减压期间应禁食,禁水。如需胃内注药,在注药后需夹管暂停减压半小时到1h。

【鼻饲技术(nasogastric gavage)】

鼻饲技术是将胃管经鼻腔插入胃内,从管内灌注流质食物、水分和药物进入胃内的方法。

(一)目的

对不能经口进食患者以鼻胃管供给食物和药物,以维持患者营养和治疗的需要。

(二)适应证

1. 昏迷患者。

2. 口腔疾患或口腔手术后患者,上消化道肿瘤引起吞咽困难患者。

3. 不能张口的患者,如破伤风等。

4. 其他患者,如早产儿、病情危重、拒绝进食者等。

(三)操作前准备

1. 评估患者并解释

(1)评估:患者的年龄、病情、意识、鼻腔的通畅性、心理状态及合作程度。

(2)解释:向患者及家属解释操作目的、过程及操作中配合方法。

2. 环境准备:环境清洁,无异味。

3. 操作者准备:衣帽整洁,修剪指甲,洗手,戴口罩。

4. 用物准备

(1)治疗车上层:

1)鼻饲包:内含胃管1条、治疗碗1个、弯盘1个、50ml注射器1个、治疗巾1块、镊子1把、压舌板1个、纱布2块、止血钳1把、液体石蜡棉球。(胃管可根据鼻饲持续时间、患者的耐受程度选择橡胶胃管、硅胶胃管或新型胃管)

2)鼻饲流食(38~40℃)、温开水适量(可取患者饮水壶内的水)、按需准备漱口水或口腔护理用物。

3)其他:棉签1包、胶布1卷、听诊器1个、无菌手套1副、手电筒、橡皮圈、别针、手消毒液。

(2)治疗车下层:生活垃圾桶、医用垃圾桶、锐器盒。

(四)操作步骤

1. 备齐用物至患者床旁,核对患者信息。

2. 协助患者取适当体位,打开鼻饲包,取治疗巾铺于颌下,弯盘放于患者的口角处,清洁鼻腔。

3. 戴手套,测量胃管插入长度(从鼻尖到耳垂,从耳垂到剑突的距离。成人一般45~55cm,婴幼儿14~18cm),做好标记。

4. 用液体石蜡棉球润滑胃管前端,左手持纱布托住胃管,右手持止血钳或镊子夹持胃管前端,由鼻孔缓缓插入,当胃管达咽喉部时(10~15cm),告知患者做吞咽动作,伴随吞咽活动逐步插至胃管标记位置。

5. 判断胃管是否位于胃内

(1)将胃管插入预定长度后,用无菌注射器接于胃管末端回抽,若有胃液抽出,表明胃管已置入胃内。

(2)将导管末端放入盛有温水的治疗碗中,观察有无气泡逸出,若无气泡逸出,表示胃管未误入气管内。

(3)用无菌注射器将 10~20ml 空气注于胃管内,同时将听诊器置于患者上腹部,听到气过水音时,表明胃管已置入胃内。

6. 固定:置管完毕后,用胶布固定于鼻翼两侧及颊部。

7. 灌注食物

(1)连接注射器于胃管末端,抽吸见有胃液抽出,再注入少量温开水。

(2)缓慢注入鼻饲液或药液。

(3)鼻饲完毕后,再次注入少量温开水。

(4)处理胃管末端将胃管末端反折,用纱布包好,用橡皮筋扎紧或用夹子夹紧,用别针固定于枕旁或患者衣领处。

8. 操作后处理

(1)协助患者清洁鼻孔、漱口或口腔护理。

(2)整理床单位。

(3)嘱患者维持原卧位 20~30min。

(4)洗净鼻饲用的注射器,放于治疗盘内,用纱布盖好备用。

(5)洗手。

(6)记录。

(五) 注意事项

1. 插管时动作应轻柔,避免损伤食管黏膜,尤其是通过食管 3 个狭窄部位(环状软骨水平处,平气管分叉处,食管通过膈肌处)时。

2. 插入胃管至 10~15cm(咽喉部)时,若为清醒患者,嘱其做吞咽动作;若为昏迷患者,则用左手将其头部托起,使下颌靠近胸骨柄,以利插管。

3. 插入胃管过程中如果患者出现呛咳、呼吸困难、发绀等,表明胃管误入气管,应立即拔出。

4. 每次鼻饲前应证实胃管在胃内且通畅,并用少量温水冲管后再进行喂食,鼻饲完毕后再次注入少量温开水,防止管中鼻饲液变质凝结堵塞管道。

5. 鼻饲液温度 38~40℃左右,新鲜果汁与奶液应间隔开注入,防止产生凝块;药片应研碎溶解后注入。每次鼻饲量不超过 200ml,间隔时间大于 2h。

6. 食管静脉曲张、食管梗阻的患者禁忌使用鼻饲法。

7. 长期鼻饲者应每天进行 2 次口腔护理,并定期更换胃管,普通胃管每周更换 1 次,硅胶胃管每月更换 1 次。

【洗胃技术】

是将胃管从鼻腔或口腔插入,经食管到达胃内,先吸出胃内容物后注入洗胃液,混和胃内容物后再抽吸出,反复多次清除胃内未被吸收的毒物或潴留的食物,达到清洁胃腔的方法。

(一) 目的

1. 解毒,清除胃内毒物或刺激物,减少毒物吸收。

2. 减轻胃黏膜水肿。

3. 清洁胃腔,为胃部手术、检查作准备。

(二) 适应证

1. 口服毒物、食物中毒。

2. 治疗完全或不完全幽门梗阻。

3. 治疗急慢性胃扩张。

（三）禁忌证

1. 腐蚀性毒物中毒，如强酸强碱中毒。

2. 惊厥未控制不宜插胃管，强行插管可诱发惊厥。

3. 患有食管静脉曲张、主动脉瘤、上消化道出血、胃穿孔、严重心脏病的患者。

（四）洗胃液选择

1. 洗胃液的温度一般为 35~37℃。

2. 用量一般为 10 000~20 000ml。

3. 根据毒物的种类不同选用适当的洗胃液。

（五）操作方法

1. 评估患者并解释 评估：患者的年龄、病情、意识、鼻腔的通畅性、心理状态及合作程度。

解释：向患者及家属解释操作目的、过程及操作中配合方法。

2. 物品准备 治疗盘内备弯盘 1 个、治疗碗 1 个、液体石蜡棉球 2~3 个、纱布、压舌板、多孔喷洒式硅胶胃管（根据患者情况选择合适型号）、20ml、50ml 注射器各 1 支、灌洗袋（或洗胃机）、棉签、水温计、垫巾、胶布、听诊器、检查手套，必要时备口垫。另备清水桶（内盛洗胃液）、污水桶。

3. 操作步骤

（1）患者取坐位或侧卧位，昏迷者取头低左侧卧位。

（2）取垫巾放于患者床头，如有活动性义齿应先取下，弯盘置于患者口角处。坐位患者可用橡皮围裙围在患者胸前。

（3）右手示指分别按压双侧鼻翼查看鼻腔是否通畅，由口腔插管者检查口腔情况，有义齿者应先取出义齿。

（4）取棉签蘸清水，清洁双鼻腔，选择较大一侧插入。

（5）插胃管：戴手套，测量胃管插入长度（从鼻尖到耳垂，从耳垂到剑突的距离，成人一般 45~55cm，婴幼儿 14~18cm），做好标记。用液体石蜡棉球润滑胃管前端，左手持纱布托住胃管，右手用纱布裹胃管前端 5~6cm 处或持止血钳或镊子夹持胃管前端，由鼻孔（或口腔）缓缓插入，当胃管达咽喉部时（10~15cm），告知患者做吞咽动作，伴随吞咽活动逐步插至胃管标记位置。

（6）判断胃管是否位于胃内

1）将胃管插入预定长度后，用无菌注射器接于胃管末端回抽，若有胃液抽出，表明胃管已置入胃内。

2）将导管末端放入盛有温水的治疗碗中，观察有无气泡逸出，若无气泡逸出，表示胃管未误入气管内。

3）用无菌注射器将 10~20ml 空气注于胃管内，同时将听诊器置于患者上腹部，听到气过水音时，表明胃管已置入胃内。

（7）固定：置管完毕后，用胶布固定于鼻翼两侧。

（8）将胃管末端放低于患者胃水平或用 50ml 注射器抽吸胃内容物，尽可能将胃内容物抽吸干净。

（9）将胃管末端与灌洗袋连接，打开开关注入洗胃液 300~500ml，然后快速分离胃管与灌洗袋，降低胃管末端将胃中液体引流至污桶，再连接灌洗袋注入洗胃液，重复至引出液体清亮无味为止。或可接洗胃机或电动吸引器进行反复灌洗。

（10）拔管：不需留置胃管时，洗胃结束及时拔出胃管。将弯盘置于患者颌下，轻轻揭去固定的胶布，用纱布包裹近鼻孔处的胃管，夹紧胃管末端，边拔边将胃管盘绕在纱布上快速拔出胃管。协助患者漱口，清洁患者面部，必要时更衣。口服中毒患者需保留胃管一定时间，以利再次洗胃，尤其是有机磷中毒者。

（11）清理用物，整理床铺。

（12）记录。

（六）注意事项

1. 神志清醒者，说明目的争取合作，采取口服催吐洗胃；昏迷患者必须采取胃管洗胃。如服毒量大或胃管堵塞或反复插管失败而必须迅速彻底清除毒物者，可行胃造瘘洗胃术。

2. 应选择大口径且有一定硬度的胃管，口径小易堵塞，管壁太软在回抽时负压易使管壁塌陷，导致引流不畅。

3. 插管时动作要轻柔,以免损伤黏膜。昏迷患者洗胃时应采取头低左侧卧位。

4. 强酸、强碱中毒禁忌洗胃,可给牛奶、蛋清等保护胃黏膜。

5. 胃管插好后,先抽尽胃内容物并留取一定量做毒物鉴定,如无胃内容物抽出,可用注射器注入少量清水或生理盐水,然后回抽出的液体可留作鉴定。

6. 洗胃液的选择应根据毒物种类而定,毒物不明时应选用温清水或生理盐水,待毒物明确后再选用适合的洗胃液进行洗胃。

7. 洗胃液的温度以微温为宜。一般为 35~37℃,过热易引起黏膜下血管扩张,加速毒物吸收;过冷可刺激肠蠕动将毒物推向远端,老年或心脏病患者还可诱发心绞痛,冬季可因水温过低患者易出现寒战或心血管反应。

8. 每次灌洗量为 300~500ml。量少清洗速度过慢;量多则易驱使毒物进入肠道或导致急性胃扩张,严重者可致胃穿孔。小儿可根据年龄决定灌洗量,每次 50~200ml,小儿不宜使用洗胃机。

9. 洗胃的原则为先出后入,快进快出,出入量基本相等,反复清洗,直到水清、嗅之无味为止。洗胃过程中注意生命体征的变化,注意洗出液的颜色、气味,如出现血性液体,应立即停止洗胃,并给予胃黏膜保护剂。洗胃过程中应注意变换体位,以利于毒物的排出,无论何种体位,必须将头偏向一侧,防止误吸。

10. 应用洗胃机洗胃,应先检查其性能,确保洗胃机的冲洗压及吸引负压 <0.04MPa。

(七)洗胃常见并发症预防及处理

1. 急性胃扩张

(1)插入胃管后尽可能先将胃内容物抽吸出来,洗胃过程中,保持灌入量与抽出量平衡。

(2)防止空气吸入胃内。

(3)密切观察病情变化及上腹部是否膨隆。

(4)对于已发生急性胃扩张的患者,协助患者取半卧位,将头偏向一侧,并查找原因对症处理。

2. 上消化道出血

(1)插管动作要轻柔、快捷,插管要深度适宜,成人 45~55cm。

(2)做好心理疏导,尽可能消除患者过度紧张的情绪,积极配合治疗,必要时用适当的镇静剂。

(3)抽吸胃内液时负压适度。

(4)如发现吸出液混有血液应暂停洗胃,经胃管灌注黏膜保护剂、制酸剂和止血药,严重者立即拔出胃管,静脉滴注止血药。

3. 窒息

(1)插管前胃管涂液体石蜡,以减少对喉头的摩擦和刺激。

(2)患者取侧卧位,及时清除口腔及鼻腔分泌物,保持呼吸道通畅。

(3)培训医生护士熟练掌握胃管置入技术,严格按照证实胃管在胃内的三种方法进行检查,确认胃管在胃内后,方可进行洗胃操作。

(4)备好物品,如发生窒息,立即停止洗胃,及时报告医生,进行窒息急救措施及心肺复苏。

4. 咽喉、食管黏膜损伤、水肿

(1)清醒的患者做好解释工作,尽量取得其配合。

(2)使用开口器时,操作必须轻柔,严禁动作粗暴。

(3)气管黏膜损伤者,可予消炎药物雾化吸入治疗;食管黏膜损伤者可适当使用制酸剂及黏膜保护剂。

5. 吸入性肺炎

(1)洗胃时患者应取左侧卧位,头稍低偏向一侧。

(2)昏迷呼吸困难或插管困难患者,洗胃前可先行气管插管,将气囊充气,可避免胃液吸入呼吸道。

(3)洗胃过程中,保持灌入液量与抽出液量平衡,严密观察并记录洗胃出入液量。

(4)洗胃毕,协助患者多翻身、拍背,以利于痰液排出,有肺部感染迹象者及时应用抗生素。

(金玉筑)

第二节 三腔二囊管止血技术

三腔二囊管由胃气囊、食管气囊和三腔管组成,胃气囊和食管气囊在三腔管的一端,三腔管由一个截面是半圆的腔道和两个截面是 1/4 圆的腔道构成,胃气囊导管和食管气囊导管分别装在 1/4 圆腔道内,胃导管装在半圆腔道内。三腔二囊管止血技术主要用于食管胃底静脉曲张破裂大出血患者,是一种有创性的治疗。

【适应证】

食管胃底静脉曲张破裂大出血患者。

【禁忌证】

1. 严重冠心病、高血压、心肺功能不全者。

2. 肝性脑病或不能配合者。

3. 胸主动脉瘤、腹主动脉瘤。

【术前准备】

测量生命体征,评价患者意识状态。

告知患者及家属应用三腔二囊管止血的意义及操作过程中的风险及意外,争取配合,并签署知情同意书。

器械准备:一次性三腔二囊管、50ml 注射器 2 支、止血钳 3 把、剪刀 1 把、治疗盘、治疗巾、无菌纱布、无菌棉签、无菌手套、液体石蜡、0.5kg 重物(或 500ml 盐水 1 瓶)、胃肠减压器、血压表、听诊器、电筒、压舌板、绷带、胶布、水盆、输液架、吸痰器。

【操作方法】

洗手,戴口罩、帽子、无菌手套。

1. 检查三腔二囊管是否在有效期内。气囊有无松脱、漏气(将双气囊注满空气,放入盛满清水的水盆中,若无气泡逸出则无漏气),充气后膨胀是否均匀,通食管气囊、胃气囊和胃导管的管腔是否通畅,并做好标记(若为新式三腔二囊管,已有标记,不需自己标记)。检查完毕后必须抽尽双气囊内空气。

2. 核对患者信息,取平卧位,检查患者有无鼻息肉、鼻甲肥厚和鼻中隔偏曲,选择鼻腔较大侧插管,清除鼻腔内的结痂及分泌物。

3. 将三腔二囊管的前端及气囊表面涂以液体石蜡,铺治疗巾和放置治疗盘,用手将三腔二囊管从患者鼻腔插入,达咽部时(插入 12~15cm)嘱患者吞咽,使三腔二囊管顺利送入至 65cm 标记处。

4. 如下方法检查三腔二囊管是否在胃内

(1)回抽胃管是否抽出血性胃内容物。

(2)向胃管内注入空气,听诊器放在上腹部,是否听到气过水声。

(3)胃管口放入盛有清水的治疗盘,见气泡逸出,可能错入气管。

5. 用 50ml 注射器向胃气囊注入 200~300ml 空气(囊内压 40~50mmHg),使胃气囊充气,用止血钳钳住胃气囊管口,然后将三腔二囊管向外牵拉,感觉有中度阻力时,表示胃气囊已压于胃底部。

6. 将绷带一头系于三腔二囊管尾端,绷带另一头系 0.5kg 重物,通过输液架持续牵引三腔二囊管,以达到充分压迫的目的。三腔二囊管牵拉方向应与鼻孔成一直线。

7. 胃管接胃肠减压器。

8. 经观察仍未能止血者,再向食管气囊内注入 100~150ml 空气(囊内压 30~40mmHg),用止血钳钳住食管气囊管口,以直接压迫食管下段的曲张静脉。

【术后护理】

每小时检查气囊内压力,如压力不足应及时注气。每 12h 气囊放气并放松牵引,同时将三腔二囊管稍向胃内送入,使胃气囊与胃底黏膜分离,放气前先口服液体石蜡 15~20ml,以防胃底黏膜与气囊粘连或坏死。30min 后再次向气囊注气加压。

每小时观察胃肠减压器内抽吸的胃内容物性状,以观察是否继续出血,并可自胃管注入局部止血药和胃黏膜保护药。

消化道出血停止 24h 后,取下牵引重物并抽尽胃气囊和食管气囊内气体,继续留置于胃内观察 24h,仍未再出血,可嘱患者口服液体石蜡 15~20ml,然后缓缓将三腔二囊管拔出。

【注意事项】

1. 操作前充分与患者及家属沟通,争取患者配合。

2. 操作时手法要轻柔,避免损伤咽喉部及食管。

3. 三腔二囊管插入至咽部时,嘱患者做吞咽动作,以免误入气管或者盘在口腔内。

4. 操作时注意观察患者呕血情况,吸痰器备床旁,避免窒息。

5. 操作结束严密观察患者情况和每小时测压,以免气囊破裂、漏气达不到止血效果或三腔二囊管脱出,压迫咽喉部或气管入口引起窒息。若患者出现气促、呼吸困难,立即用剪刀剪断三腔二囊管,以快速放尽囊内气体,拔管,解除堵塞。如病情需要,更换三腔二囊管重新插入。

6. 放气观察前和拔管前患者均需口服液体石蜡。

(陈 治)

第三节 导 尿 技 术

导尿技术(catheterization)指在严格无菌操作下,用无菌导尿管经尿道插入膀胱引流尿液的方法。导尿术容易引起医源性感染,在导尿的过程中因操作不当造成膀胱、尿道黏膜损伤;使用的导尿物品被污染;操作过程中违反无菌操作原则等原因均可导致泌尿系统的感染。因此在为患者导尿时必须严格遵守无菌技术操作原则及操作规程。

【目的】

1. 协助临床诊断如留取未受污染的尿标本作细菌培养、进行尿道或膀胱造影、测量膀胱容量、压力及检查残余尿液等。

2. 为膀胱肿瘤患者进行膀胱化疗。

3. 为尿潴留患者引流出尿液,以减轻痛苦。

【适应证】

1. 尿潴留、充溢性尿失禁患者。

2. 尿流动力学检查,测定膀胱容量、压力、残余尿量。

3. 获得未受污染的尿标本。

4. 行膀胱检查(膀胱造影、膀胱内压测量图)。

5. 危重患者监测尿量。

6. 膀胱内灌注药物进行治疗。

7. 膀胱、尿道手术或损伤患者。

8. 腹部及盆腔器官手术前准备。

【禁忌证】

1. 尿道狭窄及先天性畸形无法留置导尿管者。

2. 急性下尿路感染。

3. 相对禁忌证为严重的全身出血性疾病及女性月经期。

【操作前准备】

(一)评估患者并解释

1. **评估** 患者的年龄、临床诊断、病情、导尿的目的、意识状态、生命体征、心理状况、合作程度、膀胱充盈度、生活自理能力、会阴部皮肤黏膜情况及清洁度。

2. **解释** 向患者及家属解释有关导尿术的目的、方法、注意事项及配合要点。根据患者的自理能力,嘱患者清洁外阴。

(二)患者准备

1. 患者和家属了解导尿的目的、意义、过程、配合操作的要点及注意事项。

2. 清洁外阴,做好导尿的准备。如果患者无自理能力,应协助患者进行外阴清洁。

(三)操作者准备

衣帽整洁,修剪指甲,洗手,戴口罩。

(四)用物准备

1. **治疗车上层** 一次性导尿包(包括初步消毒、再次消毒和导尿用物。初步消毒用物有小方盘内盛数个消毒液棉球袋、纱布、镊子、手套;再次消毒及导尿用物有气囊导尿管、弯盘、内盛4个消毒液棉球袋、镊子2把、润滑油棉球袋、自带无菌液体的10ml注射器、标本瓶、集尿袋、纱布、方盘、手套、孔巾、外包治疗巾),手消毒液,弯盘,浴巾,一次性垫巾或小橡胶单和治疗巾1套。

导尿管的种类:一般分为单腔导尿管、双腔导尿管、三腔导尿管三种。其中双腔导尿管和三腔导尿管都有一个气囊,达到将尿管头端固定在膀胱内防止脱落的目的。导尿管的大小可根据患者的情况选择。

2. **治疗车下层** 便盆,便盆巾,生活垃圾桶、医疗垃圾桶,并根据环境情况酌情准备屏风。

(五)环境准备

酌情关闭门窗,屏风或围帘遮挡患者,保持合适的室温,光线充足。

【操作步骤】

(一)核对

携用物至患者床旁,核对患者身份信息(确认患者)。

(二)准备

1. 移床旁椅至操作同侧的床尾,将便盆放床尾床旁椅上,打开便盆巾(方便操作,节省时间、体力)。

2. 松开床尾盖被,协助患者脱去对侧裤腿,盖在近侧腿部,并盖上浴巾,对侧腿用盖被遮盖(防止受凉)。

(三)准备体位

协助患者取屈膝仰卧位,两腿略外展,暴露外阴(方便护士操作)。

(四)垫巾

将小橡胶单和治疗巾垫于患者臀下,弯盘置于近外阴处,消毒双手,核对及检查导尿包并打开,取出初步消毒用物,操作者一手戴上无菌手套,将消毒液棉球倒入小方盘内(保护床单不被污染;保证操作的无菌性,预防感染的发生)。

(五)根据男、女性患者尿道的解剖特点进行消毒、导尿

1. **女性患者**

(1)初步消毒:操作者一手持镊子取消毒液棉球初步消毒阴阜、大阴唇,另一戴有手套的手分开大阴唇,消毒小阴唇和尿道口;污棉球置于弯盘内;消毒完毕脱下手套置于弯盘内,将弯盘及小方盘移至床尾处(每个棉球限用一次;平镊不可接触肛门区域;消毒顺序是由外向内、自上而下)。

(2)打开导尿包:用洗手消毒液消毒双手后,将导尿包放在患者两腿之间,按无菌技术操作原则打开治疗巾(嘱患者勿动肢体,保持体位不变,避免无菌区域污染)。

(3)戴无菌手套,铺孔巾:取出无菌手套,按无菌技术操作原则戴无菌手套,取出孔巾,铺在患者的外阴处,并暴露会阴部(扩大无菌区域,利于无菌操作,避免污染)。

(4)整理用物,润滑尿管:按操作顺序整理用物,取出导尿管,用润滑液棉球润滑导尿管前段,将导尿管

和集尿袋的引流管连接,取消毒液棉球放于弯盘内(方便操作;润滑尿管可减轻尿管对黏膜的刺激及插管时的阻力)。

(5)再次消毒:弯盘置于外阴处,一手分开并固定小阴唇,一手持镊子取消毒液棉球,分别消毒尿道口、两侧小阴唇、尿道口、污棉球、弯盘、镊子放于床尾弯盘内(再次消毒顺序是内→外→内,自上而下。每个棉球只用一次,避免已消毒的部位再污染;消毒尿道口时稍停片刻,充分发挥消毒液的消毒效果)。

(6)导尿:将方盘置于孔巾口旁,嘱患者张口呼吸,用另一把镊子夹持导尿管对准尿道口轻轻插入尿道4~6cm,见尿液流出,再插入1cm左右,松开固定小阴唇的手下移固定导尿管,将尿液引入集尿袋内(张口呼吸可使患者肌肉和尿道括约肌松弛,有助于插管;插管时,动作要轻柔,避免损伤尿道黏膜)。

2. 男性患者

(1)初步消毒:操作者一手持镊子取消毒棉球进行初步消毒,消毒顺序为阴阜→阴茎→阴囊。另一戴无菌手套的手取无菌纱布裹住阴茎将包皮向后推暴露出尿道口,自尿道口向外向后旋转擦拭尿道口→龟头及冠状沟。污棉球及纱布置于弯盘内;消毒完毕将小方盘及弯盘移至床尾,脱下手套(每个棉球只用一次;自阴茎根部向尿道口消毒;包皮和冠状沟易藏污垢,注意仔细擦拭,预防感染)。

(2)打开导尿包:用洗手消毒液消毒双手后将导尿包放在患者两腿之间,按无菌技术操作原则打开治疗巾(嘱患者勿动肢体,保持体位不变,避免无菌区域被污染)。

(3)戴无菌手套,铺孔巾:取无菌手套,按无菌技术操作原则戴好手套,取出孔巾,铺在患者的外阴处并暴露出阴茎(扩大无菌区域,利于无菌操作,避免污染)。

(4)整理用物,润滑尿管:按操作顺序整理用物,取出导尿管,用润滑液棉球润滑导尿管前段,将导尿管和集尿袋的引流管连接,放于方盘内,取消毒液棉球放于弯盘内(方便操作;避免尿液污染环境)。

(5)再次消毒:弯盘移至近外阴处,一手用纱布包住阴茎将包皮向后推,暴露出尿道口。另一只手持镊子夹消毒棉球再次消毒尿道口→龟头→冠状沟。污棉球、镊子放于床尾弯盘内(由内向外,每个棉球只用一次,避免已消毒的部位再被污染)。

(6)导尿:一手持无菌纱布固定阴茎并提起,使之与腹壁成60°角,将方盘置于孔巾口旁,嘱患者张口呼吸,用另一镊子夹持导尿管对准尿道口轻轻插入尿道20~22cm,见尿液流出再插入1~2cm,将尿液引入集尿袋内(使耻骨前弯消失,利于插管;插管时,动作应轻柔,男性尿道有三个狭窄,切忌用力过快、过猛而损伤尿道黏膜)。

(六)夹管、倒尿

将尿液引流入集尿袋内至合适量(注意观察患者的反应并询问其感觉)。

(七)取标本

若需做尿培养,用无菌标本瓶接中段尿液5ml,盖好瓶盖,放置合适处(避免碰洒或污染)。

(八)操作后处理

1. 导尿完毕,轻轻拔出导尿管,撤下孔巾,擦净外阴,收拾导尿用物弃于医用垃圾桶内,撤出患者臀下的橡胶单和治疗巾放于治疗车下层。脱去手套,用消毒液消毒双手,协助患者穿好裤子。整理床单位(使患者舒适;保护患者隐私)。

2. 清理用物,测量尿量,尿标本贴标签后送检(标本及时送检,避免污染;记录导尿的时间、导出的尿量、患者的情况及反应)。

3. 消毒双手,记录。

(九)留置导尿步骤

1. 核对携用物至患者床旁,核对患者身份信息(确认患者)。

2. 消毒、导尿:同导尿术初步消毒、再次消毒患者会阴部及尿道口,插入导尿管(严格按无菌操作进行,防止泌尿系统感染)。

3. 见尿液后再插入7~10cm。夹住导尿管末端或连接集尿袋,连接注射器,根据导尿管上注明的气囊容积向气囊注入等量的无菌溶液或气体,轻拉导尿管有阻力感,即证实导尿管固定于膀胱内(气囊导尿管:因导尿管前端有一气囊,向气囊内注入一定量的液体或气体,气囊膨大后可将导尿管前端固定于膀胱内,防止导尿管滑脱)。

4. 固定集尿袋导尿成功后,夹闭引流管,撒下孔巾,擦净外阴,用安全别针将集尿袋的引流管固定于床单上,集尿袋固定在床沿下,开放导尿管(集尿袋妥善地固定在低于膀胱的高度;别针固定要稳妥,既避免伤害患者,又不能让引流管滑脱;引流管需留出足够的长度,防止因翻身造成牵拉,使尿管脱出;防止尿液逆流造成泌尿系感染)。

5. 操作后处理:

(1)整理导尿用物弃于医用垃圾桶内,撤出患者臀下的小橡胶单和治疗巾放在治疗车下层,脱去手套。

(2)协助患者穿好裤子,取舒适卧位,整理床单位(使患者舒适;保护患者隐私)。

(3)洗手,记录(记录上留置导尿管的时间、患者的反应等)。

【注意事项】

1. 严格执行查对制度和无菌操作技术原则。

2. 在操作过程中注意保护患者隐私,并采取适当的保暖措施防止患者着凉。

3. 对膀胱高度膨胀且极度虚弱的患者,第一次放尿不可超过1 000ml。大量放尿可使腹腔内压急剧下降,使血液大量滞留在腹腔内,导致血压下降而虚脱;另外膀胱内压突然降低,还可以导致膀胱黏膜急剧充血,发生血尿。

4. 为女性患者插尿管时,如导尿管误入阴道,应立即更换无菌导尿管,然后重新插管。

5. 老年女性尿道口回缩,在插管时应仔细观察、辨认,以免误入阴道。

6. 为避免损伤和导致泌尿系统的感染,必须掌握男性尿道和女性尿道的解剖特点。

【并发症的预防及处理】

1. **尿路感染**　导尿相关尿路感染是医院感染中最常见的感染类型。危险因素包括患者方面及导尿管置入与维护方面。患者方面的危险因素包括:患者年龄、性别、免疫力、基础疾病和其他健康状况等。导尿管置入和维护方面的危险因素包括:导尿管置入方法、导尿管护理质量、导尿管留置时间和抗菌药物临床使用等。导尿管相关尿路感染方式主要为逆行性感染。置管前应严格掌握留置导尿管的适应证;仔细检查无菌导尿包;留置导尿管的患者,应采用密闭式引流装置;告知患者留置导尿管的目的、配合要点及置管后的注意事项。置管时严格遵守无菌技术操作原则,如导尿管被污染应重新更换无菌导尿管。置管后保持尿液引流通畅,避免弯曲、打折;任何时候都必须保证集尿袋高度在膀胱水平以下;活动或搬运时应夹闭引流管,防止尿液逆流;保持尿道口清洁,定期更换集尿袋及导尿管。鼓励患者多饮水,以达到自然冲洗尿路的目的。如患者出现尿路感染时,应立即更换导尿管,并留取尿液进行微生物病原学检查。

2. **尿道损伤**　导尿时选择导尿管的型号过大、导尿管突然被外力(如患者烦躁或翻身时)牵拉,可能会将整个导尿管拉出造成尿道损伤;导尿管气囊卡在尿道内口,气囊压迫膀胱壁或尿道,也会造成尿道黏膜的损伤。因此应正确选择导尿管型号,最大限度降低尿道损伤;置管时动作应轻柔,置管后将导尿管固定稳妥,防止脱出,避免损伤尿道黏膜。

3. **气囊破裂致膀胱异物**　导尿管气囊内注入液体或气体过多、压力过大或导尿管自身的问题,可能会导致气囊破裂。插管前应认真检查气囊质量;导尿时应根据导尿管上注明的气囊容积向气囊注入等量的无菌溶液或气体。如发生气囊破裂,及时请泌尿外科会诊。

4. **导尿管阻塞**　导尿管被尿结晶沉渣或血块堵塞,导致引流不畅。应随时观察尿液引流情况,必要时请泌尿外科会诊。

5. **虚脱或血尿**　身体极度虚弱且膀胱过度充盈的患者如果一次性大量放尿,可致腹压突然下降,大量血液进入腹腔血管,引起血压下降,发生虚脱;或因膀胱突然减压而引起膀胱通透性增加,黏膜充血、出血,发生血尿。

6. **拔管困难**　未抽净气囊内液体或气体,盲目拔管,会导致拔管困难。因此,拔管前应认真观察抽出的液体量,在证明气囊内的液体完全抽吸干净以后再拔管。

（张元华）

第四节 清 洁 灌 肠

灌肠技术(enema)是指将一定量的液体由肛门经直肠灌入结肠,以帮助患者清洁肠道、排气、排便或由肠道供给药物或营养,以达到确定诊断和治疗目的的一种方法。

根据灌肠的目的可将灌肠分为保留灌肠和不保留灌肠。根据灌入的液体量多少又可将不保留灌肠分为大量不保留灌肠和小量不保留灌肠。如果是为了达到清洁灌肠的目的,反复使用的大量不保留灌肠,则称清洁灌肠。

【目的】

1. 清洁肠道,为肠道手术、检查和分娩做准备。

2. 解除便秘、肠胀气。

3. 灌入低温液体,为高热患者降温。

4. 稀释并清除肠道内有害物质,减轻中毒。

【适应证】

适用于清除肠道中的粪便或排除肠道内的毒物。

【禁忌证】

急腹症、消化道出血、妊娠、严重心血管疾病禁忌灌肠。有以下情况时一般不宜灌肠:

1. 胎膜早破,灌肠能引起脐带脱垂。

2. 有剖宫产史。

3. 胎儿先露部尚未衔接,胎位不正者,灌肠能引起胎膜早破。

4. 产妇患有心脏病或产前出血等妊娠并发症者。

5. 有急产史或估计 1h 内即将分娩者。

【操作前准备】

(一) 评估患者并解释

1. **评估** 评估患者的年龄、病情、意识状态、临床诊断、心理状况、排便情况、理解配合能力。

2. **解释** 向患者及家属解释灌肠的目的、操作方法、配合要点和注意事项。

(二) 患者准备

1. 了解灌肠的目的、方法及注意事项,并配合操作。

2. 排尿。

(三) 操作者准备

修剪指甲,衣帽整洁,洗手,戴口罩。

(四) 环境准备

屏风遮挡患者,酌情关闭门窗。保持合适的室温,有足够的照明或光线充足。

【用物准备】

1. **治疗车上层** 一次性灌肠器包(包内有灌肠筒、肛管一套、引流管、垫巾、孔巾、肥皂冻一包、手套、纸巾数张),医嘱执行本,水温计,弯盘,手消毒液。根据医嘱准备灌肠溶液。

2. **治疗车下层** 生活垃圾桶,医用垃圾桶,便盆,便盆巾。

3. **其他** 输液架。

4. **灌肠溶液** 常用生理盐水,0.1%~0.2% 的肥皂液。溶液温度一般为 39~41℃,降温时用 28~32℃,中暑用 4℃。成人每次用量为 500~1 000ml。

【操作步骤】

1. 核对、解释 携用物至患者床旁,核对患者身份信息及灌肠溶液,再次解释操作的目的(确认患者;正确选用灌肠溶液,掌握溶液的浓度、温度和量。充血性心力衰竭和水钠潴留患者禁用生理盐水灌肠;肝昏迷患者禁用肥皂液灌肠;急腹症、妊娠、消化道出血、严重心血管疾病等患者禁忌灌肠)。

2. 准备体位 协助患者取左侧卧位,双膝屈曲,裤子褪至膝部,臀部移到床沿(该姿势使降结肠、乙状结肠处于下方,可利用重力作用使灌肠液流入降结肠和乙状结肠;不能自我控制排便的患者可取仰卧位,臀下垫便盆)。

3. 盖好被子,暴露臀部,消毒液消毒双手(保护患者隐私,保暖,使其放松)。

4. 检查灌肠包并打开,取出垫巾铺在患者臀下,孔巾铺在患者臀部,暴露肛门,弯盘放在患者臀部旁边,纱布(纸巾)放于治疗巾上。

5. 取出灌肠筒,关闭引流管上的开关,并将灌肠溶液倒入灌肠筒内,测量温度,将灌肠筒挂于输液架上,筒内液面高于肛门40~60cm(保持一定灌注速度和压力,压力过大,灌肠筒过高,液体流入速度过快,不易保留,易造成肠道损伤。伤寒患者灌肠时,灌肠筒内液面不得高于肛门30cm,液体的量不得超过500ml)。

6. 戴手套。

7. 排尽管内气体,润滑肛管前端,关闭开关(防止气体进入直肠)。

8. 插肛管 一手垫卫生纸分开臀部,暴露肛门,嘱患者深呼吸,另一手将肛管轻轻插入直肠7~10cm。固定肛管(使患者放松,便于插入肛管;顺应肠道解剖,勿用力,以防损伤肠黏膜。如果插入受阻,可退出少许,旋转后再缓缓插入。小儿插入深度4~7cm)。

9. 打开开关,使液体缓缓流入。

10. 灌入液体过程中,应密切观察灌肠筒内液面下降速度和患者的情况,如液面下降停止或过慢,多由于肛管的前端孔道被堵塞,可挤捏肛管或移动肛管,使堵塞管孔的粪便脱落;如果患者感觉腹胀或有便意,可嘱患者张口深呼吸,转移患者的注意力,放松腹部肌肉,也可降低灌肠筒高度以减慢流速或暂停片刻,以便减轻腹压,同时减少灌入溶液的压力;如患者出现面色苍白、脉速、大汗、心慌气促、剧烈腹痛,可能是发生肠道剧烈痉挛或出血,应立即停止灌肠,并及时通知医生,给予及时处理。

11. 拔管 待灌肠液即将流尽时夹管,用卫生纸包裹住肛管轻轻拔出,弃于医用垃圾桶内。擦净肛门,脱下手套,消毒液消毒双手(避免拔管时空气进入肠道导致灌肠液和粪便随管流出)。

12. 协助患者取舒适的卧位,嘱患者尽量待5~10min后再排便(使灌肠液在肠中有足够的作用时间,以利于粪便充分软化容易排出;降温灌肠液体要保留30min,排便后30min测量体温并记录)。

13. 协助能下床的患者上厕所排便;不能下床的患者,给予便盆,将呼叫器、卫生纸放于易取处。

14. 操作后处理

(1)整理用物:待患者排便后及时取出便盆,擦净肛门,并协助患者穿裤子,整理床单位,开窗通风(保持病房整洁,去除异味)。

(2)观察大便性状,必要时留取标本送检。

(3)按相关要求处理用物(防止病原微生物传播)。

(4)洗手并记录灌肠结果(如灌肠后解便一次为1/E。灌肠后无大便记为0/E)。

【注意事项】

1. 妊娠、急腹症、严重心血管疾病等患者禁忌灌肠。

2. 伤寒患者灌肠时溶液不得超过500ml,压力要低(液面不得超过肛门30cm)。

3. 肝昏迷患者灌肠,禁用肥皂水,以减少氨的产生和吸收;充血性心力衰竭和水钠潴留患者禁用0.9%氯化钠溶液灌肠。

4. 准确掌握灌肠溶液的温度、浓度、流速、压力和溶液的量。

5. 灌肠时患者如有腹胀或便意时,应嘱患者作深呼吸,以减轻不适。

6. 灌肠过程中应随时注意观察患者的病情变化,如发现脉速、面色苍白、出冷汗、剧烈腹痛、心慌气急时,应立即停止灌肠并及时与医生联系,采取急救措施。

【灌肠常见并发症的预防与处理】

(一)肛门、直肠黏膜损伤、肠穿孔

预防与处理:

1. 操作前对患者进行评估,有无肠道病史或手术史,如患者近一个月有肠道手术史禁忌灌肠。

2. 根据患者的个体差异选择合适的肛管。

3. 协助患者取舒适的体位。

4. 灌肠液温度保持在39~41℃,防止温度过高烫伤肠黏膜。

5. 充分润滑肛管,嘱患者尽量放松,肛管括约肌松弛,再将润滑后的肛管轻轻旋转插入肛门。

6. 控制药液灌入速度,使压力适宜。

7. 灌肠过程中密切观察,关注患者的感受,如出现剧烈腹痛、面色苍白、心慌、脉速、出冷汗,应立即停止灌肠,报告医师及时处理;如患者感觉不舒适、不合作时,应耐心解释、询问,尽快找出不舒适的原因,取得患者的理解与配合,不可强行插管。

(二)出血

预防与处理:

1. 操作前对患者进行评估,有无肠道病史或手术史,如患者近1个月有肠道手术史禁忌灌肠。

2. 操作前评估患者有无肛周疾病,如肛周糜烂,息肉、痔疮等。

3. 为肛周息肉、痔疮患者灌肠时,肛管应避开疾病部位。

4. 充分润滑肛管,插管时动作要轻柔、缓慢,如遇阻力切忌强行插管。

5. 灌肠过程中要密切观察,如患者诉疼痛,出现面色苍白等,应停止灌肠,报告医生及时处理。

(张元华)

附表 6-4-1 男性导尿操作评分表

考核项目	考核内容	评分标准	分值	得分
操作前准备 (15分)	自身准备(2分)	洗手	1	
		戴帽子、口罩	1	
	核对信息(3分)	核对腕带、床头卡等	1	
		解释目的、方法,配合要点和注意事项	2	
	患者评估(5分)	膀胱充盈度	2	
		会阴部皮肤及黏膜情况	2	
		嘱患者自行清洁外阴	1	
	物品准备(2分)	备齐并检查物品	2	
	环境(3分)	关门窗、遮挡屏风	1	
		保护患者隐私	1	
		请无关人员离开	1	
操作过程 (60分)	再次核对信息 (2分)	核对患者信息	2	
	铺巾(1分)	臀下铺巾(垫)	1	
	体位(2分)	屈膝仰卧位,双腿外展	1	
		注意保暖	1	

考核项目	考核内容	评分标准	分值	得分
操作过程 （60分）	导尿（50分）	初步消毒方法正确：顺序、次数等	10	
		再次清洁双手	2	
		放置导尿包	3	
		戴无菌手套	3	
		铺孔巾	2	
		润滑导尿管	3	
		再次消毒方法正确：顺序、次数等	10	
		更换镊子	2	
		插管方法正确，深度适宜	10	
		注入生理盐水，固定牢固	2	
		观察尿液及引流情况	2	
		固定集尿袋		
	操作后处理 （5分）	安置患者	1	
		用物处理恰当	2	
		洗手	1	
		记录并执行签字	1	
其他（15分）	熟练程度（5分）	非常熟练至不熟练分为5个等级	5	
	人文沟通及回 答提问（10分）	有人文关怀、医患沟通	5	
		回答问题	5	
无菌观念 （10分）	有无污染及处 置（10分）	无污染，10分；有污染均补救，8分；有污染无补救，0分	10	
		严重违反无菌原则，总分扣50分		
总分			100	

附表 6-4-2　女性导尿操作评分表

考核项目	考核内容	评分标准	分值	得分
操作前准备 （15分）	自身准备（2分）	洗手	1	
		戴帽子、口罩	1	
	核对信息（3分）	核对腕带、床头卡等	1	
		解释目的、方法，配合要点和注意事项	2	
	患者评估（5分）	膀胱充盈度	2	
		会阴部皮肤及黏膜情况	2	
		嘱患者自行清洁外阴	1	
	物品准备（2分）	备齐并检查物品	2	
	环境（3分）	关门窗、遮挡屏风	1	
		保护患者隐私	1	
		请无关人员离开	1	

续表

考核项目	考核内容	评分标准	分值	得分
操作过程 （60分）	再次核对信息 （2分）	核对患者信息	2	
	铺巾（1分）	臀下铺巾（垫）	1	
	体位（2分）	屈膝仰卧位，双腿外展	1	
		注意保暖	1	
	导尿（50分）	初步消毒方法正确：顺序、次数等	10	
		再次清洁双手	2	
		放置导尿包	3	
		戴无菌手套	3	
		铺孔巾	2	
		润滑导尿管	3	
		再次消毒方法正确：顺序、次数等	10	
		更换镊子	2	
		插管方法正确，深度适宜	10	
		注入生理盐水，固定牢固	2	
		观察尿液及引流情况	2	
		固定集尿袋	1	
	操作后处理 （5分）	安置患者	1	
		用物处理恰当	2	
		洗手	1	
		记录并执行签字	1	
其他（15分）	熟练度（5分）	非常熟练至不熟练分5个等级	5	
	人文沟通及回 答提问（10分）	有人文关怀、医患沟通	5	
		回答问题	5	
无菌观念 （10分）	有无污染及处 置（10分）	无污染，10分；有污染均补救，8分；有污染无补救，0分	10	
		严重违反无菌原则，总分扣50分		
总分	100			

第五章

常用注射技术

注射给药的目的是将无菌药液注入体内,从而达到治疗和预防疾病。它具有吸收快、疗效好的特点,在临床中被广泛地运用,临床中常用的注射技术包括皮内注射技术、皮下注射技术、肌内注射技术、静脉注射技术。其他还有血管穿刺术、中心静脉置管及中心静脉压测定、输血技术也是临床常用的治疗措施。

第一节　皮内注射技术

【目的】

1. 进行药物过敏试验,以判断有无过敏反应。

2. 疫苗的预防接种。

3. 局部麻醉的先行步骤。

【适应证】

1. 各种药物的过敏试验。

2. 预防接种,如卡介苗。

3. 用于局部麻醉。

【禁忌证】

1. 对药物过敏者。

2. 注射部位皮肤有感染、瘢痕或受损者。

【操作前准备】

1. **评估患者**　评估病情、意识、心理、治疗情况、用药史、药物过敏史、家族史等。评估注射部位皮肤情况,避开瘢痕、感染或受损部位。

2. **与患者和家属沟通**　解释皮内注射的目的、方法、注意事项、配合要点、药物作用及副作用。并交代皮内注射可能存在的风险及并发症。

3. **患者准备**　知晓皮内注射的目的、方法、注意事项、配合要点、药物作用和副作用。

4. **环境准备**　安静、清洁、光线适宜。

5. **操作者准备**　衣帽整洁、指甲已修剪、洗手、戴口罩。

6. **用物准备与评估**

(1)治疗车上层:治疗盘:无菌盘(药物(根据医嘱准备)、1ml 和 5ml 注射器、4.5 号针头)、无菌纱布、无菌棉签、聚维酮碘、75% 乙醇、砂轮、弯盘、医嘱执行单、笔、一次性手套(需要时)、手消毒液等。药物过敏试验时,另备药物过敏急救盒(内含 0.1% 盐酸肾上腺素、地塞米松、注射器、无菌纱布等)。

(2)治疗车下层:医用垃圾桶、生活垃圾桶、锐器盒。

(3)评估用物:物品齐全,一次性无菌物品均在有效期内、质量合格。无菌铺盘时间未超过 4h。

【操作步骤】

以下介绍以药物过敏试验为例的操作步骤:

1. 配制药液　①核对注射单、药物;②遵医嘱:严格遵守无菌操作原则配制药液,置于无菌盘备用;③请他人核对。

2. 床边核对　携用物至床旁,介绍自己,核对姓名、性别、床号、腕带等,确认患者用药史、过敏史、家族史,再次解释皮内注射的目的、方法及必要性,交代操作中配合要点及注意事项,取得配合。

3. 选择注射部位　常用注射部位有前臂内侧 1/3(皮内试验部位)、上臂三角肌下缘(预防接种部位)、局部麻醉的麻醉处。

4. 消毒皮肤　75% 乙醇消毒注射部位皮肤,待干。

5. 二次核对　调整针头斜面向上,排尽空气。

6. 穿刺　一手绷紧穿刺点周围皮肤,一手平执注射器,针尖斜面向上与皮肤成 5° 进针,针尖刺入直至针尖斜面完全进入皮内,放平注射器。

7. 推药　一手拇指固定针栓,一手缓慢推入皮试药液约 0.1ml,使局部形成皮丘,直径 5~6mm,皮丘皮肤变白,毛孔显露。

8. 拔针观察　注射完毕,快速拔针,勿按压针眼,嘱患者勿按揉注射部位,勿离开病房,20min 后观察局部反应,判断结果。

9. 操作后核对　操作后核对患者床号、姓名、药名、浓度、剂量、给药方法和时间。

10. 操作后处理

(1)注射完毕协助患者取舒适卧位,整理床单位。

(2)向患者及家属交代注射后可能出现的局部变化和/或全身反应,做好应对措施。

(3)处置用物,垃圾分类正确。

(4)洗手。

(5)记录皮试时间,20min 后 2 人一起看结果,做好记录。

【注意事项】

1. 患者不宜空腹进行皮试,空腹注射用药易发生眩晕、恶心等反应,易与过敏相混淆,导致皮试结果判断错误。

2. 皮试前详细询问有无过敏史、用药史及家族史,如对拟行注射药物有过敏者不可再试验性做皮试。

3. 如对皮试结果有怀疑,应在对侧前臂内注射生理盐水 0.1ml,以做对照,确认皮试结果为阴性方可使用该药。对乙醇过敏者,可用 0.9% 生理盐水清洁皮试部位。

4. 按规定时间由操作者和一名同事观察结果:阴性表现为皮丘无改变,周围不红肿,无红晕,无自觉症状;阳性表现为局部皮丘较前隆起,出现红晕硬块,直径大于 1cm,或周围出现伪足、有痒感,严重时可出现过敏性休克。

5. 为患者做皮试前,备好急救药品和物品,防止意外发生。

6. 试验用药液配制剂量要准确,做到现配现用。

7. 同类药物更换或批号不同或停药超过 24h,必须重新做皮内试验。

8. 观察皮试结果时间不能少于 20min,告知患者及家属在观察期间必须在病房休息,不得离开,阳性者禁用,并在医嘱单或门诊病历上注明该药物过敏,有醒目标识,并将结果告知患者及家属。

【并发症的预防及处理】

(一)疼痛

1. 发生原因　①注射时患者精神高度紧张、恐惧;②配制的药物浓度过高,药物推注速度快或推药速度不均匀,至皮肤游离神经末梢感受器受药物刺激,引起局部疼痛;③注射针头过粗、欠锐或有倒钩,或操作者操作不熟练;④注射时消毒剂未待干,并随针头进入皮内,消毒剂刺激引起疼痛。

2. 临床表现　注射部位疼痛感尖锐,推注药物时加重。有时伴全身疼痛反应,如肌肉收缩,呼吸加快,出汗,血压下降,严重者还出现晕针、虚脱。完成注射后疼痛逐渐减轻。

3. 预防及处理

(1)注意患者心理护理,向患者说明注射的目的和方法,取得患者配合。

(2)通常选用无菌生理盐水作为溶媒对药物进行溶解,正确并准确配制药液,避免药液浓度过高对机体的刺激。

(3)注射时选神经末梢分布较少的部位进行,如选取前臂掌侧中段做皮试,不仅疼痛轻微,且更具有敏感性。

(4)详细询问药物过敏史,避免使用可引起机体发生过敏反应的药物。

(5)对已经发生局部组织反应者,给予对症处理,预防感染。出现局部皮肤瘙痒者,告诫患者勿抓、挠,用 5% 聚维酮碘溶液外涂;对局部皮肤有水疱者,先用 5% 聚维酮碘溶液消毒,再用无菌注射器将水疱里的液体抽出;注射部位出现溃烂、破损,给予外科换药处理。

(二) 注射失败

1. 发生原因　①患者不合作、躁动,多见于婴幼儿、精神异常以及无法正常沟通的患者;②注射部位暴露不好,如穿衣过多、衣服袖口过窄等;③操作不熟练,如进针角度过浅或过深,导致针头斜面未完全进入皮内;④注射药物剂量不准确,如药液推注剂量过多或不足。

2. 临床表现　皮丘过大、过小或无皮丘,药液外漏,针口有出血现象。

3. 预防及处理　①做好解释工作,取得患者配合;②对不合作者,做到肢体约束和固定;③充分暴露注射部位,对穿衣过多或袖口窄小者,可在注射前协助患者将选择注射一侧上肢衣袖脱出;④提高注射技术的操作能力,掌握注射的角度与力度;⑤对皮丘过小或无皮丘等注射失败者,可重新选择部位进行注射。

(三) 虚脱

1. 发生原因　主要由心理、生理、药物、物理等因素引起。心理方面,患者多数无注射史,对皮内注射产生害怕心理,注射时精神高度紧张,疼痛加剧。此外,患者对护士不了解,缺乏信任,增加紧张心情。生理方面,身体虚弱,各种外来刺激增强时,可出现头晕、眼花、恶心、出冷汗、摔倒等虚脱现象。

2. 临床表现　头晕、眼花、面色苍白、心悸、出汗、乏力、耳鸣、心率加快、严重者意识丧失等。多见于体质虚弱、饥饿和情绪高度紧张的患者。

3. 预防及处理　①注射前做好解释,仔细询问患者饮食情况,避免在饥饿情况下进行治疗。②选择合适的部位和注射器,做到"二快一慢",即进针快、拔针快、推药慢。③有晕针史或疑似患者,宜采用卧位。④注射中密切观察患者情况。如有不适,立即停止注射。注意鉴别过敏性休克和虚脱。虚脱者取平卧位,予保暖,针刺人中、合谷等穴位,清醒后再予口服糖开水等,少数也可予氧气吸入或呼吸新鲜空气。

(四) 过敏性休克

过敏性休克是最严重的并发症。

1. 发生原因　①操作前未询问过敏史;②患者对注射的药物发生速发性过敏反应。

2. 临床表现　因喉头水肿,支气管痉挛,肺水肿而引起胸闷、气促、哮喘与呼吸困难。且周围血管扩张导致有效循环血量不足,面色苍白、出冷汗、口唇发绀、脉搏细弱、血压下降。脑组织缺氧而致意识丧失、抽搐、大小便失禁等。其他表现有荨麻疹、恶心、呕吐、腹痛与腹泻等。

3. 预防及处理　①皮试前详细询问药物过敏史;②皮试观察期间,嘱患者不可离开病房;③注射盘内备有 0.1% 盐酸肾上腺素、尼可刹米、洛贝林等急救药品,另备氧气、吸痰器等;④一旦发生过敏性休克,立即进行抢救。

(五) 疾病传播

1. 发生原因　①操作中未严格执行无菌技术原则,如未执行一人一针一管,或抽药过程中被污染,皮肤消毒不严格等;②使用疫苗,尤其是活疫苗,未严格执行相关规定的操作规程。剩余活疫苗未及时灭活,用过的注射器、针头未焚烧、污染环境、导致人群中疾病传播。

2. **临床表现** 不同传播疾病出现相应的不同症状。如细菌污染,患者出现畏寒、发热等症状;如乙肝患者出现厌油、上腹饱胀不适、精神不振、乏力等。

3. **预防及处理** ①严格执行无菌技术操作原则;②在使用活疫苗时,严格防止污染环境,及时处理用过的注射器、针头等;③操作者为患者注射后,须对双手进行消毒后,才能为下一个患者进行注射治疗;④对出现的疾病传播者,及时报告医生,对症治疗。如有感染者,应及时抽血化验并予及时隔离治疗。

(宋瑞娟)

第二节 皮下注射技术

皮下注射技术是将少量药液或生物制剂注入皮下组织的方法。

【目的】

皮下注射是在皮下组织注入小剂量药物,临床常用于局部麻醉和胰岛素注射、预防接种。

【适应证】

1. 不适宜口服给药,需在一定时间内发生药效的小剂量药物。

2. 疫苗的预防接种。

3. 局部麻醉用药。

【禁忌证】

1. 对药物过敏者。

2. 注射部位有炎症、瘢痕、硬结或皮肤受损。

3. 有严重出血、凝血功能异常者。

4. 对组织产生刺激性强的药物。

【操作前准备】

1. **评估患者** 评估患者病情、意识、心理、治疗情况、用药史、药物过敏史、家族史等;观察患者注射部位皮肤及皮下组织情况,避开硬结、瘢痕、感染或受损部位。

2. **沟通** 向患者及家属解释皮下注射的目的、方法、注意事项、配合要点、药物作用及副作用,并向其交代皮下注射可能存在的风险及并发症。

3. **患者准备** 知晓皮下注射的目的、方法、注意事项、配合要点、药物作用和副作用等。

4. **环境准备** 注射环境要整洁、安静,光线适宜。

5. **操作者准备** 操作者要衣帽整洁、修剪指甲、洗手、戴口罩。

6. **用物准备与评估**

(1)治疗车上层:①无菌治疗盘、药物(根据医嘱准备)、治疗单、1ml 或 5ml 注射器、无菌纱布、无菌棉签、聚维酮碘、75% 乙醇、弯盘、笔等(必要时备砂轮、启瓶器)。②评估用物:物品齐全,一次性无菌物品及药品均在有效期内,质量合格。无菌铺盘时间未超过 4h。核对药物的名称、剂量、浓度、给药途径,检查药物的性质、澄明度,有无霉变、沉淀等异常现象和有效期、药物瓶有无裂缝,瓶口是否松动。

(2)治疗车下层:备医用垃圾桶、生活垃圾桶、锐器盒。

【操作步骤】

1. **配药** ①核对医嘱(治疗卡)、药物;②根据医嘱,按无菌技术操作原则配制注射药物。

2. **床边核对** 携用物到床旁,介绍自己,核对患者姓名、性别、床号、手腕带。

3. **选择注射部位** 常用注射部位有上臂三角肌下缘、腹壁、后背(避开脊柱)、大腿前侧、大腿外侧,避开炎症或瘢痕处等(图 6-5-1)。

4. **皮肤消毒**　以上臂三角肌下缘注射为例,嘱患者准备注射的手叉腰,暴露出上臂三角肌,选择三角肌下缘进针点,常规消毒皮肤,待干。

5. **再次核对**　调整针头,排尽空气。

6. **穿刺**　一手绷紧皮肤(若过瘦者应捏起皮肤),一手持注射器,以示指固定针栓,针头斜面向上,与皮肤成 30°~40°(进针角度不宜超过 45°,避免刺入肌层),迅速将针梗的 2/3~3/4 刺入皮下(图 6-5-2)。

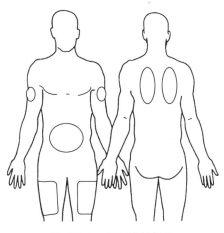

图 6-5-1　皮下注射部位　　　　　图 6-5-2　皮下注射方法

7. **推药**　松开绷紧皮肤的手,抽动活塞,见无回血,缓慢推注药液。

8. 注射完毕,无菌棉签轻压针刺处,迅速拔针,并按压至不出血。

9. 再次核对(患者床号、姓名、药名、浓度、剂量、给药方法和用药时间)。

10. **操作后处理**

(1)协助患者取舒适卧位,并整理床单位。

(2)向患者及家属交代皮下注射的注意事项,做好心理护理。

(3)处理用物,医疗垃圾正确分类。

11. **洗手**

12. **记录**

【注意事项】

1. 注意保护患者隐私,必要时拉床帘或者屏风遮挡。

2. 严格执行查对制度和无菌技术操作原则。

3. 刺激性强的药物不可用做皮下注射。

4. 针头刺入角度不宜超过 45°,避免刺入肌层。注射做到“两快一慢”,即进针快、拔针快,推药慢。

5. 注射两种以上药液时,先注射刺激性弱的药物,再注射刺激性强的药物。如有配伍禁忌,须分别注射在不同的部位。

6. 长期注射者,应更换部位,制订交替注射部位的计划,防止局部产生硬结。

7. 注射少于 1ml 的药液,必须用 1ml 注射器,以保证注入药液剂量准确。

8. 注射中、注射后观察患者的反应、用药效果和不良反应。注意观察针刺处有无渗血,若凝血机制异常者,应延长按压时间至少 5min 以上,避免形成皮下血肿。

9. 注射胰岛素时,可根据患者使用不同的胰岛素,指导患者进餐时间,避免低血糖发生。

【并发症及处理】

(一)出血

1. **临床表现**　拔针后注射点有少量血液流出。迟发性出血者可形成皮下血肿,注射部位肿胀、疼痛、局部皮肤淤血。

2. 预防

(1)正确选择皮下注射部位,避免刺伤血管。

(2)注射完毕后,注意按压部位要准确、时间要充分,尤其对凝血机制障碍者,适当延长按压时间。

3. 处理

(1)如针头刺破血管,应立即拔针,按压注射部位。重新更换注射部位注射。

(2)对注射点少量出血者,予重新按压注射部位。形成皮下血肿者,可根据血肿的大小采取相应的处理措施,皮下小血肿早期可采用冷敷促进血液凝固,48h 后热敷,促进淤血的吸收和消散。皮下较大血肿应早期先消毒,后用无菌注射器穿刺抽出血液,再加压包扎,待血液凝固后,可行手术切开,取出血凝块。

(二)硬结形成

1. 临床表现　局部感肿胀、痛痒,可触及硬结。

2. 预防

(1)避免用对皮肤有刺激作用的药物作皮下注射。

(2)进针深度和角度适宜。针头刺入角度不宜超过 45°,以免刺入肌层。

(3)避免在瘢痕、炎症、皮肤破损处注射。如长期需要皮下注射的患者,应避免在同一处多次反复注射。

(4)操作时应严格执行无菌技术操作,做好皮肤消毒,防止注射部位感染。

3. 处理　已形成硬结者,可用 50% 硫酸镁湿敷或用新鲜马铃薯切片外敷硬结处。

(三)低血糖反应

1. 临床表现　多发生在胰岛素注射期间。主要是神经系统交感神经兴奋,如心慌、饥饿、手抖、出汗、头晕,严重者意识障碍、昏迷、抽搐等。

2. 预防

(1)严格遵守给药剂量、时间、方法,对自行使用胰岛素的患者,应反复对其及家属进行有关糖尿病知识和胰岛素注射知识的宣教,直到患者及家属掌握为止。

(2)准确抽吸胰岛素剂量。

(3)避免注入皮下小静脉血管中。推药前要回抽,无回血方可注射。

(4)注射胰岛素后,勿剧烈运动、按摩、热敷、日光浴、洗热水澡等。

(5)注射胰岛素后,注意观察患者情况,及时处理。

3. 处理　如发生低血糖症状,立即监测血糖,同时口服糖水或易吸收的碳水化合物等。严重者可遵医嘱静脉推注 25%~50% 葡萄糖。

(宋瑞娟)

第三节　肌内注射技术

肌内注射技术是将一定量药液注入肌肉组织的方法。

【目的】

用于不适宜或不能静脉注射,并且要求比皮下注射更快发生疗效。

【适应证】

1. 药物不能或不宜口服、皮下注射、静脉注射,且需在一定时间内产生药效。

2. 药物剂量较大或刺激性较强不宜皮下注射的药物,如油剂、混悬液。

【禁忌证】

1. 注射部位有硬结、瘢痕、炎症或皮肤受损。

2. 有严重出血、凝血功能异常者。

3. 破伤风发作期、狂犬病痉挛期。

4. 癫痫抽搐、不能合作的患者。

5. 2 岁以下的婴幼儿不适宜选择臀大肌注射。

【操作前准备】

（一）评估患者

1. 评估患者病情、意识、心理、治疗情况、用药史、药物过敏史等。

2. 评估患者注射部位皮肤及肌肉组织情况，以及注射部位肢体活动能力、对用药认知及合作程度。

（二）告知

主动向患者和家属告知肌内注射的目的、方法、注意事项及配合要点、药物作用及其副作用。

（三）患者准备

1. 知晓肌内注射的目的、方法、注意事项、配合要点、药物作用及其副作用。

2. 取舒适体位，暴露注射部位。

（四）环境准备

环境要安静、清洁、光线适宜。必要时用屏风遮挡患者。

（五）用物准备与评估

1. **治疗车上层** 无菌治疗盘、药物（根据医嘱准备）、治疗单、2ml 或 5ml 注射器 1 支、无菌纱布或棉球、无菌棉签、聚维酮碘、75% 乙醇、砂轮、启瓶器、笔、手消毒液等，必要时备一次性橡胶手套。

2. **治疗车下层** 锐器盒、医用垃圾桶、生活垃圾桶。

3. **评估用物** 物品齐全，一次性无菌物品、药品均在有效期内，质量合格。无菌铺盘时间未超过 4h。

【操作步骤】

1. **准备药液** 遵医嘱抽取药液，置于无菌盘内。

2. **床边核对** 携用物到患者床旁，查对患者床号、姓名、腕带。

3. **安置体位** 根据病情不同，协助患者采取侧卧位、俯卧位、仰卧位或坐位。

4. **定位消毒** 根据患者病情、年龄、药液性质选择注射部位，常用的肌内注射部位有臀大肌、臀中肌、三角肌及股外侧肌等（图 6-5-3~ 图 6-5-6）。常规消毒皮肤，以注射点为中心，消毒直径大于 5cm，待干。

5. **核对、排气** 再次核对患者床号、姓名、药名、浓度、剂量、给药时间和方法；排尽空气。

6. **穿刺（以臀大肌注射为例）** 左手拇指、示指绷紧注射区皮肤，右手以执笔方式持注射器，中指固定针栓，利用手腕的力量将针头迅速垂直刺入针梗的 1/2~2/3，或依据患者胖瘦适当掌握。

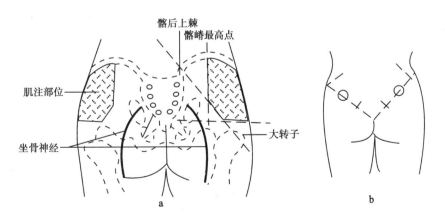

图 6-5-3 臀大肌注射定位法

a. 十字法；b. 联线法。

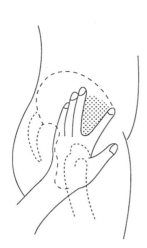

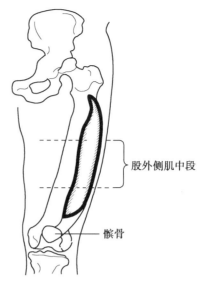

图 6-5-4　臀中肌、臀小肌注射定位法　　　　图 6-5-5　股外侧肌注射定位法

7. 推药　松开紧绷皮肤的手,并抽动活塞,如无回血,缓慢注入药液(图 6-5-7)。

8. 观察、询问患者反应。

9. 注射完毕,快速拔针,无菌棉签按压至不出血。

10. 操作后,再次核对患者床号、姓名、药名、浓度、剂量、给药时间和方法。

11. 操作后处理

(1)协助患者取舒适卧位,并整理床单位。

(2)再次向患者及家属解释肌内注射后的注意事项。

(3)清理用物,垃圾分类处理。

(4)洗手,脱口罩。

(5)记录注射时间、药名、浓度、剂量,患者的反应。

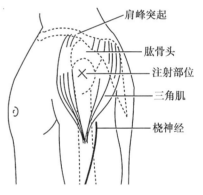

图 6-5-6　上臂三角肌注射定位法

【注意事项】

1. 严格执行"三查七对",按照无菌操作原则进行。

2. 保护患者隐私,必要时拉床帘或屏风遮挡。

3. 两种或两种以上的药物同时注射时,应注意配伍禁忌。

4. 小儿尤其 2 岁以下婴幼儿不宜选用臀大肌注射,因其臀大肌尚未发育好,避免损伤坐骨神经,最好选择臀中肌、臀小肌和股外侧肌注射。

5. 进针时不能将针全部刺入,消瘦者及患儿进针深度要酌减,并嘱患者不可突然改变体位,以防针梗从衔接处折断。

6. 若针头在注射中发生折断,应先稳定患者情绪,并嘱患者保持原位不动,固定局部组织,防止断针移位,并尽快用无菌血管钳夹住断端取出;若断端全部埋入肌肉,应速请外科医生处理。

7. 成人注射做到"二快一慢";小儿注射应做到"三快",即进针快、推药快、拔针快,防止针头在组织内摆动。

8. 长期注射者应注意交替更换注射部位,并选用细长针头,以避免或减少硬结的发生。

9. 注射中应注意以下几点　①穿刺后无回血,方可缓缓推药。如有回血应拔出,更换注射部位,或拔出少许,再试抽无回血,方可注射药物。②推药时应固定针栓,缓慢推注,并密切观察患者的反应。③对油性药液,操作者应持牢针栓,深部注射,防止用力过大,针栓与针筒脱开,药液外溢。而对混悬药液,须摇匀药液,持牢针栓且深部注射,快速推注,以免药液沉淀,造成堵塞或药液外溢。

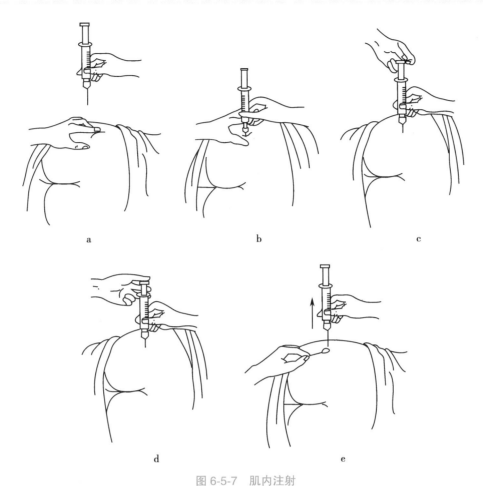

图 6-5-7　肌内注射
a. 绷紧皮肤；b. 垂直进针；c. 抽取回血；d. 推注药液；e. 快速拔针。

【并发症及处理】

（一）局部硬结

1. **发生的原因**　①长期卧床、体弱消瘦的患者；②局部血液循环较差，药物吸收缓慢；③注射深度不够，药液注入脂肪层，不易被吸收，形成硬结；④注射油剂、刺激性强的药物或长期在同一部位注射，易引起局部硬结。

2. **预防**　①对体质较差，局部血液循环不良者，注射后，给予局部热敷，或用活血化瘀的中草药局部外敷，便于药物吸收；②注射混悬药液前，应充分振荡摇匀，药物完全溶解后，再行注射；③油性药物、刺激性较强的药物或给肥胖患者注射时，应做深部的肌内注射；④长期注射者，应有计划地更换注射部位。

3. **处理**　可采用热敷或理疗。

（二）感染

1. **发生原因**　①注射器过期或在抽药过程中污染活塞、乳头、针头；②皮肤消毒不彻底。

2. **临床表现**　注射部位出现红、肿、热、痛，化脓，外周血白细胞升高，体温升高。

3. **预防**　①操作时，应检查注射器的有效日期，不得使用过期产品；②注射器及针头在操作中，如有污染立即更换；③严格执行无菌操作原则。

4. **处理**　抗感染治疗，必要时手术切开引流。

（三）神经损伤

1. **发生原因**　①注射部位定位不准确；②注射药量过大或推药速度过快。

2. **预防**　①正确选择注射部位；②依据药物的剂量、性质，决定进针的深度。

3. **处理**　①如有神经损伤，应及时处理，给解痉药物，尽快恢复患肢血液循环；局部用 50% 的硫酸镁湿热敷。②给予神经营养药物,增加神经的营养;同时也可以对损伤的神经进行基因治疗;或采用内服西药、外敷中药,并辅以针灸、按摩等治疗。

（四）晕厥

1. **发生原因**　①心理因素和疼痛反应,或精神紧张过度,或药物刺激性强、推药速度过快,从而引起剧烈疼痛,使交感神经兴奋,血管收缩,头部供血不足;②体质虚弱或过度疲劳使应激能力下降;③空腹注射。

2. **临床表现**　心跳加速、呼吸急促、面色苍白、出冷汗。

3. **预防**　①注射前,让患者充分休息防止疲劳;并做好解释工作,让患者有心理准备;②注射时可以通过交谈或听音乐的方式分散患者注意力,消除其紧张情绪;③提高操作者注射水平,"两快一慢",以达到减轻疼痛的目的;④忌空腹注射。

4. **处理**　让患者平卧,口服葡萄糖水。

（五）断针

1. **发生原因**　①患者精神紧张,肌肉松弛不够;②操作手法有误,进针角度掌握不好;③用力太猛,碰到骨头或瘢痕、硬结处;④针的质量差。

2. **预防**　①注射前,应检查注射器质量,针头与针栓衔接是否牢固;②嘱患者取舒适体位,肌肉放松;③进针时避开瘢痕、硬结处。

3. **处理**　如出现折针,勿慌张,嘱患者不要移动,用血管钳钳住外露于皮肤的针梗,迅速拔出;如针梗完全进入肌肉,立即请外科医生切开取出断针。

【药物抽吸法】

严格执行查对制度和无菌操作原则。

1. 核对药物。

2. 备无菌治疗盘。

3. 抽药,根据安瓿的不同有两种方法。

(1)方法一:①将顶端的药液弹至体部。②用砂轮在安瓿颈部划痕。③ 75% 乙醇消毒。④无菌纱布或棉球包裹折断安瓿。若安瓿颈部有蓝色标记,可以不划痕,直接用 75% 乙醇消毒,再用无菌纱布或棉球包裹折断安瓿。⑤用无菌注射器抽吸药液。注意针头不可触及安瓿外口,针尖的斜面朝下,便于吸药;抽药过程中操作者的手不可触及活塞体部,避免污染药液。

(2)方法二:①去瓶外盖或铝盖中心部分,消毒瓶塞,待干;②粉状药用无菌注射器抽取适量溶媒注入安瓿,摇动使之充分溶解。液状药直接使用;③抽吸:抽药前,先注入所需药液等量空气,然后将注射器针头插入瓶塞,倒转药瓶,让针头在液面下,抽吸至所需量药液;④用示指固定针栓,拔出。

4. 抽药完毕,将注射器的针尖垂直向上,轻拉活塞,使得针头内的药液回抽至注射器,并将气泡聚集乳头口,缓推活塞,排出空气。

5. 再次核对无误,套上安瓿或护针帽,放入无菌治疗盘,备用。

（宋瑞娟）

第四节　静脉注射技术

【相关解剖基础】

静脉注射技术是通过静脉注入药液的方法。常用的静脉包括:①四肢浅静脉:上肢常用肘部浅静脉(如贵要静脉、肘正中静脉、头静脉)、腕部及手背静脉;下肢常用大隐静脉、小隐静脉及足背静脉(图 6-5-8)。②头皮静脉:小儿头皮静脉非常丰富,分支多,交错成网且静脉表浅易见,容易固定,患儿肢体活动方便,故患儿静脉注射多采用头皮静脉(图 6-5-9)。③股静脉:股静脉位于股三角区,即在股神经和股动脉的内侧(图 6-5-10)。

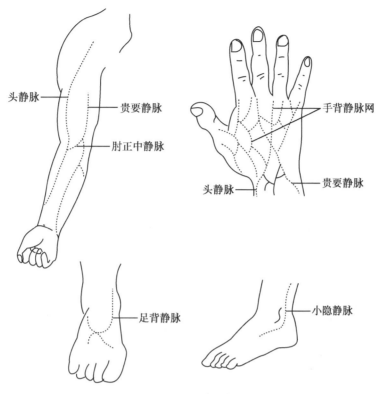

图 6-5-8 四肢浅静脉

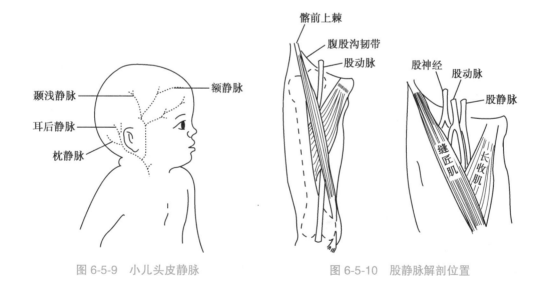

图 6-5-9 小儿头皮静脉   图 6-5-10 股静脉解剖位置

1. **小儿头皮静脉** 用做穿刺的头皮静脉分布于额部和颞部,静脉管壁被头皮内连于皮肤与帽状腱膜之间的纤维隔固定,不易滑动。静脉内没有静脉瓣,正逆方向都可实施穿刺,特别适用于小儿静脉穿刺,常用于静脉输液的头皮静脉有:额静脉、颞浅静脉、耳后静脉、枕静脉等。

2. **上肢浅静脉** 上肢浅静脉包括头静脉、贵要静脉、肘正中静脉和其他的前臂浅静脉及其属支,用做穿刺的浅静脉主要有手背浅静脉和前臂浅静脉。手背浅静脉较为发达,数目多,相互吻合成静脉网。手背静脉网的桡侧部分汇集形成头静脉,尺侧部分汇集形成贵要静脉。头静脉起始后绕过前臂桡侧缘至前臂掌侧面,接受前臂桡侧前后两面的静脉。在肘窝稍下方有一静脉属支,即肘正中静脉,此静脉通过一交通支与深静脉相连,并向上、向内侧行并向内上方连接贵要静脉。头静脉沿肱二头肌外侧沟上升,于三角肌、胸大肌间沟穿入深部的锁胸筋膜,汇入锁骨下静脉或腋静脉。贵要静脉在前臂的后内侧面上行,在肘窝下方转向前面,接受肘正中静脉后,沿肱二头肌内侧沟上升,于臂中部穿过深筋膜,毗邻肱动脉的内侧,上行至大圆肌的下缘,在此处汇入肱静脉。肘正中静脉在肘部连接头静脉与贵要静脉,其连接形式多种多样。前臂正中静脉引流手掌浅静脉丛的静脉血,沿前臂前面上行,沿途接受一些属支,上行汇入贵要静脉或肘正中静脉。前臂正中静脉末端也可能在肘窝部分叉,分别汇入贵要静脉和肘正中静脉,或分别汇入贵要静脉和头静脉,这种类型常无肘正中静脉。

3. 下肢浅静脉　下肢静脉可分为浅、深两组,浅静脉位于皮下浅筋膜内,是全身最长的浅静脉。深静脉位于深筋膜下,并与主要动脉伴行。二者均有瓣膜,但深静脉瓣更多,而且下肢静脉瓣的数量远远多于上肢。下肢浅静脉、趾背静脉位于趾间隙内,接收趾足底静脉的分支,然后汇合形成跖背静脉,而跖背静脉跨过跖骨近端汇入足背静脉弓,其近端是一不规则的足背静脉网,接收深静脉的属支,向近端续为小腿静脉网。大隐静脉是人体内最长的一条表浅静脉,是穿刺最理想的静脉。

【目的】

1. 注射药物,用于药物不宜口服、皮下注射、肌内注射或需迅速发挥药效。

2. 药物因浓度高、刺激性大、量多而又不宜采取其他注射方法。

3. 一些诊断性检查需静脉注入药物。

4. 静脉营养治疗。

【适应证】

1. 常用于药物需要迅速发挥药效,但不宜口服、皮下注射、肌内注射。

2. 药物浓度高、刺激性大、量多,不宜采取其他注射方法。

3. 用于一些诊断性检查。

4. 用于静脉营养治疗等。

【禁忌证】

不宜静脉注射的药物或方法。

【操作前准备】

(一)评估患者并解释

1. 评估　①患者的病情、用药史、过敏史及治疗情况;②患者的意识状态、肢体活动能力以及对用药的认知和配合程度;③穿刺部位的皮肤情况、静脉充盈度及管壁弹性。

2. 解释　给患者及家属解释静脉注射的目的、方法、注意事项、配合要点、药物的作用和副作用。

(二)患者准备

1. 知晓静脉注射的目的、方法、注意事项、配合要点、药物作用和副作用。

2. 协助患者取舒适体位,暴露注射部位。

(三)环境准备

安静、整洁、光线适宜,必要时用床帘或屏风遮挡患者。

(四)操作者准备

衣帽整洁、修剪指甲、洗手、戴口罩、戴手套。

(五)用物准备

1. 治疗车上层　①治疗盘:有无菌持物镊、皮肤消毒液(0.5% 聚维酮碘,或 2% 碘酊、75% 乙醇等)、无菌纱布或棉球、无菌棉签、止血带、砂轮、弯盘、启瓶器、胶布、一次性垫巾;②无菌盘:注射器(根据药量选定)、6~9 号针头、药液(遵医嘱准备);③医嘱卡或医嘱执行单;④一次性橡胶手套、无菌手套(股静脉注射使用)、手消毒液。

2. 治疗车下层　医用垃圾桶、生活垃圾桶和锐器盒。

【操作步骤】

(一)抽吸药液

遵医嘱抽吸药液,放于无菌盘内。操作时,严格执行查对制度和无菌操作原则。

（二）床边核对

携用物到患者床旁,核对患者床号、姓名、腕带。

（三）实施注射

1. 四肢浅静脉注射

（1）定位消毒:选择合适静脉（常规选择粗直、弹性好、易于固定的静脉,避开关节和静脉瓣）,在穿刺部位下方放一次性垫巾,在穿刺部位上方（近心端）约6cm处扎紧止血带,按常规消毒皮肤,待干。

（2）核对排气:再次核对（患者床号、姓名、药名、浓度、剂量、用药方法和时间）,排尽空气。

（3）进针穿刺:嘱患者轻握拳,以左手拇指绷紧静脉下端皮肤,将其固定,右手持注射器,示指固定针栓（若使用头皮针,手持头皮针小翼）,使针尖斜面向上,与皮肤形成15°~30°,自静脉上方或侧方刺入皮下,再沿静脉走向滑行刺入静脉,视回血,再沿静脉进针少许。

（4）固定:先松止血带,再让患者松拳,固定针头（如为头皮针,可用胶布固定）。

（5）推注药液:缓慢推注药液。推药过程中要试抽回血,用以检查针头是否仍在静脉内。

（6）拔针按压:注射完毕,即用无菌棉签轻压针刺处,快速拔针,后按压至不出血为止。

2. 小儿头皮静脉注射

（1）安置体位:给患儿取仰卧或侧卧位。

（2）定位消毒:选择合适头皮静脉,常规消毒皮肤,待干。

（3）核对排气:再次核对,排尽空气

（4）穿刺注射:请助手固定患儿头部。操作者左手拇指、示指固定静脉两端,右手持头皮针小翼,沿静脉向心方向平行刺入,见回血,推药少许。如无异常,再用胶布固定针头,缓慢注射药液。

（5）拔针按压:注射完毕,即用无菌棉签轻压针刺处,快速拔针,后按压至不出血为止。

3. 股静脉注射

（1）安置体位:协助患者取仰卧位,嘱其下肢伸直略外展、外旋。

（2）定位消毒:在腹股沟中内1/3交界处,先用左手触及股动脉搏动最明显处,在股动脉内侧0.5cm处,即股静脉处,常规消毒局部皮肤,左手戴无菌手套。

（3）核对排气:再次核对,排尽空气。

（4）穿刺注射:左手再次扪及股动脉搏动最明显部位,给予固定,右手持注射器,针头与皮肤形成90°或45°,在股动脉内侧0.5cm处穿刺,并抽动活塞,见暗红色回血（提示针头已进入股静脉）,固定针头,注入药液。

（5）拔针按压:注射完毕,即拔出针头,针眼处用无菌纱布加压止血3~5min,再用胶布固定。

（6）再次核对:再次核对患者床号、姓名、药名、浓度、剂量、用药方法和时间。

（四）操作后处理

1. 协助患者取舒适卧位。

2. 整理、清洁、消毒用物。

3. 洗手。

4. 记录:注射时间、药物名称、浓度、剂量及患者反应。

【注意事项】

1. 操作中,严格执行查对制度和无菌操作原则。

2. 对长期静脉注射患者要保护血管,应有计划地由远心端向近心端选择静脉。

3. 在注射对组织有强烈刺激性药物时,一定要确保针头在静脉内,方可推注药液,以免药液外溢导致组织坏死。

4. 股静脉注射时,如果误入股动脉,应立即拔出针头,用无菌纱布快速按压穿刺处5~10min,直至无出血为止。

5. 根据病情及药物性质,严格掌握推药速度,若需要长时间、微量、均匀、精确地注射药物,可选用微量注射泵会更为安全可靠。

【静脉注射失败的常见原因】

1. 穿刺针头未进入血管内(穿刺过浅,或静脉滑动)。临床判断:回抽无血,注入药物局部隆起,主诉疼痛。

2. 针头斜面未完全进入血管内,部分药液渗出至皮下。临床判断:可有回血,但穿刺部位隆起,主诉疼痛。

3. 针头刺破血管壁,针头斜面部分在血管内,部分在血管外。临床判断:可有回血,因药液溢出至深层组织局部无隆起,主诉疼痛。

4. 针头穿通血管壁。临床判断:无回血,注入药物无隆起,主诉疼痛。

【特殊患者的静脉穿刺要点】

1. **肥胖患者**　因皮下脂肪较厚,静脉位置较深且不明显,但相对固定,注射时,应摸清血管走向后,在静脉上方进针,进针角度稍加大(30°~40°)。

2. **水肿患者**　应沿静脉解剖位置,用手按揉局部,可暂时驱散皮下水分,在静脉充分显露后,再行穿刺。

3. **脱水患者**　因血管充盈不良,穿刺困难,可适当做局部热敷、按摩,待血管充盈后再穿刺。

4. **老年患者**　因其皮下脂肪较少,静脉容易滑动且脆性较大,穿刺较困难或易穿破血管对侧。注射时,可用手指固定穿刺段静脉上下两端,再沿静脉走向穿刺。

【并发症及处理】

常见并发症有静脉炎、液体渗出和外渗、血肿等。

(一) 静脉炎

1. **临床表现**　依据临床表现进行临床分型,包括:

(1)红肿型:沿静脉走向,皮肤红肿、疼痛、触痛。

(2)硬结型:沿静脉注药走向,局部疼痛、触痛、静脉变硬,呈条索状。

(3)坏死型:沿血管周围有较大范围的肿胀,且形成瘀斑至皮肌层。

(4)闭锁型:静脉淤结不通,渐进呈机化,严重者可出现发热等全身症状。

2. **预防**

(1)操作者应熟练掌握静脉穿刺技术,严格执行无菌技术操作。

(2)依据患儿年龄、血管情况选择合适型号的静脉注射针头。

(3)选择合适的穿刺部位。对长期注射者,应有计划地更换注射部位;避免在瘫痪肢体进行静脉穿刺。

(4)严格控制推药的浓度和速度。

3. **处理**

(1)停止在患肢静脉注射。

(2)将患肢抬高、制动。

(3)对局部进行热敷或热湿敷(50% 硫酸镁或 95% 乙醇)。

(4)可遵医嘱予局部类黏多糖乳膏涂抹或中草药外敷及其他对症处理方法;必要时全身应用抗生素治疗。

(5)对营养不良、免疫力低下的患儿,应加强营养,增强机体对血管壁创伤的修复能力,以及对局部抗炎能力。

(二) 液体渗出和外渗

1. **临床表现**

(1)静脉推注时感觉有阻力。

(2)注射部位局部肿胀、疼痛。

(3)浸润部位周围皮肤的温度较低或发热。

(4)高浓度、强刺激药物渗出可引起局部组织溃疡、坏死。

2. **预防**

(1)提高穿刺技术。

(2)合理选择穿刺部位,避免在肢体屈曲的部位进行注射;注射易致渗漏损伤的药物时,应选弹性好且较粗的血管。

（3）为不合作、意识混乱、定向力障碍的患儿进行静脉注射时，要有人协助。

（4）对过度活动的患儿应予适当固定，必要时遵医嘱给予镇静剂。

（5）注射过程中，应定时观察患者穿刺部位，若出现局部疼痛，不能根据回血排除渗漏。

3. 处理

（1）发生渗漏时立即停止静脉推注，抬高患肢。

（2）如果渗出溶液刺激性不强时，可局部给予 50% 硫酸镁湿敷或热敷患部，以促进渗出药液的吸收。

（3）发生渗漏后，应注意观察，及时评估渗漏部位的运动、感觉和肢端血运等情况，并记录在病历中。

（4）局部环形封闭治疗，方法为生理盐水 5ml+ 地塞米松 2.5mg，做多处皮下注射，范围大于发生渗漏的区域。

（5）局部皮肤和组织恢复期：应鼓励患者多做肢体活动，以促进血液循环，恢复肢体功能。

（三）血肿

1. 临床表现　患者自觉局部肿胀、疼痛，局部皮肤呈青紫色

2. 预防

（1）提高静脉穿刺技术。

（2）熟悉动静脉的区别。

（3）对局部隆起疑有血肿，应立即停止穿刺并拔出针头，进行局部加压止血。

（4）拔针后正确按压（按压针刺血管处）。

（5）拔针后切勿立即在穿刺肢体的上方绑止血带。

3. 处理　小血肿无需特殊处理；大血肿早期冷敷，48h 后，再用热敷以促进淤血吸收。

（宋瑞娟）

第五节　血管穿刺术

【颈外静脉穿刺术】

（一）目的

1. 在外周静脉穿刺困难的情况下，获取静脉血标本。

2. 通过留置导管建立深静脉通道，用于胃肠外营养或快速补液治疗。

3. 用于颈静脉系统的血流动力学（如 Swan-Ganz 导管、中心静脉压、电生理）等检查。

4. 介入治疗（如射频消融、深静脉滤网）。

（二）适应证

1. 需长期输液而周围静脉穿刺困难的患者。

2. 长期静脉内滴注高浓度或刺激性强的药物或行静脉内高营养治疗的患者。

3. 周围循环衰竭而需测中心静脉压的危重患者。

（三）禁忌证

1. 穿刺部位有感染。

2. 有明显出血倾向。

3. 呼吸急促不能平卧者。

4. 颈部手术或受伤者。

5. 心、肺功能不全者。

（四）操作前准备

1. 核对医嘱备好采血条形码。

2. 评估患者并解释

(1)评估患者的年龄、病情、意识状态、营养状况、心理状态及配合程度；穿刺部位的皮肤状况、静脉充盈度及管壁弹性。

(2)向患者解释静脉穿刺的目的、方法、注意事项、配合要点、操作过程、可能存在的风险。

3. 患者准备

(1)在操作过程中保持颈部制动。

(2)排空大小便。

(3)取舒适体位,暴露采血部位。

4. 操作者准备

(1)衣帽整洁、修剪指甲、洗手、戴口罩。

(2)了解穿刺的并发症及预防和处理措施。

5. 物品准备

(1)治疗车上层:检验申请单、条形码、治疗盘、无菌棉签、消毒液(2% 碘酊和 75% 乙醇或 0.5% 聚维酮碘)、快速手消毒液,据穿刺目的准备采血针、采血管或者输液器、输液贴、液体及药物、砂轮、弯盘、注射器、留置针、0.1% 盐酸肾上腺素等。

(2)治疗车下层:锐器盒、生活垃圾桶、医疗垃圾桶。

(3)根据穿刺目的准备输液架。

(五)操作步骤

1. 核对医嘱、检验申请单、条形码,无误后将其竖贴在真空采血管上,使条形码在一条直线上,方便扫码。

2. 携用物至床旁,再次核对无误,协助患者取去枕平卧位,头转向对侧,肩下垫薄枕,使头低肩高,颈部伸展平直,在下颌角与锁骨上缘中点连线的上 1/3 处颈外静脉外缘为穿刺点(图 6-5-11)。

3. 常规消毒皮肤,直径大于 5cm,左手示指按压静脉穿刺点下方约 3~4cm,使静脉充盈后顺势将血管固定。

4. 随后用左手拇指绷紧皮肤,右手持针柄与皮肤呈 30° 角,斜刺进针约 0.5cm 后,然后平行进针刺入血管,见有回血后,可继续平行进针少许。

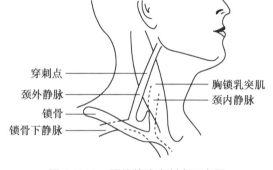

图 6-5-11　颈外静脉穿刺点示意图

5. 确定穿刺成功后,用胶布固定,即可进行采血、输液、输血或静脉推注药物。

6. 拔针后应用无菌棉签按压局部 2~3min,以防局部渗血形成血肿。

7. 亦可行颈外静脉置管术,可避免每日穿刺。

(六)注意事项

1. 严格执行查对制度及无菌技术操作规程,预防差错事故及感染发生。

2. 准确选择穿刺点,位置过高近下颌角不利于操作,过低则可能损伤锁骨下胸膜及肺尖导致气胸。

3. 新生儿、婴幼儿禁用颈外静脉穿刺,儿童也仅限于采集血标本,因小儿好动,不宜行颈外静脉穿刺。

4. 颈部皮肤一般比较松弛,血管容易移位,又因为颈部的活动及吞咽动作都可以导致针头脱出,所以针梗刺入要深达 1/2 以上,输液过程中也需要经常检查穿刺部位,防止药液外渗。

(七)并发症预防及处理

穿刺部位出血可造成皮下淤血或血肿。多见于拔针后按压部位不准确或按压时间不足、反复穿刺致血管壁损伤、破裂等情况。因此,拔针后要准确按压穿刺部位,部分凝血功能差的患者在穿刺后,应根据实际情况延长按压时间,确认无出血后方可停止按压。皮下出血或血肿在 24h 后方可进行热敷。

(八)相关知识

颈外静脉是颈部最大的浅静脉,起始于胸锁乳突肌前缘,平对下颌角处,由下颌后静脉和耳后静脉汇合而成,在下颌角后方垂直下降,越过胸锁乳突肌后缘,于锁骨上方穿过深筋膜,最后汇入锁骨下静脉。颈外静脉表浅且位置恒定,易于穿刺。

【股静脉穿刺术】

（一）目的

通过股静脉穿刺获取静脉血标本进行血常规、血生化、血培养等各项血液化验检查。

（二）适应证

1. 在外周静脉穿刺困难的情况下获取静脉血标本。

2. 需要开放静脉通道输液或进行相关检查的各种情况。

（三）禁忌证

1. 穿刺部位有感染。

2. 有明显出血倾向。

（四）操作前准备

1. 核对医嘱,备好采血条形码。

2. 评估患者并解释

(1)评估患者的病情、治疗情况、意识状态及肢体活动能力;配合程度;穿刺部位皮肤、血管状况。

(2)向患者解释静脉穿刺的目的、方法、注意事项、配合要点、操作过程、可能存在的风险。

3. 患者准备

(1)了解穿刺的目的、方法、注意事项及配合方法、操作过程、可能存在的风险。

(2)排空大小便。

(3)取舒适体位,暴露采血部位。

4. 操作者准备

(1)衣帽整洁、修剪指甲、洗手、戴口罩。

(2)熟悉穿刺的过程及可能的并发症,以及预防和处理措施。

5. 物品准备

(1)治疗车上层:检验申请单、条形码、治疗盘、无菌棉签、无菌手套、无菌棉球、消毒液(2%碘酊和75%乙醇或0.5%聚维酮碘)、快速手消毒液、采血针(或者注射器)、试管架、真空采血管。

(2)治疗车下层:锐器盒、生活垃圾桶、医疗垃圾桶。

（五）操作步骤

1. 核对医嘱、检验申请单、条形码,无误后将其竖贴在真空采血管上,使条形码在一条直线上,方便扫码。

2. 确定穿刺部位:患者取平卧位,下肢稍外展、外旋,在腹股沟处触摸股动脉搏动最明显处,其内侧即为股静脉穿刺点(见图6-5-10)。

3. 常规消毒穿刺部位皮肤,直径大于5cm,同时消毒操作者左手示指和中指或戴无菌手套。于股动脉搏动最强处固定,右手持注射器,针头和皮肤呈90°或45°,在股动脉内侧0.5cm处刺入。抽动活塞见有暗红色回血,提示针头已进入股静脉,固定针头,抽取所需的静脉血量。拔出针头后,用无菌干棉签局部压迫止血3~5min至局部无出血。

4. 操作完毕后协助患者取舒适卧位,妥善处理并及时送检血标本,洗手并做好相关记录。

（六）注意事项

1. 严格执行查对制度及无菌技术操作规程,注意保护患者隐私。

2. 穿刺时动作应轻柔,未抽到血液时可以轻轻向深部刺入,边退针,边抽吸,直至有血液抽出。如不成功,需再次确认穿刺部位,稍微调整穿刺方向后,重新穿刺。切勿多次、反复粗暴穿刺,以免造成血管壁损伤和出血。

3. 穿刺过程中,如果没有回抽血液自行顶出或所抽出的血液为鲜红色的动脉血,提示误穿到股动脉,应拔出针头,按压5~10min后重新确定穿刺部位再穿刺。

4. 股静脉穿刺时,切不可盲目用穿刺针向腹部方向无限制地进针,以免将穿刺针穿入腹腔,引起并发症。

5. 不宜在同侧反复穿刺,一侧穿刺失败,在有效压迫止血后,再取对侧进行穿刺。

6. 如遇患儿哭闹不止或患者不配合,或一次穿刺不成功,导致操作者情绪紧张,可做深呼吸,待情绪平静后再行穿刺,或更换操作者,不要反复穿刺增加患者的痛苦。

(七) 并发症预防及处理

穿刺部位出血可造成皮下淤血或血肿,多见于拔针后按压部位不准确或按压时间不足、反复穿刺致血管壁损伤、破裂等情况。因此,拔针后要准确按压穿刺部位,部分凝血功能差的患者在穿刺后,应根据实际情况延长按压时间,确认无出血后方可停止按压。皮下出血或血肿在 24h 后方可进行热敷。

(八) 相关知识

1. 采血前需根据检查内容告知患者应进行的准备,如血生化检查前一天应尽量避免摄入过于油腻的食物,并空腹 12~14h 等。应根据检查项目的不同,选择不同类型的试管。如为抗凝试管,应旋转搓动使血液和抗凝剂混匀以防凝固;如为干燥试管,则不应摇动。进行血培养时采血量为 5~10ml,使血液与培养液混匀,并在血液注入培养瓶前后消毒瓶口。

2. **股静脉穿刺技巧**　股静脉穿刺前,关键在于找准动脉搏动的位置,左手摸到股动脉后,不宜压迫动脉过紧,此时如果压迫过紧可能使静脉移位。

【股动脉穿刺术】

(一) 目的

通过股动脉穿刺获取动脉血液标本,用于与动脉血相关指标的测定,主要用于动脉血气分析。

(二) 适应证

1. 各种原因引起的呼吸衰竭患者。

2. 电解质酸碱平衡紊乱患者。

3. 呼吸困难的患者。

4. 使用人工呼吸机的患者。

(三) 禁忌证

1. 穿刺部位感染。

2. 对凝血功能障碍者或重症血小板减少者需谨慎操作。

(四) 操作前准备

1. 核对医嘱备好采血条码。

2. **评估患者并解释**

(1)评估患者的病情、治疗情况、意识状态及肢体活动能力;配合程度;穿刺部位皮肤、血管状况;用氧或使用呼吸机情况。

(2)向患者解释穿刺的目的、方法、注意事项、配合要点、操作过程、可能存在的风险。

3. **患者准备**

(1)了解动脉血标本采集目的、方法、临床意义、注意事项及配合要点。

(2)排空大小便。

(3)取舒适体位,暴露采血部位。

4. **操作者准备**

(1)衣帽整洁、修剪指甲、洗手、戴口罩。

(2)熟悉穿刺的过程及可能发生的并发症,以及预防和处理措施。

5. **用物准备**

(1)治疗车上层:检验申请单、条形码、治疗盘、无菌棉签、无菌手套、无菌棉球、消毒液(2% 碘酊和 75% 乙醇或 0.5% 聚维酮碘)、快速手消毒液、2ml 注射器或动脉血气针、2ml 肝素钠注射液 1 支、无菌橡皮塞 1 个。

(2)治疗车下层:锐器盒、生活垃圾桶、医疗垃圾桶。

（3）其他：冰盒 1 个或冰桶 1 只。

（五）操作步骤

1. 核对医嘱、检验申请单、条形码，无误后将其竖贴于 2ml 注射器或动脉血气针上，使条形码在一条直线上，方便扫码。

2. 携用物至床旁，再次核对无误，协助患者取平卧位，下肢稍外展，暴露穿刺部位。

3. 抽取肝素湿润注射器管腔后弃去余液，选择腹股沟动脉搏动最强点（髂前上棘与耻骨结节体表连线处中点下方 1~2cm）作为穿刺点（图 6-5-12、图 6-5-13）。

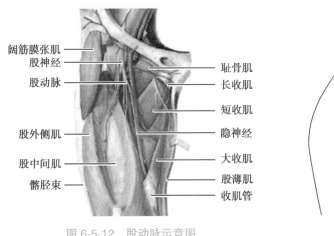

图 6-5-12 股动脉示意图

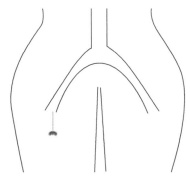

图 6-5-13 穿刺点

4. 常规消毒穿刺部位皮肤，直径大于 5cm，同时消毒操作者左手示指和中指或戴无菌手套。于股动脉搏动最强处，操作者左手示指和中指稍用力固定皮肤（示指、中指略分开约 0.5cm），然后在示指与中指之间搏动最强处垂直穿刺或者与动脉走向 40° 刺入。

5. 采集到足够用于检测的动脉血标本（2ml），拔出注射器，用棉球按压穿刺部位 5~10min，将针头刺入橡皮塞并轻轻搓动注射器。

6. 将注射器固定在冰盒或放入冰桶中，10min 内送检。在申请单上填写患者的吸入氧浓度和血红蛋白浓度。

7. 穿刺后观察：观察穿刺部位是否有出血、肿胀和疼痛现象，观察采血部位远端肢体末梢的颜色和动脉搏动情况，对比双侧肢体是否有差异。

8. 操作完毕后协助患者取舒适卧位，妥善处理并及时送检血标本，洗手并做好相关记录。

（六）注意事项

1. 严格执行查对制度及无菌技术操作规程，注意保护患者隐私。

2. 动脉穿刺点上方不需要使用止血带。

3. 切勿粗暴反复穿刺，以免造成动脉壁损伤和出血。

4. 动脉穿刺时，采用专用血气针，穿刺过程中勿抽拉针栓，以免造成血液进入注射器后，无法准确判断其来源于静脉还是动脉，血液顶入注射器为动脉血。穿刺成功后，轻轻搓动注射器，使血液与肝素钠注射液充分混合，防止血液凝固。一次性注射器易在管壁形成气泡，且不易排出，干扰血气分析结果。

5. 穿刺过程中出现动脉痉挛，可造成穿刺及采血困难，具有血栓形成的风险。若针头已在动脉内，应稍等待，稍后自行回血。如因动脉痉挛造成穿刺失败，可更换到另一侧进行穿刺或局部热敷后再行穿刺。如因操作失败致操作者情绪紧张，可做深呼吸，待情绪平静后再行穿刺，或更换操作者，不要反复穿刺增加患者的痛苦。

（七）并发症预防及处理

1. 穿刺部位出血 穿刺部位出血可造成皮下淤血或血肿。多见于拔针后按压部位不准确或按压时间不足、反复穿刺致血管壁损伤、破裂等情况。因此，拔针后要准确按压穿刺部位，部分凝血功能差的患者在穿刺后,应根据实际情况延长按压时间,确认无出血后方可停止按压。皮下出血或血肿在24h后方可进行热敷。

2. **血栓形成** 多见于反复穿刺和过度按压等情况,应注意预防和观察。一旦出现血栓形成的表现,应及时请血管外科进行检查处理。

3. **感染** 主要原因是因为消毒不严格,因此,在操作过程中应严格遵守无菌技术操作原则。

(八)相关知识

腹股沟三角及股动脉的解剖特点:腹股沟三角位于腹股沟前部的上 1/3,呈倒三角形,底部为腹股沟韧带,外侧边为缝匠肌外侧缘,内侧边为长收肌内侧缘。股三角内有股神经、股动脉及其分支、股静脉及其属支走行。股动脉由髂外动脉延续而来,在腹股沟韧带中点进入股三角,在股三角内走行于股静脉的外侧。股动脉的外侧为股神经。股动脉在腹股沟韧带中点处位置表浅,易于触摸。

（王锐霞）

第六节 中心静脉置管及中心静脉压测定

【目的】

1. 监测中心静脉压。

2. 提供中心静脉输液通路。

3. 经中心静脉放置心脏起搏器等操作。

【适应证】

1. 外周静脉通路不易建立或不能满足需要。

2. 长期静脉输入刺激性药物(如化疗)患者。

3. 胃肠外高营养治疗者。

4. 快速大量输液、输血治疗。

5. 危重患者抢救或大手术等监测中心静脉压。

6. 经中心静脉导管放置临时或永久心脏起搏器。

7. 血液净化患者。

8. 空气栓塞经中心静脉至右心房抽气。

9. 其他,如心导管治疗、肺动脉导管等。

【禁忌证】

1. 严重的出血、凝血障碍。

2. 持续休克。

3. 上腔静脉综合征,不能通过上肢静脉或颈内静脉穿刺置管。

4. 近期安装过起搏器的患者,最好在 4~6 周后再进行中心静脉置管。

5. 上腔静脉、锁骨下静脉等梗阻、损伤。

6. 气管切开、局部有大量分泌物。

7. 穿刺部位感染。

8. 躁动不合作的患者。

【操作前准备】

(一)核对医嘱

(二)评估患者并解释

1. 评估患者的病情、治疗情况、意识状态、配合程度、穿刺部位皮肤、血管状况。

2. 向患者或家属解释静脉穿刺的目的、方法、注意事项、配合要点、操作过程、可能存在的风险,签署知情同意书。

（三）患者准备

1. 了解穿刺的目的、方法、注意事项及配合方法、操作过程、可能存在的风险。

2. 排空大小便。

3. 穿刺部位局部备皮。

4. 取舒适体位,暴露穿刺部位。

（四）操作者准备

1. 衣帽整洁、修剪指甲、洗手、戴口罩。

2. 熟悉穿刺的过程及可能的并发症以及预防和处理措施。

（五）物品准备

1. **治疗车上层**　医嘱单、治疗盘、无菌棉签、消毒液(2%碘酊和75%乙醇或0.5%聚维酮碘)、中心静脉导管穿刺包(5ml无菌注射器、穿刺针、J形导引钢丝、深静脉导管、皮肤扩张器、平头压力探针、无菌孔巾)、无菌输液器、一次性250ml生理盐水、无菌手套、缝皮针、3.0或4.0号不吸收线、胶布或者输液贴、弯盘、快速手消毒液。

2. **治疗车下层**　锐器盒、生活垃圾桶、医疗垃圾桶。

3. **其他**　心电监护设备;输液架;压力监测装置的设备(压力袋、肝素盐水、压力管道和管道冲洗装置、换能器和监测仪、检查管道连接旋钮和开关的位置,管道充液并需排空气泡,连接监测仪,使用前应调节零点)。

【操作步骤】

（一）颈内静脉穿刺（右颈内静脉中路置管）

1. 核对医嘱。

2. **确定穿刺部位**　触摸胸锁乳突肌的胸骨头和锁骨头以及与锁骨所形成的三角,在三角形的顶部触及颈总动脉搏动,在搏动的外侧旁开0.5~1cm为穿刺点。

3. **消毒铺单**　消毒范围上至下颌角,下至乳头水平,内侧过胸骨中线,外侧至腋前线。操作者戴无菌手套,使用无菌盐水冲洗手套上的滑石粉。铺无菌孔巾。

4. **局部麻醉**　若患者在清醒状态下穿刺,则需要逐层局部浸润麻醉。

5. **试穿**　使用5ml注射器作为试探针,针与皮肤呈30°~45°角,针尖指向同侧乳头或锁骨中、内1/3交界处。在进针过程中保持注射器内轻度持续负压。回吸见有暗红色血液,提示针尖已进入静脉内。确认方向、角度和进针深度,然后拔出试探针。

6. **穿刺针穿刺**　按试穿针的角度、方向及深度用18G穿刺针进行穿刺。边进针边回抽,当血液回抽和注入十分通畅时,注意固定好穿刺针位置,使用平头压力探针测试压力,如未见波动性、鲜红血液流出,则可以确认穿刺针在静脉内。

7. **置入导丝**　从18G穿刺针内插入J形导引钢丝进入血管约30cm(其中穿刺针及注射器总长约为20cm,导引钢丝进入血管约10cm),插入过程中注意患者心率变化。导引钢丝达到30cm后,相对固定J形钢丝,退出穿刺针,压迫穿刺点。此时应注意导引钢丝进入体内的长度最好不要超过15cm,以防导引钢丝刺激心脏,出现心律失常。

8. **扩皮肤切口**　尖头刀片扩皮后,使用扩张器扩张皮肤及皮下组织。

9. **引入导管**　将导管套在导引钢丝外面,左手拿导引钢丝尾端,右手将导管插入,待导管进入颈内静脉后,边退钢丝,边推进导管。成人置管的深度为12~15cm。

10. **验证导管位于静脉内**　回抽导管内血液通畅,并使用盐水冲洗,盖上肝素帽。皮肤入口处用缝线固定导管,覆盖贴膜。接上CVP测压管或输液,测压管需用肝素生理盐水冲洗一次。

11. 操作完毕后,应拍摄X线片,确定导管位置及走向。

（二）锁骨下静脉穿刺、置管

1. 核对医嘱。

2. **确定穿刺部位**　协助患者去枕平卧,肩下垫薄枕,头低肩高,充分暴露穿刺部位。术者立于床头,选择穿刺点,穿刺点位于胸锁乳突肌的外侧缘与锁骨所形成的夹角的平分线上,锁骨中、外 1/3 交界处,锁骨下方约 1cm 处为进针点(图 6-5-14)。

3. 其他操作同颈内静脉穿刺。

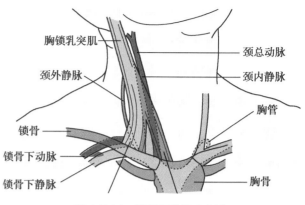

图 6-5-14　锁骨下静脉穿刺点

【并发症预防及处理】

1. **气胸**　是较常见的并发症之一,尤其是锁骨下静脉穿刺时,气胸的发生率较高。出现气胸后,应及早作胸腔抽气或胸腔闭式引流。如穿刺后患者应用正压通气,则有可能引起张力性气胸,表现为低血压或低氧血症,应有所警惕。

2. **心脏压塞**　与导管置入过深有关。插管时如导致上腔静脉、右心房或右心室损伤穿孔,则可引起心包积液或积血。当液体或血液在心包腔或纵隔内集聚达 300~500ml 时,就足以引起致命的心脏压塞。留置中心静脉导管的患者突然出现发绀、面颈部静脉怒张、恶心、呼吸困难、胸骨后和上腹部疼痛,同时伴有低血压、脉压变窄、奇脉、心动过速、心音低而遥远,应考虑有心脏压塞的可能。此时应:①立即停止中心静脉输注液体;②将输注容器的高度降至低于患者心脏水平,利用重力作用,尽量吸出心包腔或纵隔内的血液或液体,然后慢慢地拔除导管;③如果症状无改善,应立即行心包穿刺减压。

3. **血胸、胸腔积液、纵隔积液**　穿刺过程中若将静脉或动脉壁撕裂或穿透,同时又将胸膜刺破,则形成血胸。若中心静脉导管误入胸腔内或纵隔,液体输入后可引起胸腔积液或纵隔积液。因此,置管后,应常规检查导管末端是否位于血管内。方法是降低输液瓶高度,并低于心脏水平,放开输液调节器,观察回血是否畅通。胸部 X 线片有助于诊断。一旦出现肺受压的临床症状,应警惕是否出现血气胸,处理方法是立即拔出导管并做胸腔闭式引流。

4. **空气栓塞**　在经穿刺针或套管内插入导引钢丝或导管时,常在取下注射器,准备插管前 1~2s 可能有大量的空气经针孔或套管进入血管。若压差为 5cmH_2O,空气通过 14G 针孔的量可达每秒 100ml。静脉内如果快速误入 100~150ml 空气,就足以致命。

5. **血肿**　在穿刺过程中,如细小探针损伤动脉,应立即局部按压数分钟防止血肿形成;如果误将导管置入动脉内,特别是压迫止血困难的部位,例如锁骨下动脉,在拔出导管前需要外科会诊。因抗凝治疗的患者,血肿形成的机会较多,穿刺插管应特别慎重。

6. **感染**　导管在体内留置时间过久可引起血栓性静脉炎。反复穿刺,可导致局部组织损伤、血肿,增加局部感染的机会。导管留置期间,严格执行无菌技术操作,可预防感染的发生。当患者出现不能解释的寒战、发热、白细胞数升高、局部红肿、压痛等,应考虑拔除中心静脉导管并做细菌培养。

【相关知识】

(一)相关解剖基础

1. 颈内静脉解剖

(1)与同侧颈动脉的关系:在喉结水平,颈内静脉位于胸锁乳突肌前缘,颈内静脉在与颈总动脉伴行过程中,由上至下,两者间距离逐渐加大,在上段和中段,尤其是上段,两者相邻并有部分交叠。在甲状软骨上缘水平观察,颈内静脉在颈动脉的外侧,两者平行下行,之间的平均距离为 2cm;在锁骨上缘水平,两者之间的平均距离增大。

(2)颈内静脉和胸锁乳突肌的关系:胸锁乳突肌的位置相对较为固定,但肌肉的宽度因个体差异而不同。胸锁乳突肌前缘在上段和中段距离颈内静脉较近,而后缘距离颈内静脉较远,在胸锁乳突肌前缘中点处,颈内静脉走行于胸锁乳突肌的外侧;胸锁乳突肌三角(胸锁乳突肌胸骨头和锁骨头与锁骨上缘形成的三角)顶点全部在颈内静脉投影内。

2. **颈内静脉穿刺定位**　颈内静脉穿刺常用路径有前路、中路和后路。

(1)前路:以甲状软骨水平线、胸锁乳突肌内侧缘、颈动脉搏动之外侧为穿刺点,与皮肤呈 60° 角,向同侧乳头方向进针。

(2)中路:穿刺点位于颈动脉三角内,颈内静脉在颈动脉三角走行的路径上均可作为穿刺点。三角顶点易定位,且位置较高可避免刺伤肺尖,是常用的穿刺点。

(3)后路:锁骨上方约5cm,胸锁乳突肌后缘与颈外静脉交叉点为穿刺点,针头指向骶尾,向前对准胸骨上切迹,针轴与矢状面及水平面呈45°角。

3. 锁骨下静脉解剖 右锁骨下静脉是右上肢腋静脉的直接延续,起源于第1肋骨外侧缘,走行至前斜角肌内侧、胸锁关节后方。由第1肋外缘起始,呈轻度向上的弓形走行于锁骨内侧约1/3的后上方,在胸锁关节后方,与颈内静脉相汇合形成了头臂静脉,其汇合处向外上方开放的角叫静脉角。锁骨下静脉在锁骨内侧缘后面的位置是在锁骨、第1肋骨和前斜角肌之间,并借助前斜角肌与锁骨下动脉和臂丛隔开。由于锁骨下静脉管壁与周围筋膜相融合,因而位置相对较恒定,不易发生移位,有利于穿刺。锁骨下静脉穿刺分为:锁骨上入路和锁骨下入路及经颈外静脉入路。

(二)超声引导下中心静脉穿刺、置管术

普通以解剖标志指导的深静脉穿刺常需要多次穿刺才获成功,且常有并发症的发生。近年来,便携式超声仪的出现,使超声引导下深静脉穿刺置管技术迅速发展,成为临床常用的、安全的技术手段之一。

(三)经外周静脉置入中心静脉导管

近年来,经外周静脉置入中心静脉导管(peripherally inserted central catheter,PICC)技术在临床上得以广泛应用,一般以肘部贵要静脉为首选进行穿刺,其次为肘正中静脉、头静脉。相对于颈内静脉、锁骨下静脉穿刺置管技术,PICC具有创伤小、并发症少、成功率高、导管留置时间长(6个月到一年)等优点,而且操作相对简单,可由经过培训的护士进行操作。为长期输液、静脉高营养治疗及输入刺激性药物提供了安全的、无痛输液通路。PICC的主要适应证包括:5d以上的静脉治疗;刺激性药物(如化疗)、高渗性或黏稠性液体(如TNP);需反复输血或血制品,或反复采血;输入泵或压力输液者。PICC同样适用于婴儿及儿童。

【中心静脉压测定】

中心静脉压(central venous pressure,CVP)是右心房或胸段腔静脉内压力,其变化可以反映血容量和右心功能衰竭。正常值为5~12cmH$_2$O,CVP<5cmH$_2$O提示血容量不足;>15cmH$_2$O提示心功能不全;>20cmH$_2$O提示存在充血性心力衰竭,临床通过连续动态监测CVP准确反映右心前负荷。

(一)适应证

1. 急性循环衰竭患者,测定中心静脉压以判别是否为血容量不足或心功能不全。

2. 需大量补液、输血,以监测血容量动态变化,防止发生循环负荷超重的危险。

3. 行大手术的危重患者,以监测血容量维持在最适当水平,以便能更好耐受手术。

4. 严重高血压、创伤、体外循环心脏手术后。

(二)禁忌证

1. 局部破损、感染。

2. 有出血倾向者。

(三)测定方法

1. 患者取平卧位,铺无菌治疗巾于穿刺侧的头部及肩下,按静脉输液法连接液体与输液器,连接三通接头,排气,备用。

2. 消毒中心静脉导管连接处,连接预冲式封管液冲管,检查导管是否畅通,观察有无回血。

3. 连接三通接头、输液管路,保证输液导管与静脉导管相通,保持通畅。

4. 打开测压管包,右手取出测压管紧密垂直连接于三通接头侧孔,调整测压管零点位置:将测压管零点位置放于患者平卧位右侧腋中线第4肋间。

5. 转动三通开关使输液导管与测压管相通,使液体充满测压管,缓慢排空测压管腔内的空气,关闭三通接头。

6. 转动三通开关,使测压管与中心静脉导管相通,进行测压并读取记录数值:观察液面下降速度,当水柱停止下降不再波动时,平视液面所对应的刻度即为患者的中心静脉压值。

（王锐霞）

第七节　输血及相关知识

静脉输血技术是将全血或成分血,如血浆、红细胞、白细胞或血小板等通过静脉输入体内的方法。输血在临床上广泛应用,是急救和治疗疾病的重要措施之一。

【临床输血的原则】

1. **不可替代原则**　只有通过输血才能缓解病情和治疗患者疾病时,才考虑输血治疗。
2. **最小剂量原则**　临床输血剂量应考虑输注可有效缓解病情的最小剂量。
3. **个体化输注原则**　临床医生应针对不同患者的具体病情制订最优输血策略。
4. **安全输注原则**　输血治疗应以安全为前提,避免对患者造成额外伤害。
5. **合理输注原则**　临床医生应对患者进行输血前评估,严格掌握输血适应证。
6. **有效输注原则**　临床医生应对患者输血后的效果进行分析,评价输注的有效性,为后续的治疗方案提供依据。

【全血及成分血的使用】

(一)全血

1. **特点**　全血制剂的成分与体内循环血液成分基本一致,采集后随着保存期的延长,全血中血小板及不稳定凝血因子逐渐失去生物学活性。目前临床应用较少。

2. **功能**　提高血液携氧能力,增加血容量。

3. **输注原则**　适用于大量失血及血液置换的患者。不适用于符合成分血输注指征的患者;也不宜用于治疗凝血障碍、单纯性扩充血容量、促进伤口愈合或是改善人体状态。按照 ABO 及 Rh 同型且交叉配血相合的原则进行输注。输注剂量取决于失血量、失血速度、组织缺氧情况等。

(二)红细胞制剂

1. **功能**　提高血液携氧能力,缓解缺氧引起的临床症状。临床常见红细胞制剂有悬浮红细胞、去白细胞悬浮红细胞、洗涤红细胞等,其特点及适应证见表 6-5-1。

2. **输注原则**　适用于改善慢性贫血或急性失血导致的缺氧症状,也可用于血液置换,如严重的新生儿溶血病、寄生虫感染(疟疾、巴贝西虫病等)、镰状细胞贫血等。不适用于药物治疗有效的贫血;也不应作为扩充血容量、促进伤口愈合或是改善人体状态的治疗手段。制订输血策略应同时参考临床症状、Hb 水平、心肺功能、组织氧供与氧耗等因素,不应将 Hb 作为输注红细胞成分的唯一指征。

表 6-5-1　常见红细胞制剂的特点及适应证

品种	特点	适应证
悬浮红细胞	Hct 适中(0.50~0.65),输注过程较为流畅	适用于各种慢性贫血或急性失血患者
去白细胞悬浮红细胞	Hct 适中(0.50~0.65),输注过程较为流畅,多采用白细胞滤器去除白细胞。减少非溶血性发热反应、白细胞抗原同种免疫反应及巨细胞病毒(CMV)和人 T 淋巴细胞病毒(HTLV)-Ⅰ/Ⅱ感染等	适用于各种慢性贫血或急性失血患者,尤其适用于反复输血、有非溶血性发热反应史、免疫功能低下易感染 CMV 等患者及器官移植患者输血

续表

品种	特点	适应证
洗涤红细胞	去除了全血中 98% 以上的血浆,可降低过敏、非溶血性发热等输血不良反应	适用于以下患者改善慢性贫血或急性失血引起的缺氧症状: a. 对血浆成分过敏的患者 b. IgA 缺乏的患者 c. 非同型造血干细胞移植的患者 d. 高钾血症及肝肾功能障碍的患者 e. 新生儿输血、宫内输血及换血等
冰冻解冻去甘油红细胞	冰冻红细胞保存期长;解冻、洗涤过程去除了绝大多数白细胞及血浆	适用于稀有血型患者及有特殊情况患者的自体红细胞保存与使用等
辐照红细胞	用射线对红细胞制剂进行照射使血液中的 T 淋巴细胞失活,预防 TA-GVHD	接受干细胞移植患者、免疫缺陷患者、早产儿、一级或二级亲属供血者

3. 输注剂量

(1)患者未出现活动性出血时,红细胞使用剂量根据病情和预期 Hb 水平而定。输注 1U 红细胞可使体重 60kg 的成年人 Hb 水平提高约 5g/L(或使 Hct 提高约 0.015)。婴幼儿每次可输注 10~15ml/kg,Hb 水平提高 20~30g/L。

(2)患者处于活动性出血时,红细胞输注剂量取决于失血量、失血速度及组织缺氧情况。

(3)洗涤红细胞、冰冻解冻去甘油红细胞等在加工过程中,会损失部分红细胞,用量可适当增加。

(三)血小板制剂

1. 功能 预防或治疗因血小板数量减少或功能异常而引起的出血或出血倾向。临床常见血小板制剂有浓缩血小板和单采血小板 2 种,前者是从全血中分离制备的血小板,来源于 200ml 全血中分离制备的血小板为 1U,血小板含量 $\geqslant 2.0 \times 10^{10}$ 个,一般需 8~10U 联合使用;后者采用血细胞分离机从单个献血者循环血液中采集,纯度高,血小板含量 $\geqslant 2.5 \times 10^{11}$ 个 / 治疗剂量,与浓缩血小板相比,可降低同种免疫反应的发生率。

2. 输注原则 适用于血小板数量减少或功能异常引起的凝血功能障碍。不适用于与血小板数量减少或功能异常无关的出血,也不适用于自身免疫性血小板减少症、TTP 或肝素诱导的血小板减少症,除非出血危及生命。按照 ABO 同型原则输注,出血危及生命且无同型血小板时,可考虑输注次侧相容性血小板。血小板输注无效时,可开展血小板配型选择相容性血小板。血小板应一次足量输注。

3. 输注剂量

(1)患者无活动性出血时,输注剂量取决于患者输注前血小板数及预期达到的血小板数。通常成人每次输注一个治疗剂量。

(2)患者处于活动性出血时,血小板的输注剂量取决于患者的出血情况及止血效果。

(3)输注一个治疗剂量血小板,成人(70kg)可升高 $(4~8) \times 10^9$/L 血小板,儿童(18kg)大约可升高 17×10^9/L;婴幼儿输注血小板 5~10ml/kg,血小板可升高 $(40~80) \times 10^9$/L。

(四)血浆制剂

1. 功能 补充凝血因子,预防或治疗凝血因子缺乏引起出血或出血倾向。临床常见血浆制剂及其特点、适应证见表 6-5-2。

2. 输注原则 无相应凝血因子浓缩制剂应用时,可用于多种原因导致的凝血因子缺乏,也可用于大量输血、大面积烧伤、创伤、血浆置换等。宜参考凝血功能检测结果及临床出血情况。PT 大于正常范围均值的 1.5 倍和 / 或 APTT 大于正常范围上限的 1.5 倍,或 INR 大于 1.7 时可考虑输注血浆。华法林治疗患者发生颅内出血时建议输注血浆。不适用于单纯扩充血容量和升高蛋白浓度,也不适用可通过其他方式(如维生素 K、冷沉淀凝血因子、凝血因子浓缩制剂等)治疗的凝血障碍。ABO 同型输注。若无同型血浆则按交叉配血次侧相容性原则输注,献血者不规则抗体筛查阴性的血浆可直接进行 ABO 相容性输注。

表 6-5-2 常见血浆制剂种类、特点及适应证

种类	特点	适应证
新鲜冰冻血浆	含有全部的凝血因子	适用于凝血因子缺乏引起的出血或出血倾向
普通冰冻血浆	与新鲜冰冻血浆相比,缺少不稳定凝血因子(V 和Ⅷ)	适用于补充稳定的凝血因子
去冷沉淀血浆(冷上清)	与新鲜冰冻血浆相比,缺少Ⅷ因子、ⅩⅢ因子、vWF、纤维蛋白原及纤维结合蛋白等;但白蛋白和其他凝血因子与新鲜冰冻血浆含量相当	适用于 TTP 患者的输注或血浆置换

3. 输注剂量 由临床状况和患者体重决定,通常成人为 10~20ml/kg,婴幼儿 10~15ml/kg。用于治疗多种凝血因子缺乏疾病时,参考实验室凝血功能检测结果。

(五)冷沉淀

1. 功能 补充Ⅷ因子、ⅩⅢ因子、vWF、纤维蛋白原和纤维结合蛋白。

2. 输注原则 主要适用于纤维蛋白原缺乏引起的出血,也可用于无特异性浓缩制剂使用时的Ⅷ因子缺乏症、ⅩⅢ因子缺乏症、血管性血友病、纤维蛋白异常及纤维蛋白原缺乏症;也可用于大量输血、DIC 以及其他治疗方法无效的尿毒症出血。有特异性浓缩制剂可供使用时,冷沉淀凝血因子不宜作为首选治疗方案。ABO 同型输注。若无同型按照交叉配血次侧相容性原则输注,献血者不规则抗体筛查阴性的冷沉淀凝血因子可直接进行 ABO 相容性输注。

3. 输注剂量 输注剂量和频率取决于纤维蛋白原消耗速度、恢复时间和半衰期。纤维蛋白原在无其他消耗(如出血、DIC 等)的情况下半衰期大约是 4d。通常成人每 5~10kg 输注 2U,婴幼儿输注 2~4U/kg。(1U:由 200ml 全血分离的血浆制备,且符合 GB 18469 质量要求。)

【自体输血】

自体输血(autologous transfusion)指采用患者自身的血液或血液成分回输给患者本人,满足手术或紧急用血的输血治疗方法。

(一)优点

1. 有效避免异体输血所导致的免疫反应和输血传播疾病等不良反应。

2. 避免产生同种异型抗体的产生。

3. 节约血液资源,有效缓解血液紧张。

4. 为特殊群体提供血液,如稀有血型、特殊宗教信仰、含有特殊同种抗体不易找到相合血液的患者。

(二)适应证与禁忌证

1. 适应证 贮存式自体输血适用于大部分外科择期手术患者,如心外科、胸外科、骨科、肝胆外科、妇产科等,预计术中出血较多又必须要输血的患者,术前身体状况良好,Hb>110g/L 或 HCT>0.33。也适用于既往有严重输血不良反应者、已产生同种抗体者、稀有血型患者、特殊宗教信仰人群及边远地区供血困难者的输血。稀释式自体输血适应证同贮存式自体输血。回收式自体输血的适应证:①胸腔或腹腔内出血患者,如脾破裂、异位妊娠破裂出血者;②估计出血量可能在 1 000ml 以上的大手术,如肝叶切除术;③手术后自体血液回输,仅能回输术后 6h 内引流出的血液;④体外循环或超低温下进行心内直视手术;⑤特殊血型患者,很难找到供血者时。

2. 禁忌证 有感染、心血管疾病、肝肾功能不全、贫血、出血、红细胞遗传性疾病的患者不宜开展贮存式自体输血。稀释式自体输血禁忌证同贮存式自体输血。回收式自体输血禁忌证:①开放性创伤超过 4h 以上或非开放性创伤体腔内积聚的血液超过 6h 者;②被粪便、胃肠液、胆汁等污染的血液;③感染伤口的血液及有菌血症或败血症者;④恶性肿瘤患者,肿瘤细胞已污染的血液。

(三)自体输血的类型

1. 贮存式自体输血 指术前就采集患者全血或血液成分并予贮存,在需要时回输给患者的输血方

法。通常在手术前 3~5 周开始准备,预存血量 <400ml,术前一次性采血;预存血量 >400ml,术前多次采集,每次间隔不少于 3d,最后一次采血在术前 3d 完成。

2. 稀释式自体输血 在手术日手术开始前采集患者血液,同时经静脉输入等量的晶体或胶体溶液,使患者的血容量保持不变,可降低血中的红细胞比容,使血液处于稀释状态,并能减少术中红细胞的损失。同时将采集的血液在术中或术后回输给患者。

3. 回收式自体输血 指用血液回收装置,将患者体腔的积血、手术中的失血及术后引流的血液进行回收、抗凝、洗涤等处理,再回输给患者。常用于脾破裂、输卵管破裂,血液流入腹腔在 4h 内,无污染或无凝血者。自体失血回输的总量需限制在 3 000ml 以内,当大量回输自体血时,应适当补充新鲜血浆和血小板。

【静脉输血方法】

(一)输血前准备

1. 输血前,让需输血治疗的患者知情同意。医生应先向患者或家属解释输同种异体血的不良反应以及经血传播疾病的可能性。患者或家属在充分了解、知情输血的潜在危害后,享有同意和拒绝输血的权利。如果同意输血,必须填写"输血治疗同意书",由患者或家属、医生分别签字后方可施行输血治疗。无家属签字或无自主意识的患者需紧急输血,应报医院职能部门或主管领导同意、备案并记入病历。未成年者,应由父母或指定监护人签字。

2. 遵医嘱备血,须认真填写输血申请单,同时抽取患者静脉血标本,将血标本和输血申请单一起送至输血科并进行血型鉴定和交叉配血试验。采血时,禁止同时采集两个患者的血标本,以免发生混淆。

3. 遵医嘱取血,医务人员凭取血单到输血科取血,与输血科人员一同认真查对患者姓名、性别、年龄、住院号、病案号 / 门诊登记号、床号、血型、血液有效期、配血试验结果以及保存血的外观。核对完毕,取血者在取血单上签字后再提血。血液自血库取出后,注意勿剧烈振荡,以免红细胞破坏而引起溶血。

4. 回到病房,操作者需与另一名医务人员再次进行核对,确认无误并检查血液无凝块后方可输血。

(二)输血法

目前临床采用密闭式输血法,密闭式输血法有间接静脉输血法和直接静脉输血法两种。

【操作前准备】

(一)评估患者并解释

1. 评估 ①患者的病情、治疗情况;②患者的血型、输血史及过敏史;③患者的心理状态及对输血相关知识的知晓程度;④穿刺部位的皮肤、血管状况:依据病情、输血量、年龄选择合适的静脉,避开破损、硬结、发红、皮疹等部位的血管。常采用四肢浅静脉,急症输血,多采用肘部静脉;如周围循环衰竭时,可采用颈外静脉或锁骨下静脉。

2. 解释 向患者及家属认真解释输血的目的、方法、注意事项及配合要点。

(二)患者准备

1. 知晓输血的目的、方法、注意事项和配合要点。

2. 输血前排空大小便,取舒适卧位。

(三)环境要求

环境要安静、整洁、舒适、安全。

(四)操作者衣帽整洁、修剪指甲、洗手、戴口罩

(五)用物准备

1. 间接静脉输血法 同密闭式输液法,即将一次性输液器更换成一次性输血器。若是直接静脉输血法:同静脉注射技术,再备 50ml 注射器及针头数个(根据输血量多少而定)、3.8% 枸橼酸钠溶液、血压计袖带等。

2. 无菌生理盐水、血液制品、一次性手套。

【操作步骤】

临床常用间接输血法,以此为例:

1. 携用物至患者床旁,与另一名医生或护士一起再次核对患者床号、姓名、腕带、性别、年龄、住院号、

病案号/门诊登记号、血型、血液有效期、配血试验结果及保存血的外观等。

2. 先建立静脉通道,再输入少量生理盐水。

3. 将血袋内的血液轻轻摇匀。

4. 戴手套,打开储血袋封口,常规消毒或用安尔碘消毒开口处塑料管,之后将输血器针头从生理盐水瓶上拔下,插入输血器的输血接口,动作轻缓将储血袋倒挂于输液架上,并予输血。

5. 操作后再次查对患者床号、姓名、腕带、性别、年龄、住院号、病案号/门诊登记号、血型、血液有效期、配血试验结果及保存血的外观等。

6. 输注速度宜先慢后快,起始的15min慢速输注,严密监测是否发生输血不良反应。全血或红细胞类制品出库后,应在4h内完成输注。血小板、血浆、冷沉淀等制品,若无不良反应,以患者能够耐受的最快速度完成输注。

7. 操作后处理

(1)整理床单位,协助患者取舒适卧位,并将床旁呼叫器放于患者易取处。

(2)嘱患者在输血过程中如有不适及时用呼叫器通知护士或医生。

(3)整理用物,洗手、脱口罩。

(4)记录输血时间、滴速、患者情况等,并签全名。

8. 一袋血输完,要连续输血时,需用生理盐水冲洗输血器之后,再接下一袋血继续输注。

9. 输血结束后

(1)继续滴注生理盐水,直至将输血器内的血液全部输入体内再拔针。

(2)拔针后,局部按压1~2min至无出血为止。同时,指导或协助患者适当活动输血肢体。

(3)整理床单位,并予患者取舒适卧位。

(4)清理物品:用剪刀将输血器针头剪下放入锐器盒中;输血管道置入医用垃圾桶;输血袋送至输血科保留24h。

(5)洗手,记录(输血时间、种类、血量、血型、血袋号/储血号,有无输血反应等)。

【注意事项】

1. 在取血和输血过程中,严格执行无菌操作和输血查对制度。

2. 取回的血液应尽快输注。

3. 输血前后或两袋血之间,必须用生理盐水冲洗输血管道。

4. 除生理盐水外,血液制剂中不得添加任何药物。

5. 输血过程中应严密观察。若出现输血反应,立即停止输血,并予及时处理。

6. 对大量输血或急症输血患者,可予加压输血。加压输血即是直接挤压血袋、卷压血袋或用加压输血器等。加压输血时,操作者须床旁守护至输血完毕,以免发生空气栓塞。

7. 使用过的血袋须送输血科保留24h,以备患者在发生输血反应时检查、分析原因。

【输血不良反应及处理】

在临床输血过程中或输血后,若受血者发生了与输血有关的异常表现或疾病,称之为输血不良反应。即使严格按照输血相关要求执行无偿献血、标准贮血和运输、输血前配合性试验和规范性输血,仍然可能发生与输血相关的不良反应,严重者可危及患者生命。临床应在输注血液或血液制剂前应充分评估,权衡利弊,避免输血风险的发生。

输血不良反应是指患者在输血过程中或输血后发生的无法用原发病解释的新症状或体征。按发生时间的不同,分为急性输血不良反应和迟发性输血不良反应。输血不良反应发生于输血过程中或输血后24h内,称急性输血不良反应;若发生在输血结束后24h至28d的输血反应,称迟发性输血不良反应。根据发生机制中免疫因素是否参与,又将其分为免疫性输血不良反应和非免疫性输血不良反应。近年来对供血者增加了问卷调查和扩大了传染病筛查的范围并改进了检测方法,输血引起的传染病已日益减少,而输血导致的非传染性危害已成为输血的常见并发症。根据是否属于经输血传播的感染或输血引起的并发症,分为输血非感染性反应和输血传播性感染。

（一）输血非感染性反应（transfusion-transmitted non-infectious reactions TTNIR）

1. 过敏反应（allergic reaction） 过敏原与体内已有的抗体间相互作用所致。在一些情况下，输入来自具有遗传性过敏体质的献血者的抗体也会发生。部分可见于先天性 IgA 缺乏的患者。根据临床表现可分为局部性与全身性过敏反应。

临床表现：过敏性输血反应临床表现轻重不一，轻者出现局部或全身皮肤瘙痒、红斑、荨麻疹为多见，也可出现血管神经性水肿，重者表现为支气管痉挛、喉头黏膜水肿、呼吸困难、发绀，肺部哮鸣音、哮喘、过敏性休克等，有些患者易伴发热、寒战、咳嗽、恶心、呕吐、腹痛和腹泻等症状。

治疗：①单纯荨麻疹患者，一般严密观察，缓慢输血。应用抗组胺药物，一般处理后症状很快消失。②重度过敏者，立即停止输血，保持静脉通道畅通。发生支气管痉挛者，皮下注射肾上腺素。若发生喉头水肿危及生命时，立即气管插管或气管切开，以免窒息。③过敏性休克者，积极进行抗休克治疗，必要时行心肺功能监护。

预防：①既往有过敏性输血反应者，输血前可应用抗组胺药物。如苯海拉明、盐酸异丙嗪等，也可应用类固醇药物；② IgA 缺乏患者已产生针对 IgA 的特异性抗体的患者，应选用洗涤红细胞、洗涤血小板等不含血浆成分的制剂。优先选择自身输血。

2. 溶血性输血反应（hemolytic transfusion reaction，HTR） 急性/速发型溶血性输血反应（acute/immediatehemolytic transfusion reaction，AHTR/IHTR）常发生在输血过程中、输血后即刻或输血后 24h 内。由于输入血液与患者间的免疫不相容性，导致红细胞裂解或/和清除加速。常由 IgM 抗体引起，多为血管内溶血，最常见于 ABO 血型不相容输血。

慢性/迟发型溶血性输血反应（chronic/delayedhemolytic transfusion reaction，CHTR/DHTR）常发生在输血结束后 24h 至 28d。患者输血后体内产生针对红细胞血型抗原的意外抗体；当再次输血时，体内意外抗体可与输入红细胞相互作用，导致红细胞裂解或/和清除加速。常由 IgG 抗体引起，多为血管外溶血，最常见于 Rh 血型不相容输血。

迟发性血清学输血反应（delayedserologic transfusion reaction，DSTR）：患者输血后体内出现具有临床意义的红细胞血型的意外抗体，常可维持数月至数年，外周血血红蛋白值变化可不明显。

临床表现：① AHTR：通常在输血后数分钟至数小时出现，临床表现为寒战、烦躁、发热、四肢麻木、头痛、胸腰背疼痛、恶心呕吐、面色发红、呼吸困难、心跳加快、心悸、血压下降、全身出血（包括皮肤瘀点、穿刺处出血、伤口渗血）、黄疸和酱油色血红蛋白尿，严重者可出现急性肾功能衰竭、休克及 DIC，甚至死亡。② DHTR：临床症状较轻微，主要表现原因不明的发热、贫血、黄疸，偶尔见血红蛋白尿、肾衰竭、DIC。常因无症状或症状轻微而漏诊。

治疗：根据溶血的缓急，采取不同的治疗方法。① AHTR：立即停止输血，维持静脉通道，保持呼吸道通畅，给氧，碱化尿液。监测血压、尿量、尿色并注意出血倾向。②换血疗法：选用 O 型红细胞加 AB 型血浆可进行换血治疗。③预防休克、急性肾衰竭、DIC 等并发症。使用大剂量肾上腺皮质激素抑制机体内免疫反应。④监测凝血状态，适时使用低分子肝素。⑤ DHTR：严重 DHTR 按 AHTR 处理，轻度 DHTR 一般不需要特殊治疗，对症处理。病情轻重主要与输入的抗原阳性血量及抗体效价和特异性有关。

预防：①严格输血全流程管理，避免差错事故；②有输血史或妊娠史患者必须进行不规则抗体筛查；③提倡自体输血。

3. 非溶血性发热反应（non-hemolytic febrile transfusion reaction，NHFTR） 在输血中或输血结束后 4h 内，患者基础体温升高 1℃以上或伴有寒战，无原发病、过敏、溶血与细菌污染等所致发热证据。主要是由于输注了含有白细胞的血液成分与患者体内已有的抗体发生免疫反应，或/和血液储存过程中白细胞释放的可溶性细胞因子等所致。

临床表现：NHFTR 多发生在输血开始的 15min 至 2h，突然发热，体温可升高至 38~41℃，发热持续时间少则几分钟，多则 1~2h，一般不超过 10h。NHFTR 患者常伴有面色潮红、寒战、恶心、呕吐、心率增快、心悸、头痛等症状。

治疗：①一旦发生 NHFTR，应立即停止输血，并缓慢输注生理盐水保持静脉通畅。临床仅出现轻度发热反应,因病情需要继续输血者,应重新更换血液制剂予以缓慢输注,严密观察受血者生命体征。② NHFTR 高热患者,应对症治疗,一般采用物理降温,也可药物降温。③寻找病因,送检受血者血样及未输完的剩余血样,密切观察病情变化,排除 HTR、细菌污染、感染性疾病等原因。④注意保暖,对寒战期患者,给予异丙嗪或地塞米松进行治疗。

预防:①采用无热源器具,如采血器具、输血器具等;②去除白细胞可减少 NHFTR 的发生;③明确有 HLA 抗体患者输血时进行 HLA 配型输注。

4. **输血相关移植物抗宿主病**(transfusion-associatedgraft versushostdisease,TA-GVHD)　具有免疫活性的淋巴细胞输注给免疫功能缺陷或免疫功能抑制的患者,在其机体内存活、增殖,并攻击宿主组织细胞。可出现发热、皮疹、肝功能损害、全血细胞减少;骨髓增生低下,且造血细胞减少及淋巴细胞增多等。

临床表现:TA-GVHD 是一种免疫反应异常的全身性疾病,常发生于输血后 2~30d,多数发生于输血后 1~2 周,主要受损的靶器官是皮肤、骨髓、胃肠道肠和肝脏。早期症状为发热,皮肤出现红斑或细小斑丘疹,逐渐向全身蔓延,可累及远端肢体,严重者出现红皮病,水疱和皮肤剥脱。发生在婴儿时,可出现淋巴结退行性变、淋巴结病、肝脾肿大等。严重病例可出现肝区疼痛、黄疸、肝功能异常。TA-GVHD 是一种致命性输血并发症,免疫抑制性治疗效果一般,死亡率高达 90% 以上。

治疗:无特效治疗办法,可应用大剂量激素、抗 T 细胞抗体、免疫抑制剂等。

预防:对血液成分辐照是避免 TA-GVHD 的有效办法。

5. **输血相关急性肺损伤**(transfusion-related acute lung injury,TRALI)　输血中或输血后 6h 内出现急性呼吸困难伴进行性低氧血症,血氧分压 / 氧合指数(PaO_2/FiO_2)≤ 300mmHg,胸部 X 线示双侧肺部浸润,且无输血相关性循环超负荷(transfusion-associated circulation overload,TACO)及输血引起的严重过敏反应和细菌污染反应等表现。

临床表现:TRALI 发病急,常在输血后 30~60min 内,患者突然出现寒战,发热,干咳,哮喘、呼吸急促、发绀,伴有血压下降、休克、肾功能衰竭等症状。其临床症状和体征呈多样性,常见的五联症:急性呼吸困难、低氧血症、非心源性肺水肿,中度的低血压和发热。

治疗:TRALI 较少发生,一旦发生,可危及生命,输血治疗过程中一旦发生 TRALI,应立即停止输血,采用支持性疗法,充分给氧,监控血氧分压,必要时可用气管插管或机械通气,并维持血压稳定,根据病情应用肾上腺皮质激素、抗组胺药、肺泡表面活性剂进行治疗。

预防:①针对 HLA 抗体阳性者,输注的血液制剂中应去除白细胞,HLA 相容输注;②既往有输血史或妊娠 3 次以上的女性不宜献血,或者不提供血浆和血小板给患者;③严格掌握输血适应证,避免不必要的异体输血,提倡自体输血。

6. **输血后紫癜**(post transfusion purpura,PTP)　多见于输血后 5~10d,主要是由于患者体内血小板特异性抗体与献血者血小板上相应抗原结合形成抗原抗体复合物,导致患者血小板破坏。可出现外周血血小板数明显减少,皮肤瘀点、瘀斑,是一种自限性疾病。

7. **输血相关呼吸困难**(transfusion-associateddyspnea,TAD)　输血结束后 24h 内发生呼吸窘迫,不符合输血相关性急性肺损伤(TRALI)、输血相关循环超负荷(TACO)或过敏反应等诊断依据,且不能用患者潜在或已有疾病解释。

8. **输血相关循环超负荷**(transfusion-associated circulation overload,TACO)　由于输血速度过快、输血量过大或患者潜在心肺疾病不能有效接受血液输注容量等所致急性心功能衰竭,可出现发绀、气急、心悸、听诊闻及湿性啰音或水泡音等表现。

9. **输血相关性低血压**(transfusion-associatedhypotension,TAH)　在输血过程中或输血结束后 1h 内出现唯一血压下降表现,其收缩压下降(<90mmHg 或较基础血压下降 ≥ 40mmHg)或脉压差减少(<20mmHg)。

10. **铁超负荷**(iron overload)　长期多次输血可导致患者体内铁超负荷,且存积于机体实质细胞中,导致心、肝和内分泌腺等器官组织损害和皮肤色素沉着等表现。

11. **肺血管微栓塞**(pulmonary vascular microembolization,PVM)　由于血液成分在储存过程中,白

细胞、血小板与纤维蛋白等形成的微聚物可通过标准孔径输血滤器,输入患者机体后引起肺血管栓塞导致急性肺功能不全等。

12. 空气栓塞(air embolism) 由于输血过程中空气通过输血管路进入患者机体静脉系统所致。

13. 大量输血相关并发症(massive transfusion related complication)

(1)凝血功能障碍(coagulationdysfunction):由于患者在出凝血过程中会丢失或消耗大量血小板及凝血因子,和/或血液成分中血小板及不稳定凝血因子含量随着保存期延长而下降,和/或以具有抗凝作用枸橼酸盐为主要成分血液制剂大量输注,和/或抗休克扩容时,大量静脉输注晶体液使患者机体残存的血小板与凝血因子含量更低所致。

(2)枸橼酸盐中毒(citrate toxicity):全血及血液成分大多采用以枸橼酸盐为主要成分的抗凝剂。大量输血或实施血液成分置换时,可导致患者血浆中枸橼酸盐浓度达到 1g/L 及以上,易引起中毒。

(3)高钾血症(hyperkalemia):全血和红细胞成分中血钾离子浓度随保存时间延长逐渐增高。大量输注保存期相对较长的全血和红细胞成分时,可导致患者机体血钾离子浓度明显增高。

(4)低钙血症(hypocalcemia):全血及血液成分大多采用以枸橼酸盐为主要成分的抗凝剂。大量输血或实施血液成分置换时,易引起患者血钙离子浓度明显降低。

(5)高氨血症(hyperammonemia):全血和红细胞成分中,血氨随保存时间延长逐渐增高。大量输注保存期较长的全血和红细胞成分时,可导致患者机体血氨浓度明显增高。

(6)酸碱平衡失调(acid-base imbalance):全血和红细胞成分保存液中含有枸橼酸盐等,随保存时间延长乳酸生成增加。大量输注时,可导致患者机体酸碱平衡失调。

(7)低体温(hypothermia):由于快速大量输注温度低于患者体温的全血和血液成分,患者机体体温≤36℃,使血红蛋白与氧亲和力增加,从而影响氧在器官与组织中释放,最终导致器官与组织的缺氧状况。

(二)输血传播性感染(transfusion-transmitted infections,TTI)

输血前无相应病原体感染病史,无临床症状,血清标志物检测阴性。但输血后出现相应病原体感染症状,且从受血者体内分离出病原体与献血者体内的病原体具有高度的同源性。

1. 输血传播病毒感染(transfusion-transmitted virus infections,TTVI) 包括病毒性肝炎(viralhepatitis)、获得性免疫缺陷综合征(acquired immunodeficiencysyndrome,AIDS)、巨细胞病毒感染(cytomegalovirus infection,CMVI)、EB 病毒感染(Epstein-Barr virus infection,EBVI)、人类细小病毒 B19 感染(human parvovirus B19 infection,HPB19I)、成人 T 细胞白血病/淋巴瘤(adult T-cell leukemia/lymphoma,ATLL)、西尼罗河病毒感染(West Nile virus infection,WNVI)等病毒感染。

2. 输血传播细菌感染(transfusion-transmitted bacterial infections,TTBI) 包括革兰氏阳性球菌感染(Gram positive cocci infection)、革兰氏阴性杆菌感染(Gram negative bacilli infection)、厌氧菌感染(anaerobic infection)等细菌感染。

3. 输血传播寄生虫感染(transfusion-transmitted parasitic infections,TTPI) 包括疟疾(malaria)、巴贝西虫病(babesiosis)、克氏锥虫病(trypanosomiasis)等寄生虫感染。

4. 输血传播其他病原体感染 包括梅毒(syphilis)、克-雅氏病(Creutzfeldt-Jakobdisease)、真菌(fungal infection)等病原体感染。

(黄吉娥 宋瑞娟)

第六章

妇科基本技能

妇科学（gynecology）是一门研究女性在非孕期生殖系统（例如子宫、卵巢、输卵管或阴道等）的生理、病理改变，并对其进行诊断、处理的临床医学学科。掌握妇科基本技能，是诊断、处理妇科疾病的基础，本章将介绍的妇科基本技能包括盆腔检查、阴道分泌物检查及结果判读、宫颈细胞学检查判读，以及两项常用妇科小手术：经阴道后穹窿穿刺术及诊断性刮宫术。

第一节　盆腔检查

【相关基础知识】

（一）女性外生殖器解剖

女性外生殖器指生殖器官的外露部分，包括耻骨联合至会阴及两股内侧之间的组织。由阴阜、大阴唇、小阴唇、阴蒂和阴道前庭组成，统称外阴。

1. **阴阜**　为耻骨联合前方隆起的脂肪垫，从青春期开始有阴毛生长，分布呈尖端向下的三角形。阴毛的浓密和色泽与种族、年龄及个体相关，阴毛为女性第二性征之一。

2. **大阴唇**　为靠近两股内侧的一对隆起的皮肤皱襞，其皮下脂肪层疏松，内含丰富的血管、淋巴管和神经，外伤后易形成血肿。未婚妇女大阴唇丰满自然合拢，经产妇大阴唇变得比较扁平且向两侧分开，绝经后萎缩。

3. **小阴唇**　位于大阴唇内侧的一对薄的皮肤皱襞，呈褐色、无毛，表面湿润。因富含神经末梢，故极敏感，操作时尽量避免触碰。

4. **阴蒂**　位于小阴唇顶端下方的海绵体，有勃起性。阴蒂由三部分组成：阴蒂头、阴蒂体和阴蒂脚。阴蒂头富有神经末梢，极为敏感，操作时尽量避免触碰。

5. **阴道前庭**　为小阴唇之间菱形区域，前方有尿道口，后方有阴道口。

6. **前庭大腺**　又称巴多林腺。位于大阴唇后部，正常如黄豆大小，左右各一。腺管开口于小阴唇与处女膜之间的沟内，如腺管口闭塞，可形成前庭大腺囊肿或脓肿。

7. **处女膜**　为阴道口周缘覆盖的一层薄的黏膜皱襞，内含结缔组织、血管及神经末梢。处女膜中央多有一孔，其形状因人而异。

（二）女性内生殖器解剖

女性内生殖器解剖包括阴道、子宫、输卵管及卵巢。

1. **阴道**　为性交器官，月经血排出和胎儿娩出的通道，位于真骨盆下部的中央。阴道前后壁紧贴，顶端环绕宫颈周围的部分称阴道穹窿,分前、后、左、右四部分。阴道后穹窿最深,与子宫直肠陷凹比邻,临床上经此处穿刺,对诊断有重要价值,也是手术的途径。阴道壁富有静脉丛,局部受伤易出血或形成血肿。阴道黏膜受性激素影响,有周期性变化。

2. 子宫　是孕育胚胎、胎儿和产生月经的器官,位于骨盆腔中央。呈倒置的梨形,成年人正常的子宫呈轻度前倾前屈位,重 50~70g、长 7~8cm、宽 4~5cm、厚 2~3cm、容量为 5ml。子宫分子宫体、子宫颈、子宫底和左右宫角。在子宫体与子宫颈之间最狭窄的部分称子宫峡部,在非孕期长约 1cm,妊娠末期可达 7~10cm,形成子宫下段。子宫为一空腔器官,腔内覆盖子宫内膜。子宫内膜分为三层:致密层、海绵层和基底层,致密层和海绵层又统称为功能层,受卵巢激素的影响,有周期性改变并脱落产生月经。未产妇的子宫颈外口呈圆形,经产妇的子宫颈外口呈横裂状。子宫颈阴道部由复层鳞状上皮覆盖,子宫颈管黏膜为单层柱状上皮,鳞 - 柱交接部为宫颈癌的好发部位。

3. 输卵管　是受精的场所和输送受精卵的通道,为一对细长而弯曲的管腔。内侧与子宫角相通连,外端游离,并与卵巢接近,便于摄取卵子。输卵管由内向外分为几部分:①间质部:是通入子宫壁内的部分,长约 1cm;②峡部:在间质部外侧,长 2~3cm,输卵管结扎术在此处进行;③壶腹部:在峡部外侧,管腔宽大,长约 5~8cm,为受精的场所;④伞部:为输卵管末端,开口于腹腔,呈游离状态,靠近卵巢,具有拾卵功能。

4. 卵巢　为一对扁椭圆形的性腺,具有生殖和内分泌功能,能产生卵子及激素。成年女子的卵巢约 4cm×3cm×1cm,重 5~6g,呈灰白色,盆腔检查时不易触到。绝经后卵巢萎缩变小、变硬。

卵巢分皮质与髓质两部分,皮质在外层,其中有卵泡及致密的结缔组织;髓质在卵巢的中心部分,无卵泡,含有疏松的结缔组织及丰富的血管神经、淋巴管及少量平滑肌纤维。

(三)邻近器官

女性生殖器官与骨盆腔其他器官互相邻接,当某一器官病变时可以影响、累及邻近器官,故在妇产科疾病的诊断和治疗上互有影响。与女性生殖器官关系较为密切的邻近器官有尿道、膀胱、输尿管、直肠及阑尾。女性尿道短而直,长 4~5cm,又靠近阴道,故易引起泌尿系统感染。膀胱位于耻骨联合之后、子宫之前,膀胱充盈可影响子宫及阴道,这对妇科检查、妇科手术及产科分娩都有重要意义。输尿管位于邻近子宫颈 2cm 处,在子宫动脉的后方与之交叉,经阴道侧穹窿顶端入膀胱壁,这在妇科手术时应引起警惕。直肠上接乙状结肠,下连肛管。妇科手术及分娩处理时均应注意避免损伤肛管、直肠。阑尾在炎症时有可能累及子宫、附件,在诊断与鉴别诊断时必须注意。

【目的】

通过盆腔检查初步了解患者内、外生殖器及宫旁情况,是协助诊断女性生殖系统疾病的重要检查方法。

【适应证】

1. 对怀疑有妇产科疾病或需要排除妇产科疾病的患者。

2. 进行常规妇科查体的人员需做盆腔检查。

【禁忌证】

1. 经期不做盆腔检查。

2. 未婚无性生活及先天性阴道闭锁患者,禁做阴道窥器检查、双合诊及三合诊检查。

【操作方法】

(一)器械准备

一次性臀垫、无菌或消毒手套、阴道窥器、大小棉签、液体石蜡、生理盐水、TCT 小瓶,宫颈取材毛刷等。

(二)患者准备

1. 除尿失禁患者外,检查前均应排空膀胱,尿潴留患者导尿后检查;对于长期便秘者,也可灌肠后检查。

2. 为避免交叉感染,每位患者检查前更换一次性臀垫。

3. 患者上妇科检查床,取膀胱截石位,臀部紧邻台缘,头部稍抬高,双手臂自然平放在检查床两侧,腹部放松。

（三）操作者准备

1. 医生应关心体贴患者,着装整齐,注意态度和蔼、动作轻柔。操作过程中注意保暖及保护患者隐私,告知患者妇科检查可能引起的不适,使之不必紧张。

2. 检查前详细询问患者病史、月经史及婚育史。

3. 男医师对患者进行盆腔检查时,必须有一名女医务人员在场。

4. 检查前清洁洗手并擦干。

5. 医生面向患者,站立在其两腿之间检查。如患者病情危重,不能行动时也可在病床上检查,医生站立在病床的右侧。

（四）操作步骤

1. **外阴检查（vulva examination）**

(1)观察外阴发育、阴毛的色泽和分布、有无畸形,皮肤颜色、有无溃疡、包块,皮肤色泽、有无增厚、变薄或萎缩,有无手术瘢痕。

(2)戴消毒手套后用一只手分开小阴唇,暴露尿道口及阴道口,观察黏膜色泽、是否光滑,尿道口及阴道口有无畸形和新生物,处女膜是否完整、有无闭锁或突出。

(3)对老年患者或可疑有子宫脱垂的患者,应嘱患者屏气后观察阴道前后壁有无膨出、子宫有无脱垂,令患者咳嗽或屏气时观察有无尿液流出,以了解有无压力性尿失禁。

(4)触摸外阴部皮肤及黏膜的质地、有无触痛,了解视诊时发现的肿物的大小、质地、边界是否清晰、是否活动、有无压痛。以一手的拇指与示指及中指触摸一侧前庭大腺部位,检查前庭大腺大小、质地、有无触痛,并挤压观察腺体开口是否有异常分泌物溢出,检查一侧后再查另一侧。

2. **阴道窥器检查（vaginalspeculum examination）**　根据患者年龄及阴道的松紧度选择合适大小的窥阴器。无性生活者除病情需要,经本人同意并签字,否则禁做窥阴器检查。检查步骤如下:

(1)左手分开大小阴唇暴露好阴道口,右手持经过润滑的窥阴器,先将其前后两叶闭合,避开尿道周围的敏感区,斜行45°沿阴道侧后壁缓缓插入阴道,边推进边旋转90°,放正窥阴器并打开前后两叶,旋转时观察阴道前、侧、后壁黏膜,最终暴露宫颈。检查者应注意阴道黏膜颜色、皱襞多少、有无赘生物、瘢痕、溃疡以及有无畸形、穹窿有无变浅、是否饱满。

(2)注意阴道分泌物量、颜色及气味,如需留取标本,应在检查前准备好相应物品。注意取材部位。

(3)检查宫颈:暴露好宫颈后,应注意观察宫颈的大小、颜色、外口形状。注意有无糜烂样改变、出血、裂伤、颈管黏膜外翻、潴留囊肿、溃疡及新生物。初诊患者或一年内未进行宫颈防癌检查或有可疑宫颈病变者,用干棉球轻轻擦拭宫颈表面黏液样分泌物后进行涂片做细胞学检查。

(4)检查完毕后,稍退出窥阴器至宫颈下方后,再使两叶闭合,旋转90°后轻轻取出。

3. **双合诊（bimanual examination）**　检查者一手戴好消毒手套,示指、中指涂润滑剂后缓慢插入阴道,另一手在腹部随患者呼吸配合检查。如患者年龄较大或有阴道狭窄,可用单指(示指)进行检查。目的在于扪清阴道、宫颈、宫体、双附件、子宫韧带和宫旁结缔组织以及盆腔内其他器官和组织有无异常。

(1)检查阴道:了解阴道松紧度、通畅度和深度,注意有无先天畸形(特别注意有无双阴道,阴道横隔、纵隔及斜隔等)、瘢痕、结节或肿块和触痛。如有结节或赘生物应注意其位置、颜色、质地、活动度及与周围组织的关系。手指触及后穹窿时,患者感觉疼痛为后穹窿触痛。

(2)检查宫颈:了解宫颈大小、形状、硬度及宫颈外口情况,注意宫颈位置、有无子宫脱垂、接触性出血。如有阴道畸形者,注意有无双宫颈等畸形。当向上或两侧活动宫颈,患者感觉疼痛时,为宫颈举痛及摇摆痛。

(3)检查子宫及附件:检查者一手的示指及中指(阴道狭小者可仅用示指)放入阴道,另一手在腹部配合检查称双合诊。

1)检查子宫:检查时需戴消毒手套,如有阴道流血或1个月内有宫腔操作或流产史者戴无菌手套。检查者阴道内手指放在宫颈后方向上、向前方抬举宫颈,另一手以四指指腹自腹部平脐处向下向后随患者呼吸按压腹壁,并逐渐向耻骨联合部移动,通过内外手指同时分别抬举和按压,相互协调,即可扪清子宫的位置、大小、形状、硬度、活动度、表面情况以及有无压痛。多数妇女的子宫位置呈前倾略前屈位。如双合诊不能清楚扪及宫体,应做三合诊检查。

2)检查附件:在触清子宫后,阴道内手指由宫颈后方移至一侧穹窿部,尽可能往上向盆腔深部扪触;同时另一手从同侧脐旁开始,由上向下逐渐移动按压腹壁,与阴道内手指相互对合,以触摸该侧子宫附件处有无增厚、肿块或压痛。对触到的肿块,应查清其位置、大小、形状、质地或硬度、活动度、边界和表面情况、与子宫的关系以及有无压痛等。正常输卵管不能触及。正常卵巢偶可扪及,约为 3cm×2cm×1cm 大小,可活动,触之略有酸胀感。

4. **三合诊**(bimanual rectovaginal examination) 指腹部、阴道、直肠联合检查,是双合诊检查的补充。以一手示指放入阴道,中指放入直肠以替代双合诊时阴道内的两指,其余检查步骤与双合诊检查时相同。三合诊的目的在于弥补双合诊的不足,通过三合诊可更进一步了解后倾或后屈子宫的大小,发现子宫后壁、子宫直肠陷凹、宫骶韧带和双侧盆腔后部病变及其与邻近器官的关系,扪清主韧带及宫旁情况以估计盆腔内病变范围,特别是癌肿与盆壁间的关系,以及扪诊阴道直肠隔、骶骨前方或直肠内有无病变等。

5. **肛腹指诊**(anus-abdominal examination) 未婚或阴道闭锁、阴道狭窄等不能进行阴道检查者,行直肠腹部检查即肛查。

检查者一手示指蘸取润滑剂后轻轻按摩肛门周围,嘱患者像解大便样屏气的同时轻轻进入直肠,配合患者呼吸以直肠内的示指与腹部上的手配合检查了解子宫及附件的情况(方法同双合诊)。

【注意事项】

1. 对于无性生活的女性禁做双合诊、三合诊及阴道窥器检查,如病情所致确需进行如上检查时,须经患者及其家属同意,并签署知情同意书后进行。

2. 对于病情危重患者除非必须立即进行妇科检查以确定诊断者,应待病情稳定后再进行盆腔检查。

3. 男医师对患者进行妇科检查时,必须有一名女医务人员在场,以消除患者的紧张情绪或减少不必要的误会。

4. 对于有阴道流血的患者,如确需妇科检查,应行外阴消毒后进行,以减少感染的发生。

(聂 蕾 訾 聃)

第二节 阴道分泌物检查及结果判读

【目的】

通过检查对女性生殖系统炎症进行诊断及对症治疗。

【适应证】

1. 所有行妇科检查的女性。

2. 疑有外阴阴道炎患者。

3. 需要了解卵巢功能是否可进行阴道脱落细胞内分泌检查。

4. 需要判断处于月经周期的哪一个阶段可行宫颈黏液的结晶检查。

【操作前准备】

1. **患者准备** 检查前排空大小便,取膀胱截石位,若有阴道用药,应停药 3d 后再行检查。

2. **材料准备** 无菌手套、阴道窥器、干棉球、液体石蜡、生理盐水、玻片、棉试纸、滴管、载玻片、试管、10% 氢氧化钾等。

3. **操作者准备** 清洁双手,告知患者检查可能引起不适。

【操作步骤】

嘱患者排空大小便,取膀胱结石位,腹部放松,检查者面向患者,站立于患者两腿之间,放置阴道扩器充分暴露宫颈外口。根据患者需检查项目选择所用器具。

(一)滴虫检查

阴道毛滴虫是阴道的致病性厌氧寄生原虫,肉眼无法看到,需用显微镜才可见(图6-6-1),呈梨形或椭圆形,顶端有四根鞭毛,后端有一根鞭毛,无色透明。若阴道分泌物中找到滴虫即可确诊滴虫阴道炎。

检查方法:

1. 悬滴法　最简便的方法是取生理盐水滴一滴于干燥玻片上,用刮板或棉试纸在阴道侧壁取典型分泌物混于生理盐水中,立即放在显微镜低倍镜下观察(图6-6-2)。

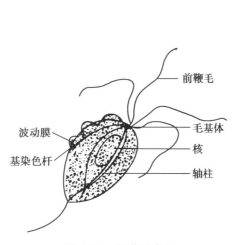

图 6-6-1　阴道毛滴虫

前鞭毛

波动膜

基染色杆

毛基体

核

轴柱

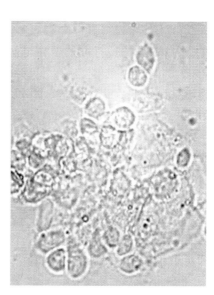

图 6-6-2　阴道毛滴虫形态
(生理盐水涂片)

2. 培养法　用无菌试纸在阴道侧壁取典型分泌物后,放置在肝浸汤培养基或大豆蛋白胨培养基中,温度37℃,48h后检查有无滴虫生长。

(二)假丝酵母菌检查

假丝酵母菌是一种真菌,它是一种条件致病菌,约10%~20%非孕妇女及30%孕妇阴道中寄居此菌,平时并不致病,当阴道抵抗力降低或局部环境改变时,才出现症状,引起外阴阴道假丝酵母菌病(曾称外阴阴道念珠菌病),80%~90%病原体为白色假丝酵母菌。此菌呈卵圆形,有芽胞及假菌丝。若阴道分泌物中找到假丝酵母菌的芽生孢子或假菌丝即可确诊外阴阴道假丝酵母菌病。

1. 检查方法

(1)悬滴法:取10%氢氧化钾或生理盐水滴于干燥玻片上,取阴道分泌物混于玻片上,显微镜下观察有无假丝酵母菌芽生孢子或假菌丝或菌丝,即可报告"找到真菌";该法在识别孢子或假菌丝或菌丝上较染色法困难。

(2)涂片法:同上法取阴道分泌物涂抹于干燥玻片上,风干后行革兰氏染色,显微镜下检查。

(3)培养法:同上法取阴道分泌物后,将其接种在TTC沙保罗培养基上,置于37℃保温。3~4d后观察是否出现菌落,若为白色菌落,可能为白假丝酵母菌,若为红色等其他颜色,可能为非白色假丝酵母菌。

2. 阴道清洁度检查　取生理盐水滴一滴于干燥玻片上,取阴道分泌物混于生理盐水中,于显微镜下观察白细胞、上皮细胞、乳酸杆菌与杂菌的多少初步判断(表6-6-1)。

表 6-6-1 阴道分泌物清洁度分级

清洁度	阴道杆菌	杂菌	上皮细胞	白细胞	临床意义
Ⅰ度	++++	无或少许	满视野	0~5	正常
Ⅱ度	++	+	1／2视野	6~15	正常
Ⅲ度	+	++	少许	16~30	提示有炎症
Ⅳ度	少许	++++	无或少许	>30	严重阴道炎

3. 阴道分泌物 pH 测定 一般采用 pH 试纸测定法。正常阴道分泌物呈酸性,pH ≤ 4.5(多在 pH 4~4.5 之间)。pH 值增高:可能见于幼女和绝经期妇女,或见于各种阴道炎。

(三)加德纳菌检查

阴道加德纳菌(Gardnerella vaginalis,GV),为革兰氏阴性或染色不定(有时可呈革兰氏阳性)的球杆菌,有细胞壁,无鞭毛,不形成荚膜和芽孢,兼性厌氧,最适温度 35~37℃,最适 pH 6.0~6.5,pH 4.5 时不易生长,pH 4.0 不生长。具有多形性,呈小杆状或球状,排列呈单个或成双排列。正常情况下无此菌或仅见少许。若为细菌性阴道病可见到大量的加德纳菌。

检查方法:涂片法,取阴道分泌物于干燥玻片上行革兰氏染色,显微镜下观察。

(四)线索细胞检查

线索细胞是阴道鳞状上皮细胞的胞质表面黏附大量 GV,其边缘不整齐,呈锯齿状,为线索细胞。它是诊断细菌性阴道病(bacterial vaginosis,BV)的重要指标之一,BV 时线索细胞 >20%。若阴道分泌物下列 4 项中有 3 项阳性,即可诊断为细菌性阴道病:①阴道分泌物匀质、稀薄、白色。常黏附于阴道壁;②线索细胞 >20%;③阴道分泌物 pH>4.5;④胺臭味实验阳性(即取阴道分泌物于玻片上,加入 10% 氢氧化钾溶液 1~2 滴,产生烂鱼肉样腥臭味)。

检查方法:悬滴法,取生理盐水滴一滴于干燥玻片上,取阴道分泌物混于生理盐水中,显微镜高倍镜下观察。

(五)淋病奈瑟菌检查

淋病奈瑟菌俗称淋球菌,人类是淋病奈瑟菌的唯一宿主,主要引起泌尿生殖系统黏膜的急性或慢性化脓性感染,淋病是发病率较高的性传播疾病之一,临床上多表现为急性症状,少数为慢性过程。其为革兰氏阴性双球菌,形态似肾形或咖啡豆状,常成双排列,凹面相对,急性淋病患者的淋病奈瑟菌常被吞噬于中性粒细胞内,慢性淋病患者的淋病奈瑟菌多分布在细胞外。

检查方法:

1. 涂片法 取干燥玻片一张,扩器打开阴道,干棉球将宫颈表面分泌物擦净,用无菌棉试纸伸入宫颈管 1.5~2cm 转动,停留 20~30s。取出棉试纸均匀涂抹在玻片上做革兰氏染色后,选择细胞均匀部位,显微镜观察。

2. 培养法 同上法取分泌物标本,立即接种至 Thayer-Martin 培养基中培养或聚合酶链反应(polymerase chain reaction,PCR),是诊断淋病的重要方法,对于涂片检查呈阴性的可疑患者,可做淋病奈瑟菌培养。

(六)内分泌功能检查

检查方法:用刮板在阴道侧壁上 1/3 处刮取黏液及细胞后,均匀涂在玻片上,用 95% 的乙醇固定,待巴氏染色后显微镜下观察细胞形态。

(七)宫颈黏液结晶检查

宫颈黏液是由宫颈管内膜细胞产生的,其量、透明度、黏稠度、延展性、结晶形成及细胞数等,随卵巢的周期性变化而发生特征性变化。通过对患者宫颈黏液的检查,可以判断有无排卵,且对研究卵巢功能有一定价值。

　　检查方法:暴露宫颈,干棉球将宫颈表面分泌物擦净,用长平镊(或长钳、吸管)伸入宫颈管内1cm左右,夹取或抽吸黏液,以抽净为止,观察容量、性状、色泽及牵延性,并作涂片镜检。

　　1. 外观　月经后黏液量少,稠厚、混浊,越近排卵期,量越多,越稀薄透明。透明度可分:透明稀薄、半透明、混浊不透明。

　　2. 牵延性试验　将黏液少许置于干玻片上,另用一张玻片角蘸黏液,轻轻向上牵拉成丝状,观察其长度。排卵期拉丝长度可达10cm,雌激素水平低时拉丝长度仅1~3cm。

　　3. 涂片检查及分型　用无菌干燥直钳或长镊子伸入宫颈管约0.5~1cm,夹取少量黏液拉成丝涂于干燥玻片上,将其展开呈薄膜状,待其自然干燥或用灯泡烘干,置显微镜下检查,可分五型。正常月经周期中第7d出现羊齿状结晶,排卵后,结晶减少,一般于月经第22d时消失。

　　Ⅰ型(+++):典型结晶。典型的羊齿状结晶,晶柱粗硬垂直,分支垂直密而长。

　　Ⅱ型(++):较典型结晶。分支短而少,分支粗,晶柱与分支间不互相垂直。

　　Ⅲ型(+):不典型结晶。结晶细小,分支少,似金鱼草状或苔状,晶体散在分布。

　　Ⅳ型(±):椭圆体。椭圆形体或梭形体,长轴顺一方向排列,比白细胞大2~3倍,稍窄,透明而折光。

　　Ⅴ型(−):无结晶。仅有上皮细胞,有不成形的黏液。

　　【注意事项】

　　1. 采集标本前24h禁止性生活、盆浴、阴道灌洗,若有阴道用药,应停药3d后再行检查。

　　2. 采样所用器具必须清洁干燥、无菌、无化学药品或润滑剂。

　　3. 应根据不同的检查目的来选择采集部位。

　　4. 应根据不同检测方法进行阴道分泌物涂片的制备。

　　5. 采集后立即送检。

（陈　琨　訾　聃）

第三节　宫颈细胞学检查判读

【宫颈刮片】

(一) 目的

通过检查对宫颈癌前病变及宫颈癌进行筛查、诊断。

(二) 适应证

1. 筛查宫颈癌。

2. 接触性出血、异常阴道流血或排液、妇科检查发现宫颈异常者。

3. 子宫全切或次全切除术前,应常规检查宫颈是否存在癌变。

4. 宫颈恶性肿瘤术后复查、发现宫颈病变后的随访。

(三) 操作前准备

　　医生充分了解患者病史及一般情况,准备无菌手套、液体石蜡、95%乙醇、阴道窥器、宫颈刮板、毛刷、玻片、标本瓶等。

　　患者检查前排空膀胱,取膀胱截石位。

(四) 操作步骤(图6-6-3)

1. 阴道窥器充分暴露宫颈外口。

2. 将刮板取材端的较小头深入宫颈管,以宫颈外口为圆心,将取材端的另一头轻柔旋转1周。

3. 取出刮板,将刮板取材端的分泌物及细胞均匀涂抹在玻片上,95%的乙醇固定15min,镜下观察细胞形态。

（五）注意事项

1. 检查前 24h 禁性生活及阴道检查操作。

2. 若存在生殖器炎症或正值月经期，应避免检查。

3. 若异常阴道流血或分泌物增多，取材前应使用医用棉沾净再进行刮片。

（六）结果判读

宫颈刮片使用巴氏分级标准：

Ⅰ级：正常，镜下见正常宫颈细胞。

Ⅱ级：炎症，镜下见细胞核普遍增大，考虑存在良性改变或炎症。其中ⅡB 指镜下见个别细胞核异质明显，但不支持恶性；其余为ⅡA。

Ⅲ级：可疑恶性肿瘤，镜下见细胞核大深染，核型不规则或双核。性质尚不确定。

Ⅳ级：高度可疑恶性肿瘤。镜下见部分细胞存在恶性特征，但数量较少。

Ⅴ级：恶性肿瘤，镜下见多量典型的癌细胞。

【宫颈 TCT】

目的、适应证、操作前准备及注意事项同宫颈刮片。

（一）操作方法（图 6-6-4）

1. 阴道窥器充分暴露宫颈外口。

2. 将 TCT 特制的毛刷置于宫颈管 1cm 处，以宫颈外口为圆心旋转毛刷 1~2 周。

3. 将毛刷头置于 TCT 特制标本瓶备检。

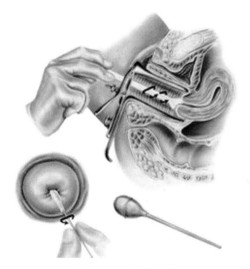

图 6-6-3　宫颈刮片

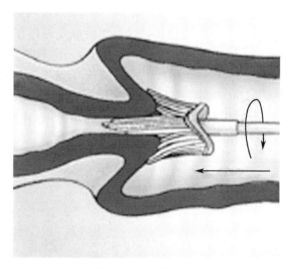

图 6-6-4　宫颈 TCT

（二）结果判读

采用 The Bethesda System（TBS）分类法（表 6-6-2）。

表 6-6-2　the Bethesdasystem（TBS）分类法

未见上皮内病变细胞及恶性细胞	病原体	
	非瘤变发现	反应性细胞改变
		子宫切除术后的腺细胞
		萎缩（有或无炎症）
	其他（40 岁以上女性涂片中出现子宫内膜上皮细胞，未见异常细胞）	

续表

上皮细胞异常	鳞状细胞异常	不典型鳞状上皮细胞（ASC）	未明确意义的不典型鳞状上皮细胞（ASC-US）
			不典型鳞状上皮细胞-不除外高度鳞状上皮内病变（ASC-H）
		鳞状上皮内病变（SIL）	低度鳞状上皮内病变（LSIL）
			高度鳞状上皮内病变（HSIL）
		鳞状细胞癌（SCC）	
	腺细胞异常	不典型腺上皮细胞（AGC）	
		腺原位癌（AIS）	
		腺癌（宫颈管、子宫内膜、子宫以外或不能明确来源）	
	其他恶性肿瘤	原发于宫颈和宫体的不常见的肿瘤	
		转移癌	

【知识拓展】

1. 宫颈外口鳞状上皮和柱状上皮交界处是宫颈癌好发部位，在进行宫颈刮片或 TCT 检查时，应着重该部位的取材。

2. 宫颈刮片广泛应用于宫颈癌筛查，而 TCT 检查增加了标本满意度及检出宫颈异常细胞的比率。

3. 21~29 岁女性，不论初始性交年龄或是否存在其他危险因素，建议每 3 年做一次 TCT；30~65 岁女性，建议每 3 年做一次 TCT 及每 3~5 年做一次 HPV 检查；65 岁以上女性，过去 20 年无 CIN Ⅱ 以上病史可停止宫颈癌筛查。

4. TCT 还能发现癌前病变、微生物感染（霉菌、滴虫、衣原体）等。

5. 若宫颈 TCT 提示 ASC-US，应结合宫颈 HPV 结果，决定是否行阴道镜检查；若宫颈 TCT 提示 ASC-H，应行阴道镜检查，并在阴道镜下行活检或宫颈管内搔刮术，送病理检查确诊。

（陈 琨 訾 聃）

第四节 经阴道后穹窿穿刺术

【相关基础知识】

(一) 解剖

阴道为性交器官，是经血排出和胎儿娩出的通道，位于真骨盆下部的中央。正常情况下阴道前后壁紧贴，其顶端环绕宫颈的部分称阴道穹窿（vaginal fornix），分前、后、左、右四个部分。其中阴道后穹窿最深，与直肠子宫陷凹（rectouterine pouch）比邻。直肠子宫陷凹为盆腔最低点，排除粘连、包块阻挡等原因，正常情况盆腔积液积存于此处。故临床上经阴道后穹窿穿刺抽液，对诊断有重要价值，此处也是经阴道进入盆腔手术的途径。

(二) 腹腔积液的产生及性状判读

腹水系指腹腔内游离液体的过量积聚。在正常状态下腹腔内约有 50ml 液体，对肠道起润滑作用。在任何病理情况下导致的腹腔内液量增加超过 200ml 即称腹水。腹腔内积液一般在 1 000ml 以上，才能经腹部检查发现移动性浊音。腹水是许多疾病的一种临床表现，产生腹水的原因很多，较为常见的有心脏疾病、肝脏疾病、肾脏疾病、腹膜疾病，营养障碍性疾病，恶性肿瘤，结缔组织病等。大量的腹腔积液可通过腹腔穿刺术获得,少量的女性腹腔积液可通过阴道后穹窿穿刺获得。腹腔漏出液多为淡黄色,稀薄透明,渗出液可呈不同颜色或混浊。不同病因的腹水可呈现不同的外观,如化脓性感染呈黄色脓性或脓血性,铜绿假单胞菌感染腹水呈绿色,黄疸时呈黄色,血性腹水见于急性结核性腹膜炎、恶性肿瘤,乳糜性腹水呈乳白色可自凝。腹腔内出血时,因腹膜有脱纤维作用及血液中的纤维蛋白被消耗,故血液常不凝。

【目的】

通过阴道后穹窿穿刺抽取腹腔内的积血、积液、积脓,进行观察、化验、病理检查,对相应疾病做出诊断和治疗,是妇产科临床常用的辅助诊断方法。

【适应证】

1. 可疑腹腔内出血,如异位妊娠、卵巢黄体破裂等。

2. 可疑盆腔内有积液、积脓时,穿刺抽液了解积液性质。

3. 盆腔积脓包裹形成脓肿时,可穿刺引流及局部注射药物。

4. 盆腔肿块位于直肠子宫陷凹内,经后穹窿穿刺直接抽吸肿块内容物做涂片,行细胞学检查以明确性质。但应注意如果高度怀疑恶性肿瘤,应尽量避免穿刺,以防扩散。

5. B 超引导下行卵巢子宫异位囊肿或输卵管妊娠部位注药治疗。

6. 在 B 超引导下经阴道后穹窿穿刺取卵,用于各种助孕技术。

【禁忌证】

1. 盆腔严重粘连,直肠子宫陷凹被较大肿块完全占据,并已凸向直肠。

2. 疑是肠管与子宫后壁粘连。

3. 临床高度怀疑恶性肿瘤。

4. 异位妊娠准备采用非手术治疗时,避免穿刺,以免引起感染。

5. 合并严重阴道炎症。

【操作方法】

(一) 器械物品准备

穿刺包(含阴道窥器、宫颈钳、9 号穿刺长针头),无菌手套,消毒液(聚维酮碘、碘酒及 75% 乙醇),5ml、10ml、20ml 注射器,无菌棉球或纱布,根据具体情况准备玻片及试管。

(二) 患者准备

1. 签署知情同意书。

2. 测量血压、脉搏,必要时开放静脉。

3. 术前化验检查(血常规、凝血功能)。

4. 术前患者排空膀胱,取膀胱截石位。

(三) 操作者准备

1. 充分了解患者病史。

2. 术前戴好帽子、口罩,洗手。

3. 核对患者,检查知情同意书。

(四) 操作步骤

1. 患者排空膀胱,取膀胱截石位,外阴阴道常规消毒,铺巾。

2. 行阴道检查,了解子宫及双附件情况,注意有无宫颈举摆痛,后穹窿是否丰满。

3. 更换手套,阴道窥器充分暴露宫颈及阴道后穹窿并消毒。

4. 宫颈钳钳夹宫颈后唇,向前提拉,充分暴露阴道后穹窿,再次消毒。

5. 用 9 号长针头接 5~10ml 注射器,检查针头有无堵塞,在后穹窿中央或稍偏患侧,距离阴道后壁与宫颈后唇交界处稍下方,平行宫颈管方向缓慢刺入。

6. 当针穿过阴道壁,有落空感(进针深 2~3cm)后立即抽吸,必要时适当改变方向或深浅度,如无液体抽出,可边退针,边抽吸。

7. 针头拔出后,穿刺点如有活动性出血,可用棉球压迫片刻。血止后,取出窥器。

8. 观察判断穿刺液性质及送检

(1)穿刺标本静置 5min 后观察,如为不凝血,则考虑腹腔内出血。需排除异位妊娠或黄体破裂等疾病,积极寻找出血原因,患者立即收治入院。

(2)如抽出血液静置 5min 后凝结,多为误穿入血管。

(3)如为脓液或血性腹水等,应据病情,做细菌培养及药敏,查癌细胞等。

【注意事项】

1. 穿刺方向是阴道后穹窿中点,进针与宫颈管平行的方向,深入至直肠子宫陷凹,不可过分向前或向后,以免针头刺入宫体或进入直肠。

2. 穿刺深度要适当,一般 2~3cm,过深可刺入盆腔器官或穿入血管。若积液量较少时,过深的针头可超过液平面,抽不出液体而延误诊断。

3. 有条件或病情允许时,先行 B 超检查,协助诊断直肠子宫陷凹有无液体及液体量。

4. 阴道后穹窿穿刺未抽出血液,不能完全排除宫外孕,内出血量少、血肿位置高或与周围组织粘连时,均可造成假阴性。

5. 抽出液体均应涂片,行常规及细胞学检查。

6. 严重后倾、后屈子宫时,应尽量将子宫体纠正为前位或牵引宫颈前唇,使子宫呈水平位,以免误入子宫肌壁。

【并发症及处理】

1. 损伤子宫　由于进针方向及深度不当,可能损伤前方的子宫,尤其是后屈子宫。可加强宫缩,密切观察不需特殊处理,必要时进腹探查。

2. 损伤直肠　同样由于进针方向及深度不当,可能损伤后方的直肠,一般损伤小,不需特殊处理,必要时请肛肠外科会诊。

3. 损伤血管　如果抽出新鲜血液,放置 5min 后凝固,多考虑损伤血管。密切观察患者生命体征及腹部体征,注意患者有无肛门坠胀感,必要时进腹探查。

4. 感染　严格无菌操作,合并阴道炎症时,应治疗后再穿刺。

（聂　蕾　訾　聃）

第五节　诊断性刮宫

【相关基础知识】

(一) 子宫解剖

成年人正常的子宫位于盆腔中央,呈轻度前倾前屈位,长 7~8cm、宽 4~5cm、厚 2~3cm、容量为 5ml。子宫分子宫体、子宫颈、子宫底和左右宫角。成年妇女宫颈管长 2.5~3.0cm,在子宫体与子宫颈之间最狭窄的部分称子宫峡部,其上端为解剖学内口,下端为组织学内口,在非孕期长约 1cm,妊娠末期可达 7~10cm,形成子宫下段。子宫为一空腔器官,腔内覆盖子宫内膜。子宫内膜分为三层:致密层、海绵层和基底层,致密层和海绵层又统称为功能层,受卵巢激素的影响,有周期性改变并脱落产生月经。

(二) 子宫内膜的周期性变化

子宫内膜随卵巢的变化而发生周期性增生、分泌和脱落改变,根据其组织学变化分为增生期、分泌期、月经期 3 个阶段:

1. 增生期　月经期后,在雌激素作用下,子宫内膜基底层细胞开始增生,先是修复剥脱处创面,随后因继续增生而变厚,腺体增多、变宽,并渐屈曲。血管增生,渐呈螺旋状。间质则增生致密。此期相当于卵泡发育成熟阶段,即月经周期的第 5~14d 左右。

2. 分泌期　约为月经周期的 15~28d,相当于排卵后黄体成熟阶段黄体分泌孕激素和雌激素,将使增生期内膜继续增厚,腺体进一步扩大、屈曲、出现分泌现象。血管也迅速增长,更加屈曲。间质变疏松并有水肿。此时内膜厚且松软,含有丰富营养物质,有利于受精卵着床发育。

3. 月经期　为月经周期第 1~4d。在内膜功能层(基底层以上的部分,厚约 5~6mm)形成的散在小血肿,将使坏死的内膜剥脱,随血液排出,称之为月经。内膜的基底层随即开始增生,形成新的内膜。故月经期实际上是一个周期的结束,也是下一周期的开始。

【目的】

刮取子宫内膜组织或清除宫腔内容物行病理检查,是诊断和治疗宫腔疾病最常用的方法。

【适应证】

1. 子宫异常出血或阴道排液需证实或排除子宫内膜癌、宫颈癌,或其他病变如流产、子宫内膜炎等。

2. 无排卵性功能失调性子宫出血或怀疑子宫性闭经,在月经周期后半期确切了解子宫内膜改变和子宫内膜结核。

3. 不孕症行诊断性刮宫有助于了解有无排卵,并能发现子宫内膜病变。

4. 异位妊娠鉴别诊断。

5. 宫腔内有组织残留或功能失调性子宫出血,长期多量出血时,彻底刮宫有助于诊断,并有迅即止血效果。

6. 不全流产的诊断和治疗。

7. 清除自然流产、葡萄胎等宫腔内容物。

【禁忌证】

1. 滴虫、假丝酵母菌感染或细菌感染所致急性阴道炎、急性宫颈炎,急性或亚急性盆腔炎性疾病。

2. 可疑宫内妊娠且有继续妊娠要求者。

3. 严重的全身性疾病。

4. 手术当日体温 >37.5℃。

【操作方法】

(一)器械物品准备

刮宫包(含阴道窥器、宫颈钳、扩宫棒、探针、大小刮匙、长棉签 2 根、无菌孔巾),无菌手套,消毒液(聚维酮碘、碘酒及 75% 乙醇),无菌棉球,纱布,标本瓶。

(二)患者准备

1. 讲明手术必要性,了解既往病史,签署知情同意书。

2. 测量血压、脉搏,必要时开放静脉。

3. 术前化验检查。

4. 患者排空膀胱,取膀胱截石位。

(三)操作者准备

1. 充分了解患者病史。

2. 术前戴好帽子、口罩,洗手。

3. 核对患者,检查知情同意书。

(四)操作步骤

1. 一般诊断性刮宫

(1)排尿后,受检者取膀胱截石位,查明子宫大小及位置。

(2)常规消毒外阴,铺孔巾。阴道窥阴器暴露宫颈,聚维酮碘消毒宫颈及宫颈外口。

(3)以宫颈钳夹持宫颈前唇或后唇,用探针测量宫颈管及宫腔深度。

(4)将小刮匙送达宫底部,从内向外有次序地分别刮取子宫前、后、左、右四壁及两侧宫角部内膜,并将其放在准备好的干净纱布上。

2. 分段诊断性刮宫

（1）先不探查宫腔深度，以免将宫颈管组织带入宫腔混淆诊断。

（2）用小刮匙自宫颈内口至外口顺序刮宫颈管一周，将所刮取组织置纱布上，然后用探针探查宫腔并记录宫腔深度，最后刮匙进入宫腔，刮取子宫内膜。

（3）刮出宫颈管黏膜及宫腔内膜组织分别装瓶、固定，送病理检查。

（4）若刮出物肉眼观察高度怀疑为癌组织时，不应继续刮宫，以防出血及癌扩散。若肉眼观察未见明显癌组织时，应全面刮宫，以防漏诊。

【注意事项】

1. 不孕症或功能失调性子宫出血患者应选在月经前或月经来潮 6h 内刮宫，以判断有无排卵或黄体功能不良。

2. 出血、子宫穿孔、感染是刮宫的主要并发症。有些疾病可能导致刮宫时大出血，应术前做好高危因素评估，备血，建立静脉通道及开腹手术的准备。哺乳期、绝经后及子宫患有恶性肿瘤者均应查清子宫位置并仔细操作，以防子宫穿孔。长期有阴道流血者宫腔内常有感染，刮宫能促使感染扩散，术前、术后应给予抗生素。术中严格无菌操作。刮宫患者术后 2 周内，禁性生活及盆浴，以防感染。

3. 疑子宫内膜结核者，刮宫时要特别注意刮子宫两角部，因该部位阳性率较高。

4. 术者在操作时唯恐不彻底，反复刮宫，不但伤及子宫内膜基底层，甚至刮出肌纤维组织，造成子宫内膜炎或宫腔粘连，导致闭经，应注意避免。

【并发症及处理】

1. 出血 对于出血倾向的患者，术前应建立静脉通道，交叉配血。出血多因子宫收缩不良导致，故应尽快清除宫腔内容物，加强子宫收缩。

2. 子宫穿孔 手术过程中宫腔深度超过术前探查深度，或出现"无底"感，均提示子宫穿孔可能。应立即停止手术，观察患者生命体征，注意有无腹腔内出血及脏器损伤表现，必要时剖腹探查。

3. 感染 术中严格无菌操作，预防应用抗生素，必要时延长抗生素使用时间。术前合并宫腔感染者如非急诊应抗感染治疗后再刮宫，急诊患者也应避免搔刮宫腔，以防感染扩散。

（聂 蕾 訾 聃）

附表 6-6-1 妇科检查评分表

项目	操作要求	评分（分）
准备（20 分）	告知身份及检查目的、询问病史（口述）	3
	男医生要有女医务人员陪同（口述）	2
	准备检查用具（手套、阴道窥器、垫单、液体石蜡或生理盐水、棉签、聚维酮碘）	3
	检查前嘱患者排空大小便（口述）	2
	医生拉起屏风，注意保护患者隐私	2
	医生穿工作服、戴帽子、口罩、洗手（口述）	4
	垫臀垫，患者取膀胱截石位（口述）	2
	打开并对好光源，正确戴无菌手套	2
检查 1（10 分）	描述：外阴发育、阴毛分布及量、婚产式、尿道外口、前庭	5
	描述：外阴皮肤黏膜色泽、质地，有无水肿、炎症、溃疡、赘生物及肿块	3
	患者屏气后，观察有无阴道前后壁膨出、子宫脱垂（口述）	2

续表

项目	操作要求	评分(分)
检查 2(30 分)	消毒外阴顺序正确	5
	用生理盐水润滑窥器	2
	正确放置、取出窥器	10
	描述:阴道黏膜色泽、有无炎症、赘生物、肿块、溃疡、阴道穹窿有无异常	3
	描述:阴道分泌性状(量、色、味及性质)	2
	描述:宫颈大小、颜色、外口形态、有无出血炎症	2
	描述:宫颈有无息肉、宫颈有无糜烂样改变、撕裂外翻、赘生物、腺囊肿,宫颈管内有无出血、分泌物及分泌物性状	6
检查 3(35 分)	双合诊:手套涂液体石蜡(2),检查方法正确(8)	10
	描述:阴道通畅、阴道壁弹性、有无畸形及瘢痕、有无肿块	2
	描述:阴道穹窿有无硬结或肿块、后穹窿丰满否、有无触痛	2
	描述:宫颈质地、有无摆举痛	2
	退出手指,观察指套上有无血迹	2
	描述:子宫位置、大小、质地、活动度、有无压痛,子宫有无结节或突起	3
	描述:双侧附件有无包块(位置、大小、形态、质地、活动度、压痛、与子宫关系)	3
	描述:附件有无增厚(片状、条索状或附件有无狭窄、结节、触痛否)	2
	三合诊:检查方法正确	6
	描述:宫旁、宫骶韧带、主韧带有无增厚、缩短、结节,与盆壁的关系	3
操作后处理(5分)	询问患者有何不适	1
	协助患者下检查床(口述),撤下臀垫	2
	关灯、整理物品、洗手	2
合计		100

附表 6-6-2　经阴道后穹窿穿刺术考核标准

操作步骤		评分 / 分	
一、医患沟通	1. 简单进行自我介绍	2	10
	2. 询问病史	2	
	3. 介绍操作目的,签手术知情同意书	4	
	4. 请患者排空小便,取膀胱截石位	2	
二、术前准备	1. 带操作口罩及帽子,洗手	3	10
	2. 准备操作包,注意无菌操作	5	
	3. 告知患者操作中可能有不适,请患者配合	2	

续表

操作步骤		评分/分	
三、实施操作	1. 外阴、阴道常规聚维酮碘消毒2~3遍,铺巾	5	60
	2. 行阴道检查,了解子宫及双附件的情况,注意有无宫颈举摆痛,后穹窿是否丰满	5	
	3. 更换手套	5	
	4. 阴道窥器充分暴露宫颈及阴道后穹窿,聚维酮碘棉球消毒穹窿及宫颈、阴道2~3遍	5	
	5. 钳夹及上提宫颈后唇,暴露阴道后穹窿,消毒穿刺点	5	
	6. 用9号长针头接5~10ml空针筒,检查针头是否通畅	5	
	7. 在后穹窿中央或稍偏患侧,距离阴道后壁与宫颈后唇交界处稍下方,平行宫颈管方向缓慢刺入	10	
	8. 有落空感(进针深约2~3cm)后立即抽吸,必要时适当改变方向或深浅度,如无液体抽出,可边退针、边抽吸(穿刺1次抽出液体得10分,穿刺2次抽出液体得5分,未抽出液体不得分)	10	
	9. 针头拔出后,观察穿刺点有无活动性出血,可用棉球压迫片刻	5	
	10. 取出窥器,操作完毕	5	
四、操作后处理	1. 检查抽出液,必要时送检化验	10	20
	2. 询问及观察患者有何不适,告知穿刺发现的情况	5	
	3. 协助患者离开检查床,送其离开操作室。整理物品,按规定丢弃医疗废弃物	5	
合计			100

附表 6-6-3　分段诊刮术考核标准

操作步骤		评分/分	
一、医患沟通	1. 简单进行自我介绍	2	10
	2. 询问病史	2	
	3. 介绍操作目的,签手术知情同意书	4	
	4. 请患者排空小便,取膀胱截石位	2	
二、术前准备	1. 术前查血常规,测体温。45岁以上的患者,测量血压、脉搏,疑患心脏疾病者需做心电图,必要时备血。伴有子宫炎症的患者,术前开始使用抗生素,直至术后3~5d	5	20
	2. 戴操作口罩及帽子,洗手	5	
	3. 准备操作包,注意无菌操作	5	
	4. 告知患者操作中可能有不适,请其配合	5	

续表

操作步骤		评分/分	
三、实施操作	1. 行妇科检查（阴道流血者消毒外阴后，行双合诊）	5	50
	2. 按阴道手术消毒铺巾法，常规消毒外阴、阴道，铺单	5	
	3. 用窥阴器暴露宫颈后，再次消毒阴道，宫颈钳钳夹前唇，消毒宫颈管及宫颈表面，先以小号刮匙进入 2~2.5cm，由内向外顺序刮取宫颈管组织，刮除物送病理	15	
	4. 子宫探针顺子宫方向轻轻探达宫底，探查子宫腔深度、曲度及宫腔形态	5	
	5. 刮宫：用小刮匙顺子宫方向进入宫腔达宫底，从宫底开始刮取内膜达宫颈内口，顺时针或逆时针刮及整个宫腔。刮除物送病理。取下宫颈钳，观察钳夹处是否出血并对症处理	20	
四、操作后处理	1. 刮除物分瓶标记送检	5	20
	2. 询问观察患者有何不适，交代术后注意事项	5	
	3. 协助患者离开操作室，进入观察室休息	5	
	4. 整理物品，医疗废弃物按规定丢弃	5	
合计		100 分	

第七章

产科基本技能

产科基本技能包括产科检查、妊娠图与产程图、电子胎儿监护、围产保健以及产程处理,是降低孕产妇和围产儿并发症的重要措施。规范的产前检查和与产程处理能够及早防治妊娠并发症或合并症,及时发现胎儿异常,评估孕妇及胎儿安危,确定分娩时机和分娩方式,保障孕产妇及围产儿安全。

第一节 产科检查

【腹部检查】

孕妇排空膀胱,取仰卧位,双腿略屈膝稍分开。检查者洗手后站立于孕妇右侧。

(一)视诊

观察腹型和大小。

(二)触诊

1. 测量宫高及腹围 手触宫底高度,软尺测量耻骨联合上缘中点至宫底的高度为宫高。软尺平脐绕腹一周的长度为腹围。

2. 四步触诊

第一步:面向孕妇头部,两手置于子宫底部,了解宫底高度,两手指相对轻推,判断宫底胎儿部,区分胎头及胎臀。

第二步:面向孕妇头部,两手分别置于腹部两侧,一手相对固定,另一手深按检查,两手交替分辨胎背及肢体:触到平坦饱满部分为胎背,可变形的高低不平部分为胎儿肢体。

第三步:面向孕妇头部,右手拇指与其余四指分开,置于耻骨联合上方握住胎先露部,进一步查清先露是胎头还是胎臀,左右推动以确定是否衔接。

第四步:面向孕妇足端,检查者左右两手分别置于胎先露部两侧,沿骨盆入口向下深按,再次核对胎先露,并确定胎先露部入盆程度。

3. 听诊 触诊确定胎方位后,使用胎心听诊器在胎背上方的孕妇腹壁听诊胎心 1min。

【骨盆外测量】

能间接判断骨盆大小及形状,测量以下径线。

1. 髂棘间径 孕妇伸腿取仰卧位,测量两髂前上棘外缘的距离(正常值 23~26cm)。间接反映骨盆入口平面横径大小。

2. 髂嵴间径 孕妇伸腿取仰卧位,测量两髂嵴外缘最宽的距离(正常值 25~28cm)。间接反映骨盆入口平面横径大小。

3. 骶耻外径 嘱孕妇取左侧卧位,右腿伸直,左腿屈曲,测量第 5 腰椎棘突下至耻骨联合上缘中点的距离(正常值 18~20cm)。间接反映骨盆入口平面前后径大小。

4. 坐骨结节间径 协助孕妇平躺,臀下垫一次性垫单,脱开一边裤腿,两腿向腹部弯曲,双手抱双膝充分外展,检查者戴无菌手套,面向孕妇站于孕妇两腿之间,测量两坐骨结节内缘间的距离(正常值 8.5~9.5cm)。反映骨盆出口平面横径大小。

5. 耻骨弓角度 嘱孕妇继续将两腿弯曲,向两侧分开,用两手拇指指尖斜着对拢,放置在耻骨联合下缘,左右两拇指平放在耻骨降支上,目测两拇指间角度(正常值 90°)。

【肛门检查及阴道检查】

(一)目的

1. 肛门检查 了解宫颈软硬度、宫颈消失程度(通过宫颈管的长度及厚薄程度了解)、宫口扩张程度、是否破膜、骨盆腔大小(特别是骶骨弯曲度、坐骨棘间径、坐骨切迹宽度、骶尾关节活动度),确定胎先露及先露下降程度,部分可确定胎方位。

2. 阴道检查 了解骨盆腔大小,宫颈软硬度、宫颈消失程度(通过宫颈管的长度及厚薄程度了解)、宫口扩张程度、是否破膜,确定胎先露、胎方位及先露下降程度。

(二)适应证

1. 肛门检查适应证 孕中期、晚期的孕妇。

2. 阴道检查适应证

(1)肛门检查不清、宫口扩张及胎头下降程度不明。

(2)疑有脐带先露或脐带脱垂。

(3)轻度头盆不称,经试产 4h 及以上的产程进展缓慢者。

(4)产程中出现异常,需排除头盆不称者。

(三)禁忌证

1. 肛门检查禁忌证 有产前出血、可疑前置胎盘者。

2. 阴道检查相对禁忌证 阴道流血不能排除前置胎盘时,要在开放静脉并做好配血前提下,进行阴道检查。

(四)操作前准备

1. 肛门检查操作前需准备

(1)一次性检查手套

(2)消毒纱布

(3)无菌液体石蜡

(4)一次性臀巾

(5)小棉签

2. 阴道检查前准备

(1)无菌手套,无菌大棉签及小棉签

(2)肥皂液、温开水及消毒液(0.5% 聚维酮碘)

(3)窥阴器、臀巾、孔巾、弯盘、消毒杯、无菌卵圆钳、消毒纱布等

(4)无菌液体石蜡

(5)一次性臀巾

(五)操作步骤

1. 肛门检查

(1)孕妇仰卧于检查床上,垫一次性臀巾,脱掉右侧裤子,双腿屈曲分开,检查者站立于孕妇两腿间或孕妇右侧。

(2)检查前双手均戴一次性手套,示指涂润滑剂自肛门伸入直肠内,其余各指屈曲。示指向后触及尾

骨尖端,了解尾骨活动度,向上了解骶骨弯曲度,再触摸两侧坐骨棘是否凸出,坐骨切迹宽度是否可容3指,并确定胎头高低,然后指腹向上探查宫口,摸清其四周边缘,估计宫颈管消退情况和宫口扩张厘米数。未破膜者在胎头前方可触到有弹性的胎胞,已破膜者能直接触到胎头,根据颅缝及囟门位置确定胎位。

2. 阴道检查

(1)孕妇仰卧于检查床上,垫一次性臀巾,两腿屈曲分开,在臀下放便盆或塑料布。

(2)大棉签蘸肥皂水擦洗外阴部,顺序是大阴唇、小阴唇、阴阜、大腿内侧上 1/3、会阴及肛门周围,用温开水冲洗掉肥皂水,用消毒干纱球盖住阴道口,防止冲洗液流入阴道,大棉签浸润 0.5% 聚维酮碘,进行外阴消毒两次,顺序同前。取下阴道口纱球和臀下便盆和塑料布。

(3)检查者双手戴无菌手套,左手拇指和示指将阴唇分开,充分暴露阴道口;右手持窥阴器(表面涂无菌液体石蜡),斜行沿阴道侧后壁缓慢插入阴道内,边推边将窥阴器两叶转正并逐渐张开,检查宫颈、阴道壁情况。

(4)右手示指与中指涂无菌液体石蜡后,同时进入阴道内,拇指伸直,其余各指屈曲。左手用无菌纱布遮盖肛门。

(5)右手以中指指尖沿骶骨触摸骶骨岬,并了解骶骨屈曲度、坐骨棘是否突出、坐骨棘间径、坐骨切迹宽度、尾骨活动度;判断胎先露及高低位置,然后指腹向上探查宫颈,了解宫颈柔软度、长度、扩张情况及宫颈相对于先露部分和阴道的位置。

(6)胎膜已破者,可了解羊水性状。

(7)动作轻柔,避免接触肛周,并减少手指进入次数。

(8)根据胎先露前方是否有血管搏动感,排除是否有脐带先露和脱垂的可能。

(9)根据胎先露前是否有其他如同海绵样的组织,排除前置或低置胎盘的可能。

(曾晓玲)

第二节 妊娠图与产程图

【妊娠图】

妊娠图是指记录孕妇每次产前检查体重、血压、宫高、腹围、胎心率等重要资料的图表。目前临床使用逐渐减少,但是运用妊娠图监测孕妇及胎儿状况的基本理念值得研究和学习。

(一)目的

1. 通过妊娠图可以直观地了解孕妇及胎儿的状况,有利于对孕妇进行科学管理,监测胎儿的生长发育。

2. 使用妊娠图有助于早期筛查胎儿生长发育的异常及常见妊娠并发症,并协助诊断及治疗。

3. 使用妊娠图对孕妇进行科学管理,并对孕妇饮食、营养等,给予正确指导,制订分娩计划,为减少难产及减低围生儿死亡提供可靠依据。

4. 使用妊娠图可以提高孕妇自我保健意识与能力,能促使孕妇主动配合医疗检查,可以帮助理解产前检查的内容及意义。

(二)适应证

适用于妊娠 12 周以后的孕妇,通常在妊娠 20 周以后开始绘制妊娠图。

(三)禁忌证

无

(四)操作前准备

软皮尺、血压计、体重计、空白妊娠图表、直尺、笔。

（五）操作步骤

1. 完成妊娠图表上各项指标的测定,其内容包括孕妇体重、血压、宫高、腹围、胎心率等。

（1）宫高及腹围的测量。

（2）胎心率的测定:孕妇排空膀胱后,仰卧在检查床上,头部稍垫高,暴露腹部,双髋关节及膝关节均屈曲,腹部放松。检查者站在孕妇右侧,通过四步触诊确定胎产式。然后让孕妇双腿伸直,检查者将多普勒胎心探头涂上适量耦合剂,置于胎心音最清晰的位置。

（3）体重测定:应该尽量保证称重前条件一致,如空腹、排空大小便后,除去不必要的衣物,建议孕妇在家监测体重变化。

2. 根据我国孕期产检指南,孕妇从妊娠第 12 周开始第一次检查;妊娠第 28 周前,每 2 周 1 次;妊娠第 36 周后,每周 1 次。每次产检均应测量上述指标,并将各项指标记录在妊娠图表上。

3. 绘制妊娠图:妊娠图各项指标中最重要的是宫高,目前,常用的妊娠图只测量子宫底高度,因此妊娠图又称宫高图。宫高图由纵坐标和横坐标构成,纵坐标上的刻度代表孕周。图中有三条自左下向右上的伴行曲线,分别代表各孕周宫高的第 10 百分位数、第 50 百分位数及第 90 百分位数,将每次产检测得的宫高数值绘制在相应的生长发育情况图表上。依据同样的原理可以绘制孕妇腹围增长的曲线以及其他产检数据的曲线,从而直观地反映各种产检数据是否在正常范围。

（六）妊娠图的解读、运用及异常妊娠图的处理

根据妊娠图上宫高曲线的走势,通常有以下三种情况:

1. 如果宫高曲线走势接近,甚至低于妊娠图表上的第 10 百分位数曲线,应警惕胎儿生长发育不良。需注意以下两点:

（1）再次核实孕周是否准确,避免孕周误差导致对胎儿生长发育的错误判断。

（2）如果孕周准确,建议通过超声进一步测量胎儿头围（HC）、腹围（AC）、双顶径（BPD）、股骨长（FL）等指标来评价是否存在胎儿生长受限（FGR）。针对生长受限的胎儿,国内尝试输注氨基酸、低分子右旋糖酐、丹参等进行治疗,目前尚缺乏循证证据。主要的处理措施包括:促进胎儿肺成熟治疗、加强胎儿监护,警惕胎儿宫内缺氧及围生儿死亡。对于患妊娠高血压综合征等并发症的孕妇,由于胎盘供血不足,常导致FGR。针对这类疾病应该加强对基础疾病的治疗。

2. 如果宫高曲线位于妊娠图表上的第 10 百分位数曲线及第 90 百分位数曲线之间的区域,接近第 50 百分位数,提示胎儿发育正常。

3. 如果宫高曲线走势接近甚至超过妊娠图表上的第 90 百分位数曲线,应该分析发生的原因,常见于妊娠期糖尿病、巨大儿、羊水过多等情况,应采用超声确定诊断并做相应的处理。

（七）相关知识

1. 在妊娠图的各项阐述中,宫高的变异系数较小,预测胎儿发育情况较腹围、孕妇体重敏感,宫高应作为妊娠图的主要内容。

2. 1978 年,Belizan J 在妊娠图中用横坐标表示孕周,纵坐标表示宫高。图中的 3 条线自上而下分别为宫高的第 10 百分位数、第 50 百分位数及第 90 百分位数。该图为世界卫生组织（WHO）推荐的表格。

3. **正确认识妊娠图的作用** 妊娠图虽然在孕妇及胎儿监护中有一定的作用,但是多适用于医疗资源匮乏、经济欠发达地区。由于宫高曲线受孕妇腹壁脂肪厚薄、羊水量及胎先露入盆与否等因素的影响,仅能间接反映胎儿的生长情况,因此妊娠图是一种筛查措施。当分析妊娠图怀疑胎儿生长发育异常时,应进一步通过超声来评估胎儿的体重,依据不同孕龄胎儿的体重曲线来评估胎儿生长情况。

4. **选取妊娠图的正常范围** 毋庸置疑,胎儿的生长发育受种族、地区、孕妇身材、胎儿性别等多方面的影响,如何选取适宜的参考范围,如何确定胎儿生长曲线的第 10、第 50 及第 90 百分位数尤其重要。近年来的研究尚未达成一致意见,但是多数学者建议评价胎儿生长发育情况应该参照个性化的胎儿生长曲线,并且应该动态观察。

5. **妊娠图与分娩的关系** 通过妊娠图可以协助诊断巨大儿及 FGR,结合超声更能提高其准确性。如

果预测胎儿为巨大儿,则阴道助产及手术分娩率均高于正常胎儿组。怀疑 FGR 者虽因胎儿较小,产程多顺利,但易发生胎儿窘迫,因此产前和产时应严密监护,尽量避免胎儿窘迫、死胎及死产的发生。产时应做好新生儿抢救准备,分娩后加强对新生儿的护理,减少并发症的发生。

【产程图】

产程图是记录宫颈扩张、胎先露位置、胎心率、宫缩间隔及持续时间以及产程过程中重要处理措施等综合情况的图表。产程图由两个部分组成,上部分是产程曲线,下部分是附属表格。

(一)目的

1. **管理产程进展**　产程曲线动态反映宫颈扩张、胎先露下降及相互之间的关系,可以形象、直观地反映产程的进展,从中可以判断分娩过程中产力、产道及胎儿三个因素的相互作用关系。附属表格进一步记录宫缩情况、胎心率、产程中干预措施等指标,有利于监控产程的进展。

2. **早期识别异常分娩**　通过产程曲线可以早期识别产程延缓、停滞及胎先露下降异常等情况,及时发现难产倾向,并进行适当处理。由此可以提高产程管理质量,降低孕产妇患病率、围生儿患病率及死亡率。

3. **有助于产科教学**　正常分娩是产科教学的基础,而异常分娩是产科教学的难点。运用产程图有助于学生掌握分娩的相关知识。

(二)适应证

所有的临产产妇均可使用产程图。为了避免假临产及潜伏期产妇的产程图过于冗长,通常在产妇宫颈扩张 2cm 以上才开始产程图的记录。

(三)禁忌证

无

(四)操作前准备

空白产程图、红蓝笔、直尺、橡皮

(五)操作步骤

1. **准备绘制产程图的相应材料及工具**　仔细阅读产程图的内容。产程图的上部示产程曲线,横坐标表示时间,以小时为单位,纵坐标分别表示宫颈扩张及胎先露下降的程度,以厘米为单位。一般在产妇宫颈扩张 2cm 以上开始绘制产程图。

2. **数据标记**　使用规范的符号将每一次肛门检查或者阴道检查所获得的宫颈扩张及先露下降数据标示在产程图上,通常用红色"O"表示宫颈扩张,用蓝色"X"表示胎先露下降,每次检查后用红笔连接红色"O",用蓝笔连接蓝色"X",然后得到两条曲线(图 6-7-1)。

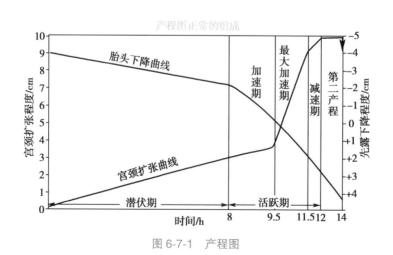

图 6-7-1　产程图

3. **胎头下降曲线**　以胎头颅骨最低点与坐骨棘平面的关系标明。胎头高低判断的标志是坐骨棘平面。以"O"表示胎头颅骨最低点在坐骨棘平面,以"-1"表示胎头颅骨最低点在坐骨棘平面上 1cm,以"+1"

表示胎头颅骨最低点在坐骨棘平面下 1cm,余以此类推。胎头在潜伏期下降不明显,活跃期下降加快,平均每小时下降 0.5cm,可作为估计分娩难易的有效指标之一。

4. 绘制附属表格 将分娩过程中的每一次重要检查及处理的情况记录在产程图的下部,即附属表格内,内容应该包括:检查时间、血压、胎心、宫缩、羊水性状及重要处理等。

5. 描画警戒线及异常线 在产程曲线上将宫颈扩张 4~6cm 处作为进入活跃期的标志,以该标志点及与之间相距 4h 的宫颈扩张 10cm 的标志点处,画斜行连线作为警戒线,距警戒线 4h 处,再画一条与之平行的斜线作为异常线,两线之间的区域为警戒区。如产程曲线超过警戒线进入警戒区则提示有难产的可能,应该积极分析原因并及时处理,经处理后产程曲线仍越过异常线,则提示分娩存在严重异常。多数学者认为越过异常线者发生难产的概率明显增加,因此,只可短期观察,若无进展,提示难产因素难以克服,应及时结束分娩,不宜久等。

6. 识别产程曲线中的关键节点 识别产程曲线的关键节点是正确绘制产程图的基础。产程中的关键节点包括临产、活跃期起点、宫颈开全(宫口开大 10cm)点、胎儿娩出等,实践证明,阴道检查较肛门检查更准确。相关概念详见(六)相关知识。

（六）相关知识

1. 分娩基本概念

(1)临产:临产的标志是规律且逐渐增强的子宫收缩,持续约 30s,间歇 5~6min,同时伴随进行性宫颈管消失、宫口扩张及胎先露下降。

(2)总产程:即分娩全过程,指临产开始到胎盘娩出的全过程。分为 3 个产程:

第一产程:又称宫颈扩张期,指临产开始到宫口完全扩张,即开全(10cm)。第一产程分为潜伏期和活跃期两个阶段:①潜伏期为宫口扩张的缓慢阶段,初产妇一般不超过 20h,经产妇不超过 14h;②活跃期为宫口扩张的加速阶段,可在宫口开至 4~5cm 进入活跃期,最迟达 6cm 进入活跃期,直至宫口开全(10cm)。此期宫口扩张速度应 ≥ 0.5cm/h。

第二产程:又称胎儿娩出期,指宫口开全到胎儿娩出的全过程。未实施硬膜外麻醉者,初产妇最长不应超过 3h,经产妇不应超过 2h;实施硬膜外麻醉镇痛者,可在此基础上延长 1h,即初产妇最长不应超过 4h,经产妇不应超过 3h。值得注意的是,第二产程不应盲目等待至产程超过上述标准才进行评估,初产妇第二产程超过 1h 即应关注产程的进展,超过 2h 必须要由有经验的医师对母胎情况进行全面评估,再决定下一步的处理方案。

第三产程:又称胎儿娩出期,指从胎儿娩出到胎盘娩出的过程。需要 5~15min,不超过 30min。

2. 异常产程曲线 根据《妇产科学》第 9 版,异常产程曲线包括以下几类:

(1)潜伏期延长:从临产规律宫缩开始至活跃期起点(4~6cm)称潜伏期。初产妇 >20h、经产妇 >14h 称潜伏期延长。

(2)活跃期异常:包括活跃期延长和活跃期停滞。

1)活跃期延长:从活跃期起点(4~6cm)至宫口开全称活跃期。活跃期宫口扩张速度 <0.5cm/h 称活跃期延长。

2)活跃期停滞:破膜且宫颈口扩张 ≥ 6cm 后,若宫缩正常,宫颈口停止扩张 ≥ 4h;若宫缩欠佳,宫颈口停止扩张 ≥ 6h 称活跃期停滞。

(3)第二产程异常:包括胎头下降延缓、胎头下降停滞和第二产程延长。

1)胎头下降延缓:第二产程初产妇胎头先露下降速度 <1cm/h,经产妇 <2cm/h 称胎头下降延缓。

2)胎头下降停滞:第二产程胎头先露停留在原处不下降 >1h,称胎头下降停滞。

3)第二产程延长:初产妇 >3h,经产妇 >2h(硬膜外麻醉镇痛分娩时,初产妇 >4h,经产妇 >3h),产程无进展(胎头下降和旋转),称第二产程延长。

3. 产程图的运用 WHO 推荐的产程图在第三世界国家运用很广泛,自 20 世纪 90 年代起,WHO 已经出版了三种不同形式的产程图:

(1)复合型产程图:其特点是设 8h 的潜伏期,以宫颈扩张 3cm 作为活跃期开始,警戒线以宫颈扩张

3cm 处作一条斜线,斜率为 1cm/h,而处理线是警戒线右侧与之平行的斜线,两者相距 4h。

(2)改良型产程图:WHO 于 2000 年发表了适用于医院的改良型产程图。该产程图摒弃了潜伏期,活跃期从宫口扩张 4cm 开始,其他部分同复合型产程图。该产程图排除潜伏期的原因时,有研究认为包括潜伏期的传统产程图可能导致对产妇的过多干预,而活跃期从 4cm 开始则可以避免对部分宫口 <4cm 的经产妇的干预。

(3)简化型产程图:该产程图仅记录宫颈扩张情况,从宫颈扩张 4cm 开始记录,警戒线左侧为白色区,提示产程进展正常,处理线右侧为深灰色区,提示产程停滞,很危险,而警戒线与处理线之间的区域是浅灰色区,提示应注意产程进展。该图表也提供了相应的空间,记录产程中的其他信息,如破膜时间、阴道流血情况、羊水性状、宫缩、胎心等信息。有研究表明,简化型产程图表与复合型产程图效果相当,但是更易完成,并被医务人员接受。

在阴道分娩中引入产程图,方便经济,尤其适合第三世界国家使用,相较于产程中的医疗记录更直观,能够快速提供给医务人员产程进展的相关信息,便于临床处理。已有相关研究显示,使用 WHO 制订的产程图表有助于减少产程延长率、急诊剖宫产率、死亡率、新生儿窒息发生率等,应该进一步研究并推广其在阴道分娩中的应用。

(曾晓玲)

第三节　电子胎儿监护

临床广泛应用电子胎儿监护,能够连续观察和记录胎心率(fetalheart rate,FHR)的动态变化,也可了解胎心、胎动及宫缩之间的关系,评估胎儿宫内安危情况。监护可在妊娠 34 周开始,高危妊娠孕妇酌情提前进行电子胎儿监护。

【定义】

(一)胎心率基线

胎心率基线(FHR-baseline,BFHR)指在无胎动和无子宫收缩影响时,10min 以上的胎心率平均值。胎心率基线包括每分钟心搏次数(beats perminute,bpm)及 FHR 变异。正常 FHR 110~160 次 /min;FHR>160 次 /min 或 <110 次 /min,历时 10min,称心动过速或心动过缓。FHR 变异指 FHR 有小的周期性波动。胎心率基线摆动包括胎心率的摆动幅度和频率。摆动幅度指胎心率上下摆动波的高度,振幅变动范围正常为 6~25 次 /min。摆动频率是指 1min 内波动的次数,正常为 ≥ 6 次。基线波动活跃则频率增高,基线平直则频率量降低或消失,基线摆动表示胎儿有一定的储备能力,是胎儿健康的表现。FHR 基线变平即变异消失,提示胎儿储备能力丧失。

(二)胎心率一过性变化

受胎动、宫缩、触诊及声响等刺激,胎心率发生暂时性加快或减慢,随后又能恢复到基线水平,称胎心率一过性变化,是判断胎儿安危的重要指标。

1. 加速(acceleration)指宫缩时胎心率基线暂时增加 15 次 /min 以上,持续时间 >15s,是胎儿良好的表现,原因可能是胎儿躯干局部或脐静脉暂时受压。散发的、短暂的胎心率加速是无害的。但脐静脉持续受压则发展为减速。

2. 减速(deceleration)指随宫缩时出现的暂时性胎心率减慢,分 3 种:

(1)早期减速(earlydeceleration,ED):早期减速特点是 FHR 曲线下降几乎与宫缩曲线上升同时开始,FHR 曲线最低点与宫缩曲线高峰相一致,即波谷对波峰,下降幅度 <50 次 /min,持续时间短,恢复快(图 6-7-2),宫缩后迅速恢复正常。一般发生在第一产程后期,为宫缩时胎头受压引起,不受孕妇体位或吸氧而改变。

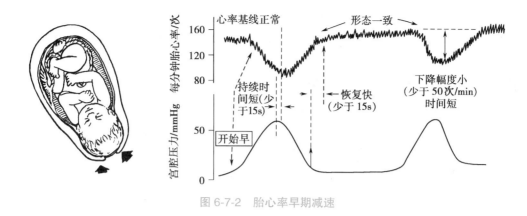

图 6-7-2　胎心率早期减速

（2）变异减速（variable deceleration，VD）：变异减速特点是胎心率减速与宫缩无固定关系，下降迅速且下降幅度大（>70 次 /min），持续时间长短不一，但恢复迅速（图 6-7-3）。一般认为宫缩时因脐带受压兴奋迷走神经所引起。

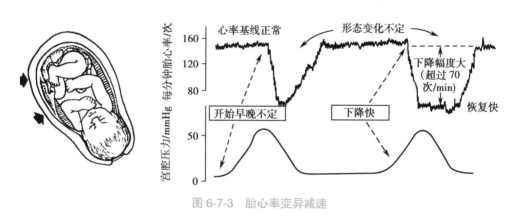

图 6-7-3　胎心率变异减速

（3）晚期减速（late deceleration，LD）：晚期减速特点是 FHR 减速多在宫缩高峰后开始出现，即波谷落后于波峰，时间差多在 30~60s，下降幅度 <50 次 /min，胎心率恢复所需时间较长（图 6-7-4）。一般认为是胎盘功能不良、胎儿缺氧的表现。

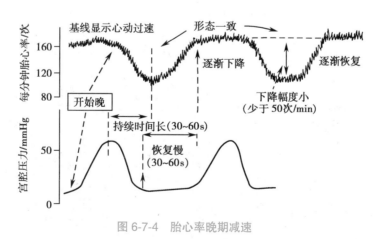

图 6-7-4　胎心率晚期减速

【操作规程】

（一）操作前准备

1. 明确电子胎儿监护运用的情况（适应证）　观察和记录胎心率的动态变化，了解胎心与胎动、宫缩之间的关系，评估胎儿宫内安危。①无应激试验（non-stress test，NST），为无宫缩，无外界负荷刺激下，胎动与胎心率变化的关系，可了解胎儿贮备能力。②缩宫素激惹试验（oxytocin challenge test，OCT），又称宫缩应激试验（contractionstress test，CST），通过诱发宫缩，用胎儿监护仪记录胎心率变化，了解胎盘于宫缩时一过性缺氧的负荷变化，测定胎儿的储备能力。适用于所有高危妊娠孕妇产后，产程中出现的异常情况（羊水、胎粪污染，听诊胎心异常，产程异常），NST 无反应者。

2. 判断患者是否可以进行电子胎儿监护（禁忌证） ① NST 无禁忌。② OCT 的禁忌证：前置胎盘或产前出血原因不明者，胎膜早破，不希望近期分娩者；先兆早产或有早产史；宫颈功能不全者；多胎妊娠或羊水过多者；瘢痕子宫者；胎儿宫内已有缺氧者。

3. 电子胎儿监护在妊娠第 34 周开始，高危妊娠孕妇可酌情提前。

4. 准备用物 电子胎心监护仪、超声耦合剂。

（二）操作步骤

1. NST

（1）携用物至床旁，查对孕妇姓名、年龄、床号，与孕妇和家属沟通，自我介绍，向孕妇解释做胎心监护的目的、方法和要求，以取得配合。

（2）检查时注意隐私保护，室内温度要适中。

（3）取半卧位略向左斜以防体位性低血压。

（4）将胎心探头放在胎心最清楚处。

（5）宫缩传感器缚于孕妇手中，并告知使用方法。

（6）设定走纸速度（一般为 3cm/min 或 2cm/min）。

（7）测定时间为 20min，结果如为无反应型则需刺激胎儿，如推动胎儿、改变孕妇体位、音响刺激、进食糖水或静脉注射 50% 葡萄糖液 60ml 后继续测定 20min，共测 40min。

（8）监护完毕，撤去探头，并擦净孕妇皮肤。

（9）协助孕妇取舒适的卧位，整理监护用物。

（10）进行评估（图 6-7-5）。

参数	反应型NST	可疑型NST	无反应型NST
基线	110~160次/min	100~110次/min >160次/min <30min 基线上升	胎心过缓 <100次/min 胎心过速 >160次/min， >30min 基线不确定
变异	6~25次/min （中等变异）	≤5次/min （无变异及最小变异）	≤5次/min ≥25次/min， >10min 正弦型
减速	无减速或偶发变异 减速持续短于30s	变异减速持续30~60s	变异减速持续时间超过60s 晚期减速
加速 （足月胎儿）	20min内≥2次， 加速超过15次/min， 持续15s	20min内 <2次， 加速超过15次/min， 持续15s	20min内 <1次， 加速超过15次/min， 持续15s
处理	观察或者进一步评估	需要进一步评估 （复查NST）	全面评估胎儿状况 生物物理评分 及时终止妊娠

图 6-7-5 NST 的评估与处理

2. OCT

（1）~（6）与 NST 相同。

（7）诱发宫缩前，连续测定基础胎心率及子宫收缩 10~20min 作为对照，如宫缩已能达到规定要求，则无必要再刺激宫缩。

(8) 诱发宫缩具体方法有：①透过衣服摩擦乳头 2min，直至产生宫缩。②宫缩素 2.5U 加入 5% 葡萄糖液 500ml 中，静脉滴注。开始剂量为 5 滴 /min，每 15min 倍增 1 次，以诱发出满意宫缩时的最小剂量维持到试验结束。诱发宫缩成功的标志为每 10min 出现 3 次宫缩，持续时间达到 40~60s。

(9) 诱发满意宫缩后，监护记录持续 30min。

(10) 试验结束后，停止滴注缩宫素，观察至宫缩完全消失为止。

(11) 监护完毕，撤去探头，并擦净孕妇皮肤。

(12) 协助孕妇取舒适的卧位，整理用物。

（三）操作后处理

1. 监护图上标明孕妇姓名、年龄、检查日期和时间。

2. 进行评估（图 6-7-6）。

I 类	满足下列条件： 胎心率基线 110~160 次 /min 基线变异为中度变异 没有晚期减速及变异减速 存在或者缺乏早期减速、加速 提示观察时胎儿酸碱平衡正常，可常规监护，不需采取特殊措施
II 类	除了第 I 类和第 III 类胎心监护的其他情况均划分为第 II 类 尚不能说明存在胎儿酸碱平衡紊乱，但应该综合考虑临床情况 持续胎儿监护、采取其他评估方法来判定胎儿有无缺氧， 可能需要宫内复苏来改善胎儿状况
III 类	有两种情况： 1. 胎心基线率无变异且存在下列情况之一： 复发性晚期减速 复发性变异减速 胎心过缓（胎心基线率 < 110 次 /min） 2. 正弦波型：提示在观察时胎儿存在酸碱平衡失调，即胎儿缺氧，应该立即采取相应措施纠正胎儿缺氧，包括改变孕妇体位、给孕妇吸氧、停止缩宫素使用、抑制宫缩、纠正孕妇低血压等措施，如果这些措施均不奏效，应紧急终止妊娠

图 6-7-6　OCT 的评估与处理

（四）操作注意事项

1. 试验前 12h 一般不用镇静剂，避免空腹时测定，测定时环境需安静。

2. 试验前测血压，试验中每 10min 测 1 次。

3. 胎儿基线心率 >160 次 /min，持续达 10min 者，需测孕妇体温及脉搏。

4. 下列情况可出现 NST 无反应：胎儿处于生理性睡眠阶段，孕妇摄入抑制中枢神经系统的药物，胎儿缺氧，胎儿畸形（无脑儿）。

5. OCT 诱发宫缩时，缩宫素最大剂量不得超过 20U/min。

6. OCT 试验过程中出现宫缩过强、胎心减速时，应停止刺激，患者取左侧卧位并予以吸氧。

7. 检查前后要注意洗手。

（曾晓玲）

第四节　妊娠分娩产程处理

【接产】

（一）接产前评估会阴撕裂风险

会阴水肿、会阴炎症、会阴过紧缺乏弹性、耻骨弓过低、胎儿过大、胎儿娩出过快等均易造成会阴撕裂。接产者在接产前应做出正确判断。

（二）接产要领

向产妇做好分娩解释，取得产妇的配合。接生者在产妇分娩时，协助胎头俯屈，控制胎头娩出速度，适度保护会阴，让胎头以最小径线（枕下前囟径）缓慢通过阴道口，减少会阴严重撕裂伤风险。产妇屏气必须与接产者配合，胎肩娩出时也要注意保护好会阴。

（三）器械准备

一次性垫单、产包、消毒手套、聚维酮碘、生理盐水、新生儿辐射台。

（四）患者准备

初产妇宫口开全、经产妇宫口扩张 6cm 以上且宫缩规律有力时，将产妇送上分娩床作分娩准备，让产妇头高脚低位仰卧于产床上，两腿屈曲分开露出外阴部，消毒外阴部 2~3 次，顺序依次为大阴唇、小阴唇、阴阜、大腿内上 1/3、会阴及肛门周围，臀下铺消毒巾。

（五）操作者准备

提前打开新生儿辐射台，检查接生包，戴好口罩、帽子，外科手消毒，穿戴手术衣、消毒手套。

（六）接产步骤

接生者站在产妇正面，当宫缩来临产妇有便意感时，指导产妇屏气用力。胎头着冠时，指导产妇何时用力和呼气。接产者在接产前应作初步评估，个体化指导产妇用力，并用手控制胎头娩出速度，同时左手轻轻下压胎头枕部，协助胎头俯屈，使胎头双顶径缓慢娩出。当胎头枕部在耻骨弓下露出时，让产妇在宫缩间歇时期稍向下屏气，左手协助胎头仰伸，使胎头缓慢娩出，清理口腔黏液。胎头娩出后，不宜急于娩出胎肩，而应等待宫缩使胎头自然完成外旋转复位，使胎肩旋转至骨盆出口前后径。再次宫缩时接生者右手托住会阴，左手将胎儿颈部向下牵拉胎头，使前肩从耻骨弓下顺势娩出，继之托胎颈向上，使后肩从会阴前缘缓慢娩出。双肩娩出后，保护会阴的右手放松，双手协助胎体娩出（保护会阴方法：在会阴部铺盖消毒巾，接产者右肘支在产床上，右手拇指与其余四指分开，利用手掌鱼际肌顶住会阴部。每当宫缩时应向上向内方托压，同时左手应轻轻下压胎头枕部，协助胎头俯屈和使胎头缓慢下降。宫缩间歇时，保护会阴的右手稍放松，以免压迫过久引起会阴水肿）。当胎头娩出，见有脐带绕颈且较紧时，可用手将脐带顺胎肩推下或从胎头滑下。若脐带绕颈过紧或绕颈 2 周及以上，可先用两把血管钳将其一端夹住从中间剪断脐带，注意勿伤及胎儿颈部。

【会阴切开缝合术】

（一）概念

会阴切开缝合术为产科常见的手术，目的在于扩大阴道口，以便实行助产手术及加快经阴道自然分娩，还可避免会阴及盆底严重裂伤、减轻盆底组织对胎头的压迫，缩短第二产程。

（二）适应证

产前评估盆底及会阴条件，尤其在第二产程，根据胎儿情况、产程进展、头盆关系、盆底及会阴条件等，经知情同意，以下情况酌情考虑会阴切开术：

1. 可能引起会阴严重裂伤者，如会阴过紧、会阴体过长、胎儿过大等。

2. 初产妇阴道助产，如胎头吸引术、产钳术、臀位助产术等。

3. 第二产程延长,宫缩乏力、胎儿宫内窘迫、产妇存在并发症或合并症(如妊娠期高血压疾病,妊娠合并心脏病等),须尽快结束分娩者。

4. 预防早产儿颅内出血。

5. 偶尔用于为扩大手术视野的经阴道手术。

（三）手术操作方法及程序

器械准备、患者准备、操作者准备,同接产。

1. **麻醉** 常用阴部神经阻滞麻醉及局部浸润麻醉。

(1)术者左手(左斜切开)示指伸入阴道触及坐骨棘,右手持带长针头的注射器,在肛门和坐骨结节之间注射一皮丘,然后在左手示指、中指的引导下,经皮丘刺入坐骨棘内下方,注入0.5%利多卡因10ml,然后将针退至皮下,再向大、小阴唇,切口局部及会阴体皮下做扇形浸润麻醉。

(2)正中切开时,可行局部浸润麻醉。

2. **术式**

(1)会阴正中切开术(median episiotomy):局部浸润麻醉后,术者于宫缩时沿会阴后联合正中垂直剪开2cm。优点是剪开组织较少,出血不多,术后组织肿胀及疼痛轻微,切口愈合快。缺点是切口有自然延长撕裂至肛门括约肌的风险,胎儿大、接产技术不熟练者不宜采用(图6-7-7)。

(2)会阴侧切术(lateral episiotomy):多为左侧,最常用的一种术式,阴部神经阻滞及局部浸润麻醉生效后,术者于宫缩时,以左手示指、中指伸入阴道内,撑起左侧阴道壁,右手用钝头直剪自会阴后联合中线向左、向后45°(会阴高度膨隆时是60°~70°)剪开会阴,长4~5cm(图6-7-8)。

注意:切口设定侧切的角度应根据会阴扩张的程度而定,会阴高度膨隆时,角度应大于45°,切忌角度过小误伤直肠。注意皮肤切口长度要与切开的阴道黏膜一致,会阴切开后出血较多,不应过早切开。切开后用纱布压迫止血,必要时可用止血钳钳夹止血或丝线结扎止血。缝合最好在胎盘娩出后进行。

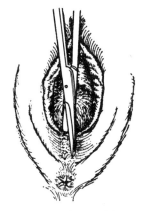

图6-7-7 会阴正中切开

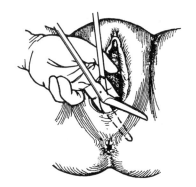

图6-7-8 会阴左侧切开术

3. **缝合**

(1)先在阴道内放入一尾纱,以防止宫腔血液外流影响手术视野,检查软产道其他部分有无裂伤、血肿后,逐层缝合。

(2)用食指、中指置于阴道伤口的两侧,撑开阴道壁,充分暴露整个切口,辨清解剖关系,用2-0吸收线自切口顶端上0.5cm处连续或间断缝合阴道黏膜及黏膜下组织,直至处女膜缘处。

(3)用2-0可吸收线间断缝合舟状窝及会阴侧切处的肌肉与皮下组织。

(4)用3-0可吸收线自切口远端连续缝合皮内组织至处女膜缘处打结,将线结打在阴道黏膜内,可不拆除。

(5)缝合要点:①进针方向与切口垂直进针。②按解剖对位缝合,分清各层组织,逐层缝合,两侧均匀对合,不留死腔。还原舟状窝、处女膜时要注意要领。③缝合黏膜时在顶端上方0.5cm处缝合第一针以结扎回缩的血管,防止血肿形成。④若阴道撕裂较深,不能暴露裂伤顶端时,可在肉眼所见处先缝一针,向下牵拉此线可暴露顶端,在自顶端1cm处缝第一针,逐步向下缝合。⑤若会阴裂伤较深,为避免缝线穿透直肠,术者可将左手示指插入肛门,向前抵住直肠前壁作为指示,配合缝合,注意要使缝扎紧贴手指通过。⑥缝合后常规触摸阴道内有无遗留纱布、未缝合的孔洞及血肿形成;肛诊检查有无缝线穿透直肠黏膜。

（四）术后护理

1. 术后嘱产妇右侧卧位,保持外阴清洁、干燥,及时更换会阴垫,术后每日进行会阴护理2次,每次大小便后,用稀释的聚维酮碘擦拭外阴。

2. 外阴伤口肿胀伴疼痛明显者,24h内可用95%乙醇湿敷或冷敷,24h后可用50%硫酸镁纱布湿热敷或进行超短波或红外线照射,1次/d,每次15min。

3. 术后查看切口有无渗血、血肿、硬结及脓性渗出物等感染征象,若发现感染,应及时拆线,彻底清创引流、换药。

【人工破膜术】

（一）概念

人工破膜是钳破或刺破胎膜(图6-7-9),排出羊水,使胎先露下降,刺激宫颈,引起宫缩,使宫口扩张。常用于引产、催产或在决定分娩方式之前,根据破膜时流出羊水的性状,了解胎儿是否缺氧。

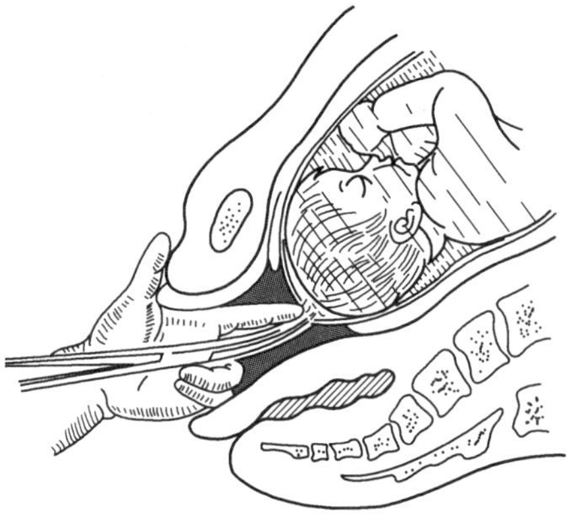

（二）适应证

1. 急性羊水过多,有严重压迫症状者。

2. 胎盘早剥或低置胎盘者,一般情况良好。

3. 因各种原因需终止妊娠,且宫颈已成熟者。

4. 头位分娩临产后,宫口扩张3cm以上,产程进展缓慢者,无明显头盆不称,可行人工破膜,以加速产程。

5. 决定分娩方式之前,根据所流出的羊水性状,了解胎儿是否缺氧。

图 6-7-9　人工破膜

（三）禁忌证

1. 胎位异常如臀位、横位者。

2. 有明显头盆不称,产道阻塞者。

3. 脐带隐性脱垂或脐带先露者。

（四）器械准备

扩阴器,消毒液(聚维酮碘),血管钳,破膜针,消毒包。

（五）患者准备

排空膀胱,取臀高位,膀胱截石位,外阴消毒铺巾。

（六）操作者准备

穿戴口罩、帽子、外科手消毒、戴手套,术前听胎心,检查无脐带先露和胎儿窘迫。

（七）操作方法及术中注意

1. 阴道检查了解宫口情况,有无脐带先露,先露部高低等。

2. 先用手指扩张宫颈管,然后以右手持破膜针,针在左手示、中指护盖下,送入阴道,在无宫缩时刺破胎膜,以免宫缩使宫腔压力过大,羊水流出过速。

3. 如羊水流出不多,可稍上推胎头或用手指扩大破口,使羊水流出,观察羊水性状。

4. 破膜后手指在阴道内检查有无脐带脱垂,同时听胎心有无变化。

（八）术后处理

1. 保持外阴清洁,置消毒会阴垫。

2. 严密观察产妇的一般情况、宫缩及胎心音等，先露未入盆者，应卧床休息以防脐带脱垂。

3. 如破膜后 12h 仍未分娩者，应给予抗生素防止感染，并考虑追加药物引产。

4. 常观察羊水性状，听胎心，注意产程进展。

（九）并发症

1. 脐带脱垂。

2. 腹压骤降性休克、胎盘早剥。

3. 破膜 12h 以后，易发生感染。

4. 极少数可发生羊水栓塞。

【人工剥离胎盘术】

（一）概念

人工剥离胎盘术又名手取胎盘术，是采用手法剥离，取出滞留于宫腔内胎盘组织的手术。如能正确、及时地实行徒手剥离胎盘术，即可预防和减少产后出血的概率。

（二）适应证

1. 第三产程超过 30min 或虽未到时间，但出血已超过 100ml 以上，或有产后出血高危因素者；经按摩子宫或应用宫缩剂等处理，胎盘仍不能完全剥离排出者。

2. 剖宫产胎儿娩出后 5~10min，胎盘仍未剥离排出者。

（三）禁忌证

剥离胎盘发生严重困难时，可能为胎盘植入，不应使用暴力，应视出血情况改为药物治疗、子宫动脉栓塞或子宫切除等。

（四）术前准备

1. 建立静脉通道。

2. 产妇排空膀胱，必要时行导尿术。

3. 配血备用，做好输液、输血准备，监测血压和产妇的一般情况。

4. 给予缩宫素以加强宫缩。

5. 宫颈内口较紧时，可用全身麻醉或肌注哌替啶 100mg 及阿托品 0.5mg 等，以松弛宫口。

（五）器械准备

消毒清宫包，手套，手术衣，聚维酮碘，消毒铺巾，导尿管。

（六）患者准备

产妇取膀胱截石位，排空膀胱，重新消毒外阴并重新铺巾，配血备用，做好输液、输血准备，监测血压和产妇一般情况。

（七）操作者准备

术前与患者进行医患沟通并签署手术协议书，术者更换手术衣及手套。

（八）手术步骤

1. 产妇取膀胱截石位，排空膀胱，重新消毒外阴并重新铺巾，术者更换手术衣及手套。

2. 将一手手指并拢呈圆锥状，沿着脐带通过阴道伸入宫腔。接触到胎盘后，如胎盘已剥离但被宫颈嵌顿者，可将胎盘握住，顺一个方向旋转取出。若胎盘未剥离，术者四指并拢，手背紧贴宫壁手掌面向着胎盘母体面，以手掌尺侧缘缓慢将胎盘从边缘开始逐渐自子宫壁分离，另一手在腹部协助按压宫体，待胎盘全部剥离后，将胎盘握在手掌中取出。取出后应立即肌肉注射子宫收缩剂，给予抗生素以预防感染。

3. 术后检查胎盘、胎膜是否完整，如有残留，再次伸手进入宫腔寻找并剥离残留部分，取出。手指难以剥离时，可用卵圆钳或大刮匙轻轻进行嵌除或刮除。当考虑为植入性胎盘，不能强行剥离。若产后出血不能控制时，保守治疗无效时，必要时可行子宫切除术。（图 6-7-10）

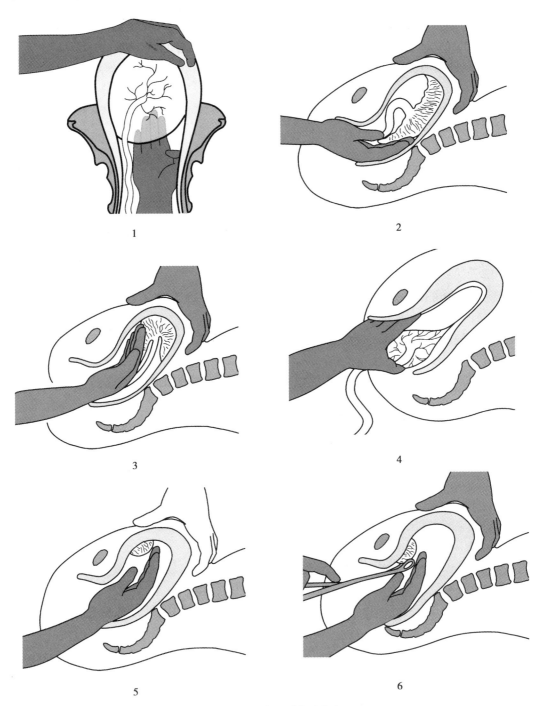

图 6-7-10　人工剥离胎盘术

1. 四指并拢,手背紧贴宫壁,掌面朝向胎盘的母面,以手指尖和手掌的尺侧缘慢慢将胎盘自宫壁分离;
2. 固定子宫体的左手与宫腔操作的右手要注意配合动作;3. 手掌朝向子宫前壁贴宫壁剥离胎盘;4. 整个胎盘剥离后,将胎盘握在手掌中取出;5. 伸手进入并寻找残留部分后取出;6. 用卵圆钳轻轻进行嵌除残留的胎盘组织。

【产钳助产术】

(一) 概念

　　产钳助产术是指利用双叶产钳放置于胎头两侧,通过牵引及旋转,协助胎头娩出,是难产手术中常用的方法,起着举足轻重的作用。

(二) 产钳的基本构造(产钳的选择)

1. Simpson 产钳　有典型产钳结构,有胎头弯曲、母体骨盆弯曲和英式锁口,头位难产常用的一种产钳(图 6-7-11)。

2. Kielland 旋转产钳 只有钳叶的胎头弯曲,而无向上的盆骨弯曲,钳叶瘦长而薄,适合旋转胎头,无锁口。适用于持续性枕横位及枕后位旋转胎头(图 6-7-12)。

3. 臀位后出头用 Piper 产钳。

4. 剖宫产术用剖宫产小产钳。

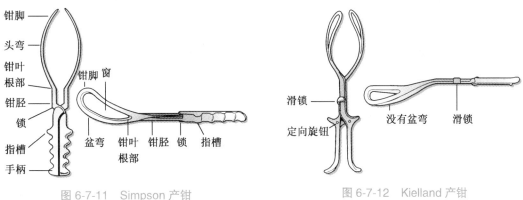

图 6-7-11 Simpson 产钳   图 6-7-12 Kielland 产钳

(三) 产钳助产术的分类标准

根据助产时胎儿骨质部所到的位置(胎头双顶径及胎头先露骨质最低部的位置)分为 4 种(参照中华医学会妇产科学分会产科学组《阴道手术助产指南 2016》及美国妇产科协会 ACOG 2015 分类标准)。

1. 出口产钳

(1)在阴道口不用分开阴唇就可以看到胎儿头皮。

(2)胎儿骨质部已达盆底。

(3)矢状缝位于骨盆前后径上或为左枕前、右枕前或左枕后、右枕后。

(4)胎头达到会阴体部。

(5)胎头旋转不超过 45°。

2. 低位产钳

(1)胎头双顶径达坐骨棘水平以下,胎头骨质部位最低点位于或超过坐骨棘水平下 2cm,但未达盆底。

(2)旋转 45° 或少于 45°(左枕前或右枕前转至枕前位或左枕后;右枕后转至枕后位)。

(3)旋转超过 45°。

3. 中位产钳 胎头衔接但先露在坐骨棘水平下 2cm 以上。

4. 高位产钳 在上述分类中未包括的,双顶径未入盆。

(四) 术前评估及术前准备

1. 施行产钳助产术应具备的条件

(1)宫口必须开全,胎心存在,阴道检查产道无异常,明确胎方位。

(2)胎膜已破。

(3)胎头已衔接,无明显头盆不称:胎头已降入盆骨腔达盆底,在耻骨联合上扪不到胎头,阴道检查胎头颅骨无明显重叠,其矢状缝已与骨盆出口前后径平行或接近。

(4)胎先露骨质部已达坐骨棘平面以下 3cm,胎头无明显变形。

(5)胎方位明确,先露部应呈枕先露、面先露的颏前位或用于臀位后出头。

(6)手术时取膀胱截石位,排空膀胱,可行会阴切开术。

(7)术前与产妇及其委托人充分沟通,告知实施产钳术的原因及可能导致的并发症,征得母方的知情同意及签字后,方能实施。

(8)做好新生儿复苏人员及设备的准备。

2. 适应证

(1)需缩短第二产程(产妇患有各种并发症,分娩时不宜过度用力或增加腹压者,如心脏病、肺部疾病、重度子痫前期、重度肝肾疾病、瘢痕子宫等)。

(2)宫缩乏力,第二产程延长。

(3)胎儿窘迫。

(4)剖宫产胎头娩出困难者,臀位后出头困难者。

(5)胎头吸引术失败者,经检查可行产钳者,用产钳助产。

3. 禁忌证

(1)不具备产钳助产条件者。

(2)异常胎方位,如颏后位、额先露、高直位或其他异常胎位。

(3)胎儿宫内窘迫,估计短时间不能结束分娩者。

(五) 器械准备

新生儿辐射台,消毒接生包,手套,手术衣,聚维酮碘,消毒铺巾,导尿管,产钳,新生儿复苏设备。

(六) 患者准备

产妇取膀胱截石位,排空膀胱,消毒外阴并铺巾,配血备用,做好输液、输血准备。

(七) 操作者准备

术前与产妇及其委托人充分沟通,告知实施产钳术的原因及可能导致的并发症,征得母方的知情同意及签字后方能实施;新生儿复苏人员穿戴口罩、帽子,外科手消毒,戴消毒手套,穿戴手术衣。

(八) 手术方法

1. Simpson 产钳使用方法(左枕前)

(1)体位:取截石位,常规消毒外阴、铺巾、导尿排空膀胱。

(2)阴道检查:确定宫口已开全,触摸囟门的位置和产瘤大小,胎先露和胎方位下降平面,排除头盆不称。

(3)麻醉:一般情况不可采用局部神经麻醉,可行会阴侧切。

(4)放置产钳左叶(图 6-7-13):放置产钳之前要用液体石蜡润滑产钳及产道。左手持左钳柄,使钳叶垂直向下、凹面朝前。右手伸入胎头与阴道壁之间做引导,将左叶产钳沿右手掌面慢慢进入胎头与阴道壁之间,直至到达胎头左侧顶颞部,钳叶与钳柄在同一水平位,在此过程中,右手逐渐退出阴道口,并由助手固定左叶产钳保持原位不变。

(5)放置产钳右叶(图 6-7-14):右手持右叶产钳如前所述,左手中指、示指伸入胎头与阴道后壁之间。引导右叶产钳(在左产钳上面)缓慢滑向头右侧方,到达与左侧对称的位置。

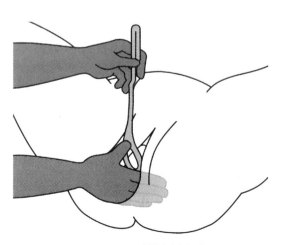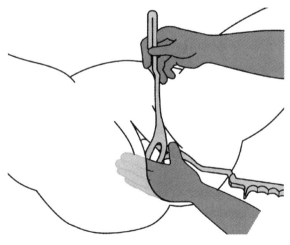

图 6-7-13　放置产钳左叶　　　　　　　　图 6-7-14　放置产钳右叶

（6）扣合锁扣：合拢钳柄，两个产钳放置在正确的位置后，则扣锁吻合，钳柄自然对合。如果扣锁稍有错位时，可移动右叶产钳，以配合左叶产钳。

（7）检查钳叶位置：安全位置如图6-7-15所示。

（8）牵拉：宫缩时合拢钳柄，向外、向下缓慢牵拉。当先露部着冠时，右手保护会阴，见胎儿额部露出至阴道上口时，可将产钳柄慢慢向上提起，使胎头仰伸。当双顶径娩出时，可先放右叶产钳并取出，随后，左叶产钳顺着胎头缓慢滑出。

（9）牵出胎体按自然分娩机转，相继娩出前肩、后肩及躯干。

（10）胎盘娩出后，仔细检查宫颈及阴道有无破裂，然后缝合会阴。

2. 枕后位产钳手术方法

（1）会阴切开应大些。

（2）上产钳的方法同低位产钳，但在牵拉时，应水平向外牵拉，当前额或鼻根部抵达耻骨联合下缘时，略抬高钳柄使枕部缓缓向会阴部娩出，然后稍向下牵拉，使前额、鼻、面部相继娩出（图6-7-16）。

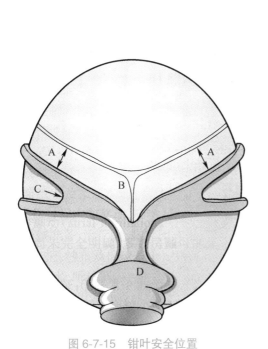

图 6-7-15　钳叶安全位置
A. 钳叶到"人"字缝的距离相等；B. 后囟在前囟上1指宽度；C. 在钳窗和胎头间最多只有一指宽的间隙；D.胫与矢状缝垂直。

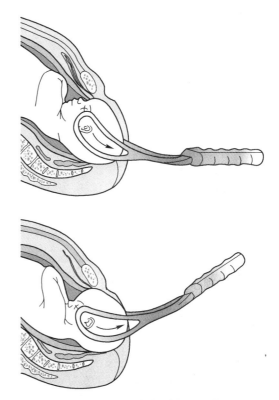

图 6-7-16　枕后位时，钳叶与胎头的关系

3. Kielland 产钳术手术方法　适用于持续性枕后位和持续性枕横位时旋转胎头，胎头位置较高或者倾势不均时，但操作难度、操作技巧及经验均大于 Simpson 产钳。体位、术前准备及麻醉同前。

（1）阴道检查明确头盆情况。

（2）左枕横位先上右叶产钳，右枕横位先上左叶产钳。

（3）以右枕横位为例，先上左叶产钳，术者左手握左钳叶垂直向下，右手中指、示指伸入胎头与后阴道壁之间，右手掌心向上。将左钳叶沿右手掌伸入阴道壁与胎头之间，使产钳顺着胎儿面部滑入到耻骨联合下缘，最后使左钳叶达胎头左侧向前额部，并且让助手固定左叶产钳。

（4）放置右叶产钳，左手中指、示指伸入阴道后壁与胎头之间，右手握右叶产钳柄以45°角慢慢进入到左叶产钳相对应的位置。

(5)扣锁产钳,由于骶尾骨关系,有时右叶产钳往往没有达到左叶产钳的程度,因此扣锁后两叶产钳有长短,这时一边产钳按顺时针方向旋转90°,一边将右叶产钳上推,使两叶产钳长短一致并扣锁。如果旋转有困难,可以将产钳上推后再旋转胎头。

(6)检查钳叶位置,胎头是否已经转成枕前位。

(7)牵拉,同经典产钳。

4. 臀位后出胎头产钳术手术方法

(1)臀位(助产及牵引术)后出胎头分娩困难时,可用臀位后出头产钳助产,有利于迅速娩出胎头,抢救胎儿,避免不必要的胎儿损伤。

(2)助手提起胎儿手足,躯干呈70°~80°,胎背朝上,胎儿枕骨位于耻骨联合下面,术者从胎儿腹侧依次放入左右钳叶,产钳双合后牵引,牵引开始向下,当胎头枕骨抵于耻骨弓下时,逐渐提高钳柄,使胎儿下颌、口、鼻、额相继娩出。

(九)并发症

1. 母体并发症

(1)产道损伤

(2)阴道壁血肿

(3)感染

(4)产后出血

(5)伤口裂开

(6)远期后遗症:膀胱、直肠膨出或子宫脱垂。

2. 新生儿并发症

(1)头皮血肿

(2)头面部皮肤擦伤

(3)新生儿窒息

(4)颅内出血

(5)其他:面瘫、臂丛神经损伤、颅骨骨折、锁骨骨折。

(十)术中注意

1. 排空膀胱,听取胎心音,应进行严格的术前评估。

2. 查清胎位,放置产钳左叶后,助手扶持不可移动,放置第二叶时,不需再查胎位。

3. 宫缩间歇时,不宜扣合钳锁,应松开钳锁以减少胎头压力。

4. 牵引应顺产轴方向进行,不可摇晃或使用暴力。

5. 助手注意保护会阴。

6. 放置须准确,避免损伤胎儿。

7. 如有枕横位、枕后位,应先手转胎头再放置产钳。

8. 放置钳叶后,发现钳柄难于合拢或易滑脱时,应取出产钳,行内诊复查,重新放置后,试行牵引,如再次失败应及时行剖宫产术。

(十一)术后处理

1. 产后检查产道,如会阴、阴道、宫颈处有无损伤,有无膀胱、尿道、直肠损伤,有损伤应及时处理。

2. 产后酌情使用抗生素以预防感染。

3. 术后新生儿给予维生素K治疗以预防颅内出血。

4. 仔细检查新生儿有无头皮损伤、头皮血肿、面神经麻痹、颅内出血,及时加以处理。

(朱明娟)

第五节　围产保健

【概念】

围产保健指一次妊娠从妊娠前、妊娠期、分娩期、产褥期、哺乳期为孕产妇、胎儿及新生儿的健康所进行的一系列保健措施,从而保障母婴安全、降低孕产妇和围产儿死亡率。

【孕前保健】

孕前保健是通过评估和改善计划妊娠夫妇的健康状况,降低或消除导致出生缺陷等不良妊娠结局的危险因素,预防出生缺陷的发生,提高出生人口素质,是孕期保健的前移。

(一) 健康教育及指导

1. 有准备、有计划地妊娠,尽量避免高龄妊娠。

2. 合理营养,控制体质量增加。

3. 补充叶酸 0.4~0.8mg/d,或含叶酸的复合维生素。既往生育过神经管缺陷(neural tubedefect,NTD)儿的孕妇,则需每天补充叶酸 4~5mg。

4. 有遗传病、慢性疾病和传染病且准备妊娠的妇女,应予以评估并指导。

5. 合理用药,避免使用可能影响胎儿正常发育的药物。

6. 避免接触生活及职业环境中的有毒、有害物质(如放射线、高温、铅、汞、苯、砷、农药等),避免密切接触宠物。

7. 改变不良的生活习惯(如吸烟、酗酒、吸毒等)及生活方式;避免高强度的工作,避免高噪音的环境和家庭暴力。

8. 保持心理健康,解除精神压力,预防孕期及产后心理问题的发生。

9. 合理选择运动方式。

(二) 常规保健

1. 评估孕前高危因素

(1)询问计划妊娠夫妇的健康状况。

(2)评估既往慢性疾病史、家族史和遗传病史,不宜妊娠者应及时告知。

(3)详细了解不良孕产史和前次分娩史,是否为瘢痕子宫。

(4)生活方式、饮食营养、职业状况及工作环境、运动(劳动)情况、家庭暴力、人际关系等。

2. 体格检查

(1)全面体格检查,包括心、肺听诊。

(2)测量血压、体质量,计算体质指数(body mass index,BMI)。

(3)常规妇科检查。

(三) 必查项目

1. 血常规

2. 尿常规

3. 血型(ABO 和 Rh 血型)

4. 肝功能

5. 肾功能

6. 空腹血糖水平

7. HBsAg 筛查

8. 梅毒血清抗体筛查

9. HIV 筛查

10. 地中海贫血筛查(广东、广西、海南、湖南、湖北、四川、重庆等地区)。

(四) 备查项目

1. 子宫颈细胞学检查(1 年内未查者)

2. 弓形虫、巨细胞病毒和单纯疱疹病毒血清学筛查(TORCH 筛查)

3. 阴道分泌物检查(常规检查及淋病奈瑟菌、沙眼衣原体检查)

4. 甲状腺功能检测

5. 口服葡萄糖耐量试验(oral glucose tolerance test, OGTT)　此项针对高危妊娠妇女。

6. 血脂水平检查

7. 妇科超声检查

8. 心电图检查

9. 胸部 X 线检查

【孕期保健】

合理的产前检查次数及孕周不仅能保证孕期保健的质量,也可节省医疗卫生资源。WHO(2016 年)发布的孕期保健指南,将产前检查次数增加到 8 次,分别为:妊娠 <12 周、20 周、26 周、30 周、34 周、36 周、38 周和 40 周。根据目前我国孕期保健的现状和产前检查项目的需要,本指南推荐的产前检查孕周分别为:妊娠第(6~13)周 +6d,第(14~19)周 +6d,第 20~24 周,第 25~28 周,第 29~32 周,第 33~36 周,第 37 周,第 38 周,第 39 周,第 40 周,第 41 周,共 7~11 次。有高危因素者,酌情增加次数。

(一) 首次产前检查

首次产前检查应在妊娠第(6~13)周 +6d 进行。

1. 健康教育及指导

(1)流产的认识和预防。

(2)营养和生活方式的指导。

(3)继续补充叶酸 0.4~0.8mg/d 至孕 3 个月,有条件者可继续服用含叶酸的复合维生素。

(4)避免接触有毒、有害物质(如放射线、高温、铅、汞、苯、砷、农药等),避免密切接触宠物。

(5)慎用药物,避免使用可能影响胎儿正常发育的药物。

(6)改变不良的生活习惯(如吸烟、酗酒、吸毒等)及生活方式;避免高强度的工作、高噪音环境和家庭暴力。

(7)保持心理健康,解除精神压力,预防孕期及产后心理问题的发生。

2. 常规保健

(1)建立孕期保健手册。

(2)仔细询问月经情况,确定孕周,推算预产期。

(3)评估孕期高危因素:孕产史(特别是不良孕产史,如流产、早产、死胎、死产史),生殖道手术史,有无胎儿畸形或幼儿智力低下,孕前准备情况,孕妇及配偶的家族史和遗传病史。注意有无妊娠合并症,如:慢性高血压、心脏病、糖尿病、肝肾疾病、系统性红斑狼疮、血液病、神经和精神疾病等,及时请相关学科会诊,不宜继续妊娠者应告知并及时终止妊娠;高危妊娠继续妊娠者,评估是否转诊。本次妊娠有无阴道出血,有无可能致畸的因素。

(4)全面体格检查:包括心肺听诊,测量血压、体质量,计算 BMI;常规妇科检查(孕前 3 个月未查者);胎心率测定(多普勒听诊,妊娠 12 周左右)。

3. 必查项目

(1)血常规

(2)尿常规

(3)血型(ABO 和 Rh 血型)

(4)肝功能

(5)肾功能

(6)空腹血糖水平

(7)HBsAg 筛查

(8)梅毒血清抗体筛查

(9)HIV 筛查

(10)地中海贫血筛查(广东、广西、海南、湖南、湖北、四川、重庆等地区)

(11)超声检查:在孕早期(妊娠 6~8 周)行超声检查,以确定是否为宫内妊娠及孕周、胎儿是否存活、胎儿数目、子宫附件情况。

4. 备查项目

(1)丙型肝炎(HCV)筛查

(2)抗 D 滴度检测(Rh 血型阴性者)

(3)75g OGTT(高危孕妇)

(4)甲状腺功能检测

(5)血清铁蛋白(血红蛋白 <110g/L)

(6)结核菌素(PPD)试验(高危孕妇)

(7)子宫颈细胞学检查(孕前 12 个月未检查者)

(8)子宫颈分泌物检测淋球菌和沙眼衣原体(高危孕妇或有症状者)

(9)细菌性阴道病(bacterial vaginosis,BV)的检测(有症状或早产史者)

(10)胎儿染色体非整倍体异常的孕早期[妊娠(10~13)周 +6d]母体血清学筛查[妊娠相关血浆蛋白 A(PAPP-A)和游离 β-hCG]。

注意事项:空腹;超声检查确定孕周;确定抽血当天的体质量。

(11)超声检查:妊娠(11~13)周 +6d,测量胎儿颈部透明层(nuchal translucency,NT)的厚度;核定孕周;双胎妊娠还需确定绒毛膜性质。NT 的测量按照英国胎儿医学基金会标准进行(超声医师需要经过严格的训练并进行质量控制)。高危者,可考虑行绒毛活检或羊膜腔穿刺检查。

(12)绒毛穿刺取样术[妊娠(10~13)周 +6d,主要针对高危孕妇]。

(13)心电图检查

(二)妊娠(14~19)周 +6 天产前检查

1. 健康教育及指导

(1)流产的认识和预防。

(2)妊娠生理知识。

(3)营养和生活方式的指导。

(4)孕中期胎儿染色体非整倍体异常筛查的意义。

(5)非贫血孕妇,如血清铁蛋白 <30μg/L,应补充元素铁 60mg/d。诊断明确的缺铁性贫血孕妇,应补充元素铁 100~200mg/d。

(6)开始常规补充钙剂 0.6~1.5g/d。

2. 常规保健

(1)分析首次产前检查的结果。

(2)询问阴道出血、饮食、运动情况。

(3)体格检查:包括血压、体质量,评估孕妇体质量增加是否合理,子宫底高度,胎心率测定。

3. 必查项目　无。

4. 备查项目

(1)无创产前检测(non-invasive prenatal test,NIPT):NIPT 筛查的目标疾病为 3 种常见胎儿染色体非整倍体异常,即 21 三体综合征、18 三体综合征、13 三体综合征。适宜孕周为(12~22)周 +6 天。

(2)中孕期非整倍体母体血清学筛查(妊娠 15~20 周)。

(3)羊膜腔穿刺检查胎儿染色体(妊娠 16~22 周)。

(三)妊娠 20~24 周产前检查

1. 健康教育及指导

(1)早产的认识和预防。

(2)营养和生活方式的指导。

(3)告知胎儿系统超声筛查的意义。

2. 常规保健

(1)询问胎动、阴道出血、饮食、运动情况。

(2)体格检查同妊娠(14~19)周 +6d 产前检查。包括:血压、体质量,评估孕妇体质量增加是否合理;子宫底高度;胎心率测定。

3. 必查项目

(1)胎儿系统超声筛查(妊娠 20~24 周),筛查胎儿是否存在严重畸形。

(2)血常规

(3)尿常规

4. 备查项目　经阴道超声测量子宫颈长度,进行早产的预测。

(四)妊娠 25~28 周产前检查

1. 健康教育及指导

(1)早产的认识和预防。

(2)妊娠期糖尿病(gestationaldiabetes mellitus,GDM)筛查的意义。

2. 常规保健

(1)询问胎动、阴道出血、宫缩、饮食、运动情况。

(2)体格检查同妊娠(14~19)周 +6d 产前检查。包括:血压、体质量,评估孕妇体质量增加是否合理;子宫底高度;胎心率测定。

3. 必查项目

(1)GDM 筛查:直接行 75g OGTT,其正常上限为:空腹血糖水平为 5.1mmol/L,1h 血糖水平为 10.0mmol/L,2h 血糖水平为 8.5mmol/L。

(2)血常规、尿常规

4. 备查项目:

(1)抗 D 滴度检测(Rh 血型阴性者)

(2)子宫颈分泌物检测胎儿纤连蛋白(fetal fibronectin,fFN)水平(子宫颈长度为 20~30mm 者)。

(五)妊娠 29~32 周产前检查

1. 健康教育及指导

(1)分娩方式指导。

(2)开始注意胎动或计数胎动。

(3)母乳喂养指导。

(4)新生儿护理指导。

2. 常规保健

(1)询问胎动,有无阴道出血,宫缩、饮食、运动情况。

(2)体格检查:包括血压、体质量,评估孕妇体质量增加是否合理;子宫底高度;胎心率测定;胎位检查。

3. 必查项目

(1)血常规、尿常规

(2)超声检查:胎儿生长发育情况、羊水量、胎位、胎盘位置等。

4. 备查项目　无

（六）妊娠 33~36 周产前检查

1. 健康教育及指导

(1)分娩前生活方式的指导。

(2)分娩相关知识(临产的症状、分娩方式指导、分娩镇痛)。

(3)新生儿疾病筛查。

(4)抑郁症的预防。

2. 常规保健

(1)询问胎动,有无阴道出血,宫缩、皮肤瘙痒否、饮食、运动、分娩前准备情况。

(2)体格检查同妊娠 30~32 周产前检查,包括:血压、体质量,评估孕妇体质量增加是否合理;子宫底高度;胎心率测定;胎位检查。

3. 必查项目 尿常规

4. 备查项目

(1)B 族链球菌(GBS)筛查(妊娠 35~37 周)。

(2)肝功能、血清胆汁酸检测(妊娠 32~34 周怀疑妊娠期肝内胆汁淤积症的孕妇)。

(3)妊娠 32~34 周后,可开始电子胎心监护[无应激试验(non-stress test,NST)检查(高危孕妇)。

(4)心电图复查(高危孕妇)。

（七）妊娠 37~41 周产前检查

1. 健康教育及指导

(1)分娩相关知识(临产的症状、分娩方式指导、分娩镇痛)。

(2)新生儿免疫接种指导。

(3)产褥期指导。

(4)胎儿宫内情况的监护。

(5)妊娠 ≥ 41 周,住院并引产。

2. 常规保健内容

(1)询问胎动、宫缩、"见红"(有无阴道出血)等。

(2)体格检查包括:血压、体重;子宫底高度;胎心率测定;胎位检查。

3. 必查项目

(1)超声检查[评估胎儿大小、羊水量、胎盘成熟度、胎位,有条件可检测脐动脉收缩期峰值和舒张末期流速之比(S/D 比值)等。

(2)NST 检查(每周 1 次)。

4. 备查项目 子宫颈检查及 Bishop 评分。

【高龄孕妇的孕期保健】

1. 仔细询问孕前病史,重点询问是否患有糖尿病、慢性高血压、肥胖、肾脏及心脏疾病等,询问既往生育史;本次妊娠是否为辅助生殖治疗受孕;两次妊娠的间隔时间;明确并记录高危因素。

2. 评估并告知高龄孕妇的妊娠风险,包括流产、胎儿染色体异常、胎儿畸形、妊娠期高血压疾病、GDM、胎儿生长受限(fetalgrowth restriction,FGR)、早产和死胎等。

3. 规范补充叶酸或含叶酸的复合维生素;及时规范补充钙剂和铁剂,根据情况可考虑适当增加剂量。

4. 高龄孕妇是产前筛查和产前诊断的重点人群。重点检查项目包括:

(1)妊娠(11~13)周 +6d 应行早孕期超声筛查:胎儿 NT、有无鼻骨缺如、NTD 等。

(2)预产期年龄在 35~39 岁,而且单纯年龄为高危因素,签署知情同意书可先行 NIPT 进行胎儿染色体非整倍体异常的筛查;预产期年龄 ≥ 40 岁的孕妇,建议绒毛穿刺取样术或羊膜腔穿刺术,进行胎儿染色体核型分析和 / 或染色体微阵列分析(chromosomal microarray analysis,CMA)。

(3)妊娠 20~24 周,行胎儿系统超声筛查和子宫颈长度测量。

（4）重视 GDM 筛查、妊娠期高血压疾病和 FGR 的诊断。

（5）年龄 ≥ 40 岁的孕妇，应加强胎儿监护，妊娠 40 周前，适时终止妊娠。

【孕期不推荐的常规检查】

1. **骨盆外测量**　已有充分的证据表明骨盆外测量并不能预测产时头盆不称。因此，孕期不需要常规行骨盆外测量。对于阴道分娩的孕妇，妊娠晚期可测定骨盆出口径线。

2. **弓形虫、巨细胞病毒和单纯疱疹病毒血清学筛查**　目前，对这 3 种病原体没有成熟的筛查手段，孕妇血清学特异性抗体检测均不能确诊孕妇何时感染、胎儿是否受累以及有无远期后遗症，也不能依据孕妇的血清学筛查结果来决定是否需要终止妊娠。建议孕前筛查或孕期有针对性地筛查，不宜对所有的孕妇进行常规筛查，避免给孕妇带来心理的恐惧和不必要的干预。

3. **妊娠期 BV 筛查**　妊娠期 BV 的发生率为 10%~20%，与早产发生有关，早产高危孕妇可筛查 BV，但不宜针对所有孕妇进行常规 BV 筛查。

4. **子宫颈分泌物检测 fFN 及超声检查评估子宫颈**　早产高危孕妇行这两项筛查的价值在于，阴性结果提示近期内无早产可能，从而减低不必要的干预。但是尚没有足够的证据支持对所有孕妇进行子宫颈分泌物 fFN 检测及超声子宫颈长度的评估。

5. **尿蛋白和血常规检查**　不需要每次产前检查都做，但妊娠期高血压疾病和妊娠期贫血的孕妇可反复进行尿蛋白和血常规检查。

6. **甲状腺功能筛查**　孕妇甲状腺功能减退会影响儿童神经智力的发育。虽然有专家建议筛查所有孕妇的甲状腺功能（游离三碘甲状腺原氨酸、游离甲状腺素和促甲状腺素），但是目前尚没有足够的证据支持对所有孕妇进行甲状腺功能的筛查。孕期应保证充足的碘摄入。

7. **结核病筛查**　目前尚没有足够的证据支持对所有孕妇进行结核病的筛查（包括 PPD 试验和胸部 X 线检查）。高危孕妇（结核病高发区、居住条件差、HIV 感染、药物成瘾者）可以在妊娠的任何时期进行结核病筛查。

（朱明娟）

附表 6-7-1　产科检查 - 技能考核评分表

项目	考核内容评分 / 分	总分	得分
注意事项	1. 与患者交流有效、告知自己身份（0.5 分）及检查目的（1 分），征得患者同意（1 分），患者配合（0.5 分）	14	
	2. 了解孕妇主要病史（1 分）、孕产史及孕周（1 分），观察孕妇的一般情况（2 分）		
	3. 着装符合要求（2 分）		
	4. 用物准备齐全（3 分）		
	5. 患者体位正确（2 分）		
检查 1	视诊： 1. 腹形，是否悬垂腹（2 分） 2. 腹部皮肤情况（2 分） 3. 全身有无水肿，水肿部位（2 分）	6	
检查 2	腹部外测量： 1. 宫高测量：孕妇排尿后（1 分），平卧于床上（1 分），在无宫缩情况下（1 分）用软尺测量耻骨联合上缘中点（1 分）至宫底的距离（1 分） 2. 腹围测量：通过脐水平（1 分）的最大腹横径厘米数（1 分）	7	
检查 3	腹部触诊： 1. 检查者双手置于宫底部（1 分），手测宫底高度（1 分），根据其高度估计胎儿大小与妊娠周数是否相符（1 分），然后以两手指腹相对交替轻推（1 分），判断在宫底部的胎儿部分（1 分），若为胎头则硬而圆且有浮球感（2 分），若为胎臀则柔软而宽且形态不规则（2 分）。	25	

项目	考核内容评分 / 分	总分	得分
检查3	2. 检查者两手掌分别置于腹部左右侧(1 分),轻轻深按进行检查(1 分)。触到平坦饱满部分为胎背(2 分),并确定胎背向前(1 分)、向侧方或向后(1 分)。触到可变形的高低不平部分为胎儿肢体(2 分),有时能感到胎儿肢体在活动(1 分) 3. 检查者右手拇指与其余四指分开(0.5 分),置于耻骨联合上方握住胎先露部(0.5 分),进一步查清是胎头或胎臀(1 分),左右推动以确定是否衔接(0.5 分)。若胎先露部仍可以左右移动(0.5 分),表示尚未衔接入盆(0.5 分);若不能被推动(0.5 分),则已衔接(0.5) 4. 检查者左右手分别置于胎先露部的两侧(1 分),沿骨盆入口向下深压(0.5 分),进一步查清是胎头或胎臀(0.5 分),并确定胎先露部入盆程度(0.5 分)	25	
检查4	骨盆外测量: 1. 髂棘间径:孕妇取伸腿仰卧位(0.5 分)。测量两髂前上棘外缘的距离(1 分),正常值为23~26cm(2 分) 2. 髂嵴间径:孕妇取伸腿仰卧位(0.5 分)。测量两髂嵴外缘最宽的距离(1 分),正常值为25~28cm(2 分) 3. 骶耻外径:孕妇取左侧卧位(0.5 分),右腿伸直(0.5 分),左腿屈曲(0.5 分),测量第 5 腰椎棘突下至耻骨联合上缘中点的距离(1 分),正常值为 18~20cm(2 分) 4. 坐骨结节间径或称出口横径:孕妇取仰卧位(0.5 分),两腿向腹部弯曲(0.5 分),双手抱双膝(0.5 分),测量两坐骨结节内侧缘的距离(1 分),正常值为 8.5~9.5cm(2 分) 5. 耻骨弓角度:两手拇指尖斜着对拢放置在耻骨联合下缘(0.5 分),左右两拇指平放在耻骨降支上(0.5 分),测量所得的两拇指间角度为耻骨弓角度(0.5 分),正常值为90°(2 分)。此角度反映骨盆出口横径的宽度(0.5 分)	20	
提问	1. 能间接反映骨盆入口前后径的是?(8 分) 2. 骨盆出口横径狭窄,需测量的径线是?(10 分) 3. 描述如何听诊胎心音?(10 分)	28	
		100	

附表 6-7-2　接产 - 技能考核评分表

步骤(总分)	主要内容	满分 / 分	得分 / 分	备注
1. 操作前准备 (10 分)	(1)接产前初步评估	2		
	(2)自我介绍,向产妇做好分娩解释,取得产妇配合	2		
	(3)为患者铺放一次性垫单	1		
	(4)尽量排空小便,取膀胱截石位	1		
	(5)洗手(七步法)	2		
	(6)准备及核对操作物品	2		
2. 外阴阴道消毒及铺巾 (10 分)	(1)外阴及阴道消毒铺巾	5		
	(2)阴道检查	5		
3. 接产操作 (30 分)	(1)指导产妇用力和呼气	15		
	(2)保护会阴的手法	15		
4. 按分娩机转的操作 (30 分)	协助胎头俯屈、仰伸、胎肩娩出(每个步骤 10 分)	30		

续表

步骤(总分)	主要内容	满分/分	得分/分	备注
5. 产后观察 (10分)	(1)是否预防性抗生素治疗	2		
	(2)产妇血压、心率检测,宫底高度,产后出血的评估	4		
	(3)交代产后注意事项、保持外阴清洁	4		
6. 操作熟练度、规范及协调性(5分)	操作整体熟练度、规范及协调性评估	5		
7. 人文关怀 (5分)	关心体贴患者,了解患者的不适给予合理的解释及处置	5		
合计		100		—

附表 6-7-3 会阴切开缝合术 - 技能考核评分表

步骤(总分)	主要内容	满分/分	得分/分	备注
1. 操作前准备 (15分)	(1)会阴切开前初步评估(适应证)	5		
	(2)自我介绍,向产妇做好术前解释,取得产妇配合	2		
	(3)导尿,取膀胱截石位	2		
	(4)洗手(七步法)	2		
	(5)穿戴口罩帽子	2		
	(6)准备及核对操作物品	2		
2. 外阴及阴道消毒及铺巾 (10分)	(1)外阴及阴道消毒铺巾	5		
	(2)阴道检查	5		
3. 麻醉 (10分)	阴部神经阻滞麻醉、局部浸润麻醉	10		
4. 会阴切开缝合操作 (45分)	会阴正中切开术 (1)术者于宫缩时切开(5分) (2)沿会阴后联合正中垂直剪开(5分) (3)长度2cm(5分)	15		
	会阴侧切术 (1)术者于宫缩时切开(5分) (2)自会阴后联合中线向左向后45°(会阴高度膨隆时是60°~70°)(5分) (3)长度4~5cm(5分)	15		
	缝合要点 (1)进针方向与切口垂直进针(5分) (2)按解剖对位逐层缝合,不留死腔(5分) (3)自切口顶端上0.5cm处开始缝合(5分)	15		
5. 术后观察 (10分)	(1)是否预防性使用抗生素治疗	2		
	(2)产妇血压、心率检测,测量宫底高度,对产后出血进行评估	4		
	(3)交代产后注意事项、保持外阴清洁	4		

步骤（总分）	主要内容	满分/分	得分/分	备注
6. 操作熟练度、规范及协调性（5分）	操作整体熟练度、规范及协调性评估	5		
7. 人文关怀（5分）	关心体贴患者，了解患者的不适，给予合理地解释及处置	5		
合计		100	—	

附表 6-7-4　人工破膜术 - 技能考核评分表

步骤（总分）	主要内容	满分/分	得分/分	备注
1. 操作前准备（15分）	（1）人工破膜前初步评估（适应证）	5		
	（2）自我介绍，向产妇做好术前解释，取得产妇的配合	2		
	（3）尽量排空小便，取膀胱截石位	2		
	（4）洗手（七步法）	2		
	（5）穿戴口罩、帽子	2		
	（6）准备及核对操作物品	2		
2. 外阴及阴道消毒及铺巾（10分）	（1）外阴及阴道消毒、铺巾	5		
	（2）阴道检查	5		
3. 人工破膜操作（25分）	操作方法 （1）阴道检查（5分） （2）手指扩张宫颈管，然后以右手持破膜针，针在左手示、中指护盖下，送入阴道（5分） （3）在无宫缩时刺破胎膜，破膜后检查有无脐带脱垂，听胎心（5分）	15		
	术中注意事项 （1）羊水流出不多，可稍上推胎头或用手指扩大破口（5分） （2）注意观察羊水性状及量（5分）	10		
4. 人工破膜并发症（10分）	并发症	10		
5. 术后观察（30分）	（1）是否预防性使用抗生素治疗	10		
	（2）检查产妇宫底高度、宫缩及胎心情况	10		
	（3）保持外阴清洁，评估羊水性状	10		
6. 操作熟练度、规范及协调性（5分）	操作整体熟练度、规范及协调性评估	5		
7. 人文关怀（5分）	关心体贴患者，了解患者的不适，给予合理地解释及处置	5		
合计		100	—	

附表 6-7-5　人工剥离胎盘术 - 技能考核评分表

步骤（总分）	主要内容	满分 / 分	得分 / 分	备注
1. 操作前准备 （25分）	（1）人工剥离胎盘术前评估（适应证）	10		
	（2）自我介绍，向产妇做好术前解释，取得产妇配合	2		
	（3）尽量排空小便，取膀胱截石位	2		
	（4）洗手（七步法）	4		
	（5）建立静脉通道，备血、输液	5		
	（6）准备及核对操作物品	2		
2. 外阴及阴道消毒及铺巾（15分）	（1）外阴及阴道消毒、铺巾	5		
	（2）阴道检查	10		
3. 人工剥离胎盘操作（30分）	操作方法 （1）将一手手指并拢呈圆锥状沿着脐带通过阴道伸入宫腔（5分） （2）如胎盘已剥离但被宫颈嵌顿着，可将胎盘握住，顺一个方向旋转取出（5分） （3）若胎盘未剥离，一手掌尺侧缘缓慢将胎盘从边缘开始逐渐自子宫壁分离，另一手在腹部协助按压宫体（5分） （4）待胎盘全部剥离后，将胎盘握在手掌中取出（5分）	20		
	术中注意事项 （1）取出后应立即肌内注射子宫收缩剂，给予抗生素预防感染（5分） （2）术后检查胎盘胎膜是否完整（5分）	10		
4. 术后观察 （20分）	（1）是否预防性使用抗生素治疗	5		
	（2）测量产妇宫底高度，检查宫缩，对出血进行评估	10		
	（3）保持外阴清洁	5		
5. 操作熟练度、规范及协调性（5分）	操作整体熟练度、规范及协调性评估	5		
6. 人文关怀 （5分）	关心、体贴患者，了解患者的不适，给予合理地解释及处置	5		
合　计		100		—

附表 6-7-6　产钳助产术 - 技能考核评分表

步骤（总分）	主要内容	满分 / 分	得分 / 分	备注
1. 操作前准备（15分）	（1）产钳助产术前评估	5		
	（2）自我介绍，向产妇做好术前解释，取得产妇配合	1		
	（3）导尿，取膀胱截石位	1		
	（4）洗手（七步法）	2		
	（5）穿戴口罩、帽子	1		
	（6）做好复苏人员及设备准备，核对操作物品	5		
2. 外阴及阴道消毒及铺巾（10分）	（1）外阴及阴道消毒、铺巾	5		
	（2）阴道检查	5		
3. 麻醉（5分）	阴部神经阻滞麻醉	5		

续表

步骤(总分)	主要内容	满分/分	得分/分	备注
4. 手术操作(45分)	会阴侧切	5		
	产钳助产操作方法 (1)放置产钳左叶(5分) (2)放置产钳右叶(5分) (3)扣合锁扣(5分) (4)检查钳叶位置(5分) (5)牵拉(5分)	25		
	术中注意事项 (1)牵引应顺产轴方向进行(5分) (2)助手注意保护会阴(5分) (3)放置须准确,避免损伤胎儿(5分)	15		
5. 术后观察(15分)	(1)是否预防性使用抗生素治疗	2		
	(2)产后检查产道,新生儿检查	10		
	(3)交代产后注意事项、保持外阴清洁	3		
6. 操作熟练度、规范及协调性(5分)	操作整体熟练度、规范及协调性评估	5		
7. 人文关怀(5分)	关心体贴患者,了解患者的不适,给予合理地解释及处置	5		
合计		100		—

第八章

生育调控

人类生殖健康的终极目标如"2015年联合国千年发展目标（MDG）"所示：改善妇女健康，最大限度降低孕产妇死亡率，普遍享有生殖保健服务。近年来，我国着力发展妇幼健康事业，坚持"以保健为中心，以生殖健康为目的，保健与临床相结合，面向群体、面向基层，以预防为主"的工作方针。随着我国二孩政策的实施，合理调控育龄女性的生育间隔，提高一胎剖宫产后避孕率，为育龄女性提供个体化避孕方法等成为关注的热点。有效的生育调控对降低孕产妇及新生儿死亡率均具有重要的意义，有利于维护女性的生殖健康。本篇主要介绍女性常用的避孕措施及避孕失败后补救措施。

第一节　宫内节育器放置术与取出术

【宫内节育器（intrauterine device，IUD）放置术】

（一）适应证

凡育龄妇女无禁忌证，要求放置 IUD 者。

（二）禁忌证

1. 妊娠或可疑妊娠。

2. 生殖道急性炎症。

3. 人工流产出血多，怀疑有妊娠组织物残留或感染可能。

4. 中期妊娠引产、分娩或剖宫产胎盘娩出后，子宫收缩不良有出血或潜在感染可能。

5. 生殖器官肿瘤。

6. 生殖器官畸形，如中隔子宫、双子宫等；宫颈内口过松、重度陈旧性宫颈裂伤或子宫脱垂。

7. 严重的全身性疾病。

8. 宫腔 <5.5cm 或 >9.0cm（除外足月分娩后、大月份引产后或放置含铜无支架宫内节育器）。

9. 近 3 个月内有月经失调、阴道不规则流血。

10. 有铜过敏史。

11. 有乳腺癌伴孕激素及其受体阳性，禁用左炔诺孕酮缓释系统（LNG-INS）。

（三）放置时间

1. 月经干净 3~7d 无性交。

2. 人工流产后立即放置。

3. 产后 42d，恶露已净，会阴伤口愈合，子宫恢复正常。

4. 剖宫产后半年。

5. 含孕激素宫内节育器在月经第 3d 放置。

6. 自然流产于转经后放置,药物流产 2 次正常月经后放置。

7. 哺乳期放置,应先排除早孕。

8. 性交后 5d 内放置为紧急避孕方法之一。

9. 左炔诺孕酮缓释系统(LNG-INS)于月经第 2~5d 放置。

置入宫腔内的节育器上缘至宫底的距离 ≤ 2cm。

(五)放置方法

1. 患者术前准备 排空膀胱。

2. 器械准备 无菌妇科操作包 1 个(包括:洞巾 1 块、弯盘、宫颈钳、探针各 1 个)、聚维酮碘无菌棉球和干棉球、上环叉。

3. 操作前准备 洗手,戴无菌手套。

4. 操作步骤

(1)双合诊检查子宫大小、位置及附件情况。

(2)外阴阴道部常规消毒铺巾,阴道窥器暴露宫颈后,消毒宫颈与宫颈管。

(3)以宫颈钳夹持宫颈前唇,用子宫探针顺子宫探测宫腔深度。

(4)用放置器将节育器推送入宫腔,IUD 上缘必须抵达宫底部,若为带尾丝环,则在距宫口 2cm 处剪断尾丝。

(5)观察无出血即可取出宫颈钳和阴道窥器。

(六)术后注意事项及随访

1. 术后休息 3d,1 周内忌重体力劳动,2 周内忌性交及盆浴,保持外阴清洁。

2. 若有潜在 STD 等高危因素人群,建议给予预防性抗生素治疗 2~3d。

3. SOGC(2014 年)、AGOC(2011 年)、RCOG(2007 年)均不推荐放置 IUD 操作常规预防性抗生素用药,但推荐在某些特定的高危因素存在下,可以预防用药。

4. 术后第 1 年 1 个月、3 个月、6 个月、12 个月进行随访,以后每年随访 1 次,直至停用,若遇特殊情况,随时就诊。

5. 随访时了解 IUD 在宫腔内的情况,发现问题及时处理,以保证 IUD 避孕的有效性。

【宫内节育器取出术】

(一)适应证

1. 生理情况

(1)有再生育计划或不再需避孕者。

(2)节育器放置期满需更换者。

(3)绝经过渡期停经 1 年内。

(4)拟改用其他措施避孕或绝育者。

2. 病理情况

(1)有节育器并发症及副作用,经治疗无效。

(2)带宫内节育器妊娠,包括宫内妊娠及宫外妊娠。

(二)禁忌证

1. 合并生殖道炎症者,应先给予抗感染治疗,治愈后再取出 IUD。

2. 全身情况不良或处于疾病的急性期,可待病情好转后再取出。

(三)取器时间

1. 月经干净后 3~7d 为宜。

2. 带宫内节育器早期妊娠,行人工流产术,同时取出宫内节育器。

3. 带宫内节育器异位妊娠术前行诊断性刮宫时,或在术后出院前,取出 IUD。

4. 子宫不规则出血者随时可取,取宫内节育器的同时,需行诊断性刮宫以排除子宫内膜病变。

（四）取器方法

1. 患者术前准备　排空膀胱。

2. 器械准备　无菌妇科操作包一个,包括:洞巾、弯盘、宫颈钳、探针各 1 个)、聚维酮碘无菌棉球和干棉球、取环钩或取环钳。

3. 操作前准备　洗手,戴无菌手套。

4. 双合诊检查子宫大小、位置及附件情况。

5. 外阴阴道部常规消毒铺巾,阴道窥器暴露宫颈后消毒宫颈与宫颈管。

6. 有尾丝者,用血管钳夹住尾丝,轻轻牵引并取出。

7. 无尾丝者,宫颈钳夹持宫颈前唇,探针伸入宫腔以探查宫腔深度及节育器在宫内的位置。用取环钩或取环钳将 IUD 取出。取宫内节育器困难时,可在 B 型超声下进行操作,必要时,可在宫腔镜下取出。

（五）注意事项

1. 取器前行 B 超检查或 X 线检查,确定节育器是否在宫腔内,同时了解 IUD 的类型。

2. 钩取 IUD 时需小心,不能盲目钩取,更应避免向宫壁钩取,以免损伤子宫壁。

3. 取出 IUD 后,对有避孕要求者,采用其他避孕措施。

（六）术后医嘱

1. 术后休息,忌重体力劳动 1 周,忌盆浴及同房 2 周,保持外阴清洁。

2. 若术中出血多、有多次进出宫腔钩取操作等,酌情给予预防性抗生素治疗 2~3d。

3. 出现腹痛、阴道流血多及发热等,需随诊。

（王东红）

第二节　负压吸引术

负压吸引术是指利用负压吸引原理,将妊娠物从宫腔内吸出。

【适应证】

妊娠 10 周内要求终止妊娠而无禁忌证,患有某种严重疾病不宜继续妊娠者。

【禁忌证】

1. 生殖道炎症

2. 各种疾病的急性期

3. 全身情况不良,不能耐受手术。

4. 术前两次体温 >37.5℃。

【术前准备】

1. 详细询问病史,进行全身及妇科检查。

2. 经血或尿 hCG 检查及超声检查以确诊早孕。

3. 行阴道分泌物检查、血常规及凝血功能检查。

4. 测量体温、脉搏、血压。

5. 解除受术者的思想顾虑。

6. 排空膀胱。

【手术方法】

1. 患者术前准备　排空膀胱。

2. 器械准备 无菌人工流产包 1 个(包括洞巾、窥器、弯盘、宫颈钳、探针、6 号吸管),扩宫棒 1 套,聚维酮碘消毒棉球及无菌棉球;电动负压吸引器 1 台。

3. 操作者术前准备 洗手,穿手术衣,戴无菌手套。

操作步骤

(1)患者取膀胱截石位,常规消毒外阴、阴道并铺巾。

(2)妇科检查:复查子宫位置、大小及附件等情况。

(3)窥器暴露后,再次消毒阴道及宫颈,宫颈钳夹持宫颈前唇。

(4)探针顺子宫位置探查宫腔深度及形态。

(5)扩宫棒由小至大扩张宫颈管,扩张到比吸头大半号或 1 号。

(6)将接好负压的吸管缓慢送入宫底部。根据孕周及宫腔大小选择负压,一般负压控制在 400~500mmHg,按顺时针方向吸宫腔 1~2 周。待吸至宫壁粗糙感时,折叠吸引管后取出。

(7)小号刮匙轻轻搔刮宫壁,检查宫腔是否吸净。检查吸出物中有无绒毛,判断是否需送病理检查。

【术中注意事项】

1. 正确判断子宫大小及位置,操作轻柔。

2. 扩张宫颈时用力均匀,避免暴力,以免宫颈内口撕裂。

3. 严格遵循无菌操作。

4. 进出宫颈时,应折叠吸引管,以免损伤宫颈。

5. 如选择无痛麻醉下操作,应由麻醉师实施和监护,以免发生麻醉意外。

【术后医嘱】

1. 术后观察 1~2h,注意出血及下腹痛情况。忌重体力劳动 1 周,忌盆浴及同房 2 周,保持外阴清洁。

2. 给予预防性抗生素治疗 2~3d。

3. 出现阴道流血多、腹痛及发热等请随诊。

4. 术后 1 周复诊行阴道彩超,检查排除宫内残留。

5. 对有避孕要求者给予避孕指导。

【并发症】

1. 近期并发症 包括出血、子宫穿孔、人工流产综合征、漏吸、空吸、吸宫不全、感染、羊水栓塞。

2. 远期并发症 包括宫颈或宫腔粘连、盆腔炎性疾病后遗症、月经失调、继发不孕等。

(王东红)

第三节 钳 刮 术

钳刮术是人工流产的一种方法,先通过机械或药物方法使宫颈松软,然后用卵圆钳钳夹出胎儿及胎盘。由于此时胎儿较大、骨骼已形成,容易造成出血多、宫颈裂伤、子宫穿孔、羊水栓塞等。适用于妊娠大于 10 周以内,自愿要求终止妊娠,药物流产失败而无禁忌证或因某种疾病(包括遗传性疾病)不宜继续妊娠者。

【适应证】

1. 妊娠 >10 周要求终止妊娠或药物流产失败而无禁忌证者。

2. 因某些疾病或遗传性疾病不宜继续妊娠者。

【禁忌证】

1. 各种疾病的急性期阶段。

2. 生殖器炎症。

3. 术前两次体温在 37.5℃ 以上者,暂缓手术。

4. 因疾病或外伤无法摆膀胱截石位者。

5. 全身一般健康情况不良,不能耐受手术者。

【术前注意事项】

1. 术前当晚洗澡,换好干净的内衣、裤。手术当天尽量穿宽松的衣裤,自备卫生巾及卫生纸。

2. 若选择无痛麻醉,术前需禁食及禁水 6h。

【手术方法】

1. 患者术前准备　排空膀胱。

2. 器械准备　无菌人工流产包 1 个(包括:洞巾、窥器、弯盘、宫颈钳、探针、6 号吸管),扩宫棒 1 套,卵圆钳、聚维酮碘消毒棉球及无菌棉球。

3. 操作者术前准备　洗手,穿手术衣,戴无菌手套。

操作步骤

(1)妇科检查明确子宫位置及大小。

(2)取膀胱截石位,常规消毒外阴并铺巾,窥器暴露后,消毒阴道及宫颈。

(3)宫颈钳夹持宫颈前唇,探针顺子宫位置探查宫腔。

(4)扩宫棒扩张宫颈管,一般扩张至扩宫棒 8 号以上,以便卵圆钳通过。

(5)卵圆钳钳夹出胎儿及胎盘。

(6)刮匙搔刮宫腔,刮出残留组织,判断宫内妊娠组织是否完整取出。

【术中注意事项】

1. 正确判断探测的宫腔深度是否与停经月份相符。

2. 对于哺乳期子宫,操作需特别轻柔。如术前未应用米索前列醇等前列腺素制剂,可在宫颈扩张后,宫颈注射缩宫素 10U,以促使子宫收缩以利于进行手术,防止子宫穿孔。

3. 对剖宫产后的妊娠子宫,要了解剖宫产的时间、手术过程、手术方法及切口愈合,有无感染等情况,需警惕剖宫产切口瘢痕妊娠。

4. 对极度前倾、前屈或后倾、后屈的子宫,手术操作难度增大,易穿孔和残留,应小心操作,尽量纠正子宫位置。

5. 对于子宫肌瘤或子宫腺肌病合并妊娠者,宫腔可能变形明显,妊娠组织可能位于子宫肌瘤后方,刮匙或吸管难以到达妊娠部位,易发生漏吸或者残留。故需格外细心,术前、术中需用缩宫素加强宫缩。

6. 畸形子宫妊娠时,需确定畸形情况,如双子宫、双角子宫、纵隔子宫等。必须同时吸净 2 个宫腔,否则术后易出血时间长,致残留。

【术后医嘱】

1. 术后观察 1~2h,注意出血及下腹痛情况。离院后注意休息,加强营养,忌重体力活动。

2. 忌重体力劳动 1 周,忌盆浴及同房 2 周,保持外阴清洁。

3. 预防性抗生素治疗 2~3d。

4. 出现阴道流血多、腹痛及发热等请随诊。

5. 对有避孕要求者,给予避孕措施指导。

6. 术后 1 周复诊,行阴道彩超检查,以排除宫内残留。

【并发症】

1. 术中并发症　包括子宫出血、人工流产综合征、子宫穿孔、胎骨残留、宫颈裂伤、羊水栓塞等。

2. 近期并发症　包括吸宫不全、感染、宫腔积血或积脓、宫颈管或宫腔粘连等。

3. 远期并发症　包括月经紊乱、盆腔炎性疾病后遗症、继发不孕、子宫内膜异位症等。

(王东红)

第四节 药物流产术

药物流产是指用药物而非手术,终止早孕的一种应对避孕失败的补救措施。目前,临床应用的药物是米非司酮和米索前列醇。米非司酮是一种类固醇类抗孕激素制剂,具有抗孕激素及糖皮质激素的作用。米索前列醇是前列腺素类似物,具有子宫兴奋和宫颈软化的作用,两者配伍应用可终止早孕,完全流产率达90%以上。

【适应证】

1. 妊娠≤49d,本人自愿、年龄<40岁的健康妇女。

2. 血或尿hCG阳性,B超确诊为宫内妊娠。

3. 人工流产术高危因素者,如瘢痕子宫、哺乳期、宫颈发育不良或严重骨盆畸形。

4. 多次人工流产术史,对手术流产有恐惧和顾虑心理者。

【禁忌证】

1. 有使用米非司酮禁忌证,如肾上腺及其他内分泌疾病、妊娠期皮肤瘙痒史、血液病、血栓病史等。

2. 有使用前列腺素药物禁忌证,如心血管疾病、青光眼、哮喘、癫痫、结肠炎等。

3. 带宫内节育器妊娠、异位妊娠。

4. 其他:过敏体质、妊娠剧吐、长期服用抗结核药、抗癫痫药、抗抑郁药、抗前列腺素药等。

【用药方法】

(一)签署药物流产知情同意书

(二)用药方法

1. 米非司酮用法 分为顿服法和分服法,每次服药前后至少空腹1h。

(1)顿服法:用药第1d顿服200mg。

(2)分服法:米非司酮150mg分次口服,服药第1d:晨服50mg,8~12h再服25mg,用药第2d:早晚各服米非司酮25mg,第3d:上午7时服25mg。

2. 米索前列醇用法 服药前后至少空腹1h。

(1)米非司酮顿服法于服药的第3d早上,口服米索前列醇0.6mg。

(2)米非司酮分服法于第3d服用米非司酮后1h,服用米索前列醇0.6mg。

【副作用观察】

1. 观察药物副作用 如恶心、呕吐、腹痛、腹泻等。

2. 观察药物流产副作用 如阴道出血多、出血时间长、药物流产不全等,必要时,需急诊刮宫终止妊娠。药物流产必须在有正规抢救条件的医疗机构进行。

【术后医嘱】

1. 妊娠物排出后,观察1~2h,注意阴道流血及下腹痛情况。适时复查B超,了解有无宫内残留,是否需刮宫。

2. 忌重体力劳动1周,忌盆浴及同房2周,保持外阴清洁。

3. 若药物流产后,阴道流血超过1周以上,甚至伴有下腹痛、发热、白带浑浊有臭味等异常情况,应及时到医院复诊。对有避孕要求者,给予避孕措施指导。

4. 对术中出血多、操作时间长者,酌情给予预防性抗生素治疗。

【并发症】

1. 近期并发症 包括药物流产不全、感染、宫腔积血、宫颈管或宫腔粘连等。

2. 远期并发症 包括月经紊乱、盆腔炎性疾病后遗症、继发不孕、子宫内膜异位症等。

（王东红）

附表 6-8-1 宫内节育器放置术 - 技能考核评分表

步骤(总分)	主要内容	满分 / 分	得分 / 分	备注
1. 操作前准备 (10分)	(1)简单询问病史	2		
	(2)自我介绍,告知操作目的	1		
	(3)为患者铺放一次性垫单	1		
	(4)告知患者排空小便后,取膀胱截石位	1		
	(5)洗手(七步法)	2		
	(6)准备及核对操作物品	3		
2. 外阴及阴道消毒及铺巾 (10分)	(1)妇科检查	5		
	(2)外阴及阴道消毒、铺巾	5		
3. 探查宫腔 (25分)	(1)窥器暴露宫颈并再次消毒,夹持宫颈前唇	10		
	(2)探针顺子宫位置探查宫腔	15		
4. 放置节育器 (30分)	放置器将节育器推送入宫腔,并抵达子宫底部(若为尾丝环,在宫颈外口 2cm 处剪断环丝,如此步骤未操作,从 30 分中扣除 5 分)	30		
5. 术后交代 (10分)	(1)是否预防性使用抗生素治疗	2		
	(2)休息,交代忌重体力劳动、性交及盆浴时限,保持外阴清洁	4		
	(3)定期随访节育器位置,嘱患者不适随诊	4		
6. 操作熟练度、规范及协调性(10分)	操作整体熟练度、规范及协调性评估	5		
7. 人文关怀 (5分)	关心、体贴患者,了解患者的不适,并给予合理的解释及处置	5		
	合计	100		—

附表 6-8-2 宫内节育器取出术 - 技能考核评分表

步骤(总分)	主要内容	满分 / 分	得分 / 分
1. 操作前准备 (10分)	(1)简单询问病史	2	
	(2)自我介绍,告知操作目的	1	
	(3)为患者铺放一次性垫单	1	
	(4)告知患者排空小便后,取膀胱截石位	1	
	(5)洗手(七步法)	2	
	(6)准备及核对操作物品	3	
2. 外阴及阴道消毒及铺巾 (10分)	(1)妇科检查	5	
	(2)外阴及阴道消毒、铺巾	5	
3. 探查宫腔 (25分)	(1)窥器暴露宫颈并再次消毒,夹持宫颈前唇	10	
	(2)探针探查宫腔及节育器位置	15	
4. 取出节育器 (30分)	用取环钩或取环钳将 IUD 取出(一次性取出 30 分;多次取出,按一次扣 3 分计算)	30	

续表

步骤（总分）	主要内容	满分/分	得分/分
5. 术后交代 （10分）	（1）是否预防性使用抗生素治疗	2	
	（2）休息，交代忌重体力劳动、性交及盆浴时限，保持外阴清洁	5	
	（3）嘱患者不适随诊	3	
6. 操作熟练度、规范及协调性 （10分）	操作整体熟练度、规范及协调性评估	5	
7. 人文关怀 （5分）	关心、体贴患者，了解患者的不适，并给予合理的解释及处置	5	
	合计	100	—

附表 6-8-3　负压吸引术 - 技能考核评分表

步骤（总分）	主要内容	满分/分	得分/分
1. 操作前准备 （10分）	（1）简单询问病史	2	
	（2）自我介绍，告知操作目的	1	
	（3）为患者铺放一次性垫单	1	
	（4）告知患者排空小便后，取膀胱截石位	1	
	（5）洗手（七步法）	2	
	（6）准备及核对操作物品	3	
2. 外阴及阴道消毒及铺巾 （10分）	（1）妇科检查	5	
	（2）外阴及阴道消毒、铺巾	5	
3. 探查宫腔 （25分）	（1）窥器暴露宫颈并再次消毒，夹持宫颈前唇	10	
	（2）探针探查宫腔位置及形态	15	
4. 负压吸引操作 （30分）	（1）扩张宫颈管	5	
	（2）负压管吸引宫腔妊娠物	15	
	（3）刮匙搔刮宫壁，判断宫腔妊娠物是否完整取出	10	
5. 术后交代 （10分）	（1）预防性使用抗生素治疗	2	
	（2）休息，交代忌重体力劳动、同房及盆浴时限，保持外阴清洁	5	
	（3）1 周复诊，嘱患者不适随诊	3	
6. 操作熟练度、规范及协调性 （10分）	操作整体熟练度、规范及协调性评估	5	
7. 人文关怀 （5分）	关心、体贴患者，了解患者的不适，并给予合理的解释及处置	5	
	合计	100	—

附表 6-8-4　钳刮术 - 技能考核评分表

步骤（总分）	主要内容	满分 / 分	得分 / 分
1. 操作前准备 （10 分）	（1）简单询问病史	2	
	（2）自我介绍，告知操作目的	1	
	（3）为患者铺放一次性垫单	1	
	（4）告知患者排空小便后，取膀胱截石位	1	
	（5）洗手（七步法）	2	
	（6）准备及核对操作物品	3	
2. 外阴及阴道消毒及铺巾 （10 分）	（1）妇科检查	5	
	（2）外阴及阴道消毒、铺巾	5	
3. 探查宫腔 （25 分）	（1）窥器暴露宫颈并再次消毒，夹持宫颈前唇	10	
	（2）探针探查宫腔位置	15	
4. 钳刮操作 （30 分）	（1）扩张宫颈管	5	
	（2）卵圆钳钳夹	15	
	（3）刮匙搔刮宫壁，判断宫内妊娠组织是否完整取出	10	
5. 术后交代 （10 分）	（1）预防性使用抗生素治疗	2	
	（2）休息，交代忌重体力劳动、同房及盆浴时限，保持外阴清洁	5	
	（3）1 周复诊，嘱患者不适随诊	3	
6. 操作熟练度、规范及协调性（10 分）	操作整体熟练度、规范及协调性评估	5	
7. 人文关怀 （5 分）	关心、体贴患者，了解患者的不适，并给予合理的解释及处置	5	
	合计	100	—

第九章

儿科基本技能

本章着重介绍儿科临床基本操作规范,旨在提高医学生的基本技能及基本操作。

第一节　小儿体格生长指标测量

【目的】

通过对小儿体格生长指标测量(measurement of physical growth indicators of children),正确评价其体格生长发育状况,及时发现问题,并进行适当的指导与干预。

【相关基础知识】

1. **体重**　体重是衡量体格生长最常用的指标之一,它代表了全身器官、系统及体液的总重量,主要成分包括:骨骼、肌肉、内脏、体脂、体液,是反映小儿营养状况的灵敏指标,也是临床儿科用药和输液量计算的依据。中国城市男婴出生体重为(3.38 ± 0.40)kg,女婴为(3.26 ± 0.40)kg,生后 1 周内因奶量摄入不足以及水分丢失、胎粪排出等原因,可致体重暂时性下降约 3%~9%,至 7~10d 恢复到出生体重,称生理性体重下降。生后第一年内前 3 个月体重增长值约等于后 9 个月的增加值,是增长最快的时期,为第一个生长高峰,青春期再次出现飞跃,为第二生长高峰。1~6 岁儿童体重估算公式为:年龄(岁)×2+8 ;7~12 岁儿童体重估算公式为:[年龄(岁)×7–5]/2。

2. **身高(身长)**　指头部、脊柱和下肢长度的总和。3 岁以下采取仰卧位测量(身长),3 岁以上立位测量(身高),立位测量值较仰卧位少 1~2cm。主要反映长期营养状况,受遗传、内分泌、宫内生长和环境因素影响较明显。婴儿出生时,平均身长为 50cm,生后第 1 年增长 25cm,第 2 年增长约 10~12cm。1~6 岁小儿身高估算公式:年龄(岁)×7+75 ;7~12 岁儿童身高估算公式:年龄(岁)×6+80。

3. **坐高**　从头顶到坐骨结节的长度,代表头颅和脊柱的生长。3 岁以下小儿仰卧位测量,称为顶臀长。坐高(顶臀长)占整个身高(长)的比例由出生时的 0.67 下降到 14 岁时的 0.53。

4. **上下部量**　上部量指从头顶至耻骨联合上缘的距离,下部量是耻骨联合上缘至足底的长度。出生时上部量大于下部量,中点在脐上,随着年龄增长,下肢长度增长,中点逐渐下移,2 岁时在脐下,6 岁时位于耻骨联合与脐之间,12 岁时位于耻骨联合上缘,此时上下部量相等。某些疾病可使身材比例发生异常,测量上下部比例并进行比较,可有助疾病诊断。

5. **头围**　反映脑与颅骨的发育。胎儿期脑的发育居全身各系统的领先地位,故出生时头围相对大,平均 33~34cm,生后头 3 个月增长 6cm,6 个月达 44cm,1 岁时 46cm,2 岁时 48cm,5 岁时 50cm,2~15 岁仅增加 6~7cm,约 54~58cm。头围测量在 2 岁以内最有价值。头围过大常提示脑积水,头围过小提示头小畸形、脑发育不良。

6. 胸围 代表肺及胸廓的发育。出生时约 32cm，比头围小 1~2cm，1 岁左右胸围约等于头围，此交叉时间与儿童营养状况有关，营养状况良好者，交叉时间可提前，反之，交叉时间延后。1 岁至青春期胸围增长超过头围，约为头围 + 年龄 –1cm。

7. 腹围 腹围易受多种因素影响，临床不作为常用体格生长检查指标。但在某些疾病时，动态监测可反映腹水的变化情况。

8. 上臂围 代表上肢肌肉、骨骼、皮下脂肪和皮肤的生长，是重要的儿童营养状况指标。当无条件测量身高、体重时，可测量左上臂来筛查 1~5 岁儿童的营养状况：>13.5cm 为营养良好，12.3~13.5cm 为营养中等，<12.5cm 为营养不良。

9. 皮下脂肪 皮下脂肪厚度反映小儿的皮下脂肪发育及营养状况。常用的测量部位有：上臂肱三头肌部、腹部、背部肩胛下角部以及上臂肱二头肌部等。

10. 指距 代表上肢长骨的生长，正常时指距略小于身高（长）。如指距大于身高 1~2cm，对诊断长骨的异常生长有参考价值，如蜘蛛样指（趾）［马方综合征（Marfan syndrome）］。

【适应证】

需进行生长发育测量的小儿。

【禁忌证】

无

【操作前准备】

1. 与患儿家长沟通，向家长交代测量目的、解释测量方法，取得家长同意及配合。核对患儿的信息，与患儿亲切交流，取得信任。

2. 物品准备：盘式电子秤、电子体重计（坐位、立位）、身长量床、身高计、软尺、皮褶卡钳、软布。

3. 询问患儿进食情况，协助排便，婴儿换好尿布。

4. 评估周围环境，应清洁、安静、舒适，调整室温为 22~24℃。

5. 医护人员准备：穿工作服，戴口罩、帽子，清洁手。

【操作流程】

（一）体重测量

测量前体重计校正调零。

1. 10kg 以下婴儿 采用盘式电子秤。脱去小儿衣帽及纸尿裤（或称后减去），一手托住小儿头部，一手托住臀部，放于秤盘中央进行测量，准确读数至 10g。（图 6-9-1）

2. 1~3 岁幼儿 采用载重 50kg 体重计坐位测量，注意晨起空腹，排空膀胱，脱去衣、裤、鞋、袜（或称后，减去衣物重量），让小儿坐于秤台中央，准确读数至 50g（图 6-9-2）。

3. 3 岁以上儿童 采用载重 100kg 体重计测量，测量时让儿童站立于踏板中央，两手自然下垂，准确读数至 100g。必要时可重复测量两次，取其平均值，以减少误差。（图 6-9-3）

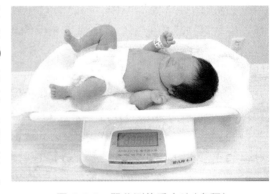

图 6-9-1 婴儿测体重方法（盘秤）

4. 病情较重或体温低的患儿 可先穿衣或包裹测量，然后减去衣服、包被和纸尿裤的重量。

（二）身长（身高）测量

1. 卧位测量（3 岁以下） 需两人配合，检查量床有无破损，刻度是否清晰。小儿仰卧位放在测量床底板中线上，助手将头扶正，头顶接触头板，小儿双眼直视上方，检查者位于小儿右侧，左手按住双膝，双脚伸直并拢，两下肢紧贴底板，右手移动足板使其接触两侧足跟，当足板与量床（板）两侧均垂直相交时，量床两侧的读数一致即为测量值，误差不超过 0.1cm（图 6-9-4、图 6-9-5）。

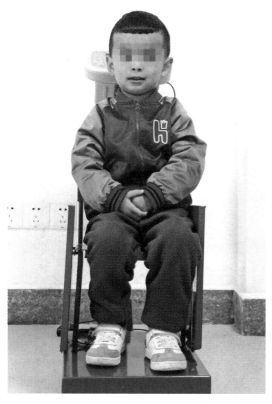

图 6-9-2　幼儿坐位体重测量

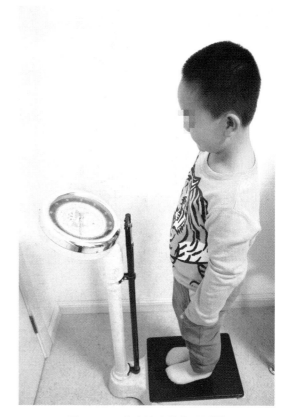

图 6-9-3　儿童站立位体重测量

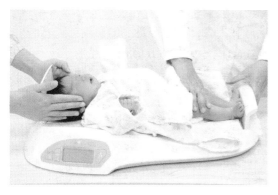

图 6-9-4　身长卧位测量(3 岁以下)

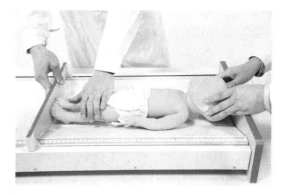

图 6-9-5　身长卧位测量(3 岁以下)

2. 立位测量(3 岁以上)　小儿脱去鞋、袜,穿背心和短裤,站于身高计底板中央,要求立正姿势,背靠身高计立柱,两眼正视前方,两侧耳廓上缘连线与眼眶下缘连线呈水平位(法兰克福平面 Frankurt plane),胸稍挺,腹微收,两臂自然下垂,手指并拢,脚跟靠拢,脚尖分开约 60°,使两足后跟、臀部、两肩胛角同时接触立柱,头部保持正直位置。测量者轻滑动侧板与小儿头顶接触,读取立柱上的数字,记录至小数点后一位,误差不超过 0.1cm。必要时可重复测量两次,取其平均值,以减少误差(图 6-9-6)。

(三)坐高(顶臀长)测量

3 岁以下测量顶臀长,小儿取仰卧位,助手固定小儿头部及身体,头顶紧贴顶板,测量者位于小儿右侧,提起小儿小腿,使其膝关节屈曲,大腿与底板垂直,骶骨紧贴底板,滑动足板紧贴臀部,记录头板与足板间距离即为顶臀长,精确至 0.1cm。3 岁以上坐位测量,小儿挺身直坐,双眼平视前方,双大腿伸直,与躯干呈直角,臀部紧靠立柱,双手自然下垂,双足平放地面,足尖向前,移动头顶板与头顶轻接触,读数精确至 0.1cm。

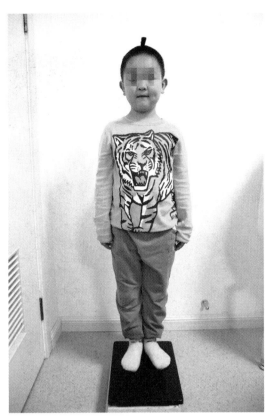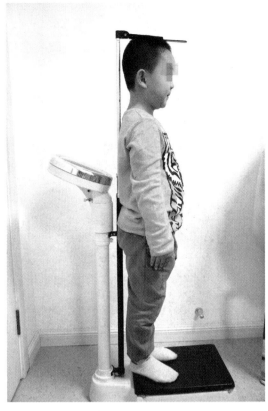

图 6-9-6　身高站立位测量(3 岁以上)

(四) 上部量和下部量

0~3 岁取卧位测量,3 岁以上取立位测量。用软尺测量自耻骨联合上缘至足底的长度(垂直距离)即为下部量,身长(身高)减去下部量得出上部量,读数精确至 0.1cm(图 6-9-7、图 6-9-8)。

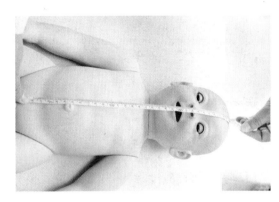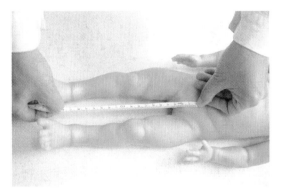

图 6-9-7　上部量　　　　　　　　　　　　　　　　　图 6-9-8　下部量

(五) 头围测量

小儿取坐位,测量者左手拇指将软尺一端固定于一侧眉弓上缘,右手拉软尺,经枕骨粗隆最高点及另一侧眉弓上缘回至起点,软尺需紧贴头皮,左右对称。读数精确至 0.1cm。注意女孩扎小辫时,需经枕骨粗隆最高点上下拨开发辫测量(图 6-9-9)。

(六) 胸围测量

3 岁以下取卧位,3 岁以上取立位,双手自然平放或自然下垂,测量者位于小儿右侧或前方,左手拇指将软尺零点固定于一侧乳头下缘(乳腺已发育女孩固定于胸骨中线第 4 肋间),右手将软尺紧贴皮肤,绕经背部两侧肩胛骨下角下缘回至零点,取平静呼气和吸气时的平均值,读数精确至 0.1cm(图 6-9-10)。

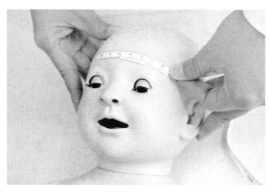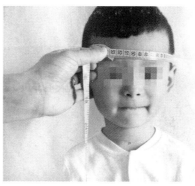

图 6-9-9 头围测量

(七) 腹围

婴儿取仰卧位,软尺零点固定于剑突与脐连线中点,水平绕腹一周回至零点;1 岁以后的小儿测量时平脐绕腹一周,读数精确至 0.1cm (图 6-9-11)。

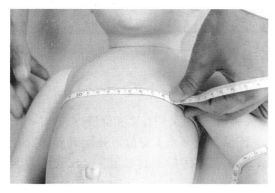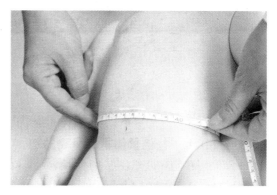

图 6-9-10 胸围测量

图 6-9-11 腹围测量

(八) 皮下脂肪

使用皮褶卡钳测量:①腹部皮下脂肪测量:右手持卡钳,左手拇指和示指沿锁骨中线平脐处间距 3cm 捏起皮肤和皮下脂肪测量;②上臂皮下脂肪测量:左上肢自然下垂,取肩峰与尺骨鹰嘴连线的中点左右各 1.5cm 间距提起皮肤和皮下脂肪测量。注意卡钳上下刻度线需对齐,读出的最小刻度数应为 0.5cm。

(九) 上臂围

小儿可取立位、坐位或仰卧位,常测量左上臂,取肩峰至尺骨鹰嘴连线的中点为测量点,沿该点水平绕上臂一周,读数精确至 0.1cm (图 6-9-12)。

(十) 指距

小儿站立位,立正,双眼平视前方,微收腹挺胸,两臂平行展开,测量两中指最远距离,读数精确至 0.1cm。(图 6-9-13)

【测量中常见的问题】

1. 准备不充分,未进行有效地医患沟通交流,遗漏核对小儿个人信息或核对测量用具。

2. 未指导被测量者采取正确规范体位,选择测量用具不正确。

3. 检查手法不熟练,不注意细节(如年龄、呼气、吸气平均值或发辫影响等);检查者与助手配合不协调。

4. 操作者重理论只会背,轻实践不会实际操作。

5. 不善始善终,测量完毕后,不感谢家长及孩子的配合,不整理小儿的衣服或被褥,未体现爱伤观念;不整理测量用具等。

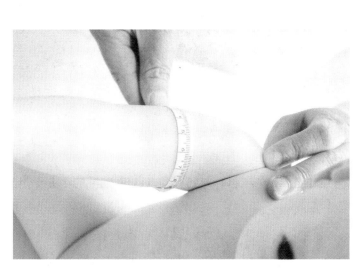

图 6-9-12　上臂围测量

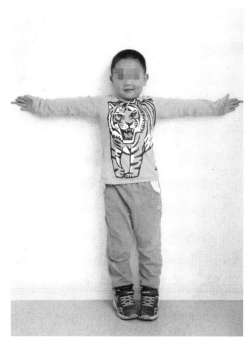

图 6-9-13　指距测量

【临床实例分析】

临床实例一:在不能测量小儿身高、体重时,欲了解其发育情况,可采用什么指标进行判断?

思维分析:在无条件测量体重和身高的地方,可用上臂围测量筛查 5 岁以下儿童营养状况,它代表上肢肌肉、骨骼、皮下脂肪和皮肤的生长,是重要的儿童营养状况指标。测量值 >13.5cm 为营养良好,12.3~13.5cm 为营养中等,<12.5cm 为营养不良。

临床实例二:欲了解小儿身材的发育及匀称程度,可测量什么指标? 如何评判?

思维分析:按不同年龄采取不同方法测量身高(身长)、上下部量或坐高(顶臀长)并记录;根据全身中点变化规律,出生时上部量大于下部量,中点在脐上,随着年龄增长,下肢长度增长,中点逐渐下移,2 岁时在脐下,6 岁时位于耻骨联合与脐之间,12 岁时位于耻骨联合上缘,此时上部量和下部量相等,某些疾病可使身材比例发生异常,测量上部量和下部比例并进行比较,可有助于疾病诊断,如甲状腺功能减低、软骨营养不良、生长激素缺乏等。

临床实例三:能反映 2 岁儿童近期的营养状况的指标如何测量和判断?

思维分析:体重是反映小儿近期营养状况的灵敏指标。测量方法:婴儿使用盘秤测量,精确至 10g;1~3 岁采用坐位测量,准确读数至 50g;3 岁以上用站立位测量,准确读数至 100g。正常足月儿生后第 1 个月体重增加可达 1~1.7kg,生后 3~4 个月体重约等于出生时的 2 倍,生后第一年内前 3 个月体重增长值约等于后 9 个月的增加值,1~6 岁儿童体重估算公式为:年龄(岁)×2+8。

临床实例四:3 岁小儿,请为其测量头围及胸围,判断是否异常,并描述两者的变化关系。

思维分析:头围是经眉弓上缘、枕后结节左右对称环绕头一周的长度,出生时,头围 33~34cm,第 1 年前 3 个月的增长约等于后 9 个月的增长值,1 岁时约 46cm,2 岁时约 48cm,2~15 岁仅增加 6~7cm。胸围是平乳头下缘经肩胛角下缘平绕胸一周的长度,出生时 32cm,略小于头围 1~2cm,1 岁左右约等于头围,1 岁至青春期胸围应大于头围。

临床实例五:5 岁小儿,正常体检,请做体格测量(身高、体重、皮下脂肪),结合家长提供的不同时期的体重,绘出其体重标准曲线图,并评价发育状况。

思维分析:5 岁小儿身高及体重测量均采取站立进行。掌握体重、身高曲线图,使用五等级划分法进行评价。必须注意采用正确的测量用具并使用统一的测量方法,进行定期纵向观察。

临床实例六：一个 6 月龄小儿，家长发现其头围较同龄儿大，遂前来就诊，作为接诊医师应如何处理？

思维分析：首先准确测量头围大小，如确有增大，应进一步询问出生史、既往史，同时完善相关检查，如血生化检查、头颅 CT 或 MRI、颅骨透照试验以及其他行为评分测量等。

（陆婉秋）

第二节　新生儿复苏

【目的】

新生儿复苏（neonatal resuscitation）可提高新生儿及早产儿的抢救成功率，尽可能减少和避免并发症，减轻各脏器损伤。

【相关基础知识】

新生儿窒息（asphyxia）是指由于分娩前、分娩时或分娩后的各种原因使新生儿出生后不能建立正常的呼吸，引起缺氧、酸中毒并导致全身多脏器损害的一种病理生理状况，是围产期新生儿死亡和致残的主要原因之一。正确的复苏是降低新生儿窒息死亡率和伤残率的主要手段。2004 年 7 月，我国与美国共同建立了中国新生儿复苏项目，并成立复苏项目专家组，结合国际新生儿复苏指南先后 3 次制定及修改中国新生儿复苏指南，并加强对各级医院医务人员新生儿复苏技术的培训，促进了新生儿复苏技术的规范化培训和推广，提高了我国新生儿复苏技术水平，降低了新生儿窒息的发生率和死亡率。

（一）关于新生儿窒息诊断的变迁

1. Apgar 评分的应用　Apgar 评分是由美国 Dr.Virginia Apgar 于 1953 年提出来，用于快速评估新生儿出生后一般状况的方法。Apgar 评分由 5 项体征组成，即皮肤颜色（appearance）、心率（pulse）、对刺激反应（grimace）、肌张力（activity）、呼吸（respiration）。5 项体征中的每一项授予分值 0 分、1 分或 2 分，然后将 5 项分值相加，即为 Apgar 评分的分值。Apgar 评分作为评估新生儿出生时生命状况和复苏效果是一种简捷、实用的初筛指标。1min Apgar 评分与患儿远期预后无明显相关性，5min 低评分与预后相关性强。Apgar 评分不足之处在于敏感性高而特异性低，常致窒息诊断扩大化。

2. 关于脐动脉血气分析　新生儿出生时的血气检测结果代表新生儿在产程中血气的变化情况，能揭示新生儿有无缺氧、酸中毒及其严重程度，反映窒息的病理生理本质，被认为比 Apgar 评分更客观，更具有特征性，国内外研究认为应增加出生脐动脉血气分析，作为新生儿窒息的诊断标准。

3. 国内外对新生儿窒息诊断标准的探讨

（1）1996 年美国儿科学会（AAP）联合美国妇产科学会（ACOC）窒息的诊断标准——必须同时具备以下 4 条：①出生后有严重代谢性酸中毒，脐动脉血 pH<7；② Apgar 评分 0~3 分，持续 >5min；③有神经系统症状，如惊厥、昏迷及肌张力低下等；④多器官损害。并明确指出：低 Apgar 评分并不等同于窒息，如将 Apgar 评分作为诊断窒息的唯一标准，则是对 Apgar 评分的误解和滥用。但也有研究认为该诊断标准太苛刻。

（2）2013 年中国医师学会新生儿专业委员会提出了新生儿窒息诊断和分度标准建议：①产前具有可能导致窒息的高危因素；② 1min 或 5min Apgar 评分 ≤ 7 分，仍未建立有效自主呼吸；③脐动脉血 pH<7.15；④排除其他引起低 Apgar 评分的病因。以上②～④为必要条件，①为参考指标。

（3）2016 年中华医学会围产医学分会新生儿复苏学组对新生儿窒息诊断和分度标准建议：Apgar 评分敏感性较高而特异性较低，脐动脉血气（pH、BE）特异性较高而敏感性较低，两者结合可增加其准确性。因此，建议在二级及以上或有条件的医院，对出生后怀疑有窒息的新生儿，常规进行脐动脉血 pH 检查，Apgar 评分要结合脐动脉血 pH 的结果做出窒息的诊断。

（二）新生儿复苏

采用国际公认的 ABCDE 复苏方案。

A 即 air way，清理呼吸道。

B 即 breathing，建立呼吸。

C 即 circulation，恢复循环。

D 即 drug，药物治疗。

E 即 evaluation and environment，评价和环境（保暖）。

严格按照 A→B→C→D 步骤进行复苏，其顺序不能颠倒。其中 A 是复苏是否成功的根本，B 是复苏是否成功的关键，E 贯穿于整个复苏过程中。执行 A、B、C、D 每一步骤的前后，应对评价指标即呼吸、心率（计数 6s 心率，然后乘以 10）和氧饱和度进行评估。根据评估结果做出决定，执行下一步复苏措施，即应遵循：评估→决策→措施→再评估→再决策→再措施，如此循环往复，直到完成复苏。

大多数新生儿经过 A 和 B 步骤，即可复苏，少数则需要 A、B 及 C 步骤，仅极少数需要 A、B、C 及 D 步骤才可复苏。目前对于有关用氧的推荐，建议在产房内使用空气氧气混合仪以及脉搏氧饱和度仪，无论是足月儿还是早产儿通气均要在氧饱和度仪的监测下进行。足月儿可用空气复苏，早产儿开始给 21%~30% 的氧气，用空气氧气混合仪根据氧饱和度，调整给氧浓度，使氧饱和度达到目标值。

（三）适应证

1. 所有刚出生的新生儿，特别是早产儿。

2. 出生后发生窒息的新生儿。

（四）禁忌证

无

（五）操作前准备

1. 产前咨询　分娩前询问产科医务人员 4 个问题以识别高危因素：

（1）孕周多少？

（2）羊水清吗？

（3）预期分娩的新生儿数目？

（4）有何高危因素？

根据这些问题的答案，决定应该配备的人员及准备的复苏物品。

2. 组成团队

（1）人员要求：每次分娩时，至少有 1 名熟练掌握新生儿复苏技术的医务人员在场，负责检查新生儿。

（2）组成团队：如果有高危因素，则需要多名医务人员，组建一个完整掌握新生儿复苏技术的团队。复苏团队组建后，先确定团队领导（任何经过正规新生儿复苏技术培训的医务人员都可以作为团队领导）。团队领导不但要熟知新生儿复苏流程，熟练掌握新生儿复苏技能，而且要有很强的领导能力。复苏开始前，团队人员要开一个简短的准备会，讨论可能遇到的问题，安排好小组成员的工作任务和所负的责任，做好复苏计划。

3. 检查物品　准备复苏所需要的所有仪器和材料，确保齐全且功能良好。使用复苏器械快速检查表核对器械和设备（表 6-9-1）。

表 6-9-1　复苏器械快速检查表

复苏措施	复苏器械和设备
保暖	预热辐射台
	预热毛巾或毛毯
	温度传感器
	帽子
	塑料袋或保鲜膜（胎龄 <32 周早产儿）
	预热的床垫（胎龄 <32 周早产儿）

复苏措施	复苏器械和设备
清理呼吸道	吸球
	10 号或 12 号吸痰管连接壁式吸引器,压力 80~100mmHg(1mmHg=0.133kPa)
	胎粪吸引管
听诊	听诊器
通气	氧流量 10L/min
	给氧浓度调至 21%(如果是胎龄 <35 周早产儿,氧浓度调到 21%~30%
	正压通气装置
	足月儿和早产儿的面罩
	8 号胃管和大号空针
氧气装置	常压给氧的装置
	脉搏血氧饱和度仪及传感器
	目标氧饱和度值表格
气管插管	喉镜及 0 号和 1 号镜片(00 号,可选)
	导管芯(铁丝)
	气管导管(2.5 号、3.0 号、3.5 号)
	二氧化碳检测器
	卷尺和气管插管插入深度表
	防水胶布、插管固定装置
	剪刀
	喉罩气道(1 号),5ml 注射器
药物	1:10 000(0.1mg/ml)肾上腺素
	生理盐水
	脐静脉插管和给药所需物品
其他	心电监护仪和电极片

（六）操作流程

操作流程如图 6-9-14 所示:

1. 复苏的基本程序　评估—决策—措施。评估主要基于呼吸、心率、氧饱和度。

2. 快速评估

(1)是否足月。

(2)羊水是否澄清。

(3)是否有呼吸或哭声。

(4)肌张力情况。

3. 初步复苏

(1)保暖:新生儿出生后,立即放在辐射保暖台上,戴上帽子,或因地制宜采取保温措施,如用预热的毯子裹住新生儿以减少热量散失等(胎龄 <32 周早产儿保暖措施详见早产儿复苏)。需监护新生儿体温,避免过热,保持腋下温度 36.5~37.5℃。

(2)体位:取新生儿头轻度仰伸位(鼻吸气位)。

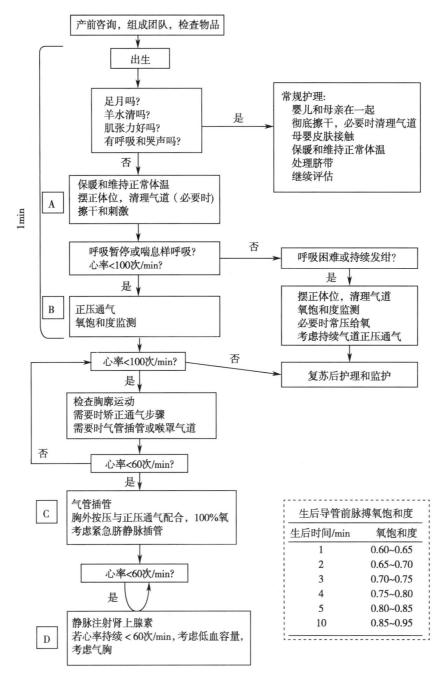

图 6-9-14　中国新生儿复苏流程图(2016 年)

（3）吸引：强调"必要时"吸引口鼻，即口鼻有分泌物或有胎粪污染时，吸引口鼻，避免过度刺激，如在出生后 1min 内，若刺激后咽部可产生迷走神经反射，引起心动过缓或呼吸暂停。如用吸引导管，吸引器的负压应为 80~100mmHg（1mmHg=0.133kPa）。

（4）擦干：快速擦干全身，拿掉湿毛巾。

（5）刺激：用手轻拍或用手指轻弹新生儿的足底或摩擦背部两次，以诱发自主呼吸，切忌动作粗暴。如这些努力无效，表明新生儿处于继发性呼吸暂停，需要正压通气。

（6）羊水被胎粪污染后的处理：当羊水被胎粪污染时，仍首先评估新生儿有无活力，新生儿有活力时(呼吸规律或哭声响亮、肌张力好、心率 >100 次 /min)，继续初步复苏;新生儿无活力时(呼吸、肌张力及心率三项任一项为不合格)，应在 30s 内完成气管插管及用胎粪吸引管吸引胎粪。如果不具备气管插管条件，且新生儿无活力时，应快速清理口鼻后，尽快开始正压通气(图 6-9-15)。

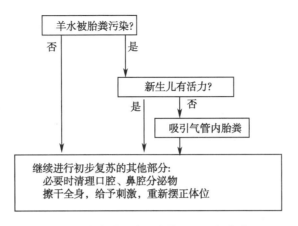

图 6-9-15　羊水被胎粪污染的新生儿复苏流程图

4. 正压通气　新生儿复苏成功的关键在于建立充分的正压通气。

（1）指征

1）呼吸暂停或喘息样呼吸。

2）心率 <100 次 /min。

3）新生儿有呼吸且心率 ≥ 100 次 /min,但在持续气道正压通气或常压给氧后,新生儿氧饱和度不能维持在目标值。

（2）方法

1）EC 手法(图 6-9-16):左手拇指和示指固定面罩,其余 3 指抬下颌,保证气道通畅;通气频率 40~60 次 /min(胸外按压时为 30 次 /min);通气压力 20~25cmH₂O(1cmH₂O=0.098kPa),少数病情严重的新生儿可用 2~3 次 30~40cmH₂O,以后维持在 20cmH₂O。

2）双手放置面罩法(双手法,图 6-9-17):如果密闭欠佳,可用双手固定面罩及推下颌的方法,即用双手的拇指和示指握住面罩向面部用力,每只手的其余 3 指放在下颌骨角并向面罩的方向轻抬下颌,助手站在新生儿侧面挤压复苏囊或开闭 T- 组合复苏器,控制呼气末正压的开关以实施正压通气。

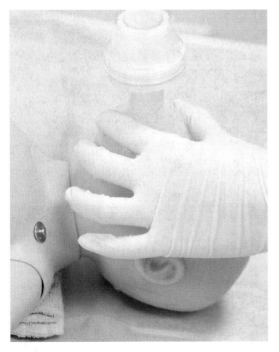

图 6-9-16　EC 手法

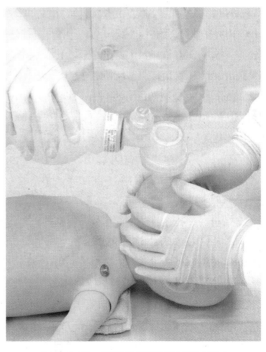

图 6-9-17　双手放置面罩法(双手法)

（3）给氧浓度：胎龄≥ 35 周的新生儿开始复苏时，空气和氧气混合仪调至 21% 的浓度给氧。胎龄 <35 周的新生儿开始复苏，空气和氧气混合仪调至 21%~30% 的浓度给氧，流量调节至 10L/min。然后根据脉搏血氧饱和度仪的监测，用空气和氧气混合仪调整给氧浓度，使氧饱和度达到目标值（表 6-9-2）。

表 6-9-2　出生后导管前氧饱和度目标值

出生后时间 /min	氧饱和度
1	0.60~0.65
2	0.65~0.70
3	0.70~0.75
4	0.75~0.80
5	0.80~0.85
10	0.85~0.95

（4）对正压通气反应的评估及矫正通气步骤

1）观察胸廓是否有起伏：开始正压通气后，首先观察胸廓是否有起伏，如胸廓有起伏，继续正压通气 30s 后评估心率；如胸廓无起伏，行矫正通气步骤（MRSOPA）。

2）矫正通气步骤（MRSOPA）

M（mask）：调整面罩，使面罩与面部形成良好的密闭。

R（reposition airway）：重新摆正体位，使头颈处于轻度仰伸位（"鼻吸气"体位）。

S（suction）：吸引口鼻，用吸球吸引口鼻分泌物；少数情况下，黏稠的分泌物可以阻塞气管，可以气管插管吸引。

O（open mouth）：打开口腔。

P（increase pressure）：增加压力，可每次增加 5~10cmH$_2$O（1cmH$_2$O=0.098kPa），直至每次呼吸时，均能看到胸廓起伏；如果用 T- 组合复苏器，助手需要调整吸气峰压旋钮。

A（airway）：替代气道，如果在完成了以上 5 个步骤以后，仍没有胸廓起伏，应当行气管插管或使用喉罩气道。

矫正通气后，如胸廓有起伏，有效正压通气 30s 后再评估。

3）30s 有效正压通气（胸廓有起伏）后，评估新生儿心率

a. 心率≥ 100 次 /min：逐渐减少正压通气的压力和频率，同时观察是否有有效自主呼吸，如心率持续 >100 次 /min，有效自主呼吸，则停止正压通气，如氧饱和度未达到目标值，可常压给氧。

b. 心率 60~99 次 /min：再评估通气技术，必要时再行 MRSOPA，可考虑气管插管正压通气。

c. 心率 <60 次 /min：再评估通气技术，必要时再行 MRSOPA，如心率仍 <60 次 /min，给予气管插管，增加给氧浓度至 100%，开始胸外按压。

4）注意事项：持续气囊面罩正压通气（>2min）可产生胃充盈，应常规插入 8F 胃管，用注射器抽气和通过在空气中敞开端口来缓解。自动充气式气囊不能用于常压给氧。

5. 气管插管

（1）指征

1）需要气管内吸引清除胎粪。

2）面罩正压通气无效或需要长时间正压通气。

3）需进行胸外按压时。

4）经气管注入药物（肾上腺素或肺表面活性物质）。

5）特殊复苏情况，如先天性膈疝或有超低体重的出生儿。

（2）准备：不同型号的气管导管、管芯、喉镜，准备好吸引装置。气管导管型号和插入深度的选择方法见表 6-9-3。

表 6-9-3 不同体重气管插管型号和插入深度的选择

新生儿体重 /g	管内径 /mm	上唇—气管管端距离 /cm
≤ 1 000	2.5	6~7
> 1 000~ ≤ 2 000	3.0	7~8
> 2 000~ ≤ 3 000	3.5	8~9
>3 000	4.0	9~10

(3)操作:颈部过度仰伸和屈曲,均会阻挡气道的观察。可调整床的高度,使新生儿的头部与操作者的上腹部或下胸部在同一水平,这样可使新生儿的头邻近操作者眼的水平,能更好地观察气道。

1)插管手法:左手持喉镜,将喉镜夹在拇指与前 3 个手指间,镜片朝前。小指靠在新生儿颏部,以提供稳定性。喉镜镜片应沿着舌面右侧滑入,将舌推至口腔左侧,推进镜片,直至其顶端达会厌软骨谷。

2)暴露声门:采用"一抬一压"的手法,即轻轻抬起镜片,上抬时需将整个镜片平行朝镜柄方向移动,使会厌软骨抬起暴露声门和声带。如未完全暴露,操作者用自己的小指或由助手的示指向下稍用力压环状软骨,使气管下移,有助于看到声门。在暴露声门时,不可上撬镜片顶端来抬起镜片。

3)插入有金属管芯的气管导管:将管端置于声门与气管隆凸之间。

4)插入导管时,如声带关闭,可采用 Hemlish 手法:助手用右手示指和中指在胸外按压的部位向脊柱方向快速按压一次,促使呼气产生,以打开声门。

5)插管时限:整个操作要求在 20~30s 内完成。气管插管时,切忌操作粗暴,应动作轻柔,避免损伤。

(4)确定导管位置正确的方法

1)胸廓起伏对称。

2)听诊双肺呼吸音一致,尤其是腋下,且胃部无气过水音,胃部无扩张。

3)呼气时,导管内有雾气。

4)心率、肤色和新生儿反应好转。

5)呼出气 CO_2 检测仪可有效确定有自主循环的新生儿气管插管位置是否正确。

(5)确定导管深度的方法

1)声带线法:导管声带线标志与声带水平吻合。

2)胸骨上切迹摸管法:操作者或助手的小指尖垂直置于胸骨上切迹,当导管在气管内前进,小指尖触摸到管端,则表示管端已达气管中点。

3)体重法:见表 6-9-3。

4)鼻中隔耳屏距离法(nasal-tragus length,NTL):可用于有效计算足月儿和早产儿气管插管插入深度(管端至气管中点)。NTL 是指新生儿的鼻中隔至耳屏的距离,用一个卷尺测量 NTL,插入的深度(cm)应是 NTL 加 1cm(图 6-9-18)。将测出的深度标记在气管导管上,此为导管在唇端的标记。

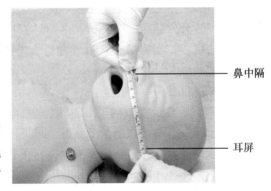

图 6-9-18 鼻中隔耳屏距离法

鼻中隔

耳屏

5)胎龄法:根据胎龄也可准确地预测正确的插入深度,其优点是新生儿出生前就可预知,根据胎龄确定气管插管插入深度表可贴于辐射台旁或与气管插管器材放在一起(表 6-9-4)。

表 6-9-4 根据胎龄确定气管插管插入深度

胎龄 / 周	插入深度 (管端至唇距离)/cm	新生儿体重 /g
23~ < 25	5.5	500~600
≥ 25~ < 27	6.0	700~800
≥ 27~ < 30	6.5	900~1 000

续表

胎龄/周	插入深度(管端至唇距离)/cm	新生儿体重/g
≥30~ <33	7.0	1 100~1 400
≥33~ <35	7.5	1 500~1 800
35~37	8.0	1 900~2 400
38~40	8.5	2 500~3 100
41~43	9.0	3 200~4 200

6)胸片定位法:若需长期保留气管导管或需机械通气,可行胸片定位。

(6)胎粪吸引管:将胎粪吸引管直接连接气管导管,操作者用右手示指将气管导管固定在新生儿的上腭,左手示指按压胎粪吸引管的手控口使其产生负压,边退气管导管,边吸引,3~5s将气管导管撤出。必要时可重复插管再吸引。是否需要重复吸引胎粪应取决于患儿状态,如第一次吸引能够吸出胎粪,且评估患儿能够耐受,可再一次重复胎粪吸引。

(7)常见并发症:气管插管后,若新生儿情况出现恶化,可能原因如下:气管导管移位(displaced endotracheal tube)、气管导管阻塞(obstructed endotracheal tube)、气胸(pneumothorax)、正压通气装置故障(equipment failure),取每个单词的第一个字母组成缩写,即 DOPE 记忆法。

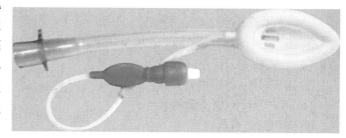

图 6-9-19　喉罩气道

(8)喉罩气道(图 6-9-19)

1)指征:①新生儿存在口、唇、舌、上腭和颈部的先天性畸形,面罩-气囊难以形成良好的气道密封;②面罩气囊正压通气无效及气管插管正压通气不可能或不成功时。

2)使用喉罩气道的几个限制:①不能用于清理呼吸道分泌物;②如需要压力较高的正压通气,可能会发生漏气,导致肺通气不充分;③施行胸外按压时,不推荐使用喉罩气道,但如气管插管不成功且需要胸外按压时,可尝试用喉罩正压通气配合胸外按压;④不能用于气管内给药时;⑤喉罩气道仅推荐用于体重>2 000g 的新生儿。

6. 胸外按压

(1)指征:在 30s 有效的正压通气(胸廓有起伏)后,心率 <60 次/min。

要求胸外按压时,气管插管正压通气配合胸外按压。气管插管正压通气可使每次正压通气达到最大效率,并使胸外按压者在新生儿头侧进行按压具有可行性。

(2)方法:按压位置为新生儿两乳头连线与剑突之间,即胸骨体下 1/3。按压深度约为前后胸直径的1/3,产生可触及脉搏的效果。按压和放松的比例为按压时间稍短于放松时间,放松时拇指或其余手指不应离开胸壁。

1)拇指法(图 6-9-20):双手拇指端压胸骨,根据新生儿体型不同,双拇指重叠或并列,双手环抱胸廓支撑背部。拇指法不易疲劳,能较好地控制下压深度,并有较好的增强心脏收缩和冠状动脉灌流的效果,经气管插管进行正压通气,脐静脉置管时,拇指法胸外按压可移至床头进行,可给脐静脉插管让出足够的空间,推荐使用。

2)双指法(图 6-9-21):右手示指和中指尖放在胸骨上,左手支撑背部。双指法在需经脐静脉给药时更便于操作。

3)胸外按压和正压通气的配合:按压/通气比为 3:1,即 90 次/min 按压和 30 次/min 呼吸,达到每分钟约 120 个动作。每个动作约 0.5s,2s 内 3 次胸外按压加 1 次正压通气。按压者大声喊出"1——2——3——吸",助手做正压通气配合。

(3)给氧浓度:一旦开始胸外按压,正压通气的给氧浓度增加至 100%。

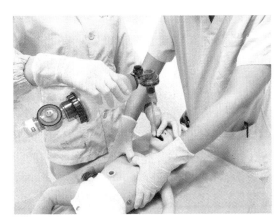

图 6-9-20 拇指法

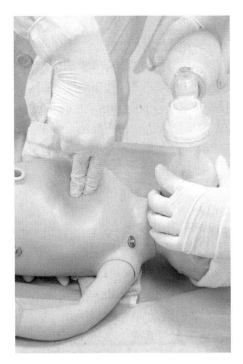

图 6-9-21 双指法

（4）胸外按压的时间：在建立了协调的胸外按压和正压通气后，可在 60s 后短时间（6s）停止按压，同时评估心率，要尽量避免中断胸外按压，因为按压停止后，冠状动脉灌注减少，延迟心脏的恢复。

（5）胸外按压时心率的评估

1）心率≥60 次 /min：停止胸外按压，以 40~60 次 /min 频率继续正压通气，下调给氧浓度至 40%。

2）心率 <60 次 /min：检查正压通气和胸外按压操作是否正确，配合是否良好，是否给予 100% 浓度的氧，如正压通气和胸外按压操作皆正确，行紧急脐静脉插管，给予肾上腺素。

为便于脐静脉插管操作，胸外按压者移位至新生儿头侧行拇指法胸外按压。

7. 药物　在积极矫正通气步骤，保证有效通气及胸外按压的基础上，有指征时考虑用药，新生儿复苏时，很少需要用药。

（1）肾上腺素

1）指征：至少 30s 有效的正压通气（胸廓有起伏）和 60s 胸外按压配合 100% 浓度的氧正压通气后，新生儿心率仍 <60 次 /min。没有建立有效通气以前，不应使用肾上腺素。

2）给药途径：首选脐静脉或骨髓腔给药。通过脐静脉或骨髓穿刺可迅速将药送入中心静脉循环，当静脉通道正在建立时，可考虑气管内给药。静脉给药后用 1~2ml 生理盐水冲管，气管内给药后，要给几次正压通气，迅速将药物送入肺内。不推荐外周静脉给药。

3）剂量：1：10 000 肾上腺素，静脉或骨髓腔给药，0.1~0.3ml/kg；气管内给药，0.5~1ml/kg。

4）评估心率：给予肾上腺素后 1min 评估心率，给药后继续正压通气（给 100% 氧）和胸外按压。如果应用首剂肾上腺素后，心率仍 <60 次 /min，3~5min 可重复应用。如果首剂肾上腺素气管内给药无效，需重复给药时，应改为脐静脉给药。如脐静脉或骨髓腔给肾上腺素后效果不满意，要考虑是否存在其他问题，如低血容量和张力性气胸。

（2）扩容剂

1）指征：如新生儿对有效的正压通气、胸外按压及肾上腺素无反应，有急性失血病史、低血容量表现及持续心率减慢，可考虑扩容。低血容量的新生儿可表现为皮肤苍白、毛细血管再充盈延迟（>3s）和脉搏微弱、血压低。

2）扩容药物：推荐生理盐水，大量失血则需要输入与患儿交叉配血阴性的同型血或 O 型红细胞悬液。

3）途径:脐静脉或骨髓腔给药,不建议外周静脉给药。速度要慢,给药时间在 5~10min 以上。

（3）肾上腺素及扩容后,如患儿情况仍无改善,迅速做如下评估并做相应的处理:

1）是否每次正压通气均有胸廓起伏? 听诊双侧呼吸音是否一致?

2）气管插管是否被分泌物阻塞?

3）正压通气是否给予 100% 浓度的氧?

4）胸外按压是否达到按压深度(胸廓前后径的 1/3)?

5）静脉给予肾上腺素剂量是否正确? 如果是气管内给予肾上腺素,则迅速做脐静脉插管或行骨髓穿刺术,重复给予肾上腺素。

6）是否有气胸?

（4）脐静脉插管:脐静脉是迅速可用的直接静脉通道,当新生儿对正压通气及胸外按压无反应,预期使用肾上腺素时,复苏团队一名成员应准备放置脐静脉导管,其他人员继续进行正压通气及胸外按压。

1）插管的准备:打开脐静脉切开包,戴无菌手套,用注射器(5~10ml)连接三通管和 3.5F 或 5F 单腔脐静脉导管,充以生理盐水。用抗菌溶液消毒脐带,铺孔巾。

2）沿脐根部用线打一个松结,如在切断脐带后出血过多,可将此结拉紧。

3）在夹钳下离皮肤线 1~2cm 处,用手术刀切断脐带,切断脐带时短暂停止胸外按压,并告知团队成员手术刀已进入视野。

4）在 12 点的位置可以看到大的、壁薄的脐静脉,其下方是小而壁厚的脐动脉。

5）导管插入脐静脉 2~4cm(早产儿可稍短),抽吸有回血后扎紧脐带根部的线。

6）给予肾上腺素或生理盐水,插管者固定导管,最好由助手给药,给予肾上腺素后,用 1~2ml 生理盐水冲管。给药后可拔管,此时要扎紧脐根部的线;也可暂时保留导管,可用清洁的粘合敷料将导管固定于新生儿腹部。

8. 早产儿复苏

（1）保暖:早产儿低体温(体温 <36.5℃)及有其他合并症的危险,应采取如下措施:

1）提高产房温度至 25℃左右。

2）预热辐射保暖台。

3）戴上帽子。

4）胎龄 <32 周的新生儿:在辐射保暖台的毯子下放一个化学产热的预热床垫,出生后不擦干,即刻将颈部以下放于聚乙烯塑料袋中(食物清洁级)或用塑料膜包裹。如果新生儿需要行脐静脉插管,则需在塑料膜的相应位置剪一个孔,将脐带放在外面进行操作。需监护新生儿体温,避免过热,保持新生儿的腋下温度 36.5~37.5℃。

（2）人工通气

1）持续气道正压通气和应用肺表面活性物质:胎龄 <30 周的早产儿生后立即给予持续气道正压通气,根据病情选择性使用肺表面活性物质或者进一步呼吸支持。有专家仍然推荐对于极早产儿(胎龄 <26 周)预防性给予肺表面活性物质,因为这一部分早产儿持续气道正压通气的失败率较高。

2）给氧浓度:因为早产儿易受高浓度氧损伤,推荐早产儿(胎龄 <35 周)开始复苏时,用 21%~30% 浓度的氧,然后以脉搏血氧饱和度仪做指导,用空氧混合仪调整给氧浓度,保持氧饱和度在目标值。

（3）预防神经损伤:胎龄 <32 周的早产儿由于生发基质的存在,当头部静脉回流障碍、血二氧化碳水平、血压及血容量迅速改变时,可使毛细血管破裂出血致颅脑损伤,给予高浓度氧也可致脑损伤。

复苏时要采取如下措施避免脑损伤:

1）操作:要轻巧,操作时避免新生儿头低脚高位。

2）避免过高压力:在正压通气或持续气道正压通气时,不要给过高的压力,过高的压力可致气胸及影响头部的静脉回流,增加颅内出血的危险。

3）监测氧饱和度和血气分析:用脉搏血氧饱和度仪和血气监测,调整通气和给氧浓度,避免 CO_2 水平的迅速改变。

4)注意静脉输液的速度:如需要扩容,输入的液体要慢,要在 5~10min 以上给予。

5)应尽量避免高渗液体。

(4)复苏中和复苏后的监护

1)体温:在新生儿开始复苏和稳定期间要持续、认真地监测新生儿体温,保暖台或暖箱中的早产儿可连接一个皮肤传感器,由皮肤温度调节热输出。极早产儿在转移至温暖和湿润的暖箱前,应一直包裹在塑料膜内。所有早产儿都会有低体温的危险,应认真监测体温。

2)血糖:极早产儿糖原储备少,如进行复苏,会迅速消耗储备的糖,导致低血糖。为避免血糖异常,应定期监测新生儿血糖,低血糖者应及时静脉给予葡萄糖。

3)呼吸暂停和心动过缓:在新生儿稳定期出现呼吸暂停和心动过缓可能是患儿体温、血氧、CO_2、电解质、血糖或酸碱平衡异常的早期临床征象。

9. 复苏后监护

(1)需要复苏的新生儿,复苏后必须密切监测和反复评估呼吸、氧饱和度、血压、血糖、电解质、排尿情况、神经状态和体温。

(2)及时对脑、心、肺、肾及胃肠等器官功能进行监测。

(3)复苏期间及复苏后要避免过热。

(4)如果需要,迅速开始亚低温治疗,要事先做好人员和器械的准备。

(七)常见并发症及处理

1. 气胸

(1)原因:①气管插管位置不合适;②正压通气时压力过大。

(2)处理:①少量气胸给予观察;②大量气胸需要胸腔穿刺或放置闭式引流管;③如患儿需要机械通气,气胸可能会继续发展,甚至发展为张力性气胸,应注意观察,必要时放置胸腔闭式引流管并应用高频振荡通气。

2. 吸入性肺炎

(1)原因:①气道分泌物清理不彻底;②长时间正压通气未放置胃管。

(2)处理:应及时清理呼吸道,根据临床情况,必要时,给予抗感染治疗,严重者可能需要机械通气。

3. 局部皮肤压伤

(1)原因:长时间胸外按压时,按压部位可能出现局部压红、瘀斑。

(2)处理:操作过程中应注意局部皮肤的保护,可在按压部位垫一棉垫,动作要轻柔。

4. 肝破裂

(1)原因:胸外按压时,按压位置不正确或按压力度过大。

(2)处理:止血、扩容、外科手术。

5. 肋骨骨折

(1)原因:胸外按压时,按压力度过大。

(2)处理:外科处理。

6. 牙龈或口腔黏膜损伤
气管插管时,应注意操作轻柔、规范,一旦出现损伤,进行对症处理。

【临床实例分析】

临床实例一

孕 42 周,胎粪样羊水,3 500g,分娩后新生儿不哭,四肢肌张力低,请处理。

临床思维分析:羊水胎粪样,无活力,立即将新生儿放在预热的辐射台上,用预热好的毛巾包好,摆正体位,用12F 或14F 吸管清洁口腔和咽部,行气管插管,接胎粪吸引管清理胎粪;必要时可再次气管内吸引;再次摆正体位,擦干全身,进行触觉刺激。

临床实例二

(1)胎龄 33 周,估计体重 1 800g,胎膜早破,羊水清亮。出生后无哭声,呼吸弱,四肢松软,心率 80 次/min,

请给予处理。

临床思维分析:患儿为早产儿,呼吸弱,四肢松软,心率80次/min,立即将患儿放在预热的辐射台上用预热毛巾包住全身,戴上帽子,摆正体位,吸引管或吸球清理呼吸道,先口腔后鼻腔,然后轻弹足底或抚摸背部,再次摆正体位。

(2)再次评估:呼吸微弱,心率50次/min,请继续处理。

临床思维分析:患儿初步复苏后呼吸微弱,心率50次/min,立即正确放置面罩,T-组合复苏器正压人工呼吸(有效则是胸廓有起伏,双侧呼吸音正常,肤色和心率有改善;若无效,尝试矫正通气MRSOPA:调整面罩,重新摆正体位,吸引口鼻,打开口腔,增加压力)。

(3)患儿面罩正压通气经矫正通气后,仍无胸廓起伏,请处理。

临床思维分析:患儿经矫正通气后,仍为无效通气,立即重新摆正体位,选择0号气管导管,行气管插管后,正压通气。

(4)插管后通气30s再次评估,心率仍50次/min,请继续处理。

临床思维分析:患儿正压通气后,心率50次/min,继续正压通气并联合胸外心脏按压。

(5)60s后再次评估:患儿心率40次/min,且患儿右侧胸廓隆起,右肺呼吸音低,请处理。

临床思维分析:根据患儿右侧胸廓隆起,右肺呼吸音低,考虑患儿有右侧气胸,予右侧胸腔穿刺排气。

(6)胸腔穿刺排气后患儿心率70次/min,请处理。

临床思维分析:患儿心率大于60次/min,停止胸外心脏按压,继续正压通气。

(7)30s后患儿自主呼吸规则,心率125次/min,皮肤红润,但停氧气即有发绀,请处理。

临床思维分析:患儿心率及呼吸均正常,但需吸氧,予吸氧下转运暖箱转NICU进一步生命支持。

临床实例三

孕39周,3 000g,胎盘早剥,羊水血性,分娩后经气管插管正压通气、胸外按压及脐静脉注射肾上腺素30s后,患儿仍皮肤苍白,呼吸、脉搏微弱,心率50次/min,请处理。

临床思维分析:患儿皮肤苍白,呼吸、脉搏微弱,心率50次/min,考虑血容量不足,立即脐静脉注射生理盐水30ml,注入时间5~10min,必要时可再重复注射1次。

临床实例四

孕26周,体重800g,无胎膜早破。羊水清亮,分娩后,呼吸弱,四肢松软,心率120次/min,请给予初步处理。

临床思维分析:患儿为26周,体重800g的早产儿,立即放在预热的辐射台上,用塑料薄膜袋套住新生儿,戴上帽子,摆正体位,清理呼吸道,重新摆正体位,选择2.5号气管导管,行气管插管,T-组合复苏器正压通气并气管内滴入"肺表面活性物质",然后拔出气管导管,行CPAP。

临床实例五

外院转来一足月新生儿,体重3 900g,全身青紫,哭声响亮,请做好复苏准备。

临床思维分析:患儿为足月儿,哭声响亮,呼吸规则、有力,心率130次/min,听诊心脏无杂音;给予清理呼吸道,鼻导管给氧,患儿发绀无缓解,经皮测血氧饱和度70%;予复苏囊加压给氧,发绀亦无缓解,经皮测血氧饱和度75%,考虑先天性心脏病,立即停止给氧,完善心脏彩超检查以明确诊断。

临床实例六

孕41周,出生哭声好,体重3 200g,羊水清亮,肌张力正常,生后已哺乳,出生5h后,突然面色发绀,心跳、呼吸停止,请立即给予抢救。

临床思维分析:患儿生后5h,突然出现面色发绀,心跳、呼吸停止,亦按前述复苏流程复苏,立即将患儿转到加热辐射台上,摆正体位,清理呼吸道后,重新摆正体位,气管插管正压通气、胸外心脏按压及外周静脉注射肾上腺素。

临床实例七

急诊室转诊来一个足月新生儿,日龄5d,哭声微弱,肌张力低,家属告知在家发生呛奶,请处理。

临床思维分析:立即将患儿放在加热辐射台上,摆正体位,吸痰管吸净口鼻分泌物,重新摆正体位,放置面罩,正压通气。

（王 鉴）

第三节 婴 儿 喂 养

【目的】

婴儿喂养(infant feeding)可提供生长发育所需的各种营养素和能量,使婴儿在喂养过程中获得满足感,有利于其生理、心理的发育。

【相关基础知识】

(一)婴儿喂养方式

1. **母乳喂养** 母乳是满足婴儿生理和心理发育的天然最好的食物,对婴儿的健康生长发育有着不可替代的作用。人乳不仅供给婴儿营养,还提供婴儿生长发育所需物质,如脂肪酶、SIgA、大量免疫活性细胞、溶菌酶等。一个健康母亲的乳汁可提供婴儿正常生长到 6 个月所需的营养素、能量及液量。

2. **部分母乳喂养** 由于母乳不足,采用母乳和配方奶(或兽乳)同时喂养婴儿,包括补授法和代授法。

3. **人工喂养** 4~6 个月以内婴儿,由于各种原因不能接受母乳喂养时,完全采用配方奶或兽乳喂养。人工喂养优先选用配方奶,因为其成分和比例适合婴儿的消化吸收,且能保护肾脏功能,根据不同的年龄特点和适用对象,人工喂养乳制品包括:早产儿配方奶粉、深度水解奶粉、完全水解奶粉、乳糖不耐受奶粉、氨基酸奶粉等,另外还有用于苯丙酮尿症(phenylketonuria,PKU)患儿的特殊配方奶粉。如无条件使用配方奶粉时,可选用牛乳或全脂奶粉。

(二)奶量估算

6 月龄以内:①根据婴儿总能量需求计算:婴儿能量需要量约为 100kcal/(kg·d)[418kJ/(kg·d)],1g 奶粉约提供 5kcal(20.92kJ)能量,故婴儿配方奶粉 20g/(kg·d)可满足需要。目前常用的奶粉专用量勺有两种,1 小量勺 =4.4g 奶粉,1 大量勺 =8.8g 奶粉,注意 1 量勺是指 1 平口量勺,不要压实,以保证冲调后的配方奶浓度合适。②根据婴儿所需液量计算:婴儿每天所需总液体量为 150ml/kg,1 小量勺配 30ml 水,1 大量勺配 60ml 水。③全牛乳摄入量估算:不能使用配方奶时,可选用全牛乳。100ml 全牛乳供能约 67kcal(280.33kJ),8% 糖牛乳供能约 100kcal(418.4kJ),按婴儿每天所需总能量计算,婴儿需 8% 糖牛乳 100ml/(kg·d)。因牛乳中蛋白质和矿物质浓度较高,饱和脂肪酸多,不利于婴儿消化和肾脏功能,应煮沸、稀释(奶与水的比例可由 2:1 逐渐过渡到 4:1)。

(三)全脂奶粉配制

按重量 1:8(1 份奶粉加 8 份水)或按容量 1:4(1 容积奶粉加 4 容积水)计算配成全奶。

(四)人工喂养

一般初生婴儿每昼夜 8 次,以后逐渐减为 7 次(减夜间 1 次),2~3 个月每日 6 次,4~6 个月每天 5 次,晚间可不喂乳。

举例:体重 6kg 的 3 个月婴儿,配制配方奶进行人工喂养(每日 6 次)。①每天需要总能量为:100kcal/(kg·d)×6=600kcal(2 510.4kJ)/(kg·d);每次所需能量 600÷6=100kcal(418.4kJ)/(kg·d);②每次奶粉量为 20g,1 小勺约 4.4g,20÷4.4=4.5 勺;③每次配奶所需水量:4.5 勺乘以 30ml 约 135ml;④每天所需总液量:150ml 乘以 6 共 900ml,除奶量外尚需喂水 900−135×6=90ml。

1. **适应证** 母乳不足或由于各种原因不能进行母乳喂养。

2. **禁忌证** 牛奶蛋白过敏者,不能使用普通配方奶。

3. 操作前准备

(1)环境要求：宽敞、明亮的配奶间，无对流风；操作台清洁、干净。

(2)操作者准备：着装整洁，六步洗手法洗手，戴口罩、帽子；计算婴儿此次所需奶量；核对患儿信息，向患儿家属讲解喂养过程，取得配合。

(3)患儿准备：病情、年龄、喂养方式、奶粉种类；确认上次喂奶时间(一般间隔 2~3h)；检查患儿是否需要吸痰及更换尿布。

(4)用物准备：喂奶车、奶粉(注意包装是否完好，生产日期及保质期)、消毒的奶瓶、奶嘴、奶粉专用量勺、配奶杯(量杯)、搅拌小勺、温开水、水温计、清洁小毛巾、一次性湿纸巾。(图 6-9-22)

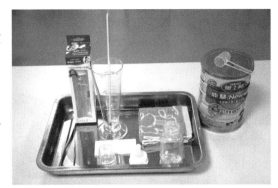

图 6-9-22 喂奶用具

4. 操作流程

(1)遵医嘱抄写配制比例和量，将计算好的适量温开水倒入量杯中，水温计测试水温为 40~50℃。

(2)用奶粉专用量勺将精确分量的奶粉加入温水中。

(3)用搅拌小勺进行搅拌，使奶粉混合均匀并完全溶解。

(4)将配制好的奶液倒入奶瓶中，选择适合患儿年龄和病情的奶嘴安装至奶瓶旋紧。

(5)携物品至患儿床旁，核对患儿信息；滴 1~2 滴奶液于操作者手腕内侧，测试奶温；将清洁毛巾垫至患儿下颌处，防止溢奶弄湿衣服(图 6-9-23)。

(6)喂奶姿势：操作者取坐位，抱起患儿，将患儿头部枕于左上臂近肘窝部成半卧位，右手持奶瓶，倾斜奶瓶，将奶嘴轻触患儿上唇，诱发觅食反射，待其张口时，将奶嘴放置舌面，使患儿含住并充分吸吮，奶嘴内应充满奶液，防止空气吸入。每次喂奶时间以 10~15min 为宜(图 6-9-24)。

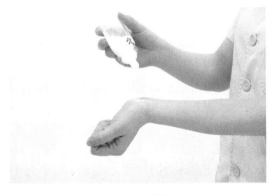

图 6-9-23 测试奶温

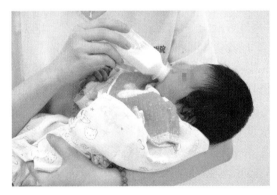

图 6-9-24 喂奶姿势

(7)喂奶完毕，用一次性湿纸巾擦去口周奶汁；竖抱患儿靠于操作者左肩部自下而上轻拍背部，待其打嗝后，放回床上，取侧卧位，头枕高约 35°，以防误吸(图 6-9-25、图 6-9-26)。

(8)整理物品，洗手，记录喂奶量；定时巡视，发现异常及时处理。

(9)喂奶过程中切勿逗弄患儿，以防误吸。

5. 常见问题及处理

(1)吸吮过急或呛奶：患儿过于饥饿、奶嘴过大、奶液滴速过快、体位不当。处理：立即停止喂奶，取出奶嘴，将头部转向一侧，清理气道，必要时使用吸痰仪或低流量吸氧。

(2)牛奶过敏：皮肤红色斑丘疹、腹泻、哭闹不安。处理：暂停牛乳或该配方奶喂养，严重者皮肤科就诊，必要时行过敏原检测。

(3)乳糖酶不耐受：出现哭闹、腹胀、腹痛。处理：少量多次摄入乳制品，必要时更换为低乳糖或无乳糖配方奶。

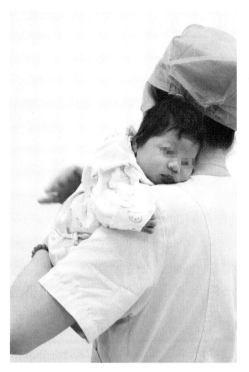

图 6-9-25　喂奶后,竖抱拍背

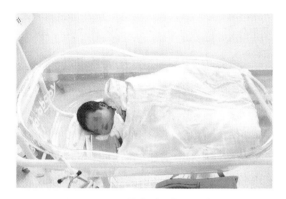

图 6-9-26　拍背后,放置侧卧位

(4)奶嘴孔径过小或过大:婴儿吸吮费力、哭闹或呛咳。处理:调整奶嘴孔径,以倒置奶瓶时,液体连续滴出为宜。

(5)及时调整乳量:婴儿食量存在个体差异,在初次配乳后,要观察小儿食欲、体重以及粪便的性状,随时调整乳量。小儿获得合理喂养的标志是发育良好,大小便正常,食奶后安静。

【临床实例分析】

临床实例一

生后 2 个月婴儿(足月),体重 5kg,计算人工喂养配方奶粉的重量并进行配奶。

思维分析:2 个月婴儿每天需要总能量为:100kcal/(kg·d)×5=500kcal;每次所需能量:500÷6=83kcal;市售配方奶粉 100g 提供 500kcal 热量,20g 奶粉提供 100kcal,即每天、每公斤体重婴儿需 20g 配方奶粉。每天喂养次数为 6 次,每次奶粉量为 100÷6=17g(大约),1 小勺约 4.4g,17÷4.4=3.8勺(大约);每次配奶所需水量:3.8 勺乘以 30ml 约为 114ml;每天所需总液量:150ml 乘以 5kg 共 750ml,除奶量外尚需喂水 750-114×6=66ml。

临床实例二

生后 6 个月男婴,体重为 7kg,因无配方奶,计算 8% 糖牛奶一天的配方和喂养方案(分 5 次)。

思维分析:该患儿每天需要能量为 7×100kcal/(kg·d)=700kcal(2 928.8kJ)/(kg·d),8% 糖牛奶 100ml供能 100cal(418.4kJ),故需 8% 糖牛奶总量 700ml,每次 140ml;每天总液量为 150ml×7=1 050ml,故需水量为 1 050-700=350ml,分次于喂奶间期喂哺。

临床实例三

2 个月的女婴,在喂奶过程中突然出现呛咳、气促及发绀,请做出紧急处理措施。

思维分析:该患儿在喂奶过程中出现上述情况,应立即停止喂奶,调整体位为侧卧位或将头部转向一侧,同时清理呼吸道,有条件者给予氧;不缓解者立即进一步处理。

临床实例四

3 个月男婴,在喂奶过程中出现哭闹不安、拒绝吃奶,请分析可能的原因。

思维分析:该患儿在喂奶过程中出现上述情况,可能原因如下:①奶嘴孔径过小,吸吮费力;②奶温过高,口腔黏膜被烫;③牛奶过敏或乳糖酶不耐受致腹痛、腹胀不适;④喂养时间间隔过短,无饥饿感;⑤口腔病变,如溃疡、疱疹等。

临床实例五

2个月女婴,使用配方奶喂养,在喂养过程中反复出现面部及躯干荨麻疹,应如何处理?

思维分析:该患儿在喂奶过程中出现上述情况,考虑荨麻疹,由过敏所致,应停止现用配方奶,改换深度水解蛋白奶粉,皮疹严重者可加用抗过敏药物,并进行过敏原检测。

临床实例六

2个月男婴,因"哭闹、腹胀、便血"诊断为坏死性小肠结肠炎,经治疗后,病情好转,拟重新喂养奶制品,请指导喂养。

思维分析:该患儿治疗后,拟肠内喂养,开始给予白开水,然后分别予1:1(1份牛奶配1份水)方式喂养,逐渐变为2:1、3:1、4:1方式喂养,最后以全奶喂养。

临床实例七

30周早产儿,出生体重1 200g,为极低出生体重儿,生后7d因"腹胀、赤豆汤样大便、肠鸣音消失",诊断为"新生儿坏死性小肠结肠炎",治疗后腹胀、血便消失,有肠鸣音,考虑病情好转,拟重新喂奶,请提供方案。

思维分析:患儿病情好转,拟肠内喂养,首选母乳,如无母乳,可给予完全水解或深度水解蛋白奶粉。早期采用微量喂养,即每千克体重每次1~2ml,每2~3h 1次,以后每日每千克体重每次增加1~2ml;或每日每千克体重10~20ml,分8~12次增加。当病情稳定,可改为常量喂养,每日每千克体重20~30ml,后续每日每千克体重增加20~30ml。

(陆婉秋)

第四节　儿童心肺复苏

【定义】心肺复苏(cardiopulmonary resuscitation,CPR)是指采用急救医学手段,恢复已中断的呼吸及循环功能,是急救技术中最重要且关键的抢救措施。包括基础生命支持(basic life support,BLS)、高级生命支持(advanced life support,ALS)、和持续生命支持(prolonged life support,PLS)等方面。

【目的】拯救儿童生命,早期识别呼吸、循环功能障碍并启动紧急医疗服务体系,尽快重建循环和呼吸。

【相关基础知识】

(一) 心跳、呼吸骤停的病因

1. 意外事故　包括颅脑及颅部外伤、溺水、烧伤、触电、气管异物、严重创伤等。

2. 重要脏器疾病　包括心、肺、脑组织疾病,休克,水、电解质和酸碱平衡紊乱及多器官功能障碍综合征(MODS)。

3. 医源性因素　各种侵入性检查、外科手术、药物过量、中毒或过敏。

4. 其他因素　婴儿猝死综合征(SIDS)。

(二) 儿童呼吸心搏骤停的诊断

1. 患者意识突然丧失,可伴有抽搐。

2. 呼吸停止或叹息样呼吸。

3. 10s内不能明确感觉到脉搏(医护人员10s内,应同时检查呼吸),测不到血压。

4. 心音消失(或 < 60 次/min)。

5. 两侧瞳孔散大固定,瞳孔对光反射消失;多在停搏45s后,出现瞳孔散大,1~2min后,出现瞳孔固定,不能作为早期诊断的依据。

6. 心电图表现为心室颤动、实性心动过速、心动过缓或心脏停搏。

7. 全身发绀。

【适应证】任何原因引起的心跳、呼吸骤停的患儿。

【禁忌证】无绝对禁忌证，下列情况可不提供儿童心肺复苏：

1. 心肺复苏将使施救者导致严重或致命的损害。

2. 出现不可逆死亡的明显临床体征（如尸僵、尸斑、身首异处、横断损伤或尸体腐烂等）。

3. 有效的已签名并注明日期的"不进行心肺复苏指令"。

【操作前准备】

1. 一旦看到无反应的患儿，立即启动急救系统。

2. 保证复苏操作者、心搏骤停患儿和旁观者在环境安全的前提下，进行心肺复苏。

【操作流程】心跳、呼吸骤停后，由于有效循环的中断，全身组织器官的功能相继停止，而脑对缺氧最敏感，心搏骤停后 1~2min，脑微循环自动调节功能丧失，4min 后，脑细胞即可出现不可逆损害。因此，采取积极、有效的措施——CPR，可迅速逆转心跳、呼吸骤停。小儿心肺功能发育不完善，心搏骤停的机会比成人多，但是小儿脑组织对缺氧的耐受性比成人强，复苏成功患儿的后遗症较成人少。此外，CPR 还适用于心室纤维性颤动，重症循环功能衰竭。小儿CPR的方法与成人基本相同，但由于小儿解剖和生理上的特点，故部分措施又区别于成人。

【基础生命支持】基础生命支持（basic life support，BLS）是心搏骤停后进行心肺脑复苏的第一阶段，复苏成功与否、生存质量高低往往取决于这一阶段是否及时，复苏程序是否正确。一旦发生心搏骤停，应迅速供氧，维持有效循环，保证机体重要器官血供。此阶段包括三个步骤：通畅气道（airway，A）、人工呼吸（breathing，B）、建立循环（circulation，C）。推荐顺序为 C—A—B 顺序，对于新生儿，心搏骤停最可能的原因为呼吸因素导致，故除外已知心脏原因导致的情况下，复苏程序应为 A—B—C 顺序。

（一）意识判断和开放气道

1. 意识判断

（1）判断患儿所处环境是否安全，呼唤、推拉患儿看其有无反应，来判断意识存在与否。

（2）观察患儿胸腹部有无上下起伏的动作。

（3）用耳贴近患儿的鼻或口，听有无呼吸声或用听诊器听取心跳或呼吸（判断时间为 5~10s）。

（4）贴近患儿颊部，感知有无面部肌肉运动。

2. 徒手开放气道的方法　昏迷的患儿因舌后坠，常导致气道阻塞，所以要使呼吸道畅通，关键是解除舌痉挛。其正确的抢救体位是：将患儿置于仰卧位，患者头、颈、躯干平卧无扭曲，双手放于躯干两侧。若患儿面部朝下，转动时一手托住颈部，一手扶着肩部，使患者平稳地转动至仰卧位，以防止可能出现的颈椎损伤。

（1）仰头举颏法：抢救者位于患儿右侧，将左手掌根放在患儿前额处，用力下压使头部后仰，右手的示指与中指并拢放在患儿的下颌骨处，向上抬起下颏。操作时，应避免手指压迫患儿颈前部颏下软组织，引起气管压迫。此法不适于有可疑颈椎骨折的患者。

（2）仰头抬颈法（常用）：患儿仰卧，撤出枕头，抢救者一手放在患儿前额，向后向下按压，另一手托住患儿颈部向上抬颈，此法不适于有可疑颈椎骨折的患者。

（3）仰头拉颌法：抢救者在患儿头侧，双肘位于患儿背部同一水平线上，用双手抓住患儿两侧下颌角，向上牵拉，使下颌向前。同时，使头部后仰，两手拇指可将下唇下推，使口腔打开。头部后仰的程度要求下颌角与耳垂连线和地面垂直。

3. 徒手清理气道异物　当清醒患儿突然不能说话、咳嗽，并有窒迫窒息症状，或在以上三步法开放气道（仰头、开口、托下颌）后，仍然不能进行有效通气，吹气有阻力或胸廓不能抬起，应考虑气道异物或分泌物阻塞。

（1）清醒的年长儿：吸入异物后，应鼓励咳出，如不能咳出，则可用掀腹法；操作者立于患儿之后，双手环抱其腰部,一手握拳置于脐上部,另一手握于拳上,两手使劲向内上猛力掀压,如此反复掀压6~10次,以挤抬膈肌使气道空气冲出,达到人工咳出的效果。

(2)昏迷(卧位)的患儿:抢救者应首先将患儿摆放为仰卧位,然后跪在患儿大腿内侧或骑跪在患儿两大腿外侧,一手掌跟顶住患儿脐上2cm,远离剑突,另一手放在第一只手手背上,连续向上向腹内猛压6~10次,再用拇指与其他四指撬起舌颏,另一手颊内侧探入咽喉,取出异物。

(3)婴幼儿:则让其俯卧于操作者胳膊上,头部稍低,另一手以掌击拍婴儿背部4次,之后将其翻转仰卧于操作者大腿上,仍保持头部稍低,再掀压腹部4次以排除异物,操作时既要有力,又需防止损伤脏器,掀压部位不可紧靠剑突或肋缘,应在剑突或肋缘下方与脐之间。

(二)呼吸支持

如判断患儿有呼吸暂停,应立即做口对口人工呼吸或口对鼻人工呼吸,无论何种人工呼吸(口对口、口对面罩、球囊面罩)均应吹气1s以上,保证有足够量的气体进入,并使胸廓有明显的提高。

1. 口对口呼吸法(最常用)

(1)在保持呼吸道畅通,患儿口部张开的位置进行。

(2)操作者用按压于前额一手的拇指和示指,捏闭患儿鼻孔。

(3)操作者深吸一口气后,随即口对口吹入患儿气道(用嘴包住患儿口鼻)至胸廓抬起为止。

(4)一次呼气完毕,应立即与患儿口部脱离,同时放松捏住患儿鼻部的手,再次准备下一次人工呼吸。

(5)人工呼吸频率:婴儿为30~40次/min,幼儿和年长儿为18~20次/min。

2. 婴儿使用口对鼻、口对口鼻人工呼吸　吹入气体时,要注意患儿肺容量,至患儿胸部中度起伏即可,防止吹入气体张力过大,引起肺泡破裂,停止吹气后,立即松开患儿鼻孔,借胸部和肺的回缩力排出肺内气体。

3. 面罩或呼吸气囊人工呼吸法　连接呼吸囊和氧气,氧流量10ml/min,一手以"CE法"固定面罩于口鼻部,另一手挤捏呼吸囊,吹气两次,挤压时间>1s,使胸廓抬起,吹气量以见到胸廓起伏为止,儿童潮气量约为250~300ml。

4. 在条件允许的情况下,尚可使用气管内插管、气管切开及呼吸机辅助呼吸。

(三)循环支持

循环支持又称人工循环,是指用人工的方法促使血液在血管内流动,并使人工呼吸后,带有新鲜氧气的血液从肺部血管流向心脏,再经动脉供给全身主要脏器,以维持重要器官的功能,应与人工呼吸配合进行,儿童以人工胸外按压法最常用。

1. 人工胸外按压步骤

(1)判断心跳是否停止(判断时间5~10s):对婴儿一般检查肱动脉:位于上臂内侧,肘与肩的中点;或检查颈动脉搏动:从颈部环状软骨处将中指、示指向一侧颈部滑动2~3cm,在胸锁乳突肌内侧,轻轻触摸颈动脉搏动。若触摸不到,或10s内未确定触及搏动,应立即进行人工胸外心脏按压。

(2)将患儿置于硬板床上,解开衣领、腰带,抢救者位于患儿右侧,根据个人身高和患儿位置调整体位。

(3)按压部位:胸骨中下1/3交界处为压迫部位。

(4)按压方法:

1)年长儿:双掌法,操作者左掌根贴于按压部位不动,右手掌根紧贴于手背上,肘关节伸直,利用操作者上身重量垂直下压,每次下压与放松时间相等。

2)年幼儿:单掌法或双指按压。

3)婴儿:环抱法,即用双手环绕患儿胸部,将拇指向后背的四指方向按压。

(5)按压深度:

年幼儿和婴儿:胸骨下陷幅度为3~4cm。

年长儿:胸骨下陷幅度为4~5cm。

青少年及成人:胸骨下陷幅度为5~6cm。

(6)按压频率:按压迅速、有力,婴儿:100~120次/min,幼儿和年长儿:≥100次/min。按压与放松时间相同。

(7)胸外心脏按压并发症：肋骨骨折、胸骨骨折、气胸、血胸、肺损伤、纵隔气肿、皮下气肿、内脏损伤、腹膜后出血、脂肪栓塞等。

2. 人工循环有效指征

(1)触及大动脉搏动。

(2)扩大的瞳孔开始缩小，瞳孔对光反射恢复。

(3)口唇、甲床颜色好转。

(4)肌张力恢复或有不自主运动。

(5)出现自主呼吸和心跳。

【高级生命支持阶段】高级生命支持(advanced life support，ALS)是在 BLS 基础上，使用药物或电技术(除颤或起搏)，使患者恢复自主心律，建立有效循环。此阶段包括四个步骤：药物治疗(drug，D)、心电监护(electrocardiogram，E)、心室颤动治疗(fibrillation，F)和病情评估(gauge，G)。

(一)气管插管

儿童的上呼吸道解剖与成人有所区别，喉的位置较高，角度更前倾，会厌长、最狭窄的部分在环状软骨下声带处，因而可在儿童应用无套管的气管插管，以降低气道内的黏膜损害。

(二)药物治疗

1. 给药途径 多用静脉给药(首选肘部静脉)，也可气管插管内给药、心内注射(不主张)。

2. 药物选择

(1)肾上腺素：为心肺复苏时的首选药物，目前推荐使用标准剂量：每次 0.01mg/kg。经气管给药时，每次 0.1mg/kg，每隔 3min 可重复给药一次。首次大剂量肾上腺素(0.1mg/kg)可以增加患儿的冠脉灌注压，提高自主循环恢复率，但不能改善长期生存率(不主张)。

(2)碳酸氢钠：常与肾上腺素联用，能增加心肌的应激性，恢复心肌的收缩力，起始剂量为 1mmol/kg(尽量减少用量，易致代谢性碱中毒)。

(3)阿托品：能解除迷走神经对心肌的抑制作用，剂量每次 0.01~0.02mg/kg，静脉注射，每 15min 一次，最大量 < 1mg。

(4)其他药物：钙离子拮抗剂、呼吸兴奋剂、血管升压素。

(三)心电监护

对了解心脏停搏的原因、心律失常种类、心肌损害程度和指导治疗非常必要。几种最常见致命性心律失常为：无脉搏室速及室颤、无脉搏性电活动、心脏停搏、心动过缓、血流动力学稳定性 / 不稳定性心动过速。

(四)心脏除颤

1. 药物除颤 室颤时，在维持有效呼吸、供氧的情况下，应用利多卡因，1mg/kg 加入 5% 葡萄糖，静脉注射，必要时，5min 可重复一次(1h 最大量 < 300mg)。

2. 电击除颤 药物无效时，应尽早使用，一般在使用复苏药物后，15~30min 内进行。

(1)胸外除颤能量：婴幼儿 1~2J/kg。

(2)电极大小：婴幼儿采用直径 4.5cm 的电极板，年长儿采用直径 8cm 的电极板。

(3)电极板放置部位：阳极板置于胸骨右缘锁骨下，阴极板置于心尖部。

(4)除颤效果不佳时的选择：首次除颤效果不佳时，可重复除颤；仍无效时，可提高除颤的能量，胸外除颤能量：婴幼儿 4J/kg，年长儿 8J/kg，连续三次除颤无效，应充分纠正低氧血症、酸中毒、低体温后，再电击除颤。室颤波明显低电压时，可先用 1 : 10 000 肾上腺素 0.2ml/kg 静脉注射，使电压升高后，再除颤。

(五)病情评估

心肺复苏过程中要详细记录心跳停搏和复跳时间、临床变化过程、抢救措施和治疗反应等，及时评估患者病情并决定下一步救治方案。

【延续生命支持】

延续生命支持(prolonged life support,PLS)主要针对原发病或并发症进行处理,使系统器官功能保持稳定。此阶段分为两步骤:低体温保护(hypothermia,H)和重症监护(intensive care unit,I)。

（一）维持有效循环

纠正心律失常和低电压,必要时实施临时心脏起搏器、补充血容量、心功能不全时,应选用增加心肌收缩力药物,使用利尿剂及血管扩张剂。

（二）维持和改善呼吸

复苏后继续保持呼吸道通畅,自主呼吸较好者,可低流量吸氧,呼吸衰竭者可用人工呼吸器辅助呼吸。

（三）脑复苏

心搏骤停后,缺血、缺氧会直接导致脑损伤,心肺复苏又会致脑再灌注损伤,脑的部分区域对缺血、缺氧耐受性较差,因此脑复苏在 PLS 中最为关键。

1. **防止脑水肿**　20% 甘露醇 2.5~5ml/kg,每 4~6h 一次,一般持续 5~7d。

2. **降温治疗**　亚低温(33~35℃)是目前推荐的降温温度,此温度能有效降低脑代谢率、减轻对神经元的毒性作用、减轻氧自由基造成的损害,增加细胞内泛素的合成;一般需降温 2~5d,直至听觉与痛觉恢复和出现四肢协调活动为止,复温不宜过快。

3. **高压氧治疗**　在循环稳定的基础上,复苏患者应尽早使用高压氧治疗,高压氧可以明显减轻脑组织的缺血、缺氧损害,利于脑组织的早期恢复。

4. **防止发生急性肾衰竭**　当机体缺血时,肾血流重新分布,易导致急性肾衰竭,应检测肾功能,必要时采用透析治疗。

5. **防止消化道并发症**　血流重分布易导致消化道缺血、缺氧,可应用质子泵抑制剂或 H_2 受体阻断药,及时行肠内营养治疗。

6. **维持水、电解质平衡和酸碱平衡**　根据患儿病情酌情补液。

7. **治疗原发病**　针对引起心跳、呼吸骤停的原因,进行治疗。

8. **防治感染**　酌情使用抗生素。

【常见并发症及处理】

（一）气胸

(1)原因:①气管插管位置不合适;②正压通气时压力过大。

(2)处理:①少量气胸予观察;②大量气胸需要胸腔穿刺或放置闭式引流管;③如患儿需要机械通气,气胸可能会继续发展,甚至成为张力性气胸,应注意观察,必要时放置胸腔闭式引流管并应用高频振荡通气。

（二）吸入性肺炎

(1)原因:①气道分泌物清理不彻底;②长时间正压通气未放置胃管。

(2)处理:应及时清理呼吸道,根据临床情况必要时给予抗感染治疗,严重者可能需要机械通气。

（三）局部皮肤压伤

(1)原因:长时间胸外按压时,按压部位可能出现局部压红、瘀斑。

(2)处理:操作过程中,应注意局部皮肤的保护,可在按压部位垫一个棉垫,动作要轻柔。

（四）肝破裂

(1)原因:胸外按压时,按压位置不正确或按压力度过大所致。

(2)处理:止血、扩容、外科手术。

（五）肋骨骨折

(1)原因:胸外按压时,按压力度过大致。

(2)处理:外科处理。

（六）牙齿、牙龈或口腔黏膜损伤

气管插管时,应注意操作轻柔、规范,一旦出现损伤,进行对症处理。

（孙　慧）

第五节　小儿胸腔穿刺术

【目的】

1. **诊断作用**　抽取少量胸腔内液体标本检测,以明确胸腔积液的病因。

2. **治疗作用**　抽出胸腔内液体、气体,促进肺复张;胸膜腔内给药,达到治疗作用。

【适应证】

1. 胸腔积液需明确诊断。

2. 大量胸腔积液或气胸需抽液或抽气,以缓解肺压迫症状。

3. 脓胸应反复抽脓、冲洗治疗。

4. 胸膜腔穿刺注射药物,以达到治疗目的。

【禁忌证】

1. 出血、凝血功能障碍或重症血小板减少未有效纠正者。

2. 患者全身极度衰竭或不能合作者。

3. 拟穿刺部位皮肤有感染。

4. 对麻醉药物过敏者。

5. 监护人拒绝签署胸腔穿刺知情同意书。

【操作前准备】

(一)患儿准备

1. 向患者家属说明穿刺目的、必要性和可能出现的并发症;再次询问有无药物过敏史。

2. 告知需要配合的事项(操作过程中避免剧烈咳嗽,保持体位,如有头晕、心悸、气促等不适及时报告)。

3. 监护人签署知情同意书。

4. 核对患儿床号、姓名、诊断;将患儿送到经过消毒的治疗室。

5. 测量生命体征(心率、血压、呼吸)。

6. 抚慰患儿,小婴儿必要时,可应用水合氯醛、地西泮或苯巴比妥钠镇静。

(二)材料准备

1. 治疗车物品

(1)胸腔穿刺包:内含弯盘 2 个、尾部连乳胶管及三通的 16 号和 18 号胸腔穿刺针各 1 根、中弯止血钳 4 把、孔巾 1 块、巾钳 2 把、纱布 2 块、一次性医用棉球、小消毒杯 2 个、标本留置小瓶 3~4 个。

(2)消毒用品:聚维酮碘。

(3)麻醉药物:2% 利多卡因 2ml。

2. 其他　5ml 和 50ml 注射器各 1 个、500ml 标本容器 2 个、无菌手套 2 副、胶布、1 000ml 量筒或量杯 1 个,有靠背的座椅 1 个。

(三)操作者准备

1. 两人操作。

2. 操作者洗手,戴帽子、口罩和无菌手套;助手协助患者体位摆放,观察穿刺过程中患者情况。

3. 了解患者病情、穿刺目的、胸片或超声情况。

4. 掌握胸腔穿刺操作相关知识、并发症的诊断与处理。

【操作流程】

(一)体位

再次确认病变位于左侧还是右侧。胸腔穿刺抽液者常规取直立坐位,年长患儿反坐于靠背椅上,椅背

457

上放一个枕头,两臂交叉置于椅背,头伏于前臂上。婴幼儿由助手抱坐在椅子上,患儿面向助手,使患儿稍前倾,背部暴露并略突出,一手将患侧手臂固定在头顶,使肋间隙变宽,另一手固定患儿腰臀部,使之身体保持不动。卧床患儿可以采取仰卧高坡卧位,患侧略向健侧转,便于显露穿刺部位。胸膜腔穿刺抽气时,患儿通常取半卧位或坐位。

(二) 穿刺点选择

1. 穿刺点选择

(1)胸腔积液穿刺点:主要是根据患儿胸腔积液的范围而定,应在叩诊实音区的最低部,常选择肩胛下角线第 8 肋间,腋后线第 7 肋间,腋中线第 6 肋间,腋前线第 5 肋间,并结合胸部 X 线片,包裹性积液可由超声波定位。

(2)气胸穿刺点:常选在患侧锁骨中线第 2 肋间或腋中线的第 4~ 第 5 肋间,也可参照胸部 X 线片,选择最佳的穿刺点。穿刺点应避开局部皮肤感染灶。

2. 确定后,要标记穿刺点。

3. 一般通过叩诊,结合胸部 X 线片确定穿刺部位,必要时,可通过超声检查来进一步确定穿刺点及穿刺深度,甚至在 B 超引导下,完成穿刺。

(三) 消毒铺巾

1. 准备

(1)术者检查胸腔穿刺包有效期,打开胸腔穿刺包的外层 3/4,戴无菌手套,再打开胸腔穿刺包的外层 1/4 及内层。

(2)检查胸腔穿刺包内物品是否齐全,胸腔穿刺针是否通畅,有无漏气,尖端是否锐利。

(3)助手协助倒入聚维酮碘浸泡消毒棉球。

2. 消毒　用无菌持物镊夹起棉球,以确定好的穿刺点为中心,从中心向外消毒三遍,消毒范围直径大于 15cm。

3. 铺巾　无菌孔巾中心对准穿刺点铺巾,上方以巾钳固定于患儿衣服上。

(四) 麻醉

1. 5ml 注射器抽取 2% 利多卡因 2ml。

2. 在穿刺点局部皮下注射形成皮丘,将注射器垂直于皮肤表面,沿肋骨上缘缓缓刺入。

3. 间断负压回抽,如无液体、气体或鲜血吸出,则注射麻醉药逐层浸润,麻醉各层组织,直至胸膜;如有液体、气体吸出,则提示进入胸腔,记录进针长度,作为下一步穿刺大概需要的进针深度;如有鲜血吸出,且体外凝集,则提示损伤血管,应拔针、压迫,待平稳后,更换穿刺部位或方向再穿刺。

(五) 穿刺

1. 准备　取尾部连接乳胶管及三通的 16 号或 18 号胸腔穿刺针,用止血钳夹闭乳胶管,根据麻醉时记录的进针深度,在穿刺针上估算出穿刺达到此深度后,留在胸部皮肤外的穿刺针长度。

2. 穿刺　左手拇指及示指固定肋间皮肤,沿麻醉区域所在肋间的肋骨上缘,垂直于皮肤缓缓刺入穿刺针,达到预定穿刺深度或有突破感后,停止穿刺。

3. 回吸　用止血钳紧贴皮肤固定穿刺针,将乳胶管连接 50ml 注射器松开夹闭乳胶管的止血钳,缓慢负压回抽注射器,如抽得与局部麻醉过程中颜色一致的液体时,标志穿刺针已进入胸腔,如不成功,适当改变穿刺针的深度与角度,回吸直到有液体吸出为止。

(六) 抽液(气)

1. 当穿刺针回吸到液体后,经穿刺针导管连接 50ml 注射器抽取胸腔积液。第一次抽得的液体应先留取标本,分别装入各个标本小瓶内送检。

2. 当每次注射器吸满需排空时,助手需先用止血钳夹闭乳胶管,摘下注射器,排空注射器,再连接乳胶管,打开止血钳,循环操作,抽吸液体(气体),记录所抽液体(气体)量。若胸腔积液为脓液,黏稠不易抽出时,可用无菌生理盐水反复冲洗。注意各个连接点要连接紧密,防止漏气,产生气胸。

3. 如果是诊断性穿刺,则穿刺抽得 50~100ml 液体,分别装入各个标本小瓶内,即完成操作。如果是治疗性穿刺,则需进一步抽出胸腔内积液(气),胸腔积液(气)引流速度不能过快,抽液(气)量多少视病情而定,年长儿一般不超过 500~600ml,抽气通常一次不超过 1 000ml,以免造成纵隔突然摆动。若抽气量多,须放置胸腔闭式引流管。

(七) 拔针

拔除穿刺针,局部消毒,压迫片刻,无菌纱布覆盖,胶布固定。

(八) 穿刺后的处理

1. 嘱患者平卧休息,测量生命体征。

2. 观察有无气促、胸痛、头晕、心悸、咳泡沫痰。

3. 观察有无面色苍白、呼吸音减弱、血压下降,穿刺部位有无渗液、渗血。

4. 必要时可行胸部 X 线检查以评价胸腔残余积液量和积气量。

5. 标本处理:记录标本量与性质,将标本分类并标记,然后根据临床需要,进行相应检查,如常规、生化、酶学、细菌学及细胞病理学检查等。

(九) 及时撰写操作记录

【常见并发症及处理】

(一) 胸膜反应

1. **症状** 穿刺过程中,患儿出现面色苍白、头晕、心慌、气短、出汗等症状。

2. **处理**

(1)停止操作,平卧,皮下注射 0.1% 肾上腺素 0.3~0.5ml。

(2)开放静脉通道,给予心电监护,吸氧(采用常规湿化氧气,氧流量调节为 2~4L/min)。

(3)与患儿家属交代病情,处理完后,常规复查患儿血压、脉搏。

(二) 气胸

1. **原因**

(1)穿刺过深伤及肺。

(2)抽液过程中患儿咳嗽,使肺膨胀,被穿刺针刺伤。

(3)在更换注射器或拔除穿刺针时,气体漏入胸腔。

2. **处理**

(1)停止操作,平卧,检查生命体征,并行胸部重点体格检查。

(2)行床旁胸片检查,少量气胸(侧胸壁与肺边缘 <2cm,气胸线与胸腔顶部距离 <3cm)且生命体征稳定者可持续观察,同时予以吸氧;大量气胸(侧胸壁与肺边缘 ≥ 2cm,气胸线与胸腔顶部距离 ≥ 3cm)或生命体征不稳定者,立即给予吸氧,心电监护,锁骨中线第 2 肋间穿刺排气,放置胸腔闭式引流管。

(3)与患儿家属交代病情,处理完后,常规复查患儿血压、脉搏。

(三) 复张性肺水肿

1. **原因** 胸膜腔积液引流速度过快或一次引流量 >1 500ml,可致受压肺泡快速复张,引起复张性肺水肿。主要表现为胸闷、气短、咳泡沫痰。

2. **处理**

(1)停止操作,半卧,立即给予吸氧,心电监护,建立静脉通道。

(2)限制液体量,利尿(呋塞米静脉注射);必要时使用地塞米松静脉注射。

(3)与患儿家属交代病情,处理后,常规复查患儿血压、脉搏。

(四) 血胸

1. **原因** 如穿刺过程中损伤肋间血管,可出现胸壁血肿或血胸。

2. **处理**

(1)停止操作,半卧,立即予以吸氧,心电监护,建立静脉通道。

(2)输液、止血、胸腔闭式引流,必要时输血;必要时开胸探查并止血。

(3)与患儿家属交代病情,处理后,常规复查患儿血压、脉搏。

（五）腹腔脏器损伤

1. 原因　如穿刺点位置过低，可能会误伤肝、脾或肾，导致出血性休克。

2. 处理

(1)尽量避免在肩胛下角线第 9 肋间和腋后线第 8 肋间以下穿刺。

(2)立即停止操作，建立静脉通道，补液，必要时输血，甚至进行外科手术治疗。

(3)与患儿家属交代病情，处理后，常规复查患儿血压、脉搏。

【临床实例分析】

临床实例一

1. 患儿，女性，8 岁，经 B 超检查诊断为右侧胸膜腔积液，现需作诊断性胸膜腔穿刺术。

2. 穿刺中患者出现头晕、面色苍白、出汗、心悸、胸部压迫感、血压下降、脉细、肢冷、昏厥，请作相应处理。

临床思维分析：小儿胸腔穿刺术；胸膜反应的处理。

临床实例二

1. 患儿，男性，6 岁，经体检及行胸部 X 线摄片检查，诊断为右侧胸膜腔积液，现需作胸膜腔穿刺。目前医院利多卡因缺药，需要使用普鲁卡因作为局麻药品。

2. 患者使用普鲁卡因局麻后，出现全身皮肤瘙痒，皮疹，血压下降，出汗，请予以处理。

临床思维分析：胸腔穿刺术局部麻醉药物的使用；胸腔穿刺术中过敏性休克的处理。

临床实例三

1. 患儿，女性，11 岁，因呼吸困难 2d 入院。体检：左肺叩诊呈鼓音，呼吸音低，胸片示左肺压缩 70%，气管右移。为尽快缓解患儿症状，最宜采取何种措施。

2. 穿刺过程中抽出血性液体，复查患儿血压较前下降，请继续予以处理。

临床思维分析：血胸的处理。

临床实例四

1. 患儿，女性，10 岁，胸痛、高热 3d 入院。WBC 25×10^9/L，N 90%。胸部 X 线示右侧胸腔积液(大量)。体查：T 39.8℃，呼吸困难，被迫坐位，精神高度紧张。为尽快明确诊断，宜采取何种措施。

2. 穿刺中患儿突然剧烈咳嗽，继之气促加重。体检：右肺叩诊呈鼓音，呼吸减低，请继续处理。

临床思维分析：过度紧张患儿的胸腔穿刺术，术前应安抚患儿，避免过度紧张；气胸的处理。

临床实例五

1. 患儿，男性，5 岁，因发热、咳嗽 7d 入院。伴畏寒、寒战，咳脓痰。体检：左下肺叩诊浊音，呼吸音低。入院后予以抗感染治疗无效，仍有咳嗽、咳大量脓痰，双份血培养为金黄色葡萄球菌，痰培养示咽喉杂菌，复查胸片仍有中量积液，为进一步指导抗感染治疗，应如何处理？

2. 穿刺过程中抽出脓液，黏稠，应采取何种措施？

临床思维分析：胸腔穿刺术留取标本行病原体检查；考虑脓胸，留取标本后可用无菌生理盐水反复冲洗。

临床实例六

1. 患儿，女性，日龄 3 天，因出生后呼吸困难 3d 由乡镇卫生院转入。其母孕期未定期产检，生后已哺乳。体检：呼吸 70 次/min，右肺叩诊呈浊音，呼吸音低。胸部 X 线提示右侧胸腔大量积液，宜采取何种措施？

2. 穿刺过程中抽出液为白色乳糜样，应如何处理？

临床思维分析：新生儿胸腔穿刺术；先天性乳糜胸的胸腔积液检查；行胸腔闭式引流术，禁食，静脉营养。

（王　鉴）

第六节 小儿腰椎穿刺术

【目的】

1. **诊断作用** 测脑脊液压力,留取脑脊液标本检测,协助明确颅内病变原因。

2. **治疗作用** 鞘内注射药物治疗中枢神经系统感染、预防和治疗中枢神经系统白血病,镇痛等。

【适应证】

(一)诊断

1. 中枢神经系统感染及非感染性炎症。

2. 脑血管疾病、颅内肿瘤、代谢性疾病。

3. 进行脑脊液压力及脑脊液动力学检查,协助诊断脊髓病变的性质。

4. 动态观察脑脊液变化以判断病情、预后及疗效,指导治疗。

(二)治疗

1. 椎管内注射药物:白血病中枢神经系统浸润,进行鞘内注射化疗药物,中枢神经系统结核行鞘内注射抗结核药物。

2. 蛛网膜下腔出血行脑脊液置换。

【禁忌证】

1. 颅内压明显增高,若有脑疝迹象或怀疑后颅窝占位性病变者。

2. 穿刺部位有感染灶、脊柱结核或开放性损伤。

3. 有明显出血倾向、凝血机制障碍、血小板 $<50 \times 10^9/L$ 者。

4. 休克、频繁抽搐、衰竭或濒危状态者,需病情稳定后再行腰椎穿刺。

5. 开放性颅脑损伤。

6. 监护人拒绝签署腰椎穿刺知情同意书。

【操作前准备】

(一)患者准备

1. 向患者家属说明穿刺目的、必要性和可能出现的并发症;再次询问有无药物过敏史。

2. 告知需要配合的事项。

3. 监护人签署知情同意书。

4. 年长儿提前排空大小便,婴幼儿穿纸尿裤。

5. 核对患儿床号、姓名、诊断;将患儿送到经过消毒的治疗室。

6. 测量生命体征(心率、血压、呼吸)。

7. 抚慰患儿,婴儿必要时,可应用水合氯醛、地西泮或苯巴比妥钠镇静。

(二)材料准备

1. 治疗车上载有以下物品(如果送检项目大于 3 项,需另外准备无菌小瓶)

(1)腰椎穿刺包:内含腰椎穿刺针、一次性无菌注射器、镊子、测压管、一次性医用棉球、无菌纱布、孔巾、巾钳、3 个无菌试管。

(2)消毒用品:聚维酮碘

(3)麻醉药物:2% 利多卡因 2ml

2. 其他:口罩、帽子、无菌手套、胶布、医疗垃圾桶及锐器盒。

(三)操作者准备

1. 穿刺前充分了解患者病情、穿刺目的、头颅影像学检查结果等。

2. 需要 1~2 名助手配合操作。

3. 操作者洗手,戴帽子、口罩;助手一协助患儿体位摆放及固定,助手二协助准备局部麻醉药及消毒物品,并观察穿刺过程中患儿情况等。

【操作流程】

(一) 体位

1. **年长儿**　取左侧卧位,头向前胸俯屈,膝髋屈曲,双手抱膝紧贴腹部,沿诊疗床边侧卧。助手协助弯曲患儿下肢及头颈,取得最大程度的脊椎弯曲,使背部呈弓形,与床面垂直,充分暴露操作部位椎间隙(图 6-9-27)。

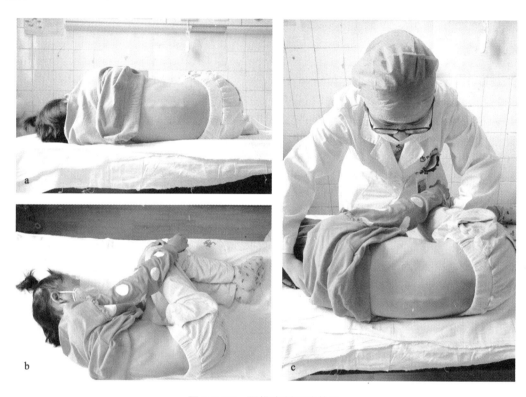

图 6-9-27　腰椎穿刺正确体位

2. **婴幼儿**　由助手将患儿曲颈、屈髋、抱膝,取左侧卧于床上,一手将患儿头部固定在右手臂下,另一手固定患儿腰臀部,使椎间隙尽量暴露并帮助患儿固定不动。

3. **不能充分配合患儿**　需选择水合氯醛灌肠、地西泮肌注或苯巴比妥钠肌注,充分镇静,保证操作时患儿能保持体位。

(二) 穿刺点选择

1. 操作前再次核对患者床号、姓名。

2. 触两侧髂嵴,髂嵴上缘连线的中点为第 3、第 4 腰椎棘突之间(第 3、4 腰椎间隙),确定为穿刺点。穿刺部位切忌过高。新生儿及婴儿脊髓相对较长,穿刺部位可选择第 4、5 间腰椎间隙(图 6-9-28)。

(三) 消毒铺巾

1. **准备**

(1)术者检查腰椎穿刺包有效期,打开腰椎穿刺包外层 3/4,戴无菌手套,打开腰椎穿刺包的外层 1/4 及内层。

(2)检查腰椎穿刺包内物品是否齐全、穿刺针是否通畅、尖端是否锐利、测压管连接处是否完好。

(3)助手协助,倒入聚维酮碘,浸泡消毒棉球。

2. **消毒**　用无菌持物镊夹起棉球,以确定好的穿刺点为中心,从中心向外消毒三遍,消毒范围直径大于 15cm。

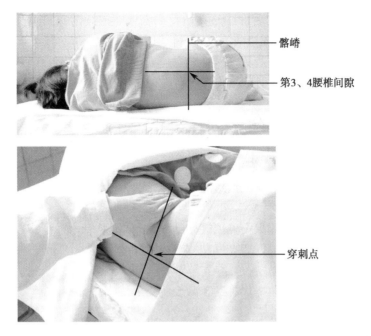

图 6-9-28　腰椎穿刺点选择

3. 铺巾　无菌孔巾中心对准穿刺点铺巾,上方以巾钳固定于患者衣服上。

（四）麻醉

1. 准备 5ml 注射器抽取 2% 利多卡因 2ml。

2. 在穿刺点局部皮下注射形成一个皮丘,将注射器垂直于皮肤表面刺入。

3. 间断负压回抽,若无液体或鲜血吸出,边进针、边回抽及注射麻醉药,逐层浸润麻醉各层组织至韧带。拔针后,用消毒纱布压迫片刻,并记录进针长度,作为下一步穿刺大概需要的进针深度。

（五）穿刺

1. 穿刺　沿穿刺点垂直进针,针尖斜面与患者身体长轴平行。穿刺皮肤后缓慢进针,可依次感受到脊韧带、硬脊膜的阻力,当有突破感时提示针已进入到蛛网膜下腔,停止进针。

2. 测压并留取脑脊液　拔出针芯,见脑脊液流出后,接测压管,读出脑脊液压力。去掉测压管后,用无菌试管 3 个,收集脑脊液共 2~5ml,分别送检培养、常规、生化(根据病情可多留取脑脊液检测其他项目)。如进针过程中,针尖遇到骨质,应将针退至皮下,待纠正角度后,再进行穿刺。

3. 拔针　重新插入针芯,拔出穿刺针。穿刺点用无菌纱布压迫片刻,聚维酮碘消毒穿刺部位,敷以无菌纱布并用胶布固定(或者用一次性敷料粘贴)。

4. 鞘内注射　为行鞘内注射治疗时,在腰椎穿刺成功后,先放出与待注入药液量等量的脑脊液,再向椎管内缓慢注入药物,注射完成后进行步骤 3. 拔针。

（六）穿刺后的处理

1. 为患儿复原衣物,嘱患儿去枕平卧 4~6h。

2. 观察有无头痛、背痛、呼吸困难。

3. 检查意识状态、面色、脉搏、瞳孔及其他神经系统体征。

4. 观察穿刺局部有无渗液、渗血。

5. 标本处理:记录标本量与性质,将标本分类并标记,根据临床需要进行相应检查,如常规、生化、细菌学、免疫学及细胞形态学等。

（七）及时撰写操作记录

【常见并发症及处理】

（一）腰椎穿刺后头痛

腰椎穿刺后头痛相对较为常见。

1. 原因 脑脊液量放出较多、穿刺后即刻站立活动或脑脊液持续由蛛网膜及硬膜穿孔外漏,造成颅内压降低所致。头痛多在数小时至 3~4d 消失,少数可持续 1 周。

2. 预防 尽量用细的腰椎穿刺针、避免多次穿刺、放脑脊液量不宜过多、穿刺针的针尖斜面与患者身体长轴平行、腰椎穿刺后,嘱患者去枕平卧 4~6h、多饮水等有助于预防腰穿后头痛。

(二)脑疝形成

是最危险的并发症。腰椎穿刺中或腰椎穿刺后发生,造成意识障碍、呼吸骤停,甚至死亡,多见于高颅压患者,及早发现,可以治疗。须严格掌握腰椎穿刺指征,若颅内压高患儿必须行腰椎穿刺才能明确诊断时,要在穿刺前使用脱水剂。术前可行眼底检查,必要时,行头颅影像学检查。操作时,如脑脊液流速过快,将部分针芯堵在针口,减慢滴速,可以防止脑疝形成。

(三)神经根损伤

神经根损伤较少见。腰椎穿刺中如果突然出现感觉异常(如下肢麻木或疼痛)应立即停止。一般不需要特殊处理,严格掌握穿刺部位、避免位置过高,可避免该并发症。

(四)感染

由于无菌观念不强导致。严格无菌操作有助于减少感染的概率。

(五)出血

见于正在接受抗凝治疗或存在凝血障碍的患者,多为损伤蛛网膜下腔或硬膜下腔静脉造成,出血量一般较少,不引起临床症状,无须特殊处理。若出血量较多时,要与原发性蛛网膜下腔出血鉴别。

【临床实例分析】

临床实例一

1. 患儿,男性,6 岁,因低热、头痛 1 周,加重伴呕吐 3d 入院,已完善头颅 CT。体检:脑膜刺激征阳性,行腰椎穿刺检查。

2. 穿刺时,测压为 200mmH$_2$O,此时该如何处理?

临床思维分析:该患儿考虑颅内感染。有腰椎穿刺指征;穿刺过程中需行高颅压的处理。

临床实例二

1. 患儿,女性,11 岁,经体检及头颅 CT 检查,初步诊断为颅内感染,现需作诊断性腰椎穿刺术。

2. 穿刺中,患儿出现头晕、面色苍白、出汗、心悸、胸部压迫感、血压下降、脉细、肢冷、昏厥,请做相应处理。

临床思维分析:脑膜反应的处理。

临床实例三

1. 患者,男性,9 岁,精神异常 5d,头颅 CT 未见异常,脑膜刺激征阳性,初步诊断为病毒性脑膜脑炎,为尽快明确诊断,最宜采取何种措施?

2. 穿刺过程中患儿不配合、胡言乱语,为使该项措施继续进行,请予以相应处理。

临床思维分析:颅内感染患者的腰椎穿刺术;躁动、精神异常患儿相应的术前处理,应予镇静。

临床实例四

1. 患儿,女性,出生 18d,发热 5d,抽搐 2d 入院。体检:T 39℃,反应差,前囟膨隆,张力高,四肢肌张力高,各原始反射未引出。请予目前最宜检查以帮助诊断和治疗。

2. 穿刺中,测压力 190mmH$_2$O,请继续予以相应处理。

临床思维分析:新生儿腰椎穿刺术;高颅压的处理,术前应予脱水以降颅压。

临床实例五

1. 患儿,女性,11 岁,头痛 2 个月,伴低热,无明显咳嗽、咳痰,脑膜刺激征阳性。已经完善头颅 MRI 检查,示颅内占位性病变,请行腰椎穿刺术协助诊断。

2. 操作过程中见稍浑浊脑脊液,请作出初步判断,如何确诊?

临床思维分析:隐球菌脑炎的诊断和鉴别诊断。

临床实例六

1. 患儿,女性,10 岁,双下肢无力 3 周,自肢体远端向近端进展,发病前 1 周有腹泻病史。已完善心肌酶和肌电图检查,请尽快完善相关检查以协助诊断。

2. 心肌酶正常,肌电图提示神经源性损害,请予相应判断及处理。

临床思维分析:腰椎穿刺术 + 脑脊液常规、生化检查,判断是否存在蛋白 - 细胞分离。

（王　鉴）

第七节　小儿骨髓穿刺术

【目的】

1. **诊断作用**　通过骨髓细胞增生程度检查,细胞组成及其形态学变化检查,细胞遗传学检查,分子生物学检查,造血干细胞培养,骨髓液培养,寄生虫、细菌和真菌检查等协助临床诊断。

2. **治疗作用**　观察疗效和判断预后,为骨髓移植提供骨髓。危重患儿抢救时的暂时性静脉通道。

【适应证】

（一）诊断

1. 各种血液病的诊断、鉴别诊断及治疗随访。

2. 协助诊断部分恶性肿瘤(如淋巴瘤、肾母细胞瘤)的分期。

3. 协助诊断贮积性疾病,如戈谢病(Gaucher disease)等。

4. 对于原因不明的发热患者,抽取骨髓液行细菌培养、寻找寄生虫(如疟原虫、黑热病病原体等)。

（二）治疗

1. 危重患儿抢救时,如外周静脉通路建立困难,可行胫骨穿刺,作为暂时性输液通道,直至建立静脉通道。

2. 为骨髓移植提供骨髓来源。

【禁忌证】

1. 穿刺部位有感染或开放性损伤(某穿刺部位有感染时,可更换穿刺部位完成穿刺)。

2. 血友病、有严重凝血功能障碍、重症血小板减少者,当骨髓检查并非唯一确诊手段时,不宜进行骨髓穿刺,以免引起局部严重迟发性出血。

3. 生命体征不平稳(危重症抢救时可以使用)。

【操作前准备】

（一）患者准备

1. 向患者家属说明穿刺目的、必要性和可能出现的并发症;再次询问有无药物过敏史。

2. 告知需要配合的事项。

3. 监护人签署知情同意书。

4. 核对患者床号、姓名、诊断;将患儿送到经过消毒的治疗室。

5. 测量生命体征(心率、血压、呼吸)。

6. 抚慰患儿,小婴儿必要时可应用水合氯醛、地西泮或苯巴比妥钠镇静。

（二）材料准备

1. **治疗车物品**

(1)骨髓穿刺包:内含骨穿针、注射器、医用棉球、医用纱布片、镊子、洞巾、弯盘。

(2)消毒用品:聚维酮碘

(3)麻醉药物:2% 利多卡因 2ml

2. 其他:20ml 注射器数个、推片 1 张、载玻片 6~8 张、抗凝管数个、中单或棉垫、口罩、帽子、胶布、无菌手套、甲紫及棉签。

（三）操作者准备

1. 需要至少两个人操作,常需要两人配合。如果是不能配合的患儿,可能需要一个以上的助手帮助固定,并加强镇静药的应用,操作过程中助手需注意患儿的呼吸、心率、肤色、一般反应等。

2. 操作者洗手,准备帽子、口罩;助手协助患者摆好体位,准备无菌注射器、聚维酮碘,观察穿刺过程中患者情况等。

3. 了解患者病情、穿刺目的等。

4. 掌握骨髓穿刺操作相关知识、并发症的诊断与处理。

【操作流程】

（一）体位

采用髂前上棘和胸骨、胫骨粗隆穿刺时,患者取仰卧位;采用髂后上棘穿刺时,患者取侧卧位或俯卧位;采用腰椎棘突穿刺时,患者取坐位或侧卧位。

（二）选择穿刺部位

1. 操作前再次核对患者床号、姓名、住院号。

2. 穿刺点选择

（1）髂前上棘穿刺点:髂前上棘后 1~2cm 处,该处骨面平坦,易于固定,操作方便,危险性极小。

（2）髂后上棘穿刺点（图 6-9-29）:骶椎两侧、臀部上方突出的骨面。

（3）胸骨穿刺点:胸骨柄、胸骨体相当于第 1、2 肋间隙的部位。此处胸骨较薄,且其后有大血管和心房,穿刺时务必小心,以防穿透胸骨而发生意外。当其他部位穿刺失败时,如为骨髓增生减低性疾病,必要时仍需进行胸骨穿刺。

（4）腰椎棘突穿刺点:腰椎棘突突出的部位。

（5）胫骨穿刺:胫骨粗隆下 1cm 之前内侧胫骨平坦处。胫骨穿刺适合 2 岁以下小儿。

3. 确定后用甲紫标记穿刺点。

（三）消毒铺巾

1. 准备 术者检查胸腔穿刺包有效期,打开骨髓穿刺包的外层 3/4,戴无菌手套,打开骨髓穿刺包的外层 1/4 及内层,检查骨髓穿刺包内物品是否齐全、骨髓穿刺针是否通畅、尖端是否锐利。

2. 消毒 请助手将聚维酮碘倒入放有无菌棉球的无菌杯内,用无菌持物镊夹起棉球,以确定好的穿刺点为中心,从中心向外呈同心圆样消毒三遍,消毒范围直径大于 15cm。

3. 铺巾 无菌孔巾中心对准穿刺点铺巾,上方以巾钳固定于患者衣服上。

（四）麻醉

麻醉如图 6-9-30 所示:

1. 5ml 注射器抽取 2% 利多卡因 2ml。

2. 在穿刺点局部皮下注射形成 1 个皮丘,将注射器垂直于皮肤表面刺入。

3. 垂直于皮肤边进针、边回抽、边推药,深至骨膜,并在骨膜做扇形局部麻醉,拔针后,用消毒纱布压迫片刻。

（五）穿刺

穿刺如图 6-9-31 所示:

1. 骨髓穿刺针检查 调整骨髓穿刺针固定器的位置并固定好,估计患儿软组织厚度,根据麻醉时进针的深度调整,大约距针尖 1~1.5cm。

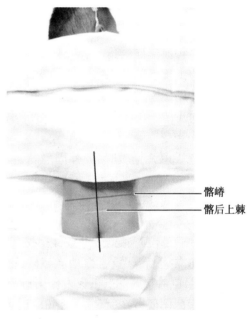

髂嵴
髂后上棘

图 6-9-29 穿刺点选择（髂后上棘）

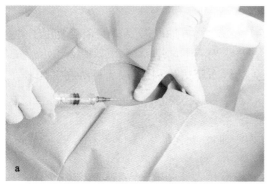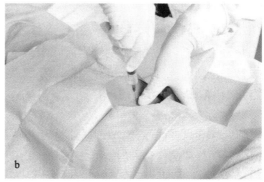

图 6-9-30 麻醉

a 在穿刺点局部皮下注射形成皮丘;b 垂直于皮肤,边进针、边回抽、边推药。

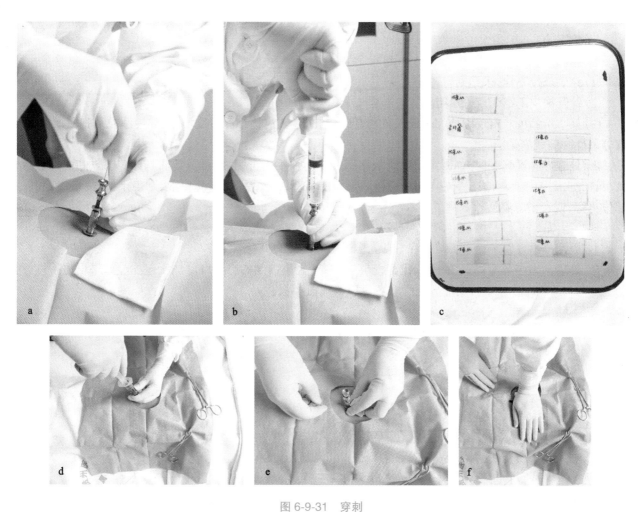

图 6-9-31 穿刺

a. 穿刺;b. 抽吸骨髓;c. 涂片;d. 有其他检查,需再次抽吸骨髓;e. 插入针芯,拔针;f. 压迫穿刺点。

2. **穿刺** 左手拇指和示指将穿刺部位皮肤绷紧,右手持骨髓穿刺针于穿刺点垂直于骨的长轴或者与垂直面呈 5°~15° 角,针尖向足端倾斜刺入,下达骨膜后,可适度用力缓慢旋转,有阻力消失感且骨髓穿刺针已固定,表示已达骨髓腔。

3. **抽吸骨髓** 抽出针芯,接一次性 20ml 注射器,抽吸骨髓液 0.1~0.2ml(一般注射器针乳头内充满即可)。如抽不出,可放回针芯小心前进或后退 1~2mm 后再抽吸。

4. **涂片** 取下注射器交助手涂片。抽出液有脂肪小滴和 / 或骨髓小粒,可确定为骨髓液。一般涂片

5~7张。

5. 如需要做骨髓液的其他检查 在留取骨髓液涂片标本后,再抽取需要量的骨髓液用于骨髓干细胞培养、染色体和融合基因检查、骨髓细胞流式细胞术检查及骨髓液细菌培养等。

6. 拔针 重新插入针芯,拔出穿刺针。穿刺点用无菌纱布压迫片刻,敷以无菌纱布并用胶布固定,或者用一次性敷料粘贴。

(六)穿刺后的观察

1. 穿刺后 24h 内,常规观察穿刺局部是否干燥,有无渗血。

2. 适当制动穿刺部位,预防出血。

3. 对标本进行处理。记录标本量与性质,将涂片放置于标本盒中妥善保存并标记。然后根据临床需要进行相应检查,如形态学检查及基因检查、培养等。送骨髓涂片时,需同时送至少 2~3 张末梢血涂片。

(七)及时撰写操作记录

【常见并发症及处理】

(一)干抽

1. 原因

(1)穿刺部位不佳,未达到骨髓腔。

(2)针管被皮下组织或骨块阻塞。

(3)某些疾病可能出现干抽(dry tap),如骨髓纤维化、骨髓有核细胞过度增生(如慢性粒细胞白血病等)、部分恶性肿瘤浸润骨髓。

2. 处理 骨髓穿刺时,如因组织或骨块堵塞针腔而抽不出骨髓液,可重新插入针芯,稍加旋转或再钻入少许,亦或退出少许,拔出针芯再抽吸,如仍吸不出骨髓成分或少许稀薄血液,则为干抽,需要更换其他部位再穿,或者做骨髓活检。

(二)出血

1. 原因 易发生于血小板减少和 / 或血小板功能异常的患者。

2. 处理 大多数经局部按压后,出血能够被控制,血小板低的患者可以加压包扎。如果出血持续,对于血小板减少和 / 或血小板功能异常的患者可以输注血小板。

(三)感染

感染常比较轻微,仅仅需要局部用药。免疫抑制患儿可能发生更严重的感染。

(四)胸腔脏器损伤

1. 胸骨穿刺可发生。

2. 处理

(1)避免用力过猛、位置不当的穿刺。

(2)停止操作,建立静脉通道,补液,必要时输血,甚至行外科手术治疗。

(3)与患者家属交代病情,处理完后,常规复查患者血压、脉搏。

(五)骨髓穿刺针断裂

1. 预防 穿刺要小心,动作轻柔,勿强行穿刺。

2. 处理 试用无菌血管钳夹出,必要时请外科医生处理。

【临床实例分析】

临床实例一

患儿,男性,10 岁,发热、乏力 5d 入院。查体:T 38.5℃,P 120 次 /min,R 24 次 /min,BP 120/70mmHg,腹股沟淋巴结肿大,心肺查体未见异常,脾肋下 3cm 扪及,质软。血常规:WBC 60.5×10^9/L,L 20×10^9/L,PLT 120×10^9/L,Hb 134g/L。凝血系列检查:PT 20s,APTT 60s,FDP 5mg/L。入院抗感染治疗 1 周无效。请尽快明确诊断。

临床思维分析:把握骨髓穿刺术禁忌证;待查发热原因患者的骨髓穿刺术。

临床实例二

患儿,女性,8 个月,发热 5d,面色苍白 1d 入院。体检:BP 50/30mmHg,精神萎靡,四肢凉、可见花斑,毛细血管再充盈时间 5s,护士穿刺建立静脉通道困难。请选择目前最需要的操作。

临床思维分析:外周静脉通道建立困难时,可行胫骨骨髓穿刺后,补液治疗。

临床实例三

1. 患者,男性,1 岁 5 个月,因"发热 3d,发现皮肤出血点 1d"入院。体检:面色苍白,全身皮肤可见密集针尖样出血点,心肺听诊无异常,腹部隆起,肝肋下约 3.0cm 扪及,质软;脾肋下约 6.0cm 扪及,质硬。血常规示:Hb 55g/L,PLT 38 × 10⁹/L。请根据病情选择最需要的检查以明确诊断。

2. 行胫骨穿刺过程中未抽出骨髓,该如何处理。

临床思维分析:小儿骨髓穿刺术;巨脾患者骨髓穿刺术穿刺点和体位的选择;干抽的处理。

临床实例四

患儿,男性,2 岁,因"发热 3d,面色苍白、皮肤出血点 2d"入院。体检:面色苍白,全身皮肤可见较多针尖样大小的出血点,心肺听诊无异常,腹平软,肝、脾肋下未扪及。血常规示:WBC 1.3 × 10⁹/L,Hb 50g/L,PLT 40 × 10⁹/L。在外院行髂前上棘及髂后上棘、胫骨骨髓穿刺,均报告为稀释,家长为明确病情要求行相关检查,请根据病情选择最需要的检查。

临床思维分析:再生障碍性贫血的骨髓穿刺术。

临床实例五

患儿,女性,1 岁,因全身皮肤瘀点、瘀斑 2d 入院。查血常规:WBC 8.6 × 10⁹/L,Hb 130g/L,PLT 10 × 10⁹/L,请为该患儿行骨髓穿刺术。

临床思维分析:血小板减少患者骨髓穿刺术。

临床实例六

患儿,男性,4 个月。患儿父母于半个月前,发现患儿生长发育落后,遂就诊。追问病史,患儿平素有吸吮、吞咽困难,家属未重视。查体:肝大、脾大、肌张力增高。考虑戈谢病,接下来你将如何确诊?

临床思维分析:戈谢病的诊断与小婴儿骨髓穿刺术。

临床实例七

患儿,男性,1 岁 8 个月,呕血、黑便 2d 入院,家长诉近 6 个月学习行走期间易摔倒,摔倒后出现膝部肿胀。血常规:WBC 1.5 × 10⁹/L,PLT 30 × 10⁹/L,Hb 74g/L。请为患者尽快明确诊断。

临床思维分析:血友病的诊断和骨髓穿刺术禁忌证的把握。

临床实例八

患儿,男性,8 岁,低热、腹胀、乏力 4 个月,初次就诊。查体:贫血貌,肝肋下 2.5cm 扪及,脾Ⅰ线 8cm,Ⅱ线 12cm,Ⅲ线 +2cm,质硬;血常规,WBC 186.5 × 10⁹/L,Hb 130g/L,PLT 314 × 10⁹/L;请尽快明确患者诊断。

临床思维分析:慢性粒细胞白血病的确诊;骨髓染色体 t(9;22)检查和骨髓 bcr/abl 基因检查。

(王 鉴)

第八节 小儿头皮静脉穿刺

【目的】

1. 补充水和电解质,维持体内酸碱平衡。

2. 输入药物达到治疗疾病的目的。

3. 增加血容量,维持血压,改善微循环。

4. 补充营养物质,供给热量,促进组织修复,增加体重。

【相关基础知识】

小儿头皮静脉极为丰富,分支多,互相沟通交错呈网,且静脉表浅,因选用头皮静脉输液易于穿刺和固定,在临床上应用较多。但头皮静脉输液一旦发生药物外渗,局部容易出现瘢痕,影响头发生长和美观,故目前临床上建议小儿不宜首选头皮静脉输液。应以上肢静脉为首选,其次是下肢静脉和其他静脉,最后再视情况选择头皮静脉。常选用的头皮静脉有额上静脉,颞浅静脉,眶上静脉,还有枕后静脉和耳后静脉(图6-9-32)。

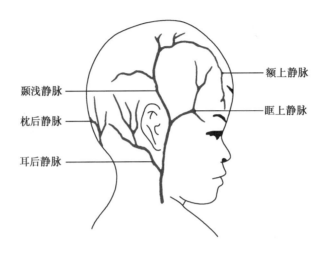

图 6-9-32 头皮浅静脉示意图

【适应证】

1. 静脉输注刺激性小的液体或药物。

2. 一次性静脉输液钢针宜用于短期或单次给药。

3. 外周静脉留置针宜用于短期静脉输液治疗。

4. 输液量少或输液时间较短。

【禁忌证】

1. 输注刺激性药物或腐蚀性药物的患者。

2. 输注高渗透压液体(>600mOsm/L)的患者。

3. 胃肠外营养的患者。

【评估和准备】

(一) 评估

1. 评估患儿年龄、病情、有无卧位要求及监护仪的限制,合作程度及有无药物过敏史。

2. 头皮静脉情况。

3. 了解药物的性质、剂量及医嘱要求。

4. 环境是否清洁、温暖、舒适和安全,光线是否明亮。

(二) 准备

1. **护士准备** 服装整洁,修剪指甲、洗手、戴口罩。

2. **物品准备**

(1)输液器、液体及药物(根据医嘱),输液卡。

(2)治疗车上置快速手消毒液、治疗盘。盘内置0.5%聚维酮碘、75%乙醇、棉签、医用输液贴/透明贴(留置针用)和胶布、5号头皮针、24G留置针、一次性备皮刀、纱布、治疗巾。

(3)治疗车旁用物:锐器盒、生活垃圾和医疗垃圾桶。

(4)必要时备砂袋或约束带。

3. **患儿准备** 为小婴儿更换尿布,协助患儿排尿,顺头发方向剃净局部毛发。

4. **环境准备** 清洁、宽敞、明亮,操作前半小时,停止扫地及更换床单位。

【操作步骤】

1. 在治疗室内核对、检查药液、输液器,按医嘱加入药物,并将输液器针头插入输液瓶塞内,关闭调节器。

2. 携用物至患儿床旁,核对患儿信息,再次查对药液,将输液卡、瓶挂于输液架上,排尽空气。

3. 将枕头放在床沿,铺小方巾,使患儿横卧于床中央,选择血管。

4. 备皮,对于婴儿,需要 2 人操作,助理护士用全身约束法,约束患儿并固定患儿头部,操作护士备皮.较大患儿需 3 人合作:一人固定头部,一人固定躯干部,一人备皮(图6-9-33)。

5. 用 0.5% 聚维酮碘擦拭消毒穿刺部位皮肤两遍,70%~75% 乙醇脱碘(较大小儿静脉清晰者,可不作脱碘处理,婴儿,尤其是新生儿,须脱碘,一方面可使静脉显露清

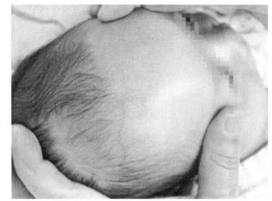

图 6-9-33 头皮静脉选择及头部固定

晰,另一方面可防止因碘吸收可能影响甲状腺发育),作用 3min。一次性静脉输液钢针穿刺处的皮肤消毒范围直径应 ≥ 5cm,外周静脉留置针穿刺处的皮肤消毒范围直径应 ≥ 8cm,待消毒液自然干燥后,再进行穿刺;排气至头皮针或留置针连接处,撕开敷贴一角,置于治疗盘内(图6-9-34)。

6. 穿刺新生儿及头皮静脉不清楚的患儿,可用 5ml 注射器连接头皮针穿刺,一手绷紧血管两端皮肤,另一手持针在距静脉最清晰点后移 0.3cm 处,将针头沿静脉向心方向,以 30° 角刺入皮肤,针尖斜面进入皮肤后即将头皮针放平,缓缓刺入血管,见回血后再沿静脉走向徐徐进针,试推液少许,如无异常,用医用输液贴固定,必要时加用环形胶布固定(图6-9-35)。

7. 取下注射器,将头皮针与输液器相连接,调节滴速,并将输液管弯绕于患儿头上适当位置,胶布固定。

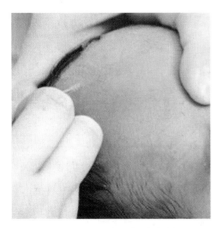

图 6-9-34 头皮静脉穿刺

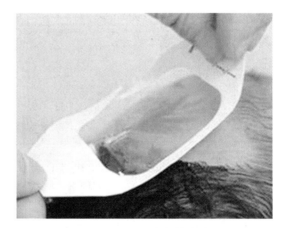

图 6-9-35 固定针头方法

8. 根据小儿病情、年龄、药物性质,调节输液速度,再次核对输液卡并签全名。

9. 整理用物。

10. 洗手,记录。

【注意事项】

1. 小儿输液不宜首选头皮静脉穿刺。

2. 操作过程中,应严格执行查对制度和无菌技术操作原则。

3. 针头刺入皮肤,如无回血,可用注射器轻轻抽吸,因血管细小或充盈不全而无回血者,可推入极少量液体,如皮肤变白则提示进入动脉应重新穿刺,当通畅无阻,皮肤表面无隆起,无变色现象,且点滴通畅顺利时,证实穿刺成功。

4. 在穿刺中,应密切观察患儿的面色,有无发绀等全身情况(特别是危重患儿),切不可因集中精力寻找静脉,忽略了病情变化而发生意外。

5. 加强输液巡视,观察有无输液反应,输液速度的快慢,局部有无肿胀,针头有无移动、脱出,瓶内溶液是否走空及各连接处有无漏液现象等。

6. 超过 24h 输液者,应更换输液装置;用于输注全血、成分血或生物制剂的输血器宜 4h 更换一次;若超过 48h 应更换注射部位(静脉留置针超过 72~96h 应更换注射部位);需长期输液者,要注意保护和合理使用静脉,一般从远端小静脉开始。

7. 输液完毕,轻轻取下输液贴,关闭调节器,将针头拔出,用无菌棉签压迫止血。

8. 备皮时,动作要轻柔、敏捷,以免损伤皮肤。

（朱清碧）

第九节　小儿胃管置管术

【目的】

1. 对不能经口进食的患儿以鼻胃管供给食物和药物,以维持患者的营养和治疗的需要。如早产儿、昏迷、口腔疾患、食管狭窄、食管气管瘘等。

2. 洗胃,以清除有毒物质、药物或咽下羊水。

3. 胃肠减压,对于坏死性小肠结肠炎、手术患者等,引流出气体及过多液体,以减轻腹胀。

【相关基础知识】胃管置管是将导管经鼻或口插入胃内,以达到注入食物或药物、清除毒物等目的的方法。胃管置管术根据胃管插入的途径不同,分为经鼻胃管插入法和经口胃管插入法。早产儿选择由口、鼻插入胃管均可,出牙以后,宜采取经鼻插入法。管的粗细选择,依年龄、病情而异,对于较大儿童不宜用过小的导管,以免误入气管。

【评估和准备】

(一) 评估

患儿年龄、病情、意识状态、鼻腔情况(有无鼻中隔不正、鼻腔炎症、阻塞等)、鼻饲的目的、合作的程度、过去是否接受过此项护理操作,家长和患儿是否焦虑等。

(二) 准备

1. **环境准备**　安全、安静、清洁、温度适宜,光线充足,必要时屏风遮挡,请无关人员回避等。

2. **物品准备**　弯盘、纱布 2 块、棉签、一次性药碗、等渗氯化钠注射液(100~250ml)1 瓶、20ml 注射器 1 支、别针、胶布、胃管、听诊器、记号笔、一次性手套、治疗巾、手电筒、标示贴;牛奶或药物、温开水。

3. **护士准备**　洗手、戴口罩。

【操作步骤】

1. 至患儿床前,核对、解释。

2. 将患儿床头抬高 30°,需要吸痰的患儿在插管前先吸痰。

3. 安置患儿,平卧,头稍偏向一侧。

4. 清洁鼻孔、准备胶布。

5. 测量小儿体表标志长度,以确定胃管置入长度。插入的长度为从耳垂至鼻尖,再至剑突的距离

（或前额发际至鼻尖再到剑突）。新生儿插入胃管长度为：发际至鼻尖，再至剑突与脐的中点的距离，约18~22cm（图 6-9-36、图 6-9-37）。

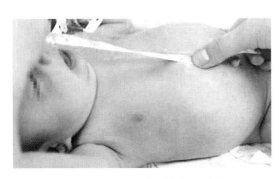

图 6-9-36　新生儿胃管长度测量

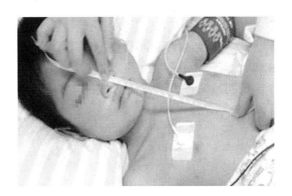

图 6-9-37　儿童胃管长度测量

6. 颌下铺治疗巾、弯盘置口角旁。

7. 戴手套，将胃管前端用少许医用液体石蜡浸润后，再将胃管由口腔或鼻孔插入胃中。

8. 确定胃管已插入胃的方法：①注射器连接胃管，回抽有胃液抽出；②备小杯盛凉开水，将胃管的末端没入水面下，无气泡逸出；③用注射器将少许空气自胃管注入，胃区听诊有气过水泡音。

9. 固定胃管的方法：①环形固定法，将胶布中段绕胃管固定点一周，再将两边胶布粘贴在上唇两侧；②人字固定法，将胶布剪成人字形，人字头胶布贴于鼻翼，两侧胶布固定胃管，注意较小婴儿和新生儿不宜用此法，易造成鼻孔压伤（图 6-9-38）。

10. 在胃管末端贴上标识贴，注明插管的日期、时间及操作者姓名。

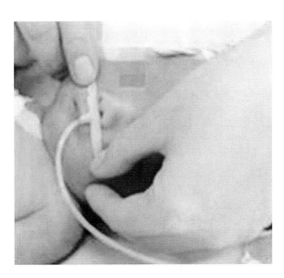

图 6-9-38　胃管固定

【注意事项】

1. 使用液体石蜡润滑胃管时切勿过多，以浸湿棉签脱脂棉的 2/3 为宜，防止液体石蜡过多淤积于胃管，导致插管时误入气管造成气道阻塞的危险。

2. 当胃管插至咽喉部时，年长、清醒患儿头后仰，同时嘱其做吞咽动作，昏迷者及小婴儿，应托起头颈部（仰头）。

3. 插入不畅时，应检查口腔，了解胃管是否盘在口咽部，或将胃管抽出少许，再小心插入。

4. 如需鼻饲，每次注入食物前，应测量食物温度，以 38~40℃为宜。

5. 鼻饲速度及鼻饲量视鼻饲流质的浓度及患儿情况而定,新生儿及婴儿鼻饲时,不宜推注,应撤去针栓,将鼻饲液倒入空针筒,以自然引力灌入胃内。

6. 鼻饲时,避免空气进入胃,引起胀气和呕吐。

7. 每次鼻饲前,应抽吸胃液以确定胃管是否在胃内,同时了解胃潴留情况及胃管是否通畅。

8. 每次鼻饲结束,须冲洗胃管,防止鼻饲液积存于管腔中变质,造成胃肠炎或堵塞管腔。

9. 饮食与药物不得混合注入。

10. 长期鼻饲者,应每日做口腔护理 2 次,按时更换胃管(不得超过 2 周)。

(朱清碧)

第七篇

急救技术

急救技术是医学生,尤其是临床专业学生必须掌握的基本技术,主要包括心肺复苏术、气管插管术、紧急气管切开(环甲膜穿刺术)、电除颤及电+复律及呼吸机治疗技术等。熟练掌握各种急救技术的适应证、操作方法及注意事项,可以提高医学生的急救意识和急救技术。本篇主要针对初级心肺复苏、电复律和电除颤、环甲膜切开术、气管插管术、气管切开、简易呼吸器的使用、无创呼吸机的使用、氧气疗法、吸痰技术及开放性伤口的处理等操作方法进行阐述。

第一节 初级心肺复苏

【概述】初级心肺复苏(basic cardiopulmonary resuscitation),即基础生命支持(basic life support,BLS),是指对呼吸骤停和心脏停搏(cardiac arrest,CA)所采取的一系列及时、规范、有效地抢救措施。一旦确诊心搏骤停,应立即进行初级心肺复苏,如得不到及时抢救,4~6min 后,会造成患者脑和其他人体重要器官组织的不可逆的损害,发生生物学死亡。

主要复苏措施有胸外心脏按压、开放气道、人工呼吸及电除颤(具体操作见第七篇第二节电复律和电除颤)。

【适应证】心搏骤停的患者:心脏因各种急性原因突然停止有效的排血而致突然意识丧失,同时无正常呼吸或完全无呼吸,并伴有大动脉搏动消失者。

【禁忌证】无绝对禁忌证,但下列情况可不实施心肺复苏。

1. 周围环境可能对施救者产生严重或致命的损害,且被抢救者无法移动。

2. 已经出现不可逆死亡的临床体征(如尸僵、尸斑、断头、横断损伤或尸体腐烂等)。

3. 有有效的"不进行心肺复苏"的生前预嘱。

【操作前准备】

1. **常规准备** 穿工作服,戴口罩及帽子,洗手等。

2. **评估现场环境安全** 若现场环境不安全,转移至安全环境再进行心肺复苏(cardiopulmonary resuscitation,CPR)。

【操作流程】

(一)识别

1. **判断意识** 立即跪于患者身旁,双手拍患者双侧肩部,并在患者双侧的耳边大声呼唤"× 先生(× 女士),你怎么了? 醒醒!"判断患者有无反应。如意识丧失,立即向周围人呼救,并请求协助(图 7-1)。

2. **判断呼吸** 看患者有无呼吸动作,某些异常呼吸(如喘息样呼吸)等同于无呼吸,判断时间不超过 10s。

3. **检查脉搏** 此项操作仅限于医务人员,检查时间不超过 10s,用示指和中指两指指尖触及气管正中部位,向旁滑动 2~3cm,在胸锁乳突肌内侧触摸颈动脉,感受其搏动。检查时间不超过 10s(图 7-2)。如果患者无意识,无呼吸或仅有喘息样呼吸,应立即开始心肺复苏(cardiopulmonary resuscitation,CPR)。

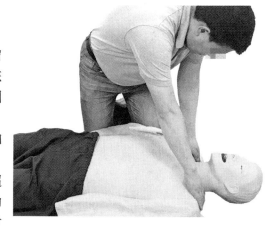

图 7-1 判断意识

(二)胸外按压

通过胸外按压(chest compressions,C)使胸内压力升高,通过直接按压心脏而维持一定的血液流动,建立人工循环,实行胸外按压配合人工呼吸,为心、脑等重要器官提供一定含氧的血流。因此,有效的胸外按压是心搏骤停复苏成功的基础。按压 30 次,即 1 个周期后开通气道。

1. **体位** 将患者仰卧平躺于硬质平面(若在床上,需在患者背部垫上硬板),使头颈、躯干及四肢平直无弯曲,双手放于躯干两侧。

2. **按压部位** 胸骨中下 1/3 交界处或剑突上 2 指宽处,即两乳头连线与胸骨中线交叉点,在胸骨下半部(图 7-3)。

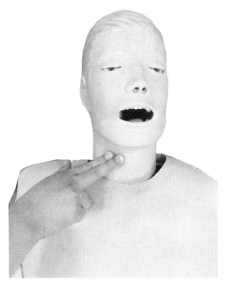

图 7-2 检查脉搏

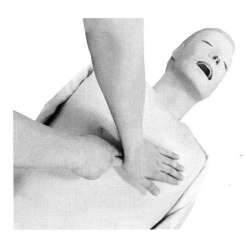

图 7-3 胸外按压部位

3. 按压方法　一手掌根部置于按压处(手掌根部横轴要与胸骨长轴方向一致,手掌用力在胸骨上,避免发生肋骨骨折),另一手掌根部置于前者之上,双手交叉扣紧,指尖抬起,两臂伸直,上身前倾,以掌根部为着力点,以髋关节为轴,利用上半身的重量垂直向下用力,均匀、有节奏地按压,放松时,按压手不离开胸壁,且胸廓完全回弹,按压和放松时间比约为 1∶1(图 7-4)。

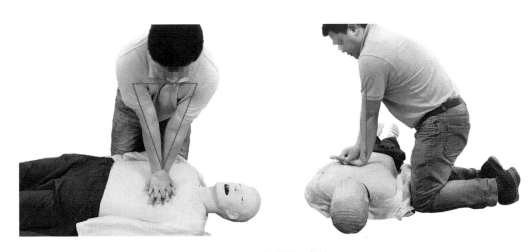

图 7-4 胸外按压方法

4. 按压频率　100~120 次 /min

5. 按压深度　5~6cm

6. 胸外按压并发症　肋骨骨折,心包积血或心脏压塞,气胸,血胸,肺挫伤,肝、脾撕裂以及脂肪栓塞等。遵循正确的操作方法,可避免并发症的发生。

（三）开放气道

开放气道(airway,A)以保持呼吸道通畅是成功复苏的重要一步,有仰头抬颏法和推举下颌法。在气道开放前,应清除患者口中的异物和呕吐物,若有义齿松动,应取下。

1. 仰头抬颏法　急救者通常将一手掌根部置于患者前额部加压,使头后仰,另一手示指和中指托住下颏的骨性部分,抬起下颏,使患者下颌尖、耳垂连线与地面垂直,以通畅气道(图 7-5)。

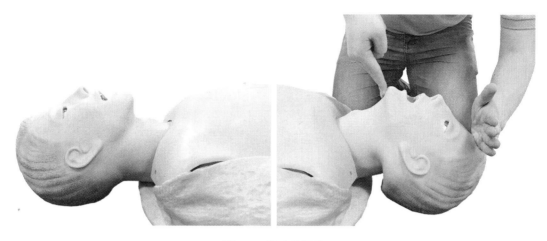

图 7-5　仰头抬颏法

2. 推举下颌法　对疑有颈部损伤者,应该将患者的下颌向上、向后托起,避免脊髓损伤导致截瘫。急救者将双手拇指置于患者口角旁,余四指托住患者下颌部位,保证头部和颈部固定,用力将患者下颌角向上抬起,不常规使头后仰。

(四) 人工呼吸

人工呼吸(breathing,B)的目的是保持合适的氧供。开放气道后,首先做 2 次人工呼吸(每次持续吹气 1s 以上),保证胸廓起伏。当然无论胸廓有无起伏,两次人工呼吸后,应立即行胸外按压。

1. 口对口人工呼吸

(1)开放气道后,用按前额手的拇指与示指捏紧患者鼻翼两侧(图 7-6)。

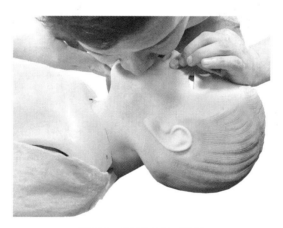

图 7-6　口对口人工呼吸

(2)急救者自然吸气(而不是深吸气,以免急救者出现过度通气症状)后,用口唇完全包紧密封患者口部,均匀缓慢吹气,每次吹气应持续 1s 以上,使患者胸廓抬起,这样可使患者呼吸道内维持一个正压。吹气完毕后,离开患者口部,并松开捏鼻翼的手指,可见患者胸部向下回弹,继续第 2 次吹气。

2. 球囊面罩人工呼吸　即简易呼吸器,由进气阀、出气阀、复苏球囊、储气袋等组成(图 7-7)。连接各部件后,与氧气源(流量调至 12~15L/min)连好。急救者一手托患者下颌开放气道,并将面罩紧扣患者口鼻,使用 E-C 手法(拇指和示指构成 C 形,固定并下压面罩;中指、无名指和小指构成 "E" 字形,抬起下颌保持气道开放),固定面罩,使之不漏气,另一手捏皮囊,使气体送入患者肺内,挤压时间不少于1s。每一次呼吸,都必须保证患者胸部抬高(图 7-8)。

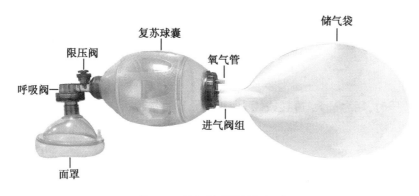

图 7-7　简易呼吸器结构组成

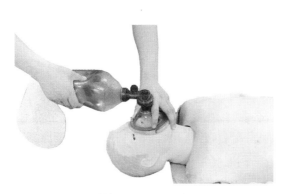

图 7-8　E-C 手法

（五）复苏后评估

急救者完成 5 个周期 30∶2 的按压与人工呼吸后,应进行评估颈动脉搏动、自主呼吸、口唇及甲床颜色和瞳孔,评估时间不超过 10s。若患者颈动脉搏动恢复,自主呼吸恢复,口唇及甲床颜色转红润,瞳孔回缩,测血压:收缩压大于 60mmHg,提示心肺复苏成功。若未恢复,继续操作。

【注意事项】

1. 判断意识时,双手拍患者双肩,不可剧烈晃动,如有颈椎骨折者可能造成错位。

2. 患者有意识,应询问跌倒原因,进行基本检查。无意识、有呼吸:应摆放昏迷体位,防止误吸,同时呼叫救援,安排转运;无意识、无呼吸、有心跳:只进行"人工呼吸"复苏操作,按照上述人工呼吸的方法(8~10 次 /min);无意识、无呼吸、无心跳:必须马上进行心肺复苏。

（1）按压深度 5~6cm,频率 100~120 次 /min,按压频率与人工呼吸次数按 30∶2 进行。

（2）人工呼吸送气量不宜过大,以免引起胃部胀气。

（3）为防止交叉感染,可用单层纱布覆盖在患者口和鼻腔;如果没有纱布或手帕等,绝不可因为寻找纱布而延迟人工呼吸和心脏按压。

（4）按压部位要正确,手指不能触及胸壁,手臂与胸骨垂直,按压时掌根不能离开胸壁。

（5）避免用力过猛,造成肋骨骨折。

【并发症预防及处理】

（一）肋骨骨折

（1）原因:胸外按压时,手掌根部用力不在胸骨上,且不平稳、力道不均匀,冲击式猛压;或老龄患者骨质脆弱。

（2）处理:单处肋骨骨折的治疗原则是止痛、固定和预防肺部感染;多根、多处肋骨骨折除止痛及固定外,应尽快消除反常呼吸运动,保持呼吸道通畅,充分吸氧,纠正呼吸循环功能紊乱,防止休克。

（3）预防：按压位置及姿势正确，按压时，应平稳、有规律、不间断进行，不能冲击式猛压；根据患者年龄及胸部弹性，施加按压力量。鼓励患者早期下床活动、咳嗽排痰，预防肺部感染并发症。

（二）损伤性血气胸

（1）原因：胸外按压时，用力过大、过猛或用力不当，导致肋骨骨折，骨折端刺破胸膜腔，形成气胸，刺破胸部血管，引起血胸。

（2）处理

闭合式气胸：气体量小者，无需特殊处理；气体量多者，可行胸腔穿刺排气。

张力性气胸：胸腔闭式引流，吸氧，必要时呼吸机辅助通气，监测氧饱和度。

血气胸：肺复张后，出血可自行缓解，必要时行胸腔闭式引流以观察出血情况；若出血不止，应开胸结扎出血血管，同时预防术后感染。

（3）预防：按压需均匀、有节奏地进行，不能冲击式猛压；根据患者年龄及胸部弹性，施加按压力量。

（三）肝或脾脏撕裂

（1）原因：不正确的胸外按压和用力过猛所致，按压位置过低，引起胸骨下端剑突折断并向后伤及肝、脾，致腹腔内大出血。

（2）处理：应及时输液、输血，必要时，在复苏的同时，做紧急剖腹手术治疗。

（3）预防：胸外按压时，保证手掌用力在胸骨上，力道均匀，不要按压剑突。

（四）心脏压塞

（1）原因：钝力引起的心肌挫伤、心脏破裂、冠状血管损伤等致心包腔内积血，从而使压力升高到一定程度时，引起心脏压塞。

（2）处理：建立静脉通道，吸氧，监测生命体征，行心包穿刺引流等，既可诊断又可治疗。

（3）预防：胸外按压部位准确，按压力度适中。

（五）充气性胃扩张

（1）原因：无论是口对口人工通气还是球囊面罩通气，送气太快、太强，送气量过大，时间过长，造成气管、口鼻腔内的压力突然升高，超过贲门关闭压，从而使气体进入胃内。此外，气管插管时，将气管导管误插入食管，直接送气至胃内。

（2）处理：心肺复苏时，发现腹部逐渐隆起，警惕充气性胃扩张的可能。尽早气管插管或经鼻气管插管，并放置胃管减压。

（六）脂肪栓塞

（1）原因：胸外按压时，肋软骨分离和肋骨骨折时，骨髓内脂肪滴进入体循环血管，导致栓塞。

（2）处理：高流量吸氧，必要时，气管插管，同时进行抗凝治疗，提高血液乳化脂肪的能力，补充有效血容量，使用激素，积极抗休克治疗，预防感染以及对症治疗等。

（3）预防：按压力度适中，按压部位正确，防止肋骨骨折；对骨折患者稳妥固定，减少组织的再损伤，以减少脂肪栓子的来源。

（司胜勇）

第二节 电复律和电除颤

【相关理论背景知识】

（一）概念

1. 电复律 是指在严重快速型心律失常时，用外加的高能量脉冲电流通过心脏，使全部或大部分心肌细胞在瞬间同时除极,造成心脏短暂的电活动停止,然后由最高自律性的起搏点(通常为窦房结)重新主导心脏节律的治疗过程。最早用于消除心室颤动(ventricular fibrillation,VF),故亦称心脏电除颤。心脏电复律器是用于心脏电复律的装置,目前常用的为直流电心脏电复律器,电功率可达200~360J。电复律可分为两种,同步电复律(是以自身心电图中的R波触发同步信号进行放电,使直流电落在R波下降支上)和非同步电复律,前者多见。

2. **电除颤** 即非同步电复律,适用于QRS波和T波分辨不清或不存在时,不启用同步触发装置,除颤仪可在任何时间放电。电除颤是心脏停搏抢救中必要的、有效的重要抢救措施,是应用瞬间高能电脉冲进行紧急非同步电击,以终止VF(包括心室扑动),恢复自主心律搏动。

(二)临床背景

1. **电复律** 临床心脏重症患者,出现导致血流动力学障碍或诱发和加重心绞痛,尤其是药物治疗无效者的恶性心律失常,宜用同步电复律治疗,即脉冲电流应落在R波的下降支上;如落在T波顶峰前20~30ms以内的易损期上,易诱发VF。

2. **电除颤** 各种原因导致的CA这一直接威胁人们生命的急症,其抢救的主要手段是——心肺复苏(cardiopulmonary resuscitation,CPR),医院是CA救治的关键场所。引发CA常见的心律失常类型包括VF、无脉性室性心动过速(pulseless ventricular tachycardia,PVT)、心室停顿以及无脉性电活动(pulseless electrical activity,PEA),后者又称为电 - 机械分离。及早识别CA发作,发作时第一反应者及时实施CPR,院外获得自动体外除颤仪(automated external defibrillator,AED)(AED能够自动识别可除颤心律,适用于各种类型的施救者使用)及时除颤;院内电除颤是救治VF(大多数成人突发非创伤性CA的原因是VF)最为有效的方法。高效、专业的急诊医疗服务体系(emergency medical service system,EMSS)是决定患者存活的关键。在医院和院外场所,能够使用现场AED或除颤器治疗CA的,是临床医生必须掌握的技能。

(三)分类

1. **择期复律** 主要是心房颤动(atrial fibrillation,AF),适宜于有症状且药物无效的AF患者,而对无症状者,如果能够耐受长期服用华法林,选择复律是否能获益及获益程度尚无结论。

2. **急诊复律** 室上性心动过速伴心绞痛或血流动力学异常、心房颤动伴预激综合征旁路前传、药物无效的室性心动过速。

3. **即刻复律** 任何引起意识丧失或重度低血压。

(四)能量选择

1. **同步电复律** 单相波除颤器,心房颤动:100~200J,心房扑动:50~100J,阵发性室上性心动过速:100~200J,室性心动过速:100~200J。

2. **非同步电复律** 单相波360J,双相波200J。

【适应证和禁忌证】

(一)适应证

1. 同步电复律

(1)新近发生的心房扑动或AF,在去除诱因或使用抗心律失常药物后不能恢复窦性心律者,是最常见的适应证。

(2)阵发性室上性心动过速(paroxysmal supraventricular tachycardia,PST),非洋地黄中毒引起,并对迷走神经刺激或抗心律失常治疗无效,血流动力学受严重影响者。

(3)室性心动过速,对抗心律失常治疗不起反应或伴有血流动力学紊乱者。

(4)预激综合征(Wolff-Parkinson-White syndrome,WPW)伴室上性心动过速,在药物治疗无效时,可行同步电复律。

2. 非同步电复律(电除颤)

(1)快速性室性心动过速伴血流动力学紊乱,QRS波增宽不能与T波区别者。

(2)心室扑动

(3)VF

(4)无脉性室性心动过速

（二）禁忌证

1. 绝对禁忌证

(1)洋地黄过量中毒,引起的室上性心动过速(除室颤外),在这种情况下如行电复律,可能诱发难治性 VF,最终导致患者死亡。

(2)缓慢性心律失常,包括病态窦房结综合征(sick sinus syndrome,SSS);伴有高度或完全性传导阻滞的 AF、心房扑动、房性心动过速。

(3)严重的低血钾暂不宜作电复律。

(4)左房巨大,心房颤动持续一年以上,长期心室率不快者。

(5)室上性心律失常伴高度房室或完全性房室传导阻滞(atrioventricular block,AB)。

(6)近期内有动脉栓塞或经超声心动图检查发现左房内存在血栓而未接受抗凝治疗者。

2. 相对禁忌证

(1)电复律成功机会少或复发机会多的心律失常。

(2)具有潜在的诱发更快速心律失常危险者。

(3)具有诱发或导致心动过缓或心脏停搏危险者。

(4)拟近期接受心脏外科手术的房颤患者。

(5)严重心功能不全未纠正者,因转复后有可能发生急性肺水肿的可能。

(6)甲状腺功能亢进伴 AF 而未对前者进行正规治疗者。

(7)伴风湿活动或感染性心内膜炎而未控制的心脏病患者。

【操作方法和注意事项】

（一）操作方法

1. 非同步电复律(电除颤)

(1)将除颤板从除颤手柄槽中取出并擦干除颤手柄。

(2)将除颤板上涂满导电糊或包上 4~6 层浸有生理盐水的纱布垫。

(3)患者仰卧在硬板床上,身体不接触床上任何金属部分。

(4)在准备除颤器的同时,给予持续的胸外心脏按压。

(5)打开除颤器电源开关,将按钮设置为"非同步"位置,进行能量选择。

(6)两电极分别放在患者胸骨右缘锁骨下区及左腋中线,中心在第 5 肋间(心底 - 心尖部),两电极板之间至少相距 10cm。

(7)启动除颤器充电功能。

(8)警告周围人员不要再接触患者。

(9)在 30s 内,同时按下两个手柄的电击按钮,完成一次除颤。

(10)放电完毕,检查术者及其他人员确实与患者身体无接触。

(11)观察心电图(electrocardiogram,ECG),如有必要可重复除颤的操作。

2. 同步电复律

(1)将 ECG 电极片贴于患者相应的部位,并将缆线连于除颤器,将按钮放在"同步"位置。

(2)开机

(3)检查 ECG 信号,选择 R 波较高的导联进行示波观察,以利于 R 波同步。

(4)选择所需的电复律能量。

(5)选择同步操作模式。

(6)确认心电信号提取正确。

(7)将除颤板从除颤手柄槽中取出,擦干并涂满导电糊或包上 4~6 层浸有生理盐水的纱布垫。

(8)将除颤板按压在患者胸部,标有"STERNUM"的除颤板置于胸骨右缘第 2 肋间,标有"APEX"的除颤板置于左腋线第 5 肋间。

(9) 充电放电及放电后操作同非同步电复律。

(10) 如果转复为窦性心律,应立即测量血压、心率、ECG,与术前对照,观察有无 ST 段抬高及 T 波变化。

（二）注意事项

1. 不要将电极板放置在胸骨、锁骨、乳头及植入式起搏器或除颤器上。

2. 完全放电前,除颤器电极上存在高电压。

3. 如充电后 60s 未触发电击,能量将自动在内部释放,再次放电需重新对除颤器充电。

4. 换电缆线前关闭除颤器,链接电缆线时,关闭除颤器。

5. 不可使用过期的除颤胶垫。

6. 不要使用凝胶已干燥的除颤胶垫。

7. 电除颤强调争分夺秒,VF 发生至第 1 次电击时间至关重要,它直接影响除颤成功率及患者存活率。

8. VF 或心室扑动除颤时,若超过 2min,心肌因缺氧及酸中毒可由粗颤转为细颤,除颤成功率仅为 1/3,此时可在人工心肺复苏的同时,注射肾上腺素 0.5~1mg 后,重复电击除颤。

【并发症及处理】

1. **皮肤烧伤**　术前对除颤器的性能进行检测;根据成人或儿童心脏大小选择合适电极板;导电糊必须非常均匀;操作时必须将电极板平均压紧。不需特殊处理,局部消毒换药即可。

2. **心律失常**　复律前尽量减轻心脏前、后负荷;复律前必须纠正电解质与酸碱平衡,特别是低钾血症、酸中毒等;根据病情不同,采取合理的电功率。电复律后即刻出现短暂的房性期前收缩、交界性逸搏、偶发室性期前收缩(premature ventricular contraction),一般不用处理;若出现频发室性期前收缩、二联律、室性心动过速等,可对症用合适药物处理。

3. **心肌损伤**　心肌损伤的轻重程度与电极板大小,安放的是否适当和复律时所用能量大小及除颤次数有关,及时复律前,要处理好这些问题,除颤后也可辅助使用保护心肌细胞的药物。

4. **栓塞**　多见于持续性时间长的 AF 患者,尤其是风湿性心脏病二尖瓣狭窄未行手术矫正者,因此此类患者在复律前必须慎重,某些时候禁忌复律,必要时在复律前进行抗凝治疗,若栓塞发生,可酌情予以抗栓治疗和对症处理。

5. **低血压**　多见于高能量电击后,可能与心肌损伤有关,若轻度下降、全身情况良好,可自行恢复,不需处理,若持续下降,可静脉注射血管活性药物升压。

6. **急性肺水肿**　常发生在电击后 1~3h 内,可能与电复律后,左房、左室的功能不良有关,老年人心功能储备差更易诱发,若发生即给予肺水肿的相应处理。

（唐　艳　沈　锋）

第三节　环甲膜切开术

【概述】环甲膜切开术在临床仅用于紧急情况下,缓解患者呼吸困难的抢救手段,并不是常规手术方法。环甲膜位于甲状软骨与环状软骨之间,体表位置表浅,切开环甲膜,能够迅速进入气管。

【适应证】

1. 患者病情危急,出现 4 度喉梗阻。

2. 常规气管切开条件不具备。

3. 气管插管失败。对于未满 18 岁的患者,谨慎使用。

【手术方法】

1. 所需器械包括手术刀,血管钳,5mm、6mm 带套囊的气管插管,吸引器。

2. 确定环甲膜位置,其位于甲状软骨与环状软骨的凹陷(图7-9)。

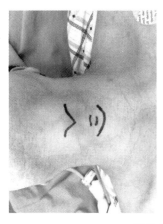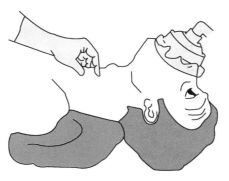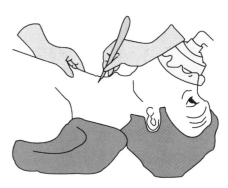

图 7-9　确定环甲膜位置

图 7-10　挑开环甲膜中份

注:图中黑线标志从左向右分别为甲状软骨上缘、甲状软骨下缘、环状软骨上
缘、环状软骨下缘;第二条黑线与第三条黑线所示区域为环甲膜区域。

3. 横向切开皮肤,用尖刀片沿环甲膜中份挑开(图7-10)。

4. 血管钳向两侧扩张切口(图7-11)。

5. 顺着切开,插入气管插管10~15cm,可以看见分泌物及气流喷出,确定插管位于气管内,缝合、固定气管插管(图7-12)。

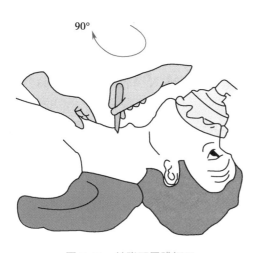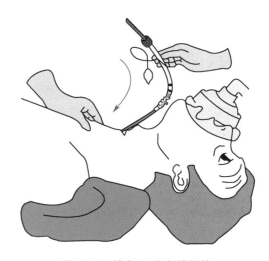

图 7-11　扩张环甲膜切口

图 7-12　缝合、固定气管插管

【注意事项】

1. 挑开环甲膜后,切开位置尽量位于中份,为拔管后缝合环甲膜提供足够的组织;分离扩大切开,可能会损伤环甲动脉,在不具备止血条件的情况下,压迫止血即可,迅速充足气囊,避免血液进入气管内。

2. 环甲间隙一般能够容纳5mm或6mm的气管插管,当患者病情稳定后(24h以内),可以行常规气管切开术,或者气管插管后,拔出环甲膜处气管插管,使用可吸收线缝合环甲膜切口。

(叶惠平　孙饶奚)

第四节　气管插管术

【概述】气管内插管（endotracheal intubation）是将特制的气管导管，经口腔或鼻腔插入到患者的气管内，从而建立人工通道的方法。由于气管插管术便于人工呼吸或加压给氧的实施，有利于清除呼吸道分泌物，减少气管阻力，维持呼吸道通畅，因此气管插管是心肺复苏、呼吸衰竭、呼吸肌麻痹及呼吸道阻塞等重症患者抢救与呼吸治疗的重要措施之一。

【目的】

1. 保持患者的呼吸道通畅，防止异物进入呼吸道，及时吸出气管内分泌物。

2. 进行有效的人工呼吸或机械通气，防止患者缺氧和二氧化碳蓄积。

【气管插管的适应证与禁忌证】

（一）气管插管的适应证

1. 气道保护能力受损　呼吸道分泌物多或气道出血，患者自主清除能力差。

2. 气道梗阻　存在急性气道阻塞、损伤、狭窄等影响通气。

3. 严重呼吸衰竭需要机械通气和呼吸治疗　低氧血症，经氧治疗或无创机械通气无改善的患者；中枢或其他原因导致低通气状态。

4. 心搏骤停或严重循环功能障碍

5. 全身麻醉或使用骨骼肌松弛药的患者

（二）气管插管的禁忌证

1. 经口气管插管禁忌证

(1)严重喉头水肿

(2)急性喉炎

(3)喉头黏膜下血肿

(4)张口困难，无法经口插管。

2. 经口气管插管相对禁忌证

(1)呼吸道不全梗阻。

(2)出血倾向。

(3)主动脉瘤压迫或侵蚀气管壁。

(4)颈椎骨折、脱位（颈部固定后可以插管）。

(5)咽喉部烧灼伤。

(6)肿瘤或异物

3. 经鼻盲探气管插管禁忌证

(1)紧急抢救（通常经鼻盲探气管插管用于自主呼吸存在的非紧急抢救情况下）。

(2)严重鼻或颌面部骨折。

(3)凝血功能障碍。

(4)鼻或鼻咽部梗阻。

(5)颅底骨折。

【困难气道的评估预测方法和处理原则】

（一）困难气道定义

经过训练的医师，试行气管插管 3 次不成功或气管插管超过 10min 不成功。

（二）困难气道预测

1. **颈部活动度（排除可能存在颈髓损伤的患者）** 患者最大限度屈曲颈到伸颈的活动范围。正常值>90°，如<80°，存在插管困难。

2. **甲颏间距** 颈部完全伸展时，甲状软骨切迹至下颏的距离。如>6.5cm，插管无困难；如<6cm（四横指），经口气管插管存在困难。

3. **张口度** 张口度是最大张口时，上下门齿之间的距离。正常值约4.5cm（三横指）；如<3cm，存在插管困难。

4. **舌咽部组织的可见度（Mallampati 分级）** 最大张口伸舌后，根据检查者所见患者软腭、悬雍垂、咽后壁的可见度，判断是否存在困难插管。Ⅰ级，可见软腭、悬雍垂、咽后壁；Ⅱ级，可见软腭、咽峡弓、悬雍垂；Ⅲ级，可见软腭、悬雍垂根部；Ⅳ级，可见软腭。Ⅲ级、Ⅳ级可能存在插管困难（图7-13）。

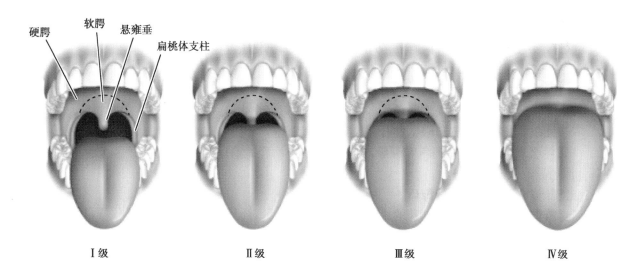

图 7-13　Mallampati 分级

5. **Cormak 及 Lehane 分级** 根据喉镜下所见分为：Ⅰ级，声门可完全显露；Ⅱ级，仅能见到声门后联合；Ⅲ级，仅能见到会厌的顶缘；Ⅳ级，看不到喉头的任何结构。Ⅲ级、Ⅳ级可能存在插管困难（图7-14）。

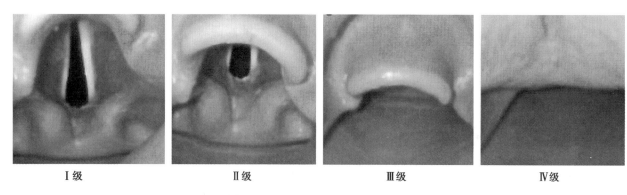

图 7-14　Cormack 及 Lehane 分级

（三）困难气道的处理原则

1. **非紧急情况** 患者能够维持满意的通气和氧合，能够允许有充分的时间考虑其他建立气道的方法。应进行充分准备，选择经鼻盲探气管插管；或利用可视喉镜插管；或通过光棒、可视管芯、纤维支气管镜等引导插管；或通过喉罩建立人工气道；必要时直接行气管切开。

2. **紧急情况** 患者极易陷入缺氧状态，必须紧急建立气道。可选择喉罩置入，建立人工气道，或进行环甲膜穿刺置管,之后进一步通过纤维支气管镜引导插管,必要时行气管切开。

【气管插管的实施】

(一) 插管前准备

1. 器材及用品

(1) 吸氧和通气装置:加压面罩、氧气、简易呼吸器或呼吸机、麻醉机。

(2) 气管导管的准备:准备不同规格的气管导管 3 根(成人常用 7.0~8.0 号)。

1) 一般成年男性患者多选用 7.5~8.5 号气管导管,女性患者多选用 7.0~8.0 号气管导管。小儿气管导管型号选择可根据公式计算,小儿导管型号:ID= 年龄 /4+4。

2) 检查导管套囊是否漏气。

3) 管芯准备:将插管管芯放入导管内并塑型,管芯前端不能超过导管斜面,导丝末端反折固定,防止脱落。

4) 润滑:用水溶性润滑剂润滑气管导管套囊表面以及气管导管的前端。

(3) 药品:根据情况选择镇静药、镇痛药或肌肉松弛药备用。

(4) 喉镜准备:将喉镜镜片与喉镜手柄连接,确认连接稳定,并检查光源亮度。

(5) 其他:无菌手套、牙垫、10ml 注射器、胶布、吸痰管、吸引器、听诊器、心电监护设备。

2. 操作者准备

(1) 操作者按要求穿工作服,戴口罩、帽子、手套,必要时穿隔离衣,戴防护眼镜、防护面罩等。

(2) 除心肺复苏外,应向患者或家属解释操作过程,签署知情同意书。

(3) 插管前检查与评估:检查患者口腔、牙齿(有义齿需取出)张口度、颈部活动度、咽喉部情况,判断是否为困难气道。

(二) 操作步骤

1. 面罩加压预充氧　使用球囊面罩加压给氧,吸 100% 纯氧 2~3min,送气频率 10~12 次 /min,使脉搏血氧饱和度(SPO$_2$)达到最大。球囊面罩加压给氧单人操作:左手示指和拇指固定面罩,其余三指托起患者左侧下颌,另一手操作简易呼吸囊。或一人双手拇指固定面罩,余四指分别托起患者双侧下颌,另一人操作简易呼吸囊或加压面罩连接呼吸机进行呼吸支持。

2. 镇静剂、镇痛剂、骨骼肌松弛药的应用　对清醒患者可用镇静剂、镇痛剂,必要时选用骨骼肌松弛药。使患者入睡、神志消失、肌肉完全松弛,再进行气管插管。药物可选择镇痛剂:芬太尼,镇静剂:咪达唑仑、丙泊酚等快速短效药物,静脉使用骨骼肌松弛药:琥珀胆碱或维库溴铵等。

3. 患者头位　没有颈髓损伤患者,仰卧位,头垫高 10cm,肩部贴于床面,这样可使颈椎呈伸直位,再使寰枕关节部处于后伸位,使口轴线、咽轴线与喉轴线重叠成一线。怀疑有颈髓损伤者:不做头颈部后仰,由一名助手保持头颈部稳定,防止加重颈髓损伤。

4. 暴露声门　患者肌肉松弛度满意后,插管者用右手拇指和示指呈"剪刀式"交叉,拇指推开患者的下磨牙,示指抵住上门齿,打开口腔。左手握持喉镜手柄,将镜片从患者右侧口角送入,向左推开舌体,以避免舌体阻挡视线,切勿把口唇压在喉镜镜片与牙齿之间,以免造成损伤。然后,缓慢地把镜片沿中线向前推进,显露患者悬雍垂及会厌,镜片前端放置在会厌谷(会厌和舌根连接处)。此时,操作者应保持左腕伸直,向前、向上约 45° 角提拉喉镜,间接提起会厌,暴露声门。应用直形镜片时,需将镜片插至会厌下方,上提喉镜,直接提起会厌,显露声门。

5. 插入气管导管　操作者右手持气管导管,从患者右口角将导管沿镜片插入口腔,同时双目注视导管前进方向,对准声门将导管送入气管内。见套囊进入气管后,请助手帮助将管芯拔出,拔出时,注意固定导管。术者继续将导管向前送入(成人一般再送入 2~3cm),导管尖端距门齿约 22cm ± 2cm。小儿可根据年龄用公式计算气管插管深度,经口插管的深度(cm)=12+ 年龄 ÷2

6. 放置牙垫　气管导管插入气管后,立即放置牙垫,然后退出喉镜。牙垫侧翼应放于牙齿与口唇之间,防止掉入口腔。

7. 套囊充气　给气管导管套囊充气 5~10ml,触摸注气端套囊弹性似鼻尖后,立即连接简易呼吸器。

8. 确认导管位置　导管插入后,应立即确认导管在气管内。具体方法:①挤压呼吸球囊人工通气时,见双侧胸廓对称起伏,听诊器听诊双上胸部呼吸音对称,并较腹部强,可初步确认气管导管的位置正确;②通过呼吸机的流速波形判断;③以纤维支气管镜插入气管插管内检查。

9. **固定导管**　用胶布将牙垫与气管导管固定于面颊,粘贴要牢靠、不可粘住口唇。然后将患者头部复位,动作要轻柔。

10. 连接呼吸机进行人工通气。

11. 有条件时,可拍摄胸部 X 线片,显示导管在气管内的位置,并了解患者双肺其他情况。

(三) 注意事项

插管过程中,应密切监测患者心率、血压、脉搏血氧饱和度(SPO$_2$),当 SPO$_2$ 低于 90%,特别是低于 85% 时,应立即停止操作,重新通过面罩给氧,每次插管时间不应超过 30~40s。

【并发症及处理】

1. **插管损伤**　操作不规范可致牙齿损伤或脱落,口腔、咽喉部和气管的黏膜损伤引起出血,声带撕裂,杓状软骨脱位。用力不当或过猛,还可引起下颌关节脱位。

2. 浅麻醉下行气管内插管可引起剧烈呛咳、喉头及支气管痉挛;心率增快及血压剧烈波动而导致心肌缺血。严重的迷走神经反射可导致心律失常,甚至心脏停搏。预防方法有:适当加深麻醉,插管前行喉头和气管内表面麻醉,操作轻柔、规范。注意观察患者,一旦出现严重并发症应及时处理。

3. 气管导管内径过小,可使呼吸阻力增加;导管内径过大,或质地过硬都容易损伤呼吸道黏膜,甚至引起急性喉头水肿,或慢性肉芽肿。导管过软容易变形,或因压迫、扭折而引起呼吸道梗阻。

4. 导管插入太深可误入一侧支气管内,引起通气不足、缺氧或术后肺不张。导管插入太浅时,可因患者体位变动而意外脱出,导致严重意外发生。因此,插管后及改变体位时,应仔细检查导管插入深度,并常规听诊两肺的呼吸音。

5. **插入食管**　快速拔出,给氧,重新插管。

（刘　颖　沈　锋）

第五节　气管切开术

【概述】气管切开术(tracheotomy)包括传统气管切开术和经皮微创气管切开术,主要是指通过切开颈部气管前壁,插入气管套管,建立新的呼吸通道的急救手术。传统的气管切开术已经有 100 多年的历史,但是文献记载的首次气管切开术可以追溯至 1546 年。

【应用解剖】颈段气管位于颈部正中,上方连接环状软骨,下方至胸骨上窝,成人有 7~8 个气管环。气管前壁从外至内分别为皮肤、筋膜、胸骨舌骨肌、胸骨甲状肌。甲状腺峡部位于 2~4 气管环。气管后壁紧贴食管前壁。气管前方主要的知名血管包括颈前静脉,甲状腺峡部下方血管密集。7~8 气管环前壁有胸膜顶和无名动静脉通过。颈总动脉和颈内静脉位于两侧胸锁乳突肌深面,上方远离颈段气管。因此气管切开区域为环状软骨下缘、胸骨上窝上方,胸锁乳突肌内侧的三角形区域。

【适应证】

1. **喉梗阻**　3~4 度喉梗阻,病因不能及时去除,2 度喉梗阻可以考虑预防性气管切开。

2. **下呼吸道分泌物潴留、阻塞**　尤其是昏迷患者、颅脑疾病、呼吸道烧伤。

3. **预防性气管切开**　为防止口腔、咽喉术后血液流入呼吸道或者术后局部肿胀引起呼吸困难,可以行气管切开术。

4. **长期气管插管或者患者不能耐受,需要机械通气的患者**

【禁忌证】作为急救手术,主要手术禁忌证:凝血功能障碍。

【操作方法】本文主要介绍局部麻醉下的气管切开术具体步骤。

（一）术前准备

气管切开包、吸引器、光源（头灯）、气管套管、麻醉药（利多卡因）、手术知情同意书、病情评估（有无手术禁忌证）。患者合并喉梗阻、颈部过于肥胖、儿童患者均需要手术者具有一定的经验。气管套管的选择，根据患者的年龄、性别、病情选择不同型号的气管套管。一般而言，成年男性选择8mm（内径）的带气囊的气管套管或者10mm（内径）的金属套管，而成年女性选择7.5mm（内径）的带气囊的气管套管或者9mm（内径）的金属套管。

（二）手术具体步骤

1. 患者体位 患者采用垫肩，使颈部充分暴露，便于手术操作。明确手术区域，位于环状软骨下方至胸骨上窝，胸锁乳突肌内侧（图7-15）。

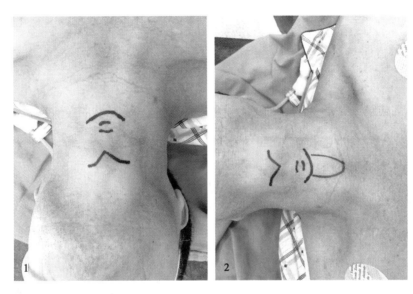

图 7-15 手术范围

垫肩，暴露颈部，从左至右所示黑线标志分别为甲状软骨上缘、甲状软骨下缘、环状软骨上缘、环状软骨下缘、环状软骨平面，对于肥胖或者婴幼儿，可以利用第二颈横线作为环状软骨标志。

2. 消毒，局部麻醉、切开皮肤 局部使用聚维酮碘消毒，利多卡因局部麻醉，采用横向切开或纵向切开，对于大多数患者，可采用纵向切开，沿环状软骨下缘至胸骨上窝切开皮肤（图7-16）。

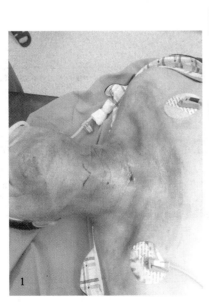
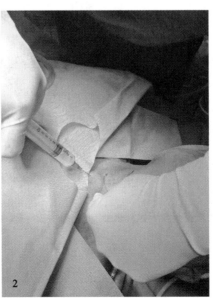

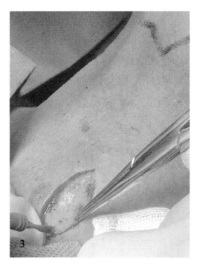

图 7-16 消毒麻醉、切开皮肤

3. 钝性分离颈部筋膜,暴露颈前带状肌,沿颈白线纵向分离颈前带状肌(图 7-17)。

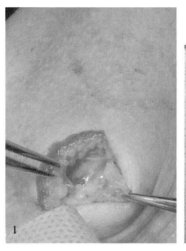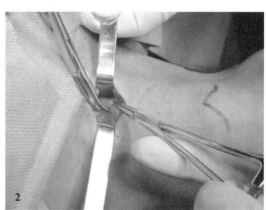

图 7-17 钝性分离颈部筋膜

4. 暴露甲状腺,沿甲状腺峡部分离甲状腺,推向上方(图 7-18)。

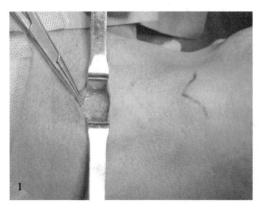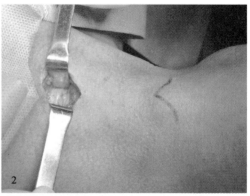

图 7-18 分离甲状腺

5. 暴露气管前筋膜,空针穿刺确认进入气管后,滴入 0.5~1ml 利多卡因,可以裂开气管前壁(适用于未成年患者,或者将前壁气管 270° 切开,与上方肌肉缝合,形成气管软骨瓣,减少术后喉狭窄发生的机会)或者气管前壁造瘘,气管插管,确定气管套管位于气管内(气管套管内有分泌物咳出或者棉絮置于管口,观察到随着呼吸飘动),固定气管套管(图 7-19)。

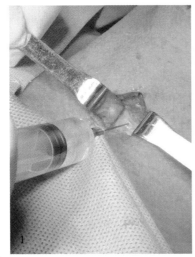
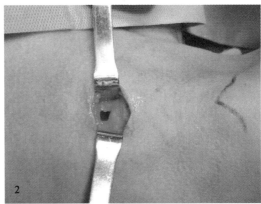
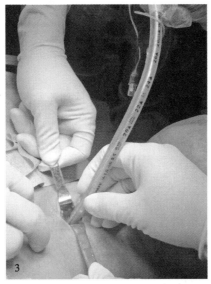

图 7-19　固定气管套管

【气管切开术中常见问题】

1. 切口暴露差,影响操作,初学者切口不宜过小,颈部筋膜分离要超过切口长度,避免形成漏斗形状。

2. 气管偏位,由于术者与助手配合导致气管偏向一侧,术中未能发现气管,术者术中要不断触摸气管,及时调整拉钩位置。

3. 术中出血过多,影响手术操作,注意避免损伤颈前静脉,避免过多暴露颈前带状肌纤维,沿中份游离甲状腺,避免损伤甲状腺血管。

4. 插入气管套管失败,造瘘口不宜过小;气管套管进入气管前筋膜的假瘘道,拔出气管套管,调整方向,重新插入气管,可以使用吸痰管插入气管内,引导气管套管插入气管。

【气管切开术后并发症及处理】

1. **切口出血**　气管切开术后出血是最为常见的术后并发症,关键在于术中操作细致,妥善止血。术后出血可以使用凡士林纱条沿气管套管环形填塞,2~3d 后抽取纱条。如果术区出血仍无法控制,需要再次探查术区,缝合或者电凝止血。

2. **皮下气肿**　轻度皮下气肿无需特殊处理,严重的气肿,甚至合并纵隔气肿,需要拆除切口的缝线,扩大切口,或者颈、胸部皮肤切开,引流气体。

3. **气胸** 手术中损伤胸膜顶或者患者自身肺大疱破裂导致,根据气胸程度,采用胸腔闭式引流等处理方式。

4. **食管损伤或者气管食管瘘** 前者发生极为罕见,与术中损伤食管前壁有关。值得注意的是,气管食管瘘发生率有一定的上升趋势,患者长期使用呼吸机,气管套管的气囊压迫,导致食管黏膜糜烂、坏死。临床处理较为棘手,如果患者病情允许,需要手术修补瘘口。

5. **术后气管套管脱出** 表现为患者再次出现呼吸困难,检查气管套管无堵塞,管口无呼吸气流,此时应立即予以更换气管套管。

6. **拔管困难** 发生率较为罕见,表现为患者无法堵管,需要进一步明确原因,针对性处理。

【气管套管拔管】气管切开术后,患者病情稳定,无需进一步呼吸机治疗,需要拔出气管套管。拔除套管前,常规病情评估,拔管前需要完全堵管 24~48h,患者无呼吸困难,可以拔出气管套管,切口处可以使用蝶型胶布封闭,或者缝合切口。

(叶惠平 宋锴)

第六节 简易呼吸器的使用

【相关基础知识】简易呼吸器(simple respirator),又称加压给氧气囊,它是进行人工通气的简易工具。目的是为了维持和增加机体通气量和纠正威胁生命的低氧血量。与口对口呼吸比较,供氧浓度高,且操作简便。适用于心肺复苏及需人工呼吸急救的场合,尤其是病情危急,来不及气管插管时,可利用加压面罩直接给氧,使患者得到充分的氧气供应,改善组织缺氧状态。具有使用方便、痛苦轻、并发症少、便于携带、有无氧源均可立即通气的特点。

(一)简易呼吸器的构造

简易呼吸器的构造主要包括"四个部分,六个阀"。"四个部分":面罩、球体、储氧袋、氧气连接管;"六个阀":鸭嘴阀、压力安全阀、呼气阀、进气阀、储气阀、储氧安全阀。

(二)简易呼吸器的工作原理

1. **基本工作原理** 氧气进入球形气囊和贮气袋或蛇形管,人工指压气囊打开前方活瓣,将氧气压入与患者口鼻贴紧的面罩内或气管导管内,以达到人工通气的目的。

2. **吸气动作流程** 挤压球体→球体产生正压→鸭嘴阀 F 开放,进气阀 E 关闭→同时鸭嘴阀向下移动,堵住呼气阀 G →气体进入人体。

3. **呼气动作流程**:球体松开→球内产生负压→鸭嘴阀 F 关闭,同时上移,呼气阀 G 打开→进气阀 E 开放,气体送入球体→气体呼出。

【简易呼吸器的适应证及禁忌证】

(一)简易呼吸器适应证

1. 心肺复苏。

2. 各种中毒所致的呼吸抑制。

3. 神经、肌肉疾病所致的呼吸麻痹。

4. 呼吸系统疾病所致的呼吸抑制。

5. 各种大型手术。

6. 呼吸机使用前或停用呼吸机时。

(二)简易呼吸器禁忌证

1. 中等以上活动性咯血。

2. 严重误吸引起的窒息性呼吸衰竭。

3. 肺大疱

4. 张力性气胸

5. 大量胸腔积液

6. 活动性肺结核等。

【简易呼吸器使用的操作方法及注意事项】

(一) 操作方法

1. 将患者仰卧、去枕、平卧;清除口腔中义齿等异物。

2. **开放气道** 采用双下颌上提法开放气道标准开放气道。成人下颌角和耳垂连线与患者身体的长垂直,儿童(1~8 岁)下颌角和耳垂连线与身体长呈 60° 角;婴儿(1 岁以内)下颌角和耳垂连线与身体长呈 30° 角。

3. 防止舌咬伤和舌后坠。

4. 抢救者应位于患者头部的后方,将头部向后仰,并托牢下颌使其朝上,使气道保持通畅。

5. **单人使用简易呼吸气囊(仰面举颏法)** 用左手"CE"手势,即 C 手势(左手拇指和示指)将面罩紧扣患者口鼻部,E 手势,即中指、无名指和小指放在患者耳垂下方下颌角处,将下颌向前上托起,保持呼吸道通畅;右手挤压气囊,将气体送入肺中,潮气量 400~600ml(约球囊的 1/3),规律性的挤压球体提供足够的吸气 / 呼气时间(成人:10~12 次 /min,小孩:14~20 次 /min)。

6. **双人使用简易呼吸气囊(托颌法)** 患者头侧的施救者用双手的大拇指和示指在面罩的周边提供完全的密封,用剩下的手指举起下颌,伸展颈部,同时观察胸部起伏,另一位施救者慢慢积压气囊(大于 2s)直到胸部隆起。抢救者应注重患者是否有如下情形,确认患者正常换气。

(1)注视患者胸部上升与下降(是否随着挤压球体而起伏)。

(2)经由面罩透明部分观察患者嘴唇与面部颜色的变化。

(3)经由透明盖,观察单向阀工作是否正常。

(4)在呼气当中,观察面罩内是否呈雾气状。

(二) 注意事项

1. **有氧源** 400~600ml/ 次,无氧源:700~1 100ml/ 次,一般成人 8~12ml/kg,儿童 10ml/kg。

2. **呼吸频率** 成人:16~20 次 /min,儿童酌情增加,新生儿 40~60 次 /min。

3. **吸呼时间比** 成人一般为 1:(1.5~2);慢性阻塞性肺疾病患者频率为 12~14 次 /min,吸呼比为 1:(2~3),潮气量略少。

4. 面罩内充气 2/3~3/4,成人 110~120ml,儿童 50~60ml。

5. **3 种通气频率** ①有心跳,无呼吸:10~12 次 /min;②心跳、呼吸均存在,建立了人工气道:8~10 次 /min;③心跳与呼吸均停止:按心肺复苏实施胸外按压,胸外按压次数与人工呼吸次数为 30:2。

6. **使用简易呼吸器容易发生的问题** 由于活瓣漏气,使患者得不到有效通气,所以要定时检查、测试、维修和保养。

7. **操作过程中应观察患者** 有无发绀的情况,呼吸频率,鸭嘴阀是否正常,工作连接氧气时,注重氧气是否接实。

8. 发现患者有自主呼吸时,应按患者的呼吸动作加以辅助,以免影响患者的自主呼吸。

9. 选择合适的面罩以便达到最佳使用效果,如果外接氧,应调节至氧气储气袋充满氧气至鼓起(氧流量 8~10L/min)。

10. 对清醒患者做好心理护理,解释应用呼吸器的目的和意义,缓解紧张情绪,使其主动配合,并边挤压呼吸囊边指导患者"吸——呼——"。

11. 呼吸器使用后,呼吸活瓣、接头、面罩拆开,用肥皂水擦洗,清水冲净,再用 1:400 消毒灵浸泡 30min,凉水冲净、晾干、装配好备用。

(付江泉 沈 锋)

第七节 无创呼吸机的使用

【相关理论知识】

（一）概述

无创机械通气（non-invasive mechanical ventilation，NIV）是指不用建立人工气道（如经口气管插管、气管切开），而是使用合适的鼻罩/口鼻罩将无创呼吸机通过呼吸机管路与患者相连接并实施辅助通气的方法。无创呼吸机（以 PHILIPS 呼吸机为例）基本结构如图 7-20。NIV 与有创机械通气（invasive mechanical ventilation，IMV）相比较，具有诸多优点：①不用气管插管及气管切开；②患者痛苦少、较为舒适；③维持气道防御功能；④能说话、自己进食；⑤减少镇痛、镇静药物使用等。此外，研究数据还显示，NIV 的使用还可以缩短 IMV 的使用时间，减少呼吸机相关性肺炎、呼吸机依赖等并发症。近年来，NIV 在临床中应用越来越广泛。因此，正确掌握 NIV 的适应证、禁忌证及使用技巧，对提高呼吸衰竭患者的救治成功率具有重要作用。

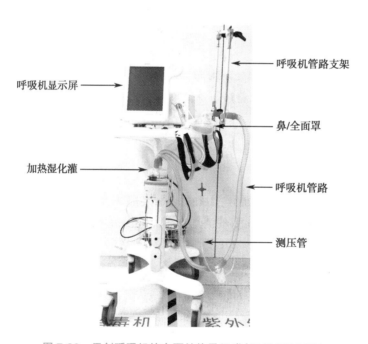

图 7-20　无创呼吸机的主要结构及组成（PHILIPS V60）

（二）呼吸机操作原理

呼吸机利用周围空气和高压氧气（以 PHILIPS V60 呼吸机为例），空气通过进气口过滤膜进入，氧气通过高压进气口进入，定量阀提供操作人员设置的浓度。该系统混合了空气和氧气，在鼓风机处对其增压，然后将其调节至用户设置的压力。若要进行此操作，呼吸机将比较近端（患者）压力测量值与呼吸机出气口（机器）压力，并调节机器压力，以补偿通过吸气过滤膜、患者回路和加湿器降低的压力，从而有助于确保正确且易于控制的压力输送和漏气补偿（图 7-21）。

【NIV 的主要目的、适应证和禁忌证】

（一）主要目的

1. 改善患者缺氧和/或降低二氧化碳水平　包括各种急性及慢性呼吸衰竭（Ⅰ型和Ⅱ型）。

2. 减少患者呼吸做功　患者可能无明显低氧血症，但呼吸做功增加，如不处理，可能发生呼吸衰竭。

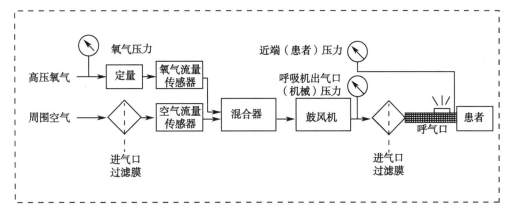

图 7-21　无创呼吸机气体输送系统

3. 纠正呼吸衰竭及呼吸衰竭引起的相关并发症　包括肺性脑病、心率及血压改变、肝肾功能损害等。

(二) 适应证

随着呼吸机性能的改善及机械通气技术的进步,NIV 使用范围较以往明显扩大,且通气效果也较以前明显提高。因此掌握 NIV 的适应证是正确使用无创机械通气的必要条件,目前认为 NIV 的适应证主要包括以下内容:

1. 低氧性呼吸衰竭

2. 急性呼吸窘迫综合征

3. 慢性阻塞性肺疾病(chronic obstructive pulmonary disease,COPD)

4. 肺炎

5. 支气管哮喘

6. 创伤 / 烧伤

7. 肺囊性纤维化

8. 急性心源性肺水肿

9. 阻塞性睡眠暂停与低通气综合征

10. 限制性肺疾病

11. 轻度上呼吸道阻塞(如睡眠呼吸暂停综合征患者)**术后**

12. 呼吸衰竭拒绝气管插管的患者

实际上,NIV 的成功实施很大程度上取决于病例的选择。使用无创通气的目的是帮助患者度过急性呼吸衰竭,为治疗可逆性疾病创造时间,以期避免有创通气及其相关并发症。因此,除了掌握上述的适应证以外,还必须掌握几条重要原则:①应尽早实施 NIV,尽量在呼吸衰竭初期即开始;②要识别患者可能从中获益的一些预测因素,包括疾病较轻,神志清楚,遵从指令,能与呼吸机配合,气道分泌物少,气密性好、漏气少,轻、中度高碳酸血症和酸中毒以及开始 2h 内氧合指标、呼吸频率和心率得到较好改善者。

(三) 禁忌证

NIV 禁忌证分为绝对禁忌证和相对禁忌证。

1. 绝对禁忌证　指不宜使用 NIV 的情况。

(1)呼吸暂停、心脏停搏。

(2)自主呼吸微弱、昏迷。

(3)误吸可能性极大。

(4)合并其他严重并发症(血流动力学极不稳定、消化道大出血 / 穿孔、严重脑部疾病等)。

(5)近期气道或食管相关疾病术后。

(6)面部创伤、面部术后或面部畸形。

(7)不合作或不能耐受者。

2. **相对禁忌证** 指在排除相应问题或严密监测下,可谨慎使用。

(1)气道分泌物多或排痰障碍。

(2)严重感染。

(3)极度紧张。

(4)严重低氧血症(PaO_2<45mmH$_2$O)或严重酸中毒(pH ≤ 7.2)。

(5)近期上腹部手术(尤其是需要严格胃肠减压者)。

(6)严重肥胖。

(7)上气道机械性阻塞。

【无创呼吸机的使用方法】

(一)通气模式的选择

目前多数无创呼吸机的模式主要有持续气道正压通气模式(CPAP)、自主呼吸/时间控制(S/T)、压力控制通气(PCV)及平均容量保证压力支持(AVAPS)等模式(图 7-22)。本节以飞利浦(PHILIPS)V60 无创呼吸机为例,简单介绍 NIV 常用的模式。

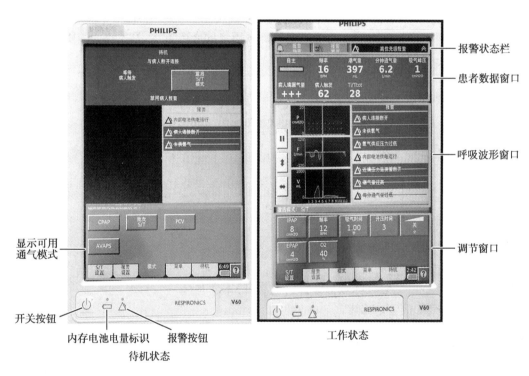

图 7-22 PHILIPS 无创呼吸机显示屏

1. **CPAP 模式** 无论在患者的吸气期或呼气期,呼吸机均按照所设定的压力持续对患者进行通气。此模式只需设置一个压力,呼吸频率完全由患者控制。吸气期给予一定压力支持,患者感觉吸气省力、舒适;呼气期给予一定压力,相当于呼气末正压(PEEP),有利于防止小气道及肺泡萎陷,促进 CO_2 排出,增加功能残气量、改善肺顺应性并提高氧合作用。此模式仅限于有自主呼吸,且呼吸衰竭较轻者。

2. **S/T 模式** 实际为自主呼吸模式+时间控制通气模式。需设置吸气压力(IPAP)、呼气压力(EPAP)、呼吸频率(R)、压力上升时间(rise time)等。在该模式下,患者吸气时呼吸机给予一个较高的压力(IPAP),在呼气时给予一个较低的压力(EPAP)。当患者存在自主呼吸或能触发呼吸机送气时,呼吸机仅提供 IPAP 和 EPAP,患者自主控制呼吸频率和吸/呼时间比;当无自主呼吸或自主呼吸比较弱不能触发呼吸机送气时,呼吸机完全控制通气,提供 IPAP、EPAP、呼吸频率、吸气时间等,相当于压力控制通气(PCV)。S/T 主要用于呼吸力量较弱、需提供较多呼吸支持患者。

3. **PCV 模式** 预设压力控制水平和吸气时间。吸气开始后,呼吸机提供的气流很快使气道压达到预设水平,之后送气速度减慢以维持预设压力直到吸气结束,之后转为呼气。此模式可适用于新生儿、婴幼儿呼吸衰竭、ARDS 及支气管哮喘等。

4. **AVAPS 模式** 此模式可以设置目标潮气量,呼吸机自动从设置的最大、最小压力之间选择一个合适的值来达到预设潮气量。此模式特别适用于限制性疾病的患者(肺炎、肌无力等)。

(二)选择合适的鼻罩或口鼻罩

1. **鼻罩**(图 7-23) 因可保留患者咳嗽、与人交流以及可以饮食等优点而受到患者青睐,但无牙或张口呼吸的患者因经口漏气会影响疗效且患者感觉不适,因此不适合鼻罩。

2. **口鼻罩 / 全面罩**(图 7-23) 将患者口和鼻全盖住,其优点是允许患者张口呼吸而不会发生漏气。但患者咳嗽、交流、饮食等会受到一定限制,且少部分患者有幽闭恐惧症等不良作用。因此,选择何种类型,取决于患者的情况。对于 ICU 患者多数选择全面罩。

3. **鼻罩和全面罩的附属结构** 主要包括固定头带、排气阀等(图 7-23)。

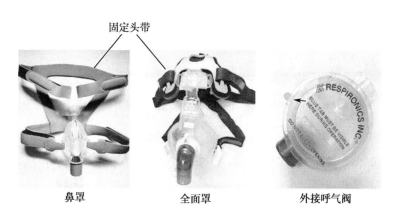

图 7-23 鼻罩和全面罩的附属结构

(三)操作前物品准备

操作前物品准备:①无创呼吸机;②连接管道(带集水杯和测压管);③合适的鼻罩或口鼻罩(全面罩);④湿化器;⑤排气阀;⑥蒸馏水或灭菌用水;⑦氧源系统。

(四)操作步骤

1. 向患者解释上无创呼吸机的必要性及注意事项,床头抬高 30°。

2. **连接呼吸机管道** 短管接湿化器进气口,长管先接湿化器出气口,再接排气阀,最后接鼻 / 面罩;接好测压管,连接好湿化器,加注射用水至湿化瓶身刻度线。

3. **接通电源** 连接主机及湿化器电源。

4. 接上氧源。

5. **开机** 打开主机前面板的左下角电源开关,选择模式,调节基础参数及报警参数。

6. 打开湿化器前面白色总开关,并调整温度为 30~35℃。

7. **上机** 根据患者情况调整参数后,以鼻 / 面罩连接好患者,密切留意患者情况及呼吸机监测数据。

8. 上机后,可将面罩用手扣在患者面部,直到患者适应呼吸机后,才用松紧带系好。

9. **调整呼吸机参数** 在初始参数的基础上,根据患者情况及需要,可以逐步上调,直到潮气量达到 6~10ml/kg(理想体重),或呼吸窘迫症状有所改善。

10. 调节 FiO_2 直到 $SpO_2>90\%$。并根据脉搏血氧饱和度(SpO_2)来调节吸氧流量或浓度。

11. 检查漏气量(<30L/min),特别是眼睛及口鼻周围,必要时调整面罩及松紧带。

12. 每 1~2h 监测患者生命体征,包括心率、血压、神志、呼吸频率、SpO_2 等。

无创呼吸机上机步骤如图 7-24。

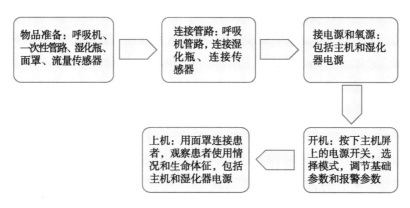

图 7-24　无创呼吸机上机流程

【知识拓展】

(一) NIV 通气效果判断及注意事项

一般来说,患者需要在 ICU 或专科监护室进行 NIV 并严密监测,待病情稳定后方可转入普通病房。

开始 NIV 后,如果初始 1~2h 内呼吸频率和心率下降,氧饱和度、pH、二氧化碳分压改善,腹式呼吸减少,一般意味着成功概率较高。如果缺乏这些表现,则需要调整,进一步检查面罩气密性,改善人机同步性,提高支持力度等,如果调整后数小时内仍未改善,就需要考虑无创通气失败,尽快插管改有创通气,以免延误插管,进而增加患病率及死亡率。

在无创通气过程中,适当应用镇静、镇痛药物可减轻患者的焦虑和不适感,还可缓解部分患者的幽闭恐惧症,有利于无创通气的顺利实施。但应用镇静、镇痛药物期间,必须密切关注患者神志、自主呼吸和自主咳痰情况,保证气道通畅,避免痰堵塞等。

(二) NIV 并发症及处理

总的来说,NIV 的安全性较 IMV 高,并发症较轻微,严重并发症的发生率低。常见并发症包括:

1. 面罩漏气　一般来说 NIV 均有轻度漏气,不需特殊处理,但如漏气明显,则需调整固定头带,闭口呼吸(鼻罩者),或将鼻罩更换为面罩等。

2. 呼吸机面罩相关性不适　检查面罩是否合适、调整固定头带、更换面罩等。

(1)面部皮肤压红:适当放松固定带、应用皮肤保护贴膜等。

(2)鼻窦 / 耳部疼痛:适当降低吸气及呼吸压力。

(3)口鼻干燥:可适当鼻腔滴注生理盐水、加强湿化、处理漏气等。

(4)眼部气流刺激:检查面罩、重新固定头带。

(5)胃肠胀气:一般面罩压力 <25cmH$_2$O 是安全的,如果出现腹胀,可适当降低压力并同时使用西甲硅油治疗,必要时放置鼻胃管行胃肠减压。

(6)低血压:可适当降低压力水平,必要时可给予适当输液或血管活性药物。

(7)气胸:尽早停止 NIV,根据肺压缩程度,必要时行胸腔闭式引流。

(8)人机不同步:人机不同步可损害无创通气效果,增加患者呼吸做功。不同步可能为患者本身躁动所致,此时可适当并谨慎予以镇静、镇痛;也可由于呼吸机触发不足或漏气,导致呼吸机不能感知呼气开始而出现人机不同步,对此应该调整面罩,使用具有限制最大吸气时间的通气模式等。如低氧血症、低血压等,应做相应处理。

(沈 锋)

第八节 氧气疗法

【概述】氧是生命活动中所必需的物质,如果组织得不到足够的氧或者不能充分利用氧,组织的代谢、功能,甚至形态结构都有可能发生异常改变,这一过程称缺氧。氧气疗法(oxygenic therapy)是指通过给氧,提高动脉血氧分压(PaO_2)及动脉血氧饱和度(SaO_2),增加动脉血氧含量(CaO_2),从而纠正各种原因造成的缺氧状态,促进组织新陈代谢,维持机体生命活动的一种治疗方法。

【目的】

1. 纠正各种原因造成的缺氧状态,增加动脉血氧含量(CaO_2),提高动脉血氧分压(PaO_2)。

2. 促进组织的新陈代谢,维持机体生命活动。

【缺氧的分类和氧疗适应证】

1. **低张性缺氧** 主要特点为由于动脉血氧分压降低,使动脉血氧含量减少,导致组织供氧不足。常见于慢性阻塞性肺部疾病、高山病、先天性心脏病等。

2. **血液性缺氧** 血红蛋白数量减少或性质改变,造成血氧含量降低或者血红蛋白结合的氧不易释放所致。常见于贫血、高血红蛋白症、一氧化碳中毒等。

3. **循环性缺氧** 由于组织血流量减少,使组织供氧量减少所致。其原因是全身性循环性缺氧和局部性循环性缺氧。常见于心力衰竭、休克、栓塞等。

4. **组织性缺氧** 由于组织细胞利用氧异常所致。其原因为细胞损伤、组织中毒、呼吸酶合成障碍。常见于大量放射线照射、氰化物中毒等。

【操作前准备】

(一)评估患者并解释

1. **评估** 患者的病情、年龄、意识、治疗情况,心理状态及合作程度。

2. **解释** 向患者及家属解释吸氧的方法、目的、注意事项及配合要点。

(二)患者准备

1. 了解吸氧的方法、目的、注意事项及配合要点。

2. 情绪稳定,体位舒适,愿意配合。

(三)操作者准备

修剪指甲,衣帽整洁,洗手,戴口罩。

(四)环境准备

环境安静、室温适宜、光线充足、远离火源。

(五)用物准备

1. **治疗盘内** 小药杯(内盛冷开水)、弯盘、纱布、棉签、鼻氧管、扳手。

2. **治疗盘外** 管道氧气装置或氧气筒及氧气压力表装置、笔、用氧记录单、标志。

【操作步骤】

1. **核对** 携用物至患者床旁,核对患者身份信息(确认患者)。

2. **清洁检查** 用湿棉签清洁双侧鼻腔并检查(检查鼻腔有无分泌物堵塞及异常)。

3. **连接** 将鼻导管与湿化瓶的出口相连接。

4. **调节** 氧流量(根据病情遵医嘱调节氧流量)。

5. **湿润** 鼻氧管(鼻氧管前端放入盛有冷开水的小药杯中湿润,并检查鼻氧管是否通畅)。

6. **插管** 将鼻氧管插入患者鼻孔 1cm(动作轻柔,以免引起黏膜的损伤)。

7. **固定** 将导管环绕患者耳部,向下放置并调节松紧度(松紧度适宜,防止因导管太紧,引起皮肤受损)。

8. **记录** 给氧时间、氧流量、患者反应(便于对照)。

9. **观察** 缺氧症状、实验室指标、有无给氧后不良反应、氧气装置无漏气并畅通(有异常及时处理)。

10. **停止用氧** 先取下鼻氧管(防止操作不当,引起组织的损伤)。

11. **安置患者** 体位舒适(整理床单位)。

12. **卸表** 氧气筒:关闭总开关,放出余氧,关闭流量开关,卸表。卸表口诀:一关(总开关及流量开关)、二扶(压力表)、三松(氧气筒气门与氧气表连接处)、四卸(表)。中心供氧:关流量开关,取下流量表。

13. 整理用物。

14. **记录** 停止用氧时间及效果。

【注意事项】

1. 用氧前,检查氧气装置有无漏气,是否通畅。

2. 严格遵守无菌技术操作规程,注意用氧安全,切实做好"四防",即防震、防火、防油、防热。氧气瓶搬运时要避免撞击。氧气筒应放在阴凉处,周围严禁烟火及易燃品,距离明火 5m,距离暖气至少 1m,以防引起燃烧。氧气表及螺旋口请勿上油,也不要用带油的手装卸。

3. 使用氧气时,应先调节流量后再应用。停用氧气时,应先拔出导管,再关闭氧气的开关。中途改变流量,要先分离鼻导管与湿化瓶的连接处,调节好氧流量后再接上。以免一旦开错开关,导致大量的氧气进入呼吸道而损失肺部组织。

4. 常用湿化液为灭菌蒸馏水。急性肺水肿时,用 20%~30% 乙醇,可降低肺泡内泡沫的表面张力,使肺泡泡沫破裂、消散,从而改善肺部气体交换,减轻缺氧的症状。

5. 氧气筒内的氧气勿用尽,压力表至少要保留 0.5mPa(5kg/cm^2),以免灰尘进入氧气筒内,再充气时引起爆炸。

6. 对未用完或者已用尽的氧气筒,应分别悬挂"空"或"满"的标志,便于急用时搬运,也便于及时调换,提高抢救速度。

7. 用氧过程中,应加强监测。

【并发症的预防及处理】

1. **氧中毒** 其特点是肺实质的改变,表现为胸骨下不适、灼热感、疼痛,继而出现呼吸增快、恶心、呕吐、断续干咳、烦躁。预防措施是避免高浓度、长时间给氧治疗,经常做血气分析,动态观察给氧治疗后的效果。

2. **肺不张** 是吸入高浓度氧气后,肺泡内氮气被大量置换,支气管有阻塞时,所属肺泡内的氧被肺循环血液迅速吸收,引起吸入性肺不张。表现为呼吸、心率增快,烦躁,血压上升,继而出现呼吸困难、发绀、昏迷。预防措施是鼓励患者深呼吸,多咳嗽和经常更换卧位,防止分泌物阻塞。

3. **呼吸道分泌物干燥** 氧气为一种干燥的气体,吸入后,可导致呼吸道黏膜干燥,分泌物黏稠,不易咳出。因此,氧气吸入前一定要先湿化再吸入,可定期雾化吸入。

4. **晶状体后纤维组织增生** 见于新生儿,以早产儿多见。由于视网膜血管收缩、视网膜纤维化,最后导致不可逆转的失明,因此,新生儿应控制氧浓度和氧气吸入时间。

5. **呼吸抑制** 见于 Ⅱ 型呼吸衰竭者($PaCO_2$ 增高,PaO_2 降低),由于 $PaCO_2$ 长期处于高水平,使呼吸中枢失去对二氧化碳的敏感性,呼吸调节主要依靠缺氧对外周化学感受器的刺激来维持,吸入高浓度氧气,解除缺氧对呼吸的刺激作用,导致呼吸中枢抑制加重,甚至呼吸停止。因此对于 Ⅱ 型呼吸衰竭的患者应给予低浓度、低流量(1~2L/min)的持续供氧。

(张元华)

第九节 吸 痰 技 术

【概述】吸痰技术(aspiration of sputum)是指经口、鼻腔、人工气道将呼吸道的分泌物吸出,保持呼吸道通畅,预防吸入性肺炎、肺不张、窒息等并发症的一种治疗方法。临床上常用于年老体弱、危重、昏迷、麻醉未清醒等患者,针对各种原因引起的不能有效咳嗽、排痰。

【目的】

1. 清除呼吸道分泌物,保持患者呼吸道通畅。

2. 促进呼吸功能,改善肺通气。

3. 预防并发症的发生。

【适应证】

1. 年老体弱者。

2. 昏迷、危重、麻醉未苏醒的患者。

3. 各种原因引起的咳嗽反射迟钝或会厌功能不全,不能通过咳嗽自行清除呼吸道分泌物的患者。

4. 各种原因引起窒息的患者。

5. 上呼吸机的患者有以下情况

(1)出现明显痰鸣音或从人工气道观察到有明显痰液冒出。

(2)动脉血氧饱和度(SpO$_2$)和动脉血氧分压(PaO$_2$)下降。

(3)患者机械通气时,呼吸机上(使用容量控制模式)显示气道峰压增加或(使用压力控制模式)潮气量下降。

(4)患者机械通气时,呼吸机波形图上显示,压力 - 时间或流速 - 时间曲线中的吸气相和呼气相同时出现锯齿图形。

【禁忌证】严重缺氧者、严重心律失常者,颅底骨折患者禁忌经鼻腔吸痰。

【操作前准备】

(一)评估患者并解释

1. **解释** 向患者及家属解释吸痰的目的、方法、注意事项及配合要点。

2. **评估** 患者的年龄、病情、意识、治疗情况,有无将呼吸道分泌物排出的能力,心理状态及合作程度,目前患者的血氧饱和度。

(二)患者准备

1. 了解吸痰的目的、方法、注意事项及配合要点。

2. 情绪稳定、体位舒适。

(三)环境准备

环境安静、室温适宜、光线充足。

(四)操作者准备

操作者衣帽整洁,修剪指甲,洗手,戴口罩。

(五)用物准备

1. **治疗盘内** 有盖罐 2 只(试吸罐和冲洗罐,内盛无菌生理盐水)、无菌纱布、一次性无菌吸痰管数根、无菌手套、无菌血管钳或镊子、弯盘。

2. **治疗盘外** 中心吸引器或电动吸引器。必要时备压舌板、舌钳、张口器、电插板等。

【操作步骤】

1. **核对** 携用物至患者床旁,核对患者身份信息(确认患者)。

2. **调节** 接通电源,打开开关,检查吸引器性能,调节负压[一般成人 40.0~53.3kPa(300~400mmHg);儿童 <40.0kPa]。

3. **检查** 检查患者口、鼻腔,取下活动义齿(若口腔吸痰有困难,可由鼻腔吸引;昏迷的患者可用压舌板或张口器帮助张口)。

4. **摆放体位** 使患者头部转向一侧,面向操作者。

5. **试吸** 连接吸痰管,在试吸罐中吸取少量生理盐水(检查吸痰管是否通畅,同时,润滑导管前端)。

6. **吸痰** 一手反折吸痰导管末端,另一手用无菌血管钳(镊)或者戴无菌手套持吸痰管前端,插入口咽部(10~15cm),然后放松导管末端,先吸口咽部再吸气管内分泌物(插管时不可有负压,以免引起呼吸道黏膜损伤;若气管切开吸痰,注意无菌操作,先吸气管切开处,再吸口(鼻)部;采取左右旋转向上提拉的手法,以利于呼吸道分泌物的充分吸尽,每次吸痰时间少于15s)。

7. 吸痰管退出时,在冲洗罐中用生理盐水抽吸(以免分泌物堵塞吸痰导管;一根吸痰导管只使用一次)。

8. 观察气道是否通畅,患者的反应,如呼吸、心率、血压、面色等;吸出液的色、质、量(动态评估患者)。

9. **安置患者**　拭净脸部分泌物,使患者体位舒适,整理床单位。

10. **整理用物**　吸痰管按一次性用物处理

11. **记录**　洗手后记录(记录痰液的颜色、量、黏稠度、气味、患者的反应等)。

【注意事项】

1. 吸痰前,检查电动吸引器性能是否良好,连接是否正确。

2. 严格执行无菌技术操作,每次吸痰应更换吸痰管。

3. 每次吸痰时间少于15s,以免造成缺氧。

4. 吸痰动作要轻稳,防止损伤呼吸道黏膜。

5. 痰液黏稠时,可配合叩击,雾化吸入,提高吸痰效果。

6. 电动吸引器连续使用时间不宜过长,贮液瓶内液体达2/3时,应及时倾倒,以免液体吸入马达内,损坏仪器。吸痰前,贮液瓶内应放少量消毒液,使吸出液不黏附于瓶底,以便于清洗消毒。

7. 如果患者在吸痰时,临床上有明显的血氧饱和度下降的问题,吸痰前可提高氧浓度。

8. 建议成人和儿童使用的吸痰管(直径)小于他们使用的气管插管的直径的50%,婴儿则小于70%。

【并发症的预防及处理】

1. **吸入性肺炎**　吸痰可以增加下呼吸道细菌的聚居,并发吸入性肺炎,经气管插管吸痰的患者更容易发生。临床表现有新出现的吸入性肺部感染的症状、体征及相应的实验室检查结果等。因此,对此类患者吸痰时,先吸口腔分泌物,气囊放气后吸痰。

2. **低氧血症**　通常在吸痰过程中,可发生低氧血症,对于原来就有低氧血症的患者会加重其低氧血症。因此在吸痰前,先给予氧气吸入,提高患者的血氧分压。

3. **支气管黏膜损伤**　气道黏膜损伤的程度与吸引的负压和持续时间呈正比,必须要严格遵守操作规程。

4. **支气管收缩或支气管痉挛**　患者在吸痰的过程中,突发哮喘样症状,肺部出现哮鸣音。立即按支气管哮喘急性发作处理,并停止吸痰。

5. **颅内压升高**　颅内压升高与脑血流量变化有关。可出现呕吐、意识障碍等症状。应立即停止吸痰,降低颅内压。

6. **高血压或低血压**　应立即停止吸痰,给予对症处理。

7. **心律失常**　应立即停止吸痰,给予对症处理。

(张元华)

第十节　开放性伤口的处理

【概述】伤口多指人或其他动物的皮肤、肌肉、黏膜等受伤破裂的地方;开放性伤口是与闭合性伤口相对而言的,就是指与外界相通的损伤,简言之,多为血能往外流的或肌肉、骨头外漏的创伤,如擦伤、撕裂伤、切伤、刺伤等。开放性伤口无论平时或战时都较多见,且因伤口多为非计划性因素造成,多有污染且伤口不整齐,因此,处理不及时或不当,易发生感染,从而影响愈合和功能恢复,严重者可造成残疾甚至危及生命。

【相关基础知识】一般开放性损伤按其病变由内而外可分为三个病理改变区域:①表面或中心部直接接触区,可有异物存留和组织坏死;②周围挫伤区域,各层组织损伤可引起坏死,如不切除,易引起感染;③外周组织震荡反应区,有水肿、渗出、血管痉挛、细胞活力低,如不发生感染,可以恢复正常,如发生感染,则使反应加重。

开放性伤口一般有两种常用的分类方式:一种是根据伤口的污染程度分为清洁、污染和感染伤口三类,这是最常用的分类方式;另一种按损伤因素分为擦伤、撕裂伤、切伤、刺伤等。

开放性软组织损伤创口在处理时,应考虑致伤原因、伤后时间、创口部位及所具备医疗条件等多方面的因素,改善修复条件,预防感染,促使及早愈合。多根据清洁、污染、感染伤口分别处理。清洁伤口是指未被细菌沾染的伤口,如在医院进行的无菌手术切口,一般经缝合可达一期愈合。污染伤口为沾染细菌,但未发展成感染的伤口,其处理主要是清创术。感染伤口最常见的为化脓性感染,也可发生特殊感染,如破伤风和气性坏疽等。感染伤口处理的目的在于迅速控制感染和促进伤口愈合。

开放性伤口的处置主要有两方面:①开放性伤口多为非计划性损伤所致,在受伤现场多无充分的医疗条件进行有效的清创缝合,而急救现场应以抢救生命为主;因此,在急救现场,开放性伤口的处置是通过止血、包扎、固定等操作避免或减少二次损伤和污染,为之后的清创缝合创造有利条件。②医疗条件充分时,进行规范的清创缝合。对于清创缝合的操作可见本篇第十一节清创术,本节重点介绍急救现场对开放性伤口的止血、包扎处置。

【适应证】适用于各种开放性伤口在出血情况下的急救止血与包扎,包括大出血的急救处理,以压迫止血、保护伤口、固定敷料、减少污染、固定骨折与关节、减少疼痛为原则。

【禁忌证】出现呼吸困难、脉搏微弱、心搏骤停、神志不清等直接威胁生命的状况时,不宜先进行伤口处理,应优先抢救生命。如出现由于大出血引起的休克等危及生命的状况,应在积极止血的同时,进行抗休克处理。

【操作前准备】

1. 评估伤者病情,以便做到"先救命,后治伤""先重后轻"的有序抢救。

2. 言简意赅地向伤者或家属交待病情,做好解释沟通,争取清醒伤者的配合。

3. 现场医务人员,一般备有消毒用品、无菌纱布、棉垫、绷带、三角巾、止血带等。

4. 现场事件的亲历者如无充分的医用物品准备,应尽可能就地取材,如清洁毛巾、手绢、布单、衣物、树枝、电线、绳子、门板、饭碗等替代物。

【操作过程】现场开放性伤口处置程序:先止血、后包扎、再固定。

(一) 止血

首先根据出血的颜色、流量、出血部位,迅速估计出血是动脉出血还是静脉出血,而止血的方法可概括为:"压、包、塞、捆"。

1. 指压止血法　是一种快速、有效的首选止血方法,用手指压迫出血血管的近心端,使血管闭合阻断血流,而达到止血的目的,适用于头、面、颈部及四肢的动脉出血。一般用手指在相应动脉近端相对表浅处,触及搏动的动脉,并将其向近旁的骨性结构按压。如头顶、额部及颞部的出血,可用拇指或示指在伤侧耳屏上前方 1.5cm 处,用力压迫颞浅动脉;压迫双侧下颌角前约 3cm 的凹陷处的面动脉可达面部止血;耳后出血可拇指压迫同侧耳后动脉;压迫腋窝处的腋动脉、前臂内侧中段处的肱动脉,可达上肢和前臂止血的目的,而压迫腕部的尺动脉、桡动脉可达到手掌或手背止血的目的;压迫大腿根部内侧的股动脉、腘窝中部的腘动脉,可用于下肢和小腿的止血;压迫伤指(趾)两侧的指动脉,有利于手指的止血。止住血后,应根据具体情况换用其他有效的止血方法,如填塞止血法、止血带止血法等。这种方法仅是一种临时的、用于动脉出血的止血方法,不宜持久采用。

2. 加压包扎法　为最常用的急救止血方法。伤口覆盖无菌敷料后,再用纱布、棉花、毛巾、衣服等折叠成相应大小的垫,置于无菌敷料上面,然后再用绷带、三角巾等紧紧包扎,以停止出血为度。这种方法主要用于小动脉以及静脉或毛细血管的出血;如伤口内有碎骨片或关节脱位时,则禁用此法,以免加重损伤。

3. 堵塞止血法　用无菌的棉垫、纱布等,紧紧填塞在伤口内,再用绷带或三角巾等进行加压包扎,松紧以达到止血目的为宜。本法用于中等动脉、大中静脉损伤出血以及颈部、臀部等处,较深伤口、出血严重时,还可直接用于不能采用指压止血法或止血带止血法的出血部位。

4. 屈曲加垫止血法 前臂或小腿出血时,可在肘窝或腘窝内放置棉纱垫、毛巾或衣服等物品,同时屈曲关节,再用三角巾或布带做"8"字形固定;如有或疑有骨折、关节损伤的肢体不能使用本法,以免骨折错位和加剧疼痛。使用此法时,应注意肢体远端血运情况,每隔45~60min,缓慢松解3min,以防远端肢体坏死。此法令伤员痛苦较大,不宜首选。

5. 止血带止血法 适用于四肢大血管破裂或经其他止血方法无效者,止血带必须扎在伤口的近心端。包括:①充气止血带止血法:如血压计袖,其压迫面积大,且对受压迫的组织损伤较小,容易控制压力,放松也方便。②橡皮止血带止血法:用橡皮管先在拟上止血带的部位加好衬垫,再以左手拇指、示指、中指持止血带头端,另一手拉紧止血带,绕肢体缠绕2周,并将止血带末端用左手示指、中指夹紧,向下拉出固定即可;也可将止血带的末端插入结中,拉紧止血带的另一端,使之更加牢固。③绞紧止血法:急救时,如无橡皮止血带,可根据当时情况就地取材,可用布、绳索、三角巾或者毛巾替代橡皮管;先垫衬垫,再将带子在垫上绕肢体一圈打结,在结下穿一短棒,旋转此短棒使带子收紧,至不流血为止,最后将短棒固定在肢体上。

6. 使用止血带的注意事项 ①衬垫:止血带不宜直接结扎在皮肤上,应先用三角巾、毛巾等做成衬垫缠绕在要结扎止血带的部位,然后再扎止血带。②部位:止血带应结扎在靠近伤口近心端的健康部位,有利于最大限度保存肢体。如肘关节以下伤口,应将止血带扎在上臂上1/3处,不能结扎在中1/3处以下的部位,以免损伤桡神经;膝关节以下伤口,应扎于大腿中下1/3交界处,扎止血带前,应抬高患肢2~3min,以增加静脉回心血量。③松紧度:结扎止血带要以停止出血或远端动脉搏动消失为度,结扎过紧可损伤局部,而结扎过松则达不到止血目的。④时间:一般止血带的使用时间不宜超过4h,每隔1h松解一次,以暂时恢复远端肢体血液供应,松解止血带的同时,仍应用指压止血法,以避免大量失血;松解1~2min后,应在比原来结扎部位稍低平面重新结扎。⑤标记:止血带处应加上标记,注明结扎止血带的日期、时间。⑥应在输血、输液和采取其他有效的止血方法后,解除止血带;如组织已发生明显、广泛坏死时,在截肢前,不宜松解止血带。

(二) 包扎

暴露的伤口是细菌侵入的门户,及时的包扎,可保护伤口、减少污染、压迫止血、减少组织的二次损伤。

1. 绷带包扎法 主要用于四肢及手、足部伤口的包扎及敷料、夹板的固定等。包括:①环形包扎法:主要用于腕部和颈部;②"8"字形包扎法:用于关节附近的包扎;③螺旋形包扎法:主要用于上肢和大腿;④反折螺旋包扎法:多用于前臂和小腿等周径不等处;⑤回返包扎法:用于头顶、指端和肢体残端的包扎。

2. 三角巾包扎法 伤口部位不同,采用不同的包扎方法。

1)头顶、面部或枕部伤口:采用帽式包扎法。将三角巾顶角打结放在额前,底边中点打结放在枕部,底边两角拉紧包住下颌,再绕至枕骨结节下方打结。

2)颜面部伤口:采用面具式包扎法。将三角巾顶角打结放在下颌处,上提底边罩住头面,拉紧两底角至后枕部交叉,再绕至前额部打结,包扎好后再根据伤情在眼、鼻、口处剪洞。

3)头、眼、耳处外伤:采用头眼包扎法。三角巾底边打结放在鼻梁上,两底角拉向耳后下,枕后交叉后绕至前额打结,反折顶角向上固定。若一侧眼球受伤,则采用单眼包扎法:将三角巾折叠成4指宽的带形,将带子上1/3盖住伤眼,下2/3从耳下至枕部,再经健侧耳上绕至前额,压住另一端,最后绕经伤侧耳上、枕部至健侧耳上打结。若双眼损伤采用双眼包扎法:先将带子中部压住一眼,下端从耳后到枕部,经对侧耳上至前额,压住上端,反折上端斜向下压住另一眼,再绕至耳后、枕部至对侧耳上打结。

4)下颌、耳部、前额伤口:采用下颌带式包扎法。将带巾经双耳或颞部向上,长端绕顶后在颞部与短端交叉,将两端环绕头部,在对侧颞部打结。

5)肩部、胸背及腹部伤口:肩部伤口可用肩部三角巾包扎法、燕尾式包扎法或衣袖肩部包扎法;胸背伤口可用单胸包扎法、胸背部燕尾式包扎法、胸背部双燕尾式包扎法;而腹部伤口可用腹部兜式包扎法、腹部燕尾式包扎法。燕尾式包扎法:将三角中折成燕尾式放在伤侧,向后的角稍大于向前的角,两底角在伤侧腋下打结,两燕尾角于颈部交叉,至健侧腋下打结。

6) 四肢肢体包扎法:将三角巾折叠成适当宽度的带状,在伤口部环绕肢体包扎。手(足)部包扎法:将手或足放在三角巾上,与底边垂直,反折三角顶角至手背或足背,底边缠绕打结。

7) 臀部伤口可行单臀包扎法:需两条三角巾,将一条三角巾盖住伤臀,顶角朝上,底边折两指宽在大腿根部绕一周作结;另一三角巾折成带状压住三角巾顶角,围绕腰部一周作结,最后将三角巾顶角折回,用别针固定。

8) 手臂的悬吊:其中前臂大悬吊带适用于前臂外伤或骨折,将三角巾平展于胸前,顶角与伤肢肘关节平行,屈曲伤肢,提起三角巾下端,两端在颈后打结,顶尖向胸前外折,用别针固定。而前臂小悬吊带适用于锁骨、肱骨骨折、肩关节损伤和上臂伤,将三角巾叠成带状,中央放在伤侧前臂的下 1/3,两端在颈后打结,将前臂悬吊于胸前。

3. 注意事项 ①需迅速暴露伤口并检查,采取及时、正确的急救措施。②包扎时,要"先盖后包",敷料要够大;优先包扎头部、胸部和腹部伤口以保护重要脏器,然后包扎四肢伤口。③有条件者,应对伤口妥善处理,如清除伤口周围油污、局部消毒等。④直接覆盖伤口的敷料应严格无菌,没有无菌敷料则尽量应用相对清洁的材料。⑤乳房下、腋下、两指间、骨隆突部分应加棉垫保护。⑥包扎不能过紧或过松,打结或固定的部位应在肢体的外侧面或前面。⑦小而深或狗咬伤的伤口不要包扎。

【特殊损伤的处理】

1. 腹部伤口致内脏脱出 不要直接还纳回腹腔,应以等渗盐水浸湿大块无菌敷料覆盖,用碗盆反扣于内脏脱出处,再包扎固定,待到有完善医疗条件的医院再行治疗。

2. 开放性颅脑损伤致脑组织膨出 不要直接还纳,可以等渗盐水浸湿大块无菌敷料覆盖,扣以无菌碗阻止脑组织的脱出,再包扎固定,待到有完善医疗条件的医院再行治疗。颅底骨折口鼻有液体流出时,不能堵塞,应取侧卧位。

3. 开放性气胸 敷料盖于伤口处,纱布垫或毛巾垫加压包扎,使开放性气胸变为闭合性气胸,再进一步治疗闭合性气胸。

4. 开放性骨折 在急救现场,开放性骨折仅给予包扎;若伴有活动性出血,可先给予止血;若骨折端有外露,包扎时不能给予还纳。待到有充足医疗条件后,再给予规范处理。

5. 异物插入身体的伤口 在急救现场,不可轻易拔出插入体内的异物,以免造成致命性大出血;可在伤口周围给予包扎,待到有充足医疗条件后,再给予规范处理。

6. 断肢的处理 若断肢没有完全离断,应用夹板等将伤肢固定;对于离断的断肢如有污染,应用无菌水或清水冲洗,并用无菌或清洁敷料拭干,放于干净、不渗水的塑料袋内,扎紧密封保存于装有冰块的容器内;紧急将伤员与断肢送有条件的医院以便行断肢再植。

【小结】急救现场的处理应遵循"先救命,后治伤""先重后轻"的有序抢救流程,现场开放性伤口处置流程为"先止血、后包扎、再固定",具体方式因现场条件及受伤情况而定。总之,针对抢救的目的,选择简单、有效的方法。

【临床实例分析】

临床实例

急诊科医生随急救车到达车祸现场,见一中年男性受伤,伤后无昏迷、晕厥、恶心、呕吐、心悸、胸闷等不适。查体:神志清醒,问答合作,右前臂肿胀,皮肤完整,中段压痛明显,可扪及骨擦感,肢端感觉、血液循环、活动良好;左小腿中下段可见一约 4.0cm×1.0cm 伤口,有活动性出血,左下肢活动良好。请给予右前臂小夹板固定和左小腿加压包扎(绷带反折螺旋包扎法)。

临床思维分析:①此为急救现场,先做总体评估,此案例中无昏迷等重症,初步判断有两处受伤部位,一处为开放性伤口且有活动性出血,一处为长骨的闭合性损伤;②急救的原则:先救命再治伤;故应先处理活动性出血;③活动性出血需先指压短暂止血后,绷带加压包扎,受伤处在小腿为周径不均处,故应使用反折螺旋包扎法;④操作过程中注意两处创伤,避免不必要的移动,减少二次创伤。

(尹朝晖)

第十一节 清 创 术

【概述】我国每年创伤人数多达 1 000 万人次,其中伤残人数约 100 万,直接经济损失高达 100 亿。清创术(debridement)是创伤处理中最基本的一种外科手术操作,而伤口初期处理的好坏,对伤口愈合、受伤部位组织的功能和形态的恢复起决定性作用。

【相关基础知识】广义的医学清创是指应用外科手术、机械、化学、生物等方法清除死亡的、受损的或感染的组织,以提高剩余健康组织的愈合潜力,包括外科清创、机械清创、自溶清创、酶清创以及蛆虫治疗等。

而外科清创术(surgical debridement)是指通过对新鲜、开放性、污染的伤口进行清洗去污、清除血块和异物、切除失去生机的组织,缝合伤口,达到尽量减少污染,甚至将污染伤口变为清洁伤口,从而有利于受伤部位的功能和形态的恢复。是外科的一种基本手术操作。

一般情况下,开放性伤口可分为清洁、污染和感染伤口三类。其中,清洁伤口是很少见的;意外创伤的伤口难免有程度不同的污染;如污染严重、细菌量多且毒力强,8h 后即可变为感染伤口。伤口初期处理的好坏,直接对伤口愈合、受伤部位组织的功能和形态的恢复起决定性作用,尽早清创伤口,能给后续治疗创造条件。

【适应证】

1. 伤后 6~8h 以内的开放性伤口。

2. 伤后 8h 以上,但无明显感染且不超过 24h 的伤口。

3. 一般在伤后 24~48h 的头面部伤口。

【禁忌证】

1. 创面大而深,且合并严重的休克、水与电解质紊乱,致全身情况不稳定。

2. 疑有主要血管损伤,而现场血源缺乏、技术条件受限。

3. 有或疑有内脏损伤、重要脏器功能衰竭以及脑、胸严重损伤者,应先予处理。

4. 伤情没有判断清晰者。

5. 伤口已有明显感染,则不做清创操作,仅将伤口周围皮肤擦净、消毒周围皮肤后,充分引流,以免感染扩散。

【操作前准备】

1. 对伤员进行全面评估,确定是否合并有内脏损伤、血管及神经损伤、骨骼损伤;X 线检查以确定金属异物的部位及数量等。

2. 根据手术大小和术中出血的可能,适当备血。

3. 适当应用止痛和术前镇痛药物。

4. 如伤口较大,污染严重,应预防性应用抗生素。

5. 签署知情同意书。与患者或家属(未成年者必须是监护人)就病情、处置意见、可能风险、术后情况等进行沟通,并签署相关知情同意书。

6. 器械准备。消毒清创包、肥皂水、无菌生理盐水、3% 过氧化氢、聚维酮碘、2% 利多卡因、10ml 注射器、绷带、止血带等。

7. 操作者戴帽子、口罩。

【操作步骤】

(一)麻醉和体位

根据受伤部位及程度选择相应麻醉方式。一般情况下,上肢选用臂丛神经或腕部神经阻滞麻醉,下肢选用腰麻或硬膜外麻醉。若创口小,亦可采用局部麻醉;若创口较大、复杂、严重,则可选用全身麻醉。体位可因受伤部位、操作时间及患者的一般状况而选择坐位、仰卧位、俯位等。

(二) 清洗去污

包括清洗皮肤和清洗伤口两步。

1. **清洗皮肤** 无菌纱布覆盖伤口,剃除伤口周围皮肤的毛发,若伤口周围皮肤有油污,可用汽油或乙醚擦去。术者洗手、戴手套后,更换覆盖伤口的纱布,用软毛刷蘸消毒皂水刷洗皮肤,并用等渗盐水冲净,然后换另一只毛刷再刷洗一遍,一般反复冲洗 3 次,用消毒纱布擦干皮肤。

2. **清洗伤口** 去掉覆盖伤口的纱布,用无菌生理盐水冲洗伤口,用过氧化氢溶液冲洗出泡沫,再用无菌生理盐水冲掉泡沫;用消毒镊子或小纱布球彻底清除伤口内的污物、血凝块和异物,用无菌纱布覆盖伤口。

(三) 清理伤口

术者再次消毒、戴手套,更换器械,用聚维酮碘(或碘酊、酒精)消毒皮肤,常规铺无菌巾,并施行麻醉。若四肢伤在伤口近端,预置止血带以备用。

(四) 扩大创口和清创术

皮肤、皮下组织和筋膜的清创均应扩大创口以显露深部组织,伤口延长的方向依具体情况而定;四肢伤可沿肢体纵轴方向切开,而经过关节的切口应呈 S 形;清创应由浅及深、有序进行,所有失去生机的皮下组织和筋膜均应切除。

1. **皮肤、皮下组织和筋膜的处理** 切除 1~2mm 明显受挫伤、失活的创缘皮肤,将创缘修剪整齐;头面、颈部和手部则应尽量细心,以免因皮肤缺损过多造成功能障碍。将深筋膜做菱形切除,或在深筋膜切口中部做横行切开,使呈"十"字形,或在筋膜切口两端做横切口,使切口呈"工"字形,以预防筋膜间隙综合征的发生。

2. **肌肉的清创** 术中可根据肌肉的色泽、张力、有无收缩力和是否出血等判断是否失活,应将失活的肌肉彻底清除。

3. **肌腱的处理** 若肌腱的连续性未中断,应尽量加以保护,并用皮下组织或周围组织瓣覆盖,勿使其外露。若肌腱完全断裂,则不宜行初期缝合或移植,清创时,只需修剪其不整齐的部分,并将断端利用附近软组织加以包埋,以备后期重建。

4. **血管的处理** 对影响肢体成活的肱动脉、腘动脉和股动脉等主要动脉的损伤,应在清创术后行血管的早期吻合术;非主要血管可以结扎,不作处理。主要动脉缺损过多,应采用自体大隐静脉移植修复,修复后,要用附近的软组织将其覆盖,勿使其外露。股骨骨折伴有肢体主要血管损伤时,血管吻合后,应采用骨牵引制动骨折,牵引力不宜过大。

5. **神经的处理** 损伤的神经断端除手部与面部,争取行初期吻合外,其他部位的神经均不行初期缝合,应将神经断端用正常的肌肉覆盖,留待后期处理。

6. **骨折的处理** 清创后,应将骨折复位,采用外固定治疗,不采用内固定。术中所见游离的小骨片应取出,但大的骨片和一切与软组织或骨膜相连的碎骨片,都应尽量保留,防止造成骨缺损;即使有骨缺损,也不宜行植骨术。

(五) 伤口的修复

清创后,再次用无菌生理盐水清洗伤口;根据污染程度、伤口大小和深度等具体情况,决定伤口是否缝合,实行缝合一期还是延期缝合。原则上,未超过 12h 的清洁伤口可行一期缝合;大而深的伤口,在一期缝合时,应放置引流管或引流条;污染重的或特殊部位不能彻底清创的伤口,应延期缝合,即清创后,先于伤口内放置凡士林纱布条引流,待 4~7d 后,如伤口组织红润、无感染或水肿征象时,再做缝合;头、面部血运丰富,愈合力强,损伤时间虽长,只要无明显感染,仍应争取一期缝合。缝合伤口时,不应留有死腔,避免张力太大;对于敞开不缝合的创口,先用大块纱布铺在创口底部,再松松填入纱布或纱布条,留待二期缝合。

【注意事项】

1. 伤口的清洗是清创术的重要步骤,需反复用大量生理盐水冲洗,务必使伤口清洁后,再做清创术。

预行局部麻醉患者,应在清洗伤口后麻醉。

2. 既要彻底清除已失去生机的组织,又要尽量保留健康的组织,这才能避免伤口感染、促进愈合、保存功能。

3. 组织缝合应避免张力过大,以免造成缺血或坏死。

4. 术中应彻底止血,否则术后易发生血肿而利于感染形成。对于贯通伤,不要行来回拉锯状清理伤道,此法不可能将失活组织及异物清除,反而可引起深部血管和神经的损伤。

5. 肌肉清创时,避免剪除过多而残留很大、很深的死腔,影响愈合;清创后,伤道要反复应用等渗盐水和3%过氧化氢溶液冲洗,对于伤及肢体主要血管和神经的损伤,清创后应采用邻近正常组织覆盖,以预防继发性大出血及神经压迫性损伤。

6. 火器伤伤口因未能及时处理而感染时,不宜行彻底清创术;仅切开深筋膜,以解除深部组织的张力,清除明显易于取出的异物、血块或坏死组织,不做组织切除,但需保证引流通畅。

7. 创口内用纱布充填引流时,最好用长条大纱布而不用小纱布,以免在充填过程中,因情况不明而被遗留在创腔深部,造成久治不愈的感染灶;同时,纱布填塞不宜过紧或使用凡士林油纱布条,以免影响引流;贯通伤入口与出口均应引流,盲管伤必要时应作对口引流。

【术后处理】

1. 根据全身情况决定输液或输血治疗。

2. 合理应用抗生素,防止感染,促使炎症消退。

3. 注射破伤风抗毒素;如伤口深,污染重,应同时肌内注射气性坏疽抗毒血清。

4. 对有广泛软组织或深部肌肉损伤者,应用石膏托功能位外固定,以预防关节屈曲、畸形。

5. 严密观察伤情,注意伤肢血运、伤口包扎松紧是否合适、伤口引流情况以及伤口有无渗血等情况,便于及时发现继发性出血、感染等。

6. 保持有利于引流的体位,如抬高患肢,以减轻局部肿胀。

7. 根据引流物的情况,伤口引流条在术后24~48h内拔除。

8. 伤口出血或发生感染时,应及时拆除缝线,检查原因。

9. 根据创面情况及时行延期缝合(术后4~7d)、二期缝合(术后8~14d)以及晚二期缝合(术后14d以后),若缝合有困难可采用植皮、皮瓣转移以及吻合血管的游离皮瓣移植等修复创面。

【并发症及处理】

1. **伤口感染** 多为化脓性感染,如脓性分泌物多、高热,应及时再清创,创面应采用有效抗生素液湿敷,并全身应用抗生素。因此,早期彻底的清创,是防治伤口感染,尤其是深部感染的重要措施。

2. **软组织广泛性缺损** 火器性损伤尤其是高速投射物炸伤可造成严重的组织缺损,术后如伤员全身情况好转,应抓紧时机采取不同方法消灭创面,争取完全或部分肢体功能康复。

3. **关节功能障碍** 术后疼痛及组织瘢痕挛缩,皆可导致关节活动功能受限。对已发生关节功能受限者,在创口愈合后应积极理疗,加强主动、被动的功能锻炼,促进关节功能恢复;必要时应切除瘢痕行整形或矫形术。

【小结】清创术是外科的基本操作技术之一;早期、合理、规范的清创可有效减少近期和远期并发症的发生。

【临床实例分析】

临床实例一

患者,男性,25岁,10h前在农田干活时,被镰刀割伤右前臂,少量出血,当时仅用衣服包扎止血后,未做其他处理,现感伤口处疼痛加剧,遂来院就诊。查体:生命体征平稳,双上肢活动不受限;右前臂见一伤口,长约3.0cm,深约1.0cm,伤口内见少许血凝块及泥沙,伤口周围皮肤红肿明显,少许污渍。X线摄片提示无明显右前臂骨折征象。请为患者伤口进行下一步处理。

临床思维分析:①此为外伤后的处置。现无危及生命的创伤和体征,故需进行伤口的清创;②外伤的时间已超过8h且局部有感染迹象,故只能清创不能缝合;③注意清创后的处理,如破伤风抗毒素的肌注等。

临床实例二

患者,男性,45岁,冬季骑自行车不慎致左小腿外伤2h,步行至诊室接受治疗。查体:生命体征平稳,下肢活动不受限;左小腿见一伤口,长约2.0cm,伤口内见少许血污,无活动性出血。请为患者伤口进行下一步处理。

临床思维分析:①此为外伤后的处置,现无活动性出血等危及生命的创伤,故需进行伤口的清创;②外伤的时间不足8h,故需清创缝合;③注意清创缝合后的处理,如破伤风抗毒素肌注等。

（尹朝晖）

第十二节 脊柱损伤搬运

【概述】脊柱的创伤可以导致伤者呼吸肌肉及肢体瘫痪,一旦处理不当,可加重病情,后果严重。因此,在处理脊椎创伤时,须极为小心,不可随便将伤者转动,尤其在处理脆弱的颈椎骨损伤时,应先徒手固定伤者的头部及颈部,然后才做创伤检查及相关治疗,最后须使用仪器制动伤者的颈部、身体和肢体后,才可将伤者移动。

【目的】只要怀疑有脊柱损伤就应按脊柱损伤情况处理,将脊柱不稳定的患者仰卧固定在一块坚硬长背板上,并将患者放置在中心直线位置,即头部、颈部、躯干、骨盆应以中心直线位置逐一固定,保持脊柱伸直位,严禁弯曲及扭转。

【适应证】钝性创伤者出现下列情况应行脊柱固定:①脊柱疼痛或触痛;②出现神经性缺损主诉或体征;③脊柱结构变形;④清醒程度改变:格拉斯哥昏迷指数小于15分。

【脊柱固定方法及流程】

1. **现场评估** 急救人员首先观察周围环境,在确认安全后,正面走向伤者,表明身份;告知伤者不要做任何动作,初步判断伤情,简要说明急救目的;先稳定自己后再固定伤者,避免加重脊柱损伤。

2. **目标** 是将脊柱不稳定的伤者仰卧固定在一块坚硬长背板上,并将他放置在中心直线位置,即头部、颈部、躯干、骨盆应以中心直线位置逐一固定。

3. **姿势** 脊柱某一部分骨折经常与脊柱其他部分骨折有关,因此整个承重的脊柱应作为一个整体考虑而固定及支撑整个脊柱,以达到适当的固定。仰卧姿势是最稳定的姿势,可确保操作、搬运及运送患者时的持续支撑。

4. **物品准备** 脊柱固定担架、短脊板、固定带、颈托、头部固定器,必要时,可就地取材,如木板、门板等。

5. **操作方法** 用脊柱板、担架等,三人至患者同侧,一人负责抱头肩部,一人负责抱臀部,一人负责抱下肢,施以平托法将患者放于硬质担架上。禁用搂抱或一人抬头、一人抬足的搬运方法。在伤处垫一薄枕,使此处脊柱稍向上凸,然后用4条带子把伤员固定在木板或硬质担架上(一般用带子固定胸与肱骨水平、前臂与腰水平、大腿水平、小腿水平,将伤员绑在硬质担架上),使伤员不能左右转动。如果伴有颈椎损伤,搬运应注意先用颈托固定颈部,如无颈托用"头锁或肩锁"手法固定头颈部,其余人协调一致用力将伤病员平直地抬到担架上或木板上,然后头部的左右两侧用软枕或衣服等物固定。

6. **监测与转运** 检查固定带、观察患者生命体征、选择合适的转运工具,保证患者安全。

【颈椎损伤患者搬运时的制动手法】

1. **头锁** 主要用于固定头部。

(1)用双手制动:跪在伤病者头顶部的位置;将双手手肘固定在地上或膝上,把双手手指尽量张开,拇指放在伤病者额顶,示指与其他手指分叉开而不覆盖耳朵,抓紧头颅。

(2)用双膝制动:置双膝于伤病者头部两侧;用双手按着伤病者头部,身体略向后,再移动双膝,紧夹伤病者头部。

2. 肩锁　主要用于把伤病者向上下或横移的头肩固定法。

分开双膝并跪于伤病者头顶部位置，双手抓牢伤病者肩部(翻腕)，用双前臂骨侧夹紧伤病者头部两鬓(手臂平衡，手肘离地)，再用力抓紧伤病者肩部。

3. 头肩锁　利用整体翻身法来翻动伤病者时，头部使用的固定法。

先跪于伤病者头顶部的位置；用手固定伤员翻向侧肩颈部(斜方肌)，并把该手手肘固定在大腿近膝处，抓住伤病者肩部，并用前臂内侧紧贴头部(不要翻腕)；另一只手的手肘固定在另一大腿上，拇指置于眉顶额角处，其他手指抓紧伤者枕部。

4. 头胸锁　作转换其他制动锁或放置头枕时的制动手法。

跪或半蹲跪在伤病者一侧，近额的手肘固定在膝上或小腿内侧，用手指按着伤病者前额，把另一手臂枕于伤病者胸骨上或肩部，用拇指及中指分按伤病者两颧，手掌须弧曲，但不可盖着伤病者口鼻。

5. 胸背锁　用于把坐着的伤病者躺卧在脊椎板上或脱除头盔的头、颈、胸、背固定法。

先跪在伤病者侧旁，正向病者，用双臂夹着伤病者的胸部及背部，再把双手手腕向下压锁，并抓紧伤病者的颧骨(或下巴)及后枕部，但手掌不可覆盖着伤病者的口鼻，以免影响伤者呼吸。

【脊柱损伤患者搬运时的翻转手法】

脊柱损伤患者搬运时需翻转伤员，翻转时需 3~4 人协同合作方能完成操作，翻转过程终保持脊柱伸直位，严禁弯曲或扭转。

1. 整体侧翻　医生使用头锁固定伤员头部并指挥，2 名助手使用左、右手交叉抱伤员的肩、髂和膝部，将伤员整体轴线侧翻于侧卧位，保持脊柱在同一轴线，1 名助手将脊柱板摆放在背部合适的位置，将伤者同步放置回仰卧位。

2. 整体平移　助手用胸锁手法固定头颈部，医生用双肩锁，2 名助手双臂交叉，将伤者在仰卧位平移，推至脊椎板合适位置。

【注意事项】

1. 脊柱损伤搬运始终保持脊柱伸直位，严禁弯曲或扭转。

2. 各项抢救措施的重要性依次为：环境安全 > 生命体征平稳(CPR) > 开放性创伤及严重骨折(创口止血、骨折固定) > 搬运。

3. 转运过程中，需注意观察患者生命体征和病情变化。

【小结】对脊柱损伤患者经初步处理，选用正确的固定方式妥善固定后，应尽快转运至就近的医院进行治疗，以挽救伤者脊髓功能。

(宁　旭　李琦哲)

第十三节　四肢骨折现场急救

【概述】骨折(fracture)特别是四肢骨折非常常见，在现场急救时，不仅要注意骨折的处理，更重要的要注意全身情况的处理。骨折急救的目的是用最为简单、有效的方法抢救生命，保护患肢迅速转运，以便尽快得到妥善处理。

【目的】急救时的固定主要是对骨折临时固定，防止骨折断端活动，刺伤血管、神经等周围组织，造成继发性损伤，同时可以减少疼痛，便于急救运输和搬运。

【适应证】有外伤史，四肢出现疼痛症状，局部肿胀，并出现畸形、骨擦音、异常活动等骨折特有体征。

【四肢骨折现场急救方法和流程】

1. 抢救休克　首先观察患者全身情况，如处于休克状态，应注意保温，尽量减少搬动，有条件时应立即输液、输血。合并颅脑损伤,处于昏迷状态者,应注意保持呼吸道通畅。

2. 包扎伤口　对于开放性骨折的伤者,伤口出血绝大多数可用加压包扎止血。大血管出血,加压包扎不能止血时,可采用止血带止血。最好使用充气止血带,并记录所用压力和时间。若骨折端已戳出伤口,并已被污染,在未压迫重要血管、神经者,不应将其复位,以免将污物带到伤口深处,应送至医院清创处理后,再行复位。若在包扎时,骨折端自行滑入伤口内,应做好记录,以便在清创时进一步处理。创口用无菌敷料或清洁布料予以包扎,以减少再污染。

3. 妥善固定　固定是骨折急救的重要措施,凡疑有骨折者,均应按骨折处理。

4. 材料准备　①木质、铁质、塑料制作的夹板或固定架;②就地取材,选用适合的木板、竹竿、树枝、纸板等简便材料。

5. 监测与转运　检查固定带、观察患者生命体征、选择合适的转运工具,保证患者安全。最好选用担架搬运,同时要注意保暖。在没有担架的情况下,也可以采用椅子、门板等制作简易担架搬运

【四肢骨折固定的方法】

1. 锁骨骨折　用棉垫(毛巾)垫于两腋前上方,将三角巾折叠成带状,呈"8"字形,尽量使两肩后张,拉紧三角巾的两头在背后打结。

2. 肱骨骨折　用一长夹板置于上臂后外侧,另一短夹板放于上臂前内侧,在骨折部位上下两端固定,屈曲肘关节呈90°,用三角巾将上肢悬吊,固定于胸前。

3. 前臂骨折　使伤员屈肘90°,拇指向上。取两夹板置于前臂的内、外侧,固定两端,再用三角巾将前臂悬吊于胸前。

4. 大腿骨折　取一长夹板(长度自腋下或腰部至足跟)置于伤腿外侧,另一夹板(长度自大腿根部至足跟)放于伤腿内侧,用绷带或三角巾分5段或6段将夹板固定牢。

5. 小腿骨折　取两块夹板(长度自大腿至足跟)分别置于伤腿内、外侧,用绷带分段将夹板固定。在没有固定材料的情况下,可将患肢固定在健肢上。

【注意事项】

1. 如为开放性骨折,必须先止血,再包扎,最后再进行骨折固定。

2. 下肢或脊柱骨折,应就地固定,尽量不要移动伤员。四肢骨折固定时,应先固定骨折的近端,后固定骨折的远端,夹板必须托扶整个伤肢,骨折上下两端的关节均固定。绷带、三角巾切忌绑扎在骨折处。

3. 夹板等固定材料不要与皮肤直接接触,要用棉垫、衣物等柔软物垫好,尤其是骨突部位及夹板两端。

4. 固定四肢骨折时,应露出指(趾)端,以便随时观察肢端血液循环情况,如有苍白、发绀、发冷、麻木等表现,应立即松开,重新固定,以免造成肢体缺血、坏死。

【小结】本着"先救命,后治伤"的原则,呼吸、心搏停止者立即进行心肺复苏。有大出血时,应先止血,再包扎,最后再固定骨折部位。

(宁　旭　李琦哲)

第十四节　胸外伤的急救

【相关基础知识】胸外伤范畴:纵向——颈根部至肋缘之间,横向——两肩关节之间,胸段脊柱、肩胛骨、锁骨除外。由于胸部肌肉和骨性胸廓不仅支撑保护着胸腔内脏器,而且对呼吸和循环有着重要影响,因此胸部在受到严重外伤时,伤情进展快,若不及时处理,可能危及患者生命。据统计,胸外伤平时约占胸外科住院患者的5%,交通事故伤员的7%,汽车事故的25%;战时约占一线医院伤员的8%。车祸死亡中,

单纯由于胸外伤导致死亡约占 12%;战时约占 25%。

分类根据受伤原因(发生率)分为车祸伤(45.8%)、锐器伤(21.4%)、高坠伤(10.8%)、钝器伤(7.0%)、跌倒伤(5.0%)、挤压伤(4.6%)、机器伤(1.5%)、火器伤(1.0%)、其他(2.9%)等。根据胸膜腔是否与大气相通分为:钝性伤(blunt injury),也称闭合性损伤,多由减速性、挤压性、撞击性或冲击性暴力所致,损伤机制复杂,多有肋骨或胸骨骨折,常合并其他部位损伤;器官组织损伤以钝挫伤与裂伤为多见,心肺组织广泛钝挫伤后继发的组织水肿,常导致急性呼吸窘迫综合征、心力衰竭和心律失常。伤后早期容易误诊或漏诊,钝性伤患者多数不需要开胸手术治疗。穿透伤(penetrating injury),也称开放性损伤,多由火器或锐器暴力致伤,损伤机制较清楚,损伤范围直接与伤道有关,早期诊断较容易。器官、组织裂伤所致的进行性出血是伤情进展快、患者死亡的主要原因,相当部分穿透性胸部损伤患者需要开胸手术治疗。

严重的胸部外伤通过直接损伤肺脏、心脏或通过减少有效循环血容量(大出血、大量胸腔积血、各种原因导致的胸膜腔负压减小所致回心血量减少)、改变胸膜腔内压力(张力性气胸、开放性气胸、连枷胸、大量血气胸)、减少肺通气(血胸或气胸压缩肺体积、开放性气胸或连枷胸时残气对流)和肺换气(肺挫伤、肺水肿)等因素间接影响患者的呼吸和循环功能。

【急救流程】急救处理根据急救的场所不同,包括院前急救和院内急救,它们侧重点和目的不一样,总体原则是"先救命,后治病"。急救流程示意图见图 7-25。

(一)院前急救处理

是指患者从受伤现场到急诊室前所采取的急救措施,主要包括生命支持和严重损伤的紧急处理。重点是对伤情进行评估,关键在于对危及生命的损伤进行紧急处理,目的是为进一步诊疗争取时机。

1. **询问病史** 向患者、家属或目击者询问病史,包括受伤时间,暴力性质(坠落、车祸、刀刺、撞击等),受伤部位,伤后意识状态等。要求简明扼要以免延误下一步诊疗,同时也要达到形成较为准确初步诊断的目的。

2. **查体** 询问病史的同时,快速、有序进行查体,包括患者的意识状态,呼吸(注意对比双侧呼吸音变化),脉搏,心跳(心音、心率、心律),胸廓(活动度增强/减弱,是否有肋间隙饱满、胸壁缺损、塌陷、反常运动或异物存留,是否有吸吮伤口、进行性出血),气管是否移位。

3. **建立静脉通道、监测生命体征** 有条件时,应尽快建立静脉通道,快速补液(首选晶体液)抗休克治疗;同时严密监测生命体征,以了解病情变化。

4. **开放气道** 保持呼吸道通畅,清理口腔内分泌物或血液,有意识障碍的患者在有条件时,行气管内插管(首选)或喉罩插管(易操作),吸氧。对呼吸、心搏停止的患者,立即进行心肺复苏,经插管行球囊(或便携式呼吸治疗仪)辅助呼吸。

5. 对于胸壁出血一般采用局部加压包扎止血(切勿对整个胸廓进行加压包扎,以免影响呼吸),条件允许时,可对较粗的出血血管进行结扎(如肋间动静脉)。固定长骨骨折、保护脊柱(尤其是颈椎),并迅速转院。

6. **特殊处理** 张力性气胸需放置具有单向活瓣作用的胸腔穿刺针或行胸腔闭式引流。开放性气胸需迅速包扎和封闭胸部吸吮伤口将其转换成闭合性气胸,然后放置上述穿刺针或引流管。对胸壁软化范围大的连枷胸,应立即加压包扎,减轻对呼吸、循环的干扰。

(二)院内急救处理

是指患者送达急诊室后,所采取的急救措施。主要包括必要的检查和及时的处理。重点是正确判断和及时处理对患者生命威胁最大的伤情,目的是最大可能抢救患者生命、最大程度保留器官功能。

1. 询问病史、查体、建立静脉通道、监测生命体征同院外急救处理。

2. **完善必要检查** 抽血急查血常规,血生化,凝血功能,传染病筛查,配血;行床旁心电图、胸部 X线摄片等检查;疑有血胸、气胸、心脏压塞者行诊断性穿刺;做对初步诊断和鉴别诊断有重要意义的特殊检查。

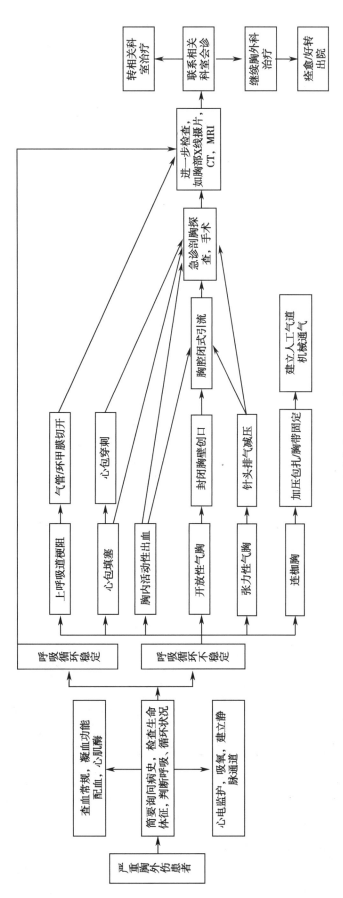

图 7-25 院前急救流程示意图

3. 院内急救流程　见图 7-26。

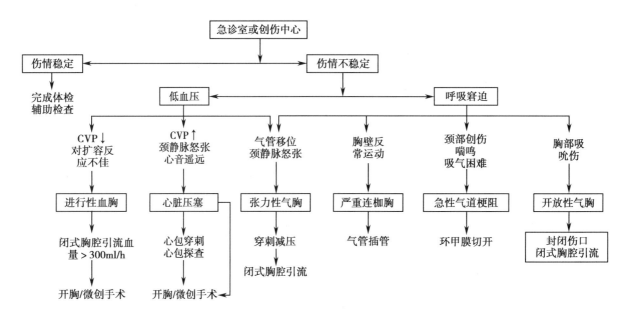

图 7-26　院内急救处理流程

【各种类型胸外伤的急救】

(一) 连枷胸的急救

当发生连续的多根(≥ 3 根)、多处(≥ 2 处)肋骨骨折时,受损区域的胸壁失去支撑而软化,出现吸气时,软化区胸壁内陷而呼气时外凸的反常呼吸运动,称连枷胸(flail chest)。其急救包括院前急救和院内急救。

1. 院前急救　消除反常呼吸和纵隔扑动,使用局部加压包扎和宽胶带固定术。具体操作过程:局部加压包扎是用大的无菌纱布或棉垫(或其他相对清洁的物品)覆盖软化区胸壁,然后用胶布(或布带)包扎固定(图 7-27)。使用宽胶带固定术时,取每条胶带宽约 8cm,长度超过前后正中线,在患者最大呼气后屏气时(胸围最小),从软化区胸壁下一肋开始自后向前,由下而上,逐条将胶布紧贴胸壁,上下重叠 1/3(呈叠瓦状),胶布前后端均要超过中线(图 7-28)。

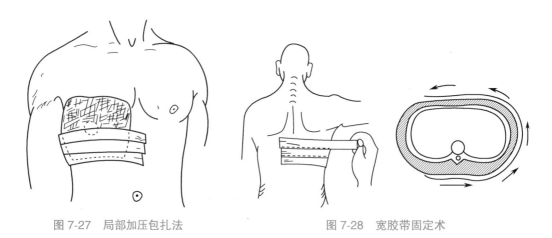

图 7-27　局部加压包扎法　　　　　图 7-28　宽胶带固定术

操作中的注意事项:

(1)局部加压包扎时,纱布覆盖范围应达到软化区周围 3cm 以上。

(2)宽胶带固定时,应在患者作最大呼气屏气时进行,因为此时胸围最小,在吸气胸围变大时,仍能起到固定作用,反之则不然。

（3）胶布固定长度不能超过胸廓周径的 2/3，否则容易导致限制性呼吸功能障碍。

（4）胶布固定范围应超过上下各一肋，使固定牢固。

（5）定时观察，查看有无胶布脱落、过敏导致的红肿和水疱。

2. 院内急救　主要包括牵引外固定、呼吸内固定和手术内固定。其目的是恢复胸廓完整性、维持呼吸和循环功能稳定，防治并发症。具体操作包括：

（1）滑轮支架固定法（图 7-29）：局麻下以无菌巾钳夹住软化区胸壁中央能受力的 1~2 根肋骨，牵引绳绕过滑轮后系于巾钳尾端，另一侧用 2~3kg 重物牵引。胸廓稳定后（一般 2~3 周）拆除。应用此法时，患者必须卧床，不能变化体位，长时间容易引起褥疮和肺部感染。

（2）胸壁支架固定法（图 7-30）：原理同滑轮支架固定法，不同之处是将特制的钩（或钳子）夹住肋骨后，固定在胸壁支架上。此方法需要特制的挂钩和胸壁支架，但患者能自由活动，降低了褥疮和肺部感染发生的风险。

（3）呼吸内固定法：气管内插管或气管切开后，使用呼吸机进行控制性辅助通气，以从胸腔内纠正反常呼吸。由于该法的并发症多，如严重院内感染、气道损伤、增加死亡率和住院时间及住院费用等，仅适用于因严重胸部损伤或脑外伤及其他疾病所导致的呼吸功能衰竭患者。

（4）手术内固定法：一般上述方法可妥善处理连枷胸，但近年来更推荐行手术内固定。因为后者可减轻疼痛、缩短住院时间、降低肺部感染发生率和严重程度。手术目前常采用稳定性更好的钢板螺丝钉或抱合器固定，而不太主张传统的克氏针或钢丝固定法。

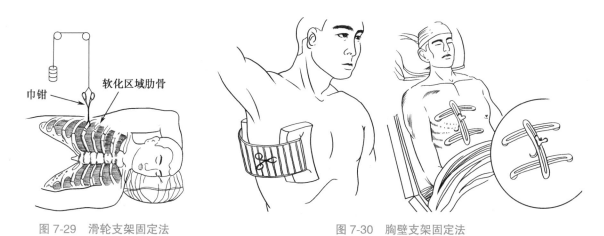

图 7-29　滑轮支架固定法　　　　　　　　　　图 7-30　胸壁支架固定法

（二）开放性气胸的急救

开放性气胸（open pneumothorax）是外界空气经胸壁伤口或软组织缺损处随呼吸自由进出胸膜腔。此时，双侧胸膜腔内压力差随着呼吸周期性剧烈变化，形成纵隔摆动，进而引起呼吸和循环障碍（图 7-31）。

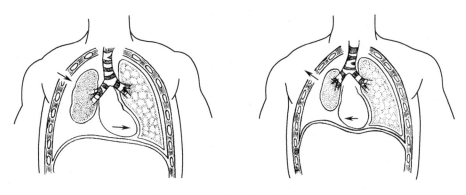

图 7-31　开放性气胸与纵隔扑动

1. 院前急救的处理要点　立即将开放性气胸转为闭合性气胸,处理措施主要为局部加压包扎和"C型"薄膜排气,主要目的是消除纵隔摆动。具体操作包括:

(1)局部加压包扎:使用无菌敷料,如凡士林纱布、纱布、棉垫,无条件时可使用清洁器材,如塑料袋、衣物、碗杯等制成不透气敷料和压迫物,在伤员用力呼气末,封盖吸吮伤口,并加压包扎。注意在转运途中如伤员出现呼吸困难加重或张力性气胸的表现,应在呼气时开放密闭敷料,排除高压气体。

(2)"C"型薄膜排气:清洗吸吮伤口干净后,使用无菌(或相对清洁)薄膜(或手套)覆盖伤口,用宽胶布将薄膜三个边与皮肤贴紧,形成气体只出不进的单向排气装置(图7-32)。该方法简单易行,与局部加压包扎比较,不仅可使胸膜腔内气体持续排出而减轻呼吸功能障碍,而且在转运途中还不易形成张力性气胸。

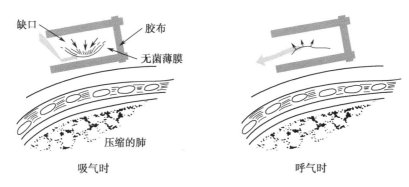

图 7-32　"C"型薄膜排气

2. 院内急救的处理措施　主要为胸腔闭式引流,目的是排出胸腔内积气、促使肺复张。当伤员送达急诊室后,首先进行简要的病史采集和快速的查体,主要是要达到形成初步诊断和对伤情进行初步判断的目的。然后根据伤情判断,进行必要的生命支持和检查,如给氧、补充血容量、纠正休克、床旁心电图、床旁胸片等。在除外有危及伤者生命的伤情后(如胸腔内脏器损伤、进行性血胸、心脏压塞)清创缝合胸壁伤口,并行胸腔闭式引流。

(三)张力性气胸的急救

张力性气胸(tension pneumothorax):气管、支气管或肺损伤处形成单向活瓣,气体随每次吸气进入胸膜腔并积累增多,导致胸膜腔内压力高于大气压。张力性气胸时,伤侧肺严重萎陷,纵隔明显向健侧移位,健侧肺受压,腔静脉回流障碍。胸膜腔内积累的高压气体经支气管、气管周围疏松结缔组织或壁层胸膜破裂处进入纵隔或胸壁软组织,形成纵隔气肿或面部、颈部、胸部,甚至全身的皮下气肿。

根据伤者严重或极度呼吸困难、烦躁、意识障碍、大汗淋漓、发绀等临床表现和气管明显移向健侧、颈静脉怒张、皮下气肿、伤侧胸部饱满、叩诊呈鼓音、呼吸音消失等体征,就可诊断为张力性气胸。由于张力性气胸是迅速致死的危急重症,院前和院内急救的主要目的是立即将胸膜腔内高压气体排出。主要措施有胸腔穿刺(条件不具备的可行现场粗针头排气)和胸腔闭式引流。

1. 胸腔穿刺术和胸腔闭式引流术　见第六篇第三章第一节。

2. 粗针头排气　根据病史、症状和体征诊断为张力性气胸后,立即予以粗针头在伤侧胸壁前外侧(方便固定;不限肋间隙,但要避开乳房和避免过低穿入腹腔)穿刺胸膜腔减压,尾端接单向活瓣装置持续排气。紧急时,可在外接剪有小口的柔软塑料袋、气球或避孕套等,使胸膜腔内高压气体易于排出,而外界空气不能进入胸腔(图7-33)。待有条件后(院内急救处理时)进一步行胸腔闭式引流及进行针对病因的处理(如气管、支气管或肺损伤)。

(四)进行性血胸的急救

进行性血胸(progressive hemothorax)是胸腔内脏器损伤后,持续性出血引起的胸腔积血。进行性血胸不仅因为血容量持续丢失而影响循环功能,还可使肺受到进行性压迫,呼吸面积逐渐减少。逐渐累积的血胸推移纵隔,使对侧肺也受压,并影响静脉回流,进一步加重循环功能障碍。诊断标准为:①持续脉搏加快、血压降低,或虽经补充血容量血压仍不稳定;②胸腔闭式引流每小时超过200ml,持续3h(排出原有胸

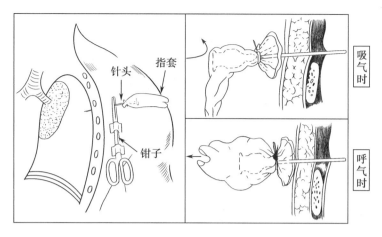

图 7-33 张力性气胸针头单向活瓣排气装置

膜腔积血后);③血红蛋白量、红细胞计数和红细胞比容进行性降低,引流胸膜腔积血的血红蛋白和红细胞计数与周围血相近,且迅速凝固。

1. 院前急救 对于胸壁出血一般采用局部加压包扎止血(切勿对整个胸廓进行加压包扎以免影响呼吸),条件允许时,可对较粗的出血血管进行结扎(如肋间动静脉)并迅速转院。

2. 院内急救 进行性血胸是急诊开胸(胸腔镜)探查手术的指征,应在抗休克治疗的同时,就近转运至有条件的医院(院前急救)或立即(院内急救)行手术探查。由于胸腔镜较传统开胸具有诸多优势且应用越来越普及,在排除心脏及大血管严重损伤的情况下,推荐使用胸腔镜进行探查。术中,清除胸腔内血凝块后明显的出血不难被发现,对肋间和胸廓内血管破裂予以缝扎;对较小肺破裂予以缝合,较大破裂时,可行部分切除或肺叶切除;对较小的胸内大血管损伤可行直接缝合或补片修补,较大时,需体外循环下行修补或人工血管置换。发现心包破损时,应沿破口打开心包,探查是否有心脏损伤,具体操作见"(七)心脏破裂的急救"。

(五) 急性心脏压塞的急救

心脏闭合伤、穿透伤、心包内血管损伤均可引起心脏压塞,是心脏创伤的重要致死原因之一。其病理生理包括以下改变:①心包内压力升高→压迫腔静脉、右心房→血流回心受阻→ CVP 升高;②心室舒张受限→心房、心室压力差降低→心室充盈减少→心排出量下降→体循环、肺循环压力下降→急性循环衰竭→冠状血管和脑血管灌注下降;③心包内压力升高→压迫冠状血管→心肌缺氧→心脏停搏;④成人急性心包积血 60~100ml 即产生临床症状,积血 150~200ml 即可致死。典型体征:Beck 三联征,即静脉压升高、动脉压下降、心搏微弱和心音遥远。急救处理流程见图 7-34。

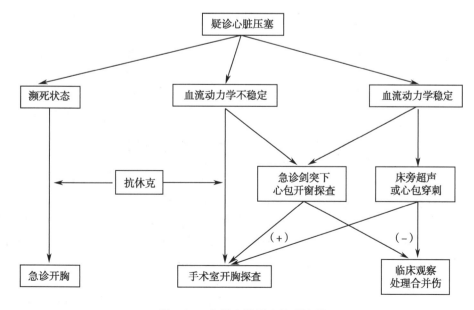

图 7-34 急性心脏压塞处理流程

1. 院前急救　首先进行抗休克治疗,包括立即建立静脉输液通道,快速输液,补充血容量,维持血液循环。然后行心包穿刺术,包括:

(1)剑突下穿刺部位:剑突与左侧肋弓缘夹角处,穿刺针与腹壁皮肤呈30°,紧贴胸骨后方进针,指向左肩部,进针深度为4~8cm,该方法多用于少量及中等量积液,能避开心脏表面大的冠状动脉和胸廓内动脉,是较佳途径。

(2)心尖部穿刺部位:在左侧第5肋间或第6肋间浊音界内2cm左右的部位进针,沿肋骨上缘向背部,并稍向正中线进入心包腔。

具体操作方法:患者一般取坐位或半卧位,暴露前胸、上腹部。消毒局部皮肤,覆盖消毒洞巾,在穿刺点自皮肤至心包壁层做局部麻醉。将连于穿刺针的橡胶皮管夹闭,穿刺针在选定且局麻后的部位进针。缓慢进针,待针锋抵抗感突然消失时,提示穿刺针已进入心包腔,感到心脏搏动撞击针尖时,应稍退针少许,以免划伤心脏,同时固定针体;若达到预计的深度仍无血液流出可退针至皮下,略改变穿刺方向后再试。进入心包腔后,助手将注射器接于橡皮管上,放开钳夹处,缓慢回抽。当针管吸满后,取下针管前,应先用止血钳夹闭橡皮管,以防空气进入。记录出血量,观察患者生命体征变化。抽液完毕,拔出针头或套管,覆盖消毒纱布,压迫数分钟,并以胶布固定,迅速转院。

2. 院内急救　完善一般院内急救流程后,立即行心包开窗术(同时行急诊手术术前准备):患者取半坐位或平卧位,剑突下局部麻醉。剑突处做一小正中切口,切开白线后切除剑突。手指钝性游离胸骨后间隙,显露心包后,钳夹提起心包。在心包上剪开一小窗,待心包内积血排出后,置入引流管或引流条。完善术前准备后,送手术室行手术探查。

(六) 心脏挫伤的急救

心脏挫伤(cardiac contusion)的程度和范围:轻者为心外膜或心内膜下心肌出血,少量心肌纤维断裂;重者心肌广泛挫伤、大面积心肌出血,甚至坏死。严重心脏挫伤的致死原因多为严重心律失常或心力衰竭。

心肌挫伤本身并无特殊治疗,按照症状,对症处理。予以纠正缺氧、低血压及低血容量、处理心律失常和心力衰竭等并发症。心脏压塞者,做心包穿刺或剑突下开窗引流;活动性出血者,剖胸探查止血。

(七) 心脏破裂的急救

心脏破裂(cardiac rupture)大多数由穿透性暴力伤及心脏所致,少数可由钝性暴力导致。后者伤员大多数死于事故现场,极少数伤员可能通过有效的现场急救而存活送达医院。心脏破裂好发的部位依次为右心室、左心室、右心房和左心房。

穿透性心脏破裂的病情进展迅速,企图依靠胸部X线、心电图、超声波、超声心动图,甚至心包穿刺术明确诊断,都是耗时、准确性不高的方法。其诊断要点:①胸部伤口位于心脏体表投影区域或其附近;②伤后短时间内出现严重临床症状;③Beck三联征、失血性休克、大量血胸体征。

急救处理:抢救成功的关键是尽早开胸手术,手术前不应因采用其他诊断、治疗措施而延误手术时间。

(1)已有心脏压塞或失血性休克应立即行急诊室开胸手术。在气管插管全身麻醉下,经前外侧开胸切口入胸。切开心包,缓解压塞,手指按住心脏破裂口控制出血,迅速补充血容量。若为较小非穿透性损伤且未累及重要冠状血管及其分支时,可直接缝合、荷包缝合或垫片褥式缝合。否则,应立即建立体外循环进行心脏破裂修补或主动脉冠状动脉旁路移植术。

(2)生命体征平稳、伤后时间短、不能排除心脏损伤者,应送至具备全身麻醉手术条件的手术室,局部麻醉下扩探伤道。若伤道进入心包,需改为全身麻醉行开胸探查术。

【小结】胸部外伤患者的伤情根据受伤病因、受累脏器、损伤程度不同而复杂多变。某些胸外伤病情发展迅速,可在短时间内导致患者死亡。对此类胸外伤进行快速而准确的诊断以及恰当的处理是挽救伤者生命的关键。胸外伤急救的总体原则是"先救命、后治病",根据受伤情况、急救现场具备条件的不同而选择不同的急救方式,目的是保障生命,避免二次损伤,为下一步的救治创造条件。

(杜小军　肖家荣)

第十五节 颅脑损伤的急救

【相关基础知识】由于社会发展,颅脑外伤日益增多,成为人类生命健康的主要威胁之一。据统计资料显示,颅脑伤仅次于四肢伤,占全身各部位损伤的 10%~20%,重型颅脑损伤死亡率高达 30%~50%。外伤致死的病例中,因颅脑伤致死者占 40%。颅脑损伤(head injury)可分为头皮损伤、颅骨损伤、脑损伤,三者可单独发生,也可同时存在。

按损伤方式分为:①直接损伤;②加速伤(运动的物体撞击头部、棒击等);③减速伤(运动的头部撞击静止的物体,对冲伤);④挤压伤(挤压颅骨变形致伤);⑤传递性损伤(脊柱至颅底、坠落传导);⑥挥鞭样损伤(剪力、弥漫性轴索损伤);⑦颅骨骨折变形,挤压。

按损伤程度分为:①轻型:无脑实质损伤,且意识丧失或记忆丧失不超过 30min;②中型:颅骨骨折或意识丧失、记忆丧失超过 30min,小于 24h;③重型:所有颅内血肿、脑挫裂伤或意识和记忆丧失大于 6h;④特重型:原发脑损伤较重,伤后深度昏迷,去大脑强直或休克,已有晚期脑疝。

也可按时间分为:急性、亚急性和慢性颅脑损伤。按硬膜完整性分为:闭合性、开放性和内开放性颅脑损伤。

【诊断要点】

1. 了解和判断受伤机制。

2. 区别是原发性损伤还是继发性损伤。

3. 不可遗漏复合损伤。

4. 基本生命体征支持,低血压、低氧血症的纠正。

5. 及时转送专科医院。

【颅脑损伤的抢救要点】

接诊后行 ABCDE 检查法:①呼吸道通畅(airway,A):检查颈椎损伤,注意有无误吸、血气胸;②呼吸和通气情况(breath,B):注意呼吸深浅、节律,严防中枢性呼吸衰竭;③循环情况(circulation,C):关注血压,勿遗漏内出血和外出血;④神经外科情况(disability,D):通过专科查体以掌握神经外科情况;⑤全身检查(exposure,E):注意有无复合伤。询问受伤经过及伤后昏迷时间,迅速判断伤情,有无复合伤,及时行头颅及全身的影像学检查。简单、有效地对症处理(纠正休克,保持呼吸道通畅,脱水),必要时,做好各项手术准备。

【救治原则】

(一)维持合理的血压和脑灌注压

1. 伤后低血压和低氧血症为重型颅脑损伤最显著的有害指标。脑组织必须保持稳定有效的脑灌注压,并充分得到氧供及葡萄糖供给才能发挥正常功能,促进脑损伤的代偿。

2. 补液是最有效的方法,使用血管活性药物和补液,维持合理的平均动脉压,脑灌注压保持在 60~70mmHg,ICP 维持在 20mmHg。

(二)维持合理的内环境

1. 早期开放气道,加强吸痰、吸氧,使氧分压维持在 120mmHg 以上,必要时进行脑保护性通气,纠正低氧血症及高碳酸血症能明显改善预后。谨慎使用过度换气。

2. 注意电解质的变化,监测血浆渗透压,高渗性治疗。

3. 控制体温。

4. 应激性高血糖的处理。

5. 营养治疗及免疫营养治疗。

(三)控制颅内压

1. 颅内压是指颅腔内容物对颅壁产生的压力,以脑脊液压力为代表。颅内压增高,特别是难以控制的颅内高压是导致重型颅脑损伤患者病死和伤残的主要原因。

2. ICP 监护可以在由于颅内压增高引起的继发性脑创伤出现之前检测到颅内压力的变化,故其对重型颅脑损伤的治疗管理有最积极的影响。

(四)合理使用各种药物

1. **规范使用甘露醇**　是治疗重型颅脑损伤的基础之一。

2. **合理运用激素**　使用糖皮质激素开始于 20 世纪 60 年代,主要基于糖皮质激素的抗炎作用,能减轻脑水肿,减少自由基生成,抑制神经细胞的脂质过氧化反应,稳定细胞膜的通透性,保护神经细胞,抑制血管收缩物质的生成。但是 20 世纪 70 年代中期以来,人们对糖皮质激素治疗脑创伤的作用产生了怀疑,通过试验证实糖皮质激素对患者的病死率和病残率无显著影响。

3. **早期预防应激性溃疡的发生**　颅脑创伤后,可并发应激性溃疡,该并发症与颅脑创伤的严重程度密切相关,并且临床上把创伤后并发应激性溃疡视为重型颅脑损伤的标志。对颅脑创伤患者应激性溃疡的发生,主张早期使用 H_2 受体拮抗剂及质子泵抑制剂。

4. **脑细胞保护药物的使用**　脑保护是指在尚未发生脑损害之前或遭受损伤的早期过程中,采取保护脑组织细胞的预防治疗措施,恢复脑功能。脑细胞保护药物种类繁多,临床上常用的脑细胞保护药物大致包括钙离子拮抗剂、抗氧化剂、抗炎性反应剂、氧自由基清除剂。对于重型颅脑损伤患者,为改善预后,降低致残率,应该早期选择脑保护药物。

5. **预防性抗癫痫药物**　早期癫痫发作常与脑挫裂伤、凹陷性骨折、急性脑水肿、蛛网膜下腔出血有关,多属暂时性发作,晚期癫痫发作多由脑膜瘢痕组织、陈旧性凹陷性骨折、骨性压迫、脑脓肿、颅内异物、慢性硬膜下血肿引起,多数脑内已形成固定的癫痫灶,发作多为持续性。部分临床试验证实苯妥英钠、丙戊酸钠对预防早期癫痫发作有一定效果,但不能预防晚期癫痫的发生,故主张对颅脑创伤后有癫痫发作高危风险的患者,应预防性使用抗癫痫药物治疗至少 1 周。

6. **合理使用抗生素**　使用能通过血脑屏障的抗生素,存在肺部等处感染时,根据病原学检查选择敏感抗生素。

7. **合理、适量的营养治疗**　早期给予(伤后 24~72h),首选肠内、低热量、易消化制剂;谷氨酰胺、ω-3 脂肪酸等免疫营养物质可减弱早期过度激活的炎症反应,防治创伤以外的附加伤害。

(五)物理治疗

1. **亚低温**　降低脑组织耗氧量,减少脑组织乳酸堆积,保护血脑屏障,减轻脑水肿等。

2. **高压氧**　提高氧分压,激活网状上行系统,恢复部位处于可逆状态的脑细胞功能,从而促进脑外伤的恢复,同时减轻缺氧导致的继发性损伤。

(游淳德　刘　健)

附表 7-1　吸氧操作评分表

考核项目	考核内容	评分标准	分值	得分 / 分
准备(25 分)	戴帽子口罩(5 分)	戴帽子、口罩	3	
		戴法正确	2	
	评估(10 分)	核对	2	
		评估病情、缺氧程度	3	
		解释吸氧目的	3	
		告知配合方法、注意事项	2	
	洗手、物品准备(10 分)	洗手	2	
		备齐用物	3	
		检查物品有效期	2	
		检查氧气设备	3	

续表

考核项目	考核内容	评分标准	分值	得分/分
吸氧(60分)	体位(5分)	再次核对	2	
		取半卧位或仰卧位	3	
	连接装置(15分)	在湿化罐内倒蒸馏水	2	
		至2/3或1/2处	3	
		安装湿化瓶	5	
		中心供氧装置:安装流量表方法正确;(氧气筒:打开方法正确,安装流量表方法正确)	5	
	操作步骤(40分)	用手电筒检查鼻腔(口述检查内容)	3	
		清洁鼻腔	3	
		连接吸氧管	3	
		调节氧气流量正确	3	
		检查氧气管通畅方法正确	5	
		双侧鼻导管法:插入患者双鼻孔内4分,固定2分,松紧适宜2分(单侧鼻导管法:插入患者鼻尖至耳垂的2/3长度6,固定于鼻梁和面颊部2分)	8	
		清洁面部,安置患者	2	
		交代注意事项	3	
		观察患者用氧反应及缺氧症状有无改善	3	
		整理床单,处理用物	2	
		洗手	2	
		记录开始吸氧时间、氧流量、签字	3	
其他(15分)	熟练度(5分)	非常熟练至不熟练分5个等级	5	
	人文沟通及回答提问(10分)	有人文关怀、医患沟通	5	
		回答问题	5	
总分		100		

附表7-2 吸痰操作评分表

考核项目	考核内容	评分标准	分值	得分/分
准备(30分)	戴帽子口罩(5分)	戴帽子、口罩,戴法正确	3	
		洗手	2	
	评估(15分)	核对信息	2	
		评估病情、血氧饱和度、生命体征	3	
		评估有无禁忌证	3	
		告知患者操作目的、注意事项	2	
		检查患者鼻腔是否通畅,有无炎症、鼻中隔偏曲	3	
		去除义齿等口腔异物	2	
	物品准备(10分)	准备治疗台(盘),物品放置合理	2	
		选择合适吸痰管,检查是否通畅	2	
		检查负压吸引装置	3	
		调节负压	3	

续表

考核项目	考核内容	评分标准	分值	得分/分
吸痰(55分)	操作步骤及流程 (50分)	再次核对信息	2	
		半卧位或仰卧位	2	
		铺巾	2	
		戴手套,连接吸痰管与负压吸引器	3	
		试吸少量生理盐水,确定通畅并润湿吸痰管	4	
		一手反折吸痰管末端	3	
		另一手持其前端经口腔插至咽喉部	3	
		松开反折吸痰管末端,吸净口腔、咽喉部痰液	3	
		更换吸痰管	3	
		再次反折吸痰管末端	3	
		另一手持其前端经鼻腔插至气管深部	3	
		松开反折吸痰管末端,轻巧动作旋转,提插,吸净气管痰液	5	
		吸痰时间 ≤ 15s,每次吸痰时间间隔时间 3~5min((口述)	3	
		观察生命体征和血氧饱和度 3 分;观察痰液颜色 1 分、性质 1 分、量 1 分(口述)	6	
		关闭负压吸引、擦净面部	3	
		摘下手套,包裹吸痰管	2	
	辅料用品的处理 (5分)	安置患者,交代注意事项	2	
		整理床单,处理用物	1	
		洗手、记录	2	
其他(15分)	熟练度(5分)	非常熟练至不熟练分5个等级	5	
	人文沟通及回答 提问 (10分)	有人文关怀、医患沟通	5	
		回答问题	5	
总分	100			

附表 7-3 清创术操作评分表

考核项目	考核内容	评分标准	分值	得分/分
准备(25分)	戴帽子口罩(6分)	戴帽子、口罩	2	
		戴法正确	2	
		洗手	2	
	查看、清洗伤口 (10分)	检查生命体征及伤情	4	
		检查生理盐水量、纱布有效期	2	
		无菌纱布填塞伤口、生理盐水冲洗伤口周围	2	
		取出纱布,生理盐水冲洗伤口	2	
	物品准备(9分)	检查物品消毒日期	3	
		取物数量适当	2	
		取物顺序	2	
		持物钳手法	2	

续表

考核项目	考核内容	评分标准	分值	得分/分
清创(50分)	伤口外消毒(14分)	弯盘摆放位置合适	3	
		戴无菌手套	3	
		持镊、持钳方法,尖端向下	3	
		消毒顺序和范围	3	
		铺洞巾	2	
	局部麻醉(7分)	抽取麻药	2	
		伤口周围多点注射	3	
		注射前注意回抽	2	
	伤口内消毒(5分)	区分消毒伤口内外的器械	2	
		使用过氧化氢溶液、新洁尔灭消毒	3	
	创面处理(10分)	清除异物、剪除失活组织	4	
		注意血管、神经、肌腱的探查	4	
		油纱填充	2	
	伤口包扎(8分)	纱布方向正确,毛茬面不接触皮肤	3	
		纱布覆盖范围、层数符合要求	3	
		胶布长短适宜,方向、位置适当	2	
	处理(6分)	器械及医用垃圾的处理	2	
		破伤风、抗生素、止痛药	2	
		患者随诊,二期缝合	2	
其他(15分)	熟练度(5分)	非常熟练至不熟练分5个等级	5	
	人文沟通及问题回答提问(10)	有人文关怀、医患沟通	5	
		回答问题	5	
无菌观念(10分)	有无污染及处置	无污染,10分;有污染均补救,8分;有污染无补救,0分。	10	
		严重违反无菌原则,总分扣50分。		
总分		100		

第八篇

中　毒

第一节　总　论

中毒(poisoning)是有毒化学物质进入人体,达到中毒量而产生损害的全身性疾病。引起中毒的化学物质称毒物。根据来源和用途将毒物分为:①工业性毒物;②药物(目前处方药已达 2 万余种);③农药,④有毒动植物。

【中毒的分类】

可分为急性和慢性两大类,主要由接触毒物的剂量和时间决定。

1. 急性中毒　短时间内吸收大量毒物引起,发病急,症状重,变化快,如不积极治疗,常危及生命。

2. 慢性中毒　长时间吸收小量毒物引起,起病缓,病程长,缺乏中毒的特异性诊断指标,容易误诊和漏诊。

【病因】

1. 职业性中毒　在生产、工作、保管、使用及运输过程中,暴露于有毒物质的环境,不注意劳动防护,与有毒物质密切接触而发生中毒。

2. 生活性中毒　在自杀或投毒、误食、意外接触有毒物质、用药过量等情况下,过量毒物进入人体,引起中毒。

【中毒机制】

(一) 中毒机制

一种毒物的靶器官可能是一个或一个以上,多个靶器官同时损害在急性中毒时多见。

1. 局部刺激、腐蚀作用　强酸和强碱可吸收组织中的水分,并与蛋白质或脂肪结合,使细胞变性或 /和坏死。

2. 缺氧　一氧化碳、硫化氢、氰化物等窒息性毒物阻碍氧的吸收、转运或利用。对缺氧敏感的脑和心肌,易发生损害。

3. 麻醉作用　有机溶剂和吸入性麻醉药有强亲脂性。脑组织和细胞膜脂类含量高,因而上述化学物质易通过血脑屏障进入脑内,从而抑制脑功能。

4. 抑制酶的活力　某些毒物是由其本身或其代谢产物抑制酶的活力而产生毒性作用。如有机磷农药抑制胆碱酯酶;氰化物抑制细胞色素氧化酶;重金属抑制含巯基的酶等。

5. 干扰细胞或细胞器的生理功能　四氯化碳在体内经酶催化而形成三氯甲烷自由基,自由基作用于肝细胞膜中不饱和脂肪酸,产生脂质过氧化,使线粒体、内质网变性,肝细胞坏死。酚类如二硝基酚、五氯酚、棉酚等可使线粒体内氧化磷酸化作用解偶联,妨碍三磷酸腺苷的形成和贮存,而释放热能。

6. 受体的竞争　如阿托品过量时,竞争性阻断毒蕈碱受体。

(二) 毒物的吸收、代谢和排出

1. 中毒途径　有毒物质可通过呼吸道、消化道、皮肤黏膜、注射等途径进入人体。其他途径尚有胎盘、阴道吸收,毒蛇咬伤,昆虫叮伤等。在工农业生产中,毒物主要以粉尘、烟、雾、蒸气的形态由呼吸道吸入,肺泡的吸收能力较强。生活性中毒时,毒物大多数经口食入,由呼吸道进入的毒物很少,后者主要是一氧化碳。少数脂溶性毒物如苯胺、硝基苯、四乙铅、有机磷农药等可通过完整的皮肤和 /或黏膜侵入。毒蛇咬伤时,毒液可经伤口进入体内。

2. 毒物的代谢　毒物被吸收后进入血液,分布于全身。主要在肝脏通过氧化、还原、水解、结合等作用进行代谢。大多数毒物经代谢后毒性降低,这是解毒过程;但也有少数在代谢后毒性反而增加,如对硫磷氧化为毒性更大的对氧磷。

3. 毒物的排出　气体和易挥发的毒物吸收后,一部分以原形经呼吸道排出,大多数毒物由肾排出;很多重金属如铅、汞、锰等,以及生物碱由消化道排出;少数毒物经皮肤排出,有时可引起皮炎。此外,铅、汞、砷等可由乳汁排出。有些毒物排出缓慢,蓄积在体内某些器官或组织内,可产生慢性中毒。

(三) 影响毒物作用的因素

1. 化学物的毒性　分级为剧毒、高毒、中等毒、低毒和微毒。

2. 毒物的理化性质　化学物的毒性与其化学结构有密切关系,空气中毒物的颗粒愈小,挥发性愈强,溶解度愈大,则吸入肺内的量愈多,毒性也愈大。

3. 个体的易感性　个体对毒物的敏感性不同,这与性别、年龄、营养、健康状况、生活习惯等因素有关。

【临床表现】

(一) 急性中毒

可产生严重的发绀、昏迷、惊厥、呼吸困难、休克、少尿等。

1. 皮肤黏膜

(1) 皮肤与口腔黏膜灼伤:见于强酸、强碱、甲醛、苯酚、甲酚皂溶液(来苏儿)等腐蚀性毒物灼伤。硝酸可使皮肤黏膜痂皮呈黄色,盐酸可使痂皮呈棕色,硫酸可使痂皮呈黑色。

(2) 发绀:引起氧合血红蛋白不足的毒物可产生发绀。麻醉药、有机溶剂抑制呼吸中枢,刺激性气体引起肺水肿等,可产生发绀;亚硝酸盐和苯胺、硝基苯等中毒,能产生高铁血红蛋白血症而出现发绀。

(3) 黄疸:四氯化碳、毒蕈、鱼胆等中毒损害肝脏可致黄疸。

2. 眼

(1) 瞳孔扩大:见于阿托品和莨菪碱类中毒。

(2) 瞳孔缩小:见于有机磷类杀虫药和氨基甲酸酯类杀虫药中毒。

(3) 视神经炎:见于甲醇中毒。

3. 神经系统

(1) 昏迷:见于麻醉药、催眠药、安定药等中毒;有机溶剂中毒;窒息性毒物中毒,如一氧化碳、硫化氢、氰化物等中毒;高铁血红蛋白生成性毒物中毒;农药中毒,如有机磷杀虫药、有机汞杀虫药、拟除虫菊酯杀虫药、溴甲烷等中毒。

(2) 谵妄:见于阿托品、乙醇和抗组胺药中毒。

(3) 肌纤维颤动:见于有机磷杀虫药和氨基甲酸酯杀虫药中毒。

(4) 惊厥:见于窒息性毒物中毒、有机氯杀虫药、拟除虫菊酯类杀虫药中毒以及异烟肼中毒。

(5) 瘫痪:见于可溶性钡盐、三氧化二砷、磷酸三邻甲苯酯、正己烷、蛇毒等中毒。

(6) 精神失常:见于四乙铅、二硫化碳、一氧化碳、有机溶剂、乙醇、阿托品、抗组胺药等中毒。

4. 呼吸系统

(1) 呼吸气味:有机溶剂挥发性强,而且有特殊气味,如酒味。氰化物有苦杏仁味;有机磷杀虫药、黄磷、铊等有蒜味;苯酚和甲酚皂溶液有苯酚味。

(2) 呼吸加快:引起酸中毒的毒物如水杨酸类、甲醇等可兴奋呼吸中枢,使呼吸加快。刺激性气体引起脑水肿时,呼吸加快。

(3) 呼吸减慢:见于催眠药和吗啡中毒,也见于中毒性脑水肿。呼吸中枢过度抑制可导致呼吸麻痹。

(4) 肺水肿:刺激性气体、安妥、磷化锌、有机磷杀虫药、百草枯等中毒可引起肺水肿。

5. 循环系统

(1) 心律失常:洋地黄、夹竹桃、乌头、蟾蜍等兴奋迷走神经,拟肾上腺素药、三环类抗抑郁药等兴奋交感神经,以及氨茶碱等中毒,均可引起心律失常。

(2) 心搏骤停:

1) 毒物直接作用于心肌:见于洋地黄、奎尼丁、吐根碱等中毒。

2) 缺氧:见于窒息性毒物中毒,如氰化物中毒。

3) 低钾血症:见于可溶性钡盐、棉酚、排钾性利尿剂等中毒。

(3)休克:

1)剧烈的吐泻导致血容量减少,见于三氧化二砷中毒。

2)严重的化学灼伤,由于血浆渗出而血容量减少,见于强酸、强碱等中毒。

3)毒物抑制血管舒缩中枢,引起周围血管扩张,有效血容量不足,见于三氧化二砷,巴比妥类等中毒。

4)心肌损害:见于吐根碱、锑、砷等中毒。

6. 泌尿系统　表现为急性肾衰竭,出现少尿以至无尿。

(1)肾小管坏死:见于升汞、四氯化碳、头孢菌素类、氨基糖苷类抗生素、毒蕈、蛇毒、生鱼胆、斑蝥等中毒。

(2)肾缺血:产生休克的毒物可导致肾缺血。

(3)肾小管堵塞:砷化氢中毒可引起血管内溶血,游离血红蛋白由尿排出时,可堵塞肾小管;磺胺结晶也可堵塞肾小管。

7. 血液系统

(1)溶血性贫血:中毒后红细胞破坏增速,量多时发生贫血和黄疸。急性血管内溶血,如砷化氢中毒,严重者可发生血红蛋白尿和急性肾衰竭。中毒性溶血见于砷化氢、苯胺、硝基苯等中毒。

(2)白细胞减少和再生障碍性贫血:见于氯霉素、抗肿瘤药、苯等中毒以及放射病。

(3)出血:见于血小板量或质的异常,由阿司匹林、氯霉素、氢氯噻嗪、抗肿瘤药等引起。

(4)凝血功能障碍:如由肝素、香豆素类、水杨酸类、敌鼠、蛇毒等引起。

8. 发热　见于抗胆碱能药(阿托品等)、二硝基酚、棉酚等中毒。

(二) 慢性中毒

长期接触较小剂量的毒物,可引起慢性中毒。慢性中毒多见于职业中毒和地方病。

1. 神经系统

(1)痴呆:见于四乙铅、一氧化碳等中毒。

(2)帕金森病:见于锰、一氧化碳、吩噻嗪等中毒。

(3)周围神经疾病:见于铅、砷、铊、二硫化碳、正己烷、氯丙烯、丙烯酰胺、有机磷杀虫药等中毒。

2. 消化系统　如中毒性肝病,见于砷、四氯化碳、三硝基甲苯、氯乙烯等中毒。

3. 泌尿系统　如中毒性肾病,见于镉、汞、铅等中毒。

4. 血液系统　如白细胞减少和再生障碍性贫血,见于苯、三硝基甲苯等中毒。

5. 骨骼系统　氟可引起氟骨症;黄磷可引起下颌骨坏死。

【诊断】急性中毒需要及早做出诊断。慢性中毒如不注意病因,往往容易误诊、漏诊。职业中毒的诊断必须持慎重态度。中毒诊断主要依据毒物接触史和临床表现。中毒经初步诊断后,毒物在体液中的存在以及毒物对人体的特殊影响,可通过实验室检查加以证实,也可通过环境调查了解毒物的存在。最后,经过鉴别诊断,排除其他有相似症状的疾病,才可做出中毒诊断。

(一) 毒物接触史

对生活性中毒,如怀疑有服毒的可能性时,要了解患者的生活情况、精神状态和长期服用药物的种类,身边有无药瓶、药袋,家中药物有无缺少等,估计服药时间和剂量。对一氧化碳中毒要了解室内炉火、烟囱以及当时同室内其他人员的情况。如怀疑食物中毒时,应调查同餐进食者中有无同样症状发生。水源污染和食物污染可造成地区流行性中毒。对职业中毒应询问职业史,包括工种、工龄、接触毒物的种类和时间、环境条件和防护措施,以及工作中是否曾发生过事故等。总之,对任何中毒都要了解发病现场情况,查明接触毒物的证据。

(二) 临床表现

对突然出现发绀、呕吐、昏迷、惊厥、呼吸困难、休克而原因不明的患者,要想到急性中毒的可能性。对原因不明的贫血、血小板减少、周围神经麻痹、肝病患者也要考虑到中毒的可能性。

急性中毒患者如有肯定的毒物接触史,要分析症状与体征的特点,出现时间和顺序是否符合某种毒物中毒临床表现的规律性。要进一步根据主要症状和体征,迅速进行重点而必要的体格检查,观察神志、呼吸、脉搏和血压情况,进行紧急处理。在病情允许的情况下,要进行系统而认真的检查。例如:考虑有机磷杀虫药中毒时,要注意呼吸有无蒜味、有无瞳孔缩小、肌纤维颤动、支气管分泌物增多和肺水肿等。

（三）实验室检查

急性中毒时,应常规留取剩余的毒物或可能含毒的标本,如呕吐物、胃内容物、尿、粪、血标本等。必要时进行毒物分析或细菌培养。毒物分析虽很重要,但不能等待检查结果报告后才开始治疗。对于慢性中毒,检查环境中和人体内毒物的存在,有助于确定诊断。

【治疗】根据毒物的种类、进入途径和临床表现进行治疗。

（一）治疗原则

1. 立即终止毒物接触。

2. 紧急复苏和对症支持治疗。

3. 清除进入人体内已被吸收或尚未吸收的毒物。

4. 如有可能,选用特效解毒药。

5. 预防并发症。

（二）急性中毒的治疗

中毒情况危重时,首先应迅速评估生命体征,并采取有效的紧急治疗措施。

1. 立即停止毒物接触 毒物由呼吸道或皮肤侵入时,要立即将患者撤离中毒现场。立即脱去污染的衣服,清洗接触部位的皮肤。接触可经完好皮肤吸收的毒物时,用肥皂水和大量温水清洗皮肤和毛发,不必用药物中和。如毒物溅入眼内,应立即用清水彻底冲洗。局部一般不用化学拮抗药。

2. 紧急复苏和对症支持治疗 复苏和支持治疗的目的是保护患者生命和恢复重要器官功能,帮助危重症患者渡过危险期。对急性中毒昏迷患者,要保持呼吸道通畅、维持呼吸和循环功能;观察神志、体温、脉搏、呼吸和血压等情况。严重中毒出现心搏骤停、休克、循环衰竭、呼吸衰竭、肾衰竭、水电解质和酸碱平衡紊乱时,立即采取有效急救复苏措施,稳定生命体征。惊厥时,选用抗惊厥药,如苯巴比妥钠、异戊巴比妥（阿米妥钠）或地西泮等;脑水肿时,应用甘露醇或山梨醇和地塞米松等。

3. 清除体内尚未吸收的毒物 常用催吐法或洗胃法。早期清除毒物可使病情明显改善,越早、越彻底越好。

（1）催吐:患者神志清楚且能合作时,让患者饮温水 300~500ml,然后自己用手指、压舌板或筷子刺激咽后壁或舌根诱发呕吐。如此反复进行,直到胃内容物完全呕出为止。也可用药物,如吐根糖浆催吐。患者处于昏迷、惊厥状态,吞服石油蒸馏物和腐蚀剂者不应催吐。吞服腐蚀性毒物者,催吐可能引起出血或食管、胃穿孔。空腹服毒者要先饮水 500ml,再施行催吐。催吐过程尽量使胃内容物排空,且严防吸入气管导致窒息,故需取头侧位。严格掌握催吐禁忌证与适应证。

（2）洗胃:洗胃应尽早进行,一般在服毒后 6h 内洗胃有效。由于部分毒物仍可滞留于胃内,即使超过6h,多数仍有洗胃的必要。但吞服强腐蚀性毒物的患者,插胃管有可能引起穿孔,一般不宜进行洗胃。此外,惊厥患者进行插管时,可能诱发惊厥;昏迷患者插胃管易导致吸入性肺炎,洗胃应慎重。食管静脉曲张患者也不宜洗胃。插胃管时应该避免误入气管。为了保证安全,如有可能,可先使用带气囊的气管插管。

胃管选用粗大者,胃管头部涂液体石蜡润滑。由口腔向下插进 50cm 左右,吸出 100~200ml 胃液以证明胃管确在胃内,并可留作毒物分析。如果不能肯定插管在胃内,可向胃管注入适当空气,同时在胃区听到"咕噜"声,即可证明插管在胃内,再吸出全部胃内容物。洗胃时,患者取左侧卧位,头低位并转向一侧,以免洗胃液误入气管内。洗胃液一般可用温开水,如已知毒物的种类,也可选用适当的洗胃液。

每次注入 200~250ml,不宜过多,以免促使毒物进入肠内。每次灌液后尽量排出。为了使毒物排尽,需要反复灌洗,直至回收液无色、无臭为止。洗胃液总量至少 2~5L,甚至可用到 6~8L,必要时还可增多。拔胃管时,要先将胃管前部夹住,以免在拔胃管过程中管内液返流进入气管内,导致吸入性肺炎,甚至窒息。洗胃液可根据毒物的种类不同,选用适当的解毒物质,如:①保护剂:吞服腐蚀性毒物后,为了保护胃肠黏膜,可用牛奶、蛋清、米汤、植物油等。②溶剂:饮入脂溶性毒物,如汽油、煤油等有机溶剂时,可先用液体石蜡 150~200ml,使其溶解而不被吸收,然后进行洗胃。③吸附剂:活性炭是强有力的吸附剂,可吸附很多种毒物,一般可用 20~30g 加水 200ml,由胃管注入。④中和剂:吞服强酸时,可采用弱碱,如镁乳、氢氧化铝凝胶等中和,不要用碳酸氢钠,因其遇酸后可生成二氧化碳,使胃肠充气膨胀,有造成穿孔的危险。强碱可用弱酸类物质(如食醋、果汁等)中和。⑤沉淀剂:有些化学物可与毒物作用,生成溶解度低、毒性小的物质,因而可用作洗胃剂。乳酸钙或葡萄糖酸钙与氟化物或草酸盐作用,生成氟化钙或草酸钙沉淀。2%~5% 硫酸钠与可溶性钡盐作用,生成不溶性硫酸钡。生理盐水与硝酸银作用生成氯化银。

(3)导泻:洗胃后灌入泻药以清除进入肠道内的毒物。一般不用油类泻药,以免促进脂溶性毒物吸收。导泻常用盐类泻药,如硫酸钠或硫酸镁 15g 溶于水内,口服或由胃管注入。硫酸镁如吸收过多,镁离子对中枢神经系统有抑制作用。肾功能不全、呼吸抑制、昏迷患者及磷化锌和有机磷中毒晚期者都不宜使用。

(4)灌肠:除腐蚀性毒物中毒外,适用于口服中毒、超过 6h 以上、导泻无效者及抑制肠蠕动的毒物(巴比妥类、颠茄类、阿片类)。灌肠方法:1% 温肥皂水 5 000ml,高位连续多次灌肠。

4. 促进已吸收毒物的排出

(1)利尿:静脉滴注葡萄糖液可增加尿量而促进毒物的排出。有少数毒物如苯巴比妥、水杨酸类、苯丙胺中毒,可应用作用较强的利尿剂,如呋塞米增加尿量,促进其毒物排出。改变尿 pH,可促使毒物由尿排出,如用碳酸氢钠使尿液碱性化,可增加弱酸性化合物如苯巴比妥和水杨酸类离子化,因不容易通过肾小管上皮细胞回吸收,而由尿中排出。如有急性肾衰竭,不宜采用利尿方法。

(2)供氧:一氧化碳中毒时,吸氧可促使碳氧血红蛋白解离,加速一氧化碳排出。高压氧治疗是一氧化碳中毒的特效疗法。

(3)血液净化:适用于中毒严重、血液中毒物浓度明显增高、昏迷时间长、有并发症以及经积极支持疗法而病情日趋恶化者。

1)血液透析:氯酸盐、重铬酸盐能损害肾脏引起急性肾衰竭,是血液透析的首选指征。一般在中毒 12h 内进行透析效果好。如中毒时间过长,毒物与血浆蛋白结合,则不易透出。

2)血液灌流:血液流过装有活性炭的灌流柱,毒物被吸附后,血液再输回患者体内。此法能吸附脂溶性或与蛋白质结合的化学物,能清除血液中巴比妥类(短效、长效)、百草枯等。应注意,在血液灌流中,血液的正常成分如血小板、白细胞、凝血因子、葡萄糖、二价阳离子也能被吸附排出,因此,需要认真监测和补充。

5. 特殊解毒药的应用

(1)金属中毒解毒药:此类药物多属螯合剂,常用的有氨羧螯合剂和巯基螯合剂。

1)依地酸钙钠(EDTACa-Na$_2$):本品是最常用的氨羧螯合剂,可与多种金属形成稳定而可溶的金属螯合物排出体外,用于治疗铅中毒。

2)二巯丙醇(BAL):此药含有活性巯基,巯基解毒药进入体内可与某些金属形成无毒的、难解离但可溶的螯合物由尿排出。此外,还能夺取已与酶结合的重金属,使该酶恢复活力,从而解毒。用于治疗砷中毒、汞中毒。

3)二巯丙磺钠(二巯基丙醇磺酸钠):作用与二巯丙醇相似,但疗效较高,副作用较少。用于治疗汞、砷、铜、锑等中毒。

4)二巯丁二钠(DMS):用于治疗锑、铅、汞、砷、铜等中毒。

(2)高铁血红蛋白血症解毒药:亚甲蓝(美蓝):小剂量亚甲蓝可使高铁血红蛋白还原为正常血红蛋白,用于治疗亚硝酸盐、苯胺、硝基苯等中毒引起的高铁血红蛋白血症。剂量:1% 亚甲蓝 5~10ml(1~2mg/kg)稀释后静脉注射。必要时可重复应用。注意药液注射外渗时易引起坏死。大剂量(10mg/kg)效果相反,可产生高铁血红蛋白血症。

(3)氰化物中毒解毒药:氰化物中毒一般采用亚硝酸盐 - 硫代硫酸钠疗法。中毒后立即给予亚硝酸盐。适量的亚硝酸盐使血红蛋白氧化,产生一定量的高铁血红蛋白;后者与血液中氰化物形成氰化高铁血红蛋白。高铁血红蛋白还能夺取已与氧化型细胞色素氧化酶结合的氰离子;氰离子与硫代硫酸钠作用,转变为毒性低的硫氰酸盐排出体外。

(4)有机磷农药中毒解毒药:阿托品、碘解磷定、氯解磷定、解磷注射液等。

（5）中枢神经抑制剂解毒药：

1）纳洛酮（naloxone）：是阿片类麻醉药的解毒药,对麻醉镇痛药引起的呼吸抑制有特异的拮抗作用。近年来,临床发现纳洛酮不仅对急性酒精中毒有催醒作用,而且用于各种镇静催眠药,如地西泮等中毒时,皆取得一定疗效。当机体处于应激状态时,促使垂体前叶释放 β- 内啡肽,可引起心肺功能障碍,纳洛酮对内啡呔有特异性拮抗作用。

2）氟马西尼（flumazenil）：本药是苯二氮䓬类中毒的拮抗药。

6. 对症治疗　很多急性中毒并无特殊解毒疗法。对症治疗很重要,可帮助危重患者渡过难关,治疗重点在于维持生命体征稳定,保护并恢复重要脏器功能。急性中毒患者应卧床休息,保暖。注意观察患者神志、呼吸、心律、脉搏、血压等。中毒严重,出现昏迷、肺炎、肺水肿以及循环、呼吸、肾衰竭时,应积极采取相应、有效的抢救措施,并且根据病情选用适当的抗生素。

昏迷患者必须注意保持呼吸道通畅,维持呼吸和循环功能;按时翻身以免发生坠积性肺炎和褥疮;输液或鼻饲以维持营养。惊厥时,应保护患者避免受伤,用抗惊厥药物,如苯巴比妥、异戊巴比妥、地西泮等。有脑水肿时,应用甘露醇或山梨醇脱水,地塞米松保护脑细胞等。肺水肿、呼吸衰竭、休克、心律失常、心搏骤停、水电解质及酸碱平衡紊乱、急性肾衰竭等情况应积极进行抢救。

（三）慢性中毒的治疗

1. 解毒疗法　慢性铅、汞、砷、锰等中毒可采用金属中毒解毒药。

2. 对症疗法　有周围神经病、帕金森病、中毒性肝病、中毒性肾病、白细胞减少、血小板减少、再生障碍性贫血的中毒患者,给予相应治疗。

【预防】

1. 加强防毒宣传　向群众介绍有关中毒的预防和急救知识,如在初冬宣传预防煤气中毒,农村喷洒农药季节宣传防止农药中毒。

2. 加强毒物管理　严格遵守有关毒物的防护和管理制度,加强毒物保管。生产设备密闭化,防止化学物质跑、冒、滴、漏。厂矿中有毒物的车间和岗位加强局部通风和全面通风,以排出毒物。注意废水、废气、废渣的治理等。

3. 预防化学性食物中毒　食用特殊的食品前,要注意了解有无毒性。不要吃有毒或变质的动植物。有些植物如蕈类如果不易辨认有无毒性,不可进食。有些动植物如河鲀、木薯、附子等经过适当处理后,才可进食。镀锌器皿不宜存放食品,特别是酸性食品,如果汁等。

4. 防止误食毒物或用药过量　盛毒物或化学物品的容器要加标签。剧毒药物如消毒液、杀虫药要严格管理。医院用药和发药要进行严格查对制度,以免误服或用药过量。家庭用药应固定地方存药,及时清除过期药品,注意保护好儿童,避免接触。精神病患者的药物要妥善管理。

5. 预防地方性中毒病　有的地方饮水中氟含量过高,可引起地方性氟骨症,改善水源可以预防。有的地方井盐中钡含量过高,可引起地方性麻痹病;井盐提出氯化钡后,可消除地方性麻痹病。棉子油中含有棉酚,食后可引起中毒;棉子油加碱处理,使棉酚形成棉酚钠盐,即可消除毒性。

（韦卫琴　房东海）

第二节　有机磷农药中毒

【概述】我国是农业大国,在农业生产过程中为防治农林牧业病虫害,农药被广泛使用。农药按其用途可分杀虫剂、杀菌剂、杀鼠剂、除草剂等。杀虫剂按其化学构成可分为有机磷类、氨基甲酸酯类、拟除虫菊酯类、有机氟类、有机氮类等。有机磷农药因品种多样、用途广泛、费用低、药效高等特点被广泛应用在农业生产中,是目前我国使用最多的一种农药。

有机磷农药中毒（organophosphorus intoxication，OPI）是指在有机磷农药（organophosphorus pesticide）生产、运输、销售、使用过程中接触，或接触被农药污染的物品、食品及不慎摄入等所引起的中毒。

【有机磷农药性状特点】有机磷农药外观绝大多数呈油状，而不溶于水，易溶于有机溶剂及油类，遇碱易分解；少数呈结晶状、易溶于水，遇碱可转变，如敌百虫呈白色结晶，可溶于水，遇碱转变为毒性更大的敌敌畏。颜色呈淡黄色至棕色，具有大蒜臭味。有机磷农药毒性根据对大鼠经口进入体内的半数致死量（LD_{50}）分四类：剧毒类、高毒类、中毒类和低毒类。常见有机磷农药：对硫磷属剧毒类，敌敌畏、甲胺磷、氧乐果属高毒类，乐果、敌百虫属中毒类，马拉硫磷、碘硫磷属低毒类。

【有机磷农药中毒机制】神经系统传导中以乙酰胆碱（acetylcholine，Ach）为递质，在中枢神经系统的称胆碱能神经元，在外周的称胆碱能纤维。如：脊髓前角运动神经元、丘脑后部腹侧的特异性感觉投射神经元、所有的副交感神经节后神经元，脑干网状结构上行激动系统的各个环节、纹状体、杏仁核、海马等部位均存在，分布极为广泛。能与乙酰胆碱特异性结合的受体称胆碱能受体。根据其药理学特性，可分为毒蕈碱受体（muscarinic receptor，M receptor）和烟碱受体（nicotinic receptor，N receptor），简称 M 受体和 N 受体。M 受体分 M_1~M_5 亚型，M_1 受体主要分布在脑，M_2 受体主要分布于心脏，M_3、M_4 受体主要分布在多种平滑肌，M_5 受体分布情况不详。N 受体分 N_1、N_2 亚型，N_1 受体分布于中枢神经系统和自主神经节后神经元，N_2 受体分布在骨骼肌神经 - 肌肉接头处。

胆碱能神经系统的正常生理过程为：神经传导冲动需由一个神经元传导至下一神经元或效应器以完成。胆碱和乙酰辅酶 A（acetyl-CoA，CoA）合成的乙酰胆碱存储在神经元轴突末梢囊泡内。当一次神经冲动传至神经元轴突末梢时，突触前膜兴奋，囊泡接近突触前膜后破裂，其内乙酰胆碱被释放进突触间隙，然后与下一神经元或效应器上的突触后膜的胆碱能受体结合使其兴奋，完成传导后被突触后膜上胆碱酯酶（acetylcholinesterase，AChE）水解成胆碱和乙酸。胆碱再被利用，合成乙酰胆碱。

有机磷农药吸收入体内后，阻碍胆碱能神经系统的正常生理过程，其与突触后膜上的胆碱酯酶结合成磷酰化胆碱酯酶，造成突触前膜释放的乙酰胆碱递质无法与突触后膜上胆碱酯酶结合被水解，乙酰胆碱在突触处积聚；同时形成的磷酰化胆碱酯酶难以再活化为能水解乙酰胆碱的胆碱酯酶，胆碱酯酶变性进一步加重乙酰胆碱蓄积，神经传导冲动传递受阻，大量的乙酰胆碱蓄积在突触处，导致下一个神经元或效应器过度兴奋或抑制，从而出现一系列胆碱能危象的中毒症状（图 8-1）。

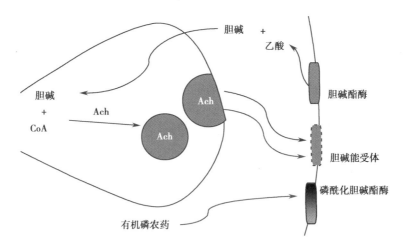

图 8-1 胆碱能神经元突触传递过程及中毒机制

【有机磷农药中毒临床表现】有机磷农药多数属剧毒、高毒类，少数属低毒性。主要经皮肤黏膜、呼吸道、胃肠道等吸收进入体内，迅速分布于各脏器；主要吸收聚积在肝脏，其次，按浓度分别为肾脏、肺、脾脏、肌肉、脑。有机磷农药主要在肝脏代谢，在体内转化快，一般 6~12h 达浓度高峰，24~48h 经肾脏通过尿液可完全排出，一般不在身体内积累，但一次大量吸收或少量长期吸收均可引起中毒症状。因接触方式、摄入剂量、摄入时间等不同，人体中毒量、致死量差异大，临床症状轻重不一。

（一）急性中毒

有机磷农药进入体内,使胆碱能神经递质乙酰胆碱大量蓄积,主要导致胆碱能神经系统功能紊乱,一般先兴奋,后抑制。同时引起肺、心、肝、肾等多脏器直接损害。

1. **毒蕈碱样症状**（muscarinic signs symptoms） 又叫 M 样症状,乙酰胆碱蓄积致副交感神经末梢持续兴奋,表现为:

（1）外分泌腺分泌增强:表现为大汗、流涎、流泪、流涕、气道分泌物增多、肺水肿等。

（2）平滑肌痉挛、括约肌松弛:表现为瞳孔缩小、胸闷、气促、呼吸困难、恶心、呕吐、腹痛、腹泻、大小便失禁等。

（3）心血管抑制作用:心率减慢,血压下降。

2. **烟碱样症状**（nicotinic signs and symptoms） 又叫 N 样症状,骨骼肌神经 - 肌肉接头处乙酰胆碱蓄积过多,先兴奋,后抑制,表现为肌颤、肌痉挛,甚至强直,之后发生肌无力、呼吸肌麻痹、呼吸衰竭。

3. **中枢系统症状** 大量的乙酰胆碱刺激引起焦虑、头晕、头痛、共济失调、谵妄、昏迷等。

4. **局部损害** 皮肤黏膜接触有机磷农药后,有些可发生皮肤红肿、脱皮、水疱等过敏性表现。若不慎入眼,可出现瞳孔缩小、结膜充血、结膜炎。

5. **多脏器损害**

（1）心脏损害:有机磷农药对心脏有直接毒性作用,干扰心肌细胞膜离子通道。可出现心动过速、传导阻滞、Q-T 间期延长、心肌缺血等,并出现心肌酶学改变。

（2）肺损害:除了上述因乙酰胆碱堆积导致腺体分泌增加、肺水肿外,有机磷农药可对肺毛细血管、肺间质产生直接损害,肺毛细血管通透性增加、渗出增加,进一步加重肺水肿。

（3）肝脏损害:有机磷农药进入体内后,主要在肝脏聚积,经肝脏代谢。有机磷农药直接损害肝脏细胞,导致其变性、坏死,同时,对肝脏微粒体酶有抑制作用,从而出现不同程度的肝功能损害、肝炎的表现,少数可出现肝衰竭。

（4）肾脏损害:有机磷农药对肾脏直接损害,同时因呼吸循环障碍、肾脏灌注不足、肾血管痉挛等多因素导致,出现蛋白尿、血尿,少数可出现肾功能衰竭。

（5）胃肠道损害:有机磷农药对胃黏膜有直接刺激、腐蚀作用,引起恶心、呕吐、腹痛;部分发生急性胃黏膜糜烂,导致消化道出血,剧烈呕吐致胃食管贲门撕裂出血。

（6）血液系统:有机磷农药可致溶血;重度中毒患者可发生急性溶血,可出现血红蛋白尿、贫血。

（7）横纹肌溶解:重度有机磷中毒患者,毒物可引起肌细胞破坏,出现横纹肌溶解,导致血清肌酸激酶、肌红蛋白、尿素、血钾等升高、急性肾功能衰竭。

（二）中间综合征

在急性重度有机磷中毒后 1~4d、急性胆碱能危象控制之后,患者意识清醒下可出现中间综合征（intermediate syndrome）:①颈屈肌和四肢近端肌群无力:抬头困难,四肢肌力对称下降、不能抬举,肌张力减弱,腱反射减弱或消失,但无感觉障碍;②颅神经麻痹(主要累及第 3~7 对及第 9~12 对颅神经),其支配肌肉肌力减退:眼睑下垂、睁眼困难,眼外展受限复视,声嘶,吞咽困难等;③呼吸肌麻痹:胸闷、气促、呼吸困难、呼吸衰竭,是导致患者死亡的主要原因。同时,血胆碱酯酶活性在 30% 以下,高频重复刺激周围神经肌电图检查,可引出肌诱发电位波呈进行性递减。

中间综合征发生机制尚不明确,病理检查提示神经运动终板处发生坏死性改变。目前认为可能与胆碱酯酶长期受抑制,影响神经肌肉接头处突触后膜乙酰胆碱受体失敏导致传导功能阻滞有关。中间综合征一般持续 2~3d,极少数可长达 1 至数月。肌力逐渐恢复,一般颅脑神经支配肌肉先恢复,其次是呼吸肌,最后是肢体近端肌肉、屈颈肌。随肌力恢复,肌电图也恢复正常。及早建立人工气道、机械通气是治疗的关键。

（三）迟发性神经病变

迟发性神经病变（delayed polyneuropathy）发生于急性重症有机磷中毒的患者,症状消失后 2~4 周,出现感觉、运动神经功能障碍。表现为肢体远端麻木、疼痛、触觉过敏或减退、皮肤感觉异常,共济失调、步态不稳,逐渐发展为迟缓性麻痹运动障碍,出现肢体无力、瘫痪。血胆碱酯酶活性正常,肌电图提示神经源性损害。

其发病机制不明,现主要认为:①其发病可能是由于有机磷农药抑制神经靶酯酶,使其老化,导致神经疾病产生;②钙调激酶Ⅱ和神经细胞骨架蛋白磷酰化,导致轴索变性坏死,脱髓鞘发生致肌肉麻痹。停止有机磷农药中毒接触,轴索将以非磷酰化蛋白来补充,使轴索再生、功能逐渐恢复。疾病有自限性,但病变恢复时间漫长,一般在 6~12 个月逐渐恢复。

(四)慢性中毒

常见于生产有机磷农药的工人和长时间接触有机磷农药的农民,血胆碱酯酶活性下降至 50%,或者更低,但无明显中毒症状。可能是由于人体对积聚的乙酰胆碱耐受增强。

【实验室检查】

(一)血胆碱酯酶活性检查

是诊断有机磷农药中毒的特异性指标,可对判断中毒程度、评估疗效、防治提供依据。以正常人血胆碱酯酶活力作为 100%,急性有机磷中毒患者胆碱酯酶活力下降。长期有机磷农药接触者可将血胆碱酯酶活力测定作为生化监测指标。

(二)尿中有机磷代谢物测定

部分有机磷农药代谢产物可从尿中检测出,对中毒诊断提供依据。对硫磷、甲基对硫磷中毒后,尿中可检测出硝基酚,敌百虫中毒可检测出三氯乙醇。

对于部分口服中毒患者,在入院时无法获取服用何种毒物中毒,可对其呕吐物或者洗胃前胃内容进行检测,以帮助对有机磷农药中毒诊断。

【诊断】有有机磷农药接触史,呼出气有大蒜臭味、瞳孔缩小、多汗、流涎、肌颤、肺水肿、昏迷等症状体征。同时检查血胆碱酯酶活力下降,即可诊断。在急性中毒患者治疗过程中或恢复后,若出现症状加重,感觉、运动、意识障碍等神经系统损害,需考虑中间综合征、迟发性神经病变,需进一步完善神经肌电图检查。对无法提供农药接触史,需结合患者发病情况、临床症状、体征及辅助检查综合分析判断。

急性中毒患者除根据患者血胆碱酯酶活力,评估中毒程度(表 8-1),还可根据患者临床症状进行中毒程度分度的诊断,便于对疾病早诊断及治疗。慢性中毒患者的血胆碱酯酶活力值与中毒程度无平行关系,故不适用于对慢性中毒的评估。

表 8-1　急性有机磷中毒分度

中毒分度	胆碱酯酶活力 /%	临床症状
轻度中毒	50% ≤ · <70%	主要出现毒蕈碱样症状和中枢性症状,如出汗、流涎、恶心、呕吐、腹痛、头晕、头痛等
中度中毒	30% ≤ · <50%	在毒蕈碱样症状和中枢症状加重的同时,患者出现烟碱样症状,如多汗、呕吐、腹泻、胸闷、气促、肌颤、步态蹒跚等
重度中毒	<30%	毒蕈碱样症状、烟碱样症状、中枢症状均进一步加重,中枢症状表现突出。出现意识障碍、抽搐,大汗、针尖样瞳孔、全身肌颤、肺水肿、呼吸衰竭、心率减慢、血压下降、大小便失禁等

【鉴别诊断】有明确有机磷农药接触史和典型症状,对病情可做出准确的诊断。但对无农药接触史,出现头晕、恶心、呕吐、腹泻、乏力等不典型症状时,需与急性胃肠炎、中暑、食物中毒、药物中毒鉴别。有可疑农药接触史,但无法提供详细种类农药中毒情况下,需与其他农药中毒相鉴别,如氨基甲酸酯类、拟除虫菊酯类、甲脒类。

1. 急性胃肠炎(acute gastroenteritis) 发病前常有不洁饮食史,出现发热、恶心、呕吐、腹泻、腹痛等症状。但患者无流涎、肌颤、瞳孔缩小等,血胆碱酯酶正常。

2. 中暑(heat stroke)　常发生在夏季,长时间在高温环境下,出现机体体温调节功能紊乱,致高热、头晕、头痛、多汗、口渴、乏力、呕吐等。瞳孔正常,无流涎、腹痛、腹泻,血胆碱酯酶正常。

3. 氨基甲酸酯类中毒(carbamate poisoning)　氨基甲酸酯杀虫剂结构与乙酰胆碱相似,与胆碱酯酶结合后形成可逆性复合物——氨基甲酰化胆碱酯酶,使乙酰胆碱无法水解、蓄积,产生胆碱能神经系统症状,和有机磷农药中毒临床表现相似。但氨基甲酰化胆碱酯酶易水解,数小时内可自然恢复。予清除毒物、使用小剂量胆碱受体拮抗剂阿托品治疗,短期内胆碱酯酶即可恢复,从病程短、胆碱酯酶较快回升即可鉴别。

4. 拟除虫菊酯类中毒(pyrethroid poisoning)　毒物可引起中枢神经兴奋并选择性作用于神经细胞膜上钙离子通道,导致周围神经兴奋增强,出现皮肤刺激、头昏、头痛、肌颤、胸闷、抽搐等症状,但无瞳孔缩小,血胆碱酯酶活力正常。

【治疗】

(一) 脱离中毒环境、清除毒物

将患者撤离中毒环境,停止毒物接触。同时需去除被有机磷农药污染的衣物,用肥皂水反复、多次清洗被污染的皮肤、毛发、指甲,必要时予修剪毛发、指甲。眼部受污染,可用37~40℃清水、生理盐水、2%~5%碳酸氢钠溶液冲洗。对口服中毒患者,尽早(6h内)给予洗胃治疗,洗胃前先抽尽胃内容物,洗胃液一般可用温度35~37℃的温盐水、2%~5%碳酸氢钠溶液、1:5 000高锰酸钾溶液。直至洗出液清亮、无味,一般量在20 000~50 000ml左右。因胃黏膜皱襞、食物残渣中可残存部分有机磷农药,间隔3~4h可重复。但敌百虫禁使用2%~5%碳酸氢钠溶液,对硫磷禁使用1:5 000高锰酸钾溶液,避免导致农药毒性增强加重中毒。洗胃后给予硫酸钠、甘露醇、大黄水口服或胃管内注入导泻治疗,增强胃肠蠕动排泄、缩短有机磷农药被吸收时间。

部分口服有机磷农药中毒患者,因农药对胃黏膜刺激、腐蚀,加上反复洗胃损伤胃黏膜,致急性胃黏膜糜烂,消化道出血,致洗胃治疗终止,毒物清除困难,残存毒物进一步吸收,病情加重、危及生命。结合临床情况,目前研究发现采用体积分数在0.001%~0.008%的去甲肾上腺素液洗胃,可减少有机磷农药的进一步吸收,又可避免胃黏膜出血,提高救治率。

有机磷农药进入体内在肝脏代谢,一部分经血进入体循环,一部分浓缩于胆汁内,经肠道系统重吸收,形成有机磷农药肠肝循环,农药重吸收,加重病情。临床中将活性炭、蒙脱石散等吸附剂加入生理盐水中进行洗胃,利用活性炭对毒物的物理吸附作用,蒙脱石散对胆盐、胆汁酸螯合作用及对胃黏膜修复的保护作用,进一步加强清除毒物,降低住院时间,降低死亡率。

(二) 胆碱酯酶复能剂(cholinesterase reactivator)

有机磷农药进入体内后,和胆碱酯酶结合形成磷酰化胆碱酯酶。磷酰化胆碱酯酶在体内转化途径:①磷酰化胆碱酯酶整个磷酰基脱落,恢复成胆碱酯酶,具有水解乙酰胆碱活性,但反应速度慢、时间长。②磷酰化胆碱酯酶的磷酰基部分基团可脱落,完成脱烷基反应,这时其将无法再恢复活性,称老化。

使体内加快磷酰化胆碱酯酶迅速脱磷酰基的药物叫作胆碱酯酶复能剂,也称抗胆碱能药物。越早给药,复能效果越好。一般24h后,老化率在90%以上,48h后,无明显复能作用。对慢性有机磷农药中毒患者,血胆碱酯酶活力明显下降,但胆碱酯酶复能剂无复能作用,一般脱离环境后,胆碱酯酶可缓慢恢复。

常用的复能剂有:碘解磷定、氯解磷定、双复磷等,这些均是肟类化合物,通过肟基与磷酰化胆碱酯酶上的磷酰基结合形成磷酰肟,并脱离胆碱酯酶,使胆碱酯酶恢复活性,复能剂肟含量高、活化作用强。

1. 氯解磷定　肟含量高,复能作用强,毒性小,可静脉或肌肉注射,是临床上常用首选复能剂。一般中毒,给予肌内注射首次剂量0.5~1.0g,根据病情,必要时2~4h重复肌内注射;严重中毒,给予生理盐水20~40ml稀释后,缓慢静注,首次剂量1.0~1.5g,30min后可重复,后续根据病情可给予静脉滴注,每小时不得超过0.5g,总量不宜超过10g。

2. 碘解磷定　肟含量低,复能作用弱,毒性小;对有机磷中毒的解毒作用有选择性:对对硫磷、内吸磷、乙硫磷有较好作用;而对敌敌畏、乐果、敌百虫、马拉硫磷的效果较弱或无效。碘过敏者禁用,临床上作为次选复能剂。由于生产厂家剂型及规格不同,用法、用量需参考使用说明。

（三）胆碱受体拮抗药物

有机磷中毒主要是乙酰胆碱在突触处大量蓄积,导致一系列中毒症状。使用胆碱受体拮抗药物（cholinergic receptor antagonist）,也称抗胆碱药物,阻断乙酰胆碱作用,能对抗毒蕈碱样、烟碱样、中枢系统症状。体内胆碱能受体分 M 型受体和 N 型受体。

1. M- 胆碱受体阻断药　也称外周抗胆碱药,常用的有阿托品、山莨菪碱。对三种亚型均有作用,主要作用于外周 M 受体。此类药物主要是通过与乙酰胆碱竞争副交感神经节后纤维突触后膜的乙酰胆碱 M 受体,以对抗乙酰胆碱蓄积对突触后膜持续刺激所引起的毒蕈碱样症状,但不能对抗 N 样作用。一般根据患者中毒程度,给予阿托品首次注射后,根据患者症状重复给药,轻者间隔 8~12h,重度患者则短至几分钟需再次给药,以达到阿托品化,即直至出现颜面潮红、瞳孔散大、口干、皮肤干燥、心率增快、肺部啰音消失等症状。之后可延长给药时间、小剂量维持。用药期间注意密切观察患者表现,当患者出现烦躁、昏迷、高热、尿潴留等表现时,需考虑阿托品中毒,需停止使用。

2. N- 胆碱受体阻断药　也称中枢性抗胆碱药,能阻断烟碱样中毒症状。常用的有东莨菪碱、贝那替秦、丙环定,需与阿托品联合使用。

3. 盐酸戊乙奎醚（长托宁）　是我国研制的新型抗胆碱药物,具有选择性作用于 M_1、M_3、N_1 和 N_2 受体的抗胆碱药物。因选择性对 M_1、M_3 亚型受体作用,主要作用脑、腺体、平滑肌,对 M_2 无明显作用。在心脏、外周神经元突触膜的 M_2 受体可调控神经末梢释放递质乙酰胆碱,称自身受体。其通过负反馈调节乙酰胆碱释放,对维持正常生理有保护作用。相对传统治疗使用抗胆碱药物阿托品,其无选择性作用,同时相较传统治疗药物需反复使用、剂量大,对达到阿托品化评估受医师临床经验影响,有阿托品中毒的可能,不良反应较多。盐酸戊乙奎醚相对治疗优势明显,其治疗方案目前被广泛应用于临床。一般根据中毒程度选用首次剂量给药（表 8-2）,中度、重度患者需同时给予 750~1 500mg 或 1 500~2 500mg 氯解磷定。用药 45min 后,根据患者胆碱能症状,酌情减量重复使用。

表 8-2　盐酸戊乙奎醚首次应用剂量　　　　　　　　　　　　　　　单位:mg

中毒程度	盐酸戊乙奎醚
轻度	$1.0 \leqslant \cdot < 2.0$
中度	$2.0 \leqslant \cdot < 4.0$
重度	$4.0 \leqslant \cdot < 6.0$

首次用药 45min 后,进行评估:①仅有毒蕈碱样症状时,盐酸戊乙奎醚 1~2mg。②仅有烟碱样症状或胆碱酯酶活力 <50% 时,氯解磷定 1 000mg;如上述症状均有时,重复应用盐酸戊乙奎醚和氯解磷定的首次半量 1~2 次。③中毒后期,胆碱酯酶老化后可用盐酸戊乙奎醚 1~2mg 维持阿托品化,每次间隔 8~12h。胆碱酯酶活力上升 >60% 以上,可停药。

（四）血液净化治疗

治疗重度有机磷农药中毒患者,除给予清除毒物,使用胆碱酯酶复能剂、抗胆碱能药物等常规治疗外,目前临床上早期（中毒后 4~6h 内）联合开展血液净化治疗（blood purification）,使中毒救治率得到较大提高。通过血液灌流,可吸附清除血中存在的有机磷农药,但同时血液灌流器可吸附治疗药物,导致药效下降,故治疗过程中注意观察患者病情,及时调整药物治疗剂量。

（五）对症治疗

重度有机磷农药中毒的患者除中毒症状外,还常伴有多种并发症。吸入性肺炎、酸中毒、低钾血症、肝功能损害、心律失常、脑水肿、呼吸衰竭等。处理不及时,患者死亡风险增加,应尽早建立人工气道,机械通气,维持循环稳定,纠正内环境紊乱,纠正脱水,减轻脑水肿,保护脏器功能,控制感染等。

（六）反跳

急性有机磷农药中毒患者在经过积极抢救、治疗后,临床症状好转数天至一周,病情突然发生急剧恶化,再次出现胆碱能危象,称反跳。其发生与皮肤、毛发、胃肠道或者误吸入气道内残留的毒物继续吸收、胆碱酯酶复能剂减量、停用过早有关。发生反跳后,需重新按胆碱能危象处理,阻断有机磷农药再吸收途径,调整、增加药物使用量,对症治疗。

（七）停药时间

治疗中要动态监测患者胆碱酯酶活力,主要症状消失,胆碱酯酶活力恢复至 50%~60% 以上,可停药观察,观察 3~7d 后可出院。

（八）防治

对有机磷农药生产、转运、储藏、销售、使用等环节的接触人员进行宣传防治中毒知识,做好防护工作。

（吴　芳　腾　丽）

第三节　镇静催眠药中毒

【概述】镇静药能平缓激动、消除躁动,恢复安静情绪。催眠药可促进和维持近似生理睡眠周期。同一种药物小剂量产生镇静作用,大剂量可致催眠,因此,统称为镇静催眠药。一次大剂量的服用镇静催眠药,可引起急性中毒,长期滥用,可出现耐受性和依赖性,从而表现为慢性中毒。耐受性是指连续用药后,机体对药物的反应强度递减,增加剂量可保持药效不变;而依赖性指因习惯性及成瘾性而主观连续用药,突然的减量或停用引起戒断综合征。

【病因】传统的镇静催眠药物,如巴比妥类是普遍的中枢抑制剂,随剂量逐渐出现镇静、催眠、嗜睡、抗惊厥和麻醉作用。自 20 世纪 60 年代应用的苯二氮䓬类即使大剂量使用,也不引起麻醉,用药范围安全,几乎完全取代了传统的巴比妥类镇静催眠药。目前该类药物主要分为四类:

1. 苯二氮䓬类

(1)长效类(半衰期 >30h),如地西泮(diazepam,安定)、氟西泮(flurazepam,氟安定)。

(2)中效类(半衰期 6~30h),如奥沙西泮(oxazepam)、阿普唑仑、氯氮䓬。

(3)短效类(半衰期 <6h),如三唑仑(triazolam)。

2. 巴比妥类

(1)长效类(作用时间 6~12h),如巴比妥、苯巴比妥(phenobarbital,鲁米那)。

(2)中效类(作用时间 3~6h),如戊巴比妥、异戊巴比妥(amobarbital)。

(3)短效类(作用时间 2~3h),如司可巴比妥(secobarbital)。

(4)超短效类(作用时间小于 2h),如硫喷妥钠(thiopental sodium)。

3. 非巴比妥非苯二氮䓬类（中效、短效）　如水合氯醛(chloral hydrate)、格鲁米特(glutethimide)和甲丙氨酯(meprobamate,眠尔通)。

4. 吩噻嗪类（抗精神病药）　又名神经阻断剂或强安定类,按化学结构分为吩噻嗪类、硫杂蒽类、丁酰苯类和其他类。其中吩噻嗪类按侧链结构不同,又可分为三类:①二甲胺类(中效类),如氯丙嗪(chlorpromazine 冬眠灵);②哌啶类(弱效类),如硫利达嗪(thioridazine,甲硫达嗪);③哌嗪类(强效类),如奋乃静(perphenazine)、氟奋乃静(fluphenazine)、三氟拉嗪(trifluoperazine)。

【发病机制】

（一）药代动力学

该类药物脂溶性强,易通过血脑屏障。药物的吸收、分布、蛋白结合率、代谢、排出以及起效时间和作用时间,都与脂溶性有关。

苯二氮䓬类口服吸收良好,1h达血药峰浓度,与血浆蛋白结合率较高。其中地西泮结合率高达99%,由于脂溶性好,静脉注射后,首先分布至脑和其他血流丰富的组织和器官,随后再分布蓄积于脂肪和肌肉组织中。分布容积大,老年患者更甚。经过肝药酶转化,多数代谢产物具有与母体相似的活性,半衰期较母体更长。连续应用长效类,应注意药物及活性代谢物在体内的蓄积作用。最终与葡糖醛酸结合而失活,经肾脏排出。体内的氧化代谢过程易受肝功能、老年及同时饮酒的抑制,导致半衰期延长。

口服巴比妥类自肠道吸收迅速,其钠盐易从肌肉吸收,在体内可分布于一切组织和体液中,易透过胎盘屏障到达胎儿组织。苯巴比妥脂溶性低,作用慢,经过肾脏排出,肾小管可重吸收,排泄较慢,作用持久。中、短效类经肝脏代谢,作用时间短。

吩噻嗪类口服及注射均易吸收,吸收速度受剂型、胃内食物的影响。因首关效应,肌内注射的生物利用度较口服大。氯丙嗪具有高亲脂性,易透过血脑屏障,脑内浓度为血中的10倍。主要经过肝脏代谢,大部分以葡萄糖醛酸盐或硫氧化合物形式经肾脏排泄。不同个体口服相同剂量,血药浓度相差可达10倍。因其脂溶性高,易蓄积脂肪,导致排泄缓慢,停药2~6周,甚至6个月,尿中仍可检出,老年患者代谢及消除速率减慢。

(二)中毒机制

苯二氮䓬类的中枢神经抑制作用通过增强抑制神经元γ-氨基丁酸(GABA)能神经的功能来实现。GABA在脑内分布广泛,皮质最密,其次是边缘系统及中脑,再次为脑干和脊髓。苯二氮䓬类与位于神经突触后膜的受体结合后,增强GABA能神经传递功能和突触抑制效应,还可增强GABA与其受体结合的亲和力,使得由苯二氮䓬受体、GABA受体及氯离子通道组成的大分子偶连复合物(该复合物有5个结合域:GABA、苯二氮䓬类、巴比妥类、印防己毒素和类甾醇麻醉药5个结合位点)开放。通过增加氯通道开放的频率而增强氯离子内流,使神经细胞超极化从而对突触后抑制。苯二氮䓬类主要选择作用于边缘系统,影响情绪及记忆力。该类药物的安全度大,常规用药不致引起不良反应,中毒后主要对中枢神经系统及心血管系统产生抑制作用。

巴比妥类对GABA能神经的作用类似苯二氮䓬类,但它通过延长GABA介导的氯通道开放时间而增加氯内流。两者在中枢神经系统的分布有所不同,作用也有所不同。巴比妥类分布广泛,主要作用于网状结构上行激活系统,使得整个大脑皮层产生弥漫性抑制,引起意识障碍,其对中枢神经系统的抑制作用呈剂量-效应关系,随着剂量的增加,可逐步达到镇静、催眠、抗惊厥和麻醉,直至延髓麻醉抑制呼吸。该类药物安全性不及苯二氮䓬类。

非巴比妥非苯二氮䓬类镇静催眠药物对中枢神经系统的作用与巴比妥类相似。中毒时表现为中枢神经系统抑制。

吩噻嗪类药物临床用途较多,而以氯丙嗪使用最为广泛。被认为是抑制中枢神经系统多巴胺受体,减少邻苯二酚氨的生成而起效。多巴胺在脑内构成多条通路:即黑质纹状核多巴胺通路(与锥体外系的运动功能有关),中脑边缘系统和中脑皮质多巴胺通路(与精神情绪及行为活动等高级活动有关),结节漏斗多巴胺通路(与内分泌活动,体温调节等有关)。延髓化学感受区也有多巴胺受体分布,可控制躁动、减轻幻觉妄想和病理性思维,也有止吐、抑制体温调节中枢、抑制内分泌系统等药理作用。本组药物毒理作用有中枢神经系统及循环系统的抑制,包括大脑皮层及皮层下中枢;抑制脑干血管运动中枢,阻断α肾上腺素能受体,对抗肾上腺素和去甲肾上腺素的升压作用,直接扩张血管导致血压降低,反射性使心跳加快;抗组胺,抗胆碱能以及对肝脏的毒性及过敏性反应。

(三)耐受性、依赖性和戒断综合征

长期服用苯二氮䓬类而发生耐受性的原因之一是苯二氮䓬受体下调。受体下调指长时间使用一种激动剂后,组织或细胞对激动药物敏感性和反应性下降的现象。若长期服用苯二氮䓬类突然停药时,发生因苯二氮䓬受体上调的戒断综合征。受体上调指因激动药水平降低或长期应用拮抗剂造成的受体对激动剂敏感性和反应性上升的现象。巴比妥类、非巴比妥及乙醇发生耐受性、依赖性和戒断综合征的情况更为

严重。发生依赖性的证据是停药后发生戒断综合征。其特点是出现与药理相反的症状,例如停用苯二氮䓬类出现焦虑和睡眠障碍,停用巴比妥类出现躁动和癫痫样发作,镇静催眠药之间可有交叉耐受。致死量不因产生耐受性而有所改变。

【临床表现】

(一)急性中毒

1. 苯二氮䓬类中毒 中枢神经系统抑制较轻,主要症状是嗜睡、眩晕、乏力、头昏、言语含糊不清、意识模糊、共济失调。口服者可有胃部灼热感、恶心、呕吐、腹泻等肠道刺激症状。很少出现严重症状,如长时间深度昏迷、血压下降和呼吸抑制、呼吸暂停等。如果出现,应考虑同时服用了其他镇静催眠药或饮酒等。

2. 巴比妥类中毒 一次服用大剂量可引起中枢神经系统抑制,症状呈剂量-效应关系。

(1)轻度中毒(2~5倍催眠剂量):嗜睡、注意力不集中、记忆力减退、发音含糊不清、共济失调、步态不稳、眼球震颤。

(2)重度中毒:由嗜睡到深昏迷。呼吸抑制由呼吸浅慢到停止。呼吸衰竭是致死的主要原因。抑制血管运动中枢,症状从低血压到休克。由于药物对内分泌系统下丘脑垂体轴的作用,导致抗利尿激素分泌增加,可出现少尿,常见体温下降。昏迷早期四肢强直、腱反射亢进、锥体束征阳性,后期肌张力松弛、腱反射消失、瞳孔缩小、对光反射消失、胃肠蠕动减慢、剥脱性皮炎。长期昏迷患者可并发肺炎、肺水肿、脑水肿、肾功能衰竭而威胁生命。精神抑郁、肝肾功能不全和饮酒后,更易中毒,使病情加重。

3. 非巴比妥非苯二氮䓬类中毒 其症状与巴比妥类中毒相近,但各有其特点:①水合氯醛中毒:可有心律失常、肝肾功能损害;②格鲁米特中毒:意识障碍呈周期性波动。有抗胆碱能神经症状,如瞳孔散大等;③甲喹酮中毒:呼吸抑制明显,出现锥体束征,如肌张力增强、腱反射亢进、抽搐等;④甲丙氨酯中毒:常有血压下降。

4. 吩噻嗪类中毒 其中氯丙嗪应用广泛,副作用也较多。一般认为当一次剂量达2~4g时,可有急性中毒反应。由于这类药物有明显的抗胆碱能作用,在昏迷前常见兴奋激动、肠蠕动减少、心动过速、高热、肌阵挛或癫痫发作。最常见的中毒症状为中枢神经系统表现,轻度中毒有烦躁不安、昏睡、严重者瞳孔缩小、四肢肌张力降低、腱反射减弱、昏迷、呼吸抑制,但全身抽搐很少见。

其次有锥体外系反应,表现有以下三类:①震颤麻痹综合征:出现肌张力增高、面容呆板(面具脸)、动作迟缓、肌肉震颤、流涎等;②静坐不能:坐立不安,反复徘徊;③急性肌张力障碍反应:由于舌、面、颈及背部肌肉痉挛表现为强迫性张口、伸舌、吞咽困难、斜颈。

其他表现有体温调节紊乱,大多数体温降低,有抗胆碱作用的药物可致体温升高。

心血管系统可表现为直立性低血压、心悸、四肢发冷,重症可出现休克;由于药物具有奎尼丁样膜稳定及心肌抑制作用,心电图可有PR及QT间期延长、ST和T波变化。消化系统可表现为腹痛、恶心、呕吐、黄疸、肝脾肿大、流涎。

(二)慢性中毒

长期滥用可发生慢性中毒,除了轻度中毒的症状外,常伴有精神症状,主要有①意识障碍和轻躁狂状态:一时性躁动不安或意识蒙眬状态,表现有言语兴奋、欣快、易疲乏,伴有震颤,咬字不清、步态不稳等;②智能障碍:记忆力、计算力、理解力均明显下降,工作、学习能力减退;③人格变化:丧失进取心,对家庭和社会失去责任感。

(三)戒断综合征

戒断综合征主要表现为自主神经兴奋性增高和神经、精神症状。①轻症:最后一次服药后1d内或数日内出现焦虑、易激惹、失眠、头痛、厌食、乏力、震颤。两三日内达高峰,出现恶心、呕吐、肌肉痉挛。②重症:突然停药后,1~2d(部分药物为7~8d)出现癫痫样发作,有时出现幻觉、妄想、定向力丧失、高热为特征的谵妄。多于数日至3周内恢复。用药量过大,时间长而骤然停药者症状严重。滥用苯二氮䓬类者停药后发病较晚,症状较轻,以焦虑、失眠为主。滥用巴比妥类者,停药后戒断综合征发生较多、较早、症状较重,表现为癫痫发作及轻躁狂状态者较多。

【实验室检查】

1. **血、尿、胃液中药物浓度测定** 对诊断有参考意义。因苯二氮䓬类活性代谢物半衰期长、易蓄积及个体药物排出速度不同,因而测定血清苯二氮䓬浓度对诊断帮助不大。

2. **血生化检查** 血糖、转氨酶、电解质、尿素氮、肌酐,有助于评估器官功能。

3. **动脉血气分析** 有助于评估呼吸抑制情况。

【诊断】

(一) 急性中毒

有一次服用大量镇静催眠药史,有意识障碍、呼吸抑制及血压下降。于胃液、尿、血中检出镇静催眠药物或其代谢产物。

(二) 慢性中毒

长期滥用大量镇静催眠药物后,出现精神症状及轻度共济失调。

(三) 戒断综合征

有长期滥用催眠药物史,突然停药或急速减量,出现焦虑、失眠、谵妄和癫痫发作。

(四) 镇静催眠药中毒的鉴别

1. **急性中毒与其他昏迷疾病相鉴别** 询问有无癫痫、原发性高血压、糖尿病、肝病、肾病等既往史以及乙醇、一氧化碳、有机溶剂等毒物接触史。检查有无头部外伤、发热、脑膜刺激征、偏瘫、发绀等体征,再作必要的实验室或影像学检查。综合考虑,可做出鉴别。

2. **慢性中毒与躁狂抑郁症相鉴别** 慢性中毒患者易疲乏,并伴有震颤、步态不稳等共济失调表现。

3. **戒断综合征与精神疾病相鉴别** 原发性癫痫既往有癫痫发作史,精神分裂症有既往史,酒精中毒引起的震颤谵妄有长期酗酒和戒酒史。

【治疗】

(一) 急性中毒的治疗

将药物代谢和排出体外,改善器官功能,使其维持正常生理功能。

1. **维持重要脏器功能** ①保持气道通畅:深昏迷患者建立人工气道,保证充分氧供和排出二氧化碳。②维持血压:急性中毒出现低血压多由于血管扩张所致,应积极补充血容量维持血压。拟交感神经药物很少需要,若必须应用,血管活性药物提倡应用兴奋 α 受体的去甲肾上腺素,其对心脏影响较少。必要时,可考虑间羟胺、去氧肾上腺素(新福林)等 α 受体兴奋剂。β 受体兴奋剂如异丙肾上腺素、多巴胺,即使是使用小剂量,也应慎重,因周围 β 肾上腺能受体有血管扩张作用而加重低血压。③心电监护:如出现心律失常,予抗心律失常药物。④促意识恢复:给予葡萄糖、维生素 B_1、纳洛酮。

2. **清除毒物** ①洗胃:吩噻嗪类药具有抗胆碱能作用,在胃内排空较延迟,在肠道内吸收也缓慢,即使口服 4h 以上,仍应争取洗胃灌肠。②活性炭:吸附各类镇静催眠药。③强力利尿、碱化尿液:巴比妥类药物由肾小球滤过后,部分由肾小管重吸收,但肾脏对巴比妥类的排出随尿量增加而增加,尤其对长效类,利尿剂可加速血中巴比妥类的排出。应用呋塞米或甘露醇。碱化尿液有利于巴比妥类由周围组织释放并经肾脏排泄,4%~5% 碳酸氢钠 200ml 静脉滴注及使用乙酰唑胺(0.25g 口服,每 4h 1 次)可最大程度地碱化尿液。但须要警惕代谢性碱中毒及肺水肿的危险,对吩噻嗪类药物中毒无效。④血液透析、腹膜透析、血液灌流:对苯巴比妥和吩噻嗪类有效,危重者可考虑应用。短效巴比妥类因与血浆蛋白质结合较多,主要在肝脏代谢,水溶性差,对利尿及血液透析的效果不理想,对苯二氮䓬类无效。

3. **特效解毒剂** 氟马西尼是苯二氮䓬类拮抗剂,能通过竞争抑制苯二氮䓬受体而阻断苯二氮䓬药物的中枢神经系统作用(用法:0.3mg 静脉缓慢推注,可重复应用,总量达 2mg)。巴比妥类和吩噻嗪类药物无特效解毒药。

4. **对症治疗** 苯二氮䓬类中毒出现烦躁不安及惊厥者,不宜用巴比妥类药物,以免加重抑制。巴比妥类中毒仅在深昏迷或呼吸抑制时使用中枢兴奋剂或苏醒剂,该药不是解毒剂,无法参与巴比妥类药物的代谢或排泄,目的是恢复和保持反射。中枢兴奋剂易致惊厥,增加氧耗,加重中枢衰竭和抑制。当患者满足深昏迷(完全无反射)、明显呼吸衰竭、抢救 48h 仍昏迷三项中任意一项时,可酌情选用苏醒剂或中枢兴奋剂:①印防己毒素:每次 1~3mg,15~30min 静注一次,直至轻微的肌肉震颤和角膜反射恢复。巴比妥类药物的毒性作用表现在中脑和延髓受到抑制,该药对中脑及延髓有兴奋作用,尤其对呼吸中枢。该药与巴比妥类相互拮抗。30min 内血中代谢完全,不易蓄积;②贝美格:100~200mg 加入葡萄糖液 250~500ml 中静滴,或 50mg 静注,每 3~5min 1 次,直到血压、呼吸和角膜反射恢复正常;③尼可刹米(可拉明):0.375g 静注、肌注,或 3~5 支静滴,直至患者清醒,反应恢复,出现肌肉震颤。当中枢兴奋剂使用过量引起惊厥,可注射短效或超短效的巴比妥类,拮抗其作用。

吩噻嗪类药物中枢神经系统抑制较重时,可用苯丙胺、苯甲酸钠咖啡因(安钠加)等。如进入昏迷状态,可用哌甲酯(利他林)40~100mg 肌内注射,必要时,每 30min 到 1h 重复,直至苏醒。如有震颤麻痹综合征可选用苯海索(安坦)、东莨菪碱等。若有肌肉痉挛及张力障碍,可用苯海拉明 25~50mg 口服或 20~40mg 肌内注射。

5. 治疗并发症

(1)肺炎:昏迷患者可发生坠积性肺炎,应勤翻身、拍背、按需吸痰。针对病原菌应使用敏感抗生素。

(2)皮肤大疱:勤翻身,防止肢体压迫,清洁皮肤,保护创面。

(3)急性肾功能损害:多由休克所致的肾前性肾功能不全,应积极纠正休克,如已进入无尿期,可行血液净化治疗。

(二) 慢性中毒的治疗原则

1. 逐步缓慢减少药量,停用镇静催眠药。

2. 请精神科医师进行心理治疗。

(三) 戒断综合征

用足量镇静催眠药控制戒断症状至稳定后,逐渐减少药量最终停药。具体方法是将短效药换成长效药。可用原来的,也可调换成另一类。苯巴比妥 1.7mg/kg,或地西泮 10~20mg 每小时一次,至戒断综合征消失。可计算出所需镇静药物一日总量,分 3~4 次口服。情况稳定 2d 后,可逐渐减少剂量。每次给药前观察患者,若不出现眼球震颤、共济失调、言语含糊不清等戒断症状,即可减少 5%~10%。一般在 10~15d 内可减至停药。减药过程中若出现谵妄可静脉注射地西泮。

【预后】轻度中毒无需治疗即可恢复;中度中毒经过护理及治疗,在 24~48h 内可恢复;重度中毒患者可能需要 3~5d 才能恢复意识,其病死率低于 5%。

【预防】镇静药、催眠药的使用、保管应按第二类精神药品规定管理。要防止药物的依赖性。长期大量服用催眠药的人,包括长期服苯巴比妥的癫痫患者不能突然停药,应逐渐减量至停用。

(吴英夏　虞晓红)

第四节　一氧化碳中毒

【概述】一氧化碳(carbon monoxide,CO)是在古代用来处决希腊人和罗马人的,11 世纪一位西班牙医生第一次描述了这种气体。最早对一氧化碳的毒性进行彻底研究的是法国的生理学家 Claude Bernard,1846 年,他让狗吸入这种气体后,发现狗的血液"变得比任何动脉中的血都要鲜红"。后来我们知道血液变成"樱桃红色"是一氧化碳中毒的特有的表现。它是大气中分布最广和数量最多的污染物,也是燃烧过程中生成的重要污染物之一。

在标准状况下,一氧化碳是无色、无臭、无味、难溶于水的中性气体,相对分子质量为28.01,密度1.25g/L,冰点为 −205.1℃,沸点 −191.5℃。它的密度和空气(标准状况下 1.293g/L)相差很小,这也是容易发生煤气中毒的因素之一。

急性一氧化碳中毒(acute carbon monoxide poisoning)是周围环境中含碳物质燃烧不完全时的产物经

呼吸道过量吸入引起。一氧化碳与血红蛋白结合形成碳氧血红蛋白,使血红蛋白丧失携氧的能力和作用,造成组织缺氧。一氧化碳对全身的组织细胞均有毒性作用,尤其对大脑皮质的影响最为严重。

【病因与中毒机制】CO 中毒主要导致细胞水平的氧输送、利用障碍而引起组织缺氧。当 CO 被人体吸收后,可立即与血液中的血红蛋白(hemoglobin,Hb)结合形成稳定的碳氧血红蛋白(COHb)。人体内 COHb 饱和度随着空气中 CO 浓度的升高而增大,活动时形成量比静止时高数倍。COHb 无携氧能力,CO 与 Hb 的亲和力比氧与 Hb 的亲和力大 300 倍,但 COHb 的解离却比 HbO_2 慢 3 600 倍。COHb 可使 HbO_2 解离减弱,O_2 不易释放从而加重组织缺氧,同时 CO 可损伤线粒体的功能,还可与其中的细胞色素 a3 结合,阻断呼吸链,抑制组织呼吸。因此 CO 可对全身组织,特别是心、脑等对缺氧最敏感的组织,造成严重的损害。

【病理表现】急性 CO 中毒迅速死亡(24h 内)者,组织器官均有不同程度的充血、水肿和出血,患者血液可呈樱桃红色。大脑缺氧后可引起严重的细胞内、细胞间水肿和大脑血液循环障碍。后者可造成大脑(皮质或基底节)的血栓形成、坏死或局灶性软化,范围广的可致皮质下广泛的脱髓鞘改变。故部分急性 CO 中毒者在假愈期后,出现迟发性脑病的表现。心脏损害表现为心肌缺氧与各种心律失常的发生。

【临床表现】

急性 CO 中毒的症状与人体 COHb 浓度密切相关(正常人血液中 COHb 含量为 5%~10%),同时也与患者中毒前身体状况、有无基础疾病和中毒时体力活动情况有关。共分为 3 度:

1. **轻度** 患者血液中 COHb 浓度为 ≥ 10%~ < 30%。此时,可有头痛、头晕、恶心、心悸和四肢无力等,若原有心脏病者可诱发心绞痛。以上症状可在脱离中毒坏境,吸入空气或氧疗后迅速消失。

2. **中度** 血液中 COHb 浓度 ≥ 30%~ < 40%,上述症状加重,同时患者可出现面色潮红、大汗淋漓、烦躁和不同程度的意识障碍。查口唇黏膜呈樱桃红色(此为特征性表现)。患者血压可有反应性升高。如能及时发现和抢救,可在数天后恢复,很少有后遗症。

3. **重度** 血液中 COHb 浓度 ≥ 40%,除以上症状外,患者迅速出现昏迷、心律失常、皮肤水疱、肺水肿和视神经盘水肿。患者可呈去皮质综合征状态(又称醒状昏迷,是由大脑皮质广泛性病变所引起的皮质功能丧失,而皮质下功能保存的一种特殊意识障碍。具体表现为无意识地睁眼、闭眼,对光反射、角膜反射存在,对外界刺激无意识反应,无自发言语及目的动作,呈上肢屈曲、下肢伸直的去皮质强直姿势,常有病理征,无意识地咀嚼和吞咽动作)。3%~30% 的重症患者在经历 2~60d 的假愈期后,可出现迟发性脑病。表现为①精神意识障碍:患者可呈急性痴呆性木僵型精神障碍和/或谵妄状态;②震颤麻痹综合征:主要由于基底神经节和苍白球受损导致;③患者可有椎体系损害症状,大脑皮质局灶性功能损害及脑神经损害。

【辅助检查】

1. **血液中 COHb 的测定** 常用直接分光光度法定量测定 COHb 浓度。

2. **脑电图测定** 可见弥漫性低波幅慢波。

3. **头颅 CT** 脑水肿时,可见脑部有病理性密度减低区、脑沟变窄、脑组织饱满。

【诊断与鉴别诊断】根据 CO 接触史、中枢神经系统急性损害的表现以及 COHb 测定的结果(要求在脱离中毒现场 8h 内,尽早取静脉血测定)可做出诊断。患者生活性或职业性中毒的病史经过询问不难获得。该病需与颅脑损伤、颅内感染、肝性脑病以及其他物质导致的中毒相鉴别,在询问既往基础病史时需留意。

【治疗】

(一) 终止毒物接触

将患者带离中毒环境,并注意保暖和保持气道通畅。

(二) 氧气疗法

1. **吸氧** 可纠正缺氧和促使 COHb 解离,可使物理溶解的氧得到提高,而满足组织需要。

2. **高压氧舱治疗** 该疗法与普通吸氧相比能更快纠正缺氧和加速 CO 清除。既能缩短病程又能减少和防止迟发性脑病的出现,从而改善预后,降低死亡率。CO 中毒者应尽早治疗,最好在 4h 内进行,治疗次数可根据 COHb 浓度测定结果进行调整。

（三）脏器功能保护和支持

对于既往有严重冠状动脉病变的患者，当 COHb 浓度 ≥ 20% 时，则有发生严重心律失常，甚至心搏骤停的风险，应密切进行心电监测，故对于有此类心脏、肺基础病变者，建议 COHb 浓度降至 2% 以下，再停止纯氧治疗。另外，可适当补充 ATP、辅酶 A 及 B 族维生素以促进脑细胞功能的恢复。

（四）防治脑水肿

急性 CO 中毒后，患者可在 2~4h 出现脑水肿，1~2d 达高峰，并持续数天。治疗上可采用 20% 甘露醇、呋塞米、人血白蛋白等利尿，但需监测电解质、肾功能等。抽搐频繁者，可用地西泮、水合氯醛控制发作，若同时合并高热、长时间昏迷时，可考虑给予冬眠疗法。

（五）并发症的预防

若患者有意识障碍，必要时建立人工气道并保持其通畅。注意防止褥疮、吸入性肺炎、营养不良及其他可能的并发症。

【预防】生活性中毒常见于寒冷季节取暖、烟筒管道漏气、通风不畅及燃煤不完全，使用过程中注意上述几条可减少中毒的发生。

职业性中毒的预防则应认真执行安全操作规程，加强 CO 的浓度监测和危险值报警并做好防护。

【知识拓展】

【一氧化碳发色肉制品的机制】动物体内红色素主要有肌红蛋白和血红蛋白两种，其中肌肉中以肌红蛋白为主，主要负责接收毛细血管中的氧并将之扩散到细胞组织。肌红蛋白由球蛋白分子和含铁血红素分子组成，其存在形式有脱氧肌红蛋白（Mb，deoxymyoglobin）、氧合肌红蛋白（MbO_2，oxymyoglobin）和高铁肌红蛋白（MetMb，metmyoglobin），其中肌肉色泽的变化主要由肌红蛋白含量和肌红蛋白存在形式决定。在动物生存时，肌肉中的肌红蛋白以两种形式存在：与氧结合形成鲜红色的氧合型肌红蛋白，不与氧结合时形成暗红色脱氧肌红蛋白。

动物死后，当肌肉组织暴露于空气中以后，肌红蛋白自动氧化生成暗褐色的高铁肌红蛋白。动物死后如何保持肉中肌红蛋白的存在形式，避免肌红蛋白氧化生成褐色的高铁肌红蛋白，是控制肉制品色泽的关键。因 CO 与肉中肌红蛋白具有极强的亲和能力，通常其亲合力高出氧近 240 倍，且与肌红蛋白结合的稳定性极高，防止肌红蛋白中 2 价铁向 3 价铁转化，从而达到长时间保持肉质良好色泽的目的。人类通过食用含有 CO 的产品对体内 COHb 水平的影响，远远低于安全限量范围。

【如何进行家庭救护】当发现或怀疑有人一氧化碳中毒时，应立即采取下述措施：①立即打开门窗通风，迅速将患者转移至空气清新流通处，卧床休息，保持安静并注意保暖。②确保呼吸道通畅，对神志不清者应将头部偏向一侧，以防呕吐物吸入呼吸道引起窒息。③对有昏迷或抽搐者，可在头部置冰袋以减轻脑水肿。因为一氧化碳与血红蛋白的结合力很强。一旦吸入很快与血红蛋白结合成碳氧血红蛋白，不能携带氧，使组织发生缺氧，出现中枢神经系统、呼吸系统、循环系统等的中毒症状。④迅速送往有高压氧舱治疗条件的医院，高压氧不仅可以降低碳氧血红蛋白的半衰期，增加组织中残留的一氧化碳的排出和清除，且能增加氧的溶解量，降低脑水肿和解除细胞色素转化酶的抑制。

（陈我婵　虞晓红）

第五节　急性乙醇中毒

【概述】乙醇（ethanol）别名酒精（alcohol），是一种无色、易燃、易挥发的烃类羟基衍生物，具有醇香气味，能与水和大多数有机溶剂混溶。一次饮入过量酒精或酒类饮料可引起中枢神经由兴奋继而抑制的状态称急性乙醇中毒（acute ethanol poisoning）或称急性酒精中毒（acute alcohol poisoning）。由过量饮酒而导致的酒精中毒是一种常见疾病，可引起全身各脏器的代谢与功能异常。严重者救治不及时，可出现昏迷、呼吸抑制及休克,从而危及生命。

【病因】酒是发酵微生物对制作原料中糖类发酵而成。根据制作方法分为蒸馏酒(如白酒、烧酒、大曲酒、白兰地和威士忌)、发酵酒(包括果酒、啤酒和黄酒)和配制酒(竹叶青、青梅酒、玫瑰酒等)。蒸馏酒含乙醇 40%~60%,发酵酒不足 20%(如啤酒含乙醇 3%~5%),配制酒更低。

急性乙醇中毒常发生在节假日、庆典时,多集中在晚上 9 点至凌晨 2 点,20~40 岁男性多见,可与食物中毒同时发生。乙醇广泛应用于工业、医疗、日常化妆品制作,许多产品乙醇含量达 50%~99%,误服、误用也可引起中毒。

【发病机制】

(一)乙醇代谢

乙醇的代谢(图 8-2)是限速反应,不同个体乙醇代谢速度有明显差别,健康人一次饮乙醇 70~80g 即可出现中毒症状,对大多数成人来说,一次摄入纯乙醇最低致死量为 250~500g 或 LD_{50} 为 5~8g/kg。

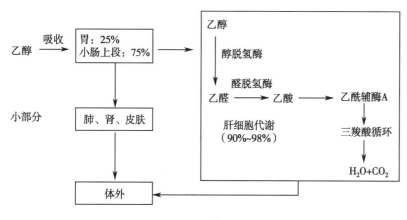

图 8-2　乙醇的代谢

(二)急性中毒机制

1. 急性毒害作用

(1)中枢神经系统抑制作用:乙醇具有脂溶性,吸收入血可迅速透过血脑屏障,并作用于神经细胞膜,抑制大脑皮质功能。轻度中毒兴奋作用可能与乙醇抑制 GABA 作用有关。同时,乙醇代谢物乙醛能升高中枢神经内腺苷水平,增强 GABA 介导的 Cl^- 内流,产生与苯二氮䓬类和巴比妥类相似作用。随着血液中乙醇浓度的升高,其毒性程度加重,可抑制延髓中枢,引起呼吸循环衰竭。

(2)循环系统的影响:乙醇通过影响心肌细胞的通透性,抑制 Na^+-K^+-ATP 酶和 Ca^{2+}-ATP 酶的活性,破坏线粒体和心肌浆膜结构,使脂肪酸代谢异常,阻碍心肌纤维蛋白合成,影响心肌能量代谢和兴奋-收缩耦联,从而出现心排血量增加、心肌耗氧量增加,心肌损害严重时,左心室收缩功能下降。严重嗜酒者合并心脏疾患时,心肌抑制作用更明显,随时可能出现心排血量和血压下降,甚至出现心律失常。

(3)代谢异常:乙醇在肝脏代谢需氧化型烟酰胺腺嘌呤二核苷酸(NAD)作辅酶,生成还原性烟酰胺腺嘌呤二核苷酸(NADH)。因此大量饮酒后,血液中乙醇浓度过高时,NADH:NAD 比值增加,影响依赖NAD 的代谢,抑制糖异生和肝糖原明显减少,发生低血糖;同时还会引起乳酸升高、酮体蓄积,导致代谢性酸中毒。

(4)消化系统影响:大量高浓度乙醇对消化道黏膜有直接刺激作用,同时溶解脂蛋白,严重者破坏胃黏膜屏障,导致氢离子及胃蛋白酶的反弥散,发生急性胃黏膜病变而致出血。

2. 耐受性、依赖性和戒断综合征

(1)耐受性:饮酒后产生轻松、兴奋的欣快感。继续饮酒后,易产生耐受性,需要增加饮酒量,才能达到原有的效果。

(2)依赖性:分为精神依赖性和生理依赖性。为了获得饮酒后特殊快感,渴望饮酒,这是精神依赖性。

生理依赖性是指机体对乙醇产生的适应性改变,一旦停用则产生难以忍受的不适感。

(3)戒断综合征:长期饮酒后已形成身体依赖,一旦停止饮酒或减少饮酒量,可出现与酒精中毒相反的症状,其机制可能是戒酒使酒精抑制 GABA 的作用明显减弱,血浆中去甲肾上腺素浓度升高,出现交感神经兴奋症状,如多汗、战栗等。

3. 长期酗酒的危害

(1)营养缺乏:酒饮料中每克乙醇供给 29.3kJ(7kcal)热量,但不含维生素、矿物质和氨基酸等必需营养成分,因而,酒是高热量且无营养成分的饮料。长期大量饮酒时,会使进食减少,可造成明显的营养缺乏。当缺乏维生素 B_1,可引起 Wernicke-Korsakoff 综合征、周围神经麻痹。缺乏叶酸可引起巨幼细胞贫血。长期饮酒饮食不规律者,应补充糖和多种维生素。

(2)毒性作用:乙醇对黏膜和腺体分泌有刺激作用,可引起食管炎、胃炎、胰腺炎。乙醇在体内代谢过程中产生自由基,可引起细胞膜脂质过氧化,造成肝细胞坏死,肝功能异常。

【临床表现】

(一)患者的临床表现与饮酒量、耐受性和血乙醇浓度有关(表 8-3)

根据中毒程度不同,临床上分为三期:

表 8-3　急性乙醇中毒的临床分期

临床分期	临床表现	血乙醇浓度 /(mmol/L)
兴奋期	面色潮红或苍白、头痛、眼部充血、欣快感、言语增多、情绪不稳定、易怒易激惹	11 ≤ ·<33
共济失调期	口齿不清、语无伦次、视物模糊、步态蹒跚、共济失调	33 ≤ ·<54
昏迷期	昏睡、口唇发绀、皮肤湿冷、呼吸减慢、心率增快、血压下降、大小便失禁,严重者因呼吸麻痹、循环衰竭发生死亡	≥ 54

此外,重症中毒患者发生低血糖、酸碱平衡和电解质紊乱、吸入性肺炎、急性肺水肿、上消化道出血等,有的患者可能发生急性肌病,表现为肌痛或伴有肌球蛋白血尿,甚至出现急性肾衰竭。

(二)戒断综合征

长期酗酒者在突然停止饮酒或减少酒量后,可发生下列 4 种类型的戒断反应:

1. **单纯性戒断反应**　一般在减少饮酒后 6~24h 发病,出现震颤、兴奋、失眠、焦虑不安、心动过速、血压升高、大量出汗、恶心、呕吐等不适,多在 2~5d 内缓解自愈。

2. **酒精性幻觉反应**　患者意识清晰,定向力完整。以幻听为主,也出现幻视、错觉及视物变形。多为被害妄想,一般可持续 3~4 周后缓解。

3. **戒断性惊厥反应**　往往与单纯性戒断反应同时发生,也可在其后发生癫痫大发作。多数只发作 1~2 次,每次数分钟,也可数日内多次发作。

4. **震颤谵妄反应**　一般在停止饮酒 24~72h 后,也可在 7~10h 后发生。患者出现精神错乱,全身肌肉粗大震颤。谵妄是在意识模糊的情况下出现生动、恐惧的幻视,可有大量出汗、心动过速、血压升高等交感神经兴奋表现。

【实验室检查】

1. **血清乙醇浓度**　急性乙醇中毒时,呼出气中乙醇浓度与血中乙醇浓度相当。

2. **血清β - 内啡肽水平**　血清中 β- 内啡肽水平明显增高。

3. **血清生化检查**　昏迷者常见低血糖及肝功能异常。

4. **动脉血气分析**　急性中毒者可有不同程度的代谢性酸中毒、阴离子间隙增高,严重呼吸抑制时,可出现低氧血症。

5. **心电图**　重症者可出现心律失常和心肌损害等心电图改变。

【诊断及鉴别诊断】

1. 诊断 根据饮酒史、呼气气味、意识改变和血乙醇浓度做出诊断。

2. 鉴别诊断 急性乙醇中毒昏迷者应与镇静催眠药中毒、一氧化碳中毒、低血糖、肝性脑病或脑血管意外等鉴别。尤其要与急性甲醇中毒相鉴别。急性甲醇中毒除有急性乙醇中毒类似的神经系统症状外，还以眼部损害和严重的代谢性酸中毒为特征。

【治疗】

（一）急性中毒

轻度中毒者，可无需处理，兴奋躁动者必要时加以约束；有共济失调者应休息、限制活动，以免发生外伤；昏迷者保持呼吸道通畅，侧卧位，以防止误吸呕吐物；重症患者注意保暖和给予足够热量，预防肝损害。

1. 监测生命体征 注意神志、呼吸、心律、血压、体温和尿量的监测，维持有效循环血量，可静滴 5% 葡萄糖盐水溶液和 0.9% 氯化钠注射液等；保持气道通畅，氧供充足，有呼吸抑制时，可行气管内插管和机械通气辅助呼吸。

2. 清除毒物

（1）洗胃或导泻：由于乙醇吸收快，胃黏膜损伤较重，服用量少、时间长和症状轻的患者可不洗胃和导泻。如同时服用其他毒物、短时间、大剂量摄入或症状重时，给予活性炭吸附或导泻，神志清醒者可给予催吐法洗胃，神志障碍或昏睡者，可先行气管内插管后洗胃。

（2）血液透析：当血乙醇含量 >108mmol/L（500mg/dl），并伴有酸中毒或同时服用甲醇或怀疑伴有其他毒物摄入时，出现严重呼吸抑制均为血液透析指征。但强迫利尿剂对急性乙醇中毒无效。

3. 解毒药 纳洛酮为阿片受体拮抗药，特异性拮抗内源性吗啡样物质 β- 内啡肽作用，能降低中毒患者血乙醇浓度、促醒和减少病死率。用法：兴奋期静脉注射 0.4mg；昏迷期静脉注射 0.8~1.2mg，或将纳洛酮加入 10% 葡萄糖 250~500ml 静脉滴注，必要时 30min 反复使用；多数患者 45min 内苏醒。

4. 对症支持治疗 保暖、维持正常体温、维持水电解质及酸碱平衡，补充足够热量、B 族维生素和维生素 C，适当使用保护胃黏膜药物。治疗 Wernicke 脑病，可肌内注射维生素 B_1 100mg。

（二）戒断综合征

患者应安静休息，保证睡眠，加强营养，给予维生素 B_1、维生素 B_6。有低血糖时，静脉注射葡萄糖。重症患者宜选用短效镇静药控制症状，而不致嗜睡和共济失调。常选用地西泮，根据病情每 12h 口服地西泮 5~10mg，病情严重者可静脉给药。症状稳定后，可给予维持镇静的剂量，每 8~12h 服药一次，以后逐渐减量，一周内停药。有癫痫病史者可用苯妥英钠，有幻觉者可用氟哌啶醇。

【预后】急性酒精中毒多数预后良好。如有心、肺、肝、肾病变者，或昏迷长达 10h 以上者，或血中乙醇浓度 >87mmol/L（400mg/dl）者，预后较差。长期饮酒可导致中毒性脑病，周围神经、肝、心肌等病变以及营养不良，预后与疾病的类型和程度有关。早期发现、早期治疗可以好转。

【预防】急性酒精中毒和其他酒精相关疾病是可预防性疾病，应积极响应 2010 年世界卫生组织《减少有害使用酒精全球战略》。

（于洪婕 虞晓红）

主要参考文献

［1］ 万学红,卢雪峰.诊断学［M］.9版.北京:人民卫生出版社,2018.

［2］ 葛均波,徐永健,王辰.内科学［M］.9版.北京:人民卫生出版社,2018.

［3］ 林果为,王吉耀,葛均波.实用内科学［M］.15版.北京:人民卫生出版社,2017.

［4］ 潘祥林,王鸿利.实用诊断学［M］.2版.北京:人民卫生出版社,2017.

［5］ 陈红.中国医学生临床技能操作指南［M］.2版.北京:人民卫生出版社,2014.

［6］ 刘原,曾学军.临床技能培训与实践［M］.北京:人民卫生出版社,2015.

［7］ 王毅,张秀峰.临床技能与临床思维［M］.北京:人民卫生出版社,2015.

［8］ 陈翔,吴静.湘雅临床技能培训教程［M］.北京:高等教育出版社,2016.

［9］ 闻德亮.医学生临床技能实训操作指南［M］.北京:高等教育出版社,2015.

［10］ 医师资格考试指导用书专家编写组.2020临床执业医师资格考试实践技能指导用书［M］.北京:人民卫生出版社,2020.

［11］ 陈孝平,汪建平,赵继宗.外科学［M］.9版.北京:人民卫生出版社,2018.

［12］ LUNA A.心电图从入门到精髓［M］.刘刚,译.北京:北京大学医学出版社,2016.

［13］ 谢幸,孔北华,段涛.妇产科学［M］.9版.北京:人民卫生出版社,2018.

［14］ 申昆玲,黄国英.儿科学［M］.北京:人民卫生出版社,2016.

［15］ 倪鑫.儿科临床操作手册［M］.2版.北京:人民卫生出版社,2016.

［16］ 江载芳,申昆玲,沈颖.诸福棠实用儿科学［M］.8版.北京:人民卫生出版社,2017.

［17］ 李小寒,尚少梅.基础护理学［M］.5版.北京:人民卫生出版社,2012.

［18］ 中华人民共和国国家卫生健康委.中华人民共和国卫生行业标准:WS/T313—2019［2019-11-26］.医务人员手卫生规范.http://www.nhc.gov.cn/fzs/s7852d/201912/70857a48398847258ed474ccd563caec/files/2cbd30e67c52445098c8db23eed0af0b.pdf.

［19］ 中华人民共和国卫生部.中华人民共和国卫生行业标准:WS/T311—2009［2009-04-01］.医院隔离技术规范.http://www.nhc.gov.cn/wjw/s9496/200904/40116/files/3f2c129ec8d74c1ab1d40e16c1ebd321.pdf.

［20］ 中华人民共和国卫生部.中华人民共和国国家职业卫生标准GBZ/T 213-2008［2009-03-02］.血源性病原体职业接触防护导则.http://www.nhc.gov.cn/wjw/pyl/200909/42930/files/f3beee0e56424ad1b7f5d09380155e73.pdf.

［21］ 刘成玉,罗春丽.临床检验基础［M］.5版.北京:人民卫生出版社,2012.

［22］ 张晨光,卢金海.输血医学概论［M］.北京:科学出版社,2018.

［23］ 张秀明,兰海丽,卢兰芬.临床微生物检验质量管理与标准操作程序［M］.北京:人民军医出版社,2010.

［24］ 吕世静,李会强.临床免疫学检验［M］.3版.北京:中国医药科技出版社,2015.